Gestação
de Alto Risco

Gestação
de Alto Risco

Editores

Rosiane Mattar

Eduardo de Souza

Sue Yazaki Sun

manole

editora

Produção editorial: Patrícia Alves Santana
Projeto gráfico: Departamento Editorial da Editora Manole
Editoração eletrônica e ilustrações: Formato Editoração
Capa: Iuri Guião

CIP-BRASIL. CATALOGAÇÃO NA PUBLICAÇÃO
SINDICATO NACIONAL DOS EDITORES DE LIVROS, RJ

G333

Gestação de alto risco / organização Rosiane Mattar ... [et al.]. - 1. ed. - Santana de Parnaíba [SP] : Manole, 2024.

Inclui bibliografia
ISBN 9786555765441

1. Gravidez - Complicações e sequelas. 2. Cuidado pré-natal. 3. Trabalho de parto - Complicações e sequelas. I. Mattar, Rosiane.

24-88924 CDD: 618.5
CDU: 618.3-06

Gabriela Faray Ferreira Lopes - Bibliotecária - CRB-7/6643

21/03/2024 26/03/2024

Editora Manole Ltda.
Alameda América, 876
Tamboré – Santana de Parnaíba – SP – Brasil
CEP: 06543-315
Fone: (11) 4196-6000
www.manole.com.br | https://atendimento.manole.com.br/

Impresso no Brasil | *Printed in Brazil*

Editores

Rosiane Mattar

Professora Titular do Departamento de Obstetrícia da Escola Paulista de Medicina da Universidade Federal de São Paulo (EPM-Unifesp). Coordenadora Científica de Obstetrícia da Associação de Obstetrícia e Ginecologia do Estado de São Paulo (SOGESP). Presidente da Comissão Nacional Especializada (CNE) de Gestação de Alto Risco da Federação Brasileira das Associações de Ginecologia e Obstetrícia (Febrasgo).

Eduardo de Souza

Professor Associado Livre-docente do Departamento de Obstetrícia da Escola Paulista de Medicina da Universidade Federal de São Paulo (EPM-Unifesp).

Sue Yazaki Sun

Professora Livre-docente pelo Departamento de Obstetrícia da Escola Paulista de Medicina da Universidade Federal de São Paulo (EPM-Unifesp). Professora Adjunta do Departamento de Obstetrícia da EPM-Unifesp. Coordenadora do Centro de Doença Trofoblástica Gestacional do Hospital São Paulo e do Ambulatório de Gestação Inicial.

Autores

Acary Souza Bulle Oliveira
Médico Neurologista, Especialista em Doenças Neuromusculares. Chefe do Ambulatório de Doenças Neuromusculares da Escola Paulista de Medicina da Universidade Federal de São Paulo (EPM-Unifesp).

Adauto Castelo Filho
Professor Associado da Disciplina de Infectologia da Escola Paulista de Medicina da Universidade Federal de São Paulo (EPM-Unifesp).

Alan Roberto Hatanaka
Professor Adjunto do Departamento de Obstetrícia da Escola Paulista de Medicina da Universidade Federal de São Paulo (EPM-Unifesp).

Ana Carolina Rabachini Caetano
Doutora em Ciências pela EPM-Unifesp. Mestre em Ciências pela EPM-Unifesp. Especialista em Medicina Fetal pela Febrasgo. Especialista em Ginecologia e Obstetrícia pela Febrasgo.

Ana Cristina Perez Zamarian
Doutora em Ciências pela EPM-Unifesp. Mestre em Ciências pela EPM-Unifesp. Especialista em Medicina Fetal pela Febrasgo. Especialista em Ginecologia e Obstetrícia pela Febrasgo.

Ana Letícia Siqueira Pontes
Pós-graduanda na Disciplina de Medicina Fetal pelo Departamento de Obstetrícia da Escola Paulista de Medicina da Universidade Federal de São Paulo (EPM-Unifesp).

Antônio Rodrigues Braga Neto
Professor Livre-docente em Obstetrícia pela Universidade Estadual Paulista (Unesp) e pela Escola Paulista de Medicina da Universidade Federal de São Paulo (EPM-Unifesp). Professor de Obstetrícia da UFRJ e da UFF. Professor Titular da Universidade de Vassouras. Pós-doutor pela Harvard Medical School.

Antonio Eduardo Benedito Silva
Professor Associado de Gastroenterologia da Escola Paulista de Medicina da Universidade Federal de São Paulo (EPM-Unifesp).

Antonio Fernandes Moron
Professor Titular do Departamento de Obstetrícia da Escola Paulista de Medicina da Universidade Federal de São Paulo (EPM-Unifesp). Coordenador do Departamento

de Medicina Fetal do Hospital e Maternidade Santa Joana. Diretor Científico do Centro Paulista de Medicina Fetal.

Bárbara Tideman Sartorio Camargo
Mestre em Ciências/Enfermagem Obstétrica pela Universidade Federal de São Paulo (Unifesp). Especialista em Enfermagem Obstétrica e Ginecológica e em Gerenciamento em Enfermagem pelo Centro Universitário São Camilo e Enfermagem em Cuidado Pré-natal pela Unifesp.

Bianca de Almeida-Pititto
Mestre pela Disciplina de Endocrinologia da Escola Paulista de Medicina da Universidade Federal de São Paulo (EPM-Unifesp). Doutora e Pós-doutora pela Faculdade de Saúde Pública da Universidade de São Paulo (FSP-USP). Médica do Departamento de Medicina Preventiva da Unifesp. Vice-coordenadora do Programa de Pós-graduação em Endocrinologia e Metabologia da EPM-Unifesp. Vice-presidente da Regional São Paulo da Sociedade Brasileira de Diabetes (SBD).

Bruna Elias Parreira Lopes Ferraz
Mestre em Ciências pelo Departamento de Obstetrícia da Escola Paulista de Medicina da Universidade Federal de São Paulo (EPM-Unifesp).

Carla Bianca Lozano Conz
Médica Assistente do Departamento de Obstetrícia da Escola Paulista de Medicina da Universidade Federal de São Paulo (EPM-Unifesp) – Hospital São Paulo. Especialista em Ginecologia e Obstetrícia pela Federação Brasileira das Associações de Ginecologia e Obstetrícia (Febrasgo).

Cristiane Kayser
Professora Afiliada da Disciplina de Reumatologia da Escola Paulista de Medicina da Universidade Federal de São Paulo (Unifesp).

Cristina Aparecida Falbo Guazzelli
Professora Associada Livre-docente da Disciplina de Obstetrícia da Escola Paulista de Medicina da Universidade Federal de São Paulo (EPM-Unifesp). Responsável pelo Setor de Planejamento Familiar da Unifesp.

Daniel Born
Especialista em Cardiologia pela Sociedade Brasileira de Cardiologia. Mestre e Doutor em Medicina (Cardiologia) pela Escola Paulista de Medicina da Universidade Federal de São Paulo (EPM-Unifesp).

Daniel Natalio Gauss Yankelevich
Graduado em Medicina pela Universidade Estadual de Londrina (UEL). Residente de Neurologia da Escola Paulista de Medicina da Universidade Federal de São Paulo (EPM-Unifesp).

Danielle Macellaro
Médica Endocrinologista pela Escola Paulista de Medicina da Universidade Federal de São Paulo (EPM-Unifesp). Voluntária do Ambulatório de Tireoide e Gestação da Disciplina de Endocrinologia da EPM-Unifesp. Coordenadora do GMA (Grupo Multiassistencial) em Tireoide do Hospital Albert Einstein desde 2015.

David Baptista da Silva Pares
Professor Adjunto do Departamento de Obstetrícia da Escola Paulista de Medicina da Universidade Federal de São Paulo (EPM-Unifesp). Chefe do Departamento de Obstetrícia da EPM-Unifesp.

Diego Adão
Cirurgião-Geral e do Aparelho Digestivo pela Escola Paulista de Medicina da Universidade Federal de São Paulo (EPM-Unifesp). Titular em Cirurgia Geral e Cirurgia do Trauma pelo Colégio Brasileiro de Cirurgiões (CBC). Preceptor dos Programas de Residência Médica de Cirurgia Geral e Medicina de Emergência da EPM-Unifesp. Médico Diarista e Assistente do Pronto-Socorro de Cirurgia Geral do Hospital Universitário da Unifesp.

Edgard Torres dos Reis Neto
Professor Adjunto da Disciplina de Reumatologia da Escola Paulista de Medicina da Universidade Federal de São Paulo (EPM-Unifesp). Coordenador da Comissão de Lúpus da Sociedade Brasileira de Reumatologia (SBR), 2020/2024.

Eduardo de Souza
Professor Associado Livre-docente do Departamento de Obstetrícia da Escola Paulista de Medicina da Universidade Federal de São Paulo (EPM-Unifesp).

Eduardo Felix Martins Santana
Professor Adjunto do Departamento de Obstetrícia da Escola Paulista de Medicina da Universidade Federal de São Paulo (EPM-Unifesp). Professor Médico de Obstetrícia da Disciplina de Saúde da Mulher da Faculdade de Medicina e do Programa de Pós-graduação do Hospital Israelita Albert Einstein.

Edward Araujo Júnior
Professor Associado Livre-docente da Disciplina de Medicina Fetal do Departamento de Obstetrícia da Escola Paulista de Medicina da Universidade Federal de São Paulo (EPM-Unifesp).

Évelyn Traina
Mestre e Doutor em Ciências pela Escola Paulista de Medicina da Universidade Federal de São Paulo (EPM-Unifesp). Professora Adjunta do Departamento de Obstetrícia da EPM-Unifesp. Coordenadora da Pós-graduação em Obstetrícia da EPM-Unifesp.

Felipe Favorette Campanharo
Mestre e Doutor em Ciências pelo Departamento de Obstetrícia da Escola Paulista de Medicina da Universidade Federal de São Paulo (EPM-Unifesp). Médico do Ambulatório de Hipertensão, Nefropatias e Transplante Renal e do Ambulatório Cardiopatias na Gestação da EPM-Unifesp.

Fernanda Couto Fernandes
Médica Assistente do Ambulatório de Doenças Reumáticas e Gestação da Escola Paulista de Medicina da Universidade Federal de São Paulo (EPM-Unifesp).

Fernanda Kesselring Tso
Médica Assistente do Departamento de Ginecologia da Escola Paulista de Medicina da Universidade Federal de São Paulo (EPM-Unifesp). Docente do Internato de Ginecologia da Faculdade Israelita de Ciências em Saúde Albert Einstein. Membro da Comissão Nacional Especializada (CNE) PTGI da Federação Brasileira das Associações de Ginecologia e Obstetrícia (Febrasgo).

Flavia Godoy Amed
Especialista em Obstetrícia de Alta Complexidade/Obstetrícia de Alto Risco e Medicina Fetal pela Universidade Federal de São Paulo (Unifesp).

Francisco Lázaro Pereira de Souza
Mestre e Doutor pela Universidade Federal de São Paulo (Unifesp). Pesquisador na área de

Imunologia da Reprodução e desenvolvedor de projetos relacionados a invasão trofoblástica, síndromes hipertensivas na gravidez e estudo do leito placentário.

Gianna Mastroianni Kirsztajn
Professora Associada Livre-docente do Departamento de Medicina (Disciplina de Nefrologia) da Escola Paulista de Medicina da Universidade Federal de São Paulo (EPM--Unifesp).

Guilherme Antonio Rago Lobo
Doutor pelo Departamento de Obstetrícia da Universidade Federal de São Paulo (Unifesp). Professor Adjunto do Departamento de Obstetrícia da Unifesp.

Henri Korkes
Mestre e Doutor pelo do Departamento de Obstetrícia da Univesidade Federal de São Paulo (EPM-Unifesp).

Igor Braga Farias
Médico Neurologista, Especialista em Doenças Neuromusculares, do Ambulatório de Doenças Neuromusculares da Escola Paulista de Medicina da Universidade Federal de São Paulo (EPM-Unifesp).

Jaquelina Sonoe Ota Arakaki
Professora Adjunta da Disciplina de Pneumologia da Escola Paulista de Medicina da Universidade Federal de São Paulo (EPM--Unifesp).

Jaqueline Brandão Mazzola
Graduada em Medicina pela Escola Paulista de Medicina da Universidade Federal de São Paulo (EPM-Unifesp). Residência Médica em Obstetrícia e Ginecologia e em Medicina Fetal pela EPM-Unifesp. Título de Especialista em Ginecologia e Obstetrícia (TEGO) pela Federação Brasileira das Associações de Ginecologia e Obstetrícia (Febrasgo). Certificado de atuação na área de Medicina Fetal pela Febrasgo. Mestre pelo Departamento de Obstetrícia da EPM-Unifesp.

Jorge Figueiredo Senise
Doutor pela Disciplina de Infectologia da Escola Paulista de Medicina da Universidade Federal de São Paulo (EPM-Unifesp).

Jorge Francisco Kuhn dos Santos
Professor Assistente da Disciplina de Obstetrícia Fisiológica e Experimental do Departamento de Obstetrícia da Escola Paulista de Medicina da Universidade Federal de São Paulo (EPM-Unifesp) desde 1988.

Julio Elito Junior
Professor Associado Livre-docente do Departamento de Obstetrícia da Escola Paulista de Medicina da Universidade Federal de São Paulo (EPM-Unifesp).

Jurandir Piassi Passos
Mestre pelo Departamento de Obstetrícia da Escola Paulista de Medicina da Universidade Federal de São Paulo (EPM-Unifesp).

Kelly Pereira Coca
Pós-doutorado pela La Trobe University e pelo IPEN-SP, IBCLC. Professora da Escola Paulista de Enfermagem Departamento de Enfermagem na Saúde da Mulher. Professora Orientadora no Programa de Pós-graduação em Enfermagem da Universidade Federal de São Paulo – Unifesp. Pesquisadora CNPq e Líder do Grupo de Pesquisa GEPAM. Coordenadora do Centro de Aleitamento Ana Abrão e Banco de Leite Humano da Unifesp. Tutora do Ministério da Saúde do Programa "Mulher Trabalhadora que Amamenta".

Louise Scridelli Tavares
Residente de Neurologia, Disciplina de Neurologia, Departamento de Neurologia e Neurocirurgia da Escola Paulista de Medicina da Universidade Federal de São Paulo (EPM-Unifesp).

Lucas de Oliveira Cantaruti Guida
Graduado em Medicina pela Universidade Federal de Minas Gerais (UFMG). Residente de Neurologia da Escola Paulista de Medicina da Universidade Federal de São Paulo (EPM-Unifesp).

Lucas Ribeiro Borges de Carvalho
Pós-graduando do Departamento de Obstetrícia da Escola Paulista de Medicina da Universidade Federal de São Paulo (EPM-Unifesp).

Luciano Marcondes Machado Nardozza
Professor Associado Livre-docente da Disciplina de Medicina Fetal da Escola Paulista de Medicina da Universidade Federal de São Paulo (EPM-Unifesp).

Luiz Kulay Junior
Professor Emérito. Departamento de Obstetrícia da Escola Paulista de Medicina da Universidade Federal de São Paulo (EPM-Unifesp).

Marair Gracio Sartori
Professora Titular do Departamento de Ginecologia da Escola Paulista de Medicina da Universidade Federal de São Paulo (EPM-Unifesp).

Marcelo de Medeiros Pinheiro
Assistente-Doutor, Chefe do Setor de Espondiloartrites, Coordenador do Setor de Densitometria Óssea e Preceptor do Ambulatório de Doenças Osteometabólicas da Disciplina de Reumatologia da Escola Paulista de Medicina da Universidade Federal de São Paulo (EPM-Unifesp). Membro da Comissão de Espondiloartrites da Sociedade Brasileira de Reumatologia (SBR) e do *Assessment of Spondyloarthritis International Group* (ASAS).

Marcelo Santucci França
Mestre e Doutor pelo Departamento de Obstetrícia da Escola Paulista de Medicina da Universidade Federal de São Paulo (EPM-Unifesp).

Maria Cecilia Santos da Silva
Médica Assistente do Departamento de Obstetrícia da Escola Paulista de Medicina da Universidade Federal de São Paulo (EPM-Unifesp) – Hospital São Paulo. Especialista em Ginecologia e Obstetrícia pela Federação Brasileira das Associações de Ginecologia e Obstetrícia (Febrasgo).

Maria Izabel Chiamolera
Médica Endocrinologista pela Escola Paulista de Medicina da Universidade Federal de São Paulo (EPM-Unifesp). Médica do Ambulatório de Tireoide e Gestação da Disciplina de Endocrinologia da EPM-Unifesp. Médica Consultora de Endocrinologia do Laboratório Fleury.

Maria Rita de Souza Mesquita
Mestre e Doutora em Ciências pelo Departamento de Obstetrícia da Escola Paulista de Medicina da Universidade Federal de São Paulo (EPM-Unifesp). Diretora da Associação Médica Brasileira (AMB). Membro da Diretoria da Associação de Obstetrícia e Ginecologia do Estado de São Paulo (SOGESP).

Maria Stella Figueiredo
Professora Titular da Disciplina de Hematologia e Hemoterapia e Chefe do Departamento de Oncologia Clínica e Experimental da Escola

Paulista de Medicina da Universidade Federal de São Paulo (EPM-Unifesp).

Mary Uchiyama Nakamura

Professora Titular do Departamento de Obstetrícia da Escola Paulista de Medicina da Universidade Federal de São Paulo (EPM-Unifesp).

Michelle Samora de Almeida

Doutora em Ginecologia Oncológica pela Universidade Federal de São Paulo. Supervisora do Programa de Residência Médica em Oncologia Clínica da Universidade Federal de São Paulo (Unifesp).

Neila Maria de Góis Speck

Professora Adjunta do Departamento de Ginecologia da Escola Paulista de Medicina da Universidade Federal de São Paulo (EPM-Unifesp). Presidente da Comissão Nacional Especializada do Trato Genital Inferior da Federação Brasileira das Associações de Ginecologia e Obstetrícia (Febrasgo). Diretora Científica da Associação Brasileira de Patologia do Trato Genital Inferior e Colposcopia (ABPTGIC).

Nelson Sass

Professor Associado Livre-docente do Departamento de Obstetrícia da Escola Paulista de Medicina da Universidade Federal de São Paulo (EPM-Unifesp). Responsável pelo Setor de Hipertensão Arterial Sistêmica, Nefropatias e Transplante Renal na Gestação.

Nivaldo Silva Correa Rocha

Professor Adjunto do Departamento de Obstetrícia da Escola Paulista de Medicina da Universidade Federal de São Paulo (EPM-Unifesp).

Parisina Carvalho

Cirurgiã-Geral pelo Hospital Otávio de Freitas e Cirurgiã do Aparelho Digestivo pela Escola Paulista de Medicina da Universidade Federal de São Paulo (EPM-Unifesp). Titular em Cirurgia do Aparelho Digestivo e Cirurgia Videolaparoscópica pelo Colégio Brasileiro de Cirurgia Digestiva (CBCD). *Fellow* em Cirurgia do Pâncreas e Vias Biliares pela EPM-Unifesp. Médica Assistente do Pronto-Socorro de Cirurgia Geral do Hospital Universitário da Unifesp.

Patricia Medici Dualib

Doutora pela Disciplina de Endocrinologia e Metabologia da Escola Paulista de Medicina da Universidade Federal de São Paulo (EPM-Unifesp). Coordenadora Endocrinologista do Ambulatório de Diabetes e Gestação da EPM-Unifesp. Coordenadora do Setor de Diabetes e Gravidez da Sociedade Brasileira de Diabetes (SBD).

Paulo Roberto Abrão Ferreira

Professor Adjunto da Disciplina de Infectologia da Escola Paulista de Medicina da Universidade Federal de São Paulo (EPM-Unifesp). Chefe do Ambulatório de HIV e Hepatites Virais.

Paulo Victor Sgobbi de Souza

Médico Neurologista, Especialista em Doenças Neuromusculares, do Ambulatório de Doenças Neuromusculares da Escola Paulista de Medicina da Universidade Federal de São Paulo (EPM-Unifesp).

Raquel Margiotte Grohmann

Graduada em Medicina pela Escola Paulista de Medicina da Universidade Federal de São Paulo (EPM-Unifesp). Residência Médica em Obstetrícia e Ginecologia e em Medicina Fetal pela EPM-Unifesp. Título de Especialista em Ginecologia e Obstetrícia (TEGO) pela Federação Brasileira das Associações de Ginecologia e Obstetrícia (Febrasgo). Mestra em Ciências pelo Programa de Pós-graduação em Medicina – Obstetrícia – pela EPM-Unifesp.

Roney Cesar Signorini Filho
Doutor em Ginecologia Oncológica Escola Paulista de Medicina da Universidade Federal de São Paulo (EPM-Unifesp). Assistente do Departamento de Obstetrícia da EPM-Unifesp. Líder da Oncologia Cirúrgica do Hospital da Mulher em São Paulo.

Roseli Mieko Yamamoto Nomura
Professora Adjunta da Disciplina de Obstetrícia Fisiológica e Experimental do Departamento de Obstetrícia da Escola Paulista de Medicina da Universidade Federal de São Paulo (EPM-Unifesp). Livre-docente pela Faculdade de Medicina da Universidade de São Paulo (FM-USP).

Rosiane Mattar
Professora Titular do Departamento de Obstetrícia da Escola Paulista de Medicina da Universidade Federal de São Paulo (EPM-Unifesp). Coordenadora Científica de Obstetrícia da Associação de Obstetrícia e Ginecologia do Estado de São Paulo (SOGESP). Presidente da Comissão Nacional Especializada (CNE) de Gestação de Alto Risco da Federação Brasileira das Associações de Ginecologia e Obstetrícia (Febrasgo).

Ruan Gambardella
Residente de Neurologia, Disciplina de Neurologia, Departamento de Neurologia e Neurocirurgia da Escola Paulista de Medicina da Universidade Federal de São Paulo (EPM-Unifesp).

Sandra Maximiano de Oliveira Delgado
Médica Reumatologista. Doutoranda em Reumatologia pela Escola Paulista de Medicina da Universidade Federal de São Paulo (EPM-Unifesp). Membro da Comissão de Esclerose Sistêmica da Sociedade Brasileira de Reumatologia (SBR).

Sandro Luiz de Andrade Matas
Mestre e Doutor pela Universidade Federal de São Paulo. Professor Afiliado do Departamento de Medicina. Chefe do Setor de Líquido Cefalorraquidiano e Doenças Infecciosas do Sistema Nervoso Central da Disciplina de Neurologia Clínica.

Sergio Kobayashi
Mestre em Obstetrícia pela Escola Paulista de Medicina da Universidade Federal de São Paulo (EPM-Unifesp). Doutor em Radiologia pelo Instituto de Radiologia da Faculdade de Medicina da Universidade de São Paulo (InRad/HCFMUSP). Coordenador do Grupo de Estudos de Ultrassonografia da Sociedade Paulista de Radiologia e Diagnóstico por Imagem (GEUS-SPR). Médico Assistente Doutor pelo InRad/HCFMUSP. Coordenador do Setor de Medicina Fetal do Hospital Sírio-Libanês.

Sue Yazaki Sun
Professora Livre-docente pelo Departamento de Obstetrícia da Escola Paulista de Medicina da Universidade Federal de São Paulo (EPM-Unifesp). Professora Adjunta do Departamento de Obstetrícia da EPM-Unifesp. Coordenadora do Centro de Doença Trofoblástica Gestacional do Hospital São Paulo e do Ambulatório de Gestação Inicial.

Tatiana Emy Nishimoto Kawanami Hamamoto

Mestre pelo Departamento de Obstetrícia da Escola Paulista de Medicina da Universidade Federal de São Paulo (EPM-Unifesp).

Thaís Alquezar Facca

Pós-doutora em Nefrologia pela Escola Paulista de Medicina da Universidade Federal de São Paulo (EPM-Unifesp). Mestre e Doutora em Ciências pelo Departamento de Obstetrícia da EPM-Unifesp. Docente dos Cursos de Medicina das Universidades Municipal de São Caetano do Sul (USCS) e Nove de Julho de São Bernardo do Campo (Uninove).

Thauana Luiza Oliveira

Reumatologista, Mestre e Doutora em Ciências da Saúde aplicadas à Reumatologia pela Escola Paulista de Medicina da Universidade Federal de São Paulo (EPM-Unifesp). Professora da Universidade da Região de Joinville, SC (Univille). Membro da Comissão de Espondiloartrites da Sociedade Brasileira de Reumatologia (SBR).

Vanessa Souza Santos Truda

Médica pela Universidade de Mogi das Cruzes (UMC). Infectologista pela Escola Paulista de Medicina da Universidade Federal de São Paulo (EPM-Unifesp). Mestranda em Infectologia pela EPM-Unifesp.

Victor Hugo Saucedo Sanchez

Mestre e Doutor em Ciências pela Escola Paulista de Medicina da Universidade Federal de São Paulo (EPM-Unifesp). Médico do Setor de Diabetes e Gestação do Departamento de Obstetrícia da EPM-Unifesp. Professor Afiliado do Departamento de Obstetrícia da EPM-Unifesp.

Wladimir Bocca Vieira de Rezende Pinto

Médico Neurologista, Especialista em Doenças Neuromusculares, do Ambulatório de Doenças Neuromusculares da Escola Paulista de Medicina da Universidade Federal de São Paulo (EPM-Unifesp).

Sumário

Introdução

A gravidez é um fenômeno que se desenvolve na maior parte das vezes de maneira normal e tranquila, sem intercorrências. No entanto, há gestantes que, pelo fato de apresentarem determinadas características, sofrerem algum agravo ou desenvolverem problemas durante a gravidez, apresentam maiores probabilidades de evolução desfavorável, para si mesmas e/ou para o feto.

A Obstetrícia é a área da medicina que presta cuidados às mulheres durante o ciclo gravídico-puerperal e deve prestar assistência à parcela de gestantes com maior probabilidade de eventos desfavoráveis. Esse grupo de gestantes é incluído em uma categoria que se convencionou denominar "gestação de alto risco", pois necessita de cuidados obstétricos e perinatais diferenciados para que se possa diminuir a probabilidade de danos e agravos à saúde das mães e de seus filhos.

O Departamento de Obstetrícia da Escola Paulista de Medicina da Universidade Federal de São Paulo (EPM-Unifesp), desde sua fundação, tem agregado experiência e conhecimentos na assistência às gestantes de alto risco, englobando o diagnóstico e o tratamento das diversas doenças maternas e intercorrências feto-anexiais.

A assistência obstétrica desse departamento, coordenada pelos Professores Titulares Álvaro Guimarães Filho, Domingos Deláscio, Henrique A. Paraventi, Luiz Camano, Luiz Kulay Jr., Antonio F. Moron, Mary Uchiyama e Rosiane Mattar, sempre foi considerada de nível terciário e dedicada a atender todas as gestantes, em qualquer momento da gravidez e no puerpério, para garantir o melhor resultado possível.

Os obstetras que aqui se dedicam à assistência e à docência estudam a fundo protocolos assistenciais nacionais e internacionais, atualizando-os e adaptando-os ao nosso meio, e tornaram-se ao longo dos anos especialistas renomados em doenças que tornam a gravidez de alto risco.

Para a boa assistência à gestante de alto risco, deve ser possível contar com equipe multidisciplinar composta por obstetras, clínicos, cirurgiões, psiquiatras, anestesiologistas, pediatras neonatologistas, enfermeiros, nutricionistas, fisioterapeutas e psicólogos.

Há necessidade de identificar os fatores de risco a cada momento do atendimento, diagnosticar os problemas que possam resultar em maiores danos à saúde das mulheres e/ou de seus filhos e indicar os procedimentos diagnósticos e terapêuticos necessários.

No caso dos profissionais que atuam na EPM, existe ainda a missão de formar e capacitar profissionais que garantam o correto diagnóstico e a conduta adequada a esse tipo de gestante nas diversas áreas geográficas do país.

O obejtivo deste livro é, por meio da participação dos colegas especialistas da EPM e que mantêm ligação com essa Instituição, prestar auxílio às equipes de saúde, disponibilizando conceitos e critérios para a abordagem da gestação de alto risco, além de facilitar o processo de tomada de decisão no atendimento obstétrico e perinatal.

Para cumprir essa missão, um conselho editorial foi constituído por docentes da Disciplina de Obstetrícia Patológica e Tocurgia – Rosiane Mattar, Eduardo de Souza e Sue Yazaki Sun.

Esperamos que este livro evidencie o trabalho do Departamento de Obstetrícia da EPM-Unifesp na assistência às gestantes e às puérperas, diminuindo agravos maternos e fetais, garantindo a capacitação de profissionais da área de saúde e multiplicando a boa prática.

Rosiane Mattar
Eduardo de Souza
Sue Yazaki Sun

1

Síndromes hemorrágicas da primeira metade da gestação: abortamento

Rosiane Mattar
Sue Yazaki Sun
Évelyn Traina
Sergio Kobayashi

INTRODUÇÃO

Síndrome hemorrágica da primeira metade da gestação, o abortamento é definido como a interrupção da gravidez antes de a viabilidade do concepto ser atingida. A Organização Mundial da Saúde (OMS) estabeleceu como limites para caracterizá-lo a perda de conceptos de até 20 a 22 semanas completas ou 500 g.[1] Em 2009, foi sugerido por Comitê da OMS adotar 20 semanas ou 400 g como limite em vista de alterações devidas ao progresso na possibilidade de viabilidade, mas essa mudança não foi incorporada à prática obstétrica.

É doença frequente e que, muitas vezes, determina sensação de tristeza e frustração para a mulher e a família diante da perda de uma gravidez querida. O abortamento espontâneo é diagnosticado em 10 a 24% do total de gestações clinicamente identificadas.[2]

Ainda hoje, o abortamento é causa importante de morte materna, especialmente nos países subdesenvolvidos.

CLASSIFICAÇÃO

Quanto à época, é considerado precoce quando se dá até 12 semanas e tardio com mais de 12 e até 22 semanas. Cerca de 80% dos abortamentos são precoces e ocorrem com frequência inversamente proporcional às semanas de gestação.

O abortamento pode ser espontâneo, se decorrente de causas naturais, ou induzido, quando motivado por fatores externos. No Brasil, são legais as interrupções de gravidez resultante de estupro, da que coloca a mãe em risco de vida iminente e já existe jurisprudência para os casos de anencefalia; o abortamento pode ser ilegal quando provocado por motivos não incluídos na Constituição brasileira, como causas socioeconômicas ou mesmo malformações fetais. Nos casos de malformações incompatíveis com a vida, pode-se proceder à interrupção se houver autorização judicial.

Classicamente, denomina-se abortamento espontâneo de repetição (AER) a ocorrência de três ou mais abortamentos espontâneos e consecutivos.

ETIOLOGIA

Quanto aos fatores causais, é preciso ressaltar que em grande porcentagem dos casos não se consegue determinar a razão da perda gestacional; porém, entre os motivos relacionados ao aborto devem ser lembrados os cromossômicos, imunológicos, endócrinos, anatômicos, infecciosos e ambientais.[3]

Existem fatores de risco para maior ocorrência de abortamentos, e o principal deles é a idade materna, que, quanto mais elevada, mais se associa ao risco de perda.[4] Outros fatores são: tabagismo, álcool e drogas, consumo elevado de cafeína,[5] baixo índice de folato, pacientes nos extremos de peso (IMC < 18 ou > 35), mulheres com doença celíaca, diabéticas com controle glicêmico ruim, doenças da tireoide mal controladas, doenças autoimunes e gestações resultante de fertilização *in vitro* (FIV).

Como se pode verificar, vários fatores de risco são mais frequentes na população que engravida nos dias atuais, como mulheres mais idosas, com sobrepeso ou obesidade ou em gestações resultantes de FIV. Assim, é importante que os obstetras orientem suas pacientes sobre esse risco.[3]

No primeiro abortamento precoce de um casal, não há necessidade de investigação da causa. O aborto precoce, na maioria das vezes, deve-se a cromossomopatias[6] ao acaso e não se repetirá. No entanto, se o aborto for tardio ou se houver perdas repetidas, há necessidade de procurar a causa no intervalo intergestacional.

QUADRO CLÍNICO

Em relação às formas clínicas, têm-se os seguintes tipos de aborto:

- Aborto evitável ou ameaça de aborto: o concepto mantém a vitalidade, o quadro clínico é discreto quanto à hemorragia e à dor e o orifício uterino se mantém fechado.
- Aborto inevitável: o produto conceptual perde a vitalidade e não existe possibilidade de evolução da gestação; a sintomatologia é mais intensa quanto à hemorragia, há dor em cólica e o canal cervical pode apresentar-se dilatado, embora o produto gestacional possa ou não ter sido eliminado, total ou parcialmente.
- Aborto inevitável completo: existe eliminação total do material intrauterino.
- Aborto inevitável incompleto: a eliminação do material é parcial.
- Abortamento incompleto afebril: ainda existe conteúdo intrauterino sem vitalidade e sem sinais de infecção.
- Aborto incompleto infectado: existem restos intrauterinos com a presença de infecção local ou que se expande para órgãos vizinhos ou mesmo que se generaliza, o que pode tornar o quadro extremamente grave.
- Aborto retido: classicamente, é aquele em que há morte do concepto sem que haja sua eliminação por 30 dias ou mais.
- Aborto espontâneo de repetição (AER): existem três ou mais abortos de gestações clinicamente diagnosticadas. Mais recentemente há serviços que admitem diagnosticá-lo com duas ou mais perdas.[7]

DIAGNÓSTICO

Para que se estabeleça definitivamente o diagnóstico da categoria clínica do abortamento e seu prognóstico, são importantes:

- Anamnese com a história de sangramento, a característica da dor e a presença ou não de sintomas subjetivos da gravidez, como náuseas, vertigens, aumento e dor nas mamas.
- Exame tocoginecológico.
- Avaliação laboratorial pelo estudo da presença da gonadotrofina coriônica

(hCG) na urina e, eventualmente, se houver necessidade de diagnóstico diferencial, da evolução de sua quantidade no sangue.

- Ultrassonografia (US) pélvica suprapúbica e transvaginal, que permite a elucidação do diagnóstico, fornece dados quanto ao prognóstico do quadro e promove diagnóstico diferencial com outras doenças.

A US é método diagnóstico fundamental, principalmente para a avaliação e a conduta das perdas gestacionais precoces, das gestações de localização desconhecida e das gestações ectópicas. Em alguns casos, tanto a via suprapúbica quanto a transvaginal devem ser utilizadas para uma avaliação completa.

Para elucidação da vitalidade do concepto e provável evolução do quadro, avaliam-se, pela US, a forma do saco gestacional (SG), a velocidade de crescimento, o embrião (seus movimentos cardíacos e corporais), a vesícula vitelínica e o conteúdo uterino (Figuras 1 a 3).

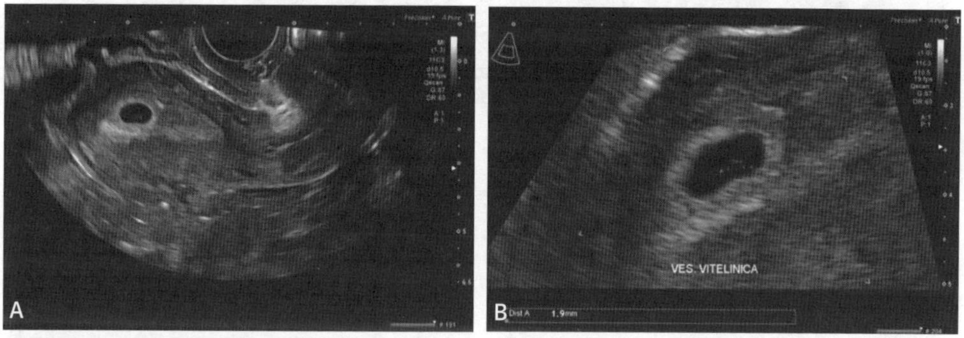

FIGURA 1 Gestação inicial normal de 5 semanas. A: imagem panorâmica do útero gravídico. B: imagem ampliada da vesícula vitelínica.

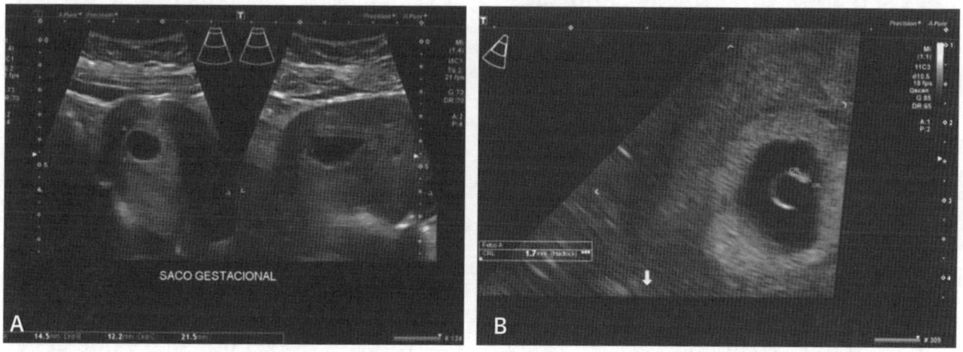

FIGURA 2 Gestação inicial normal de 6 semanas e 2 dias. A: medida do diâmetro médio do saco gestacional de 16 mm. B: medida do CCN de 1,7 mm.

CCN: comprimento cabeça-nádega.

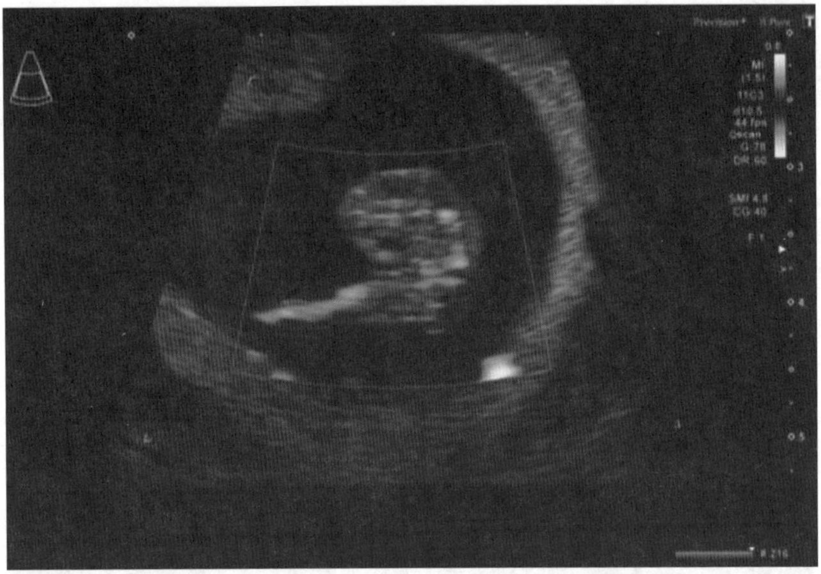

FIGURA 3 Gestação de 7 semanas e 3 dias, CCN de 12 mm e presença de batimentos cardíacos demonstrada pelo estudo Doppler colorido.
CCN: comprimento cabeça-nádega.
(Ver imagem colorida no miniatlas ao final do livro.)

Os critérios ultrassonográficos diagnósticos de perda gestacional precoce (gravidez não evolutiva) estão descritos a seguir:[7,8]

- Diâmetro médio do saco gestacional (DMSG) $\geq$ 25 mm sem embrião.
- Embrião com comprimento cabeça-nádega (CCN) $\geq$ 7 mm sem batimentos cardíacos fetais (BCF) (Figura 4).
- Ausência de embrião com BCF, 2 ou mais semanas, após US que mostrou SG sem vesícula vitelina.
- Ausência de embrião com BCF, 11 ou mais dias, após US que mostrou SG com vesícula vitelina.
- Cavidade uterina vazia, em paciente com sangramento vaginal e US prévio confirmando gestação intrauterina, com pelo menos SG e vesícula vitelínica.

Se houver qualquer dúvida na US sobre o diagnóstico, na suspeita de perda gestacional precoce, deve-se repetir US em 7 a 10 dias, para avaliar a viabilidade da gravidez. Pode-se também associar e correlacionar com os níveis do hCG quantitativo.

Também se estabelece o diagnóstico de aborto inevitável pela presença de conteúdo uterino com áreas ecorrefringentes irregulares no aborto incompleto (Figura 5); o esvaziamento uterino no aborto completo; e áreas de coleção pélvica no aborto incompleto infectado complicado.

TRATAMENTO

A terapêutica a ser empregada depende da categoria clínica do aborto.[9,10]

- Aborto evitável ou ameaça de aborto: não há nenhum tratamento que tenha mostrado evidência científica no sentido de melhorar o prognóstico da gravidez. Assim, o tratamento deve se

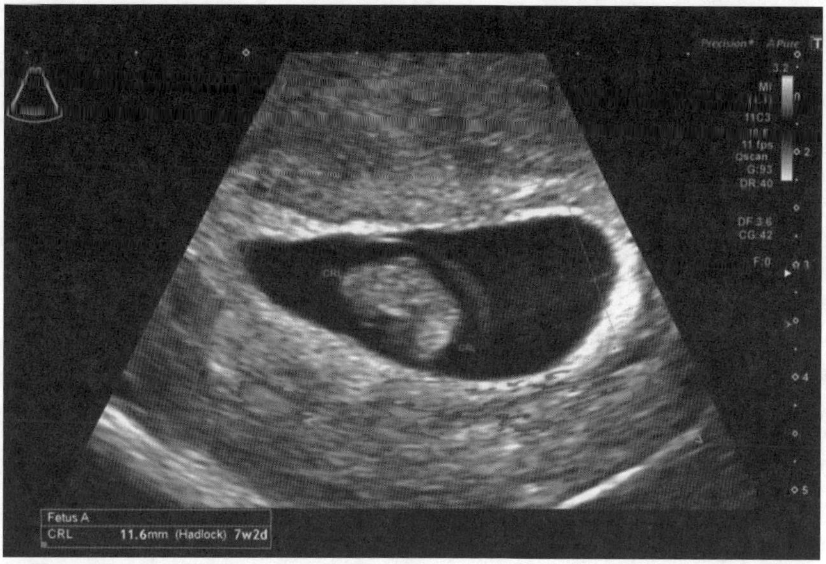

FIGURA 4 Gestação de 7 semanas e 2 dias, CCN de 11,6 mm e ausência de batimentos cardíacos demonstrada pelo estudo Doppler colorido (óbito embrionário – gravidez não evolutiva).
CCN: comprimento cabeça-nádega.
(Ver imagem colorida no miniatlas ao final do livro.)

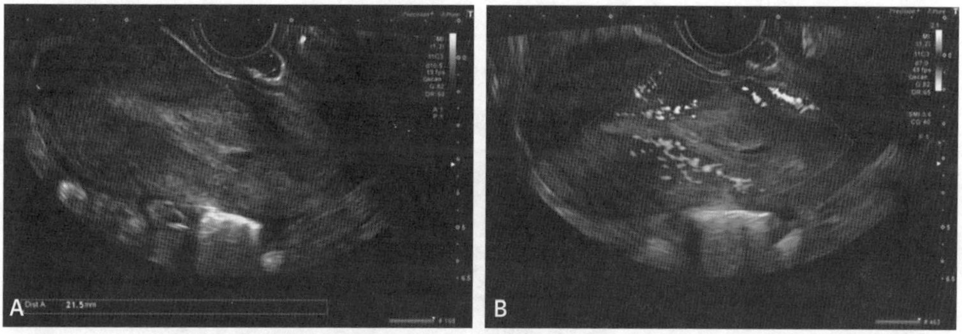

FIGURA 5 Presença de material amorfo e heterogêneo ocupando a cavidade uterina, compatível com restos ovulares (abortamento incompleto). A: estudo ultrassonográfico ao modo B. B: complementação com estudo Doppler colorido.
CCN: comprimento cabeça-nádega.
(Ver imagem colorida no miniatlas ao final do livro.)

restringir ao uso de sintomáticos. Podem-se utilizar analgésicos e antiespasmódicos para diminuir a sensação de dor, com repouso relativo (devendo-se contraindicar o repouso absoluto). Não se deve prescrever progesterona por não haver melhora no prognóstico da gestação.[11,12] O acompanhamento da paciente é importante para verificar a evolução para gravidez normal ou para aborto inevitável.

- Aborto inevitável completo: não há necessidade de tratamento.
- Aborto inevitável não eliminado, com útero menor que 12 cm: esvaziamento da cavidade uterina, que pode ser realizado com dilatação do canal cervical (de preferência após o uso de 400 a 600 mcg de misoprostol via vaginal, 4 a 6 horas antes do procedimento, para preparo cervical) e curetagem cirúrgica ou aspiração ou pela técnica de AMIU (aspiração manual intrauterina), que pode ser vista na Figura 6. Quando houver pouco material intrauterino, geralmente em gestações com menos de 10 semanas, havendo preferência da paciente, pode-se adotar o tratamento expectante, aguardando a resolução espontânea da eliminação do material intrauterino, por até 15 dias.
- Com útero maior que 12 cm e presença de embrião: utilização de análogo da prostaglandina – misoprostol – 200 mcg, via vaginal, a cada 4 a 6 horas até a eliminação do concepto, seguido de curetagem uterina para retirada de eventuais restos, conforme recomendação da Federação Internacional de Ginecologia e Obstetrícia (FIGO).[13] Deve-se utilizar a ocitocina já no período pré-operatório e mantê-la até o final do procedimento.
- Aborto inevitável incompleto febril localizado: deve-se hospitalizar a paciente e coletar material para bacterioscopia e cultura. Como na grande maioria das vezes a infecção se dá por germes anaeróbios, inicia-se esquema antibiótico com gentamicina 240 mg/dia em soro fisiológico 100 mL por via endovenosa (EV) em 30 minutos, em dose úni-

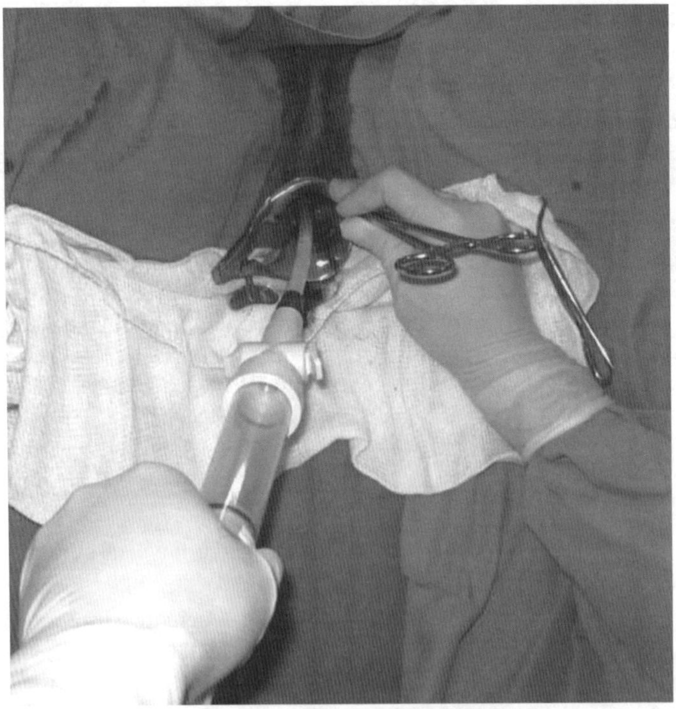

FIGURA 6 Aspiração manual intrauterina em abortamento incompleto.

ca, e clindamicina 900 mg EV de 8 em 8 horas com a administração da ocitocina para manter o útero contraído. Realiza-se o esvaziamento uterino, de preferência por aspiração, para diminuir o risco de perfuração.

- Aborto inevitável incompleto febril complicado: nos casos em que a infecção ultrapassou os limites do útero, deve-se instalar gentamicina (240 mg/dia em soro fisiológico 100 ml EV em 30 minutos 5 mg/kg/dia) + ampicilina (2 g de 4 em 4 horas) + clindamicina EV (900 mg de 8 em 8 horas) ou outro esquema de cobertura antibiótica, além de providenciar medidas de suporte para o quadro tóxico-infeccioso. Nos casos em que se formaram coleções purulentas intracavitárias, é preciso realizar imediatamente sua drenagem por meio de colpotomia ou mesmo laparotomia, com o esvaziamento uterino. Quando existir comprometimento da vitalidade dos tecidos uterinos, deve-se realizar histerectomia total para retirada do foco de infecção. Se houver quadro séptico, será necessário condução terapêutica própria para o quadro.
- Aborto retido: estabelecido o diagnóstico, a conduta é o esvaziamento uterino por curetagem ou aspiração.
- Aborto espontâneo de repetição: o casal deve ser orientado a se submeter a protocolo de investigação no intervalo intergestacional para estabelecer a possível causa e assim ser possível utilizar a terapêutica proposta para o fator etiopatogênico diagnosticado.

Ressalte-se que o material de esvaziamento uterino deve ser enviado para exame anatomopatológico para diagnóstico diferencial com mola hidatiforme. Caso o sangramento se mantenha por mais do que 30 dias, é preciso avaliar a hCG. No caso de conduta expectante ou medicamentosa ou não havendo estudo anatomopatológico, recomenda-se pesquisa de hCG em teste de urina ou beta-hCG sérico 30 dias após a eliminação, a fim de documentar a resolução do quadro e minimizar a possibilidade de haver doença trofoblástica não percebida.

PROGNÓSTICO

Os períodos menstruais normais voltam em 1 ou 2 meses após o aborto. É seguro para as mulheres retomarem a atividade sexual quando o sangramento parar.

Pacientes Rh negativas não sensibilizadas com parceiros positivos ou desconhecidos devem receber imunoglobulina anti-Rh até 72 horas após o sangramento.

Quando bem assistidas, as pacientes com abortamentos apresentam poucos riscos, entretanto os abortamentos podem causar até mesmo morte materna, principalmente os provocados em situação não segura e os com sangramento importante em localidade sem recursos.

REFERÊNCIAS BIBLIOGRÁFICAS

1. World Health Organization (WHO). Recommended definitions, terminology and format for statistical tables related to the perinatal period and use of a new certificate for cause of perinatal deaths. Modifications recommended by Figo as amended. October 14, 1976. Acta Obstet Gynecol Scand. 1977;56(3):247-53.
2. American College of Obstetricians and Gynecologists (Acog). Practice Bulletin No. 200: Early pregnancy loss. American College of Obstetricians and Gynecologists' Committee on Practice Bulletins – Gynecology. Obstet Gynecol. 2018;132(5):e197-e207.
3. Regan L, Rai R. Epidemiology and the medical causes of miscarriage. Baillieres Best Pract Res Clin Obstet Gynaecol. 2000;14(5):839-54.

4. Magnus MC, Wilcox AJ, Morken NH, Weinberg CR, Håberg SE. Role of maternal age and pregnancy history in risk of miscarriage: prospective register based study. BMJ. 2019;364:l869.
5. Yuan S, Liu J, Larsson SC. Smoking, alcohol and coffee consumption and pregnancy loss: a Mendelian randomization investigation. Fertil Steril. 2021t;116(4):1061-7.
6. Dória S, Carvalho F, Ramalho C, Lima V, Francisco T, Machado AP, et al. An efficient protocol for the detection of chromosomal abnormalities in spontaneous miscarriages or fetal deaths. Eur J Obstet Gynecol Reprod Biol. 2009;147(2):144-50.
7. Doubilet PM, Benson CB, Bourne T, Blaivas M. Diagnostic criteria for nonviable pregnancy early in the first trimester. N Engl J Med. 2013;369:1443-51.
8. Scibetta EW, Han CS. Ultrasound in early pregnancy. Viability, unknown locations, and ectopic pregnancies. Obstet Gynecol Clin N Am. 2019;46:783-95.
9. Hendriks E, MacNaughton H, MacKenzie MC. First Trimester Bleeding: Evaluation and Management. Am Fam Physician. 2019;99(3):166-74.
10. Beaman J, Prifti C, Schwarz EB, Sobota M. Medication to Manage Abortion and Miscarriage. J Gen Intern Med. 2020;35(8):2398-405.
11. Devall AJ, Papadopoulou A, Podesek M, Haas DM, Price MJ, Coomarasamy A, Gallos ID. Progestogens for preventing miscarriage: a network meta-analysis. Cochrane Database Syst Rev. 2021;4(4):CD013792.
12. Wahabi HA, Abed Althagafi NF, Elawad M. Progestogen for treating threatened miscarriage. Cochrane Database Syst Rev. 2007;(3)CD005943.
13. International Federation of Gynecology and Obstetricts (Figo). Misoprostol sozinho: regimes recomendados. Disponível em: https://www.figo.org. Acesso em: 26 jul. 2023.

2

Síndromes hemorrágicas da primeira metade da gestação: gravidez ectópica

Julio Elito Junior

INTRODUÇÃO

A gravidez ectópica (GE) ocorre quando a implantação e o desenvolvimento do blastocisto se dão fora da sede normal, ou seja, da grande cavidade corporal do útero. A localização mais frequente é a gravidez tubária (90 a 95% dos casos). No entanto, a gestação ectópica pode ocorrer também na porção intersticial da tuba, no ovário, na cérvix, na cicatriz da cesárea e na cavidade abdominal, quando é denominada gravidez não tubária.

A incidência de GE é de 1 a 2% e de 10 a 20 a cada mil nascidos vivos.[1]

A GE é considerada a principal causa de mortalidade materna no primeiro trimestre da gravidez. Em estudo realizado em nosso meio com 9.555 casos de morbidade materna, 312 casos (3,3%) foram complicações após gravidez ectópica, sendo 286 (91,7%) de condições potencialmente ameaçadoras da vida, 25 (8%) *near miss* e 1 (0,3%) por morte materna.[2]

É importante ressaltar que, após a ocorrência do primeiro quadro de gravidez ectópica, a recorrência é de cerca de 15%. Já nas mulheres com dois ou mais episódios prévios de gestação ectópica, essa taxa é de pelo menos 25%.[3]

Com o aprimoramento dos exames subsidiários, como as dosagens da fração beta do hormônio gonadotrópico coriônico (beta-hCG) e a ultrassonografia transvaginal (USTV), o diagnóstico é realizado com maior precisão e em fase mais inicial. O emprego de tratamentos conservadores, como a cirurgia laparoscópica com técnicas que preservam a tuba, e também dos tratamentos clínicos, com a conduta expectante ou medicamentosa, são alternativas terapêuticas que só podem ser realizadas na fase inicial da gravidez ectópica.[3,4]

DIAGNÓSTICO

O quadro clínico da gravidez tubária complicada (aborto ou ruptura) é caracterizado por dor sincopal e lancinante na ruptura tubária e em caráter de cólicas no aborto. O hemoperitônio que se estabelece acentua a dor em todo o abdome, com ocorrência de náuseas e vômitos. Em alguns casos, há dor escapular.

No exame físico geral, destacam-se sinais que caracterizam o estado hipovolêmico: palidez cutaneomucosa sem perda sanguínea visível, taquicardia, hipotensão arterial. No exame físico especial, podem-se evidenciar reação peritoneal, descompressão brusca dolorosa e diminuição de ruídos hidroaéreos intestinais. No exame dos genitais internos, há abaulamento do fundo de saco posterior, com intensa dor. O útero apresenta-se ligeiramente aumentado e amolecido, e, nos anexos, tumoração palpável só é detectada em metade dos casos. No caso de ruptura tubária, o diagnóstico é clínico.

Para evitar que a paciente evolua para quadro grave de abdome agudo hemorrágico em razão da ruptura tubária, é preciso atentar para a realização do diagnóstico precoce, ou seja, de gestação tubária íntegra. Nessas situações, a história clínica é pouco esclarecedora, podendo às vezes cursar com a tríade clássica de dor abdominal, atraso menstrual e sangramento genital. Muitas vezes, o exame clínico não é elucidativo. Deve-se lançar mão de exames subsidiários, como a dosagem da beta-hCG e a USTV.

Os principais fatores de risco são: gravidez ectópica prévia, doença inflamatória pélvica, cirurgia tubária, infertilidade, endometriose, usuárias de dispositivo intrauterino (DIU), anticoncepção de emergência e tabagismo.[1]

Exames subsidiários: atraso menstrual, sangramento genital e/ou dor abdominal são sintomas sugestivos de gravidez ectópica. Nesses casos, o diagnóstico precisa ser complementado com beta-hCG, USTV e, excepcionalmente, com curetagem (CTG) uterina, realizada com o objetivo de verificar a presença da reação de Arias-Stella ou de descartar o diagnóstico mediante a presença de restos ovulares. Na USTV, primeiramente analisar a cavidade uterina, com o intuito de descartar uma gravidez tópica pela visibilização do saco gestacional ou de restos ovulares. A USTV consegue visualizar o saco gestacional intrauterino com 5 semanas de atraso menstrual. Posteriormente, devem ser avaliados os ovários, procurando identificar o corpo lúteo. Por fim, o exame consiste em analisar a presença de massa anexial extraovariana, que deve ser caracterizada conforme seu aspecto (hematossalpinge, anel tubário e embrião vivo).

É frequente o achado de líquido livre na cavidade peritoneal. Em alguns casos em que o beta-hCG é positivo e a USTV não consegue identificar a localização da gestação, ou seja, não se visibiliza saco gestacional na cavidade uterina nem massa anexial, define-se como gravidez de localização desconhecida. Nessas situações, devem-se associar, na investigação, os valores quantitativos do beta-hCG, cujo valor discriminatório é 3.500 mUI/mL – ou seja, com valores superiores a esse, a gestação intrauterina deveria ser confirmada à USTV.

A ausência de imagem de gestação tópica com valores da beta-hCG acima da zona discriminatória é indicativa de gestação anormal.[3] Contudo, se os valores iniciais da beta-hCG forem inferiores aos da zona discriminatória e a USTV não visualizar gravidez tópica ou ectópica, é necessária a dosagem seriada da beta-hCG.

Os valores da beta-hCG tendem a aumentar a cada 48 horas na gravidez tópica viável; o ritmo de evolução é o aumento de 49% quando o beta-hCG é inferior a 1.500 mUI/mL, aumento de 40% quando o beta-hCG está entre 1.500 e 3.000 mUI/mL e aumento de 33% quando o beta-hCG é superior a 3.000 mUI/mL.[5]

A ausência de saco gestacional tópico com beta-hCG acima da zona discriminatória, ou com curva de evolução anormal, ou títulos em declínio, sugere uma gravidez inviável; na maioria dos casos, a USTV consegue distinguir a gravidez ectópica de um abortamento.

Esses conceitos foram resumidos no fluxograma de diagnóstico não invasivo da gravidez ectópica, demonstrado na Figura 1.

TRATAMENTO

O diagnóstico da gravidez ectópica tem sido realizado de forma mais precoce com métodos não invasivos e com mais opções terapêuticas. Dentre elas, destacam-se a

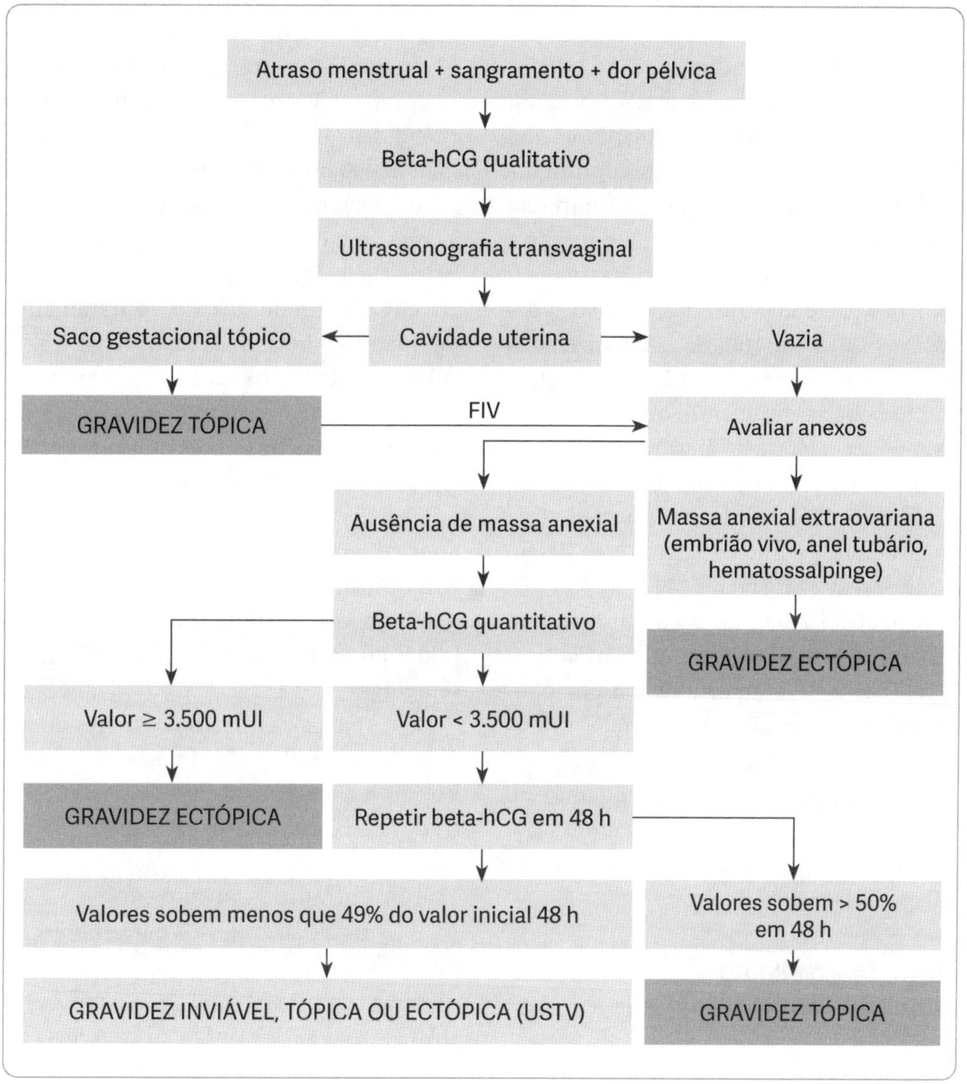

FIGURA 1 Associação entre beta-hCG e ultrassonografia.

Beta-hCG: fração beta do hormônio gonadotrópico coriônico; FIV: fertilização *in vitro*; USTV: ultrassonografia transvaginal.
Fonte: adaptada de Elito et al., 2008.[1]

cirurgia, que pode ser a salpingectomia ou a salpingostomia por via laparotômica ou laparoscópica; e o tratamento clínico, que pode ser feito pela conduta expectante ou pelo tratamento medicamentoso com metotrexato (MTX).

Tratamento cirúrgico

A cirurgia é a conduta-padrão no tratamento da gravidez ectópica. A operação clássica é a salpingectomia. A laparotomia deve ser realizada nos casos de ruptura tubária com instabilidade hemodinâmica; nas demais situações, a via preferencial é a laparoscópica. A salpingectomia está indicada nas pacientes com prole constituída, nos casos de lesão tubária irreparável, nas tentativas de salpingostomia com sangramento persistente, quando ocorre recidiva de gravidez ectópica na mesma tuba e quando os títulos do beta-hCG são elevados.[6-8] A indicação da cirurgia conservadora, salpingostomia, é para as pacientes com desejo de preservar a fertilidade.

Um dos riscos da cirurgia conservadora é a persistência de tecido trofoblástico (3 a 20%), portanto é importante, no pós-operatório, acompanhar a evolução dos títulos do beta-hCG.[1] Títulos em declínio requerem apenas acompanhamento, mas, quando em ascensão, está indicado tratamento com dose única de MTX (50 mg/m^2 intramuscular – IM).

Tratamento clínico (conduta expectante)

A conduta expectante na gravidez ectópica não está bem estabelecida como o tratamento sistêmico com metotrexato.[1,9,10] A revisão da Cochrane avaliando a eficácia da conduta expectante foi inconclusiva, uma vez que a maioria dos estudos não tinha boa metodologia.[10] Van Mello et al. realizaram estudo randomizado comparando a conduta expectante com o tratamento sistêmico com MTX e observaram que 60% das mulheres evoluíram sem intercorrências após a conduta expectante.[11] Silva et al.[12] realizaram estudo duplo cego utilizando o placebo e o MTX na dose única de 50 mg/m^2 IM no tratamento da gravidez ectópica, cujos critérios de inclusão foram estabilidade hemodinâmica, beta-hCG inicial < 2.000 mUI/mL, títulos do beta-hCG em declínio em 48 horas, massa anexial < 5 cm e desejo de gravidez futura. O critério de exclusão foi a presença de embrião vivo. O critério de sucesso do tratamento foi quando o beta-hCG ficou negativa. A falha do tratamento ocorreu quando houve necessidade de cirurgia. O sucesso do tratamento nas pacientes que receberam o placebo foi de 92,3% e, no grupo MTX, foi de 90%. Esse estudo mostrou que não houve diferença estatisticamente significativa no tratamento com MTX e placebo, com sucesso e tempo necessário para os títulos do beta-hCG tornarem-se negativos semelhantes.[12]

Os principais critérios preditores de sucesso da conduta expectante são: valores iniciais baixos do beta-hCG e declínio dos títulos do beta-hCG em 48 horas.[11,12]

Tratamento medicamentoso

Os principais critérios para indicação do MTX são: estabilidade hemodinâmica, diâmetro da massa anexial ≤ 3,5 cm, beta-hCG inicial ≤ 5.000 mUI/mL, ausência de dor abdominal, desejo de gravidez futura e termo de consentimento assinado. As contraindicações são: gravidez intrauterina; imunodeficiência; anemia, leucopenia (leucócitos < 2.000 cel/mm^3) ou trombocitopenia (plaquetas < 100.000); sensibilidade prévia ao MTX, na vigência de doença pulmonar; disfunção importante hepática e renal; amamentação, imagem de gravidez ectópica com embrião vivo, declínio dos títulos da beta-hCG no intervalo de 24/48 horas antes do tratamento, recusa em receber transfusão sanguínea e impossibilidade de dar continuidade ao acompanhamento (Figura 2).

Antes de iniciar o tratamento, devem ser realizados os seguintes exames de rotina:

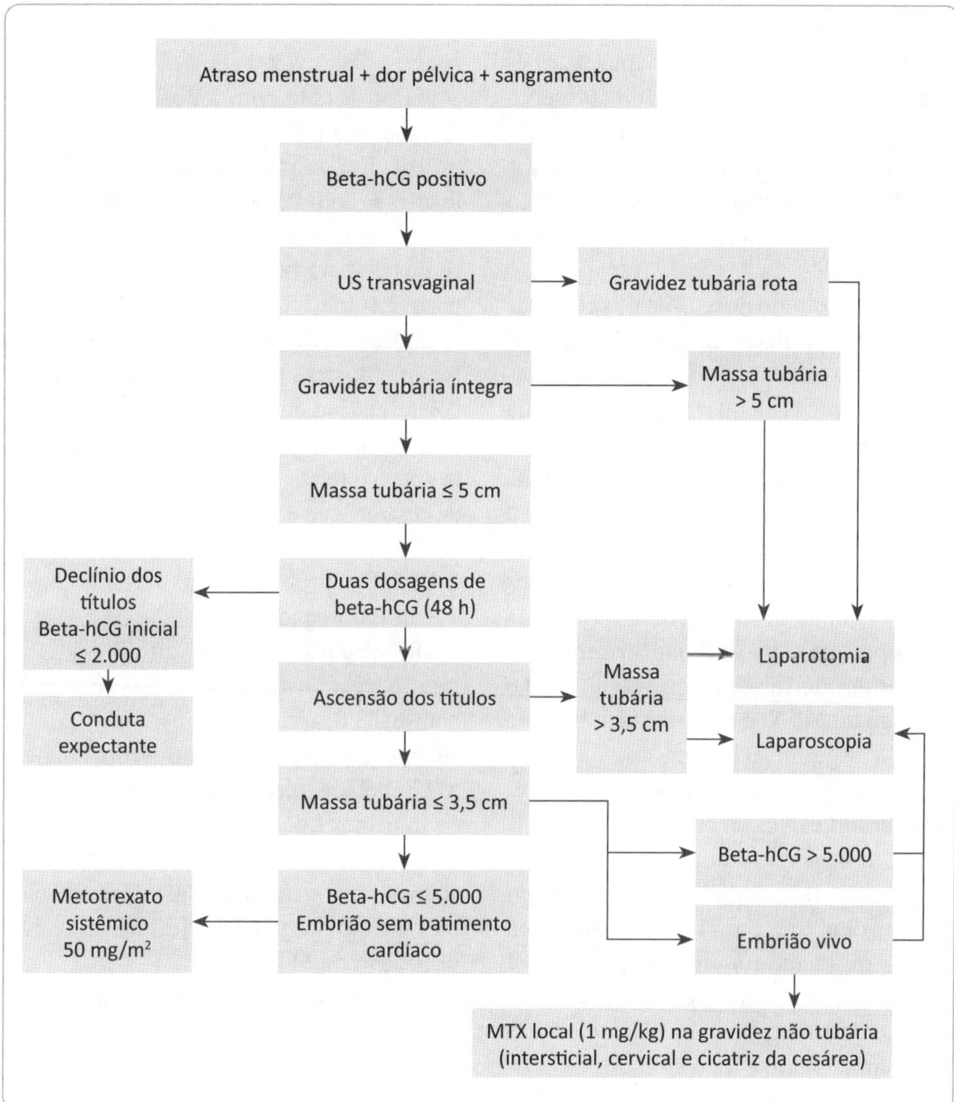

FIGURA 2 Fluxograma para o tratamento da gravidez ectópica.

Beta-hCG: fração beta do hormônio gonadotrópico coriônico; US: ultrassonografia.
Fonte: Elito et al., 2008.[1]

hemograma, enzimas hepáticas (transaminase glutâmico-oxalacética – TGO – e transaminase pirúvica – TGP), creatinina e tipagem sanguínea ABO-Rh.[13]

O parâmetro mais importante para o tratamento medicamentoso com MTX na gravidez ectópica é o beta-hCG. Os preditores de insucesso da terapia medicamentosa são: atividade cardíaca embrionária, massa maior que 4 cm, concentração inicial de beta-hCG maior que 5.000 mUI/mL, presença de sangue na cavidade peritoneal, aumento do beta-hCG acima de 50% nas 48 horas que antecedem o uso do MTX e aumento rápido e contínuo do beta-hCG durante o uso do MTX.[13]

O protocolo de dose única é ministrar o MTX na dose de 50 mg/m^2 IM. O acompanhamento faz-se por dosagens da beta-hCG, realizadas no quarto e no sétimo dia após o emprego dessa droga. As pacientes com redução dos títulos de beta-hCG acima de 15%, apurada entre o quarto e o sétimo dias, apresentam bom prognóstico, devendo ser acompanhadas com dosagens semanais da beta-hCG, até atingirem os níveis pré-gravídicos. Quando a redução for menor que 15%, no sétimo dia após o emprego do MTX, é ministrada nova dose de MTX, seguindo a mesma sistematização predita. Caso não ocorra queda dos títulos, deve ser indicada a cirurgia.[13]

O protocolo de múltiplas doses consiste na aplicação IM de MTX na dose de 1 mg/kg (nos dias 1, 3, 5 e 7), alternando com leucovorin (ácido folínico) na dose de 0,1 mg/kg ou comprimido de ácido folínico na dose de 15 mg (nos dias 2, 4, 6 e 8). O acompanhamento é feito com dosagem de beta-hCG no dia da aplicação inicial do MTX e sempre dosado antes de aplicar uma futura dose de MTX; caso os títulos caiam mais que 15% nesse intervalo, não é necessária uma nova dose de MTX, e, nesse protocolo, não se deve dar mais que 4 doses de MTX. Caso os títulos da beta-hCG não apresentem declínio após 4 doses do MTX, deve ser indicada a cirurgia.

O acompanhamento nos dois protocolos (dose única e de múltiplas doses), quando os títulos estão em declínio, é feito com a dosagem semanal da beta-hCG até os títulos ficarem negativos.[13]

O protocolo com 2 doses consiste na aplicação do MTX nos dias 1 e 4.[14] Esse protocolo tem eficácia e segurança semelhantes às do tratamento com dose única, no entanto apresenta melhores resultados com títulos do beta-hCG mais elevados na faixa entre 3.600 mUI/mL e 5.000 mUI/mL.[14]

A vantagem da dose única é ade ser um tratamento mais simples, com menos efeitos colaterais. No entanto, nos casos de localização atípica da gravidez ectópica, como a gestação intersticial, cervical ou a da cicatriz de cesárea, que em geral cursam com títulos do beta-hCG elevados, superiores a 5.000 mUI/mL, o protocolo com múltiplas doses é mais empregado.

Recomenda-se evitar, durante o tratamento, relações sexuais até os títulos do beta-hCG ficarem negativos; exposição solar, para diminuir o risco de dermatites pelo MTX; bebidas alcoólicas; aspirina; comidas e vitaminas que contenham ácido fólico. Deve-se também evitar nova concepção até o desaparecimento da gravidez ectópica na USTV e por período de 3 meses após a utilização do MTX.

A USTV seriada após o tratamento com MTX é desnecessária, exceto quando existe suspeita de ruptura tubária. Os efeitos adversos mais observados do tratamento com MTX são: distensão abdominal, aumento do beta-hCG entre o primeiro e o quarto dias após o MTX, sangramento genital e dor abdominal. Os efeitos colaterais mais relatados são: mucosites, irritação gástrica, náusea, vômitos, tontura, neutropenia, alopecia reversível e pneumonite. O emprego da imunoglobulina anti-D em pacientes Rh negativo, independentemente do tipo de tratamento utilizado na gravidez ectópica, é a regra adotada por diversos *guidelines*.[1]

Tratamento local com metotrexato

O MTX pode ser ministrado localmente na gravidez ectópica, em geral guiado por USTV. Para realizar esse procedimento é necessário sedar a paciente e fazer a injeção com agulha calibre 20 ou 22 acoplada à sonda vaginal. A dose do MTX é de 1 mg/kg. Essa técnica, comparada com o tratamento sistêmico, apresenta desvantagens, pois o tratamento sistêmico é mais prático, fácil de ministrar, menos dependente das habilidades do especialista e é totalmente não invasivo. A principal indicação para o tratamento local é a presença de embrião vivo e nos casos de localização atípica da gravidez ectópica.[13]

Conduta nas gestações de localização atípica (não tubária)

A conduta nos casos de gravidez intersticial, cervical e de cicatriz de cesárea deve ser sempre individualizada. O tratamento sistêmico com MTX é realizado nos casos em que o embrião não apresenta batimentos cardíacos. O esquema do tratamento dependerá do título inicial da beta-hCG. Em casos com títulos inferiores a 5.000 mUI/mL, emprega-se a dose única do MTX 50 mg/m² IM. Em contrapartida, se os títulos da beta-hCG forem superiores a 5.000 mUI/mL, utiliza-se o protocolo com múltiplas doses de MTX.

Quando o embrião está vivo, realiza-se o tratamento local guiado por USTV com injeção de MTX no interior do saco gestacional na dose de 1 mg/kg. Quando os títulos da beta-hCG forem maiores de 5.000 mUI/mL, complementa-se o tratamento com o protocolo de múltiplas doses via sistêmica, iniciando no dia seguinte ao da punção.[13]

Tanto na gravidez ovariana quanto na abdominal, o tratamento, na maioria das vezes, é cirúrgico.

CONSIDERAÇÕES FINAIS

- O diagnóstico não invasivo da gravidez ectópica, utilizando o beta-hCG e a ultrassonografia transvaginal, propicia a indicação do tratamento clínico, que pode ser com metotrexato ou conduta expectante.
- O tratamento sistêmico com MTX em dose única intramuscular de 50 mg/m² está indicado nas pacientes com estabilidade hemodinâmica, ausência de dor abdominal ou suspeita de ruptura tubária, beta-hCG inicial ≤ 5.000 mUI/mL, diâmetro da massa anexial ≤ 3,5 cm, ausência de embrião com batimento cardíaco, ascensão dos títulos do beta-hCG no intervalo de 24 a 48 horas antes do tratamento, desejo de gravidez futura, paciente que se compromete a realizar os retornos necessários para o tratamento clínico; e por opção da paciente.
- Antes de iniciar o tratamento, dosar hemograma, enzimas hepáticas (TGO e TGP) e creatinina: o MTX somente deve ser iniciado quando esses exames forem normais (A).
- O acompanhamento do tratamento com MTX faz-se por meio de dosagens do

beta-hCG no quarto e no sétimo dia após a injeção de MTX: queda no beta-hCG > 15% entre o quarto e o sétimo dia sugere bom prognóstico, devendo ser seguido com dosagem semanal de beta-hCG. Caso isso não ocorra, a paciente deve ser reavaliada para decidir entre outra dose de MTX ou cirurgia.

- A conduta expectante pode ser indicada nos casos com estabilidade hemodinâmica, declínio dos títulos de beta-hCG no intervalo de 24 a 48 horas sem tratamento, beta-hCG ≤ 2 000 mUI/mL, USTV com ausência de embrião vivo, massa tubária inferior a 5 cm e desejo de gravidez futura.
- O seguimento da conduta expectante deve ser feito com um retorno em 24 a 48 horas para repetir a dosagem do beta-hCG. Declínios > 15% sugerem bom prognóstico, devendo ser seguidos com dosagem semanal de beta-hCG. Dado que isso não ocorra, o caso deve ser reavaliado para decidir entre MTX ou cirurgia.
- Os casos que responderam bem ao tratamento com MTX ou expectante devem ser seguidos com dosagens semanais do beta-hCG até ficarem negativos. Caso não haja queda, deve-se reavaliar o caso.

REFERÊNCIAS BIBLIOGRÁFICAS

1. Elito J Jr, Montenegro NA, Soares RC, Camano L. Unruptured ectopic pregnancy: diagnosis and treatment: state of art. Rev Bras Ginecol Obstet. 2008;30(3):149-59.
2. Rocha Filho EA, Santana DS, Cecatti JG, Costa ML, Haddad SM, Parpinelli MA, et al. Awareness about a life-threatening condition: ectopic pregnancy in a network for surveillance of severe maternal morbidity in Brazil. Biomed Res Int. 2014;2014:965724.
3. Barnhart KT, Guo W, Cary MS, Morse CB, Chung K, Takacs P, et al. Differences in serum human chorionic gonadotropin rise in early pregnancy by race and value at presentation. Obstet Gynecol. 2016;128(3):504-11.
4. Elito J Jr, Reichmann AP, Uchiyama MN, Camano L. Predictive score for the systemic treatment of unruptured ectopic pregnancy with a single dose of methotrexate. Int J Gynaecol Obstet. 1999;67(2):75-9.
5. Barnhart KT, Guo W, Cary MS, Morse CB, Chung K, Takacs P, et al. Differences in serum human chorionic gonadotropin rise in early pregnancy by race and value at presentation. Obstet Gynecol. 2016;128:504-11.
6. Elito J Jr, Ferreira DF, Araujo Júnior E, Stavale JN, Camano L. Values of beta-human chorionic gonadotrofin as a risk factor for tubal pregnancy rupture evaluated by histopathology. J Matern Fetal Neonatal Med. 2014;27(6):637-9.
7. Ferreira DF, Elito J Jr, Araujo Júnior E, Stavale JN, Camano L, Moron AF. Trophoblastic infiltration in tubal pregnancy evaluated by immunohistochemistry and correlation with variation of beta-human chorionic gonadotropin. Pathol Res Int. 2014;2014:302634.
8. Elito J Jr, Han KK, Camano L. Values of beta-human chorionic gonadotropin as a risk factor for tubal obstruction after tubal pregnancy. Acta Obstet Gynecol Scand. 2005;84(9):864-7.
9. Elito J Jr, Camano L. Unruptured tubal pregnancy: different treatments for early and late diagnosis. São Paulo Med J. 2006;124(6):321-4.
10. Hajenius PJ, Mol F, Mol BW, Bossuyt PM, Ankum WM, van der Veen F. Interventions for tubal ectopic pregnancy. Cochrane Database Syst Rev. 2007;(1):CD000324.
11. van Mello NM, Mol F, Adriaanse AH, Boss EA, Dijkman AB, Doornbos JP, et al. Methotrexate or expectant management in women with ectopic pregnancy of unknown location and low serum hCG concentrations? A randomized comparison. Human Reproduction. 2013;28(1):60-7.
12. Silva PM, Araujo Júnior E, Cecchino GN, Elito J Jr, Camano L. Effectiveness of expectant management versus methotrexate in tubal ectopic pregnancy: a double-blind randomized trial. Arch Gynecol Obstet. 2015;291(4):939-43.
13. Cecchino GN, Araujo Júnior E, Elito J Jr. Methotrexate for ectopic pregnancy: when and how. Arch Gynecol Obstet. 2014;290(3):417-23.
14. Barnhart K, Hummel AC, Sammel MD, Menon S, Jain J, Chakhtoura N. Use of "2-dose" regimen of methotrexate to treat ectopic pregnancy. Fertil Steril. 2007;87(2):250-6.

3

Síndromes hemorrágicas da primeira metade da gestação: doença trofoblástica gestacional

Sue Yazaki Sun
Antônio Rodrigues Braga Neto
Lucas Ribeiro Borges de Carvalho
Roney Cesar Signorini Filho

INTRODUÇÃO

A doença trofoblástica gestacional (DTG) é constituída por um conjunto de doenças caracterizadas por anormalidade do tecido placentário, sendo classificada em formas benigna ou pré-maligna (gestações molares e nódulo de sítio placentário atípico) e forma maligna (neoplasia trofoblástica gestacional – NTG).[1,2]

As gestações molares, mola hidatiforme completa (MHC) e mola hidatiforme parcial (MHP), representam insucesso gestacional, resultante de alteração no cariótipo por erro ocorrido no processo de fecundação.[1,2]

A incidência de MHC é de aproximadamente 1 para cada mil gestações e de MHP de 2 para cada mil gestações no Reino Unido, onde todo material de abortamento tem sido analisado de forma centralizada. No Brasil, com base em registros hospitalares, a incidência é de 1 para cada 200 a 400 gestações.[1,3] A MHC tem maior prevalência nos extremos da vida reprodutiva, enquanto a MHP se distribui igualmente pelas faixas etárias.

A MHC é diploide, 46 XX ou 46 XY, e todos os cromossomos são de origem paterna. No primeiro caso, ela é monospérmica, havendo fecundação do oócito por 1 espermatozoide, com duplicação de seu haploide; no segundo, dispérmica, havendo fecundação por 2 espermatozoides. Em razão da ausência de informação genética trazida pelo haploide materno, na MHC não ocorre a formação do embrião, e o ovo se desenvolve completamente em tecido placentário, mantendo a estrutura de vilosidade coriônica, com hiperplasia do trofoblasto e degeneração hidrópica, características da MHC. Em 20% dos casos a MHC evolui para NTG.[1-3]

A MHP é triploide, 69 XXX ou 69 XXY ou 69XYY, sendo 1 haploide materno e 2 paternos, ou seja, com predominância de informação genética paterna (triploidia diândrica). A triploidia diândrica traz malformações para o embrião, que na maioria das vezes morre no primeiro trimestre, e alterações em parte do tecido placentário, que apresenta áreas normais, entremeadas por áreas de vilosidades coriônicas mostrando hiperplasia do trofoblasto e degeneração hidrópica, semelhante, mas menos acentuadas comparativamente à MHC. Em 0,5 a 5% dos casos a MHP evolui para NTG.[1-3]

A NTG na grande maioria das vezes tem origem no trofoblasto de mola hidatiforme (NTG pós-molar), sendo a idade materna acima de 40 anos fator de risco importante para essa evolução.[4] Idealmente, o diagnóstico de NTG pós-molar é feito precocemente, em média em torno de 6 semanas após o esvaziamento uterino, por meio da curva do hormônio gonadotrofina coriônica humana (hCG), durante acompanhamento pós-molar. Não há necessidade de exame histopatológico para confirmação diagnóstica, sendo suficiente a curva de hCG.[1-3]

No entanto, a NTG pode se originar do trofoblasto de qualquer gravidez, ou seja, gravidez a termo, abortamento ou ectópica, e o intervalo entre a gravidez e a NTG pode variar de meses a anos. A possibilidade de NTG em mulheres sem antecedente de mola hidatiforme, mas que já engravidaram, deve ser lembrada na presença de sangramento uterino anormal e doença maligna metastática sem sítio primário definido. O hCG positivo confirma o diagnóstico de NTG associado à história, exame clínico e de imagem, podendo dispensar o exame histopatológico.[1-3,5]

A obtenção de material para confirmação histopatológica da NTG pode levar a sangramento incontrolável, culminando com a histerectomia. Assim, tanto na NTG pós-molar quanto nas outras, o tratamento é, com raras exceções, realizado sem o conhecimento do tipo histológico da NTG.

Os tipos histológicos da NTG são: mola invasora, coriocarcinoma, tumor trofoblástico de sítio placentário (TTSP) e tumor trofoblástico epielioide (TTE). Nos dois primeiros, predominam cito e sinciciotrofoblasto, mantendo a arquitetura de vilos coriais na mola invasora e sem formação de vilosidade corial, no coriocarcinoma. O hCG é elevado nos dois tipos. No entanto, em TTSP e TTE predomina trofoblasto intermediário, e por isso o hCG costuma ser baixo.[5]

QUADRO CLÍNICO

A história natural da mola hidatiforme mudou ao longo do tempo, seguindo o desenvolvimento dos testes laboratoriais para detecção/quantificação de hCG e da ultrassonografia (US). Até a década de 1970, não havia US na prática obstétrica, e os testes de hCG quantitativos eram precários, de modo que a idade gestacional média para o diagnóstico de mola hidatiforme era em torno de 16 semanas, muitas vezes realizado pela expulsão espontânea do material molar.[6]

A gestante apresentava-se com sangramento uterino anormal, iniciando no final do primeiro trimestre e avançando com períodos de aumento de volume com saída de coágulos entremeados com períodos de volume menor, em borra de café. O sangramento por tempo prolongado levava à anemia em metade das pacientes.[6]

O desenvolvimento hiperplásico do tecido molar tornava o tamanho uterino maior que o esperado para a idade gestacional, assim considerado quando tinha 4 cm acima da idade referida pela última menstruação (51%).[6] A ausência de batimento cardíaco fetal detectável por estetoscópio de Pinard em útero com 20 cm ou mais era outro fator para seu diagnóstico.

Além do crescimento uterino aumentado, em razão do aumento do hCG produzido pelo tecido molar hiperplásico, havia sintomas exacerbados de gravidez, como náuseas e vômitos, com perda de peso corporal e distúrbios hidreletrolíticos, caracterizando a hiperêmese gravídica (26%).[6]

Outros sintomas presentes relacionados ao hCG elevado eram hipertireoidismo e cistos tecaluteínicos (ovários aumentados medindo 6 cm ou mais), pois a fração alfa do hormônio hCG é a mesma dos hormônios tireoestimulante (TSH) e dos hormônios foliculoestimulante (FSH) e luteinizante (LH), que atuam sobre a tireoide e os ovários, respectivamente.[6]

A pré-eclâmpsia, doença obstétrica cuja manifestação clínica é típica da segunda metade da gravidez e relacionada à adaptação defeituosa do trofoblasto ao organismo materno, ocorria também em 27% dos casos de mola hidatiforme. Ou seja, pré-eclâmpsia na primeira metade da gravidez apontava para o diagnóstico de mola hidatiforme.[6]

Havia também o registro de desconforto/insuficiência respiratória em decorrência de edema agudo de pulmão (secundário a pré-eclâmpsia) ou de embolia pulmonar não trombótica (tecido molar alcançando a circulação venosa durante contração uterina para expulsão molar).[6]

Então, os sinais clássicos da mola hidatiforme útero aumentado para a idade gestacional, hiperêmese gravídica, pré-eclâmpsia, cistos tecaluteínicos, hipertireoidismo e desconforto/insuficiência respiratória são decorrentes de mola hidatiforme com idade gestacional avançada.[6]

Esse quadro clínico, escrito em tempo verbal pretérito e embora cada vez menos frequente, infelizmente ainda hoje é presenciado nos prontos-socorros de obstetrícia, mercê de dificuldade de acesso da gestante a atendimento e exames em tempo oportuno, bem como por falta de reconhecimento do quadro inicial da mola hidatiforme pelos profissionais de saúde.[7] No entanto, a comunicação por meio das redes sociais disponível nos dias atuais pode representar uma ferramenta útil no autocuidado de pacientes com DTG.[8]

A partir do final da década de 1980 e início dos anos 1990, com a popularização da US e dos testes quantitativos de hCG, a idade gestacional para diagnóstico da MHC passou para 12 semanas e, a partir do final da década de 1990 e primeira década dos anos 2000, para 9 semanas.[7,9]

O principal sintoma clínico da MHC continua sendo o sangramento genital, mas ele pode estar ausente em cerca de 16% das gestantes com MHC detectada no primeiro trimestre da gravidez.[7,9] Então, a gestante com MHC no primeiro trimestre apresenta-se sem ou com discreto sangramento genital, náuseas, mamas ingurgitadas e dolorosas, quadro compatível com gravidez normal ou ameaça de abortamento. O tamanho uterino é maior que a idade gestacional em cerca de 25% dos casos. Os sinais da gravidez se mantêm pelo crescimento hiperplásico do trofoblasto, mantenedor dos níveis em ascensão do hCG.[7,9]

A US, realizada com intervalo de 7 a 14 dias, evidenciará sinais de gestação não evolutiva. Assim, gestantes com US mostrando gestação não evolutiva, mesmo sem o sinal ultrassonográfico típico de MHC – áreas anecoicas arredondadas na cavidade uterina (presentes na MHC a partir de 9 semanas de idade gestacional) –, mas mantendo sinais subjetivos de gravidez, deverão realizar controle de hCG, que se mostrará em ascensão no caso de MHC.[10]

O quadro clínico da MHP mimetiza gravidez normal. Na maioria das vezes o diagnóstico é realizado com 12 semanas de idade gestacional, por ocasião da US morfológica de primeiro trimestre, quando se surpreende óbito embrionário.[11]

Nem sempre a característica de áreas anecoicas arredondadas na placenta, pequenas e difusamente distribuídas, embora presente, é percebida pelos ultrassonografistas. O diagnóstico de MHP é feito na maioria das vezes pelo exame histopatológico, retrospectivamente.[11]

Nos casos de MHP em que o feto ultrapassa o primeiro trimestre com vitalidade, a interrupção da gravidez é indicada, tendo em vista a inviabilidade de feto triploide e os riscos de complicações maternas.[12]

O reconhecimento e consequente esvaziamento uterino da MHC e MHP no primeiro trimestre da gravidez são fundamentais para evitar hemorragia, pré-eclâmpsia, hipertireoidismo, cistos tecaluteínicos e insuficiência respiratória, ameaças evitáveis para a vida materna.[7,9,12]

DIAGNÓSTICO ULTRASSONOGRÁFICO E LABORATORIAL

À US da MHC, em torno de 4 semanas, observa-se saco gestacional, por vezes contendo vesícula vitelínica. A hiperplasia do trofoblasto confere a ele aspecto espessado com projeções para o saco gestacional descrito como *bump* coriônico. O edema do vilo corial passa a ser notável em torno de 9 semanas, traduzindo-se ultrassonograficamente pelo aparecimento do aspecto de vesículas, de modo que, a partir de 10 semanas de idade gestacional, pela US pélvica observa-se cavidade uterina preenchida por material heterogêneo, com áreas anecoicas arredondadas medindo de 3 a 10 mm (vesículas), progressivamente maiores com o avançar da idade gestacional ("imagem em cacho de uva").[10]

Na MHP, a US em torno de 9 semanas pode mostrar embrião vivo, sem anormalidades, e progredir com óbito embrionário, identificado na US morfológica de primeiro trimestre.

A MHC e a MHP podem também se apresentar com imagens ultrassonográficas incaracterísticas, confundíveis com abortamento retido.[11]

Em idade gestacional avançada, além da US por via transvaginal, deve-se realizar o exame por via abdominal, para avaliação dos ovários.

Na MHC, durante o primeiro trimestre, o valor de hCG é habitualmente acima de 100.000 mUI/mL. No Brasil, há muitos hospitais nos quais o hCG acima de determinado valor não é quantificado (p. ex., > 15.000 mUI/mL, > 225.000 mUI/mL). Nessas situações, deve-se solicitar a realização de diluição da amostra para possibilitar a quantificação do hCG, dado importante para o acompanhamento posterior.[13]

Além disso, há situações em que o hCG, por estar extremamente elevado, pode ser falsamente interpretado como negativo. A diluição da amostra poderá também elucidar o verdadeiro valor do hCG.[12]

TRATAMENTO DA MOLA HIDATIFORME[13]

Em gestantes com mola hidatiforme no primeiro trimestre e útero com tamanho compatível com a idade gestacional, os exames pré-operatórios a serem solicitados são: hCG quantitativo, hemograma completo, tipagem sanguínea, VDRL (*Venereal Disease Research Laboratory*) e anti-HIV (vírus da imunodeficiência humana), os dois últimos recomendados pela norma técnica do Ministério da Saúde na assistência às perdas gestacionais.

Quando a medida da altura uterina exceder 16 cm e se presentes cistos tecaluteínicos, acrescentar TSH/T4 livre (nesses casos, no geral temos hCG > 400.000 mUI/mL e TSH < 0,01), eletrocardiograma e/ou ecocardiograma, quando disponível. Se houver hipertensão arterial, incluir ainda pesquisa de proteinúria, AST/ALT (aspartato aminotransferase/alanina aminotransferase) e creatinina.

Na prática, o resultado de TSH/T4 livre não costuma ficar rapidamente disponível. Assim, pacientes com útero > 16 cm e cistos tecaluteínicos, associados a sinais clínicos de hipertireoidismo – frequência cardíaca elevada, tremor de extremidades, olhar vivo, mãos úmidas – devem receber tratamento com propranolol 40 mg 12/12 horas, iniciando antes do esvaziamento molar para prevenção de crise tireotóxica. A introdução de medicamentos antitireoidianos deve ser avaliada conjuntamente com endocrinologista. A droga mais utilizada nas crises tireotóxicas é o propiltiouracil 300 mg dose de ataque e 100 mg 8/8 horas via oral (VO), embora a droga de escolha seja o metimazol, pela menor hepatotoxicidade (5 a 20 mg 8/8 horas VO). O tratamento do hipertireoidismo deve ser mantido e reavaliado nos primeiros 15 dias após o esvaziamento molar.

A pré-eclâmpsia pode ser observada em 25% dos casos quando o diagnóstico da mola hidatiforme é tardio[6] e em 1% quando ocorre no primeiro trimestre.[9]

Quando houver pré-eclâmpsia associada com sinais de gravidade (pressão arterial sistólica 160 mmHg ou mais, pressão arterial diastólica 110 mmHg ou mais), cefaleia/escotomas, aumento de transaminases e/ou creatinina, plaquetopenia, é mandatório o uso de sulfato de magnésio para prevenção da eclâmpsia.

Pacientes com anemia grave (Hb < 7 g/dL) deverão receber transfusão de concentrado de hemácias antes do esvaziamento uterino. Reserva de concentrado de hemácias deve ser feita para pacientes com útero > 16 cm pelo maior risco de hemorragia intraoperatória.

A insuficiência respiratória em pacientes com mola hidatiforme, tratada com suporte clínico de terapia intensiva, pode ser decorrente de edema agudo de pulmão (causada por reposição volêmica exagerada ou pré-eclâmpsia) ou de embolia pulmonar (tecido molar atinge a circulação venosa durante ou após a aspiração uterina).

Tomados os cuidados pré-operatórios descritos, não deve haver demora para o procedimento de esvaziamento uterino da mola hidatiforme. O método de escolha é a aspiração a vácuo, elétrica ou manual. No Brasil, há disponível apenas a aspiração a vácuo manual, realizada com seringas conectadas a cânulas de sucção (cânulas de Karman), de forma tão eficiente quanto a descrita para a aspiração elétrica, com a vantagem de promover menos sinéquia uterina.[14]

Em pacientes com útero > 20 cm, útero retrovertido ou útero com anomalias müllerianas, é indicada a aspiração guiada por US transabdominal, a fim de evitar perfuração uterina.

A anestesia a ser escolhida para o procedimento dependerá das condições clínicas da paciente e do tempo operatório estimado (conforme o volume uterino), podendo ser geral, raquianestesia ou peridural.

Após o toque vaginal bimanual para verificação do tamanho e da posição do útero e das características do colo uterino e dos ovários, procede-se à dilatação do colo uterino com velas de Hegar (no geral até a vela 8), momento em que se inicia a infusão intravenosa (IV) de ocitocina.

A histerometria inicial deve ser indireta, sem uso do histerômetro, que, por ser fino, aumenta o risco de perfuração uterina. A aspiração manual intrauterina utilizando cânulas de Karman número 8 costuma ser suficiente para úteros com tamanho compatível com o primeiro trimestre e números 10 a 12 para úteros maiores que 20 cm.

Há situações de mola hidatiforme avançada, em que a expulsão do tecido trofoblástico se inicia espontaneamente, nas quais o colo uterino encontra-se dilatado, a ponto de não proporcionar vácuo. Nesses casos, o esvaziamento é realizado com curetas convencionais.

O amadurecimento do colo uterino com introdução de misoprostol 400 mcg via vaginal, não excedendo 3 horas entre a colocação e a aspiração, pode ser considerado em pacientes com diagnóstico em idade gestacional precoce, antes do aparecimento de sangramento transvaginal e de cólicas no baixo-ventre. O objetivo do uso do misoprostol é o amadurecimento do colo uterino, sem promover a expulsão do tecido molar.

O material proveniente da cavidade uterina deve ser acondicionado em formol tamponado a 10% e enviado para exame histopatológico acompanhado de pedido de exame com idade gestacional, valor de hCG e aspecto ultrassonográfico.

Mulheres acima de 40 anos submetidas a histerectomia com a mola *in situ* ou histerectomia após o esvaziamento uterino têm menor chance de evoluir para NTG do que aquelas submetidas a esvaziamento molar por vácuo-aspiração uterina. Então, para mulheres acima de 40 anos e sem desejo reprodutivo, a histerectomia pode ser oferecida, lembrando que o acompanhamento pós-molar não pode ser dispensado.[4]

Nos raros casos de MHP com feto vivo, a expulsão fetal é indicada utilizando-se misoprostol sob rigorosa vigilância, em decorrência do risco aumentado de hemorragia e embolia pulmonar.

Na alta hospitalar, idealmente, a paciente deve ser encaminhada e ter atendimento garantido (dentro de 7 a 10 dias) em um dos centros de referência em DTG distribuídos por todas as regiões do Brasil.[13]

A prescrição de contraceptivo hormonal, a ser iniciado no dia da alta hospitalar, salvo contraindicações, faz parte das orientações. Sendo doença pouco frequente, o ginecologista obstetra tem oportunidade limitada de adquirir experiência no manejo da DTG, fazendo com que o tratamento em centros de referência diminua sua morbidade e letalidade.[15,16]

Gamaglobulina anti-D é recomendada para mulheres Rh negativo após o esvaziamento molar.

ACOMPANHAMENTO PÓS-MOLAR[13]

A paciente com mola hidatiforme vive além da perda da gravidez a ameaça da perda da saúde por seu potencial de transformação maligna. Então, é importante perguntar para a paciente qual entendimento ela tem da doença, ouvir suas dúvidas e medos. Após uma escuta acolhedora, esclarecer, de forma clara e objetiva, o que é mola hidatiforme e a importância do acompanhamento pós-molar no diagnóstico precoce de eventual NTG.

Essas medidas ajudam a melhorar a assiduidade da paciente ao acompanhamento e, em caso de falta às consultas, acionar busca ativa. A telemedicina e os aplicativos que auxiliam o acompanhamento pós-molar são estratégias úteis e de baixo custo.[17,18]

O acompanhamento pós-molar é baseado na curva de hCG e na contracepção efetiva, preferentemente hormonal. O uso de dispositivo intrauterino (DIU) de cobre ou hormonal é contraindicado.

Utiliza-se a medida sérica do hCG a cada 7 ou no máximo 15 dias, até a normalização do hormônio (< 5 mUI/mL). Após 3 medidas semanais normais, realizam-se mais 6 medidas mensais, no caso de MHC, e mais 1 medida mensal, no caso de MHP.

Após esses períodos, mantendo o hCG normal, a paciente é considerada com regressão completa da mola hidatiforme e liberada para nova gravidez.

Com o esvaziamento molar ocorrendo em idade gestacional precoce, por vezes as características típicas de MHC (hiperplasia trofoblástica acentuada, hidropsia do vilo corial, ausência de vascularização do estroma do vilo) podem não estar presentes e a MHC pode ser confundida com MHP ou abortamento não molar. Nesse cenário, é importante a realização do exame imuno-histoquímico para o marcador p57. O p57 é uma proteína expressa quando há material genético materno, sendo, portanto, positiva sua marcação nos casos de MHP e abortamento não molar e negativa nas molas completas.[19]

Ressalta-se a relevância da avaliação do resultado histopatológico, no qual devem estar presentes vilosidades coriais e/ou restos placentários e/ou restos ovulares com características compatíveis com mola hidatiforme. Caso o laudo histopatológico não descreva mola hidatiforme, porém a US e o hCG pré-esvaziamento sejam sugestivos, o acompanhamento pós-molar deverá ser realizado da mesma forma.

DIAGNÓSTICO DE NEOPLASIA TROFOBLÁSTICA GESTACIONAL

A NTG pós-molar, idealmente, deve ter seu diagnóstico feito precocemente, por meio da curva do hCG, durante acompanhamento pós-molar. O diagnóstico de NTG é firmado por um dos três critérios descritos pela Federação Internacional de Ginecologia e Obstetrícia (FIGO): hCG em ascensão por pelo menos 2 medidas consecutivas (7, 14 e 21 dias) ou hCG estável por pelo menos 3 medidas consecutivas (7, 14, 21 e 28 dias) ou diagnóstico histopatológico de coriocarcinoma.[20]

ESTADIAMENTO ANATÔMICO E ESCORE DE RISCO

O estádio anatômico FIGO (Tabela 1) e o escore de risco FIGO/OMS (Tabela 2)[1] orientam o tratamento da NTG, tornando comparáveis os resultados nos diferentes centros.

Para avaliação da extensão da NTG pós-molar, além da inspeção do períneo e do vestíbulo vaginal, realizar exame especular minucioso, visualizando todas as paredes vaginais a fim de excluir metástases, que se apresentam como nódulos arroxeados.[13]

Os exames subsidiários indicados são radiografia de tórax (frente e perfil) e US pélvica transvaginal (para constatar lesão uterina sugestiva de neoplasia e excluir gravidez normal).[21]

As lesões pulmonares metastáticas na radiografia de tórax costumam ser arredondadas e em lobos pulmonares médio e inferior. Caso seja realizada a TC de tórax, contabilizar no cálculo do escore de risco apenas nódulos com medida acima de 1 cm (que são evidenciáveis na radiografia). Na ausência de metástase pulmonar identificável na radiografia de tórax, nenhum outro exame é necessário.[21]

No entanto, se ela estiver presente, prosseguir na investigação com ressonância magnética de crânio e TC de abdome total. A seguir, o estadiamento anatômico da NTG e o escore de risco FIGO/OMS.[1]

A NTG é classificada em:

- Baixo risco (baixo risco de desenvolver resistência/recidiva ao tratamento com droga única), se escore de risco ≤ 6 e estádios anatômicos I, II ou III.
- Alto risco, se escore de risco ≥ 7 ou estádio anatômico IV.
- Ultra-alto risco, se escore de risco > 12.

Nos casos de NTG pós-gestação não molar, inclui-se desde o início o rastreamento de lesões em sistema nervoso central (ressonância magnética de crânio) e abdominal (tomografia de abdome total).[21]

Em casos de TTSP e TTE, utiliza-se apenas o estadiamento anatômico, sem escore de risco (Tabelas 1 e 2).

TRATAMENTO DA NTG DE BAIXO RISCO

Cerca de 80% dos casos de NTG são de baixo risco e a taxa de cura é de quase 100%. O tratamento da NTG de baixo risco é realizado com metotrexato ou actinomicina D com eficácia e toxicidade semelhantes.[22]

O esquema do metotrexato preferencialmente usado no Brasil é de 1 mg/kg/dia intramuscular (IM) em D1, D3, D5 e D7, alternado com ácido folínico 15 mg VO em D2, D4, D6 e D8 a cada 14 dias. Os ciclos são repetidos até a normalização do hCG, medido no primeiro dia ou na véspera de cada ciclo, acrescidos de mais 3 ciclos de consolidação.[13]

TABELA 1 Estadiamento anatômico[1]

Estádio I	Doença restrita ao corpo do útero
Estádio II	NTG em pelve, vagina, anexos, ligamento largo
Estádio III	NTG com extensão para os pulmões, com ou sem envolvimento genital
Estádio IV	Todos os outros locais de metástases

NTG: neoplasia trofoblástica gestacional.

TABELA 2 Escore de risco[1]

Escore de risco	0	1	2	4
Idade (anos)	< 40	≥ 40	–	–
Gestação anterior	Mola	Aborto	Gestação a termo	–
Intervalo (meses) entre gestação antecedente e NTG	< 4	4-6	7-12	> 12
hCG (UI/L) pré-tratamento da NTG	$< 10^3$	10^3-10^4	$> 10^4$-10^5	$> 10^5$
Maior tumor (cm), incluindo útero	–	3-4 cm	≥ 5 cm	–
Sítio de metástases	Pulmão	Baço, rim	Gastrointestinal	Cérebro, fígado
Número de metástases	–	1-4	5-8	> 8
Falha da QT	–	–	Agente único	2 ou mais agentes

hCG: hormônio gonadotrofina coriônica humana; NTG: neoplasia trofoblástica gestacional; QT: quimioterapia.

No Brasil, desde 2012, houve descontinuidade da produção de actinomicina D, cujo esquema preferencial é de 1,25 mg/m² IV a cada 14 dias, tornando seu uso dificultado. Assim, na prática, o tratamento quimioterápico da NTG de baixo risco, no Brasil, tem sido feito em primeira linha com metotrexato.[13] Em caso de resistência ao metotrexato ou recidiva da doença, o tratamento de segunda linha recomendado é a actinomicina D, e em sua indisponibilidade, utiliza-se a carboplatina AUC6.[23]

TRATAMENTO DA NTG DE ALTO RISCO

O tratamento da NTG de alto risco é realizado em primeira linha com o esquema EMA-CO (etoposídeo, metotrexato, actinomicina D, ciclofosfamida e vincristina) a cada 14 dias (Tabela 3). Em caso de resistência ou recidiva, o esquema de segunda linha é o EP-EMA.

TRATAMENTO DA NTG DE ULTRA-ALTO RISCO

Para evitar mortalidade precoce é indicado iniciar com esquema de indução com EP (etoposídeo 100 mg/m^2 + cisplatina 20 mg/m^2) por 2 dias, 2 semanas seguidas, antes de iniciar EMA-CO ou EP-EMA.[24]

HISTERECTOMIA NO TRATAMENTO DA NTG

Em mulheres com NTG de baixo risco não metastática com prole constituída e sem desejo reprodutivo, a histerectomia pode ser uma opção. Nesses casos, é obrigatório o acompanhamento com a curva de hCG, e quimioterapia adjuvante é realizada quando

TABELA 3 Esquema quimioterápico EMA-CO[1]

Regime 1*	
Dia 1	
Etoposídeo	100 mg/m^2 infusão IV, por 30 minutos
Actinomicina D	0,5 mg bólus IV
Metotrexato	100 mg/m^2 bólus IV 200 mg/m^2 infusão IV, por 12 horas
Dia 2	
Etoposídeo	100 mg/m^2 infusão IV, por 30 minutos
Actinomicina D	0,5 mg bólus IV
Ácido folínico de resgate	15 mg IM ou VO, a cada 12 horas, por 4 doses (iniciando 24 horas após o início da infusão de metotrexato)
Regime 2	
Dia 8	
Vincristina	1 mg/m^2 bólus IV (máximo 2 mg)
Ciclofosfamida	600 mg/m^2 infusão IV por 30 minutos

Esquema EMA-CO: etoposídeo, metotrexato, actinomicina D, ciclofosfamida e vincristina; IM: intramuscular; IV: intravenoso; VO: via oral.
* Os dois regimes se alternam semanalmente.

não há queda progressiva e normalização do hormônio (< 5 mUI/mL), após a cirurgia.[4,25]

Outras indicações de histerectomia são:

- Hemorragia por perfuração uterina decorrente da progressão tumoral.
- Resistência e/ou recidiva tumoral após várias linhas de tratamento quimioterápico.
- Em casos de TTSP e TTE.[26]

IMUNOTERAPIA NO TRATAMENTO DA NTG

A NTG é tumor altamente sensível à quimioterapia. No entanto, em casos resistentes, o uso de pembrolizumabe (que tem como alvo o PD-1 nas células T) e o avelumabe (inibindo PD-L1 em células trofoblásticas) foram recomendados pelo National Comprehensive Cancer Network (NCCN) como opção terapêutica.[27]

O trofoblasto expressa PD-L1. A ligação de PD-L1/2 com seu receptor transmembrana PD-1 normalmente inibe a ativação da célula T efetora, facilitando a evasão imune tumoral. O pembrolizumabe[28] e o avelumabe inibem esse mecanismo de tolerância imunológica.[29]

GRAVIDEZ APÓS TRATAMENTO QUIMIOTERÁPICO DA NTG

Após o término do tratamento quimioterápico, a paciente deve realizar acompanhamento com hCG por pelo menos 12 meses. Depois desse período é liberada para engravidar novamente. Quarenta dias após finalizada a gravidez subsequente, averiguar a normalização do hCG.[13]

Gravidez gemelar, mola hidatiforme e feto normal

Esta é uma associação rara, possível de ser reconhecida no primeiro trimestre, que em cerca de 60% dos casos pode resultar em recém-nascido viável. Quando a interrupção da gravidez for indicada por complicações como hemorragia, pré-eclâmpsia e hipertireoidismo, há maior chance de evolução para NTG. O acompanhamento pré-natal dessas gestações deve ser realizado em centros de referência para DTG com profissionais experientes.[30]

CONSIDERAÇÕES FINAIS

O reconhecimento e tratamento da mola hidatiforme no primeiro trimestre da gravidez diminuem suas complicações clínicas e obstétricas – hemorragia, pré-eclâmpsia, cistos tecaluteínicos, hipertireoidismo e insuficiência respiratória –, embora não interfira em sua taxa de malignização.

O tratamento da mola hidatiforme e a aspiração uterina por vácuo-aspiração, e o acompanhamento pós-molar assíduo, com busca ativa das pacientes faltantes, garante diagnóstico precoce da NTG e seu tratamento adequado.

O tratamento da NTG em centros de referência especializados é o único fator modificável capaz de diminuir a letalidade da doença.

A quimioterapia é o tratamento de eleição para a NTG, e a histerectomia é reservada para casos especiais (doença localizada em mulheres com prole constituída e sem desejo reprodutivo; hemorragia por perfuração uterina decorrente de crescimento tumoral; TTSP e TTE).

REFERÊNCIAS BIBLIOGRÁFICAS

1. Ngan HYS, Seckl MJ, Berkowitz RS, Xiang Y, Golfier F, Sekharan PK, et al. Diagnosis and management of gestational trophoblastic disease: 2021 update. Figo Cancer Report. Int J Gynecol Obstet. 2021;155(1):86-93.
2. Silva ALMD, Monteiro KDN, Sun SY, Borbely AU. Gestational trophoblastic neoplasia: novelties and challenges. Placenta. 2021;116:38-42.
3. Braga A, Sun SY, Maestá I, Uberti E. Doença trofoblástica gestacional. São Paulo: Federação Brasileira das Associações de Ginecologia e Obstetrícia (Febrasgo); 2018. (Protocolo Febrasgo – Obstetrícia, nº 23/Comissão Nacional Especializada em Doença Trofoblástica Gestacional).
4. Zhao P, Lu Y, Huang W, Tong B, Lu W. Total hysterectomy versus uterine evacuation for preventing post-molar gestational trophoblastic neoplasia in patients who are at least 40 years old: a systematic review and meta-analysis. BMC Cancer. 2019;19(1):13.
5. Hui P. Gestational trophoblastic tumors: a timely review of diagnostic pathology. Arch Pathol Lab Med. 2019;143(1):65-74.
6. Soto-Wright V, Bernstein M, Goldstein DP, Berkowitz RS. The changing clinical presentation of complete molar pregnancy. Obstet Gynecol. 1995;86:775-9.
7. Braga A, Moraes V, Maestá I, Amim Júnior J, Rezende-Filho JD, Elias K, et al. Changing trends in the clinical presentation and management of complete hydatidiform mole among Brazilian women. Int J Gynecol Cancer. 2016;26(5):984-90.
8. Victoria Diniz M, Sun SY, Barsottini C, Viggiano M, Signorini Filho RC, Sanches Ozane Pimenta B, et al. Experience with the use of an online community on Facebook for Brazilian patients with gestational trophoblastic disease: netnography study. J Med Internet Res. 2018;20(9):e10897.
9. Sun SY, Melamed A, Goldstein DP, et al. Changing presentation of complete hydatidiform mole at the New England Trophoblastic Disease Center over the past three decades: does early diagnosis alter risk for gestational trophoblastic neoplasia? Gynecol Oncol. 2015;138:46-9.
10. Jauniaux E, Memtsa M, Johns J, Ross JA, Jurkovic D. New insights in the pathophysiology of complete hydatidiform mole. Placenta. 2018;62:28-33.
11. Sun SY, Melamed A, Joseph NT, Jockey AA, Goldstein DP, Bernstein MR, et al. Clinical presentation of complete hydatidiform mole and partial hydatidiform mole at a regional trophoblastic disease center in the United States over the past 2 decades. Int J Gynecol Cancer. 2016;26:367-70.
12. Sun SY, Goldstein DP, Bernstein MR, Horowitz NS, Mattar R, Maestá I, et al. Maternal near miss according to World Health Organization Classification among women with a hydatidiform mole: experience at the New England Trophoblastic Disease Center, 1994-2013. J Reprod Med. 2016;61(5-6):210-4.
13. Brasil. Ministério da Saúde. Secretaria de Atenção Primária à Saúde. Associação Brasileira de Doença Trofoblástica Gestacional. Linha de cuidados para doença trofoblástica gestacional. 2022.
14. Padrón L, Rezende Filho J, Amim Junior J, Sun SY, Charry RC, Maestá I, et al. Manual compared with electric vacuum aspiration for treatment of molar pregnancy. Obstet Gynecol. 2018;131(4):652-9.
15. Dantas PR, Maestá I, Cortés-Charry R, Growdon WB, Braga A, Rudge MV, et al. Influence of hydatidiform mole follow-up setting on postmolar gestational trophoblastic neoplasia outcomes: a cohort study. J Reprod Med. 2012;57(7-8):305-9.
16. Freitas F, Braga A, Viggiano M, Velarde LGC, Maesta I, Uberti E, et al. Gestational trophoblastic neoplasia lethality among Brazilian women: A retrospective national cohort study. Gynecol Oncol. 2020;158(2):452-9.
17. de Assis RT, de Morais LR, Simões de Freitas ACF, Signorini Filho RC, Ribeiro Borges de Carvalho L, Parreira BE, et al. Telemedicine in post-molar follow-up: is it a useful tool? Int J Gynecol Cancer. 2022;32(5):633-8.
18. Martins J, Bandiera-Paiva P, Neto ARB, de Carvalho LRB, Padrini-Andrade L, Machado VT, et al. Development and validation of a health information system for assistance and research in gestational trophoblastic disease. BMC Med Inform Decis Mak. 2022;22(1):173.
19. Xing D, Adams E, Huang J, Ronnett BM. Refined diagnosis of hydatidiform moles with p57 immunohistochemistry and molecular genotyping: updated analysis of a prospective series of 2217 cases. Mod Pathol. 2021;34(5):961-82.
20. Ngan HY, Bender H, Benedet JL, Jones H, Montruccoli GC, Pecorelli S, et al. Gestational trophoblastic neoplasia, Figo 2000 staging and classification. Int J Gynecol Obstet. 2003;83(Suppl 1):175-7.
21. Seckl MJ, Sebire NJ, Fisher RA, Golfier F, Massuger L, Sessa C; Esmo Guidelines Working Group. Gestational trophoblastic disease: Esmo clinical practice

guidelines for diagnosis, treatment and follow-up. Ann Oncol. 2013;24:vi39-50.

22. Uberti EM, Fajardo MC, Cunha AG, Frota SS, Braga A, Ayub AC. Treatment of low-risk gestational trophoblastic neoplasia comparing biweekly eight-day methotrexate with folinic acid versus bolus-dose actinomycin-D, among Brazilian women. Rev Bras Ginecol Obstet. 2015;37:258-65.
23. Mora PAR, Sun SY, Velarde GC, Filho JR, Uberti EH, Esteves APVS, et al. Can carboplatin or etoposide replace actinomycin-d for second-line treatment of methotrexate resistant low-risk gestational trophoblastic neoplasia? Gynecol Oncol. 2019;153:277-85.
24. Alifrangis C, Agarwal R, Short D, Fisher RA, Sebire NJ, Harvey R, et al. EMA/CO for high-risk gestational trophoblastic neoplasia: good outcomes with induction low-dose etoposide-cisplatin and genetic analysis. J Clin Oncol. 2013;31:280-6.
25. Bolze PA, Mathe M, Hajri T, You B, Dabi Y, Schott A-M, et al. First-line hysterectomy for women with low-risk non-metastatic gestational trophoblastic neoplasia no longer wishing to conceive. Gynecol Oncol. 2018;150:282-7.
26. Hancock BW, Tidy J. Placental site trophoblastic tumour and epithelioid trophoblastic tumour. Best Pract Res Clin Obstet Gynaecol. 2021;74:131-48.
27. Abu-Rustum NR, Yashar CM, Bean S, Bradley K, Campos SM, Chon HS, et al. Gestational trophoblastic neoplasia, version 2.2019, NCCN clinical practice guidelines in oncology. J Natl Compr Canc Netw. 2019;17(11):1374-91.
28. Ghorani E, Kaur B, Fisher RA, Short D, Joneborg U, Carlson JW, et al. Pembrolizumab is effective for drug-resistant gestational trophoblastic neoplasia. Lancet. 2017;390:2343-5.
29. Mangili G, Sabetta G, Cioffi R, Rabaiotti E, Candotti G, Pella F, et al. Current evidence on immunotherapy for gestational trophoblastic neoplasia (GTN). Cancers. 2022;14:2782.
30. Lin LH, Maestá I, Braga A, Sun SY, Fushida K, Francisco RPV, et al. Multiple pregnancies with complete mole and coexisting normal fetus in North and South America: a retrospective multicenter cohort and literature review. Gynecol Oncol. 2017;145:88-95.

4

Aborto espontâneo de repetição

Rosiane Mattar
Évelyn Traina
Tatiana Emy Nishimoto Kawanami Hamamoto

INTRODUÇÃO

O abortamento é a perda da gestação antes que o concepto tenha condições de sobrevida. Geralmente, é um evento triste quando a gravidez é desejada. Mas, ocasionalmente, o quadro de abortamento se repete sucessivas vezes, determinando angústia, decepção e ansiedade.

A perda gestacional recorrente (PGR) é uma das áreas mais frustrantes e difíceis na medicina reprodutiva porque a etiologia é muitas vezes desconhecida e há poucas estratégias de diagnóstico e tratamento baseadas em evidências. Os estudos sobre etiologia, avaliação e manejo da PGR são frequentemente falhos.[1]

CONCEITO

O abortamento é definido como a perda do concepto antes de atingir a viabilidade. A Organização Mundial da Saúde (OMS), em 1977, estabeleceu critérios: até 20 a 22 semanas ou 500 g. Entretanto, existe proposta de Comitê da própria Organização de alterar o critério para 400 g ou 20 semanas, uma vez que os padrões de viabilidade têm se alterados no decorrer dos anos.[2]

Classifica-se o abortamento em precoce – o que ocorre até 12 semanas – e tardio – o que acontece entre 12 e 20 a 22 semanas. O abortamento precoce representa 80% do total de perdas e o tardio, menos frequente, cerca de 20%.

Em 1977, a OMS definiu como aborto espontâneo de repetição (AER) a ocorrência de 3 ou mais perdas consecutivas antes de 20 semanas. Mas existe tentativa de alterar para duas ou mais perdas de gestações com diagnóstico clínico, não se considerando gravidez somente bioquímica.[2]

Atualmente, a melhor recomendação é iniciar a investigação após a segunda perda gestacional consecutiva de causa não estabelecida, principalmente na mulher com mais de 35 anos, se teve infertilidade prévia, se teve aborto tardio ou AER primário, isto é, sem filho vivo prévio.[3]

INCIDÊNCIA

O abortamento é uma doença obstétrica frequente. A maioria dos produtos conceptuais é eliminada antes mesmo do diagnóstico de gravidez.

Cerca de 15% dos casais passarão pela experiência de ter um aborto clinicamente identificável. Pode-se observar que a chance de um casal ter 2 abortos é de 2 a 5%, e de sofrer 3 abortamentos é de 0,8 a 1,5%, segundo dados epidemiológicos. Muito mais frequente do que aconteceria se fosse ao acaso. Assim, pode-se intuir que deve haver uma ou mais causas para a repetição do abortamento.[4]

FATORES DE RISCO

Existem fatores de risco para a ocorrência de AER, sendo o mais importante a idade materna. Assim, o risco de abortamento aumenta progressivamente conforme a idade materna avança, principalmente após 35 anos, conforme verificado em diversos estudos, inclusive o de Nybo et al.,[5] em 2000, que relatou os dados que estão na Tabela 1.

TABELA 1 Frequência de abortamento em relação à idade materna

Idade (anos)	Aborto (%)
20-30	9-17
35	20
40	40
45	80

Fonte: adaptada de Nybo et al.[5]

Outros fatores de risco que devem ser analisados na anamnese são: tabagismo, consumo de álcool e drogas, cafeína (dose--dependente), baixo índice de folato, extremos de peso quando o índice de massa corporal (IMC) da paciente for < 18 ou > 35, e a presença de doença celíaca.

ETIOLOGIA

Na investigação de uma provável causa de AER, é muito importante anamnese cuidadosa verificando as características dos abortos, como: idade gestacional em que ocorreram; aparecimento de embrião e presença ou não de batimento cardíaco fetal; quadro clínico no diagnóstico da perda. Isso poderá direcionar a pesquisa, por exemplo: bradicardia fetal antes do aborto sugere que a causa da perda foi alguma cromossomopatia.

Também é importante observar antecedentes pessoais, como história de hábitos como tabagismo, doenças prévias que podem aumentar o risco de abortamento e a ocorrência de eventos tromboembólicos. Idem para os antecedentes familiares, com investigação de doenças hereditárias e a história de natimortos, anomalias congênitas, retardo de desenvolvimento em filhos desses familiares.

Quanto aos antecedentes reprodutivos, é importante apurar se o parceiro já teve filhos com outras mulheres ou se apresenta algum histórico de infertilidade e quais seus hábitos, além de pesquisar consanguinidade.[3]

Cromossomopatias

São a principal causa do aborto esporádico. Estudos recentes mostram prevalência de aproximadamente 11,7% em estudos moleculares tipo CGH pré-implantacional de abortos esporádicos. São mais comuns quanto menor é a idade gestacional em que o aborto acontece. A chance de causa cromossômica diminui com o aumento do número de abortos, sugerindo outros mecanismos causais.

As anomalias mais frequentemente encontradas, principalmente nos abortos esporádicos, são: trissomias autossômicas: 16 (30%), 22 (14%); monossomia X (20%); poliploidias (15%) e outras, como as anomalias estruturais e os mosaicos (Figura 1).

Essa é uma das razões para a idade materna avançada ser fator de risco para o AER, pois ela aumenta o risco de trissomias únicas, duplas ou triplas. Entretanto, a idade materna pouco influencia a incidência de poliploidias e apresenta efeito inverso na monossomia X.

Em geral, após a segunda perda é relevante a verificação do aborto ter sido causado por cromossomopatia. Para tanto, pode-se analisar o material de aborto por cultura celular – banda G –, que permite a identificação de material fetal. Deve-se ter em mente que esse método de estudo pode apresentar falha na cultura celular, impossibilitando o estudo, e pode haver contaminação por material materno, o que afeta o resultado.[6]

Já as técnicas moleculares – FISH (hibridização *in situ* por fluorescência), MLPA (*Multiplex Ligation-dependent Probe Amplification*), SNP (polimorfismos de nucleotídeo único)/CGH *array* (hibridização genômica comparativa baseada em microarranjos) – têm a capacidade de diferenciação de material fetal e materno, mas são limitadas pelas alterações balanceadas e tetraploidias. O CGH *array* permite identificar alterações submicroscópicas. Essas técnicas, entretanto, exigem laboratório qualificado e têm custo bem mais elevado.

A técnica de *microarray* compara o DNA de um indivíduo com um controle normal e pode detectar não apenas aneuploidias, como alterações estruturais, ganhos ou perdas submicroscópicas e arranjos não balanceados.

Embora ainda não haja consenso na atualidade, o uso de técnicas moleculares na tentativa de esclarecimento da causa de AER pode ser considerado, sobretudo quando houver falha na cultura celular.

Há concordância entre cariótipo convencional e estudos moleculares em cerca de 86% das amostras. As técnicas moleculares costumam diagnosticar 13% de alterações

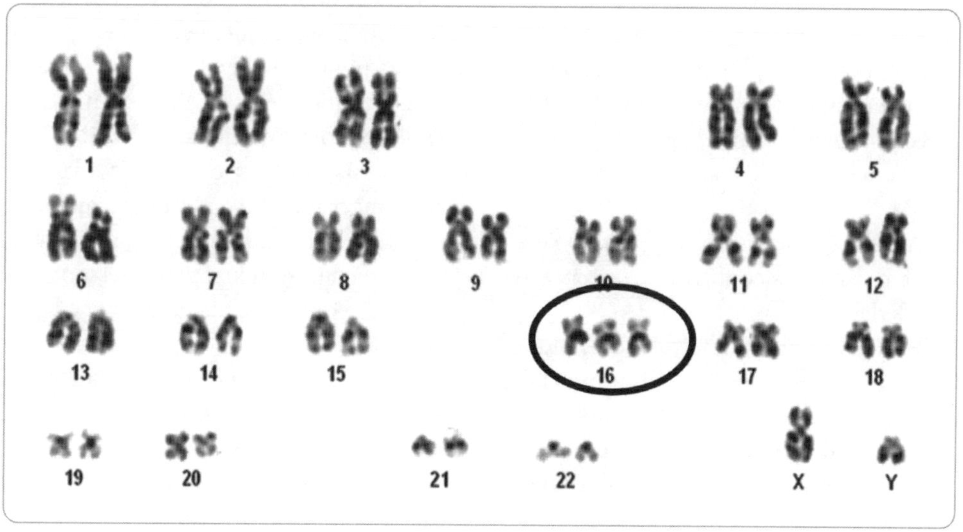

FIGURA 1 Cariótipo de caso com trissomia do cromossomo 16 em material de abortamento.

não detectadas pelo cariótipo convencional. Este detecta 3% de alterações não detectadas pelas técnicas moleculares, especialmente translocações balanceadas.

Embora frequente no material de aborto, só em 4 a 5% dos pais se encontra anormalidade em um dos genitores. Deve-se avaliar com cariótipo de sangue periférico os casais com AER ou 1 aborto + natimorto + e/ou anomalias congênitas/atraso no desenvolvimento.

São encontradas anomalias cromossômicas balanceadas: translocações recíprocas e robertsonianas em 2% a 6% (10 vezes mais que na população geral). Em dois terços dos casos a alteração está na mulher.[6]

Nesses casos, há que fazer aconselhamento sobre o risco de nova perda ou de um filho com alteração cromossômica. Em alguns casos pode-se discutir a indicação de fertilização *in vitro* (FIV) com diagnóstico pré-implantacional.

Fatores anatômicos

Outra causa de abortamento de repetição são os fatores anatômicos: os defeitos uterinos congênitos ou adquiridos que se associam a alterações na vascularização endometrial. Podem causar abortamentos precoces, embora mais comumente estejam associados a abortos tardios ou prematuridade.

Assim, a investigação da cavidade uterina em pacientes com AER deve ser recomendada.

Em relação aos defeitos adquiridos, estão incluídos os pólipos endometriais, sinéquias e tumores como leiomiomas. O tratamento dessas anomalias é controverso. Ainda não está bem definido se devem ser corrigidos ou não e a partir de que volume para melhorar o prognóstico gestacional. Até o momento, deve-se considerar a correção cirúrgica em defeitos importantes.[7]

Quanto aos defeitos congênitos, são alterações da anatomia uterina, resultantes do desenvolvimento anormal dos ductos de Müller ou paramesonéfricos. São frequentemente assintomáticos e subdiagnosticados. Podem se associar a problemas reprodutivos.

Deve-se ter em mente que, em termos embriológicos, os ductos de Müller devem passar pelo processo de alongamento, fusão, canalização e reabsorção do septo. A falha em qualquer uma dessas etapas causa anomalia uterina congênita: agenesia, defeitos de fusão lateral e vertical.

Os de fusão lateral são mais comuns e podem dar origem a útero septado, bicorno, unicorno, didelfo etc.

Essas anomalias causam abortamento por uma ou mais das alterações implicadas: distensão uterina deficiente, vascularização deficiente, menor sensibilidade aos esteroides e maior atividade inflamatória.

As anomalias uterinas mostram-se muito mais frequentes na população com problemas reprodutivos. Assim, em publicação que estudou 89.861 mulheres, foi verificado: 5,5% na população geral, 8% nas mulheres com infertilidade, 13,3% nas com AER e 24,5% nas com infertilidade + AER.[4]

Para diagnosticar essas anomalias pode-se lançar mão de um ou mais métodos diagnósticos como ultrassonografia (US), US 3-D, histerossalpingografia, ressonância magnética de pelve, histeroscopia e laparoscopia.

O tratamento visa restaurar a anatomia e preservar a fertilidade. Também não está bem definido se o tratamento cirúrgico para correção da cavidade uterina realmente melhora o prognóstico. A conduta que já está bem estabelecida é a ressecção histeroscópica de septo uterino. Nesses casos de histeroscopia cirúrgica, a gravidez pode ser tentada a partir de 2 meses após a correção.

Insuficiência istmocervical

Pode ser causa de abortos tardios de repetição. Será tratada no Capítulo "Insuficiência istmocervical".

Infecção

Outra causa que se tentou associar à ocorrência de aborto de repetição foi a infecção local ou sistêmica, mas a correlação dos fatores infecciosos com o AER é controversa. A pesquisa de infecções cervicovaginais e sistêmicas não é habitualmente recomendada, sendo exceção os abortos tardios com cervicodilatação precoce repetidos.

Endocrinopatias

O AER é mais frequente em mulheres com endocrinopatias, particularmente as tireopatias e o diabetes. Sugere-se a pesquisa pré-concepcional de tireopatias em que a gravidez ocorra em ambiente hormonal adequado. Alguns estudos mostram associação de AER com a presença de anticorpos antitireoidianos; na presença de anticorpos antiperoxidase sugere-se o uso de levotiroxina.

Em relação ao diabetes, observa-se aumento da taxa de aborto espontâneo em diabéticas mal controladas, mas o diabetes bem controlado não constitui fator de risco para AER.

A hiperprolactinemia pode estar associada à disfunção ovulatória. A normalização dos níveis melhorou as taxas de nascidos vivos em alguns estudos.

A insuficiência lútea é bastante controversa, e cada vez mais estudos mostram não ser uma entidade que se consiga definir como prejudicial à gestação. Além disso, não há critérios precisos para seu diagnóstico. A administração de progesterona pode ser benéfica para pacientes com AER, embora ainda hoje haja controvérsias sobre seu real benefício. Teoricamente, a progesterona na segunda fase poderia melhorar a maturação folicular, e não foram observados efeitos adversos. Deve-se usar progesterona vaginal apenas nos casos em que a deficiência de sua produção e/ou ação é clinicamente muito provável.[8]

Trombofilias

As trombofilias adquiridas estão relacionadas ao AER, sendo necessário pesquisar e tratar síndrome de anticorpo antifosfolípide (SAF) nas pacientes com 3 ou mais perdas gestacionais precoces. Atualmente já se tem comprovação de que as trombofilias hereditárias e mistas não se relacionam ao abortamento de repetição. Assim, as trombofilias hereditárias não devem ser pesquisadas em mulheres com AER.

Causas imunológicas

Vários fatores bioquímicos têm sido implicados: mediadores inflamatórios locais, antígeno de histocompatibilidade (HLA), receptor *Toll like* e níveis elevados de células *natural killer* (NK).

Inicialmente foi proposto que a gestantes não teriam reconhecimento dos antígenos paternos presentes no concepto e desenvolveriam resposta imunológica usando linfócitos Th1 com liberação de citocinas inflamatórias como fator de necrose tumoral (TNF), interferon (INF), interleucina 2

(IL-2) e ativação de células NK que resultariam em aborto. Essa alteração deveria ser pesquisada pela reação de *cross match* com linfócitos paternos ou pela citometria de fluxo. O tratamento proposto seria transfusão de linfócitos paternos repetidas vezes até virar a reação. Esse tratamento se mostrou ineficaz e, pelos riscos inerentes à administração de material de uma pessoa em outra, foi proibido tanto no Brasil, pela Agência Nacional de Vigilância Sanitária (Anvisa), como em outros países.[9]

Imaginando que a mulher que aborta tem maior resposta inflamatória, já foi sugerido fazer contagem de células NK no sangue materno e no material endometrial, proporção e contagem em número absoluto de CD3-CD56+ NK e contagem do número absoluto de linfócitos.

Vários imunomoduladores têm sido propostos para tratar esse problema, entre eles imunoglobulina, corticoide e intralípide.[10]

Imunoglobulinas são proteínas presentes em grande concentração no plasma humano responsáveis pela imunidade humoral. Apresentam eficácia no tratamento de doenças imunológicas por meio de diversos mecanismos de ação: modulação da síntese e liberação das citocinas, diminuição da proliferação linfocitária e alteração da função e do número das células NK. No entanto, nas pacientes com AER não se mostrou eficaz; é tratamento extremamente caro, tem risco de anafilaxia e de transmissão de infecção (por ser um hemoderivado). Assim, a conclusão é a de que não deve ser recomendado como tratamento para esta entidade.[1,4]

O intralípide é uma emulsão gordurosa que contém óleo de soja, glicerina e fosfolípides de ovo. Tradicionalmente, é usado para nutrição parenteral, mas percebeu-se que causa acúmulo nos macrófagos, com diminuição da ativação das células NK e produção de citocinas pró-inflamatórias. Não existem estudos com evidência mostrando sua validade, e os resultados dos trabalhos são conflitantes. Até o momento, não deve ser recomendado.[4,10]

Em relação ao uso de corticoide, hormônios produzidos pelas glândulas suprarrenais que têm uma potente ação anti-inflamatória e imunossupressora (glico e mineralocorticoide), os estudos não mostraram benefício no prognóstico gestacional, além de poderem causar efeitos colaterais, como aumento de pressão arterial, aumento de peso, náuseas, vômitos, acne, aumento da transpiração, hiperemia, inquietação, excitação, confusão, insônia e síndrome de Cushing. Não devem ser prescritos no tratamento do AER.

Fator endometrial

Nos últimos anos tem sido pesquisada a contribuição do endométrio na gênese do aborto de repetição.

Para melhorar o leito endometrial tem sido discutido o uso local de plasma rico em plaqueta (PRP) para aquisição de alta concentração de fatores de crescimento.

Também, com a hipótese de garantir células-tronco (CT) no endométrio, foi pensado em fazer maior recrutamento dessas células do sangue para o endométrio. Isso poderia ser promovido pela ingestão oral de sitagliptina (Januvia®), hipoglicemiante inibidor da DPP-4. A inibição da DPP-4 aumentaria os níveis de CXCL12 (*chemokine stromal-derived factor*) e assim o recrutamento de CT e diminuição da senescência celular. No entanto, ainda não foi provado efeito benéfico sobre o abortamento ou melhor ação progestacional no endométrio.[11]

Papel masculino

Tem sido aventado que homens com fragmentação de espermatozoide contribuem para maior risco de AER.[12] Recomenda-se avaliação paterna, sempre que possível.

Fator emocional

A PGR determina diversos agravos para o lado emocional do casal, como depressão, frustração, ansiedade, medo etc. Mas nunca se provou que o fator emocional seja causa do quadro.

O aconselhamento e o suporte emocional ainda constituem o tratamento mais efetivo para mulheres com AER sem causa aparente, com índices de sucesso gestacional elevados.

PROGNÓSTICO

Mesmo fazendo toda a investigação até o momento conhecida, mais de 50% dos casais continuam sem causa definida para a perda gestacional.

Quanto maior o número de abortos, menor a chance de aquele casal ter um filho vivo. Ainda assim, a chance de mulheres com 3 ou mais abortos conseguirem sucesso gestacional é grande, e deve-se propor que após estudo intergestacional seja tentada nova gravidez com suporte emocional por parte da equipe de saúde.

CONSIDERAÇÕES FINAIS

Deve-se propor investigação da causa das perdas gestacionais após a segunda perda, principalmente nas mulheres com mais de 35 anos ou infertilidade prévia.

Sempre que possível, deve-se realizar o cariótipo do material de abortamento, a partir do segundo abortamento.

Em termos de pesquisa, deve-se investigar alterações cromossômicas no casal, trombofilia adquirida na mulher, anormalidades uterinas endocrinopatias na mulher e hábitos nocivos à gestação no casal.

Mesmo fazendo toda a pesquisa, em cerca de 50% dos casais não se consegue definir etiologia das perdas que tenha comprovação científica.

Deve-se tomar cuidado em não praticar na assistência a esses casais pesquisas e tratamentos que não mostram benefícios reais e que são caros, além de poder trazer riscos à mulher.

REFERÊNCIAS BIBLIOGRÁFICAS

1. American College of Obstetricians and Gynecologists (Acog). Early pregnancy loss. Acog. Practice Bulletin Nº 200. Obstet Gynecol. 2018;132:e197-207.
2. Zegers-Hochschild F, Adamson GD, de Mouzon J, Ishihara O, Mansour R, Nygren K, et al.; International Committee for Monitoring Assisted Reproductive Technology; World Health Organization (WHO). International Committee for Monitoring Assisted Reproductive Technology (ICMART) and the World Health Organization (WHO) revised glossary of ART terminology Fertil Steril. 2009;92(5):1520-4.
3. Christiansen OBJ. Special issue recurrent pregnancy loss: etiology, diagnosis, and therapy. Clin Med. 2021;10(21):5040.
4. The ESHRE Guideline Group on RPL: Atik RB, Christiansen OB, Elson J, Kolte AM, Lewis S, Middeldorp, et al. ESHRE guideline: recurrent pregnancy loss. Human Reproduction Open. 2018; p.1-12.
5. Nybo Andersen AM, Wohlfahrt J, Christens P, Olsen J, Melbye M. Maternal age and fetal loss: population based register linkage study. BMJ. 2000;320(7251):1708-12.
6. Vaiman D. Genetic regulation of recurrent spontaneous abortion in humans. Biomed J. 2015;38(1): 11-24.

7. Dimitriadis E, Menkhorst E, Saito S, Kutteh WH, Brosens JJ. Recurrent pregnancy loss: review. Nat Rev Dis Primers. 2020;6(1):98.
8. Larsen EC, Christiansen OB, Kolte AM, Macklon N. New insights into mechanisms behind miscarriage. BMC Med. 2013;11:154.
9. Scott JR. Immunoglobulin for recurrent miscarriage. Cochrane Database Syst Rev. 2003; Wong LF, Porter TF, Scott JR. Immunotherapy for recurrent miscarriage. Cochrane Database Syst Rev. 2014.
10. Coulam CB, Acacio B. Does immunotherapy for treatment of reproductive failure enhance live births? Am J Reprod Immunol. 2012;67(4):296-304.
11. Quenby S. Implantation involves an initial pro-inflammatory response. Fertil Steril. 2020;114(2):288-9.
12. Robinson L, Gallos ID, Conner SJ, Rajkhowa M, Miller D, Lewis S, et al. The effect of sperm DNA fragmentation on miscarriage rates: a systematic review and meta-analysis. Hum Reprod. 2012;27(10):2908-17.

5

Síndromes hemorrágicas da segunda metade da gestação: placenta prévia e vasa prévia

Roney Cesar Signorini Filho
Sue Yazaki Sun

INTRODUÇÃO

O sangramento do terceiro trimestre de gestação pode variar desde um pequeno sangramento a uma hemorragia maciça, levando a gestante a procurar atendimento em pronto-socorro. Tem como causas obstétricas a placenta prévia (PP) e a placenta de inserção baixa (PIB), o descolamento prematuro de placenta (DPP), a rotura uterina (RU) e a vasa prévia (VP).[1,2]

A PIB e a PP são condições associadas a aumento da morbidade e da mortalidade maternas, por decorrência de hemorragia na gravidez e parto, e neonatais, especialmente quando ocorrem antes de 37 semanas, levando a recém-nascidos pré-termo.[1,2]

Atualmente, é nomeada como placenta prévia aquela que recobre o orifício interno do colo uterino (OIC), e como placenta de inserção baixa aquela cuja borda inferior dista 20 mm do OIC, em idade gestacional superior a 16 semanas.[2] O valor de 20 mm para definir entre PIB ou normal tem sido mais abrangentemente utilizado ao longo das últimas décadas pela maioria das entidades associativas internacionais. Entretanto, em 2022, a Sociedade Internacional de Ultrassonografia em Ginecologia e Obstetrícia (ISUOG) optou por adotar o *cut-off* de 15 mm, priorizando sua maior especificidade e relação com eventos adversos.[3]

PIB e PP podem associar-se ao espectro da placenta acreta (EPA), resultante da implantação da placenta em área de deiscência de cicatriz uterina (na maioria resultante de partos cesáreos), ocorrendo aderência anormal do trofoblasto ao miométrio adjacente.[4]

Vasa prévia é um evento raro, situação em que os vasos sanguíneos umbilicais correm entre o córion e o âmnio, sem a proteção do cordão umbilical, e colocam-se à frente da apresentação fetal.[5]

São descritos dois tipos principais de VP. O tipo I é aquele no qual há inserção velamentosa do cordão e, entre o cordão umbilical e a placenta, os vasos fetais correm livremente entre as membranas coriônica e amniótica (Figura 1). O tipo II é aquele em que a placenta apresenta lobo acessório (placenta bilobada/sucenturiada) e os vasos fetais que conectam as duas massas placentárias correm entre as membranas coriônica e amniótica (Figura 2).[5-7] O diagnóstico antenatal da VP é imperativo, pois o parto cesáreo eletivo eleva

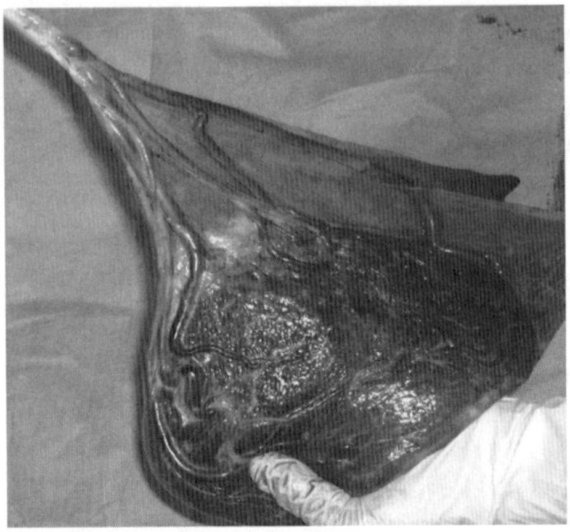

FIGURA 1 Vasa prévia, relacionada à inserção velamentosa do cordão, destacado na seta.

Fonte: imagem cedida pela Dra. Sue Yazaki Sun. (Ver imagem colorida no miniatlas ao final do livro.)

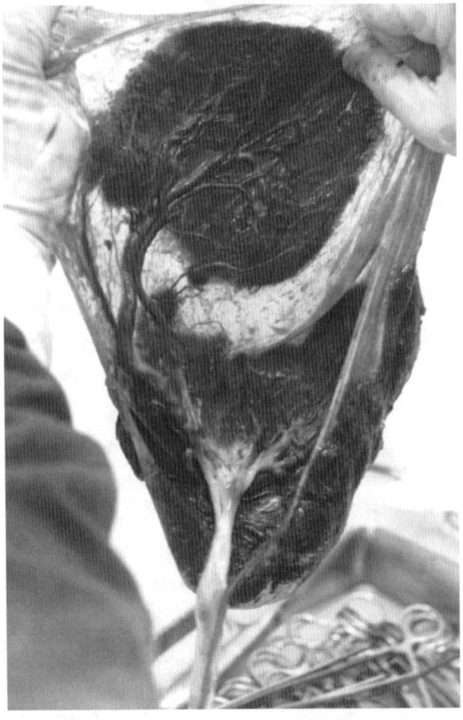

FIGURA 2 Vasa prévia, relacionada à placenta bilobada.

Fonte: imagem cedida pela Dra. Sue Yazaki Sun. (Ver imagem colorida no miniatlas ao final do livro.)

a taxa de sobrevida neonatal de 44 para 97% e diminui a taxa de transfusão sanguínea neonatal de 58,5 para 3,4%. Portanto, é fundamental ressaltar a importância do rastreamento/diagnóstico da VP pela ultrassonografia, que tem o potencial de evitar quase a totalidade da mortalidade perinatal causada pela VP.[7]

A mortalidade perinatal associada à VP decorre da laceração dos vasos fetais no momento da ruptura das membranas, levando a grave hemorragia fetal. O conhecimento da presença da VP permite vigilância adequada da gestante no terceiro trimestre e o parto cesáreo oportuno, antes da ruptura de membranas e do trabalho de parto.[8]

BASES PARA A PRÁTICA CLÍNICA

Gestantes que apresentam PP/PIB à ultrassonografia (US) morfológica de segundo trimestre (prevalência de 2% em torno de 18 a 23 semanas) (Figura 3) devem realizar novo exame acima de 32 semanas de gravidez para avaliação da localização placentária, pois, com o crescimento uterino, apenas 0,5% continuarão como PIB/PP.[9] No entanto, gestantes com PIB/PP confirmada pela US no terceiro trimestre e com antecedente de cesárea devem ser encaminhadas para pré-natal de alto risco em centro de referência em espectro da placenta acreta. Antecedente de duas ou mais cesarianas, associadas à PP, leva à probabilidade de 40% de EPA. Por outro lado, a chance de EPA em pacientes com cesarianas anteriores, na ausência de PP, é inferior a 1%. Deve-se atentar ao fato de que o EPA vem apresentando incidência crescente na literatura, em torno de 3 para cada mil partos na última

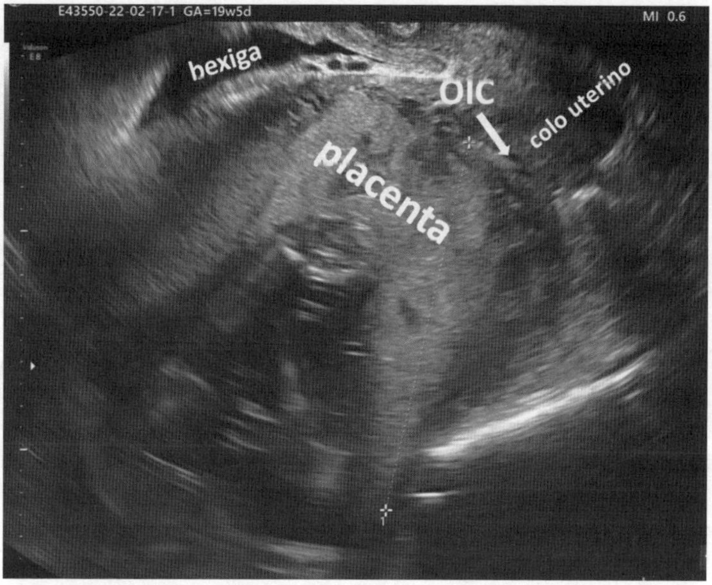

FIGURA 3 Ultrassonografia realizada na 19ª semana de gestação por via transvaginal, placenta recobrindo completamente o orifício interno do colo uterino (OIC).
Fonte: imagem cedida pelo Dr. Alan Roberto Hatanaka.

década, em consequência do aumento de partos cesarianos.[10]

Os fatores de risco clássicos para PIB/PP são idade materna avançada, multiparidade, cesárea prévia, gestação múltipla, leiomiomatose uterina, tabagismo, além da fertilização assistida e de cirurgias uterinas anteriores à gestação.[11]

O quadro clínico clássico da PIB/PP consiste em sangramento no terceiro trimestre de gestação, de início e cessar súbitos, indolor e com aumento do volume a cada episódio. O tônus uterino encontra-se normal, e a vitalidade fetal é normalmente preservada.

Vale ressaltar que, em cenários nos quais a assistência pré-natal é adequada, o diagnóstico de PIB/PP (com ou sem EPA)[12] e VP antecede o episódio de sangramento vaginal. O exame de eleição é a US por via abdominal e transvaginal. O diagnóstico ultrassonográfico de PP e PIB requer a identificação do tecido placentário recobrindo o OIC ou de borda placentária distando menos de 1,5 a 2 cm do OIC, respectivamente.[1,3] Durante a realização da US, a bexiga materna deve estar cheia, porém não distendida, evitando diagnóstico falso-positivo de PIB/PP. A avaliação por via transvaginal é a que permite melhor mapeamento da relação placentária com o OIC. É importante salientar que a introdução do transdutor endovaginal deve ser realizada de forma cuidadosa, procurando-se identificar prontamente o colo uterino.[12]

O estudo Doppler colorido tem alta acurácia na detecção de VP ao demonstrar a presença de vasos fetais abaixo da apresentação fetal, de modo que essa avaliação pode ser realizada tanto por via transvaginal quanto abdominal (Figura 4). O diagnóstico de VP por ultrassonografia transvaginal (USTV) e Doppler tem sensibilidade de 93% e especificidade de 99% no segundo

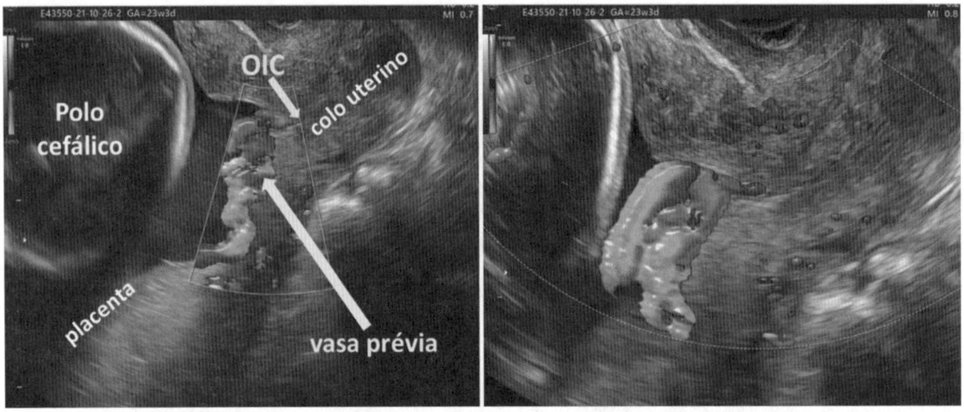

FIGURA 4 Ultrassonografia obstétrica com Doppler realizada na 23ª semana de gestação, presença de vasa prévia recobrindo orifício interno do colo uterino (OIC), relacionada à inserção velamentosa do cordão.

Fonte: imagem cedida pelo Dr. Alan Roberto Hatanaka.
(Ver imagem colorida no miniatlas ao final do livro.)

trimestre.[2] É importante salientar que aproximadamente 60% das gestantes com VP apresentavam placenta prévia na US do segundo trimestre.[1,5]

A incidência da VP oscila entre 0,5 e 1% em gestações simples, 10% nas gestações gemelares e pode chegar próximo a 100% nas gestações trigemelares.[3] Globalmente, 1:2.500 partos são complicados por VP, podendo chegar a 1:250 em gestações decorrentes de fertilização *in vitro*.[1,5]

TRATAMENTO

Gestantes com PIB/PP podem apresentar sangramento de início súbito, indolor, sem fatores desencadeantes, que cessam espontaneamente e cujo volume aumenta a cada novo episódio.[12] Diante do sangramento, após exame clínico geral, com ênfase nas condições hemodinâmicas e hematimétricas, realiza-se o exame obstétrico habitual. O tônus uterino e a vitalidade fetal habitualmente estão normais. A seguir, realiza-se exame especular observando-se a saída do sangramento através do colo e excluindo-se lesões cervicais. O toque vaginal não deve ser realizado para evitar maior sangramento decorrente de trauma ao tecido placentário.

Em idade gestacional abaixo de 37 semanas, o tratamento consiste em internação hospitalar com repouso no leito, corticoterapia para aceleração da maturidade pulmonar, correção hematimétrica com reposição de ferro e transfusão sanguínea quando necessário.[2] Quando a gestante apresentar parada total do sangramento, alta hospitalar é viável, se ela apresentar as seguintes condições: possibilidade de retornar ao hospital em menos de 30 minutos caso tenha novo sangramento, ter companhia 24 horas por dia 7 dias por semana, compreender a impossibilidade de atividade sexual com penetração vaginal. Após o segundo episódio de sangramento não se permite alta hospitalar antes do parto, pois há aumento de hemorragia maciça. O parto por cesariana está indicado, a despeito da prematuridade em duas situações: sangramento volumoso com repercussão hemodinâmica, refratária à reposição volêmica, e segundo episódio de sangramento, ocorrendo em idade gestacional acima de 34 semanas.[2]

Gestantes com PIB cuja borda placentária dista 2 cm ou mais do OIC podem ser submetidas à prova de trabalho de parto, com risco aceitável de sangramento. Em contrapartida, se a distância for menor que 1 cm, a resolução da gravidez deve ocorrer por cesariana por alto risco de hemorragia. Entre 1 e 2 cm, os casos precisam ser avaliados individualmente, considerando o risco de sangramento e a chance de sucesso de parto vaginal de 76 a 92,8%.[13]

Gestantes com PP sem suspeita de EPA devem ser submetidas a parto cesárea até 37 semanas e 6 dias de gravidez. Gestantes com PIB ou PP com diagnóstico de EPA devem ser submetidas a parto cesárea, em centro de referência em EPA, entre 34 e 35 semanas e 6 dias.[2]

Gestantes com PIB/PP e perspectiva de resolução eletiva em até 7 dias podem receber corticoterapia entre 34 e 36 6/7 semanas, desde que não tenha sido administrada anteriormente, e que não tenham contraindicações para o uso de corticoide.[1]

Antes do parto, é de suma importância a avaliação laboratorial e a correção de eventuais discrasias sanguíneas, como anemia e coagulopatia. Devem ser solicitados hemograma com contagem de plaquetas, atividade de protrombina, tempo de protrombina e dosagem de fibrinogênio, além de tipagem sanguínea e reserva de hemocomponentes, sobretudo quando instaurado quadro hemorrágico.

Em gestantes com diagnóstico ultrassonográfico de VP, na presença de qualquer quantidade de sangramento genital, o parto deve ser imediato. Lembrar que a reserva de sangue O Rh-negativo para imediata transfusão do recém-nascido, que pode sofrer exsanguinação pela ruptura de vasos sanguíneos fetais, é elemento crucial na assistência ao parto nessas condições. Em um cenário ideal, na VP, o parto deve ser realizado eletivamente, por via alta, antes de qualquer episódio de sangramento, entre 34 e 37 semanas.[1]

CONSIDERAÇÕES FINAIS

Os fatores de risco preponderantes da PIB/PP são cirurgias uterinas prévias, especialmente partos cesáreos. Ressalta-se a íntima relação entre PIB/PP e EPA, na presença de inserção placentária em topografia de cicatriz uterina anterior.

O diagnóstico de PIB/PP e VP deve ser feito durante a assistência pré-natal, antes da manifestação clínica. O rastreamento ultrassonográfico no segundo trimestre de PIB/PP em gestantes com antecedente de cesárea e de VP em gestantes com PIB/PP ou em gestações resultante de fertilização assistida ou em gestação múltiplas; e a confirmação ultrassonográfica no terceiro trimestres de PIB/PP e VP são fundamentais.

REFERÊNCIAS BIBLIOGRÁFICAS

1. Society for Maternal-Fetal Medicine (SMFM), Gyamfi-Bannerman C. Society for Maternal-Fetal Medicine (SMFM) Consult series #44: Management of bleeding in the late preterm period. Am J Obstet Gynecol. 2018;218(1):B2-B8.
2. Jauniaux ERM, Alfirevic Z, Bhide AG, Belfort MA, Burton GJ, Collins SL, et al. on behalf of the Royal College of Obstetricians and Gynaecologists. Placenta praevia and placenta accreta: diagnosis and management. Green-top Guideline No. 27a. BJOG 2018.
3. Salomon LJ, Alfirevic Z, Berghella V, Bilardo CM, Chalouhi GE, Da Silva Costa F, et al., on behalf of the Isuog Clinical Standards Committee. Isuog practice guidelines (updated): performance of the routine mid-trimester fetal ultrasound scan. Ultrasound Obstet Gynecol. 2022 Jun;59(6):840-56.

4. Einerson BD, Comstock J, Silver RM, Branch DW, Woodward, PJ, Kennedy A. Placenta accreta spectrum disorder: uterine dehiscence, not placental invasion. Obstet Gynecol. 2020;135:1104-11.
5. Society for Maternal-Fetal Medicine (SMFM), Sinkey RG, Odibo AO, Dashe JS. Consult series #37: Diagnosis and management of vasa previa. Am J Obstet Gynecol. 2015;213(5):615-8.
6. Organização Pan-Americana da Saúde (Opas). Recomendações assistenciais para prevenção, diagnóstico e tratamento da hemorragia obstétrica. Brasília: Opas; 2018.
7. Oylese Y. Vasa previa: time to make a difference. Am J Obstet Gynecol. 2019;221(6):539-41.
8. Pavalagantharajah S, Villani LS, D'Souza R. Vasa previa and associated risk factors: a systematic review and meta-analysis. Am J Obstet Gynecol MFM. 2020;2(3):100117.
9. Coutinho CM, Giorgione V, Noel L, Liu B, Chandraharan E, Pryce J, et al. Effectiveness of contingent screening for placenta accreta spectrum disorders based on persistent low-lying placenta and previous uterine surgery. Ultrasound Obstet Gynecol. 2021;57:91-6.
10. Silver RM, Landon MB, Rouse DJ, Leveno KJ, Spong CY, Thom EA, et al. Eunice Kennedy Shriver National Institute of Child Health and Human Development Maternal-fetal Medicine Units Network. Maternal morbidity associated with multiple repeat cesarean deliveries. Obstet Gynecol 2006;107:1226-32.
11. Pagani G, Cali G, Acharya G, Trisch IT, Palacios-Jaraquemada J, Familiari A, et al. Diagnostic accuracy of ultrasound in detecting the severity of abnormally invasive placentation: a systematic review and meta-analysis. Acta Obstet Gynecol Scand. 2018;97(1):25-37.
12. Fan D, Wu S, Liu L, Xia Q, Wang W, Guo X, et al. Prevalence of antepartum hemorrhage in women with placenta previa: a systematic review and meta-analysis. Sci Reprod. 2017;7:403210.
13. Bhide A, Prefumo F, Moore J, Hollis B, Thilaganathan B. Placental edge to internal os distance in the late third trimester and mode of delivery in placenta praevia. BJOG. 2003;110(9):860-4.
14. Jauniaux E, Bunce C, Grønbeck L, Langhoff-Roos J. Prevalence and main outcomes of placenta accreta spectrum: a systematic review and meta-analysis. Am J Obstet Gynecol. 2019;221:208-18.

6

Síndromes hemorrágicas da segunda metade da gestação: descolamento prematuro de placenta

Luciano Marcondes Machado Nardozza
Julio Elito Junior
Sue Yazaki Sun

INTRODUÇÃO

O descolamento prematuro da placenta (DPP) refere-se à separação da placenta, normalmente inserida, de seu sítio de implantação na parede uterina, antes do parto e após 20 semanas de gestação. Na maioria das vezes, manifesta-se com hemorragia por via vaginal, acompanhada de dor, de início súbito. No entanto, existem casos sem sangramento via vaginal, a chamada hemorragia oculta, o que aumenta a gravidade da doença, pois nesses casos costuma haver demora no diagnóstico.[1]

O DPP ocorre em 0,7 a 1% das gestações, e,[2,3] embora evento raro, em dois terços das vezes é grave, com alta morbidade materna e morbimortalidade fetal e perinatal. Na maioria das vezes ocorre antes de 37 semanas.[3]

As condições mórbidas do recém-nascido são decorrentes da prematuridade e baixo peso associados à asfixia perinatal, com consequente óbito fetal e morte neonatal. A taxa de mortalidade perinatal no DPP é maior que aquela por outras causas (119 por mil nascimentos, comparativamente a 8 por mil nascimentos, respectivamente).[4] Essa diferença pode estar associada à prematuridade e à restrição de crescimento que muitas vezes se associam ao quadro de DPP. Além disso, os recém-nascidos que sobrevivem têm mais chance de sequelas graves, incluindo paralisia cerebral, quando comparados aos prematuros decorrentes de placenta prévia e outras causas.[5]

Em muitos países a taxa de DPP tem aumentado mesmo com a melhora do cuidado obstétrico e técnicas de monitorização da vitalidade fetal. Sua etiologia é multifatorial, e assim as estratégias para sua prevenção são frágeis, sendo importante o reconhecimento oportuno da doença e o diagnóstico diferencial com trabalho de parto prematuro.[6]

A mortalidade materna no DPP é menor que a perinatal, mas é importante causa de hemorragia pós-parto, necessidade de transfusão sanguínea, necessidade de histerectomia, coagulopatia, falência renal e síndrome de Sheehan (necrose da hipófise no pós-parto).

Diversos fatores de risco estão associados à ocorrência do DPP. As síndromes hipertensivas são as condições mais comumente associadas ao determinismo dos quadros de DDP grave. Contudo, o principal fator de risco para ocorrência dessa doença é a presença de histórico de descolamento em gestação anterior, o que aumenta o risco em mais de 10 vezes.[7,8] Outros fatores que podem ser encontrados são: atividade uterina excessiva, descompressão súbita do útero (decorrente de amniotomia ou amniorrexe), trauma contuso sobre o abdome decorrente de acidente automobilístico ou violência física, tabagismo, uso de drogas ilícitas (como cocaína e *crack*), gestação múltipla, idade materna avançada[2] e trombofilias.[9]

O DPP ocorre quando há comprometimento das estruturas vasculares que sustentam a placenta. Em certo momento, a rede vascular que conecta a decídua basal e a face materna da placenta são interrompidas bruscamente. A ruptura desses vasos determina a formação de hematoma, que progride no espaço retroplacentário, determinando a separação gradual da placenta de seu leito uterino, com interrupção das conexões feto-maternas e, assim, interferindo na oxigenação e nutrição fetal.

Além do comprometimento fetal, o hematoma retroplacentário leva à infiltração do miométrio por coágulos (útero de Couvelaire), facilitando a atonia uterina, além de conduzir à coagulopatia materna por induzir de forma inadequada a ativação dos fatores de coagulação. O DPP pode também ser desencadeado pela mudança abrupta do volume uterino, levando à ruptura dos vasos, como ocorre na rotura prematura de membranas em gestantes com polidrâmnio e gestação múltipla.

Embora o DPP seja doença que se manifesta no terceiro trimestre da gravidez, o comprometimento das estruturas vasculares se inicia precocemente, desde a implantação placentária, justificando sua associação com pré-eclâmpsia e restrição de crescimento intrauterino, que juntos têm sido nomeados como síndrome de doença isquêmica placentária.[10,11] Essa associação com início precoce das alterações vasculares no DPP foi sugerida pela análise de biomarcadores (mulheres com PAPP-A, alfafetoproteína e inibina A alterados tiveram 8,8 vezes risco de DPP).[11]

Segundo Redline,[12] no DPP há perda da integridade estromal-vascular materna classificada como *abruptio placenta* (lesão arterial) e *marginal abruptio* (lesão venosa), a última subdividida em aguda e crônica. O autor considera que a *abruptio placenta* ocorre secundariamente ao mau desenvolvimento arterial na pré-eclâmpsia e representa a ruptura das arteríolas espirais incompletamente remodeladas em razão de isquemia/reperfusão ou aterose. O uso de drogas vasoativas como cocaína ou nicotina e a "força de cisalhamento" (trauma ou ruptura uterina) podem também causar hemorragia arterial.

A *abruptio placenta* é caracterizada por sua localização central, e a placenta mostra fluxo de alta pressão (grande volume, indentação da placa basal e extensão para o espaço interviloso). Embora a maioria dos casos leve ao parto imediato, algumas hemorragias arteriais evoluem gradativamente, levando a infarto viloso recente sobrejacente (descolamento subagudo da placenta).

O segundo processo, *marginal abruptio*, representa a ruptura de veias maternas, no geral na periferia da placenta. Fatores de risco incluem súbita alteração na geometria uterina (ruptura de membranas, insuficiência cervical), implantação da placenta no segmento inferior, aumento da pressão venosa e inflamação decidual (corioamnionite).

O *marginal abruptio* agudo é uma causa frequente de parto espontâneo pré-termo, mas raramente causa hipóxia fetal. *Marginal abruptio* crônico desenvolve-se quando o *marginal abruptio* agudo não evolui para parto.

Os marcos do descolamento crônico incluem inserção circunvalada da membrana, coágulos de sangue marginais organizados e deposição de hemossiderina. Casos graves mostram hemossiderose corioamniótica, refletindo hemorragia para dentro da cavidade amniótica.

Uma vez a placenta dequitada, no *abruptio placenta* a presença de coágulo retroplacentário é quase sempre vista. Em alguns casos há evidência de extravasamento de sangue para dentro do miométrio, resultando em coloração púrpura da serosa do útero.

CLASSIFICAÇÃO DO DESCOLAMENTO PREMATURO DE PLACENTA[13]

As consequências clínicas do DPP variam conforme a extensão e o local do descolamento.

O descolamento pode ser completo ou parcial, marginal ou central. A classificação do DPP é baseada nos achados clínicos relacionados na Tabela 1.

QUADRO CLÍNICO

O diagnóstico do DPP classe 2, baseado na história e no quadro clínico, deve ser feito em caráter de emergência para que não progrida para classe 3.

No DPP grave, classe 2, o quadro clínico é agudo, típico e evidente, dispensando exames subsidiários. Seu início é frequentemente inesperado, súbito e intenso e requer tratamento imediato.[13,14] Caracteriza-se por hipertonia uterina, acompanhada de dor contínua e sangramento vaginal. No entanto, há casos em que não há exteriorização do sangramento, o que pode levar a demora no diagnóstico e, assim, piora do prognóstico.

TABELA 1 Classificação do descolamento prematuro da placenta

Classe	Achados clínicos
Classe zero – assintomático	▪ Descoberta de coágulo de sangue no lado materno da placenta na hora do parto ▪ O diagnóstico de DPP é retrospectivo
Classe 1 – leve	▪ Nenhum sinal de sangramento vaginal ou sangramento de pequena quantidade ▪ Discreta sensibilidade uterina ▪ Pressão materna e frequência cardíaca sem alterações evidentes ▪ Nenhum sinal de sofrimento fetal
Classe 2 – moderado	▪ Nenhum sinal de sangramento vaginal a moderada quantidade de sangramento vaginal ▪ Significante sensibilidade uterina com hipertonia uterina ▪ Alterações nos sinais vitais: taquicardia materna, alterações ortostáticas na pressão arterial ▪ Evidência de sofrimento fetal ▪ Alteração no perfil de coagulação: hipofibrinogenemia
Classe 3 – grave	▪ Nenhum sinal de sangramento vaginal a sangramento vaginal intenso ▪ Útero hipertônico/consistência em tábua à palpação ▪ Choque hipovolêmico ▪ Coagulação alterada: hipofibrinogenemia e coagulopatia ▪ Morte fetal

- Classes zero e 1: no geral, estão associadas com descolamento parcial e marginal.
- Classes 2 e 3: associadas com separação completa ou central.

O batimento cardíaco fetal (BCF) apresenta-se com frequência anormalmente baixa e cardiotocografia com padrão não tranquilizador. É importante avaliar a frequência cardíaca materna concomitantemente com a fetal para não confundi-las.

Os DPP classes zero e 1 são passíveis de serem confundidos com trabalho de parto prematuro e podem evoluir cronicamente.

EXAMES SUBSIDIÁRIOS

A sensibilidade da ultrassonografia em visualizar o coágulo retroplacentário é baixa, pois durante a fase aguda do descolamento o sangue acumulado é isoecogênico ou similar ao tecido placentário adjacente, sendo negativa em mais de metade das vezes.[15] Assim, a realização de US não deve retardar a resolução imediata da gravidez na presença de feto vivo.

Em casos de DPP classes zero e 1, a ultrassonografia poderá auxiliar o diagnóstico diferencial com trabalho de parto prematuro.[16]

Um perfil biofísico fetal pode ser utilizado nos casos de pacientes com descolamento marginal, classes zero e 1, que poderão ser tratadas conservadoramente. São indicados hemograma com contagem de plaquetas, fibrinogênio e coagulograma. O teste de Kleihauer-Betke ajuda a quantificar o sangue fetal na circulação materna e, assim, a prescrição de imunoglobulina anti-D em gestantes Rh negativas.

TRATAMENTO/MANEJO

O tratamento do DPP varia de acordo com a idade gestacional e as condições maternas e fetais.

Avaliação da vitalidade fetal: confirmar que o BCF não está sendo confundido com o batimento cardíaco materno (cardiotocografia: desacelarações tardias repetidas).

- Classe 1: sem sinal de comprometimento materno ou fetal e gestação abaixo de 37 semanas: pode ser feito o manejo conservador. Essas pacientes são admitidas em unidade obstétrica para monitoramento rigoroso da mãe e do feto. Manter acesso venoso e reserva de sangue. O controle materno fetal é feito até qualquer alteração ou maturidade fetal ser atingida.
- Classe 2: parto imediato, em casos com feto vivo, pela via mais rápida, que, na quase totalidade dos casos, é a cesariana. Se óbito fetal (classe III), a via do parto dependerá das condições maternas e do tempo a ser esperado para a via vaginal. Se esse período de tempo comprometer a vida materna, pela progressão da coagulopatia, realizar cesárea mesmo em feto morto. Qiu et al.[17] relataram, entre os casos de DPP classe III, hemorragia pós-parto em 29% e coagulação disseminada em 23,5%. Os mesmos autores relataram taxa de asfixia neonatal em 10 e 11%, nos grupos zero e 1, respectivamente, e em 34% dos casos do grupo 2.[17]

O tratamento do DPP é guiado pela vitalidade fetal e pelas condições maternas. Quando o feto está vivo, a cesárea deve ser realizada, a menos que o parto seja iminente. Em casos de bradicardia fetal, a extração fetal em menos de 20 minutos diminui significativamente a incidência de paralisia cerebral. Se o feto está morto, parto vaginal pode ser aguardado com controle clínico e laboratorial rigoroso da gestante.

O DPP é uma das causas mais comuns da coagulopatia de consumo em Obstetrícia. Em cerca de 33% das gestantes com DPP há alterações mensuráveis dos fatores de coagulação, a ponto de causar morte fetal. Ocorre hipofibrinogenemia clinicamente significativa com níveis plasmáticos menores que 150 mg/dL. A coagulopatia de consumo é mais provável quando o descolamento placentário causa hemorragia oculta porque a pressão uterina se mostra mais alta e, desse modo, força a entrada de mais tromboplastina na circulação venosa materna.

O principal mecanismo da coagulopatia é a ativação de vários mecanismos de fibrinólise.[13,14]

A hemorragia profusa pode levar a choque hipovolêmico com redução grave da perfusão renal e insuficiência renal. Como a pré-eclâmpsia frequentemente coexiste com o DPP, o vasoespasmo e a hipoperfusão renal provavelmente são agravados.[13,14]

Em alguns casos, pode haver extravasamento generalizado de sangue para dentro da musculatura uterina e sob a serosa do útero, levando a aspecto característico, que recebeu o epônimo de útero de Couvelaire e está relacionado com atonia uterina.

A amniotomia é recomendada porque permite a contração mais eficiente das artérias espiraladas e assim possibilita reduzir o sangramento no local de implantação placentária, além de evitar a entrada de tromboplastina tecidual placentária na circulação materna. Também acelera o parto e ajuda no diagnóstico de DPP pela observação de hemoânimo.

CONSIDERAÇÕES FINAIS

O DPP é causa importante de morbimortalidade perinatal e morbidade materna. Quando o descolamento compromete ≥ 45% da área placentária, tem localização central, e o sangramento é oculto, resulta mais frequentemente em natimortos. Em contrapartida, quando o descolamento for menor, mas houver separação marginal e sangramento evidente, há maior associação com asfixia neonatal e risco de paralisia cerebral.

Assim, o DPP é causa de agravos para a criança a curto e longo prazo. Mulheres que tiveram DPP devem ser alertadas para o risco de terem repetição de DPP na gravidez subsequente com parto abaixo de 34 semanas, óbito fetal, insuficiência renal e admissão em UTI.[10]

REFERÊNCIAS BIBLIOGRÁFICAS

1. Oyelese Y, Ananth CV. Placental abruption. Obstetrics and Gynecology (New York 1953). 2006;108(4):1005-16.
2. Martinelli KG, Garcia EM, Santos Neto ET, Gama SGN. Advanced maternal age and its association with placenta praevia and placental abruption: a meta-analysis. Cad Saúde Pública. 2018;34(2):300206116.
3. Baczkowska M, Kaczynska KK, Zgliczynska M, Brawura-Biskupski-Samaha R, Rebizant B, Ciebiera M. Epidemiology, risk factors, and perinatal outcomes of placental abruption: detailed anual data and clinical perpectives from Polish tertiary center. Int J Environ Res Public Health.. 2022;19:5148.
4. Salihu HM, Bekan B, Aliyu MH, Rouse DJ, Kirby RS, Alexander GR. Perinatal mortality associated with abruptio placenta in singletons and multiples. Am J Obstet Gynecol. 2005;193(1):198-203.
5. Matsuda Y, Maeda T, Kouno S. Comparison of neonatal outcome including cerebral palsy between abruption placentae and placenta previa. European J Obstet Gynecol Reprod Bioil. 2003;106:125-9.
6. Suzuki S, Shinmura H. The necessity of awaraness of early symptoms of placental abruption among pregnant Japanese women. J Clin Med Res. 2016;8(9): 674-5.
7. Kingdom JCP. Antepartum haemorrhage. In: Baskett TF, Calder AA. Munro Kerr's operative obstetrics. 12.ed. London: Elsevier Health Sciences; 2014. p.178-97.

8. Society for Maternal-Fetal Medicine (SMFM). Gyamfi-Bannerman C. Society for Maternal-Fetal Medicine (SMFM) Consult Series #44: Management of bleeding in the late preterm period. Am J Obstet Gynecol. 2018;218(1):B2-B8.
9. Workalemahu T, Enquobahrie DA, Gelaye B, Sanchez SE, Garcia PJ, Tekola-Ayele F, et al. Genetic variations and risk of placental abruption: a genome-wide association study and meta-analysis of genome-wide association studies. Placenta. 2018;66:8-16.
10. Downes KL, Grantz KL, Shenassa ED. Maternal, labor, delivery, and perinatal outcomes associated with placental abruption: a systematic review. Am J Perinatol. 2017;34(10):935-57.
11. Ananth CV, Wapner RJ, Ananth S, D'Alton ME, Vintzileos AM. First-trimester and second-trimester maternal serum biomarkers as predictors of placental abruption. Obstet Gynecol. 2017;129(3):465-72.
12. Redline RW. Classification of placental lesions. Am J Obst Gynecol. 2015;S21-S28.
13. Schmidt P, Skelly CL, Raines DA. Placental abruption. NCBI Bookshelf. StatPearls [Internet]. Treasure Island: StatPearls Publishing; 2022. Last Update December 19, 2022.
14. Lopes RD, Nardozza LMM, Rocha NSC. Inserção baixa de placenta e descolamento prematuro da placenta. In: Prado FC, Ramos J, Valle JR (eds.). Atualização terapêutica. 23.ed. São Paulo: Artes Médicas; 2007. p.1222-5.
15. Shinde GR, Vasmani BP, Patange RP, Laddad MM, Bhosale RB. Diagnostic performand of ultrasonography for detection of abruption and its clinical correlation and maternal and foetal outcome. J Clin Diagn Res. 2016;10(8):QC04-QC07.
16. Suzuki R, Furuya N, Hasegawa J, Homma C, Iwahata Y, Suzuki N. Ultrasonographic findings of placental abruption observed on superb microvascular imaging. Taiwanese J Obst Gynecol. 2022;61:713-6.
17. Qiu Y, Wu L, Xiao Y, Zhang X. Clinical analysis and classification of placental abruption. J Matern Fetal Neonatal Med. 2021;34(18):2952-6.

7

Síndromes hemorrágicas da segunda metade da gestação: espectro do acretismo placentário

Roney Cesar Signorini Filho
Jurandir Piassi Passos
Sue Yazaki Sun

INTRODUÇÃO

A prevalência de placenta acreta varia grandemente de 1:300 a 1:2.000 gestações. Essa variação pode estar relacionada à falta de uniformidade nos relatos da literatura quanto aos critérios considerados para o diagnóstico de acretismo placentário, uma vez que este, a rigor, depende de exame histopatológico, não disponível em casos tratados conservadoramente. Nos anos 1990 a mortalidade materna por placenta percreta foi descrita como elevada, atingindo 7% dos casos. Melhoria no rastreamento dessa anomalia e partos programados em centros especializados têm diminuído essa taxa.[1-3]

A redução da mortalidade materna continua sendo um desafio para os órgãos de saúde em todo o mundo, especialmente para os países ditos em desenvolvimento ou do terceiro mundo. No Brasil, segundo o boletim n. 20 do Ministério da Saúde de 2020, ocorreram 39 mil óbitos maternos no período de 1998 a 2018, sendo a hemorragia a segunda causa mais frequente.

Dentre as complicações hemorrágicas gestacionais e puerperais, destacam-se as consequentes a questões placentárias, como o *abruptio* placentário, a placenta prévia, a gestação ectópica em cicatriz de cesárea ou em região cervical e o acretismo placentário.

A prevalência do acretismo placentário é muito variada na literatura mundial, mas, em uma revisão sistemática de 2019, a prevalência encontrada foi de 0,17%, que, apesar de parecer pequena, é muitas vezes maior do que a estabelecida nos EUA, em 1950, de 0,003%, um aumento de praticamente 60 vezes na incidência. Esse aumento de prevalência tem sido creditado ao maior número de partos cesarianos nas últimas décadas.[4]

Estudo brasileiro registrou a taxa de 19,2% (47/245) de acretismo entre pacientes com placenta prévia. Com antecedente de duas ou mais cesarianas, associado à presença de placenta prévia centro-total, a probabilidade de acretismo placentário se eleva a 44,4%.[1]

BASES PARA A PRÁTICA CLÍNICA

O acretismo placentário é um termo que engloba um espectro de inserções anômalas do tecido trofoblástico. Normalmente, o tecido trofoblástico se insere em uma decídua basal normodesenvolvida e que permite, no momento da dequitação placentária, o desprendimento desta sem dificuldade. No acretismo, a placenta não respeita os limites do endométrio, aderindo diretamente ao miométrio, e, dependendo do grau de invasão, pode ser classificada como acreta, increta ou percreta.[5]

A placenta acreta é aquela que se insere na porção superficial do miométrio, sem penetrá-lo. A placenta increta invade o miométrio, mas não atinge a serosa uterina. A placenta percreta ultrapassa os limites da serosa uterina, podendo atingir órgãos adjacentes, principalmente a bexiga.

Em relação à prevalência dos diferentes tipos de acretismo, segundo Jauniaux et al. (2019), o mais comum é a placenta acreta, seguida pela percreta e pela increta, na prevalência de 63, 22 e 15%, respectivamente.[5] Outros autores, como Silver e Barbour (2015), consideram que a forma increta seria mais frequente que a percreta.[6]

A fisiopatologia do acretismo placentário ainda não é totalmente conhecida. A teoria mais aceita seria a alteração da decídua basal em áreas de cicatrizes miometriais, fazendo com que o trofoblasto em crescimento invadisse o miométrio por dois motivos principais: perda do "sinal para parada de invasão trofoblástica", que estaria relacionada à inexistência da decídua basal, e menor número de células *natural killers* quando comparada às placentas normoinseridas, além do estado de hipóxia tecidual focal, ocasionada pela cicatriz e sua baixa vascularização, com consequente invasão miometrial para encontrar uma área mais bem irrigada. Uma terceira hipótese, meramente anatômica, seria a implantação da gestação na área de deiscência de cicatriz de cesárea, ou istmocele, o que já a colocaria em posição profunda na parede miometrial; o crescimento trofoblástico acabaria por invadir as áreas miometriais anexas e com maior facilidade de transposição de serosa uterina.[7-9]

Vale salientar que não são apenas as cicatrizes de cesáreas que predispõem ao acretismo placentário. Ablação endometrial prévia, embolizações uterinas, irradiação pélvica, curetagens, histeroscopias cirúrgicas e malformações müllerianas, como útero bicorno, também são consideradas fatores de risco para sua ocorrência.[10] Outras etiologias são adenomiose, mioma submucoso, reprodução assistida e tabagismo.[2]

Portanto, quando se está à frente de uma gestante com história prévia de parto cesáreo ou outros fatores que aumentam o risco para acretismo e que apresenta placenta de inserção baixa, a possibilidade de acretismo placentário tem de ser levada em consideração e sua pesquisa deve ser realizada.

Pelo risco de hemorragia grave, sobretudo durante o parto, gestantes com essa anomalia devem parturir em hospitais com recursos materiais e profissionais familiarizados com seu manejo, ou seja, em centros de referência, a fim de diminuir a morbidade e a mortalidade materna.[10-12]

No Brasil, a maioria dos centros de referência encontra-se em hospitais universitários, por sua capacidades de prover equipe multiprofissional treinada e em constante atualização.[13] Desde 2012, no Hospital São Paulo, hospital universitário da Universidade Federal de São Paulo (Unifesp) – Escola Paulista de Medicina (EPM), os partos de gestantes com acretismo placentário foram sistematizados sob protocolo específico e são liderados pela mesma pessoa, que tem especialização em cirurgia ginecológica oncológica. A equipe conta também com obstetra clínico, obstetra especializado em ultrassonografia (US), anestesista, cirurgião vascular, urologista, pediatra e enfermeiros. A experiência adquirida por esse grupo ao longo dos anos tem mostrado que os fatores importantes para a diminuição das complicações cirúrgica e hemorrágica são o aprendizado adquirido em cada cirurgia, ressaltando-se a importância de manter um núcleo de pessoas treinadas e o planejamento operatório eletivo.[14]

RECOMENDAÇÕES

Diagnóstico

O diagnóstico de acretismo placentário é baseado em exames de imagem, mas fundamentalmente norteado pela história clínica, destacando-se os antecedentes pessoais de partos cesáreos e/ou outras cirurgias uterinas. Quadros mais graves de incretismo podem cursar com dor pélvica, sintomas irritativos urinários e hematúria, presente em 31% dos casos de percretismo segmentar anterior.[15]

Para o diagnóstico definitivo de acretismo placentário, em suas diversas formas, o padrão ouro continua sendo o estudo histopatológico da placenta e do útero.[16]

A tentativa de rastreamento por meio de marcadores bioquímicos, como a alfafetoproteína, PAPP-A, entre outros, não se mostrou eficaz até o presente momento.[17,18]

Dos exames complementares, a US é o mais frequentemente utilizado, sendo descrito na literatura sensibilidade de até 80 a 90% e especificidade perto de 98% no diagnóstico e exclusão de diagnóstico de acretismo placentário, respectivamente,[19] como trabalhos que mostram um valor preditivo positivo de 68%, porém com valor preditivo negativo de 98%, sensibilidade de 55% e especificidade de 88%.[20] Essa variação na capacidade de diagnóstico parece estar relacionada diretamente à experiência do examinador e ao atendimento dessas pacientes em centros de referência, para onde pacientes com histórico prévio que aumentam o risco do quadro são encaminhadas.[6]

A US pode ser realizada por diferentes técnicas, incluindo a imagem em escala de cinza associada com o Doppler colorido ou com a US tridimensional em *Power* Doppler.[2]

Na avaliação da placenta com suspeita de acretismo, os principais sinais que devem ser pesquisados são: lacunas placentárias, perda da interface uteroplacentária associada a diminuição da espessura miometrial e aumento da vascularização retroplacentária, sinais esses destacados a seguir:

- Lacunas placentárias: diferentemente dos lagos venosos, típicos das placentas de grau III de Grannun, as lacunas placentárias apresentam-se como espaços anecoicos com fluxo sanguíneo turbulento em seu interior, levando à visibilização do sinal do *aliasing* ao estudo Doppler (Figura 1); apresentam forma irregular, e o encontro de 4 ou mais lacunas determina a sensibilidade diagnóstica de acretismo, incretismo e percretismo de 75, 89 e 76% com especificidade de 97, 98 e 99%, respectivamente.[21]
- Perda da interface uteroplacentária: a área hipoecoica retroplacentária, usualmente observada nas placentas normoinseridas, desaparece ou se torna irregular nos casos de acretismo (Figura 2).[22] Essa perda está associada à diminuição da espessura do miométrio adjacente e ao aumento da vascularização local, podendo ser notados vasos que se dirigem perpendicularmente da parede uterina para a vesical, chamados de *bridging vessels*.[23] Nessas áreas de afilamen-

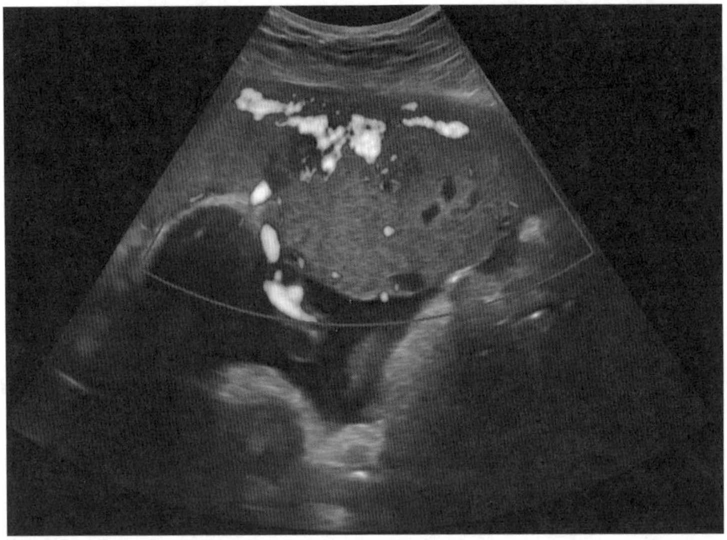

FIGURA 1 Lacunas placentárias com presença de fluxo turbulento em seu interior.
Fonte: imagem cedida por Roney Cesar Signorini Filho.
(Ver imagem colorida no miniatlas ao final do livro.)

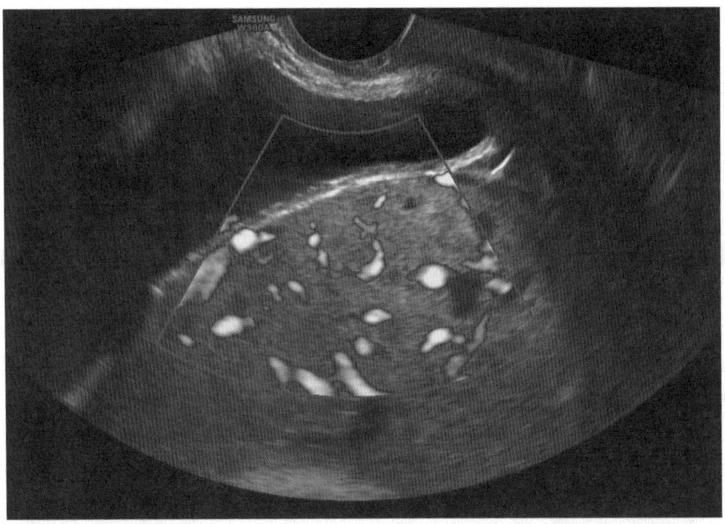

FIGURA 2 Perda da interface uteroplacentária.
Fonte: imagem cedida por Roney Cesar Signorini Filho.
(Ver imagem colorida no miniatlas ao final do livro.)

to, pode-se associar outro sinal, que é a proeminência da parede uterina para o lúmen vesical. Essa protrusão ocorreria em razão da pressão exercida pelo conteúdo gestacional na parede uterina adelgaçada (Figura 3).

- Avaliação ultrassonográfica com Doppler: visa detectar fluxo turbulento nas

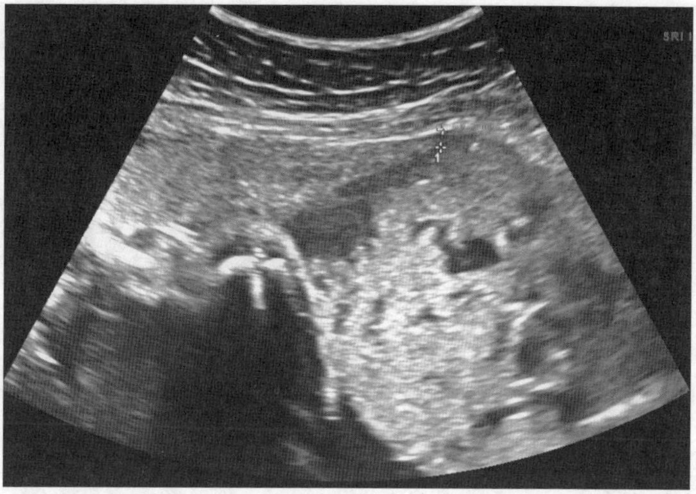

FIGURA 3 Protrusão da parede miometrial em caso de incretismo placentário.
Fonte: imagem cedida por Roney Cesar Signorini Filho.

lacunas placentárias, bem como avaliar a neovascularização retroplacentária, podendo atingir a interface da serosa vesical ou mesmo ultrapassá-la (Figuras 4 e 5).

Em uma metanálise de 2018, a sensibilidade diagnóstica do fluxo sanguíneo lacunar foi de 81, 84 e 45% para o acretismo, incretismo e percretismo placentário, com especificidade de 84, 80 e 75%, respectivamente. A neovascularização retroplacentária apresentou sensibilidade de apenas 12% para a detecção de acretismo, mas de 94 e 86%

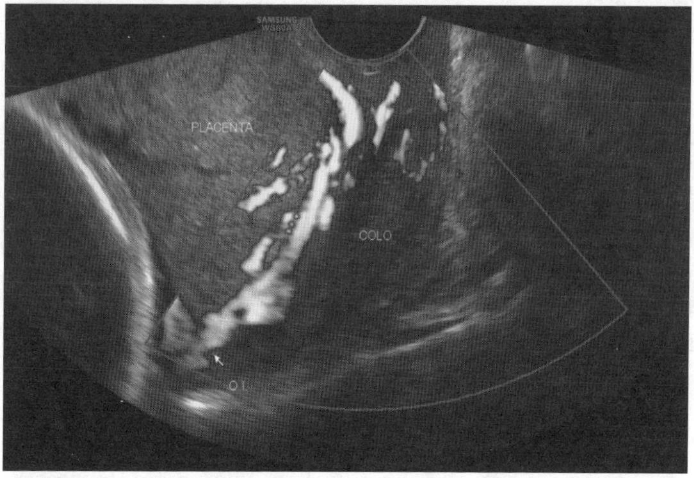

FIGURA 4 Hipervascularização retroplacentária.
Fonte: imagem cedida por Roney Cesar Signorini Filho.
(Ver imagem colorida no miniatlas ao final do livro.)

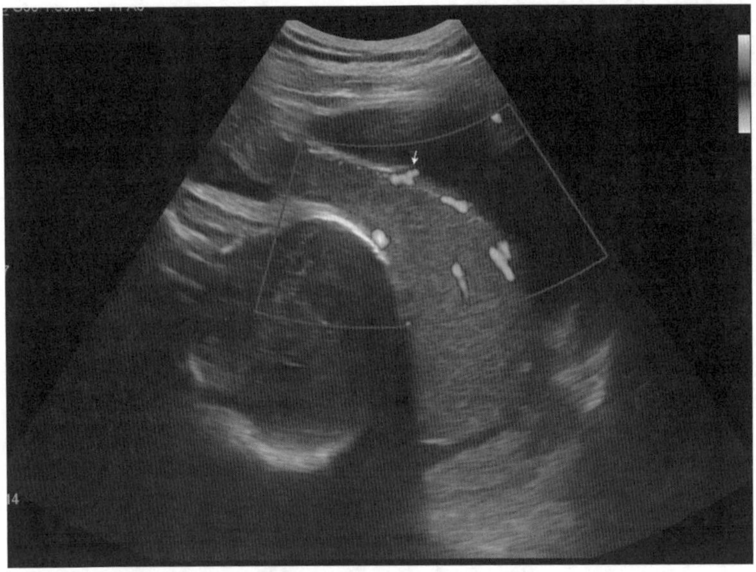

FIGURA 5 *Bridge vessel* – vaso adentrando o lúmen vesical.
Fonte: imagem cedida por Roney Cesar Signorini Filho.
(Ver imagem colorida no miniatlas ao final do livro.)

para o incretismo e o percretismo, com especificidade de 91, 88 e 88%, respectivamente.[21]

- Ultrassonografia 3D: exerce um papel importante na avaliação da vascularização retroplacentária e da interface uterovesical por meio da técnica denominada *Power* Doppler 3D. Por meio dessa técnica, consegue-se observar o aumento da vascularização da parede uterina, bem como a tortuosidade dos vasos (Figura 6). É utilizada normalmente como complemento da avaliação por 2D.[24]

A ressonância magnética (RM) pode ser solicitada como complemento da avaliação ultrassonográfica, especialmente nas placentas de inserção posterior e quando há suspeita de percretismo. Ressalta-se que a RM não deve substituir o estudo ultrassonográfico em mãos experientes, mas esclarecer eventuais limitações do método.

Os sinais mais relevantes e que formam um painel diagnóstico para acretismo placentário são: a protrusão da parede uterina anterior e a disrupção da parede vesical, a perda da linha hipointensa retroplacentária em T2, a vascularização anormal placentária (lacunas), o afinamento da parede miometrial, a presença de bandas intraplacentárias escuras em T2 e a presença de massas exofíticas. Em uma revisão sistemática de 2018, a acurácia diagnóstica para acretismo, incretismo e percretismo placentário teve sensibilidade de 94, 100 e 87% e especificidade de 99, 97 e 97%, respectivamente. Salienta-se que essa acurácia no diagnóstico por ressonância magnética, como na US, é examinador-dependente.[25]

Todos esses achados de exames de imagem estão relacionados ao diagnóstico no segundo e terceiro trimestres da gestação. Contudo, vale destacar que a implantação do saco gestacional na porção baixa da ca-

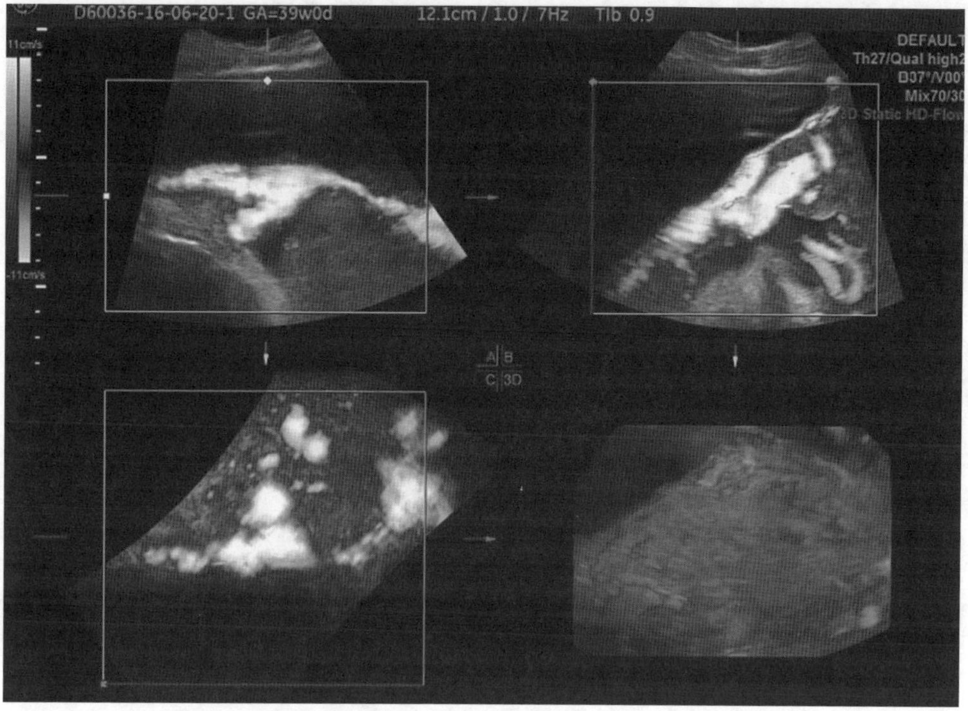

FIGURA 6 Utilização da tecnologia 3D na avaliação da vascularização em caso de incretismo.
Fonte: imagem cedida por Roney Cesar Signorini Filho.
(Ver imagem colorida no miniatlas ao final do livro.)

vidade uterina, principalmente quando este se encontra em área de cicatriz de cesárea prévia, pode evoluir para um futuro acretismo placentário.[26] Apesar dessa presunção, ainda não há dados suficientes na literatura que corroborem a capacidade diagnóstica nessa fase inicial da gestação (Figura 7).[27]

Planejamento pré-operatório

O planejamento do parto em gestantes com diagnóstico de acretismo é de fundamental importância para a redução da morbidade e mortalidade materna. Gestantes com duas ou mais cesáreas anteriores e placenta prévia, mesmo sem sinais evidentes de infiltração placentária em exames de imagem, devem ser assistidas de forma semelhante, uma vez que a propedêutica normal não exclui completamente seu diagnóstico.[3,28]

Durante a assistência pré-natal, deve-se salientar o risco dessa afecção, sinais de alerta, como proceder nos casos de sangramento, não permitindo toque vaginal, orientando também sobre qual hospital procurar, possibilidade de incisão laparotômica longitudinal, de cesárea-histerectomia, risco de hemorragia durante o intraoperatório e necessidade de transfusão sanguínea. Sempre procurar manter níveis hematimétricos adequados, otimizando a suplementação de ferro, bem como prescrever betametasona 12 mg intramuscular (IM), 2 doses com intervalo de 24 horas, de 2 a 7 dias antes da data programada para o parto (recomenda-

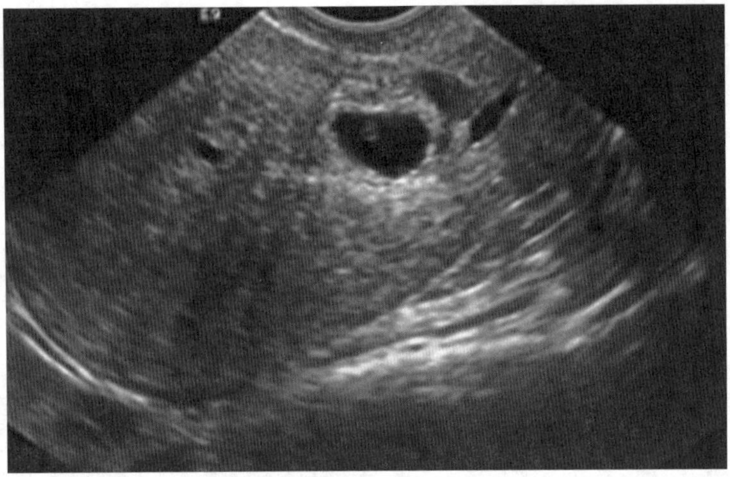

FIGURA 7 Inserção baixa do saco gestacional.
Fonte: imagem cedida por Roney Cesar Signorini Filho.

-se o uso em idade gestacional estendida, entre 34 e 35 6/7 semanas).[3,28] A internação durante o último trimestre da gravidez deve ser individualizada, considerando a presença de sangramento e condições de acesso rápido ao hospital.

O Colégio Americano de Obstetras e Ginecologistas (ACOG) e a Sociedade de Medicina Materno-Fetal (SFMF) recomendam parto cesáreo entre 34 0/7 e 35 6/7 semanas, e o Colégio Real de Obstetras e Ginecologistas (RCOG) entre 35/07 e 36 6/7 semanas. Dessa forma se minimiza a possibilidade de procedimentos em caráter de urgência e sem planejamento eletivo. A recomendação consensual é que seja realizado em centro de referência, caracterizado por hospital terciário com recursos materiais disponíveis, banco de sangue e equipe multiprofissional treinada.[3,28]

O treinamento e a boa comunicação entre a equipe é fundamental para o desfecho favorável.

No *checklist* pré-operatório, devem constar os itens:

- Agendamento da internação na véspera do procedimento.
- Destacar antecedentes obstétricos e a idade gestacional no dia do parto.
- Prescrição de betametasona entre 2 e 7 dias antes da internação.
- Aplicação do termo de consentimento livre e esclarecido no momento da internação.
- Avaliação pré-anestésica.
- Reserva de hemoderivados (concentrado de hemácias, plasma fresco e plaquetas).
- Reserva de leito de unidade de terapia intensiva (UTI) para o pós-operatório (individualizar).
- Reserva de sala no centro cirúrgico com possibilidade de radiologia intervencionista.
- Lembrete para todos os profissionais envolvidos na cirurgia.
- Checar aparelho de US na sala operatória.
- Checar materiais para recepção do recém-nascido.

- Outros materiais: caneta bipolar do bisturi elétrico, perneira tipo bota, cateter duplo-j, meias elásticas antitrombo, material para radiologia intervencionista.

Cada hospital deve ter seu protocolo de transfusão sanguínea maciça, lembrando que a sala cirúrgica deve ser mantida em temperatura ambiente de 26°C e os fluidos a serem transfundidos aquecidos a 39°C. A hipotermia, por si só, potencializa o risco de coagulopatia durante evento de hemorragia.[28]

O uso rotineiro de balão intra-arterial profilático em artérias ilíacas internas não é recomendado, pois não há comprovação de que o benefício supere seus riscos de inserção. Sua utilização deve ser individualizada, caso a caso, especialmente se houver suspeita de percretismo placentário. Diversos estudos sugerem que a oclusão temporária dos vasos profundos da pelve, seja por balonamento ou clampeamento intermitente, não diminuiu a chance de transfusão sanguínea.[13,29]

Ressalta-se que o fator mais importante para evitar a hemorragia é a experiência operatória adquirida do cirurgião no atendimento desses casos.[2,3,28]

Cesárea no acretismo

Na sala operatória, antes da anestesia, recomenda-se que a equipe cirúrgica realize US para mapeamento do sítio placentário, possibilitando a escolha da incisão abdominal mais apropriada e que proporcione amplo campo cirúrgico, bem como o local da histerotomia, que deve ser sempre "fugidia" da placenta. Pode haver necessidade de complementação ultrassonográfica intraoperatória para o último fim.

A anestesia preferencial é a peridural com cateter, mas a equipe deve estar preparada para eventual intubação orotraqueal, sobretudo em situações de instabilidade hemodinâmica.

O uso de meias elásticas é recomendado para evitar fenômenos tromboembólicos. As pernas da paciente podem ser apoiadas em perneiras tipo bota para flexão e abdução das coxas. Embora não seja essa uma preferência unânime entre os cirurgiões, a posição semiginecológica propicia a abordagem combinada da histerectomia total, caso necessária. Além disso, facilita a monitorização constante do sangramento por via vaginal durante o procedimento.

É imprescindível a sondagem vesical com sonda de Foley calibrosa (14 ou 16 f) e, nesse momento, delicadamente realizar antissepsia vaginal (embrocação) pela possibilidade de histerectomia total.

Na EPM, a abertura de parede abdominal é realizada preferencialmente pela técnica Cherney (desinserção dos tendões dos retos abdominais da sínfise pública) (Figura 8). Casos de menor gravidade podem ser elegíveis para técnica de Pfannenstiel ampla, considerando a conversão para Maylard (secção transversal dos músculos retos abdominais caso necessário no transoperatório). Tanto a técnica Cherney quanto a Maylard requerem identificação e ligadura dos vasos epigástricos inferiores, prosseguindo para a abertura peritoneal transversa até as cristas ilíacas. Outra possibilidade é a incisão longitudinal mediana, mais comumente indicada nas pacientes já com cicatriz prévia.

Os graus de aderência anormal da placenta ao miométrio são suspeitos pelos exames de imagem, mas a confirmação acontece durante o intraoperatório, quando se observa, em segmento uterino inferior, intensa vascularização, e por transparência,

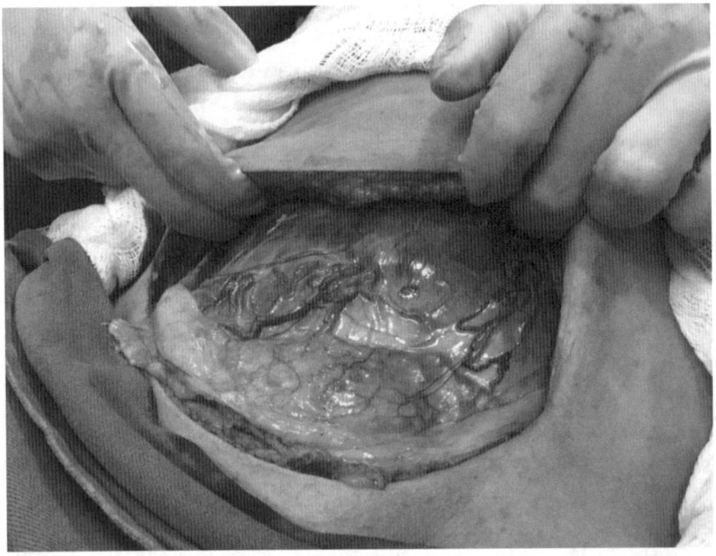

FIGURA 8 Abertura da parede abdominal à Cherney, na suspeita pré-operatória de acretismo placentário segmentar extenso.

Fonte: imagem cedida por Roney Cesar Signorini Filho.
(Ver imagem colorida no miniatlas ao final do livro.)

através do peritônio visceral, áreas arroxeadas correspondendo à placenta (Figura 9).[3]

Deve-se manipular o mínimo possível a região do segmento inferior e promover exposição ampla da área escolhida para histerotomia. Dependendo da localização placentária e da extensão visual da área de acretismo, a histerotomia poderá ser longitudinal corporal ou fúndica, para esta última sendo necessária a luxação uterina (Figura 10).

Em geral, a histerotomia e a extração fetal costumam ocorrer sem sangramento exagerado, o que proporciona ligadura oportuna do cordão umbilical. Em casos com sinais evidentes de incretismo ou percretismo, abandonar a placenta *in situ*, realizar histerorrafia e iniciar os tempos da histerectomia.

Em situações extraordinárias com suspeita de "acretismo focal", é possível considerar a dequitação, sob leve tração e massagem uterina. Simultaneamente, deve-se observar o desprendimento placentário de seu leito adjacente, com detecção imediata de focos de adesão ou sangramento maciço. Nesse momento, a depender do julgamento do cirurgião, retroceder a conduta para rápida histerorrafia e histerectomia ou finalizar a dequitação.

Na abordagem conservadora, quando se opta pela dequitação, deve-se identificar imediatamente a presença de cotilédones remanescentes ou áreas de descontinuidade endometrial. Com auxílio de válvulas de Doyen intraútero e pinça de De Lee, ressecar todo material placentário suspeito, com hemostasia imediata dos focos de sangramento por meio de captonagem (pontos em X ou U no leito placentário, com a ressalva de ser um tecido extremamente friável).

O mais importante, nesses casos, é jamais protelar a realização da histerectomia

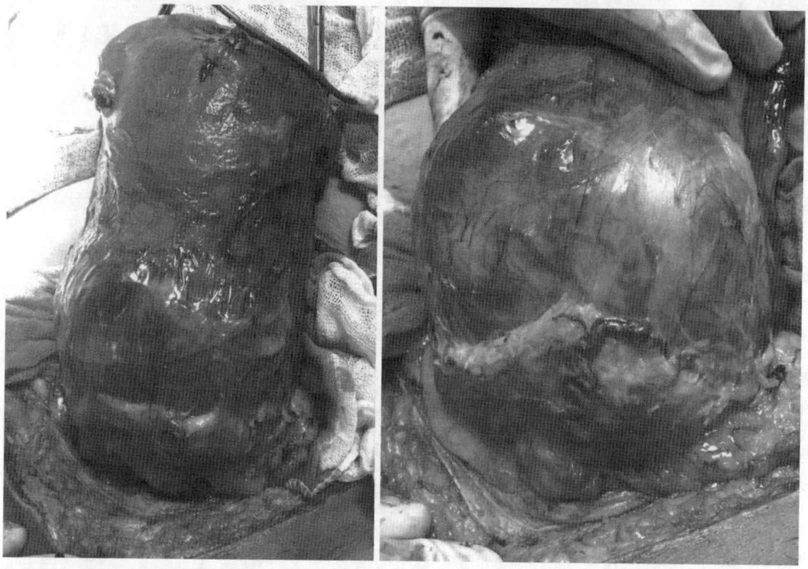

FIGURA 9 Achado intraoperatório irrefutável de acretismo placentário, com "útero em ampulheta" e "bexiga suspensa".

Fonte: imagens cedidas por Roney Cesar Signorini Filho.
(Ver imagem colorida no miniatlas ao final do livro.)

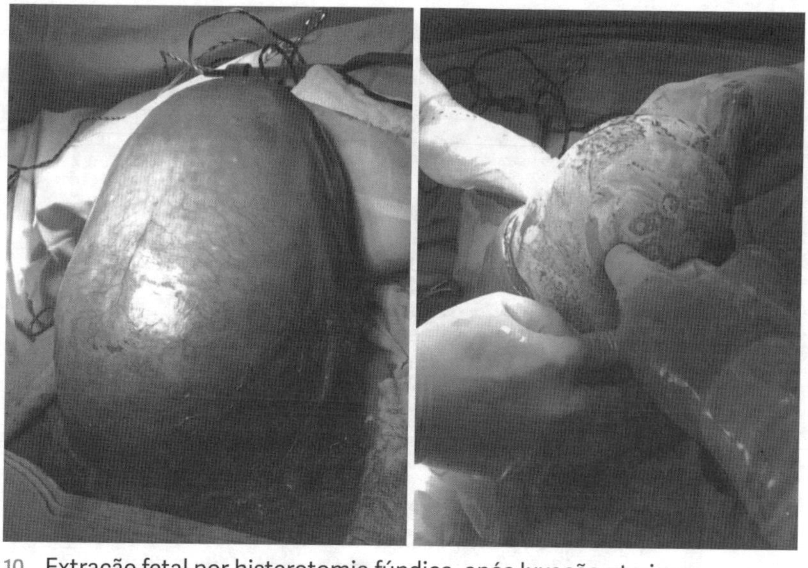

FIGURA 10 Extração fetal por histerotomia fúndica, após luxação uterina.

Fonte: imagens cedidas por Roney Cesar Signorini Filho.
(Ver imagem colorida no miniatlas ao final do livro.)

diante de uma situação cirúrgica descontrolada ou de instabilidade hemodinâmica. A decisão deve sempre anteceder a possibilidade de coagulopatia.

O procedimento deve ser iniciado por tempos inócuos, como ligadura do ligamento redondo, abertura do ligamento largo, liberação das tubas uterinas dos mesossalpinges, ligadura e desconexão dos ligamentos próprios dos ovários. Se possível e com equipe experiente, realizar dissecção do retroperitônio para identificação dos vasos ilíacos, artérias uterinas e ureteres até nível parametrial. Isso proporcionará ampla visibilização dessas estruturas nobres durante os momentos mais críticos que se seguirão, evitando ligaduras inadvertidas e garantindo a integridade ureteral e de vasos profundos da pelve. Além disso, caso sobrevenha situação de urgência hemorrágica, pode-se proceder à desvascularização pélvica com menor dificuldade.

A ligadura dos vasos uterinos deve ser feita abaixo da suposta implantação placentária, identificada por palpação ou pela abrupta redução da circunferência segmentar. Pode ser realizada, nesses casos, rente à transição cervical ou em topografia ístmica, de forma similar à histerectomia simples por afecções ginecológicas.

Em determinados casos, a vascularização nessa localidade é tão expressiva, por vezes associada a varizes calibrosas, que a ligadura grosseira do feixe vascular uterino é inapropriada. Recomenda-se então a ligadura das artérias uterinas na emergência da artéria ilíaca externa ou no cruzamento ureteral.

Os tempos cirúrgicos críticos na cesárea-histerectomia são o rebaixamento vesical, pela intensa vascularização e pela possibilidade de lesão (Figura 11), a ligadura parametrial, dada a distensão do segmento inferior, com rechaço dos vasos uterinos e ureter, além da abertura vaginal, região de

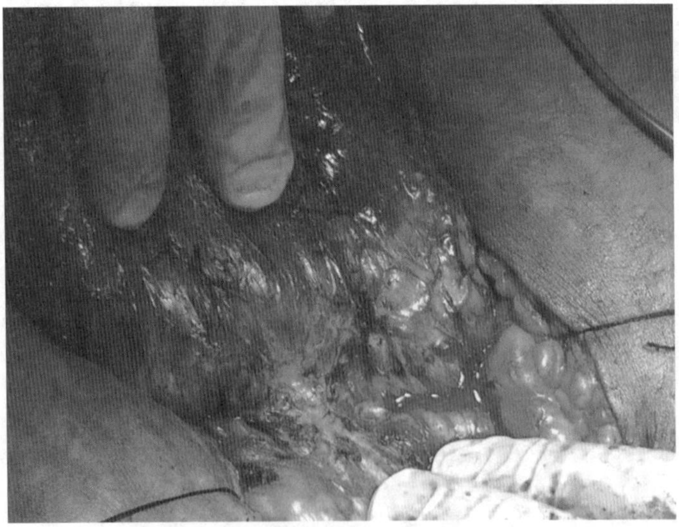

FIGURA 11 Rebaixamento vesical com identificação de rica vascularização no plano vesicuterino.

Fonte: imagem cedida por Roney Cesar Signorini Filho.
(Ver imagem colorida no miniatlas ao final do livro.)

difícil acesso tendo em vista a anatomia uterina e condições gravídicas. Como descrito anteriormente, o acesso ao fórnice vaginal e ao colo uterino pode ser facilitado pela via vaginal.

Sempre que possível, o cirurgião deve realizar histerectomia subtotal, com preservação do colo uterino. Tal medida visa à redução do tempo cirúrgico e do risco de sangramento parametrial e vaginal.

Na opção de histerectomia total, uma tática simples e efetiva é a introdução de uma pinça de De Lee via vaginal para identificação do fórnice posterior da vagina pela via abdominal (Figura 12). Logo após a abertura do fundo de saco, prossegue-se com a incisão circular da vagina até o fórnice anterior, de preferência com o auxílio de ligaduras sucessivas com pinça Faure, prevenindo sangramento vaginal e parametrial, até a liberação da peça.

Técnicas de desvascularização pélvica, que consistem na interrupção parcial do fluxo arterial por meio de ligaduras, clampeamento, balonamento ou embolização, são estratégias que podem auxiliar o controle do sangramento durante a histerectomia por acretismo placentário. Os sítios mais comuns são a artéria ilíaca interna (também conhecida como hipogástrica) e a artéria uterina (segundo grande ramo da artéria ilíaca interna), mais efetiva quando realizada bilateralmente.[11,30]

Tanto a ligadura das artérias hipogástricas como a das artérias uterinas são procedimentos relativamente simples, se realizados por cirurgiões habituados ao retroperitônio. Diversos estudos evidenciaram perda sanguínea e necessidade de transfusão similares quando realizado profilaticamente, portanto seu uso rotineiro não é recomendado.[10-12,16,31]

Durante um quadro de sangramento maciço, a ligadura da artéria uterina torna-se praticamente inviável, em virtude de sua localização profunda e delicada na

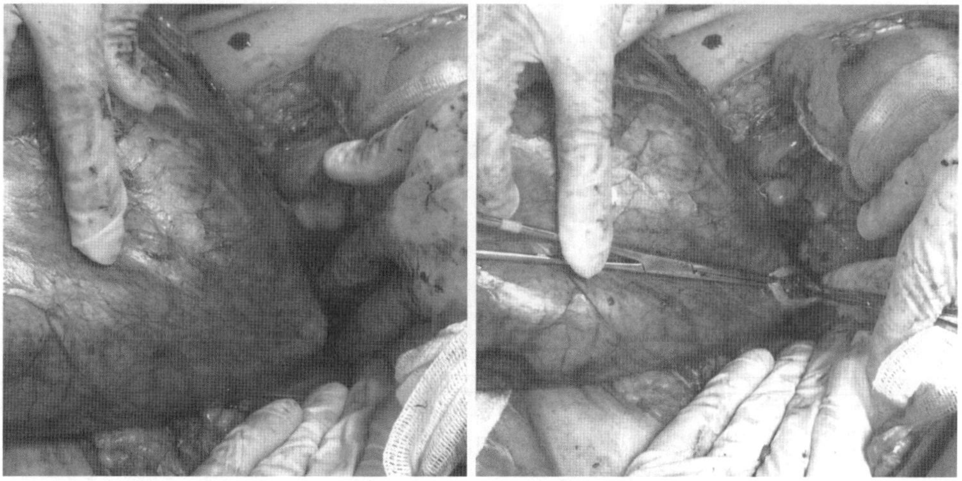

FIGURA 12 Abertura do fórnice posterior da vagina com auxílio de De Lee. Nesse momento, o cirurgião já deve ter realizado as ligaduras arteriais uterinas e o rebaixamento vesical.
Fonte: imagens cedidas por Roney Cesar Signorini Filho.
(Ver imagem colorida no miniatlas ao final do livro.)

pelve. Nesses casos, a ligadura das artérias hipogástricas é o procedimento de escolha. O sítio da ligadura dista 2 cm da bifurcação da artéria ilíaca comum, logo abaixo da emergência da artéria glútea superior. Normalmente, a artéria glútea não é identificável durante a dissecção retroperitoneal; por esse motivo, quanto mais distante da bifurcação, mais segura será a ligadura. Deve-se atentar à proximidade da veia ilíaca externa, medialmente. A técnica correta, após isolamento da artéria e do sítio da ligadura, é transpassar a pinça Mixter do sentido lateral para medial, evitando assim lesão venosa. Utilizar fio absorvível de poligalactina 0 ou 1, não sendo indicado seccionar a artéria.[30]

O suprimento arterial da pelve é extremamente complexo. Isso explica o fato de a ligadura bilateral de artérias ilíacas e consequentemente de ambas as artérias uterinas ainda possibilitarem a preservação uterina, por exemplo, nos casos de atonia ou rotura uterina por outras causas. O útero recebe ainda fluxo arterial das artérias sacrais laterais, ileolombares e glútea superior (ramos proximais da artéria ilíaca interna), artéria sacral mediana e gonadal direita (ramos diretos da aorta), artéria gonadal esquerda (ramo da artéria renal esquerda) e artéria retal superior (ramo da artéria mesentérica inferior). Esse complexo suplemento arterial da pelve explica também por que a colocação profilática de balões em artérias ilíacas internas, por via arterial por meio de punção percutânea, pode ser não efetiva no controle do sangramento pélvico.[29,30]

CONSIDERAÇÕES FINAIS

O acretismo placentário é uma afecção com prevalência crescente, já que sua etiologia mais importante é o parto cesariano prévio. Dada sua complexidade e risco potencial, jamais deve ser subdiagnosticada antes da realização do parto.

Toda gestante com placenta prévia, sobretudo aquelas com cicatriz uterina anterior, seja por cesárea ou cirurgia prévia, deve ser investigada quanto à presença de acretismo.[32]

O exame de eleição é a US, realizada por profissional capacitado. Uma vez que se suspeite de infiltração placentária, a paciente deve ser encaminhada para acompanhamento pré-natal e parto em centro especializado.[32]

Recursos considerados imprescindíveis na assistência ao parto com suspeita de acretismo: equipe anestésica com treinamento em hemorragia pós-parto, equipe cirúrgica experiente, de preferência chefiada por cirurgião oncológico, retaguarda em urologia e cirurgia vascular, retaguarda em UTI e banco de sangue.[32]

O parto eletivo deve ser agendado próximo a 36 semanas de gestação, após corticoterapia para maturidade fetal. A conduta de escolha é a cesárea-histerectomia, que oferece maior segurança e resolutividade. Casos de acretismo focal podem se beneficiar da conduta conservadora, com tentativa de dequitação.[32]

Se durante uma cesárea eletiva, à inspeção do segmento uterino inferior, o obstetra for surpreendido por sinais de acretismo placentário extenso ou percretismo, o parto deverá ser postergado até suporte adequado de equipe cirúrgica (presença em sala operatória) e reserva de hemoderivados. Caso isso não seja possível no hospital onde estão inseridos, pode-se considerar o fechamento da parede abdominal e a transferência para centro de referência.[32]

REFERÊNCIAS BIBLIOGRÁFICAS

1. Torloni RM, Moron AF, Camano L. Placenta prévia: fatores de risco para o acretismo. Rev Bras Ginec Obst. 2001;23(7):417-22.
2. Silver RM, Branch WD. Placenta accreta spectrum. N Engl J Med. 2018;378(16):1529-36.
3. Society of Gynecologic Oncology, American College of Obstetricians and Gynecologists and Society for Maternal-Fetal Medicine. Placenta accreta spectrum. Am J Obst Gynecol. 2018;219(6):pb2-b16.
4. Read JA, Cotton DB, Miller FC. Placenta accreta: changing clinical aspects and outcome. Obstet Gynecol. 1980;56(1):31-4.
5. Jauniaux E, Ayres-de-Campos D, Langhoff-Roos J, Fox KA, Collins S, Duncombe G, et al. Figo classification for the clinical diagnosis of placenta accreta spectrum disorders [Internet]. Int J Gynecol Obstet. 2019;146:20-4.
6. Silver RM, Barbour KD. Placenta accreta spectrum: accreta, increta, and percreta. Obstet Gynecol Clin North Am. 2015;42(2):381-402.
7. Knöfler M. Critical growth factors and signalling pathways controlling human trophoblast invasion. Int J Dev Biol. 2010;54(2-3):269-80.
8. Jauniaux E, Jurkovic D. Placenta accreta: pathogenesis of a 20th century iatrogenic uterine disease [Internet]. Placenta. 2012;33:244-51.
9. Tantbirojn P, Crum CP, Parast MM. Pathophysiology of placenta creta: the role of decidua and extravillous trophoblast. Placenta. 2008;29(7):639-45.
10. Gyamfi-Bannerman C, Gilbert S, Landon MB, Spong CY, Rouse DJ, Varner MW, et al. Risk of uterine rupture and placenta accreta with prior uterine surgery outside of the lower segment [Internet]. Obstet Gynecol. 2012;120:1332-7.
11. Eller AG, Porter TF, Soisson P, Silver RM. Optimal management strategies for placenta accreta. BJOG. 2009;116(5):648-54.
12. Fitzpatrick KE, Sellers S, Spark P, Kurinczkuk JJ, Brocklehurst P, Knight M. The management and outcomes of placenta accreta, increta and percreta in the UK: a population-based descriptive study. BJOG. 2014;121(1):62-70.
13. Erfani H, Fox KA, Clark SL, Rac M, Hui S-KR, Rezaei A, et al. Maternal outcomes in unexpected placenta accrete spectrum disorders: single-center experience with a multidisciplinary team. Am J Obstet Gynecol. 2019;221(4):337.e1-337.e5.
14. Signorini R, Busse Filho KR, Passos JP, Mattar R, Sun SY. Modern obstetrics toll: the Unifesp-EPM comprehensive experience with placenta accreta. Int J Gynecol Obst. 2018;143(3):192-3.
15. Washecka R, Behling A. Urologic complications of placenta percreta invading the urinary bladder: a case report and review of the literature. Hawaii Med J. 2002;61(4):66-9.
16. Belfort MA. Placenta accreta [Internet]. Am J Obstet Gynecol. 203;2010:430-9.
17. Zelop C, Nadel A, Frigoletto FD Jr, Pauker S, MacMillan M, Benacerraf BR. Placenta accreta/percreta/increta: a cause of elevated maternal serum alpha-fetoprotein. Obstet Gynecol. 1992;80(4):693-4.
18. Shainker SA, Silver RM, Modest AM, Hacker MR, Hecht JL, Salahuddin S, et al. Placenta accreta spectrum: biomarker discovery using plasma proteomics. Am J Obstet Gynecol. 2020;223(3):433.e1-433.e14.
19. Japaraj RP, Mimin TS, Mukudan K. Antenatal diagnosis of placenta previa accreta in patients with previous cesarean scar [Internet]. J Obstet Gynaecol Res. 2007;33;431-7.
20. Bowman ZS, Eller AG, Kennedy AM, Richards DS, Winter TC 3rd, Woodward PJ, et al. Accuracy of ultrasound for the prediction of placenta accreta. Am J Obstet Gynecol. 2014;211(2):177.e1–7.
21. Pagani G, Cali G, Acharya G, Trisch I-T, Palacios-Jaraquemada J, Familiari A, et al. Diagnostic accuracy of ultrasound in detecting the severity of abnormally invasive placentation: a systematic review and meta-analysis. Acta Obstet Gynecol Scand. 2018;97(1):25-37.
22. Comstock CH, Love JJ, Bronsteen RA, Lee W, Vettraino IM, Huang RR, et al. Sonographic detection of placenta accreta in the second and third trimesters of pregnancy [Internet]. Am J Obstet Gynecol. 2004;190:1135-40.
23. Chou MM, Ho ESC, Lee YH. Prenatal diagnosis of placenta previa accreta by transabdominal color Doppler ultrasound. Ultrasound Obstet Gynecol. 2000;15:28-35.
24. Collins SL, Stevenson GN, Al-Khan A, Illsley NP, Impey L, Pappas L, et al. Three-dimensional power doppler ultrasonography for diagnosing abnormally invasive placenta and quantifying the risk. Obstet Gynecol. 2015;126(3):645-53.
25. Familiari A, Liberati M, Lim P, Pagani G, Cali G, Buca D, et al. Diagnostic accuracy of magnetic resonance imaging in detecting the severity of abnormal invasive placenta: a systematic review and meta-analysis. Acta Obstet Gynecol Scand. 2018;97(5):507-20.

26. Doulaveris G, Ryken K, Papathomas D, Trejo FE, Fazzari MJ, Rotenberg O, et al. Early prediction of placenta accreta spectrum in women with prior cesarean delivery using transvaginal ultrasound at 11 to 14 weeks. Am J Obstet Gynecol MFM. 2020;2:100183.
27. Ballas J, Pretorius D, Hull AD, Resnik R, Ramos GA. Identifying sonographic markers for placenta accreta in the first trimester. J Ultrasound Med. 2012;31(11):1835-41.
28. American College of Obstetricians and Gynecologists (Acog). Obstetric care consensus placenta accreta spectrum. Obst Gynecol. 2018;132(6):e259:e273.
29. Chodraui-Filho SF, Monsignore LM, Freitas RK, Nakiri GS, Cavalli RC, Duarte G, et al. Can the combination of internal iliac temporary occlusion and uterine artery embolization reduce bleeding and the need for intraoperative blood transfusion in casos of invasive placentation? Clinics. 2019;74:e946.
30. Morel O, Malartic C, Muhlstein J, Gayat E, Judlin P, et al. Pelvic arterial ligations for severe post-partum hemorrhage: indications and techniques. J Visc Surg. 2011;148(2):e95-102.
31. Allen L, Jauniaux E, Hobson S, Papillon-Smith J, Belfort MA. Figo consensus guidelines on placenta accrete spectrum disorders: nonconservative surgical management. Int J Gynaecol Obstet. 2018;140(3):281-90.
32. Jauniaux ERM, Alfirevic Z, Bhide AG, Belfort MA, Burton GJ, Collin SL, et al. on behalf of the Royal College of Obstetricians and Gynaecologists. Placenta praevia and placenta accreta: diagnosis and management: Green-top Guideline n. 27a. BJOG. 2019;126(1):e1-e48.

8

Rotura uterina

Roney Cesar Signorini Filho

INTRODUÇÃO

Define-se rotura uterina quando há qualquer descontinuidade miometrial, usualmente localizada em topografia segmento-corporal, sítio mais comum de cicatriz de cesariana.

Pode ser classificada em rotura gestacional ou puerperal, espontânea ou traumática e ainda completa ou incompleta.

Denomina-se rotura completa quando há solução de continuidade total entre a cavidade endometrial e o ambiente extrauterino, e incompleta quando há preservação da mucosa e da serosa uterina.

Este capítulo discorrerá sobre as roturas uterinas gestacionais e espontâneas, tendo em vista a importância do diagnóstico clínico e tratamento precoces, que impactarão no prognóstico materno-fetal.[1]

BASES PARA A PRÁTICA CLÍNICA

As principais causas, por ordem de importância, são:[1-3]

- Cicatriz de cesárea anterior (causa principal e mais frequente).
- Miomectomia prévia.
- Curetagem com perfuração uterina prévia.
- Malformações uterinas.
- Gestação ectópica cornual ou em cicatriz de cesárea.
- Percretismo placentário.
- Mola invasora.

Outros fatores de risco que predisporiam à rotura uterina:[1]

- Obstrução ao trabalho de parto (desproporção cefalopélvica ou vício pélvico).
- Polidrâmnio.
- Macrossomia.
- Gemelaridade.

Não há evidência na literatura que suporte uma técnica específica para histerorrafia, em termos de prognóstico materno e risco de rotura uterina em gravidezes futuras. Fechamento contínuo em camada única seromuscular, após ancoragem do primeiro ponto, é possivelmente relacionado a um miométrio residual mais fino.[4] Contudo, a histerorrafia prévia em duas camadas parece não alterar a incidência de rotura uterina e as taxas de sucesso em parto normal ou se a sutura realizada foi contínua ou ancorada.[5,6]

Exames subsidiários como ultrassonografia e ressonância magnética podem avaliar a integridade da cicatriz de cesárea fora do ciclo gravídico, ou mesmo durante o pré-natal, na tentativa de predizer possíveis roturas. Espessura miometrial abaixo de 2,5 a 3 mm é considerada sinal de alerta. Algumas séries de casos já foram realizadas para correção cirúrgica dessas cicatrizes, com abordagem laparoscópica ou histeroscópica, sempre antecedendo uma futura gestação.[6-9]

Normalmente as roturas uterinas parciais são assintomáticas, achados incidentais em partos cesáreos eletivos ("rotura silenciosa de Mikulicz-Radecki").[1]

Aproximadamente 20% das parturientes com cesárea prévia submetidas a uma nova cesárea durante o trabalho de parto apresentam graus variáveis de deiscência de cicatriz de cesárea como achado intraoperatório.[3]

O quadro clínico clássico da rotura uterina completa durante o trabalho de parto é dor abdominal súbita, sensação de "rompimento visceral", cessação dos movimentos fetais e parada das contrações uterinas.[1]

Estima-se que 10% de pacientes com cesariana prévia e que apresentam dor em baixo-ventre persistente durante o trabalho de parto, caracterizada pela manutenção da dor entre os períodos de contração, evoluem para rotura uterina. É importante frisar que quase a totalidade dessas pacientes apresenta pelo menos um sinal ou sintoma adicional, que corroboram o diagnóstico definitivo.[3]

O sinal clínico mais característico é denominado Bandl-Frommel. Refere-se à distensão do segmento uterino inferior, que, em virtude de seu adelgaçamento, proporciona projeção da apresentação fetal à parede abdominal. Por conseguinte, o "anel de Bandl", transição entre esse delgado segmento uterino e o espesso miométrio corporal, eleva-se à altura do umbigo.[1]

Como descrito no quadro clínico, no momento da rotura, dor materna súbita e importante é sobreposta pela interrupção da atividade uterina. Como sinal adicional, pode ocorrer um retrocesso da apresentação fetal ao toque vaginal.

Em casos extremos, o concepto poderá ser palpado livremente no abdome e, na pelve, útero de pequeno volume em contração. Normalmente, o sangramento externo é de pequena monta.[1]

RECOMENDAÇÕES

Dentre todas as modalidades de roturas uterinas, a mais frequente se deve à deiscência de cicatriz de cesárea, usualmente em decorrência de atividade uterina incipiente ou trabalho de parto. Estima-se incidência de 2 a 4% nas incisões uterinas longitudinais e menos do que 1% nas segmentares transversas.[1]

A medida ultrassonográfica da espessura miometrial em segmento inferior é um recurso interessante na tentativa de parto normal após cesariana prévia, sendo preferencial a via transvaginal. Valores superiores a 2,1 mm (sobretudo entre 3,1 e 5,1 mm) são considerados seguros. Já espessura entre 0,6 e 2 mm apresenta alto valor preditivo de defeito na parede uterina, e, caso o parto não seja iminente, a resolução por via alta deve ser considerada.[9]

Vale ressaltar que esses estudos têm metodologias e técnicas de aferição variadas. Metanálise mais recente aponta *cut-off* > 3,65 mm, impondo alta sensibilidade ao método e maior segurança nas pacientes com cesárea anterior e que desejam parto normal.[10]

Ainda na fase de iminência de rotura, em pacientes sintomáticas, indicam-se tocólise abrupta e cesárea subsequente. Não havendo sinais de instabilidade materna ou sofrimento fetal, é racional realizar abertura da cavidade através de ampla incisão de Pfannenstiel.

Uma vez firmado o diagnóstico anteparto de rotura uterina completa, é crucial a resolução imediata do parto com anestesia geral e incisão mediana infraumbilical.

Em relação ao sítio de rotura, a conduta preferencial é a rafia. Dependendo da avaliação intraoperatória da ferida, por cirurgião experiente, pode-se optar pela histerectomia, preferencialmente subtotal (Figura 1).

A paridade não deve ser levada em consideração, desde que a sutura seja tecnicamente exequível, considerando que a abordagem cirúrgica radical tem morbidade perioperatória sempre maior do que o conservadora.

Uma vez que a etiologia principal da rotura é a deiscência de cicatriz de cesárea anterior, o procedimento consiste na histerorrafia. Como técnica complementar, recomenda-se reforçar a linha de sutura uterina com plano seromuscular, pontos simples ou contínuos não ancorados, utilizando fio de longa absorção.

Caso a rotura ocorra em sítio distinto da histerotomia prévia ou do segmento inferior, por exemplo, em região de miomectomia prévia, deve-se realizar a sutura em dois planos: na camada profunda, pontos separados em X, evitando transfixar o endométrio. Já no manto superficial, pontos contínuos não ancorados.

Situações especiais, como rotura de vasos parametriais e de ligamento largo, podem não ser solucionadas por meio de rafia simples ou mesmo de histerectomia subtotal. Nesses casos deve-se proceder à histerectomia total, sempre por cirurgião com experiência na abordagem retroperitoneal e na hemostasia pélvica.

Pacientes que já apresentaram rotura uterina em gestação anterior devem neces-

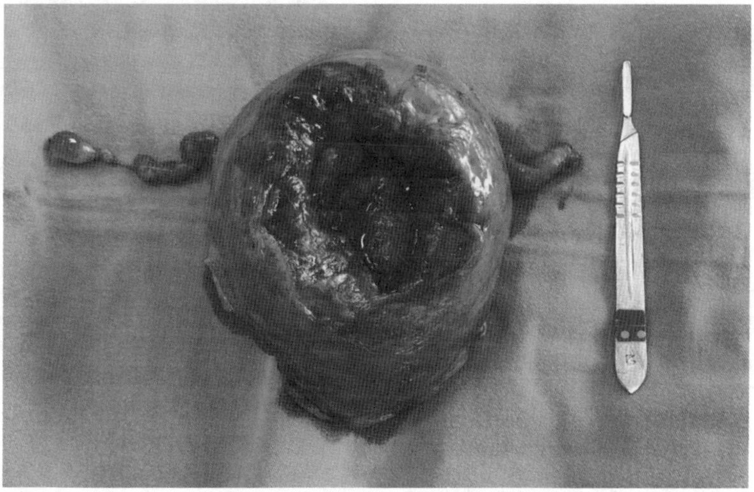

FIGURA 1 Rotura uterina total durante trabalho de parto prematuro com 33 semanas, em topografia corporal anterior – paciente com cesárea corporal prévia por malformação fetal com 26 semanas – peça de histerectomia subtotal.

Fonte: imagem cedida pelo Dr. Pedro Ernesto de Cillo.

sariamente se submeter à cesárea antes da instalação do trabalho de parto. Contudo, a incidência de um novo episódio de rotura é desconhecida e não há ainda consenso sobre a melhor idade gestacional para a resolução eletiva da gravidez.[11]

Sabe-se que o intervalo entre gestações (tempo definido entre o parto e a concepção) menor do que 12 meses, em pacientes com cesariana prévia, é fator de risco independente para rotura uterina. Intervalo maior do que 12 meses não se associa a esse risco, mas o tempo com prevalência mais baixa é de no mínimo 24 meses. Pacientes sem cicatrizes uterinas prévias não sofrem influência do tempo entre as gestações.[12]

CONSIDERAÇÕES FINAIS

A rotura uterina é uma condição rara, mas, em razão de seu desfecho potencialmente fatal, deve ser diagnosticada e tratada precocemente. Na esmagadora maioria dos casos, tem etiologia bem estabelecida, como cicatriz uterina anterior, decorrente de cesárea, miomectomia, perfuração, gravidez ectópica cornual ou mesmo malformações uterinas e neoplasia trofoblástica.

O quadro clínico costuma ser exuberante, o que facilita o ímpeto pela resolução. É fundamental que a equipe multiprofissional seja ágil, preferencialmente antecedendo a rotura uterina completa, minimizando o risco de óbito fetal.

Na presença de sinais irrefutáveis, como o anel de Bandl, interrupção das contrações e subida da apresentação, a cesárea de emergência deve ser imediata, por anestesia geral e jamais por bloqueio raquidiano. A incisão clássica é a mediana infraumbilical, realizada pelo médico mais experiente presente na sala cirúrgica.

Casos duvidosos podem ser avaliados por meio de ultrassom obstétrico, rastreando-se descontinuidade miometrial em região segmento-corporal, sítio de cicatriz de cesárea, ou corporal-fúndica, quando há histórico de miomectomia ou ectópica cornual. Havendo remota suspeita de rotura e se o parto não for iminente, indicam-se a tocólise e a resolução por via alta. Norteando-se pela vitalidade fetal, é factível raquianestesia e abertura da cavidade a Pfannenstiel.

Uma situação ainda controversa na literatura é a "tentativa de parto vaginal após cesariana prévia", baseada na medida da espessura miometrial em topografia de cicatriz uterina, por ultrassonografia. Valores a partir de 3,65 mm são considerados plenamente seguros. Já espessuras menores do que 2 mm têm alto valor preditivo para rotura uterina, devendo ser conduzidos com a máxima cautela.

REFERÊNCIAS BIBLIOGRÁFICAS

1. Guariento A, Delascio D. Obstetrícia operatória Briquet. 2.ed. São Paulo: Sarvier; 1979. Capítulo 25: Traumas maternos, p.281-9.
2. Weibel HS, Jarcevic R, Gagnon R, Tulandi T. Perspectives of obstetrician on labour and delivery after abdominal or laparoscopic myomectomy. J Obstet Gynaecol Can. 2014;36(2):128-32.
3. Cohen A, Cohen Y, Laskov I, Maslovitz S, Lessing JB, Many A. Persistent abdominal pain over uterine scar during labor as a predictor of delivery complications. Int J Gynaecol Obstet. 2013;123(3):200-2.
4. Roberge S, Demers S, Berghella V, Chaillet N, Moore L, Bujold E. Impact of single vs double-layer closure on adverse outcomes and uterine scar defect: a systematic review and metaanalysis. Am J Obstet Gynecol. 2014;211(5):453-60.
5. Sardo ADS, Saccone G, McCurdy R, Bujold E, Bifulco G, et al. Risk of cesarean scar defect following single vc double-layer uterine closure: systematic review and meta-analysis of randomized controlled trials. Ultrasound Obstet Gynecol. 2017;50(5):578-83.

6. Tanos V, Toney ZA. Uterine scar rupture: prediction, prevention, diagnosis and management. Best Pract Res Clin Obstet Gynaecol. 2019;59:115-31.
7. Donnez O, Jadoul P, Squifflet J, Donnez J. Laparoscopic repair of wide and deep uterine scar dehiscence after cesarean section. Fertil Steril. 2008;89(4):974-80.
8. Gubbini G, Centini G, Nascetti, Marra E, Moncini I, Bruni L, et al. Surgical hysteroscopic treatment of cesarean-induced isthmocele in restoring fertility: prospective study. J Minim Invasive Gynecol. 2011;18(2):234-7.
9. Kok N, Wiersma IC, Opmeer BC, de Graaf IM, Mol BW, Pajkrt E. Sonographic measurement of lower uterine segment thickness to predict uterine rupture during a trial of labor in women with previous cesarean section: a meta-analysis. Ultrasound Obstet Gynecol. 2013;42(2):132-9.
10. Swift BE, Shah PS, Farine D. Sonographic lower uterine segment thickness after prior cesarean section to predict uterine rupture: a systematic review and meta-analysis. Acta Obstet Gynecol Scand. 2019;98(7):830-41.
11. Frank ZC, Caughey AB. Pregnancy in women with a history of uterine rupture. Obstet Gynecol Surv. 2018;73(12):703-8.
12. Cunningham S, Algeo CE, DeFranco EA. Influence of interpregnancy interval on uterine rupture. J Matern Fetal Neonatal Med. 2021;34(17):2848-53.

9

Prematuridade

Eduardo de Souza
Alan Roberto Hatanaka
Marcelo Santucci França
Rosiane Mattar

INTRODUÇÃO

É definido como pré-termo ou prematuro o recém-nascido com menos de 37 semanas completas de gestação, ou 259 dias, não importando o seu peso. Esse cálculo de idade gestacional é feito tomando por base o primeiro dia do último ciclo menstrual regular. Sua incidência, no mundo todo, não tem declinado nas últimas décadas, sendo estimada em torno de 5 a 18%, proporcionando o nascimento de cerca de 15 milhões por ano de conceptos prematuros.[1] No Brasil, situa-se ao redor de 11% dos partos.

Quanto menor a idade gestacional, maiores costumam ser os dilemas envolvidos no processo de parturição e nas complicações neonatais. Destaque-se, contudo, que cerca de 70% dos partos prematuros ocorrem na faixa entre $34^{0/7}$ e $36^{6/7}$ semanas, período este denominado prematuridade tardia; embora os riscos inerentes a essa faixa de idade gestacional sejam mais brandos, estratégias preventivas protetoras desses nascimentos merecem ser incentivadas.[2]

A prematuridade permanece, portanto, como sério problema perinatal, sendo responsável por cerca de 75% de toda a morbidade e mortalidade neonatais, e suas repercussões ultrapassam o período neonatal. Nos EUA, além de ser responsável por 70% de todas as mortes neonatais, determina um terço das mortes infantis e 25 a 50% dos casos com alterações neurológicas tardias.[1]

O tratamento da prematuridade, envolvendo mães e recém-nascidos, é muito oneroso. A despeito dos avanços na perinatalogia e da criação das unidades de tratamento intensivo neonatal (UTIN), a prematuridade está entre os problemas médicos de mais difícil solução.

O parto pré-termo pode ser espontâneo ou realizado por indicação médica (terapêutico ou eletivo). Quando surge como evento espontâneo (70 a 80% dos casos), pode ser precedido por trabalho de parto prematuro ou em razão da rotura prematura das membranas ovulares.

O parto prematuro eletivo ou terapêutico ocorre em cerca de 20 a 30% dos casos, sendo indicado para proteger os interesses da mãe e/ou do feto, na presença de doenças clínicas e/ou obstétricas determinantes de risco iminente. Também tem apresentado incidência crescente, principalmente em hospitais que prestam assistência terciária.

Os estados hipertensivos maternos se destacam como a principal causa de prematuridade eletiva; outras causas frequentes são a restrição de crescimento intrauterino e a placenta prévia.[2]

FATORES DE RISCO

Embora o mecanismo pelo qual a parturição prematura é iniciada não seja totalmente conhecido, não há dúvidas de que o desencadeamento do trabalho de parto prematuro é multifatorial. Mais recentemente, como forma de destacar essa característica, a prematuridade passou a ser denominada como uma síndrome, causada por múltiplos processos patológicos.[3]

O conhecimento das causas que a determinam constitui elemento básico para sua prevenção, possibilitando estabelecer estágios preventivos norteadores para a prática diária da obstetrícia.

Apesar de conhecermos vários fatores de risco associados à prematuridade, ressalte-se que em cerca de 30 a 40% dos casos a etiologia do parto pré-termo permanece não esclarecida. De forma didática, à luz da literatura, serão destacados a seguir os considerados principais fatores associados ao parto pré-termo.[4]

Alguns dados demográficos podem ser relacionados a essa maior possibilidade, como: idade materna menor que 15 anos ou maior que 35 anos, estado socioeconômico e cultural adverso, ausência de controle pré-natal, história materna de um ou mais abortos espontâneos no segundo trimestre, pequeno intervalo interpartal, grande multiparidade, parto prematuro prévio, morte fetal anterior.[5]

Fatores individuais comportamentais e de hábito de vida também têm sido associados a maior risco de parto prematuro, como: atividade física aumentada, tabagismo, etilismo, uso de drogas ilícitas, situações de estresse materno.

Dentro das condições relacionadas ao maior risco de parto pré-termo, ainda devem ser mencionadas as complicações maternas (obstétricas, clínicas e ginecológicas), sendo as principais: gestação múltipla, síndromes hipertensivas da gravidez, doença hemolítica perinatal, polidrâmnio, inserção baixa da placenta, descolamento prematuro da placenta, rotura prematura das membranas ovulares, corioamnionite, crescimento fetal restrito, insuficiência istmocervical, presença de colo uterino curto, sangramento na atual gestação, presença de gestação concomitante com dispositivo intrauterino (DIU), anomalias congênitas fetais, *diabetes mellitus*, colagenoses, trombofilias, infecções maternas, traumas maternos durante a gestação (acidentais ou cirúrgicos), leiomiomas volumosos do útero, malformações uterinas, cirurgias prévias (principalmente conização do colo uterino).

Entre os fatores anteriormente mencionados, alguns merecem ser destacados, assim o antecedente obstétrico de prematuridade prévia adquire muita relevância. O relato de um parto prematuro prévio indica 25% de chance de novo parto pré-termo e 50% quando a gestante referiu dois partos prematuros em seu passado obstétrico.[6]

A etiologia infecciosa do trabalho de parto prematuro tem recebido muita atenção na atualidade, com realce para as infecções clínicas ou subclínicas dos sistemas genital e urinário, estimulando a busca de marcadores laboratoriais capazes de predizer a prematuridade. O processo inflamatório e infeccioso materno possibilita a ativação de uma cascata de eventos e culmina com a produção de ácido aracdônico, liberação de prostaglandinas e aparecimento de contrações uterinas. Mesmo processos infecciosos fora do aparelho genital podem ser responsabilizados pelo parto prematuro. Um exemplo é a doença periodontal, enfermidade de natureza infecciosa associada primariamente à colonização das superfícies dos dentes por bactérias anaeróbias Gram-negativas.[7]

ESTÁGIOS DE PREVENÇÃO

Diversos estudiosos buscaram, ao longo dos anos, estabelecer uma graduação para as intervenções preventivas da prematuridade, classificando-as em primária, secundária e terciária.

Prevenção primária

Em termos ideais, essa atuação seria iniciada em consulta pré-concepcional, dirigida a todas as mulheres em idade reprodutiva. Nesse momento, alguns fatores de risco já poderiam ser identificados e corrigidos. Intervenções educacionais envolvendo aspectos nutricionais (destinados, p. ex., à desnutrição ou dietas desequilibradas), sociais (como evitar a gravidez nos extremos etários: abaixo de 15 anos e acima de 35 anos ou o manejo de estresse psicossocial) e atuação sobre hábitos e vícios de vida (como noções de higiene, tabagismo, etilismo, uso de drogas ilícitas) poderiam ser muito úteis. Reconhece-se que, embora seja desejável, a remoção ou a redução dessas causas epidemiológicas é difícil de ser realizada na prática obstétrica diária. Também é preciso ter ciência de que muitos desses fatores, mesmo quando controlados ou tratados, podem não trazer a redução desejada de partos prematuros, mostrando a grande complexidade do problema.

A prevenção primária durante a gestação tem amparo em pré-natal de início precoce, com datação correta da idade gestacional e olhar atento do pré-natalista para a história obstétrica (anamnese cuidadosa), fatores de risco identificáveis, queixas recorrentes como cólicas e sangramento. O exame físico detalhado pode orientar o acompanhamento e a adoção de medidas corretivas. Pensar no risco de um parto pré-termo espontâneo durante as consultas pode orientar a avaliação de cada gestante no sentido da identificação precoce de risco. Esse estágio preventivo deve ser dirigido a todas as gestantes e deve destacar, além dos fatores mencionados anteriormente na consulta pré-concepcional, atenção aos antecedentes obstétricos, cuidados odontológicos, rastreio urinário, infecções do trato genital inferior e avaliação da possibilidade de rastreamento pela medida do colo uterino por via vaginal em idade gestacional oportuna.

Prevenção secundária

Destinada àquelas gestantes consideradas de maior risco para parto prematuro. Deve ser prestada em serviços secundários ou terciários de referência regional, se possível, envolvendo, por exemplo, as pacientes com antecedente positivo de parto prematuro, gemeligestas, portadoras de colo uterino curto, gestações cursando com sangramento genital após o primeiro trimestre ou com exacerbação da contratilidade uterina e aquelas com doenças clínicas associadas, pacientes com conização do colo e com malformações uterinas. É nesse nível preventivo de prematuridade que algumas ações têm sido pontuadas como úteis, como o uso de marcadores bioquímicos (p. ex., a fibronectina fetal e a PAMG-1), a indicação de cerclagem do colo uterino (naquelas com insuficiência istmocervical), administração de progesterona, inserção de pessário cervical, tratamento do *sludge*.

Obviamente, todos os esforços devem ser exercidos na compensação das intercorrências clínicas, com destaque para a prevenção da infecção do trato urinário, além de seguir as medidas preventivas da pré-eclâmpsia, quando indicadas (importante causa de prematuridade eletiva). O profissional experiente também saberá dosar, de maneira individual, as orientações a respeito do repouso materno e da abstinência sexual.

Prevenção terciária

Este estágio objetiva melhorar o prognóstico dos conceptos prematuros. Muitos esforços têm sido direcionados para essa finalidade, com destaque para a instalação de tocólise (inibição do verdadeiro trabalho de parto prematuro), uso de corticosteroides buscando, entre outros efeitos, promover a aceleração da maturidade pulmonar fetal, uso de antibióticos (como nos casos de corioamnionite e na prevenção da doença neonatal precoce pelo estreptococo do grupo B) e ministração de sulfato de magnésio com finalidade de neuroproteção do concepto nas com idade gestacional inferior a 32 semanas.

Ainda se pode inserir neste nível terciário preventivo a primorosa assistência ao parto, estabelecendo a melhor via para o nascimento (por via vaginal ou cesariana), sempre buscando evitar infecções, asfixia e trauma perinatais. Também deve ser aqui incluído o respeito ao protocolo assistencial aos casos de rotura prematura pré-termo de membranas, objetivando melhor prognóstico para a mãe e seu concepto. Por fim, vale salientar que, para atingir resultados mais satisfatórios, torna-se fundamental poder contar com estrutura hospitalar de cuidados intensivos neonatais de excelência.

Não se pode deixar de ressaltar um aspecto fundamental: o papel importante da avaliação interpartal. É essencial, após o nascimento prematuro, fazer avaliação crítica e retrospectiva de todo o processo gestacional e do parto, buscando fortalecer a estratégia preventiva na próxima gravidez. Por meio do criterioso exame clínico e com a solicitação de exames subsidiários pertinentes para o caso, procura-se atuar nas causas envolvidas no determinismo da prematuridade. Dentre os principais exames, destacam-se a avaliação do aparelho urinário, o estudo da flora genital e, quando indicadas, as provas para estudo complementar ao diagnóstico de insuficiência istmocervical, por exemplo, a histerossalpingografia.

ASSISTÊNCIA PRÉ-NATAL NA PREVENÇÃO DA PREMATURIDADE

Além de todos os aspectos de pré-natal adequado, alguns pontos merecem destaque em relação à evitação da prematuridade: avaliação do colo uterino, uso de progesterona, avaliação de *sludge*, uso de antibiótico, indicação de cerclagem.

Um dos fatores de predição de prematuridade mais considerados atualmente é a presença de colo uterino encurtado na ultrassonografia transvaginal (USTV). Admite-se que a medida do colo pode ser realizada a partir de 16 semanas nos casos considerados de maior risco em razão da prematuridade anterior ou história duvidosa de insuficiência istmocervical (IIC),[8] e nos demais casos, quando disponível, pode ser feita entre 18 e 24 semanas, no momento da ultrassonografia (US) morfológica de segundo trimestre.[9] O comprimento do canal cervical ≤ 25 mm indica maior risco de parto pré-termo; quanto mais curto o colo do útero, maior o risco.[10,11]

Nas gestantes com colo curto, medidas adicionais profiláticas devem ser adotadas, como mudança do estilo de vida, vigilância de infecções cervicovaginais e urinárias. Recomenda-se o uso de progesterona natural micronizada via vaginal, em dose de 200 mg, à noite, desde o momento do diagnóstico até atingir 36 semanas completas.[12] Admite-se, na atualidade, a capacidade da progesterona de manter o útero em estado mais quiescente, ou seja, com relaxamento miometrial, e atuando de forma ampla sobre diversos processos envolvidos no determinismo do parto pré-termo, como bloqueio da ação da ocitocina, síntese de prostaglandinas, apoptose celular e resposta inflamatória. A progesterona tem sido reconhecida como poderoso imunomodulador, capaz de interferir na ação de citocinas, interleucinas, células *natural killer*, entre outras.[11]

Além da possibilidade de uso em mulheres com colo curto, a progesterona também parece reduzir o nascimento pré-termo em mulheres que tiveram parto prematuro espontâneo anterior. Nesse caso, a recomendação é que o uso seja iniciado a partir de 16 semanas, independentemente da medida de colo uterino, sendo utilizado na mesma dosagem. Nessas mulheres também se recomenda a avaliação seriada do comprimento cervical a partir de 16 e até 24 semanas, para verificar a necessidade de outras intervenções, caso se detecte colo curto, a despeito do tratamento com a progesterona. No acompanhamento dessas gestantes, sinais podem surgir, cabendo à equipe assistencial julgar a necessidade de realizar ou não a cerclagem cervical ou o uso do pessário.[8,12]

O sinal do *sludge* do líquido amniótico é definido como a presença de agregados densos de partículas próximas ao orifício interno do colo.[13,14] De acordo com o Colégio Americano de Ginecologia e Obstetrícia (ACOG), a presença desse sinal ultrassonográfico está associada a aumento do risco de parto prematuro.[8]

A presença do *sludge* aumenta a chance de partos espontâneos < 35 semanas em cerca de 3 vezes [OR 3,08, IC 95% (1,13-8,34)], elevando sua incidência de 8,5% em pacientes sem o sinal ultrassonográfico para 26,8% (p = 0,003).[13,14]

Sua presença pode estar associada a sangue, partículas de tecido fetal e infecções, portanto nem sempre tem associação com infecção. A presença do *sludge* está associada a maior incidência de corioamnionite (cultura por amniocentese) 33,3% *vs.* 2,5% (p = 0,003), além de maior associação com corioamnionite histológica 77,8% *vs.* 19% (p < 0,001).[14]

Os principais microrganismos isolados das culturas de líquido amniótico das pacientes com *sludge* são semelhantes àqueles das pacientes com trabalho de parto prematuro: *Ureaplasma urealyticum, Fusobacterium nucleatum, Gardnerella vaginalis, Mycoplasma hominis, Streptococcus mutans, Aspergillus flavus, Peptostreptococcus* spp., *Candida albicans, Group B. streptococci, Acinetobacter* spp.

O uso de antibióticos na presença do *sludge* foi motivo de publicações, e trata-se de assunto de grande interesse, a considerar a fisiopatologia da prematuridade. Trabalho de coorte histórica de Hatanaka et al.[15] com uso de clindamicina e cefalosporina de primeira geração em pacientes com antecedente de alto risco para parto prematuro ou com o colo ≤ 25 mm observou redução da chance de nascimento < 34 semanas, 13,2% *vs.* 38,5% (p = 0,047). Ressalta-se que, para o grupo de baixo risco associado a colo uterino > 25 mm, a antibioticoterapia não esteve associada à redução da prematuridade. A literatura ainda necessita de estudos randomizados para provar a efetividade dessa terapêutica em face do achado de *sludge* do líquido amniótico.

Quanto ao sinal do afunilamento, embora denote gravidade em pacientes com colo curto, não aumenta a chance de parto prematuro em relação àquelas gestantes com o mesmo comprimento cervical, e, dessa forma, o risco de parto prematuro não deve basear-se na presença do afunilamento, mas sim no comprimento cervical, sendo este um potencial fator de confusão na determinação do risco de prematuridade[16] (Figura 1).

O pessário consiste em órtese cujo objetivo principal é mudar o ângulo do colo e a pressão no orifício interno do colo uterino, para redução da chance de parto prematuro em mulheres com colo uterino curto. É importante salientar que sua inserção correta necessita de treinamento (Figura 2).

Estudo recente aponta que cerca de 30 pessários inseridos sejam necessários para a curva de aprendizado, o que pode ser um fator relevante na divergência dos resultados encontrados com esse dispositivo na prevenção da prematuridade[17,18] (Figura 3).

O primeiro trabalho randomizado foi publicado por Goya et al.[19] em 2012, demonstrando, em gestantes entre 20 e 23 semanas com colo ≤ 25 mm, que o uso do pessário reduziu a taxa de nascimento < 34 semanas de 28% para 7% [OR 0,18, IC 95% (0,08-0,37)]. Em 2016, Nicolaides et al.,[20] também em trabalho randomizado, não demonstraram efeito no uso do pessário em gestantes com colo ≤ 25 mm em comparação ao grupo-controle (progesterona ≤ 15 mm), cujo desfecho para partos ≤ 34 semanas foi de 12% para o grupo pessário e de 10,5% para o controle [OR 1,12; IC 95% (0,75-1,69)].

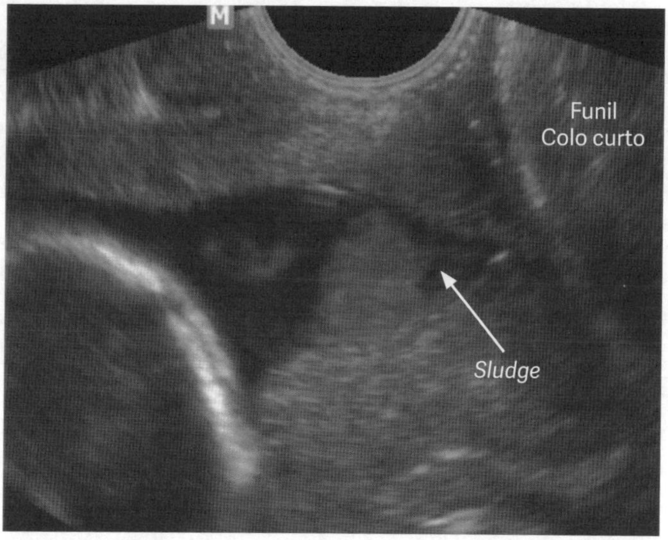

FIGURA 1 Os três fatores de risco da prematuridade: colo curto, *sludge* intra-amniótico e afunilamento do colo uterino.

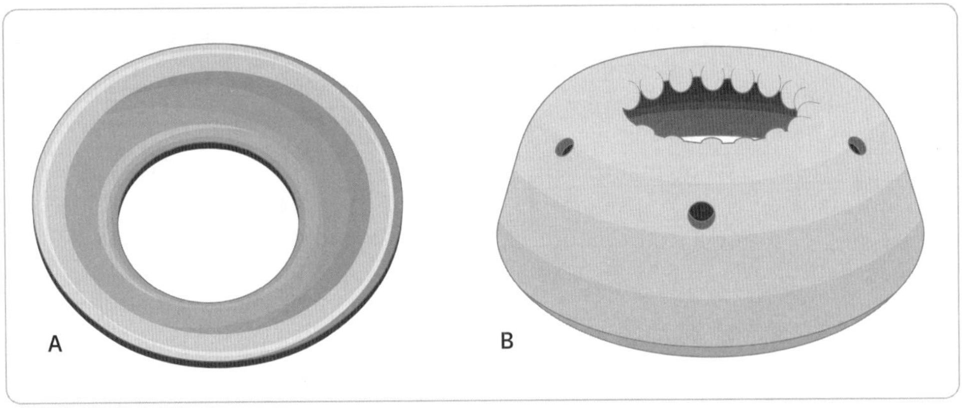

FIGURA 2 Pessário cervical de Arabin (A) e pessário Ingámed (B).

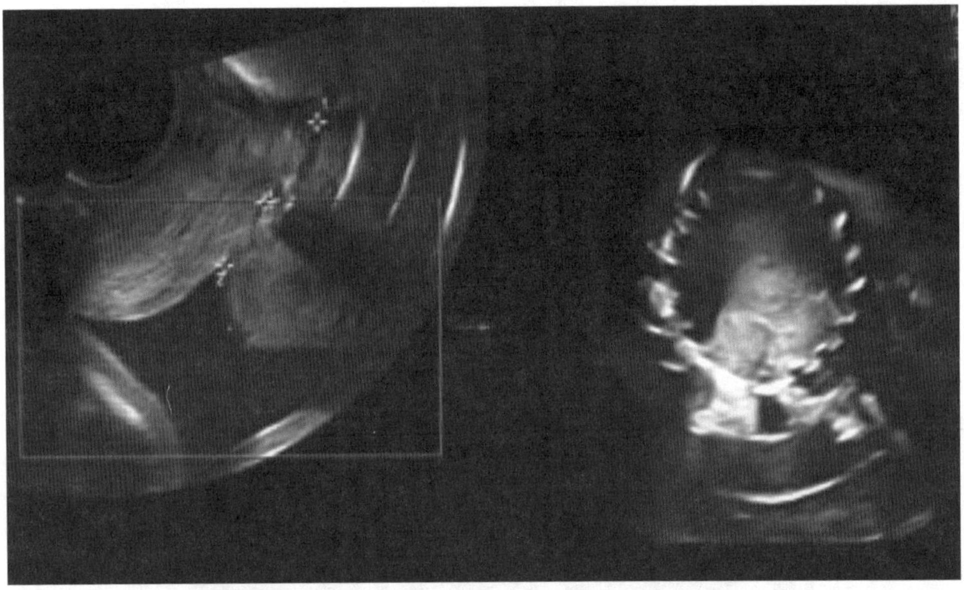

FIGURA 3 Ultrassonografia do colo mostrando pessário posicionado.

Em 2017, Saccone et al. publicaram revisão sistemática com inclusão de 3 estudos randomizados, e a metanálise não demonstrou diferença estatisticamente significativa entre o uso de pessário e o grupo-controle [OR 0,72, IC 95% (0,21-2,19)]. O mesmo autor, Saccone, em 2018,[21] e Pacagnella et al. em 2021,[22] com o estudo P5, apontaram redução do parto pré-termo no grupo pessário + progesterona comparado ao uso da progesterona isolada. Recentemente nova revisão sistemática foi publicada com a inclusão de 16 estudos verificando proteção de 37% do parto prematuro < 34 semanas em gestações únicas, com colo ≤ 25 mm, após o uso de pessário associado a progesterona *versus* progesterona isolada (RR = 0,63; IC95% 0,39-1,01, p = 0,05).[23]

Os autores deste capítulo atualizaram e idealizaram revisão sistemática incluindo apenas os estudos randomizados publicados até o presente momento, observando taxa de parto < 34 semanas de 9,4% (121/1.168) para o grupo pessário e de 14,1% (182/1.292) no grupo-controle, ou seja, redução de 33% [OR 0,67, IC 95% (0,53-0,82)] (Figura 4).

Até o momento, portanto, existem controvérsias no uso do pessário em colo curto, mas parece que, adequadamente locado, reduz a prematuridade.

O diagnóstico do verdadeiro trabalho de parto prematuro às vezes é difícil, principalmente no início da sintomatologia. Por outro lado, as medidas precisam ser precoces, assim alguns testes podem auxiliar no diagnóstico correto, entre eles o teste da fibronectina fetal e alfa 1 microglobulina placentária (PAMG-1).

A fibronectina fetal é a maior matriz proteica extracelular das membranas fetais e pode ser considerada como marcador inflamatório/infeccioso do trabalho de parto prematuro. Sua presença na secreção cervicovaginal pode ser utilizada para selecionar gestantes que necessitem de medidas terapêuticas. Em contrapartida, quando ausente, evita-se o uso desnecessário de medicamentos, tranquilizando ambos, gestante e obstetra. Normalmente, a fibronectina fetal está presente nos fluidos cervicovaginais durante as primeiras 20 semanas de gestação, sugerindo que os componentes da matriz extracelular, incluindo a fibronectina fetal, seriam liberados durante a fase proliferativa do desenvolvimento das membranas. Após a fusão do âmnio com o córion, a fibronectina fetal não deve mais ser encontrada nos fluidos cervicovaginais de gestações não comprometidas. Após a 24ª semana, a presença da fibronectina fetal na secreção vaginal é importante marcador do início da cascata de eventos que antecedem

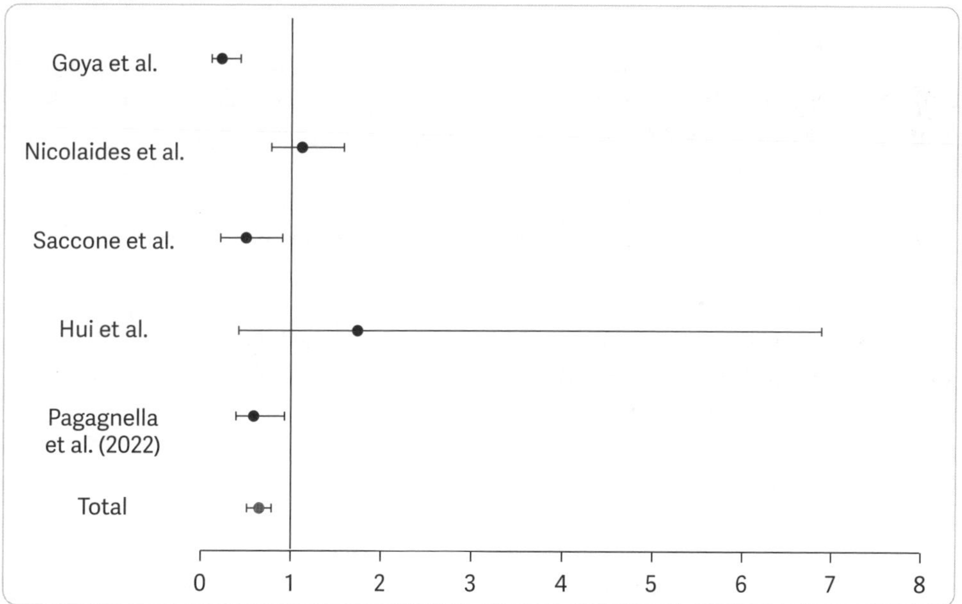

FIGURA 4 Gráfico do efeito do uso do pessário em gestações únicas com colo ≤ 25 mm em comparação ao grupo-controle.

o parto, pois qualquer problema na interface materno-fetal, como infecção ascendente, contrações mecânicas e isquemia, antes do parto, podem causar liberação da fibronectina fetal para a vagina.

Ressalte-se que os resultados negativos são mais consistentes para indicar que não vai ocorrer o parto prematuro. Seu valor preditivo negativo chega a cerca de 90 A 95%, tornando muito pouco provável a parturição em até 15 dias. Importante salientar que o exame deve ser realizado antes da manipulação vaginal, portanto antes da realização do toque vaginal. Esse teste encontra valor prático durante o pré-natal de gestantes de alto risco para parto prematuro e naquelas que se mostram sintomáticas, auxiliando na indicação do uso de substâncias tocolíticas e corticosteroides para aceleração pulmonar fetal.

Recentemente foi aprovado pela Agência Nacional de Vigilância Sanitária (Anvisa) a detecção da alfa-1-microglobulina placentária (PAMG-1) no fluido vaginal como preditor do parto pré-termo. Ela apresenta características similares à descrita nos estudos com fibronectina. Após a 24ª semana, a presença da PAMG-1 na secreção vaginal é importante marcador do início da cascata de eventos que antecedem o parto.

Esses testes encontram valor prático durante o pré-natal de gestantes de alto risco para parto prematuro e naquelas que se mostram sintomáticas, auxiliando na indicação do uso de substâncias tocolíticas e corticosteroides para aceleração pulmonar fetal.[24]

Uso de corticoterapia antenatal

Diversos estudos foram realizados nas décadas seguintes à publicação de Liggins e Howie (1972) a respeito dos benefícios da corticoterapia antenatal. Merece destaque a publicação, em 1994, do National Institute of Health.[25] Revelou-se que, além de promover aceleração na maturidade pulmonar do concepto, o corticoide promovia outros efeitos benéficos, como estabilidade circulatória, menor frequência de hemorragia cerebral e de enterocolite necrosante. A idade gestacional para uso do corticoide também foi se ampliando; já há algumas décadas, recomenda-se seu uso entre 24 e 34 semanas de gestação.

O chamado ciclo de corticoide pode ser realizado preferentemente com betametasona (12 mg intramuscular – IM – por dia, em 2 dias consecutivos) ou com dexametasona (6 mg IM, a cada 12 horas, por 2 dias). Seu efeito benéfico já pode ser notado após as primeiras horas do início da medicação, mas o efeito ideal ocorre após 24 horas de completado o esquema terapêutico. A ação tem duração de até 7 dias. Atualmente é valorizado o chamado ciclo único de corticoterapia, pois repetições semanais foram associadas a alterações maternas e conceptuais. O uso de mais um ciclo, caracterizado como de resgate, deve ficar restrito a casos excepcionais, realizados com intervalo de tempo superior a 2 a 3 semanas.

Revisão sistemática da Biblioteca Cochrane foi atualizada em 2017 e concluiu que o uso antenatal dos corticosteroides em gestantes de risco para parto pré-termo resultou em redução da mortalidade perinatal, mortalidade neonatal, enterocolite necrosante, necessidade de ventilação mecânica e infecções sistêmicas nas primeiras 48 horas de vida. Além disso, não foram observados malefícios decorrentes de sua utilização em ciclos únicos.[26]

Mais recentemente, a partir de 2010, começaram a surgir estudos na literatura que observaram benefícios com o uso da corticoterapia antenatal em idades gestacionais superiores a 34 semanas. Existem publicações que revelam que o uso mais tardio do corticoide (após 34 semanas de gestação) reduz as complicações respiratórias neonatais de curto prazo. Entretanto, a terapêutica associa-se a aumento do risco de hipoglicemia neonatal, não sendo, portanto, recomendada de forma rotineira até que novas pesquisas mostrem efetivamente a segurança dessa utilização.

O TRABALHO DE PARTO PREMATURO: AGENTES TOCOLÍTICOS

A utilização de substâncias tocolíticas, capazes de inibir a atividade contráctil do miométrio, é estratégia importante para tentar reduzir os índices de prematuridade espontânea e subsequente morbidade e mortalidade neonatais, apesar de apresentar diversos aspectos controversos.

Para o uso correto da tocólise, há necessidade de realizar adequadamente o diagnóstico de verdadeiro trabalho de parto prematuro, com presença de contrações uterinas regulares e alterações cervicais progressivas. Classicamente, deve-se ter 2 ou 3 contrações em 10 minutos acompanhadas de dilatação cervical superior a 1 a 2 cm, ou esvaecimento maior que 80%. Casos duvidosos devem ser observados por período mais prolongado, em ambiente hospitalar, e pode-se lançar mão de outros recursos diagnósticos, como a USTV para avaliação morfológica do colo e a pesquisa da fibronectina fetal ou da PAMG-1.[27]

Os tocolíticos devem ser utilizados preferentemente até 34 semanas. A utilização entre 34 e 36 semanas deve ser individualizada, de acordo com as condições da paciente e do local de atendimento. Deve-se avaliar rigorosamente as condições clínicas da parturiente e a vitalidade fetal. Importante salientar que a tocólise não deve ser instituída diante de quadros clínicos duvidosos, possivelmente relacionados ao diagnóstico de descolamento prematuro de placenta e corioamnionite. A tocólise é contraindicada quando os riscos maternos e/ou fetais de prolongar a gravidez ou os riscos associados à utilização de uterolíticos superarem os riscos decorrentes de um parto pré-termo.

O objetivo da tocólise não é só inibir as contrações uterinas, mas principalmente ganhar tempo suficiente (pelo menos 48 horas, até 7 dias) para transferir a gestante para um centro de referência, bem como permitir o uso oportuno de corticosteroides para indução de maturidade pulmonar fetal, a fim de diminuir os agravos neonatais da prematuridade.

Agonistas beta-adrenérgicos, bloqueadores dos canais de cálcio, inibidores da prostaglandina sintetase e o antagonista específico do receptor de ocitocina são as classes medicamentosas mais utilizadas para essa finalidade e apresentam efetividade semelhante. Se houver falha do agente tocolítico utilizado em inibir as contrações, pode-se tentar outro medicamento do grupo, desde que não existam contraindicações específicas e se as condições maternas e fetais permitirem. Não se recomenda associar tocolíticos no tratamento, pois isso acarreta maior número de efeitos colaterais, aumento do risco de efeitos graves e não tem se mostrado capaz de mudar resultados neonatais.

A literatura destaca, na atualidade, os seguintes tocolíticos:[28]

- Agonistas de receptores beta-2-adrenérgicos.
- Inibidores das prostaglandina-sintetases.
- Bloqueadores de canal de cálcio.
- Antagonista do receptor da ocitocina.

Agonistas de receptores beta-2-adrenérgicos

Seu uso é cada vez menos recomendado como medicação de primeira escolha, pela grande quantidade de efeitos adversos (mal-estar, palpitação, tremor, hiperglicemia, hipopotassemia, taquiarritmia e até mesmo edema agudo de pulmão).

O medicamento mais utilizado desse grupo é a terbutalina, administrada por via intravenosa (IV) contínua, preferencialmente com bomba de infusão. Pode-se utilizar 5 ampolas em 500 mL de soro glicosado a 5%, iniciando com 10 a 20 gotas/minuto, intravenoso (IV) – avaliando efeitos colaterais e a tolerância da paciente (a frequência cardíaca materna deve se manter abaixo de 120 por minuto e os batimentos cardíacos fetais < 180 por minuto). Sendo necessário, aumentar de 10 a 20 gotas/minuto a cada período de 20 ou 30 minutos até obter a inibição. Manter essa velocidade de infusão por até 12 horas. Preconiza-se o máximo de 40 gotas/minuto (120 mL/hora). Dose de manutenção: após 12 horas sem contrações, diminuir de 10 a 20 gotas/minuto, a cada período de 20 a 30 minutos, mantendo a dose mínima necessária por cerca de mais 12 horas. Não utilizar por mais de 48 horas.

Inibidores das prostaglandina-sintetases

Neste grupo, o fármaco mais utilizado é a indometacina. Pode ser utilizada por via oral (VO) ou retal. Efeitos colaterais maternos podem incluir: náusea, vômito, gastrite e refluxo gastroesofágico. Alguns efeitos adversos feto/neonatais são descritos (constrição do canal arterial fetal e ocorrência de oligoâmnio, que é maior quando o uso for acima de 48 horas ou se a idade gestacional for ≥ 32 semanas). Portanto, seu uso não é recomendado a partir de 32 semanas e em gestantes que já apresentam oligoâmnio e/ou restrição de crescimento fetal.

Para sua utilização recomenda-se dose de ataque de 50 mg, VO, a 100 mg (supositório retal), seguida de 25 mg, VO, a cada 4 a 6 horas por até 48 horas. A forma em supositório pode ser preparada em farmácias de manipulação.

Bloqueadores de canal de cálcio

Seu uso como uterolítico é considerado *off-label*. O medicamento mais utilizado desse grupo é a nifedipina. Tem sido recomendada como primeira escolha na tocólise. Seus efeitos colaterais maternos mais comuns são rubor facial, cefaleia, náuseas, hipotensão (geralmente leve e fugaz). Está contraindicada diante de doenças cardiovasculares, disfunções hepáticas e em gestantes muito hipotensas; em hipertensas, principalmente naquelas que já estão em uso de anti-hipertensivos ou naquelas em que serão usadas doses elevadas de nifedipina, pode ocorrer hipotensão importante, com risco de repercussões fetais desfavoráveis.

A associação de nifedipina com o sulfato de magnésio pode potencializar o risco de bloqueio neuromuscular do magnésio, aumentando o risco de alterações nas funções cardíaca e pulmonar, além de hipotensão; portanto, deve haver cautela se essa associação ocorrer, com monitorização materna e fetal rigorosas.

A posologia recomendada da nifedipina não está suficientemente padronizada e há inúmeros esquemas de tratamento propostos. Destaquem-se dois modelos posológicos:

- 10 mg VO (comprimido simples), podendo repetir essa dose, se as contrações persistirem, a cada 20 minutos por mais 2 vezes na primeira hora (dose total de 30 mg), seguida de dose de manutenção de 20 mg CO a cada 8 horas, durante 48 horas.
OU
- 20 mg VO (comprimido simples) na primeira hora e, como manutenção, 20 mg VO de 6/6 horas ou 8/8 horas nas 48 horas seguintes.

Na dose de manutenção, pode-se usar o comprimido simples ou o revestido (de liberação retardada). Os comprimidos sempre devem ser engolidos inteiros, sem mastigar. Não utilizar via sublingual. A vigilância clínica materna é fundamental, bem como o controle da vitalidade fetal.

Antagonista do receptor da ocitocina

A atosibana tem dose bem estabelecida; apresenta menos efeitos adversos, porém tem custo muito superior ao de todos os outros tocolíticos, o que dificulta muito sua utilização.

Ela é totalmente administrada por via intravenosa (IV), em três etapas, iniciando com bólus de 6,75 mg (0,9 mL) em 1 minuto, seguida imediatamente por infusão contínua (300 mcg/minuto = 18 mg/hora, que corresponde à taxa de infusão de 24 mL/hora), durante 3 horas, e, caso necessário, uma infusão, da mesma solução, porém, de menor dosagem (100 mcg/minuto = 6 mg/hora, que corresponde à taxa de infusão de 8 mL/hora), por até 45 horas. Não há contraindicações absolutas para o uso da atosibana, exceto as formais para tocólise.

Não é recomendada a associação de drogas tocolíticas, nem o prolongamento de seu uso. Após o processo de inibição de trabalho de parto prematuro ser estabelecido, a terapêutica de manutenção mais aceita é a progesterona vaginal micronizada por via vaginal; os estudos, apesar de serem considerados de metodologia adequada na busca das melhores evidências, expressam resultados conflitantes. Há pesquisadores que defendem o uso da progesterona na manutenção da tocólise,[29] enquanto outros não documentam benefícios evidentes.

ASSISTÊNCIA AO TRABALHO DE PARTO PREMATURO

A diminuição da mortalidade neonatal entre recém-nascidos prematuros só poderá ser alcançada quando a condução adotada durante a parturição conseguir evitar, ao máximo, a anoxia e o trauma fetal, e também quando houver possibilidade plena, em centros neonatais especializados, de dispensar cuidados intensivos ao pré-termo.

Julga-se de grande relevância, portanto, que o parto prematuro seja assistido em hospital de referência com recursos adequados na sala de parto e primorosa unidade de terapia neonatal. É impositivo o apuro dos profissionais das equipes médica e paramédica, com presença obrigatória de dois obstetras (pelo menos um com consolidada experiência), anestesiologista dedicado à obstetrícia, dois neonatologistas de excelência e equipe de enfermagem especializada e atuante.

Permanece polêmica a natureza da via de parto do nascituro pré-termo. Entre os fatores que mais a influenciam, destacam-se a idade gestacional, o peso fetal estimado e a apresentação fetal. Cada serviço deve padronizar, de acordo com suas características peculiares, os detalhes e os limites dessa assistência perinatal. Nesse particular, obviamente que a vontade dos pais também deve ser valorizada. Como regra geral, abaixo da idade gestacional de viabilidade fetal, a via vaginal deve ser privilegiada, independentemente da apresentação fetal, como forma de melhor resguardar a saúde e o porvir obstétrico materno.[2]

Acima da idade gestacional da viabilidade fetal, a escolha da via de parto deverá acolher aquela que melhor resguarde o bem-estar materno e fetal.

Como os dados da literatura permanecem muito polêmicos, baseados no raciocínio prático e clínico, é possível afirmar que, diante de apresentação cefálica fletida, sem quaisquer outras intercorrências além da própria prematuridade, é possível considerar, com muita cautela, a via vaginal. Nas demais circunstâncias, a opção pela cesariana é preferível.

Medidas de proteção ao concepto devem ser instituídas, com o objetivo de oferecer aos neonatologistas recém-nascidos potencialidades as mais intactas possíveis. Os autores do capítulo defendem o uso contínuo de monitoração durante o trabalho de parto por meio da cardiotocografia.

No que tange à amniotomia, esta deve ser postergada para o final do período de dilatação, objetivando prevenir a contaminação da cavidade âmnica pelos microrganismos da vagina e protegendo também o delicado polo cefálico das pressões do trabalho de parto. Fármacos narcóticos e sedativos devem ser evitados, buscando alívio das dores com manobras mais naturais (respiração, massagens, duchas, uso de banheira, estimulação nervosa elétrica transcutânea, entre outras).

Pode ser empregada a anestesia de condução, a raquidiana ou a peridural, realizada por profissional experiente. A ocitocina deve ser utilizada com indicação precisa. A episiotomia, na prematuridade, também é preconizada como seletiva. O fórcipe e a vácuo-extração devem ser reservados aos casos com mais de 34 semanas, com indicação amplamente fundamentada.

Em casos de cesariana em idades gestacionais precoces, principalmente na ausência de trabalho de parto e apresentações anômalas, pode ser necessária a incisão segmento-corporal longitudinal, decisão a ser tomada no intraoperatório, à inspeção e palpação do segmento inferior. A incisão longitudinal quando o segmento não está bem formado promove maior facilidade de extração fetal e menor risco de prolongamento da incisão uterina em direção aos calibrosos vasos do órgão, porém a previsão da realização dessa incisão deve ser informada à gestante previamente à tocurgia e seu consentimento prévio deve ser obtido.

Pode ser necessária a tocólise aguda (com meia ampola de terbutalina via subcutânea – SC), almejando o relaxamento uterino durante manobras de versão e extração do concepto. Fetos muito imaturos também podem se beneficiar do nascimento empelicado, que tende a determinar menos trauma. Deve-se aguardar pelo menos 1 minuto para a ligadura do cordão umbilical, desde que não haja alguma contraindicação, sendo desaconselhável sua ordenha sistemática. Preconiza-se a assistência imediata do neonato, prestada por neonatologistas competentes, por meio de tecnologia moderna e especializada.

Nos últimos anos, tem sido enfatizado o papel do sulfato de magnésio na neuroproteção ao concepto, diminuindo as chances de paralisia cerebral. Diversos protocolos propostos por importantes sociedades são favoráveis a sua utilização em gestantes com idade gestacional inferior a 32 semanas. Recomendam-se 4 g, via endovenosa (EV), como dose de ataque, e 1 g, também EV, por hora até o parto, completando-se, no máximo, 24 horas de infusão. Na parturição iminente e mesmo na cesárea eletiva, indica-se sua utilização por um período de pelo menos 4 horas. Revisão sistemática da Biblioteca Cochrane também destaca esse benefício.[30]

Deve-se ainda destacar que o trabalho de parto prematuro é considerado fator de risco para o aparecimento da doença neonatal precoce pelo estreptococo do grupo B. Caso não tenha sido realizada a cultura vaginal e perianal (preconizada entre 36 e 38 semanas de gestação), recomenda-se o uso de antibiótico com essa finalidade (preferentemente penicilina cristalina ou ampicilina) até o parto.[31]

Após o obstetra ter vencido os dilemas envolvidos na assistência ao concepto pré-termo, ele não deverá perder o interesse pela criança no período pós-natal; é fundamental, portanto, que o tocólogo faça visitas diárias ao berçário, mantendo contato com os neonatologistas e com os pais.

REFERÊNCIAS BIBLIOGRÁFICAS

1. Blencowe H, Cousens S, Chou D, Oestergaard M, Say L, Moller AB, et al. Born too soon: the global epidemiology of 15 million preterm births. Reprod Health. 2013;10(Suppl 1).
2. Souza E de, Souza GN de, Oliveira TA, Camano L. Aspectos obstétricos da prematuridade. In: Obstetrícia. Barueri: Manole; 2011. p.933-1012.
3. Romero R, Dey SK, Fisher SJ. Preterm labor: one syndrome, many causes. Science (80-). 2014;345(6198):760-5.
4. Vogel JP, Chawanpaiboon S, Moller AB, Watananirun K, Bonet M, Lumbiganon P. The global epidemiology of preterm birth. Best Pract Res Clin Obstet Gynaecol. 2018;52:3-12.
5. Souza E, Fava J. A síndrome da prematuridade. In: Manual de obstetrícia da SOGESP. São Paulo: Editora dos Editores; 2020. p.173-7.
6. Beta J, Akolekar R, Ventura W, Syngelaki A, Nicolaides KH. Prediction of spontaneous preterm delivery from maternal factors, obstetric history and placental perfusion and function at 11-13 weeks. Prenat Diagn. 2011;31(1):75-83.
7. Jeffcoat MK, Geurs NC, Reddy MS, Goldenberg RL, Hauth JC. Current evidence regarding periodontal disease as a risk factor in preterm birth. Ann Periodontol. 2001;6(1):183-8.
8. Bulletins – Obstetrics. AC of O and GC on P. Prediction and prevention of spontaneous preterm birth: Acog Practice Bulletin, Number 234. Obstet Gynecol. 2021;1(138(2)):e65-90.
9. Romero R, Conde-Agudelo A, Da Fonseca E, O'Brien JM, Cetingoz E, Creasy GW, et al. Vaginal progesterone for preventing preterm birth and adverse perinatal outcomes in singleton gestations with a short cervix: a meta-analysis of individual patient data. Am J Obstet Gynecol [Internet]. 2018;218(2):161-80.
10. Bortoletto TG, Silva TV, Borovac-Pinheiro A, Pereira CM, Silva AD, Franca MS, et al. Cervical length varies considering different populations and gestational outcomes: results from a systematic review and meta-analysis. PLoS One. 2021;16(2):1-18.
11. Di Renzo GC, Tosto V, Giardina I. The biological basis and prevention of preterm birth. Best Pract Res Clin Obstet Gynaecol [Internet]. 2018;52:13-22.
12. Althuisius SM, Dekker GA, Hummel P, Bekedam DJ, Van Geijn HP. Final results of the cervical incompetence prevention randomized cerclage trial (Cipract): therapeutic cerclage with bed rest versus bed rest alone. Am J Obstet Gynecol. 2001;185(5):1106-12.
13. Espinoza J, Gonçalves LF, Romero R, Nien JK, Stites S, Kim YM, et al. The prevalence and clinical significance of amniotic fluid "sludge" in patients with preterm labor and intact membranes. Ultrasound Obstet Gynecol. 2005;25(4):346-52.
14. Hatanaka AR, Mattar R, Kawanami TEN, França MS, Rolo LC, Nomura RMY, et al. Amniotic fluid "sludge" is an independent risk factor for preterm delivery. J Matern Neonatal Med. 2016;29(1):120-5.
15. Hatanaka AR, Franca MS, Hamamoto TENK, Rolo LC, Mattar R, Moron AF. Antibiotic treatment for patients with amniotic fluid "sludge" to prevent spontaneous preterm birth: a historically controlled observational study. Acta Obstet Gynecol Scand. Acta Obstet Gynecol Scand. 2019;98(9):1157-63.

16. Berghella V, Owen J, MacPherson C, Yost N, Swain M, Dildy GA, et al. Natural history of cervical funneling in women at high risk for spontaneous preterm birth. Obstet Gynecol. 2007;109(4):863-9.
17. Franca MS, Hatanaka AR, Moron AF. The importance of experience in using cervical pessary for prevention of preterm birth. Obstet Gynecol Int J. 2021;12(2):94-8.
18. França MS, Hatanaka AR, Cruz JDJ, Júnior LDA, Emy T, Hamamoto K, et al. Cervical pessary plus vaginal progesterone in a singleton pregnancy with a short cervix: an experience-based analysis of cervical pessary's efficacy. J Matern Fetal Neonatal Med. 2022;35(25):6670-80.
19. Goya M, Pratcorona L, Merced C, Rodó C, Valle L, Romero A, et al. Cervical pessary in pregnant women with a short cervix (PECEP): an open-label randomised controlled trial. Lancet. 2012;379(9828):1800-6.
20. Nicolaides KH, Syngelaki A, Poon LC, Picciarelli G, Tul N, Zamprakou A, et al. A randomized trial of a cervical pessary to prevent preterm singleton birth. Obstet Gynecol Surv. 2016;71(7):392-3.
21. Saccone G, Maruotti GM, Giudicepietro A, Martinelli P, Mazzarelli L, Visentin S, et al. Effect of cervical pessary on spontaneous preterm birth in women with singleton pregnancies and short cervical length a randomized clinical trial. JAMA. 2017;318(23):2317-24.
22. Pacagnella RC, Silva TV, Cecatti JG, Passini R, Fanton TF, Borovac-Pinheiro A, et al. Pessary plus progesterone to prevent preterm birth in women with short cervixes: a randomized controlled trial. Obstet Gynecol. 2022;139(1):41-51.
23. Zhuang Y, Li H, Na Q, Yin S, Li N. Prevention of preterm birth by cervical pessary combined with vaginal progesterone: a systematic review and meta-analysis with trial sequential analysis. Reprod Sci. 2022;(0123456789).
24. Melchor J, Khalil A, Wing D, Schleussner E, Surbek D. Prediction of preterm delivery in symptomatic women using PAMG-1, fetal fibronectin and phIGFBP-1 tests: systematic review and meta-analysis. Ultrasound Obstet Gynecol. 2018;52:442-51.
25. NIH Consensus Statement. Effect of corticosteroids for fetal maturation on perinatal outcomes. JAMA. 1995;273(5):413-8.
26. McGoldrick E, Stewart F, Parker R, Dalziel SR. Antenatal corticosteroids for accelerating fetal lung maturation for women at risk of preterm birth. Cochrane Database Syst Rev [Internet]. 2020;2021(2).
27. Saccone G, Berghella V. Antenatal corticosteroids for maturity of term or near term fetuses: Systematic review and meta-analysis of randomized controlled trials. BMJ. 2016;355:1-10.
28. Souza E de, Passini Junior R, Cavalli R de C, Bittar RE. Inibição de trabalho de parto prematuro. In: Giraldo P (ed.). Recomendações SOGESP. São Paulo: Farol; 2014. p.289-310.
29. Lucovnik M, Trojner Bregar A, Bombac L, Gersak K, Garfield RE. Effects of vaginal progesterone for maintenance tocolysis on uterine electrical activity. J Obstet Gynaecol Res. 2018;44(3):408-16.
30. Shepherd E, Salam RA, Middleton P, Han S, Makrides M, Mcintyre S, et al. Neonatal interventions for preventing cerebral palsy: an overview of Cochrane Systematic Reviews. Cochrane Database Syst Rev. 2018;2018(6).
31. The American College of Obstetricians and Gynecologists. Prevention of early-onset group B streptococcal disease in newborns. Obstet Gynecol. 2011;117(4):1019-27.
32. Iams JD, Romero R, Culhane JF, Goldenberg RL. Primary, secondary, and tertiary interventions to reduce the morbidity and mortality of preterm birth (Preterm Birth 2). Lancet. 2008;371(9607):164-75.

10

Rotura prematura de membranas

Eduardo de Souza
Nivaldo Silva Correa Rocha

INTRODUÇÃO

Conceitua-se como rotura prematura de membranas (RPM) aquela que ocorre espontaneamente, fora do trabalho de parto, em gestações acima de 20 a 22 semanas. Sua incidência situa-se em torno de 10% de todas as gestações. Pode ocorrer no termo da gravidez (cerca de 80% dos casos acontecem nesse período) ou na fase de prematuridade (antes de 37 semanas completas de idade gestacional), respondendo por cerca de um terço de todos os partos pré-termo.

Não encontra sinonímia ideal nos termos "bolsa rota", visto que a bolsa das águas se forma, classicamente, durante o trabalho de parto; nem no termo "amniorrexe prematura", uma vez que não é só o âmnio que se rompe para a saída do líquido amniótico.

Importante salientar o conceito do chamado "período de latência"; é o tempo decorrido entre a rotura e o início espontâneo do trabalho de parto. É considerado diretamente proporcional ao risco infeccioso e inversamente proporcional à idade gestacional.[1]

É tema sobre o qual não há total uniformidade por parte das escolas e sociedades médicas, principalmente em relação à conduta a ser instituída. De forma geral, admite-se que os protocolos relacionados a esse tema devam ser considerados norteadores de conduta, permitindo variações de posturas, principalmente em relação à idade gestacional em que ocorre, permitindo particularizar cada caso.

ASPECTOS ETIOLÓGICOS

Não se constitui tarefa fácil determinar com exatidão alguns aspectos da etiologia da rotura prematura pré-termo das membranas; ela pode surgir como resultado de uma série de mecanismos patológicos que atuam de forma isolada ou conjuntamente.[2,3] Sabe-se que há vários fatores causais, como aumento da pressão intrauterina (determinada, p. ex., por polidrâmnio ou gemelidade), fraqueza estrutural do colo uterino (como na insuficiência istmocervical e nos casos de cervicodilatação precoce) e processo inflamatório/infeccioso local. Este último tem sido considerado o mais influente, principalmente em idades gestacionais mais precoces.[4,5]

Infecções vaginais ascendentes atingem o colo e o canal cervical, chegando à área das membranas (o que estaria ainda mais facilitado diante de cervicodilatação precoce) e promovendo enfraquecimento das estruturas e sua rotura. Muitos outros fatores de risco podem contribuir para o surgimento da RPM, com destaque para inserção baixa de placenta, infecções do trato urinário, tabagismo, excesso de movimentação fetal e até mesmo fatores nutricionais e o baixo nível socioeconômico.[6-9]

DIAGNÓSTICO

Na grande maioria das vezes (85%), o diagnóstico é fundamentalmente clínico. Baseia-se na anamnese, no relato de perda de líquido em quantidade variada, mas frequentemente contínua, pelos genitais. O exame físico costuma confirmar o diagnóstico; a palpação obstétrica pode revelar sensação de pouco líquido, e deve-se buscar a visualização direta do líquido amniótico saindo pelo orifício externo do colo uterino no exame especular. Podem ser necessárias algumas manobras facilitadoras, como a mobilização cefálica e Valsalva.

Nos casos de dúvida diagnóstica, é possível se valer de alguns exames do conteúdo cervicovaginal, com destaque para a cristalização do muco cervical em lâmina (em "folha de samambaia"), vista no microscópio e a medida do pH por meio de fitas (quando acima de 6,5 reforça o diagnóstico). A utilização da ultrassonografia (US) obstétrica pode ser muito útil; a observação de líquido amniótico em quantidades reduzidas, embora podendo estar presente em outras circunstâncias, sugere fortemente amniorrexe.

Atualmente, pode-se melhorar a acurácia diagnóstica por meio de testes imunocromáticos que visam detectar proteínas específicas do líquido amniótico na secreção coletada no meio vaginal (teste da fibronectina fetal, Actim Prom® e AmniSure®). A literatura estabelece valores muito bons de sensibilidade e especificidade relacionados a esses testes; porém, são considerados de custo elevado e quase nunca disponíveis na prática diária.[10-13]

Os diagnósticos diferenciais de RPM devem ser feitos principalmente com a perda de urina, corrimentos vaginais e a saída do tampão mucoso.

COMPLICAÇÕES

Muitas são as complicações que podem ocorrer em decorrência da RPM. A principal delas é a infecção da cavidade amniótica, comprometendo tanto mãe quanto feto em diferentes intensidades. Aparecem ainda como fatores complicadores da RPM o descolamento prematuro da placenta (2 a 5%) e o prolapso de cordão (11%).[14] Diante de quadro de oligoâmnio grave e persistente, em idades gestacionais precoces, podem ocorrer distúrbios de desenvolvimento fetal, como hipoplasia pulmonar, deformidades características da face, das mãos e dos pés e crescimento intrauterino restrito. O oligoâmnio pode também aumentar os riscos associados ao sofrimento fetal intraparto, por compressão do cordão umbilical durante a contração uterina. O desfecho neonatal, nesses casos, também impõe maiores morbidades ao recém-nascido, como desconforto respiratório, sepse, hemorragia intraventricular, enterocolite necrosante, além de morte.[15]

CONDUTA

A conduta nos casos de rotura RPM é permeada pela análise da idade gestacional em que ocorre (quanto menor o número de semanas gestacionais, maiores são os possíveis agravos do nascimento prematuro) e presença ou ausência de sinais de infecção intra-amniótica (a infecção intrauterina influencia muito negativamente o prognóstico materno e conceptual). Dessa forma, é frequente conceituar a conduta em "ativa", quando pela análise desses fatores se decide pela resolução da gravidez; e em conduta "expectante", na qual se busca o acompanhamento primoroso da gestação, objetivando o crescimento e o amadurecimento fetais.

Obviamente, essa conduta obstétrica também sofre influência das condições assistenciais do local de atendimento, principalmente no que se refere aos recursos oferecidos pelas unidades de terapia intensiva neonatais (UTIN).

Muito importante destacar, portanto, que a datação da idade gestacional seja muito precisa, levando em conta os elementos clínicos e a US precoce. Igualmente relevante é ressaltar o cuidado na adoção de protocolos assistenciais fundamentalmente apoiados na idade gestacional. Não devem ser seguidos de maneira rígida e imutável, sobretudo em um país como o nosso, de dimensões continentais e realidades locais muito diversas. Quando se estabelece, por exemplo, o limite de 24 semanas para determinada intervenção, em outras regiões e serviços pode ser mais adequado considerar 25 ou mesmo 26 semanas. O mesmo raciocínio crítico deve ser aplicado nas idades gestacionais mais avançadas. O limite de 34 semanas, determinante de postura específica para um serviço às vezes só deverá ser seguido após 36 a 37 semanas em outra instituição. É claro que a qualidade de cada berçário e da UTIN é o fator mais relevante para essa tomada de decisão baseada na idade gestacional. Considera-se, portanto, que os protocolos assistenciais fundamentalmente apoiados na idade gestacional devem ser utilizados como norteadores da conduta.

Conduta na rotura prematura pré-termo das membranas

Na admissão da gestante com RPM antes do termo, com vitalidade fetal assegurada e a ser designada a conduta expectante, o toque não deve ser realizado, pois é ato facilitador de infecção.[16]

As pacientes devem ser, inicialmente, internadas, avaliadas clinicamente (pulso, temperatura, pressão arterial, tônus uterino, presença de fisometria) e laboratorialmente (urina tipo I, urocultura, hemograma e proteína C-reativa) para detecção de processo infeccioso e submetidas a pesquisa vaginal e perianal de estreptococo do grupo B.

A regra é optar pela internação das gestantes até o parto. Após alguns dias de internação, diante de casos com particularidades favoráveis (inclusive sociais), como boa quantidade de líquido amniótico residual e apresentação cefálica, alguns serviços podem oferecer assistência ambulatorial semanal. Entende-se que esse tipo de acompanhamento é de caráter excepcional, visto que cerca de 50% dos casos têm desfecho espontâneo em cerca de 1 semana.[3]

Conduta na RPM antes da viabilidade fetal ou 24 semanas

A RPM nessa faixa de idade gestacional acontece em menos de 1% das gestações.[17] O prognóstico costuma ser desfavorável. O parto espontâneo tende a ocorrer em cerca de 70 a 80% das vezes em até 2 a 5 semanas após a rotura.[17-20] A persistência do oligoâmnio pode promover, além de maior risco de infecção, escaras, deformidades fetais e compressões funiculares graves; também impede o normal desenvolvimento pulmonar fetal, corroborando com hipoplasia do órgão (em cerca de 20% dos casos) e tornando praticamente inviável o investimento e a manutenção do estado gravídico.[18,21-23] Via de regra, mesmo com conduta expectante, o concepto não terá condições de desenvolvimento pós-natal. Em contrapartida, há chances de complicações maternas com evolução para quadros sépticos graves.[17-20]

É preciso que sejam prestadas as informações detalhadas ao casal sobre o prognóstico perinatal e os riscos maternos, abrindo espaço para discussão e dúvidas advindas dessas informações.

Se a opção do casal for a manutenção da gravidez, procede-se aos cuidados maternos e fetais e pede-se para assinarem um documento, ou mesmo o prontuário, confirmando o recebimento das orientações sobre as condutas que serão seguidas. Se a proposta de indução for aceita (com misoprostol ou ocitocina), por risco de vida materno, é necessária a anuência assinada pelo casal, bem como por dois profissionais especialistas do serviço. Às vezes, a concordância do casal só é fornecida após alguns dias, diante da persistência do oligoâmnio, e com boa relação médico-paciente. Os serviços devem particularizar a conduta, sobretudo nos casos com idade gestacional situada entre 22 e 24 semanas.

É muito infrequente ocorrer a cessação da perda de líquido e a restauração de seus níveis à normalidade, mas, quando isso ocorre, associa-se a resultados maternos e perinatais mais favoráveis.[20-23]

Conduta na RPM entre 24 e 34 semanas

Nessa faixa de idade gestacional, adota-se a conduta expectante, visando aguardar o crescimento e amadurecimento fetais, com vigilância atenta contra as complicações infecciosas e monitoração da vitalidade conceptual.[24-29] Recomendam-se:

- Repouso relativo; a gestante pode utilizar o banheiro, bem como descansar e alimentar-se em posição sentada.
- Hidratação via oral generosa (mínimo de 2,5 litros ao dia); reserva-se a hidratação intravenosa (IV) apenas quando o objetivo por via oral (VO) não é conseguido e quando não há contraindicação.
- Controle de pulso, pressão arterial e temperatura a cada 6 horas.
- Observação do tônus uterino e dos batimentos cardíacos fetais, diariamente.
- Verificação do aspecto, odor e cor dos pensos de contenção vaginal, diariamente.
- Controle de hemograma e proteína C-reativa a cada 2 ou 3 dias.
- Cardiotocografia diária.
- US obstétrica com Doppler e perfil biofísico fetal 2 vezes por semana.
- Corticoterapia antenatal: valoriza-se, na ausência de sinais de infecção intra-amniótica, o ciclo único de betametasona (12 mg intramusculares – IM – a cada 24 horas, por 2 dias) ou dexametasona (6 mg IM a cada 12 horas, por 2 dias). É excepcional a repetição do ciclo de resgate de corticoterapia, reservando-se aos casos de período de latên-

cia prolongado, sem sinais de infecção, após mais de 2 semanas de intervalo, e com resolução planejada em, no máximo, 1 semana.

- Tocolíticos: não devem ser prescritos.
- Antibióticos: provavelmente o uso de antibióticos nos casos de RPM é o aspecto mais polêmico envolvido com o tema. Embora seu emprego não seja unânime entre os serviços, recomenda-se sua ministração com o objetivo de prevenir a doença neonatal pelo estreptococo do grupo B; a ampicilina EV (2 g a cada 6 horas), durante 48 horas, tem cumprido essa função (deve ser iniciada após a coleta vaginal e perianal). Após esse período, com o objetivo de aumentar o período de latência, entende-se que já dispomos de evidência científica favorável ao uso, por alguns dias, de esquema antibiótico; atualmente, tem-se prescrito uso VO de amoxicilina (500 mg a cada 8 horas) por mais 5 dias, associada a dose única de 1 g de azitromicina, também VO.

São considerados motivos para interrupção dessa conduta expectante: sinais de infecção materna e/ou fetal; comprometimento da vitalidade fetal, maturidade fetal confirmada; desencadeamento espontâneo do trabalho de parto ou quando atingidas as 34 semanas de gestação (a depender de cada serviço).

A infecção clinicamente evidente costuma ocorrer em cerca de 15 a 35% dos casos. Os principais sinais de infecção intrauterina são: taquicardia materna e/ou fetal; febre materna; alterações no leucograma (leucócitos > 20.000/mm^3 ou com desvio significativo à esquerda; se < 20.000, porém com aumento de 20% em relação a exames anteriores; lembrar-se de que corticoides podem promover alterações no hemograma por cerca de 48 horas; ausência de movimentos respiratórios fetais no perfil biofísico.

Conduta na RPM após 34 semanas

Podem ser conduzidos, via de regra, como no termo, com resolução da gestação, principalmente nas maternidades em que haja suporte neonatal adequado, evitando-se a exposição do binômio mãe-feto ao risco infeccioso. Serviços com menor infraestrutura neonatal podem adotar conduta particularizada e expectante por mais tempo, até 36 semanas, principalmente naqueles casos que cursam com quantidade ainda satisfatória de líquido amniótico, com boa vitalidade fetal e sem sinais clínicos e/ou subsidiários de infecção.[24-29] Não há indicação de corticoterapia nessa idade gestacional na RPM.

Conduta na rotura prematura das membranas no termo

Embora haja estudos que tentaram valorizar a postura expectante, aguardando o iniciar espontâneo do trabalho de parto, sem indicar a indução, tentando obter maiores índices de partos vaginais, a preferência é pela conduta ativa, visto que não se justifica correr o risco infeccioso nessa idade gestacional.[24]

PARTO NOS CASOS DE ROTURA PREMATURA DE MEMBRANAS

Diante de RPM, a resolução por via vaginal, na ausência de contraindicações, deve ser privilegiada, como forma de evitar maiores riscos infecciosos. Pode-se tentar a indução do trabalho de parto, com o uso de misoprostol ou ocitocina. Não utilizar preparo de colo com sonda de Foley nesses casos. Recomenda-se vigilância contínua do bem-estar fetal no período intraparto, dado o maior risco de compressões funiculares que acompanham o oligoâmnio.[24]

Deve-se atentar às normas de antibioticoprofilaxia em obstetrícia, bem como aos cuidados puerperais, pelo risco aumentado de quadros infecciosos maternos. Estima-se a chance de infecção pós-parto em torno de 15 a 25% dos casos.

A doença neonatal pelo estreptococo do grupo B deve ser prevenida conforme protocolo específico.

O uso do sulfato de magnésio, na resolução de casos antes de 32 semanas, deve ser ponderado como neuroprotetor para o concepto.

REFERÊNCIAS BIBLIOGRÁFICAS

1. Melamed N, Hadar E, Ben-Haroush A, Kaplan B, Yogev Y. Factors affecting the duration of the latency period in preterm premature of membranes. J Matern Fetal Neonatal Med. 2009;22:1051-6.
2. Moore RM, Mansour JM, Redline RW, Mercer BM, Moore JJ. The physiology of fetal membrane rupture: insight gained from the determination of physical properties. Placenta. 2006;27:1037-51.
3. Mercer BM. Preterm premature of the membranes. Obst Gynecol. 2003;101:178-93.
4. Garite TJ, Freeman RK. Chorioamnionitis in the preterm gestation. Obstet Gynecol. 1982;59:539-45.
5. Seo K, McGregor JA, French JI. Preterm birth is asociated with increased risk of maternal and neonatal infection. Obstet Gynecol. 1992;79:75-80.
6. Lee T, Carpenter MW, Heber WW, Silver HM. Preterm premature rupture of membranes: risks of recurrent complications in the next pregnancy among a population-based sample of gravid women. Am J Obstet Gynecol. 2003;188:209-13.
7. Mercer BM, Goldenberg RL, Meis PJ, Moawad AH, Shellhaas C, Das A, et al. The preterm prediction study: prediction of preterm premature rupture of membranes through clinical findings and ancillary testing. The National Institute of Child Health and Human Development Maternal-Fetal Medicine Units Network. Am J Obstet Gynecol. 2000;183:738-45.
8. Harger JH, Hsing AW, Tuomala RE, Gibbs RS, Mead PB, Eschenbach DA, et al. Risk factors for preterm premature rupture of fetal membranes: a multicenter case-control study. Am J Obstet Gynecol. 1990;163:130-7.
9. Ferguson SE, Smith GN, Salenieks ME, Windrim R, Walker MC. Preterm premature rupture of membranes: nutritional and socioeconomic factors. Obstet Gynecol. 2002;100:1250-6.
10. Eriksen NL, Parisi VM, Daoust S, Flamm B, Garite TJ, Cox SM. Fetal fibronectin: a method for detecting the presence of amniotic fluid. Obstet Gynecol. 1992;80:451-4.
11. Lee SE, Park JS, Norwitz ER, Kim KW, Park HS, Jun JK. Measurement of placental alpha-microglobulin-1 in cervicovaginal discharge to diagnose rupture of membranes. Obstet Gynecol. 2007;109:634-40.
12. Igbinosa I, Moore FA, Johnson C, Block JE. Comparison of rapid immunoassays for rupture of fetal membranes. BMC Pregancy Childbirth. 2017;17:128.
13. Thomasino T, Levi C, Draper M, Neubert AG. Diagnosing rupture of membranes using combination monoclonal/polyclonal immunologic protein detection. J Reprod Med. 2013;58:187-94.
14. Ananth CV, Oyelese Y, Srinivas N, Yeo L, Vintzileos AM. Preterm premature rupture of membranes, intrauterine infection and oligohydramnios: risk factors for placental abruption. Obstet Gynecol. 2004;104:71-7.
15. Lorthe E, Ancel PY, Torchin H, Kaminski M, Langer B, Subtil D, et al. Impact of latency duration on the prognosis of preterm infants after preterm premature rupture of membranes at 24 to 32 week' gestation: a national population-based cohort study. J Pediatr. 2017;182:47-52.e2.
16. Alexander JM, Mercer BM, Miodovnik M, Thurnau GR, Goldenberg RL, Das AF, et al. The impact of digital cervical examination on expectantly managed preterm rupture of membranes. Am J Obstet Gynecol. 2000;183:1003-7.
17. Kibel M, Asztalos E, Barrett J, Dunn MS, Tward C, Pittini A, et al. Outcomes of pregnancies complicated by preterm premature rupture of membranes between 20 and 24 weeks of gestation. Obstet Gynecol. 2016;128:313-20.
18. Waters TP, Mercer BMT. The management of preterm premature rupture of membranes near the limit of fetal viability. Am J Obstet Gynecol. 2009;201:230-40.

19. Dotters-Katz SK, Panzer A, Grace MR, Smid MC, Keku JA, Vladutiu CJ, et al. Maternal morbidity after previable prelabor rupture of membranes. Obstet Gynecol. 2017;129:101-6.
20. Muris C, Girard B, Creveuil C, Durin L, Herlicoviez M, Dreyfus M. Management of premature rupture of membranes before 25 weeks. Eur J Obstet Gynecol Reprod Biol. 2007;131:163-8.
21. Sim WH, Araujo Junior E, Da Silva Costa F, Sheehan PM. Maternal and neonatal outcomes following expectant management of preterm prelabour rupture of membranes before viability. J Perinat Med. 2017;45:29-44.
22. Kiver V, Boos V, Thomas A, Henrich W, Weichert A. Perinatal outcomes after previable preterm premature rupture of membranes before 24 weeks of gestation. J Perinat Med. 2018;46:555-65.
23. Lee JY, Ahn TG, Jun JK. Short-term and long-term postnatal outcomes of expectant management after previable preterm premature rupture of membranes with and without persisten oligohydramnios. Obstet Gynecol. 2015;126:947-53.
24. Amed AM, Camano L, Souza E. Amniorrexe prematura. In: Moron AF, Camano L, Kulay Júnior L (eds.). Obstetrícia. Barueri: Manole; 2011. p.973-9.
25. Morris JM, Roberts CL, Bowen JR, Patterson JA, Bond DM, Algert CS, et al.; PPROMT collaboration. Immediate delivery compared with expectant management after preterm pre-labour rupture of the membranes close to term (PPROMT trial): a randomized controlled trial. Lancet. 2016;387(10017):444-52.
26. Middleton P, Shepherd E, Flenady V, McBain RD, Crowter CA. Planned early birth versus expectant management (waiting) for prelabour rupture of membranes at term (37 weeks or more). Cochrane Database Syst Rev. 2017:1:CD005302.
27. Quist-Nelson J, de Ruigh AA, Seidler AL, van der Ham DP, Willekes C, Berghella V, et al.; Preterm Premature Rupture of Membranes Meta-Analysis PPROMM) Collaboration. Immediate delivery compared with expectant management in late preterm prelabor rupture of membranes: an individual participant data meta-analysis. Obstet Gynecol. 2018;131:269-79.
28. ACOG Practice Bulletin, Number 217. Prelabor Rupture of Membranes. Obstet Gynecol. 2020;135:e80-e97.
29. Chatzakis C, Papatheodorou S, Sarafidis K, Dinas K, Makridimas G, Sotiriadis A. Effects on perinatal outcome of prophylactic antibiotics in preterm labor rupture of membranes: network meta-analysis of randomized controlled trials. Ultrasound Obstet Gynecol. 2020;55:20-31.

11

Estreptococo beta-hemolítico

Alan Roberto Hatanaka
Eduardo de Souza

INTRODUÇÃO

O princípio básico do pré-natal deve se basear no alicerce da prevenção da mortalidade materna e neonatal.[1] Segundo dados da Organização Mundial da Saúde (OMS), a taxa de mortalidade neonatal no Brasil é de 8 a cada mil nascidos vivos e as principais causas de mortalidade neonatal são: prematuridade (29%), anomalias congênitas (21%), tocotraumas (15%), sepse (14%) e pneumonia (2%).[2,3] Esses dados mostram a evidente importância dos fatores infecciosos na evolução ominosa que pode ocorrer nos primeiros 28 dias de vida do recém-nato.

O estreptococo do grupo beta-hemolítico (EGB), também conhecido como *Streptococcus agalactie*, caracteriza-se por ser um organismo Gram-positivo facultativo, que é componente fisiológico do microbioma vaginal e intestinal de algumas mulheres. O intestino funciona como reservatório dessa bactéria, e a colonização vaginal e retal pode ser intermitente, transitória ou persistente.[4]

A prevalência dessa colonização materna em culturas de material vaginal e anorretal varia entre 10 e 30%,[4] sendo mais elevada na população negra e variável de acordo com cada país. No Brasil, varia de 14,1 a 27,6%.[5]

A presença da bactéria pode transformar-se de comensal para patológica em algumas situações, podendo gerar infecções urinárias, corioamnionite, endometrite, além de parto prematuro e óbito fetal.[4,6,7] O risco de parto prematuro é especialmente elevado em gestantes com bacteriúria por EGB, com risco relativo de 1,98 (IC 95% 1,45-2,69, $p < 0,001$).[7]

Calcula-se que cerca de 50% das mulheres colonizadas transmitam a bactéria para o recém-nascido, e, na ausência do uso de antibióticos, cerca de 1 a 2% irão desenvolver a infecção neonatal precoce,[4] cerca de 90% nas primeiras 24 horas pós-parto. A instalação do quadro e a evolução são rápidas, podendo levar ao óbito neonatal antes que o diagnóstico etiológico seja estabelecido.[5]

Revisão sistemática demonstrou que a incidência de infecção neonatal precoce por EGB foi de 0,43 a cada mil nascidos vivos (IC 95% 0,44-0,62), e a razão de fatalidade por caso foi de 12,1% (IC 95% 7,5-11,8%), configurando a maior causa de mortalidade por sepse neonatal em países desenvolvidos e em desenvolvimento. Ressalta-se que a frequência de sequelas nos sobreviventes é estimada em 15 a 30%. Especial atenção deve ser dada aos prematuros, visto que a mortalidade é de 19,2% nos nascituros com sepse neonatal precoce por EGB, enquanto nos neonatos de termo, 2,1%.[8]

Embora alguns advoguem ser desnecessário o rastreamento pela baixa incidência da infecção, deve-se considerar a gravidade da sepse neonatal por EGB e sua custo-efetividade já comprovada.[9] A implementação de estratégia de rastreamento e profilaxia antibiótica resultou em uma redução de sepse neonatal precoce nos EUA de 1,8 recém-nascido a cada mil nascidos vivos nos anos 1990 para 0,23 recém-nascido a cada mil nascidos vivos em 2015.[4]

Diante desses dados, torna-se fundamental detalhar a adequada estratégia de rastreamento e profilaxia da infecção por EGB.

BASES PARA PRÁTICA CLÍNICA, NÍVEIS DE EVIDÊNCIA E RECOMENDAÇÕES

O rastreamento universal anteparto consiste em estratégia primordial na prevenção da sepse neonatal precoce por EGB. Essa afirmação está baseada na evidência de superioridade em relação ao protocolo de prevenção baseada em fatores de risco.[10]

Todas as gestantes deverão realizar a pesquisa de EGB por meio da cultura de material vaginal e endoanal entre 36 semanas e 37 semanas e 6 dias, salvo nos casos em que a antibioticoprofilaxia já tenha sido indicada em função de bacteriúria por EGB ou antecedente de recém-nascido com infecção por EGB.[4] A cultura também deve ser realizada em gestantes com rotura prematura pré-termo de membranas ovulares (RPPTMo) ou trabalho de parto prematuro (TPP), desde que não tenha cultura negativa nas últimas 5 semanas. O valor preditivo da cultura realizada durante o terceiro trimestre da gestação está entre 95 e 98%.[5]

De acordo com o *Manual de gestação de alto risco* do Ministério da Saúde divulgado em 2022, a coleta do material para cultura deve obedecer às seguintes orientações:[5]

- A gestante deve ser orientada a não tomar banho ou evacuar até o momento da coleta. Se tiver tomado banho ou evacuado pela manhã, é possível coletar o material no final da tarde.
- O material deve ser coletado da cavidade vaginal e endoanal para obter melhor sensibilidade. A gestante deve estar em posição ginecológica, o profissional da saúde deve introduzir cerca de 2 cm do *swab* em um terço inferior da vagina (não há necessidade de utilizar o espéculo ginecológico), fazendo movimentos giratórios por toda a circunferência da parede vaginal. Após a coleta vaginal, proceder à coleta endoanal, introduzindo o *swab* em torno de 0,5 cm no canal anal, ultrapassando o esfíncter anal. Pode ser utilizado o mesmo ou um segundo *swab*.
- Colocar o *swab* em meio de transporte (Stuart). Caso tenham sido colhidos dois *swabs*, identificar os meios de transporte com os respectivos locais de coleta (vaginal e anal). Após a coleta, manter os tubos em temperatura ambiente até o envio ao laboratório, que poderá ocorrer em um prazo de até 3 dias.
- É essencial que o profissional de saúde relate ao laboratório alergia materna à penicilina quando uma triagem pré-natal com base em cultura for solicitada.

Indicações para antibioticoprofilaxia intraparto[4]

- Antecedente de neonato com infecção por EGB.
- Cultura positiva obtida a partir de 36 semanas de gestação.
- Bacteriúria por EGB em qualquer trimestre da atual gestação.
- Cultura para EGB negativa durante o trabalho de parto e uma das seguintes condições:
  - Trabalho de parto com menos de 37 semanas de gestação.
  - Rotura das membranas por 18 horas ou mais.
  - Temperatura intraparto de 38 °C ou mais.
- Em casos de cultura desconhecida e cultura para EGB positiva na gestação anterior.

Quando a antibioticoprofilaxia intraparto não está indicada[4]

- Cultura para EGB positiva na gestação anterior com cultura negativa na atual gestação.
- Cultura negativa obtida a partir de 36 semanas de gestação.
- Cultura negativa obtida há menos de 5 semanas do trabalho de parto.
- Cesárea realizada antes do início do trabalho de parto e com membranas íntegras, mesmo que com EGB positiva.

Escolha do antibiótico[4]

O esquema de tratamento para as gestantes com indicação para terapêutica antibiótica é:

- Penicilina G cristalina por via endovenosa (EV) na dose de ataque de 5 milhões UI seguida da dose de manutenção de 2,5 milhões UI a cada 4 horas até o nascimento.
- Como alternativa, pode ser utilizada a ampicilina, EV, na dose de ataque de 2 g seguida da dose de manutenção de 1 g cada 4 horas até o nascimento.

Importante ressaltar que o neonato é considerado tratado após a primeira dose de manutenção com eficácia entre 86 e 89%. Mesmo apenas a dose de ataque reduz a chance de sepse neonatal precoce.[5]

Pacientes com alergia à penicilina

Pacientes com história de alergia à penicilina devem ser divididas em dois grupos, segundo o Ministério da Saúde. Serão consideradas de alto risco aquelas que, após a administração de penicilina ou cefalosporina, apresentaram quadro de *rash* pruriginoso, urticária, *flush* imediato, hipotensão, angioedema, dispneia ou anafilaxia.[4,5] Serão consideradas de baixo risco aquelas que não apresentaram o quadro clínico descrito.

Com base nos antecedentes, gestantes de baixo risco para anafilaxia deverão receber cefazolina EV na dose de ataque de 2 g seguida da dose de manutenção de 1 g a cada 8 horas até o nascimento.[4,5]

Nos casos de alto risco, se a cultura positiva para EGB apresentar sensibilidade à clindamicina, utilizar a droga EV na dose de 900 mg a cada 8 horas até o nascimento.[4,5] Caso exista resistência antibiótica, utilizar vancomicina, EV, na dose de 20 mg/kg a cada 8 horas, com dose máxima de administração por dose de 2 g (administração com duração mínima de 1 hora, ou 500 mg a cada 30 minutos para doses acima de 1 g). Se a cultura for positiva para EGB, mas a suscetibilidade for desconhecida, deve-se realizar antibioticoprofilaxia com vancomicina.

CONSIDERAÇÕES FINAIS

Todas as gestantes deverão realizar a pesquisa de estreptococo do grupo B por meio da cultura de material vaginal e endoanal entre 36 semanas e 37 semanas e 6

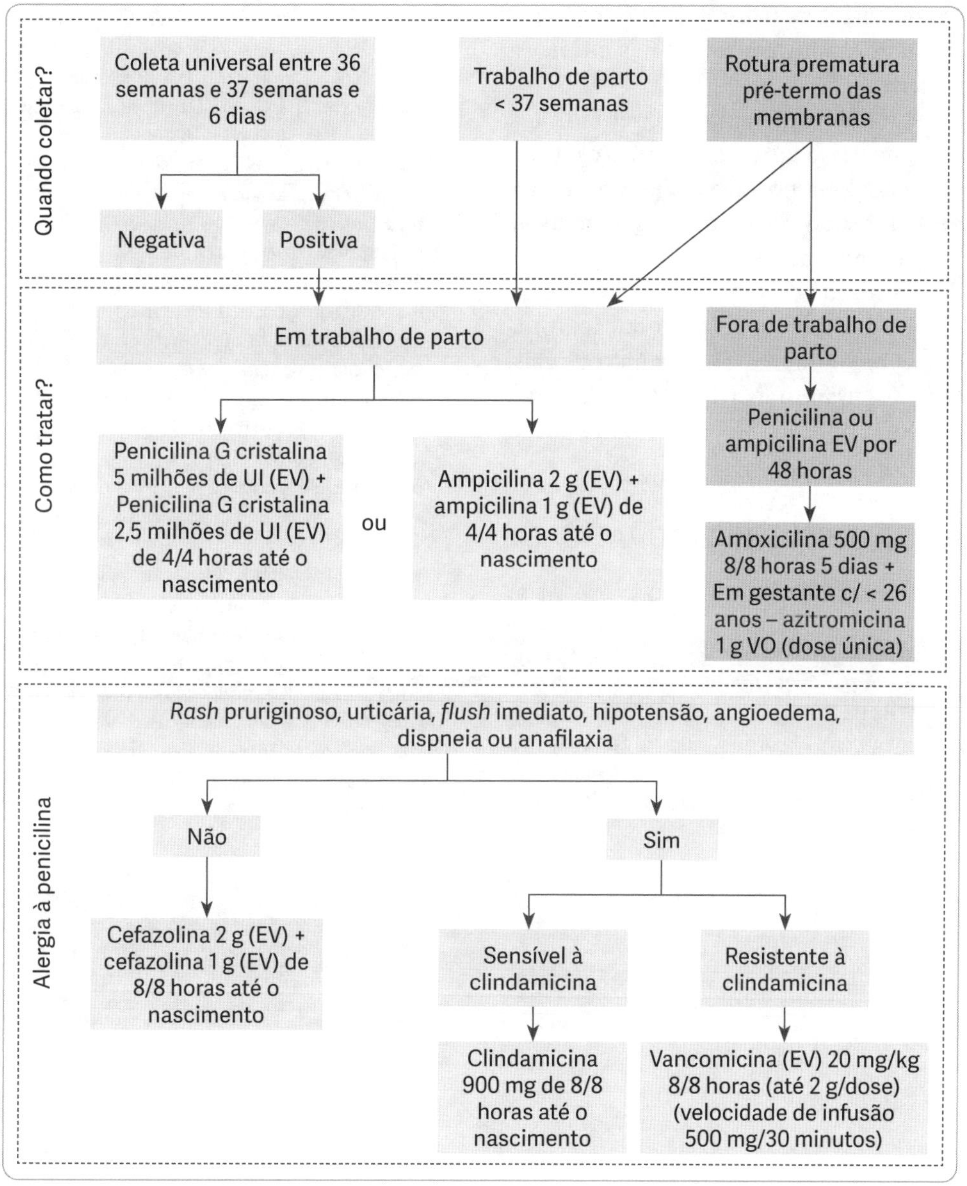

FIGURA 1 Fluxogramas de cuidado.

EV: endovenoso; VO: via oral.

dias, salvo nos casos em que a antibioticoprofilaxia já tenha sido indicada em função de bacteriúria por EGB ou antecedente de recém-nascido com infecção por EGB. A cultura também deve ser realizada em gestantes com rotura prematura pré-termo de membranas ovulares (RPPTMo) ou trabalho de parto prematuro (TPP), desde que não tenha cultura negativa nas últimas 5 semanas.

A antibioticoterapia deve ser indicada em gestantes em trabalho de parto com cultura para EGB positiva colhida com mais de 36 semanas ou nas últimas 5 semanas. Também está indicada naquelas com cultura desconhecida em trabalho de parto com menos de 37 semanas de gestação, rotura das membranas por 18 horas ou mais, temperatura intraparto de 38 °C ou mais e cultura para EGB positiva na gestação anterior.

REFERÊNCIAS BIBLIOGRÁFICAS

1. Blencowe H, Cousens S, Chou D, Oestergaard M, Say L, Moller A-B, et al. Born too soon: the global epidemiology of 15 million preterm births. Reproductive Health. 2013;10:S2.
2. World Health Organization (WHO), United Nations International Children's Emergency Fund (Unicef). A decade of tracking progress for maternal, newborn and child survival: The 2015 Report. v.1. WHO Press, 2015.
3. Healthy Newborn Network (HNN). Leading causes of neonatal deaths in Brazil. 2017. Disponível em: https://www.healthynewbornnetwork.org/country/brazil/ (Acesso: dez 2023).
4. The American College of Obstetricians and Gynecologists (ACOG). Prevention of group B Streptococcal early-onset disease in newborns. Obstetrics & Gynecology. 2020;135:e51-e72.
5. Quintana SM. Colonização materna por estreptococo do grupo B. In: Parente RCM, Braga Neto AR, Souza E (eds.). Manual de gestação de alto risco [recurso eletrônico]. v.1. Ministério da Saúde, Secretaria de Atenção Primária à Saúde. Departamento de Ações Programáticas, 2022. p.388-400.
6. Muller AE, Oostvogel PM, Steegers EAP, Joep Dörr P. Morbidity related to maternal group B streptococcal infections. Acta Obstetricia et Gynecologica Scandinavica. 2006;85:1027-37.
7. Bianchi-Jassir F, Seale AC, Kohli-Lynch M, Lawn JE, Baker CJ, Bartlett L, et al. Preterm birth associated with group B Streptococcus maternal colonization worldwide: systematic review and meta-analysis. Clinical Infectious Diseases. 2017;65:S133-S142.
8. Edmond KM, Kortsalioudaki C, Scott S, Schrag SJ, Zaidi AKM, Cousens S, et al. Group B streptococcal disease in infants aged younger than 3 months: systematic review and meta-analysis. The Lancet. 2012;379:547-56.
9. Williams M, Zantow E, Turrentine M. Cost effectiveness of latest recommendations for group B Streptococci screening in the United States: correction. Obstetrics & Gynecology. 2022;139:151.
10. Schrag SJ, Zell ER, Lynfield R, Roome A, Arnold KE, Craig AS, et al. A population-based comparison of strategies to prevent early-onset group B Streptococcal disease in neonates. New England Journal of Medicine. 2002;347:233-9.

12

Restrição de crescimento fetal

Luciano Marcondes Machado Nardozza
Ana Carolina Rabachini Caetano
Ana Cristina Perez Zamarian

INTRODUÇÃO

A restrição do crescimento fetal (RCF) pode ser definida como um processo capaz de modificar e restringir o potencial de crescimento do feto.[1] Na prática clínica, é definida por meio do percentil de peso em relação à idade gestacional (IG), sendo considerada RCF quando o peso fetal está abaixo do percentil 3 pela Organização Mundial da Saúde (OMS) ou abaixo do percentil 10 pelo American College of Obstetrics and Gynecology (ACOG).[1,2]

A RCF constitui intercorrência que acomete de 5 a 10% das gestações,[1] sendo uma das principais causas de óbito fetal, mortalidade neonatal e morbidade em curto e em longo prazo.[3] Além disso, a RCF está associada a comprometimento neurológico na infância e síndrome metabólica na vida adulta.[4,5] Quanto menor o percentil de peso ao nascer, maiores a morbidade e a mortalidade perinatais.

Nessa linha de raciocínio, é um grande desafio atual a diferenciação entre o pequeno para a idade gestacional (PIG) (constitucional) e o restrito "verdadeiro" (patológico), sendo este último predisposto a maiores morbidade e mortalidade.[6] Infelizmente, ainda não está disponível nenhum método diagnóstico eficaz na diferenciação dessas duas entidades. Muitos consensos de sociedades concordam em utilizar o peso abaixo do percentil 10 para definir o feto PIG.[7] A desvantagem de utilizar esse *cut off* é a inclusão de porcentagem considerável de fetos pequenos constitucionais com menor risco de morbidade e mortalidade.[7] Ao se utilizar o peso fetal estimado ou a circunferência abdominal (CA) abaixo do percentil 3, tem-se aumento da especificidade no diagnóstico do feto verdadeiramente restrito, porém haverá a desvantagem de não se identificar aqueles com formas menos graves de restrição de crescimento e ainda com potencial para complicações perinatais.[8]

Diante de possível diagnóstico de restrição de crescimento, ou seja, de concepto com peso estimado abaixo do percentil 10, é de grande importância a avaliação rigorosa da anatomia fetal e a pesquisa de sorologias maternas, a fim de excluir malformações e infecções quando suspeitas.[7] Quando esses parâmetros são normais, para identificar mais adequadamente fetos verdadeiramente restritos e que necessitam de maior vigilância, alguns autores sugerem avaliar em conjunto parâmetros funcionais que sugiram insuficiência placentária, como Doppler das artérias uterinas (AUt), artéria umbilical (AU) e da artéria cerebral média fetal (ACM), oligoidrâmnio e até mesmo marcadores bioquímicos em futuro próximo.[7]

DIAGNÓSTICO

O diagnóstico é realizado por meio de dados clínicos e de propedêutica subsidiária. Inicialmente, a determinação da IG torna-se imperiosa para que haja suspeita da presença da RCF e para que sua confirmação possa ser realizada. A acurácia na determinação da IG é sempre melhor por meio dos parâmetros ultrassonográficos, principalmente quando a ultrassonografia (US) é realizada precocemente na gestação. O comprimento craniocaudal ou cabeça-nádega pode ter um erro de 5 a 7 dias na determinação da IG no primeiro trimestre.

Clínico

Entre os dados clínicos, destaca-se a anamnese pré-natal cuidadosa para identificação de fatores de risco para RCF, como intercorrências maternas, história obstétrica pregressa (ocorrência de recém-nascidos de baixo peso, com crescimento restrito e/ou malformações) e atual (com eventual exposição a algum fator etiológico envolvido na RCF).

No exame físico, mensuração cuidadosa e seriada da altura uterina, palpação uterina e inadequado ganho ponderal materno poderão contribuir para o rastreamento da RCF. É importante lembrar que a acurácia da medida da altura uterina para identificar um feto pequeno/restrito é limitada, e a obesidade, presença de leiomiomas e alterações do líquido amniótico podem prejudicar ainda mais a avaliação.[3]

Ultrassonográfico

Na suspeita de RCF, a US deve ser usada para confirmar ou excluir o diagnóstico.[9] A estimativa de peso fetal por meio da US é o melhor teste para rastrear e diagnosticar RCF, além de fornecer dados para pesquisa da etiologia. A CA é menor na presença de RCF em virtude da diminuição do tamanho do fígado, da diminuição do glicogênio acumulado e da depleção do tecido adiposo da região abdominal. Isoladamente, a CA é a medida de maior sensibilidade para detecção da RCF.[10]

As estimativas de peso fetal que utilizam na equação as medidas de CA, CC, diâmetro biparietal e medida do fêmur apresentam a melhor acurácia.[11]

Além dos parâmetros antropométricos, a US é capaz de avaliar a vitalidade fetal pelo perfil biofísico fetal (PBF). A sequência de alteração das atividades biofísicas fetais diante da hipóxia obedece à ordem inversa de sua instalação durante a embriogênese. Dessa forma, a cardiotocografia (CTG) é o primeiro parâmetro a se deteriorar, seguida do padrão dos movimentos respiratórios, corporais e, por último, do tônus. Esses são considerados marcadores agudos da vitalidade fetal. Por meio da redistribuição do fluxo sanguíneo fetal secundário à hipoxemia crônica, ocorre diminuição progressiva do volume do líquido amniótico, que é um marcador crônico da vitalidade do produto conceptual. Vale lembrar que o PBF não é recomendado como a principal ferramenta na avaliação de fetos com RCF, pois esse papel é da dopplervelocimetria, mas pode e deve ser utilizado como teste adicional na avaliação da vitalidade fetal.[3]

Dopplervelocimetria

Método de fundamental importância no diagnóstico e no manejo da RCF é a dopplervelocimetria. Por meio do Doppler, identificam-se os fetos restritos sob risco de hipóxia, o que corresponde a aproximadamente 40% dos casos.[12] Avaliando a circulação materna (Aut), fetoplacentária (AU) e fetal (ACM e ducto venoso - DV), o Doppler disponibiliza, de forma não invasiva, a possibilidade de identificação da insuficiência placentária (importante causa de RCF) e de avaliação das alterações hemodinâmicas fetais que ocorrem em resposta à deficiência de oxigênio. Existe consenso de que sua utilização reduz significativamente a mortalidade perinatal, bem como a prematuridade iatrogênica e suas complicações.[12]

Dopplervelocimetria das artérias uterinas

A dopplervelocimetria das artérias uterinas tem papel fundamental no diagnóstico da placentação anormal. É capaz de identificar gestações sob risco de insuficiência placentária e pré-eclâmpsia, doenças que frequentemente vêm acompanhadas de RCF, por meio do aumento da resistência (índice de pulsatilidade [IP] e índice de resistência [IR]). Constitui um dos critérios que auxiliam no diagnóstico da RCF.[13]

Dopplervelocimetria arterial fetal

Consiste na avaliação, principalmente, das artérias umbilicais e cerebrais médias, porém também se pode analisar o território da aorta, das adrenais, esplênicas e coronárias, entre outras. A avaliação da AU reflete a resistência vascular placentária e está fortemente correlacionada à insuficiência placentária. O Doppler da AU auxilia no diagnóstico e prediz o prognóstico de fetos com restrição de crescimento,[6] sendo, portanto, indicado universalmente no manejo dos fetos com restrição.[3]

Em condições normais, a resistência da AU diminui progressivamente durante a gestação; já na insuficiência placentária ocorre o inverso.[12] A redução do fluxo placentário, habitualmente, é o primeiro sinal hemodinâmico observável da existência de lesão placentária e comprometimento da microcirculação vilositária, sendo estimado que com 30% de comprometimento da circulação dos vilos haja um aumento de resistência nas AU. Essa lesão placentária causa diminuição da perfusão da AU, podendo chegar à diástole ausente e/ou reversa (aproximadamente 50 e 70%, respectivamente, de comprometimento de circulação microvilositária) nos casos críticos de hipóxia fetal.[3]

A centralização hemodinâmica fetal é um passo na deterioração fetal em resposta à insuficiência placentária. Kjellmer et al.[14] e Peeters et al.,[15] em estudos em animais de experimentação, descreveram vasodilatação cerebral diante da hipóxia. Existe, portanto, uma vasodilatação seletiva para preservação de órgãos nobres (cérebro, coração e glândulas suprarrenais) e vasoconstrição de outros órgãos (rins, pulmões, intestino, pele e esqueleto) nesses fetos com hipoxemia.[12] Esse processo de centralização hemodinâmica passa por algumas etapas, nas quais existe piora progressiva do fluxo das AU com perda de seu componente diastólico, até que esse componente se torna reverso. A relação IP cérebro/umbilical torna-se, então, menor que 1, em vista da vasodilatação cerebral, aferida como queda no IP da ACM (Figura 1).

O desaparecimento do componente diastólico da dopplervelocimetria das AU coincide com a presença de alterações do

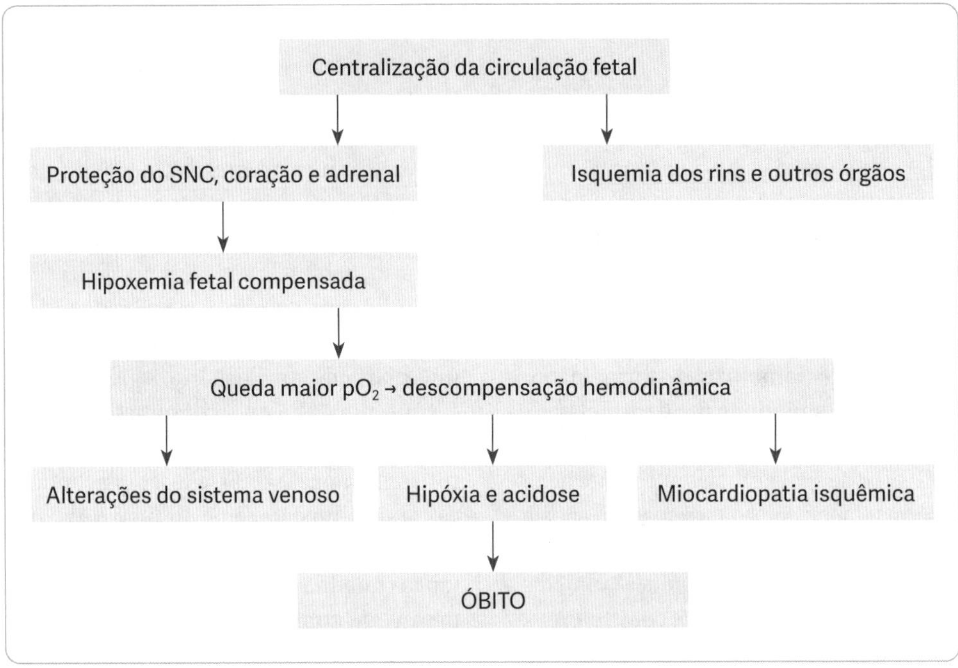

FIGURA 1 Resumo da fisiopatologia da restrição do crescimento fetal.
pO_2: pressão parcial do oxigênio; SNC: sistema nervoso central.

equilíbrio acidobásico. Nesse grupo, existe mortalidade perinatal aumentada com número elevado de complicações neonatais, atribuídas à vasoconstrição em diversos órgãos. Diástole zero (DZ) ou diástole reversa (DR) da AU está presente, respectivamente, em média 5 e 2 dias antes da deterioração aguda da vitalidade fetal.[3] Existe associação entre DR da AU e prognóstico perinatal adverso que parece ser independente da IG (sensibilidade e especificidade de 60%).[16]

O Doppler da ACM tem especial importância na avaliação dos fetos com restrição do crescimento fetal tardia.[3] Nesses fetos, a deterioração cardiovascular é muitas vezes caracterizada pela alteração do Doppler da ACM, mesmo com Doppler da AU normal ou com pouco aumento de resistência. Fetos com RCF tardia com diminuição de resistência de ACM têm maior risco de desfechos adversos e, portanto, devem ter controle rigoroso de vitalidade fetal.[3]

A relação cerebroplacentária (RCP) tem maior sensibilidade em detectar a hipóxia do que seus componentes individuais.[3]

Dopplervelocimetria venosa

O território venoso fornece informações sobre a resposta cardiovascular do feto, em especial o DV.[12] O DV desempenha um papel importante redirecionando quantidade significativa de sangue do fígado fetal para o coração, assim assegurando mais sangue ao cérebro e ao coração.[17] Os fetos em regime de hipóxia e com perfil hemodinâmico alterado (centralização hemodinâmica) têm alterações progressivas no fluxo do território venoso.

O DV é amplamente utilizado para avaliação venosa fetal, apresentando-se como uma onda de velocidade de fluxo pulsátil com três componentes: sístole (onda S), diástole (onda D), ambas ventriculares, e contração atrial (onda A). As alterações do DV ocorrem na onda A, com a perda da capacidade de contração atrial, na qual se pode observar um aumento do IP com evolução para onda A zero e reversa (acidemia fetal).

A dopplervelocimetria do DV alterada é considerada o parâmetro isolado com maior capacidade de predizer óbito fetal, em curto prazo, na restrição de crescimento precoce.[6] O achado de onda a zero ou reversa no sonograma do DV está associado a maiores taxas de mortalidade perinatal independentemente da IG ao parto.[18,19]

CLASSIFICAÇÃO

Atualmente, a classificação cronológica da RCF, baseada na época do aparecimento, tem sido mais utilizada e tem maior aplicabilidade clínica, pois está relacionada com conduta e prognóstico do feto.

Com base na predominância relativa dos achados biométricos e funcionais placentários e fetais se reconhecem, na atualidade, dois tipos de RCF, que variam em suas apresentações clínicas e morbidade e mortalidade perinatais.[17]

Figueras e Gratacós[20] e Baschat[4] mostraram o diferente comportamento fisiopatológico dos fetos com restrição do crescimento fetal antes e depois de 32 semanas. Os que apresentam RCF precoce (< 32 semanas) têm como fator determinante grande alteração na implantação placentária, muitas vezes determinando aumento da resistência na Aut e ocasionando maior risco para desenvolver pré-eclâmpsia. Desse modo, a hipóxia fetal determinada é elevada, necessitando de adaptação cardiovascular fetal. Como mecanismo de defesa, o feto apresenta grande tolerância aos baixos níveis de oxigênio ofertado e à hipoxemia. Também é comum o achado de centralização hemodinâmica e oligoidrâmnia. Com piora da hipoxemia, anormalidades no sonograma do DV são encontradas, assim como anormalidades nas variáveis biofísicas, evidenciando acidose.[7] As taxas de morbidade e mortalidade perinatais são elevadas.

A RCF tardia (≥ 32 semanas) associa-se menos frequentemente com a pré-eclâmpsia. Nesses casos, em que o déficit de difusão pode coexistir com alterações de perfusão placentária, é comum a centralização hemodinâmica e alteração da RCP com sonograma normal de AU. Nesses fetos o diagnóstico é mais difícil e a tolerância à hipóxia, menor.[7] O grande desafio na RCF precoce é o manejo balanceando prematuridade e risco de óbito fetal, enquanto na RCF tardia o problema é o diagnóstico precoce, pois o Doppler da AU pode estar ainda adequado, mascarando a doença e levando a casos de óbito fetal tardio.

O *cut off* de 32 semanas, que diferencia a forma precoce da tardia, foi estabelecido por Savchev et al., em estudo no qual foram demonstradas diferenças nas apresentações clínicas e nas taxas de morbidade e mortalidade perinatais.[21]

Apesar de inúmeras publicações, não existe consenso na literatura sobre os critérios mais adequados para definir RCF. Visando uniformizar a abordagem clínica e tornar os resultados dos estudos científicos comparáveis, foi publicado um consenso baseado na opinião de especialistas, com o estabelecimento de nomenclatura unificada e critérios diagnósticos claros de RCF precoce e tardia, segundo os critérios vistos na Tabela 1.[13] Ressalte-se que os dados dessa publicação são consensos baseados nas opiniões de especialistas. Portanto, serão necessários ensaios clínicos consistentes para validar esses parâmetros como diagnósticos para RCF.[22]

TABELA 1 Critérios diagnósticos da restrição de crescimento fetal baseados em consenso de especialistas (segundo o método Delphi)

Restrição do crescimento fetal precoce (< 32 semanas)	Restrição do crescimento fetal tardia (> 32 semanas)
CA/PE < P3 ou Doppler de AU com DZ Ou CA/PE < P10 + IP da Aut > P95 ou IP da AU > P95 Obs.: excluídas malformações.	CA/PE < P3 Ou 2 das 3 características: CA/PE < P10 CA/PE – queda de mais de 2 quartis na curva de crescimento RCP < P5 ou IP da AU > P95 Obs.: excluídas malformações.

AU: artéria umbilical; CA: circunferência abdominal; DZ: diástole zero; IP: índice de pulsatilidade; RCP: relação cérebro-placentária.

CONDUTA

Como não há tratamento efetivo para reverter ou interromper a progressão da insuficiência placentária, a avaliação da vitalidade fetal e a decisão do momento do parto são as principais estratégias no manejo desses fetos.[23] Estudos foram realizados na tentativa de estabelecer uma terapia na restrição de crescimento fetal, incluindo suplementação nutricional materna, repouso, oxigenoterapia, uso da aspirina, uso do sildenafil, contudo sem evidências de benefícios na evolução natural da doença.[24] Em gestantes fumantes, o abandono do tabagismo pode ser benéfico.[24]

Otimizar a assistência e decidir o momento apropriado do parto (risco de acidemia *versus* prematuridade) é ainda o que norteia o manejo desses fetos.

Nos casos de restrição precoce do crescimento fetal, procede-se à investigação de anormalidades estruturais ou cromossômicas, de infecções fetais e de má adaptação circulatória uteroplacentária. Quanto à insuficiência placentária, enquanto se adota a conduta obstétrica expectante, monitoram-se a maturidade e a vitalidade fetais, com antecipação do parto quando a primeira estiver presente ou a segunda, comprometida.

Monitorização da vitalidade fetal

Para a realização desse acompanhamento, utilizam-se os exames propedêuticos anteriormente descritos: a ultrassonografia, a CTG anteparto, o PBF e principalmente a dopplervelocimetria. Em relação à CTG na RCF os estudos demonstram vantagem da cardiotocografia computadorizada (CTGc) em relação à convencional.[25] A CTGc permite a avaliação da *short-term variation* (STV), variação de curto prazo, e estudos demonstram que esse parâmetro é sensível para detectar a deterioração fetal e tem valor semelhante ao DV para predição da mortalidade fetal em curto prazo. A variação de curto prazo altera-se em 50% das vezes antes do DV, e nos outros 50% o DV altera-se antes. A variação de curto prazo menor que 3,5 milissegundos é preditora com excelente acurácia para acidemia e pH da AU menor que 7,20.[25]

A literatura recomenda a combinação de métodos de avaliação da vitalidade fetal na restrição do crescimento com o objetivo de melhorar a precisão na detecção do estado ácido-base do feto, evitando tanto o óbito fetal como a prematuridade desnecessária, e para permitir a antecipação da deterioração fetal e assim auxiliar na definição dos intervalos de monitoramento.[3] O ideal é combinar a dopplervelocimetria (AU, ACM e DV) com outros métodos biofísicos como CTG, CTGc e ou PBF.[3,25]

A frequência da monitorização da vitalidade fetal na RCF é controversa na literatura e depende da IG e do grau de insuficiência placentária. Na restrição de crescimento precoce ressalta-se a importância do Doppler da AU para determinar a frequência do monitoramento. Já na RCF tardia o Doppler da ACM fornece informações importantes principalmente nos casos em que o Doppler de AU está normal.[3] Dados observacionais demonstraram que, em fetos de termo com RCF tardia com Doppler de AU normal e Doppler de ACM alterado, o intervalo para o óbito fetal foi de aproximadamente 5 dias, sugerindo que nesses casos se realize um controle mais próximo de vitalidade fetal, no mínimo 2 vezes na semana.[3]

Momento do parto

A decisão do momento do parto é baseada na IG, etiologia da restrição de crescimento, grau de comprometimento da vitalidade, além da experiência da equipe e recursos disponíveis para avaliação do feto e tratamento do neonato, devendo o parto preferencialmente ser realizado em um hospital terciário.[25] Porém, como para outros aspectos relacionados à RCF, falta consenso na literatura sobre o momento apropriado para resolução da gestação.[25]

Revisão sistemática da literatura com metanálise, publicada em 2018, avaliou o risco de óbito fetal abaixo de 34 semanas em fetos com fluxo diastólico final zero ou reverso na AU e/ou no DV. O risco de óbito fetal nesses fetos com DZ na AU ultrapassa o risco da mortalidade ou morbidade grave neonatal entre 33 e 34 semanas. Nos casos de DR da AU e/ou DV com onda a zero ou reversa, o risco de óbito fetal é maior do que o de mortalidade e morbidade grave perinatal a partir de 30 semanas. Apenas 5 estudos avaliaram em separado a dopplervelocimetria do DV cujo sonograma apresentava fluxo diastólico final zero ou reverso, portanto essa avaliação não pode ser realizada separadamente na metanálise. Porém, o resultado desses estudos demonstra que nesses casos o risco de óbito fetal é maior do que os da prematuridade a partir de 28 semanas (nível de evidência A).[26]

Em relação a fetos acima de 34 semanas, foram publicados em 2010 os resultados do *The disproportionate intrauterine growth intervention trial at term*, um *trial* com 650 mulheres com suspeita de RCF entre 36 e 41 semanas. Não houve aumento da morbidade neonatal e nem da incidência de cesarianas ou de partos vaginais operatórios, quando comparados os grupos de indução do parto e de conduta expectante. Concluíram que a conduta expectante poderia ser realizada com controle rigoroso de vitalidade fetal, porém seria coerente a indução do parto no termo para prevenção de morbidade neonatal e de óbito fetal (nível de evidência A).[27]

Estudo de 2017, de Pilliod et al., concluiu que a partir de 38 semanas o risco de óbito fetal na conduta expectante por mais 1 semana excedeu o risco do parto imediato independentemente de o peso fetal estimado estar abaixo do percentil 10, 5 ou 3. No entanto, esse risco aumenta quanto menor o percentil de peso estimado (nível de evidência B).[28]

Via de parto

Em relação à via de parto, também faltam ensaios clínicos randomizados, e a maior parte dos protocolos segue conduta baseada em opinião de especialistas. Os fetos com RCF estão sob maior risco de cesariana de urgência por sofrimento fetal no trabalho de parto, mesmo quando o sonograma da AU for normal.[25]

Nos casos de DZ na AU, a recomendação é de cesárea eletiva.[25] A via de parto, nos fetos com DZ ou DR na AU, em todos os estudos recentes, tem sido o parto cesáreo, portanto estimar o sucesso da indução seria impossível.[25] Essa informação vem de estudos antigos que relatam uma taxa de 75 a 95% de cesáreas de urgência nesses fetos (nível de evidência B).[25] Concluíram que o parto cesáreo é recomendado em todas as pacientes com fluxo diastólico final zero ou reverso na AU (nível de evidência B).[25] Pelo mesmo motivo, estágios mais graves de deterioração fetal como alteração do DV, do PBF e da variação de curto prazo na CTGc têm indicação de cesárea eletiva.[25]

Em pacientes com aumento de resistência da AU com diástole presente, dilatação da ACM ou alteração da RCP, a indução do parto é possível, ressaltando a necessidade de maior vigilância intraparto (CTG contínua) por risco aumentado de sofrimento fetal agudo e de cesariana de urgência (nível de evidência A, B).[25]

Existem poucos estudos e com pequeno número de pacientes que comparam os métodos de indução de parto nos fetos PIG ou com crescimento fetal restrito.

Recente metanálise de 12 ensaios clínicos sobre amadurecimento cervical em fetos PIG e com RCF concluiu que os métodos mecânicos (como o balão cervical) parecem associados a menores riscos de cesariana e de complicações intraparto (nível de evidência A).[29]

Portanto, quando disponíveis, os métodos mecânicos são os preferenciais no amadurecimento cervical nesses fetos. Se a prostaglandina for utilizada, a preferência é pelo dinoprostone, por ser método reversível.[3]

Nos fetos restritos, o controle de vitalidade deve ser mais rigoroso durante a indução e no trabalho de parto e são necessários mais estudos para estabelecer os métodos mais seguros e eficazes na indução do parto. A maioria dos protocolos de manejo contraindica o uso de prostaglandinas na indução do parto em fetos com restrição do crescimento.[25]

Protocolo assistencial

Um manejo considerado ideal por muitos autores e utilizado em nosso serviço é o acompanhamento longitudinal da vitalidade fetal, iniciando entre 24 e 26 semanas (a depender da IG e da viabilidade do serviço), com métodos ultrassonográficos, dopplervelocimétricos e biofísicos. A combinação de múltiplos testes na avaliação da vitalidade fetal melhora a predição de acidemia e do óbito fetal quando comparada a testes isolados.[3] O intervalo dessa avaliação depende da IG e dos sinais de insuficiência placentária.

No manejo desses fetos, o primeiro passo importante é tentar distinguir a RCF verdadeira, associada à insuficiência placentária e com pior prognóstico perinatal, dos fetos pequenos constitucionais como um prognóstico perinatal praticamente normal.[20] A RCF precoce e a tardia são distinguíveis quando as consideramos em grupos. Na RCF precoce a evolução geralmente inicia pela alteração no Doppler das AU, progredindo para a centralização fetal, alteração do Doppler venoso, da CTGa e por último do PBF.[3] Na RCF tardia a principal alteração é do Doppler da ACM ou das AU sem alterações significativas do Doppler venoso, e a alteração da RCP pode ser o único sinal existente da hipoxemia. Além disso, o óbito fetal ocorre de maneira mais rápida e inesperada na RCF tardia, portanto o controle de vitalidade fetal deve ser intensificado a partir das 34 semanas.[25]

Apesar das diferenças fisiopatológicas da insuficiência placentária, ao lidarmos com o feto individualmente, as características clínicas podem se sobrepor, especialmente nas idades gestacionais limítrofes. Portanto, o mesmo protocolo de manejo pode ser utilizado para monitorar e decidir o momento do parto em ambos os grupos.[20]

Um tipo de manejo descrito na literatura consiste em agrupar as pacientes dentro de estágios de evolução com acompanhamentos, momento do parto e riscos fetais semelhantes.[20] Baseados nas evidências disponíveis na literatura e nas características do nosso serviço, da população de pacientes e obstetras, no Departamento de Obstetrícia da Escola Paulista de Medicina da Universidade Federal de São Paulo segue-se o protocolo de manejo baseado em estágios de evolução da RCF.[30]

Fetos pequenos para a idade gestacional

Fetos com peso estimado entre o percentil 3 e 10, sem alterações do Doppler materno-fetal. A avaliação da vitalidade (Doppler e PBF) e do crescimento fetal pode ser realizada quinzenalmente.[20] As recomendações dos últimos anos têm sugerido o parto entre 38 e 39 semanas nesses casos, considerando que a principal causa de óbito perinatal no termo é o óbito fetal e que alguns fetos classificados como PIG podem ter algum grau de comprometimento que não pode ser identificado pelos métodos biofísicos disponíveis.[31] Em nosso serviço, realiza-se controle de vitalidade semanal entre 37 e 39 semanas e, se a paciente não entrar em trabalho de parto espontaneamente, o parto pode ser induzido com 39 semanas. O uso de prostaglandinas na indução do parto pode ser realizado de forma cuidadosa, com rigoroso controle de vitalidade intraparto, pelo risco de taquissistolia em fetos que podem apresentar algum grau de injúria placentária.[30]

Estágio 1: restrição do crescimento fetal com Doppler fetal normal (insuficiência placentária leve)

Peso fetal estimado abaixo do percentil 3 sem alterações do Doppler materno-fetal ou peso fetal estimado entre os percentis 3 e 10 com Doppler de Aut alterado. A avaliação do crescimento fetal e da vitalidade (Doppler e PBF) pode ser realizada semanalmente.[30] Parto entre 37 e 38 semanas, podendo ser induzido cuidadosamente, contudo evitando o uso de prostaglandinas. Se o percentil de peso estimado for menor que 1, considerar o parto com 37 semanas (Figura 2).[30]

Estágio 2: restrição do crescimento fetal com insuficiência placentária moderada (com alterações do Doppler fetal)

Presença das seguintes alterações do Doppler: IP das AU > percentil 95, IP da ACM < percentil 5 ou RCP < 1. A avaliação da vitalidade fetal (Doppler e PBF) realizada semanalmente é aceitável.[6,20] Em nosso serviço, a vitalidade fetal é monitorada de duas a três vezes por semana e se considera internação da paciente após 34 semanas para otimizar o controle clínico e realizar

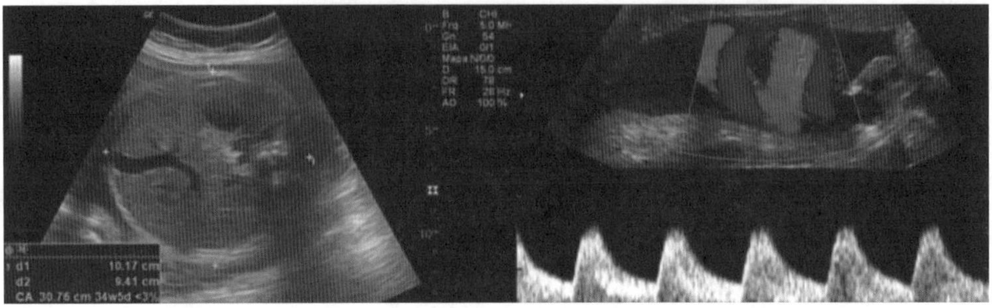

FIGURA 2 Estágio 1: restrição do crescimento fetal (na figura: circunferência abdominal abaixo do percentil 3), com dopplervelocimetria normal (na figura: dopplervelocimetria normal das AU). (Ver imagem colorida no miniatlas ao final do livro.)

vitalidade diária.[30] As evidências sugerem baixo risco de deterioração fetal antes do termo, mas também não demonstram benefícios em manter a gestação após o termo ser alcançado. Parto entre 36 e 37 semanas, sendo a indução aceitável, contudo evitando o uso de prostaglandinas. Atenção para o maior risco de sofrimento fetal intraparto, o que requer monitorização contínua (Figura 3).[20]

Estágio 3: restrição do crescimento fetal com insuficiência placentária severa (Doppler da artéria umbilical com diástole zero)

Definido pelo Doppler da AU com DZ. A monitorização fetal a cada 2 dias é aceitável.[30] Para otimizar o controle do bem-estar fetal, em nosso serviço as pacientes são internadas, conforme a viabilidade, e avaliadas diariamente (Doppler, PBF e

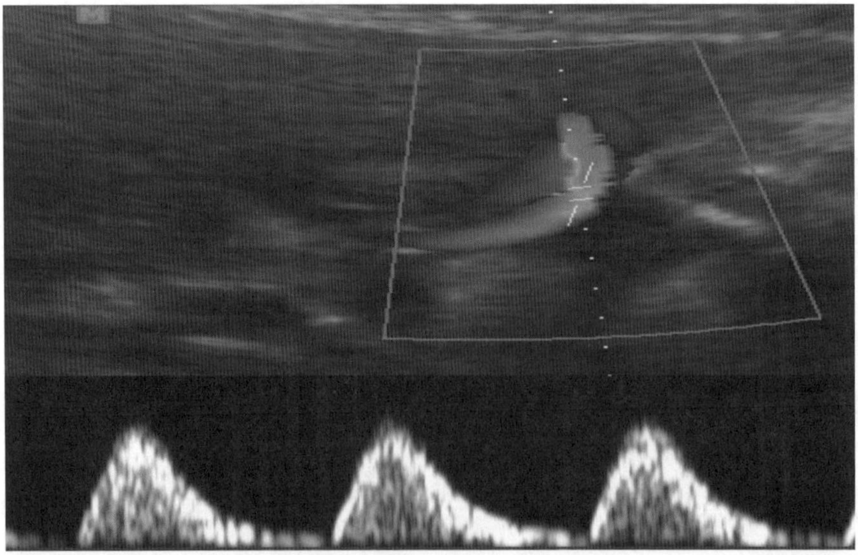

FIGURA 3 Estágio 2: Dopplervelocimetria da artéria umbilical com aumento de resistência. (Ver imagem colorida no miniatlas ao final do livro.)

CTG).[30] O parto é recomendado com 34 semanas por cesárea eletiva, pois o risco de sofrimento fetal na indução de parto excede 50% (Figura 4).[20]

Estágio 4: restrição do crescimento fetal com deterioração fetal avançada (Doppler da artéria umbilical com diástole reversa ou ducto venoso com índice de pulsatilidade > percentil 95)

Definido pela presença de DR no Doppler da AU ou Doppler do DV com IP > percentil 95. Existe alto risco de óbito fetal e de prejuízo no desenvolvimento neurológico. Internação e monitorização da vitalidade fetal diariamente (Doppler, PBF e CTGa).

Em alguns protocolos na literatura, o parto é recomendo a partir de 30 a 32 semanas.[20] Em nosso serviço, é adotado o parto por cesárea eletiva, até 30 semanas. Nesse estágio, em fetos abaixo de 30 semanas pode-se utilizar o PBF para avaliar a possibilidade de conduta expectante pelo menos para a realização de corticoterapia e transferência para serviço terciário. Um PBF menor ou igual a 4/10 indica parto na viabilidade por sua alta associação com acidemia (Figura 5).[25]

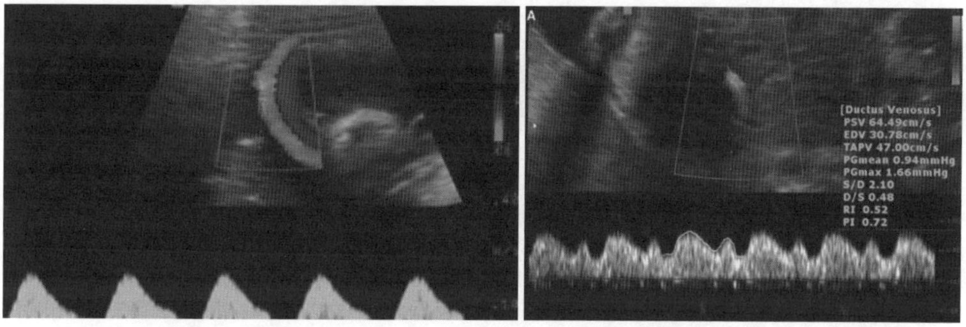

FIGURA 4 Estágio 3: diástole zero na artéria umbilical com Doppler do ducto venoso normal. (Ver imagem colorida no miniatlas ao final do livro.)

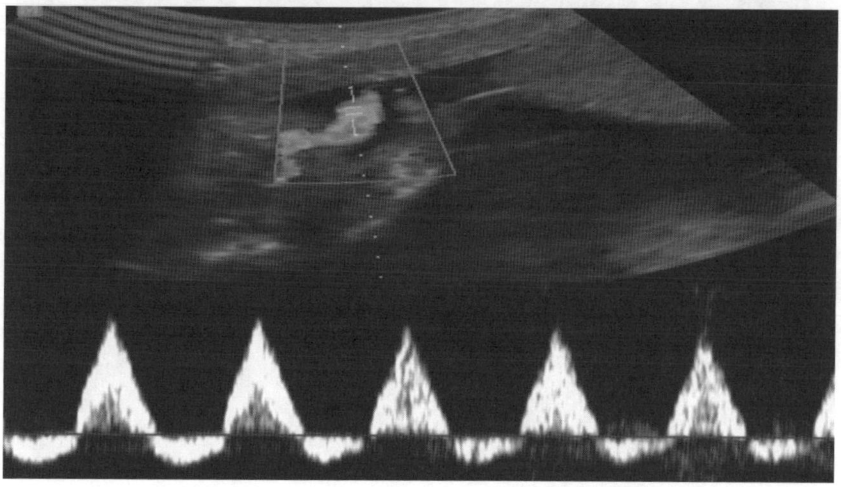

FIGURA 5 Estágio 4: Doppler da artéria umbilical com diástole reversa. (Ver imagem colorida no miniatlas ao final do livro.)

Estágio 5: restrição do crescimento fetal com grande probabilidade de acidose fetal e alto risco de óbito fetal (Doppler do ducto venoso com onda a reversa, cardiotocografia computadorizada < 3 ms ou desacelerações da frequência cardíaca fetal)

Definido pelo Doppler do ducto venoso com onda a reversa, variação de curto prazo na cardiotocografia computadorizada < 3 ms ou desacelerações tardias espontâneas na frequência cardíaca fetal. Parto por cesárea eletiva no momento do diagnóstico, a depender da viabilidade da UTIN (Figura 6).[20,30]

Nas idades gestacionais mais precoces, os pais devem ser aconselhados de acordo com os dados de viabilidade sem sequelas, e a opinião deles deve ser levada em conta na decisão do parto.[20] Ressalte-se que a sobrevida, descrita na literatura, de neonatos com RCF entre 24 e 26 semanas é menor do que 50% e o risco de morbidade grave é maior do que 80%.[25] As taxas de sobrevida ultrapassam os 50% quando atingidos 500 g ou 26 semanas.[3,25]

CORTICOPROFILAXIA E NEUROPROTEÇÃO COM SULFATO DE MAGNÉSIO

O uso antenatal de corticoides deve ser realizado idealmente entre 24 e 34 semanas, de preferência um ciclo e o mais próximo possível do parto (no máximo 2 ciclos, se o primeiro foi realizado a mais de 15 dias e agora o parto é iminente), para acelerar a maturidade pulmonar fetal e reduzir o risco de hemorragias intracranianas.[25,30] Alguns serviços vêm preconizando o uso de corticoprofilaxia entre 34 e 36 semanas e 6 dias, se não foi realizado anteriormente e se o risco de parto prematuro tardio é iminente.[3] Contudo, logo após o uso de corticoides, os índices Doppler podem apresentar uma melhora que é apenas transitória, portanto

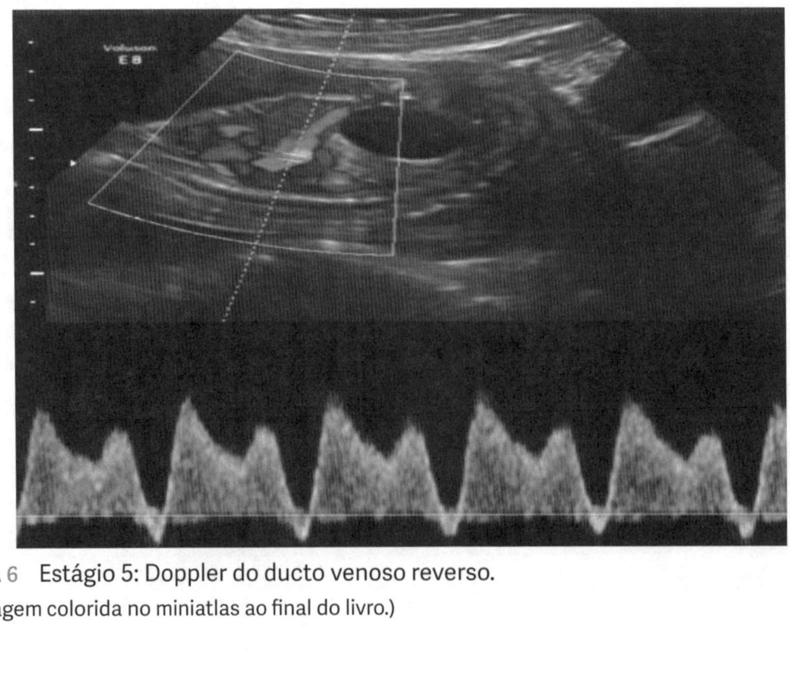

FIGURA 6 Estágio 5: Doppler do ducto venoso reverso.
(Ver imagem colorida no miniatlas ao final do livro.)

TABELA 2 Protocolo assistencial do grupo da RCF na Unifesp/EPM

Estágio	Descrição	Controle de vitalidade	Parto
PIG Estágio 0	PFE/CA entre p3 e p10 sem critérios de RCF Doppler materno-fetal normal	Quinzenal até 37 sem ≥ 37 sem: semanal	Parto com 39 semanas Via obstétrica
RCF Estágio I	PFE/CA < p3 com Doppler materno-fetal normal ou PFE entre p3 e 10 com IP médio das Aut > p95	≥ 26 sem: semanal	Parto entre 37 e 38 semanas Via obstétrica
RCF Estágio II	Anormalidades na AU (com fluxo diastólico presente) ou na ACM ou na RCP	26 a 34 sem: 2x a 3x sem ≥ 34 sem: considerar internação	Parto entre 36 e 37 sem Via obstétrica, mas considerar alto risco de SFA
RCF Estágio III	Diástole ausente na umbilical com DV normal	Internação na viabilidade e controle diário	Parto com 34 semanas Cesárea
RCF Estágio IV	Diástole reversa na AU ou DV > p95	Internação na viabilidade e controle diário	Parto até 30 sem Cesárea
RCF Estágio V	DV onda a zero ou reversa Desacelerações tardias espontâneas na CTG STV < 3 ms	Internação na viabilidade e parto	Parto na viabilidade Cesárea

ACM: artéria cerebral média; AU: artéria umbilical; Aut: artérias uterinas; CA: circunferência abdominal; CTG: cardiotocografia; DV: ducto venoso; IP: índice de pulsatilidade; PFE: peso fetal estimado; PIG: pequeno para a idade gestacional; RCF: restrição do crescimento fetal; SFA: sofrimento fetal agudo; STV: *short term variation*.

o controle rigoroso de vitalidade fetal deve ser mantido.

Deve-se ter cuidado especial ao realizar a corticoprofilaxia em fetos com RCF e alterações graves e tardias do Doppler; em tais casos, o ideal é que o ciclo seja realizado com a paciente internada. Nesses fetos a ausência de qualquer alteração no fluxo diastólico final em resposta aos corticosteroides antenatais é uma preocupação e prevê a deterioração fetal subsequente.[3]

Para os partos antes de 32 semanas, o uso do sulfato de magnésio é preconizado para neuroproteção.[3,25,30]

REFERÊNCIAS BIBLIOGRÁFICAS

1. Nardozza LM, Araújo JE, Barbosa MM, Caetano AC, Lee DJ, Moron AF. Fetal growth restriction: current knowledge to the general. Obs/Gyn Arch Gynecol Obstet. 2012;286(1):1-13.
2. Battaglia FC, Lubchenco LO. A practical classification of newborn infants by weight and gestational age editor. J Pediatr. 1967;71(2):159-63.
3. Melamed N, Baschat A, Yinon Y, Athanasiadis A, Mecacci F, Figueras F, et al. Figo (International Federation of Gynecology and Obstetrics) initiative on fetal growth: best practice advice for screening, diagnosis, and management of fetal growth restriction. Int J Gynecol Obstet. 2012;152:3-57.

4. Baschat AA, Viscardi RM, Hussey-Gardner B, Hashmi N, Harman C. Infant neurodevelopment following fetal growth restriction: relationship with antepartum surveillance para meters. Ultrasound Obstet Gynecol. 2009;33(1):44-50.
5. Barker DJ, Hales CN, Fall CH, Osmond C, Phipps K, Clark PM. Type 2 (non-insulin-dependent) diabetes mellitus, hypertension and hyper lipidaemia (syndrome X): relation to reduced fetal growth. Diabetologia. 1993;36(1):62-7.
6. Gratacos E, Figueras F. Update on diagnosis and classification of fetal growth restriction and proposal of stage-based management protocol. Fetal Diagn Ther. 2014;36:86-98.
7. Baschat AA. Planning management and delivery of the growth-restricted fetus. Best Practice Res Clini Obstet Gynaecol. May 2018;49:53-65.
8. Unterscheider J, Daly S, Geary MP, Kennelly MM, McAuliffe FM, O'Donoghue K, et al. Optimizing the definition of intrauterine growth restriction: the multicenter prospective Porto study. Am J Obstet Gynecol. 2013;208: 290.e1-6.
9. Galan HL, Rigano S, Radaelli T, Cetin I, Bozzo M, Chyu J, et al. Reduction subcutaneous mass, but not lean mass, in normal fetuses in Denver, Colorado. Am J Obstet Gynecol. 2001;185:839.
10. Snijders RJ, Nicolaides KH. Fetal biometryat 14-40 weeks' gestation. Ultrasound Obstet Gynecol. 1994;4-34.
11. Vintzileos AM, Campbell WA, Rodis JF, Bors-Koefoed R, Nochimson DJ. Fetal weight estimation formulas with head, abdominal, femur, and thigh circumference measurements. Am J Obstet Gynecol. 1987;157:410.
12. Botosis D, Vrachnis N, Christodoulakos G. Doppler assessment of the intrauterine growth-restricted fetus. Ann NY Acad Sci. 2006;1092:297-303.
13. Gordijn SJ, Beune IM, Thilaganathan B, Papageorghiou A, Baschat AA, Baker PN. Consensus definition of fetal growth restriction: a Delphi procedure. Ultrasound Obstet Gynecol. Sep 2016;48(3):333-9.
14. Kjellmer I, Karlsson K, Olsson T, Rosen KG. Cerebral reactions during intrauterine asphyxia in the sheep. I. Circulation and oxygen consumption in the fetal brain. Ped Res. 1974;8(1):50-7.
15. Peeters LL, Sheldon RE, Jones Jr MD, Mahowski EL, Meschia G. Blood flow to fetal organs as a function of arterial oxygen content. Am J Obstet Gynecol. 1979;135:637-46.
16. Cosmi E, Ambrosini G, D'Antona D, Saccardi C, Mari G. Doppler, cardiotocography, and biophysical profile changes in growth-restricted fetuses. Obstet Gynecol. Dec 2005;106(6):1240-5.
17. Nardozza LM, Caetano AC, Zamarian, AC, Mazzola JB, Silva CP, Marçal VM, et al. Fetal growth restriction: current knowledge. Arch Gynecol Obstet. 2017;295:1061.
18. Baschat AA, Gembruch U, Weiner CP, Harman CR. Qualitative venous Doppler waveform analysis improves prediction of critical perinatal outcomes in premature growth-restricted fetuses. Ultrasound Obstet Gynecol. Sep 2003;22(3):240.
19. Cruz-Lemini M, Crispi F, Van Mieghem T, Pedraza D, Cruz-Martínez R, Acosta-Rojas R, et al. Risk of perinatal death in early-onset intrauterine growth restriction according to gestational age and cardiovascular Doppler indices: a multicenter study. Fetal Diagn Ther. 2012;32(1-2):116-22.
20. Figueras F, Gratacos E. Stage-based approach to the management of fetal growth restriction. Prenat Diagn. 2014;34:655-9.
21. Savchev S, Figueras F, Sanz-Cortes M, Cruz-Lemini M, Triunfo S, Botet F, et al. Evaluation of an optimal gestational age cut-off for the definition of early- and late-onset fetal growth restriction. Fetal Diagn Ther. 2014;36(2):99-105.
22. Nardozza LMM, Zamarian ACP, Araujo Júnior E. New definition of fetal growth restriction: consensus regarding a major obstetric complication. Rev Bras Ginecol Obstet. Jul 2017;39(7):315-6.
23. Figueras F, Gardosi J. Intrauterine growth restriction: new concepts in antenatal surveillance, diagnosis, and management. Am J Obstet Gynecol. 2011;204:288-300.
24. Resnik R. Intrauterine growth restriction. Obstet Gynecol. 2002;99:490-6.
25. Caetano ACR, Marcolin AC, Tedesco GD, Nardozza LMM, Miyadahira S. Resolução da gravidez na restrição do crescimento fetal – Tema 12. Recomendações Sogesp. 2018;7:1-32.
26. Caradeux J, Martinez-Portilla RJ, Basuki TR, Kiserud T, Figueras F. Risk of fetal death in growth-restricted fetuses with umbilical and/or ductus venosus absent or reversed end-diastolic velocities before 34 weeks of gestation: a systematic review and meta-analysis. Am J Obstet Gynecol. 2018;218(2S):S-774-S782.e21.
27. Boers KE, Vijgen SM, Bijlenga D, van der Post JA, Bekedam DJ, Kwee A, et al. Digitat Study Group. Induction versus expectant monitoring for intrauterine growth restriction at term: randomised equivalence trial (Digitat). BMJ. 2010;341:c7087.

28. Pilliod RA, Page JM, Sparks TN, Caughey AB. The growth-restricted fetus: risk of mortality by each additional week of expectant management. J Matern Fetal Neonatal Med. 2019;32(3):442-7.
29. Familiari A, Khalil A, Rizzo G, Odibo A, Vergani P, Buca D, et al. Adverse intrapartum outcome in pregnancies complicated by small for gestational age and late fetal growth restriction undergoing induction of labor with Dinoprostone, Misoprostol or mechanical methods: a systematic review and meta-analysis. Eur J Obstet Gynecol Reprod Biol. 2020;252:455-67.
30. Caetano ACR, Nardozza LMM. Obstetric management. In: Nardozza LMM, Júnior EA, Rizzo G, Deter RL (eds.). Fetal growth restriction: current evidence and clinical practice. Springer; 2018. p.185-93.
31. Melamed N, Baschat A, Yinon Y, Athanasiadis A, Mecacci F, Figueras F, et al. FIGO (international Federation of Gynecology and obstetrics) initiative on fetal growth: best practice advice for screening, diagnosis, and management of fetal growth restriction. Int J Gynaecol Obstet. 2021;152 Suppl 1(Suppl 1):3-57.

13

Gestação prolongada

Guilherme Antonio Rago Lobo

INTRODUÇÃO

Frequentemente, são usados como sinônimos na literatura médica os termos pós-data, pós-datismo, pós-termo, pós-maturidade e gestação prolongada (GP), o que revela falta de uniformidade e imprecisão da nomenclatura. O termo pós-data é impreciso por não esclarecer a qual data se refere, 40 ou 42 semanas. Pós-termo identifica apenas as gestações que alcançam 42 semanas completas, o que poderia sugerir que maiores riscos à mãe e ao concepto não estariam presentes antes dessa data.

Pós-maturidade, por sua vez, descreve recém-nascido com características bem definidas, com corpo longo e emagrecido, olhos bem abertos, pele enrugada e impregnada por mecônio, que estão presentes, porém, somente em parcela dos recém-nascidos com mais de 42 semanas.[1]

Diante do exposto, tem-se dado preferência ao termo gravidez prolongada (GP) ainda que ele não deixe claro a idade gestacional a qual se refere. Apesar disso, considera-se, à luz das publicações mais recentes, 41 semanas como a idade gestacional a partir da qual a gestação passa a ser considerada prolongada.[2]

Importantes sociedades médicas têm proposto que o clássico conceito de termo, de 37 a 41 semanas e 6 dias, dê lugar à subdivisão do termo em:[3]

- Termo precoce (37 a 38 semanas e 6 dias).
- Termo completo (39 a 40 semanas e 6 dias).
- Termo tardio (41 semanas a 41 semanas e 6 dias).

Apesar da importância do tema, considerando a morbimortalidade perinatal e as complicações maternas relacionadas às GP, percebe-se menor interesse da literatura médica, nas últimas décadas, no estudo deste capítulo da obstetrícia. Essa observação fica evidente ao comparar a atenção dada, por exemplo, ao parto prematuro, situado em posição temporalmente oposta às gestações excessivamente longas.

É bem verdade que as práticas obstétricas contemporâneas modificaram sobremaneira as intervenções adotadas, com reflexo direto na taxa de GP. Juntamente com o aumento de partos cesáreos verificados nas últimas décadas, tanto no Brasil como em outros países, a indução de parto, objetivando salvaguardar os interesses maternos e do concepto, tornou-se prática rotineira. Dados americanos revelam que 24,5% do total de partos naquele país foram induzidos no ano de 2016.[4]

Outro fator que contribuiu para a queda significativa na incidência das gestações prolongadas foi a incorporação da ultrassonografia (US) na assistência pré-natal.[5] A ferramenta, ao estudar a biometria do concepto em fases precoces da gravidez, permitiu a datação precisa da gestação, e, consequentemente queda na ocorrência de GP, já que boa parte delas era falsamente considerada longa, em decorrência de ovulação tardia.[6]

Em que pese as considerações acima, a taxa de gestações prolongadas (considerada 41 ou 42 semanas) vem caindo na última década. Dados americanos revelam percentual de nascimentos com 41 semanas de 6,19 e 4,88%, em 2010 e 2020, respectivamente. Já o percentual de nascimentos com 42 semanas correspondeu a 0,46 e 0,25%, em 2010 e 2020, respectivamente.[7]

FATORES DE RISCO

As seguintes características estão associadas a maior risco de GP:[8]

- Idade materna maior que 40 anos.
- Obesidade.
- Nuliparidade.
- Etnia caucasiana.
- Feto masculino.
- Antecedente de GP.

RISCOS MATERNOS E PERINATAIS

Encontram-se assinalados na Tabela 1 os riscos maternos e perinatais associados à GP.[9]

TABELA 1 Riscos maternos e perinatais associados à gravidez prolongada

Perinatais	Maternos
Macrossomia	Trabalho de parto prolongado
Oligoâmnio	Distocias
Tocotraumatismo	Parto cesáreo
Síndrome da aspiração meconial	Parto vaginal operatório
Sofrimento fetal agudo	Lacerações
Acidemia neonatal	Hemorragia pós-parto
Baixo Apgar 5º minuto	Endometrite

Fonte: Alexander et al., 2001.[9]

Vale destacar a relação da maior morbidade perinatal com a progressiva perda de função placentária existente no termo/pós-termo, considerada inicialmente fisiológica e podendo evoluir para formas patológicas. Carroll et al.[10] corroboram essa hipótese, com base em achados anatomopatológicos compatíveis com senescência placentária em gestações prolongadas.

RISCO DE ÓBITO FETAL

Além da maior morbidade perinatal existente no termo tardio/pós-termo, há também risco aumentado de óbito fetal (OF). Apesar de ser evento raro, em números absolutos, é dotado de consequências trágicas e imensuráveis do ponto de vista psicoemocional.

Segundo dados de revisão escandinava, o risco de OF aumenta 1,48 e 1,77 vez, com 41 e 42 semanas, respectivamente, em comparação ao risco existente com 40 semanas.[11]

Recomenda-se especial atenção a duas situações particulares, nas quais a vigilância deve ser ainda mais cuidadosa e as condutas adequadas adotadas a tempo.

A primeira diz respeito aos fetos pequenos para a idade gestacional (PIG) e aos fetos com crescimento restrito. Neles, o risco de óbito é significativamente maior, conforme demonstrado por Divon et al.[12] O risco de OF com 40 e 41 semanas é, segundo os autores, aproximadamente 7 e 10 vezes maior nos pequenos em comparação àqueles com crescimento adequado, respectivamente.

Embora os protocolos assistenciais atuais indiquem a antecipação do parto nos fetos com crescimento insuficiente, sabe-se das dificuldades existentes no tocante à identificação deles, tanto pelas limitações da mensuração da altura uterina como pela indisponibilidade da propedêutica ecográfica.

O subgrupo de gestantes com idade materna avançada, particularmente com mais de 40 anos, requer também atenção destacada, haja vista o maior risco de óbito intrauterino presente nessas gestações, ainda que por razões não bem estabelecidas.[13]

INDUÇÃO DE PARTO *VERSUS* CONDUTA EXPECTANTE

Diante do dilema representado pela indução de parto *versus* conduta expectante, há que considerar os benefícios e os riscos envolvidos.

Assim, de um lado, a conduta ativa (indução do parto) impediria a ocorrência de complicações, sobretudo o temido OF, mas teria benefícios adicionais quanto à redução da morbidade materna e perinatal. Por outro lado, haveria a preocupação com a possível elevação da taxa de cesárea decorrente da indução de parto rotineira e com os custos associados a essa política, já que as internações são usualmente mais prolongadas, podendo sobrecarregar o sistema de saúde.

Os achados da literatura são conflitantes quanto à redução da morbimortalidade perinatal associada à indução com 41 semanas. Hannah et al.[14] e Sanchez-Ramos et al.,[15] por exemplo, em estudo clínico randomizado e metanálise, respectivamente, não encontraram diferença significativa entre os grupos indução e expectante quanto à morbimortalidade. Já Crowley et al.[16] e Gulmezoglu et al.,[17] em revisões da Cochrane, valendo-se de casuísticas mais expressivas, encontraram redução da mortalidade perinatal quando a indução foi praticada, OR 0,20 (IC 0,06--0,70) e RR 0,31 (IC 0,12-0,88), respectivamente.

Quanto à taxa de cesárea, os achados da literatura são de certa forma surpreendentes, uma vez que contrariam a hipótese clássica de aumento do parto operatório em associação à indução de parto. Os achados do estudo randomizado canadense de Hannah et al.,[14] que contou com aproximadamente 1.700 mulheres em cada braço (indução/expectante), revelaram menor taxa de cesárea no grupo induzido com 41 semanas em comparação ao grupo expectante, 21,2 e 24,5%, respectivamente, tendo a diferença sido significativa do ponto de vista estatístico.

Este dado foi novamente encontrado em estudos qualificados que o sucederam, incluindo metanálises e revisões da biblioteca Cochrane. Parte significativa da maior ocorrência de cesarianas no grupo expectante se deve ao comprometimento da vitalidade fetal intraparto, determinada provavelmente por oligoâmnio, líquido meconial e crescimento excessivo do concepto.

Apesar de as evidências favorecerem a indução de parto com 41 semanas, elas não podem ser consideradas robustas o suficiente para contraindicar de forma absoluta a conduta expectante até 42 semanas completas de gestação. De fato, alguns países europeus têm como política oferecer à gestante a indução de parto, ponderando os prós e contras da conduta ativa e permitindo-lhe escolher entre induzir e aguardar.[18]

Curiosamente, trabalho holandês recém-publicado revelou percentuais semelhantes quanto à preferência das mulheres em relação a ter o parto induzido (270/604 – 44,7%) ou aguardar (254/604 – 42,1%).[19] É evidente que os achados descritos devem ser interpretados à luz de aspectos socioeconômicos e culturais da comunidade em que estão inseridos.

CONTROLE DA VITALIDADE FETAL

Particularmente no grupo de pacientes que completam 41 semanas de gestação, é necessária a vigilância do bem-estar fetal. O principal parâmetro prognóstico de desfecho adverso é o oligoâmnio, que se pode caracterizar por índice de líquido amniótico (ILA) menor que 5 cm ou medida do maior bolsão vertical (MBV) menor que 2 cm. Estudos observacionais indicam associação do líquido amniótico reduzido com asfixia perinatal e síndrome de aspiração meconial.[20,21]

A cardiotocografia representa método útil na GP, podendo revelar desacelerações variáveis, secundárias à compressão do cordão umbilical, e redução da variabilidade da frequência cardíaca fetal.

A associação da cardiotocografia com as variáveis ultrassonográficas do perfil biofísico fetal representa a forma preferencial de controle da vitalidade fetal, já que o Doppler do cordão, da artéria cerebral média e das artérias uterinas da mãe se mostrou pouco útil em predizer complicações.[22-24]

A despeito da falta de unanimidade quanto à frequência com que a vitalidade fetal deve ser apurada, parece razoável a monitoração a cada 2 dias, a partir das 40 semanas completas, até o nascimento.

PREVENÇÃO

Inúmeras intervenções já foram tentadas no sentido de estimular as contrações uterinas e, consequentemente, evitar a GP. Essas medidas não devem ser entendidas como métodos de indução formais, por exemplo, ocitocina e análogos de prostaglandina, usualmente utilizadas no ambiente hospitalar.

Pode-se citar o uso de chás, óleos purgativos, estímulo mamilar, relação sexual, acupuntura e descolamento digital das membranas. Dentre estas, somente a última encontra evidências mais sólidas na literatura, já que a manobra realizada rotineiramente a partir de 38, 39 ou 40 semanas, a depender do estudo, associou-se a menor incidência de gestações que alcançam 41 e 42 semanas. Revisão da Cochrane[25] encontrou redução significativa de gestantes com 42 semanas (RR 0,28; IC: 0,15-0,50) no grupo submetido ao descolamento em comparação ao grupo sem a intervenção.

CONSIDERAÇÕES FINAIS

As evidências atuais deste importante tópico da obstetrícia apontam a favor da conduta ativa a partir de 41 semanas, por meio da indução de parto, utilizando os métodos indicados. Tal conduta é defendida como forma de evitar o OF, mais frequente no termo tardio/pós-termo, e ao mesmo tempo, reduzir a taxa de cesárea associada às gestações que se prolongam.

REFERÊNCIAS BIBLIOGRÁFICAS

1. Clifford SH. Postmaturity, with placental dysfunction; clinical syndrome and pathologic findings. J Pediatr. 1954;44(1):1-13.
2. Practice Bulletin no. 146: Management of late-term and postterm pregnancies. Obstet Gynecol. 2014;124(2 Pt 1):390-6.
3. Clark SL, Fleischman AR. Term pregnancy: time for a redefinition. Clin Perinatol. 2011;38(3):557-64.
4. Middleton P, Shepherd E, Crowther CA. Induction of labour for improving birth outcomes for women at or beyond term. Cochrane Database Syst Rev. 2018;5(5):CD004945.
5. Taipale P, Hiilesmaa V. Predicting delivery date by ultrasound and last menstrual period in early gestation. Obstet Gynecol. 2001;97(2):189-94.
6. Saito M, Yazawa K, Hashiguchi A, Kumasaka T, Nishi N, Kato K. Time of ovulation and prolonged pregnancy. Am J Obstet Gynecol. 1972;112(1):31-8.
7. Osterman MJK, Hamilton BE, Martin JA, Driscoll AK, Valenzuela CP. Births: final data for 2021. Natl Vital Stat Rep. 2023;72(1):1-53.
8. Caughey AB, Stotland NE, Washington AE, Escobar GJ. Who is at risk for prolonged and postterm pregnancy? Am J Obstet Gynecol. 2009;200(6):683.e1-5.
9. Alexander JM, MCIntire DD, Leveno KJ. Prolonged pregnancy: induction of labor and cesarean births. Obstet Gynecol. 2001;97(6):911-5.
10. Carroll A, Desforges M, Jones CJP, Heazell AEP. Morphological and functional changes in placentas from prolonged pregnancies. Placenta. 2022;125:29-35.
11. Nakling J, Backe B. Pregnancy risk increases from 41 weeks of gestation. Acta Obstet Gynecol Scand. 2006;85(6):663-8.
12. Divon MY, Haglund B, Nisell H, Otterblad PO, Westgren M. Fetal and neonatal mortality in the postterm pregnancy: the impact of gestational age and fetal growth restriction. Am J Obstet Gynecol. 1998;178(4):726-31.
13. Kortekaas JC, Kazemier BM, Keulen JKJ, Bruinsma A, Mol BW, Vandenbussche F, et al. Risk of adverse pregnancy outcomes of late- and postterm pregnancies in advanced maternal age: a national cohort study. Acta Obstet Gynecol Scand. 2020;99(8):1022-30.
14. Hannah ME, Hannah WJ, Hellmann J, Hewson S, Milner R, Willan A. The Canadian Multicenter Post-term Pregnancy Trial Group. Induction of labor as compared with serial antenatal monitoring in post-term pregnancy: a randomized controlled trial. N Engl J Med. 1992;326(24):1587-92.
15. Sanchez-Ramos L, Olivier F, Delke I, Kaunitz AM. Labor induction versus expectant management for postterm pregnancies: a systematic review with meta-analysis. Obstet Gynecol. 2003;101(6):1312-8.
16. Crowley P. Interventions for preventing or improving the outcome of delivery at or beyond term. Cochrane Database Syst Rev. 2000;(2):CD000170.
17. Gülmezoglu AM, Crowther CA, Middleton P, Heatley E. Induction of labour for improving birth outcomes for women at or beyond term. Cochrane Database Syst Rev. 2012;6(6):CD004945.
18. Keulen JKJ, Bruinsma A, Kortekaas JC, van Dillen J, van der Post JAM, de Miranda E. Timing induction of labour at 41 or 42 weeks? A closer look at time frames of comparison: a review. Midwifery. 2018;66:111-8.
19. Keulen JKJ, Nieuwkerk PT, Kortekaas JC, van Dillen J, Mol BW, van der Post JAM, et al. What women want and why. Women's preferences for induction of labour or expectant management in late-term pregnancy. Women Birth. 2021;34(3):250-6.
20. Crowley P, O'Herlihy C, Boylan P. The value of ultrasound measurement of amniotic fluid volume in the management of prolonged pregnancies. Br J Obstet Gynaecol. 1984;91(5):444-8.
21. Fischer RL, McDonnell M, Bianculli KW, Perry RL, Hediger ML, Scholl TO. Amniotic fluid volume estimation in the postdate pregnancy: a comparison of techniques. Obstet Gynecol. 1993;81(5(Pt 1)):698-704.
22. Ozel A, Alici Davutoglu E, Yildirim S, Madazli R. Fetal cerebral and cardiac hemodynamics in postdate pregnancy. J Matern Fetal Neonatal Med. 2019;32(20):3458-63.
23. Canto MJ, Palau J, Kishimoto C, Astor J, García E, Sentí M, et al. Middle cerebral artery Doppler pulsatility index as a predictor of intrapartum meconium release in prolonged pregnancies. J Neonatal Perinatal Med. 2020;13(3):339-44.
24. Zimmermann P, Albäck T, Koskinen J, Vaalamo P, Tuimala R, Ranta T. Doppler flow velocimetry of the umbilical artery, uteroplacental arteries and fetal middle cerebral artery in prolonged pregnancy. Ultrasound Obstet Gynecol. 1995;5(3):189-97.
25. Boulvain M, Stan C, Irion O. Membrane sweeping for induction of labour. Cochrane Database Syst Rev. 2001;(2):CD000451.

14

Polidrâmnio e oligoâmnio

Roseli Mieko Yamamoto Nomura
Ana Letícia Siqueira Pontes
Edward Araujo Júnior

INTRODUÇÃO

O líquido amniótico (LA) é um dos principais responsáveis pelo adequado desenvolvimento, proteção e crescimento fetal. Além disso, atua como barreira contra infecções e tem atividade termorreguladora, além de outras múltiplas funções (Figura 1).[1] Seu volume é bastante variável, aumentando com a idade gestacional e atingindo pico ao redor da 32ª a 34ª semana com valores de aproximadamente 800 a 1.000 mL e declinando cerca de 8% por semana após a 40ª semana de gestação.[2]

A quantidade de LA depende do equilíbrio entre sua produção, principalmente pelo trato urinário fetal, secreção traqueal e membranas amnióticas; e sua absorção e eliminação, que ocorrem pela deglutição fetal e reabsorção intramembranosa. Dis-

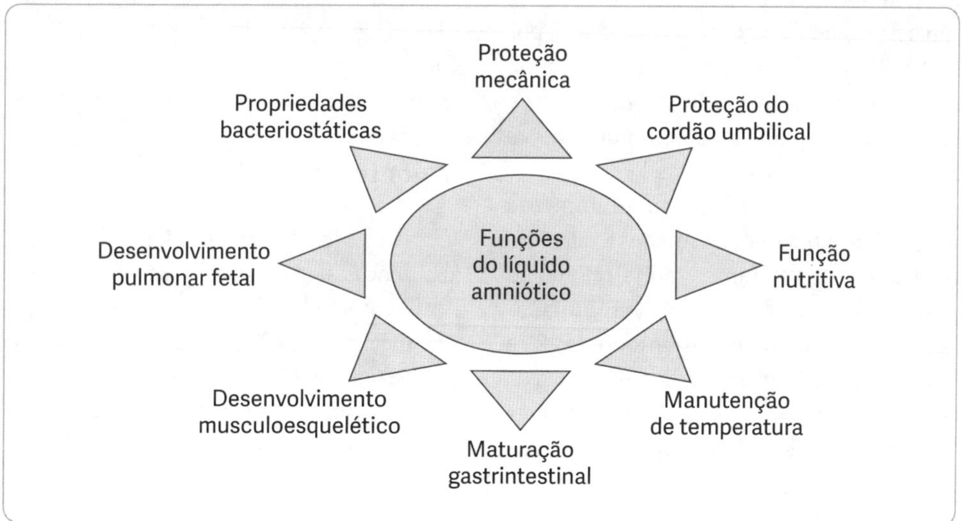

FIGURA 1 Funções do líquido amniótico.

túrbios no volume de LA são decorrentes de alterações nesse equilíbrio entre produção e reabsorção.[3]

Na primeira metade da gestação, a maior parte do LA resulta do transporte ativo de sódio e cloreto através da membrana amniótica e pele fetal, com a água movimentando-se passivamente em resposta a esse transporte.[3] Estima-se que o volume de água que atravessa as membranas seja de 1.800 mL/dia. As membranas corioamnióticas são responsáveis pelo maior percentual de produção e reabsorção de LA até a 16ª semana.[4] Já na segunda metade, a maior parte do LA é resultado da diurese fetal.[5] Próximo ao termo, a diurese é responsável pela produção de cerca de 300 mL/kg de peso fetal por dia de LA e os pulmões por aproximadamente 300 a 400 mL por dia.

Após a 20ª semana, com a progressiva queratinização da pele fetal e sua consequente impermeabilização, a reabsorção de LA ocorre predominantemente por meio da deglutição, representando cerca de 250 mL/kg de peso fetal por dia. Outra via importante de reabsorção é a intramembranosa (local no qual o âmnio adere à placa coriônica na superfície fetal da placenta), responsável por 200 a 500 mL por dia, com a passagem de água e solutos como sódio, cloreto, ureia e creatinina, os quais transitam rapidamente por essa superfície de trocas.[3]

A quantidade de LA está diretamente relacionada ao desenvolvimento fetal, e, até a 20ª semana, o volume é proporcional ao peso do feto, com relação de aproximadamente 1:1, variando nesse período de 220 a 550 mL. A partir do aumento progressivo da produção urinária, o volume de LA aumenta independente do volume fetal (Tabela 1).[3]

TABELA 1 Volume de líquido amniótico de acordo com a idade gestacional

Idade gestacional (semanas)	Volume médio (mL)
12	50
16	200
20	350
30	600
34	1.000
38	800
40	600/800

MÉTODOS DE AVALIAÇÃO ULTRASSONOGRÁFICA DO VOLUME DE LÍQUIDO AMNIÓTICO

Índice de líquido amniótico

A técnica segundo Phelan et al.[6] preconiza a divisão do útero em quatro quadrantes, e o índice de líquido amniótico (ILA) consiste na soma dos maiores bolsões verticais em cada quadrante, em cm, excluindo-se a presença de partes fetais e/ou cordão umbilical. O ILA é categorizado como normal entre 8 e 18 cm (Figura 2). Utiliza-se o ILA após a 24ª semana de gestação, quando o fundo uterino se encontra acima da cicatriz umbilical.[7]

Maior bolsão vertical

Na técnica descrita por Chamberlain et al.[8] identifica-se o maior bolsão no eixo vertical, também livre de partes fetais e cordão umbilical. Sua medida em cm é o maior bolsão vertical (MBV), e valores entre 2 e 8 cm são considerados normais (Figura 3). Essa técnica é aplicável em gestações múltiplas.[7]

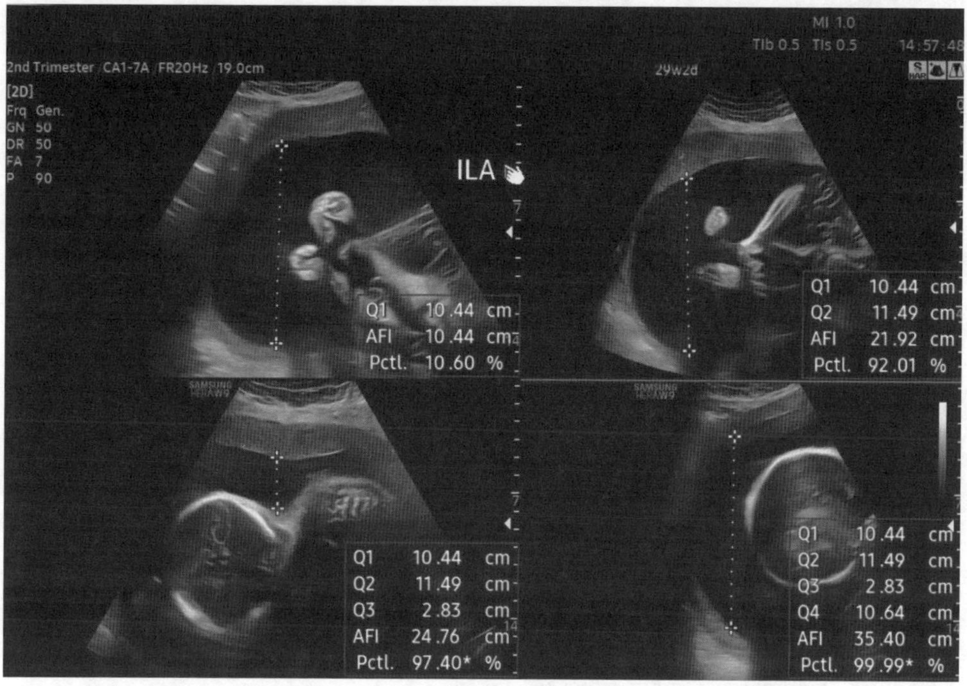

FIGURA 2 Imagem ultrassonográfica demonstrando a soma dos quatro maiores bolsões verticais em centímetros, comprovando ser polidrâmnio com ILA de 35,4 cm.

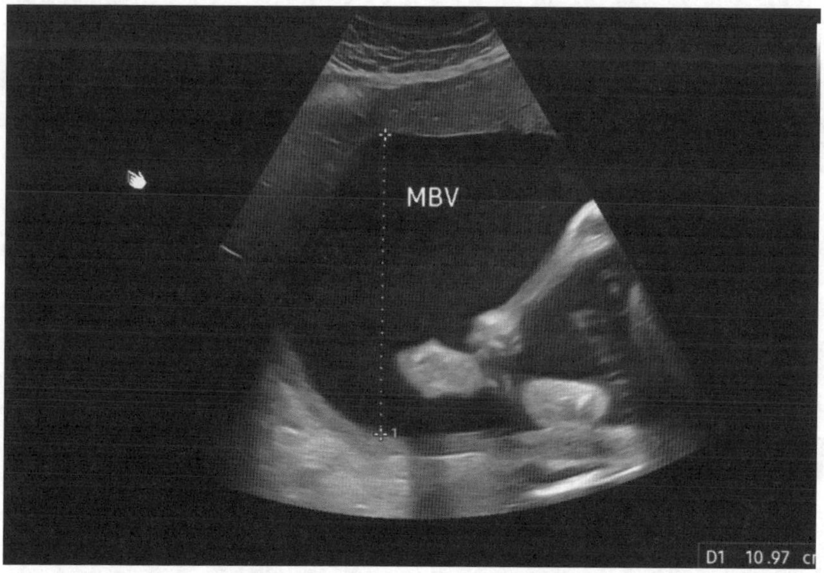

FIGURA 3 Imagem ultrassonográfica demonstrando a medida do maior bolsão vertical em cm, comprovando-se se um caso de polidrâmnio com MBV de 10,9 cm.

MBV: maior bolsão vertical.

Ambas as técnicas têm sua importância e apresentam algumas particularidades. Para avaliações seriadas do volume de LA, as técnicas são mais precisas do que a avaliação em exame único. As revisões da literatura concluem que o ILA é superior em diagnosticar o aumento do volume de líquido, porém sem alterar o prognóstico da gestação, sendo mais adequado para avaliar a gravidade do polidrâmnio.[7,9]

POLIDRÂMNIO

Polidrâmnio é a condição definida por aumento do volume de LA, geralmente acima de 2.000 mL.[5] Acomete cerca de 0,2 a 2% de todas as gestações[7,10,11] e está associado ao aumento da morbidade e mortalidade perinatais, incluindo parto pré-termo, rotura prematura de membranas, malformações fetais, aneuploidias e macrossomia fetal, entre as mais incidentes.[12] O método diagnóstico mais preciso para avaliar a quantidade de LA é a ultrassonografia (US), por meio da qual é possível calcular seu volume de modo semiquantitativo com a medida do ILA ou do MBV.[13]

Etiologia

O polidrâmnio está relacionado à desproporção entre a produção e a reabsorção de LA, e algumas condições estão associadas a seu aparecimento (Tabela 2). Em cerca de 40 a 60% dos casos, a causa é idiopática, com até 25% de anomalias identificadas após o nascimento e o restante permanecendo com diagnóstico incerto.[7,11] Das causas conhecidas, cerca de 20 a 25% ocorrem em razão de diabetes materno e 20% por decorrência de anomalias fetais. A literatura cita também que a quantidade de LA não prevê o tipo de anomalia, mas é altamente sugestivo que, quanto maior seu volume, maior o risco de alterações na anatomia fetal.[11]

TABELA 2 Principais causas relacionadas ao polidrâmnio

Doenças maternas	Diabetes Aloimunização Rh
Doenças fetais	Obstruções do trato gastrointestinal Anomalias genéticas Cardiopatias Alterações do sistema nervoso central Displasias esqueléticas Infecções Hidropisia não imune Tumores fetais
Doenças placentárias	Gestação gemelar com STFF Corioangiomas Placenta circunvalada
Causa idiopática	–

STFF: síndrome de transfusão feto-fetal.

Entre as causas maternas, além do diabetes descompensado, a aloimunização Rh também é outro fator relacionado ao polidrâmnio, pelo quadro de anemia e insuficiência cardíaca fetal com incidência de até 11% (Figura 4).[7]

O sistema gastrointestinal fetal é o que mais aparece entre os casos de aumento de LA, pois processos obstrutivos, principalmente no esôfago e no duodeno, levam a dificuldade na deglutição. Essas obstruções estão relacionadas à ocorrência de polidrâmnio mais grave (Figura 5).[10] Além disso, outras anomalias que interferem no mecanismo da deglutição fetal incluem, com maior frequência, sistema nervoso central (SNC), coração, rins, hérnia diafragmática congênita, tumores fetais, anomalias esqueléticas e cromossomopatias.[11] As anomalias cromossômicas são mais frequentes quando o polidrâmnio está associado às anomalias

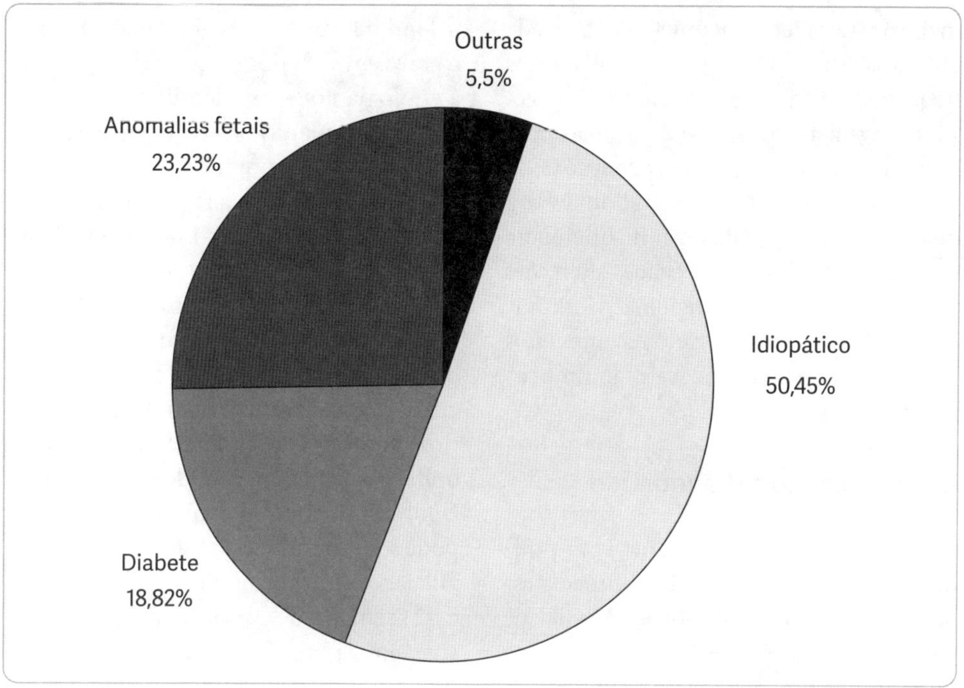

FIGURA 4 Principais causas de polidrâmnio.

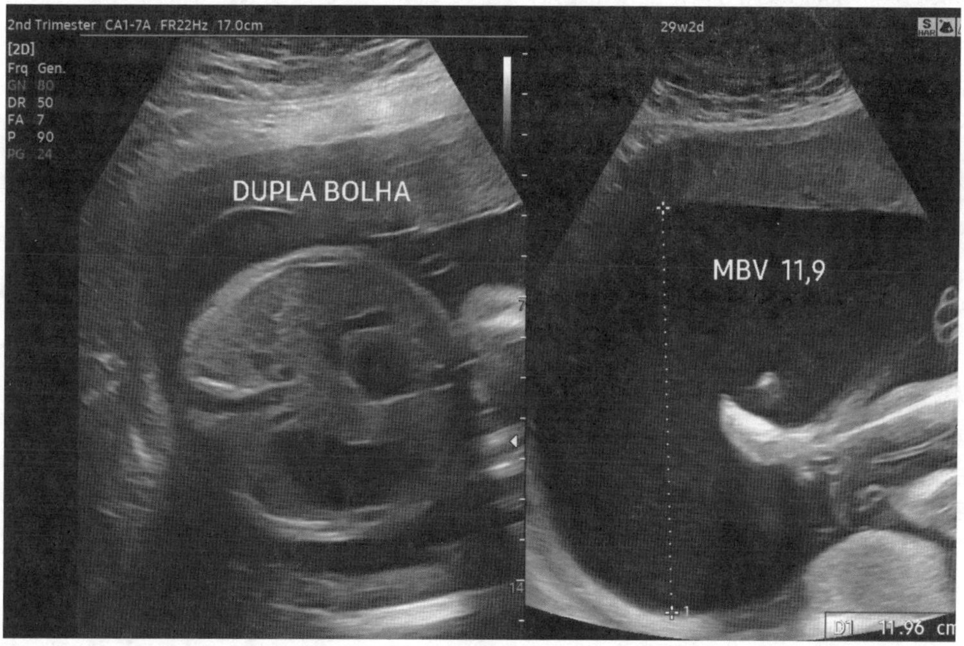

FIGURA 5 Imagem de "dupla bolha" sugestiva de obstrução duodenal e polidrâmnio com MBV de 11,9 cm.

MBV: maior bolsão vertical.

malformativas fetais, acometendo cerca de 10% dos casos.[7] Dentre as causas menos frequentes, cerca de 1%, são citadas as infecções congênitas (parvovirose, toxoplasmose e sífilis) que podem, através de lesões do SNC, alterar a deglutição fetal ou levar a quadros de hidropisia com insuficiência cardíaca. Além dessas, são citadas alterações placentárias como corioangiomas, síndrome de transfusão feto-fetal (feto receptor) nos gemelares monocoriônicos e diamnióticos e a placenta circunvalada.[3]

Quadro clínico e diagnóstico

O exame físico da gestante com polidrâmnio revela altura uterina acima da esperada para a idade gestacional e dificuldade na palpação das partes fetais. A paciente pode relatar, a depender do grau de polidrâmnio, desconforto respiratório ou aumento do tônus uterino pela hiperdistensão, o que aumenta o risco de rotura prematura de membranas e trabalho de parto pré-termo. Algumas vezes, mesmo na presença de polidrâmnio, a paciente permanece assintomática.[3] A suspeita diagnóstica é confirmada pela US, com a medida semiquantitativa do ILA ou MBV. O polidrâmnio pode ser classificado conforme a Tabela 3.

TABELA 3 Graus de polidrâmnio modificado

Graus de polidrâmnio	ILA (cm)	MBV (cm)
Leve	24-29,9	8-11,9
Moderado	30-34,9	12-15,9
Grave	> 35	> 16

ILA: índice de líquido amniótico; MBV: maior bolsão vertical.
Fonte: Lim et al.[7]

Estudo de Hamza et al.[14] com casuística de 93 mil gestações únicas relatou polidrâmnio leve em 66%, moderado em 22% e grave em 12% dos casos. Nos casos leves, a etiologia pode ser identificada em cerca de 17%, enquanto nos casos mais severos esse valor pode atingir os 90%.[3]

A avaliação ultrassonográfica detalhada é mandatória após o diagnóstico do polidrâmnio, a fim de identificar anomalias fetais ou anexiais como possíveis fatores etiológicos, além da biometria para cálculo do peso fetal estimado, no intuito de detectar fetos macrossômicos. O estudo do trato gastrointestinal pode revelar ausência ou redução da bolha gástrica nos casos de atresia de esôfago, e a presença do "sinal da dupla bolha" pode ser indicativa de obstrução duodenal. Dilatações intestinais, principalmente após a 32ª semana de gestação, podem levar à suspeita de obstruções jejunoileais ou do intestino grosso. Outras anormalidades anatômicas podem ser identificadas com o estudo morfológico detalhado do SNC, tórax e coração, sistema urinário, músculo esquelético e placenta. A avaliação Doppler do pico de velocidade sistólica da artéria cerebral média também deve ser realizada, para descartar anemia fetal.

Em casos com anomalias anatômicas, a pesquisa do cariótipo fetal está indicada, já que a literatura descreve incidência entre 10 e 13% de cromossomopatias associadas aos casos de polidrâmnio moderado ou acentuado.[7,10,15] As alterações mais frequentes são as trissomias dos cromossomos 13, 18 e 21.[7,10] Nos casos de polidrâmnio idiopático, a incidência de anomalias cromossômicas é mais baixa, entre 0,2 e 1%, sendo maior quando não há macrossomia associada.[7,13] Vale ressaltar que, o emprego de técnicas diagnósticas mais avançadas como o *microarray* pode aumentar a incidência de causa genética e reduzir os casos de polidrâmnio idiopático.[7]

A pesquisa sorológica materna está indicada em casos de polidrâmnio com alterações anatômicas, principalmente em SNC, calcificações em órgãos abdominais, hidropisia e outros sinais sugestivos de anemia fetal. Deve incluir também toxoplasmose, parvovirose e citomegalovirose, embora a incidência de polidrâmnio decorrente de infecções fetais seja baixa, ao redor de 1% dos casos.[10,16] Nos casos com sorologia positiva, deve ser realizada amniocentese para pesquisa do agente etiológico suspeito por meio da reação em cadeia da polimerase (PCR) no LA. Além disso, diante do diagnóstico de polidrâmnio, é importante a investigação de possível diabetes materno nos casos ainda não pesquisados, principalmente quando acompanhados de macrossomia fetal.[5]

Conduta

O manejo do polidrâmnio deve ser focado no provável fator etiológico, levando em conta sua intensidade e sintomatologia associada. Os casos leves geralmente são assintomáticos ou com pouca repercussão clínica e podem ser acompanhados com exames ultrassonográficos seriados. Diante do diagnóstico de diabetes materno, o tratamento adequado pode resultar em melhora ou estabilização do quadro.[3]

Indometacina

Uma opção conservadora utilizada por algumas equipes é a administração de indometacina via oral ou retal antes da 32ª semana de gestação, no intuito de reduzir a produção urinária fetal e melhorar a absorção de fluido nos pulmões pelo aumento dos movimentos respiratórios fetais. Seu uso seve ser cuidadoso e limitado pelo potencial de induzir ao fechamento precoce do canal arterial fetal. A dose recomendada é 25 mg de 6/6 horas por 48 horas e pode ser elevada para 2 a 3 mg/kg/dia. O controle do ILA deve ser realizado após esse período, e a medicação deve ser interrompida quando o LA atingir cerca de dois terços do volume inicial.[3,5]

Avaliação com ecocardiografia fetal está indicada 2 vezes por semana para monitoramento do canal arterial caso a terapêutica ultrapasse as primeiras 48 horas.[3] Nos casos de constrição leve do canal, a dose seve ser reduzida, e, quando houver evidências de regurgitação tricúspide (velocidade > 200 cm/s), a indometacina deve ser suspensa.[5,7]

Amniodrenagem

Os casos mais severos aumentam o risco de morbimortalidade perinatal, e, por esse motivo, condutas intervencionistas podem ajudar a minimizar possíveis complicações. A amniocentese esvaziadora ou amniodrenagem está indicada em casos graves com sintomatologia materna e/ou após tentativa de tratamento clínico conservador. Esse procedimento é realizado, preferencialmente, em ambiente hospitalar com anestesia local e assepsia e antissepsia adequadas, utilizando-se agulha de raquianestesia 18 ou 20 Gauge, com punção e esvaziamento monitorados continuamente pela US, a fim de reduzir o risco de punção inadvertida de órgãos fetais ou cordão umbilical (Figuras 6 e 7).

Em virtude do tempo prolongado do procedimento, é recomendável anestesia local com lidocaína a 2% e, a fim de evitar desconforto e dor na paciente decorrentes da manipulação, indica-se colocação de conector (polifix) junto à agulha. A aspiração do LA é geralmente manual, com seringas de 20 mL, ou por meio de sistemas a vácuo.[4] O volume a ser retirado depende do grau do polidrâmnio, variando de 500 a 2.000 mL.[3] Geralmente, para cada 1.000 mL retirados, ocorre redução de 10 cm no ILA.[4]

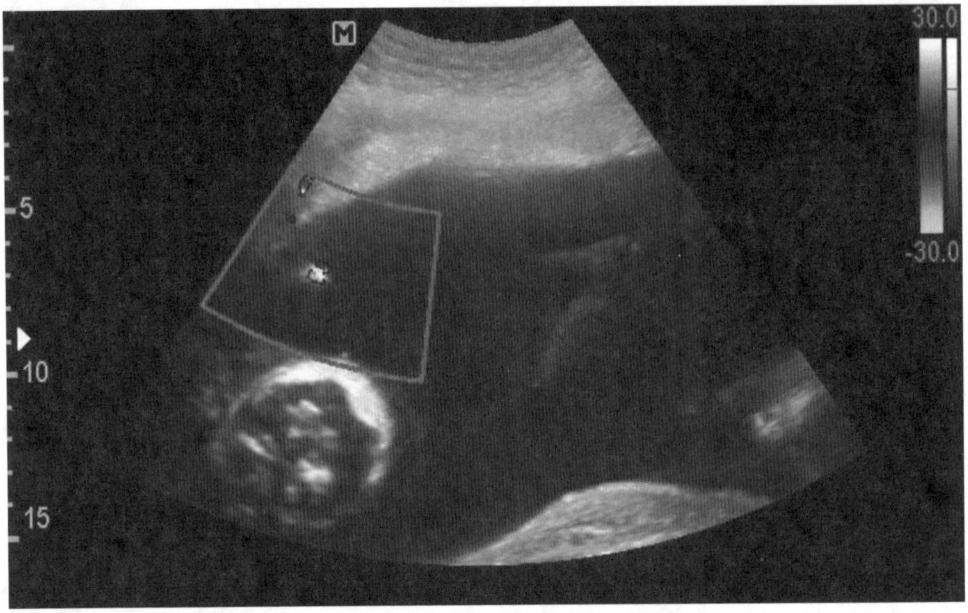

FIGURA 6 Imagem ultrassonográfica demonstrando agulha no interior da cavidade amniótica em procedimento de amniodrenagem em caso de polidrâmnio grave.

(Ver imagem colorida no miniatlas ao final do livro.)

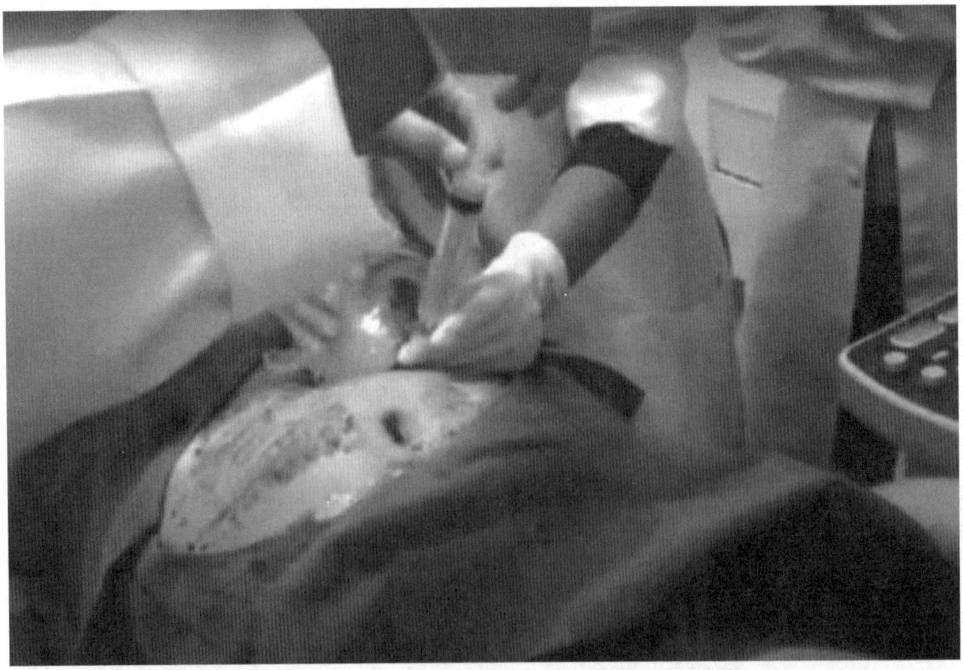

FIGURA 7 Imagem demonstrando aspiração de LA com seringa em amniodrenagem.

LA: líquido amniótico.

(Ver imagem colorida no miniatlas ao final do livro.)

O esvaziamento deve ser lento, estando o operador atento à queixa de perda abrupta de LA via vaginal ou à ocorrência de contrações uterinas intensas, devendo interromper o procedimento imediatamente diante dessas intercorrências. O ILA final deve ser avaliado para futuro controle, devendo ficar idealmente próximo a 25.[2] Não é recomendável reduzir muito o volume do LA, sob o risco de descolamento de placenta ou trabalho de parto pré-termo.[3] Muitos casos graves ou de aparecimento precoce podem necessitar de amniodrenagens de repetição, sempre levando em conta riscos e benefícios inerentes ao procedimento. Por esse motivo, as pacientes devem ser avaliadas periodicamente com medidas sequenciais do volume de LA. As complicações relacionadas à amniodrenagem variam entre 1 e 5% e incluem, além de trabalho de parto pré-termo, descolamento de placenta, corioamnionite, bradicardia fetal e rotura prematura de membranas.[2]

Intervenção fetal

A terapia fetal está indicada em alguns casos de polidrâmnio de etiologia conhecida. A hidropisia fetal causada por anemia na aloimunização Rh ou infecção por parvovírus B19 pode ser revertida ou controlada por meio de transfusões sanguíneas intrauterinas. Na hidropisia secundária à taquicardia supraventricular, o polidrâmnio também pode ser amenizado após tratamento materno adequado com digoxina ou outros antiarrítmicos, como o cloridrato de sotalol. A gestação gemelar monocoriônica e diamniótica complicada pela síndrome de transfusão feto-fetal também pode ser tratada com sucesso mediante amniodrenagens seriadas ou, mais recentemente, com ablação a *laser* das anastomoses vasculares na superfície placentária por meio da fetoscopia.[4,5]

Programação do parto

O parto deve ocorrer em centro terciário, principalmente nos casos de anomalias estruturais fetais, gemelares com síndrome de transfusão feto-fetal ou hidropisia. O parto pré-termo eletivo não está indicado em pacientes com polidrâmnio grave, sendo apropriado atingir o mais próximo possível do termo. O polidrâmnio grave está associado a maior risco de prolapso de cordão umbilical em casos de ruptura espontânea de membranas, além de descolamento prematuro de placenta. As gestações complicadas por polidrâmnio acentuado apresentam, ainda, maior incidência de contrações uterinas ineficientes, trabalho de parto prolongado, apresentações anômalas, atonia uterina e hemorragias no pós-parto imediato.[5] Mesmo na ausência de malformações, é descrito aumento de 2 a 3 vezes na mortalidade perinatal nesses casos.[3]

Avaliação do recém-nascido

Cerca de 10 a 20% das gestações com polidrâmnio idiopático apresentam anomalias encontradas após o nascimento.[11] As obstruções digestivas altas ou de intestinos delgado e grosso estão entre os achados mais frequentes, e, por isso, atenção deve ser dispensada a quadros de disfunção na sucção e deglutição do recém-nascido, além de vômitos ou distensão abdominal e dificuldade na eliminação do mecônio. Como o diabetes materno é uma causa frequente, o neonato deve ser monitorizado a fim de evitar quadro de hipoglicemia de maior gravidade.[5]

OLIGOÂMNIO

O oligoâmnio ou oligoidrâmnio consiste na redução do volume de LA quando comparado ao esperado para a idade gestacional. Essa redução do LA pode prejudicar os processos de desenvolvimento fetal, principalmente da maturação dos pulmões, mas também se relaciona a deformações fetais, compressão do cordão umbilical e, em último caso, óbito fetal. Por sua grande importância no contexto do desenvolvimento conceptual, as alterações do volume de LA estão associadas de forma direta ou indireta a complicações perinatais.[17]

A incidência do oligoâmnio varia de acordo com os critérios diagnósticos adotados, o perfil de risco populacional e o período da gestação avaliado. A prevalência é estimada em 1% das gestações abaixo de 24 semanas, entre 1 e 5% no termo e acima de 8% após 40 semanas.[18]

Etiologia

As principais causas de oligoidrâmnio podem ser categorizadas em três grupos, de acordo com a Tabela 4.

Em geral, quando o oligoidrâmnio ocorre no primeiro trimestre da gestação, a etiologia não pode ser estabelecida. No segundo trimestre, metade dos casos decorre de rotura prematura de membranas, seguido por restrição de crescimento fetal em 18% dos casos e anomalias do sistema urinário fetal em 15%; e 5% dos casos são considerados de causa desconhecida.[19] No terceiro trimestre os casos de oligoâmnio relacionam-se frequentemente ao pós-datismo.[20] Pode haver associação entre a redução do volume do LA e estados de desidratação materna em qualquer fase da gestação.[21]

O mecanismo de regulação que determina a quantidade de LA não é completamente conhecido, entretanto se sabe que é possível que seja determinado a partir da interação de diversos fatores que controlam isoladamente cada uma das vias de produção e reabsorção de líquido da cavidade amniótica.[1]

TABELA 4 Causas de oligoâmnio

Causas	
Placentárias ou de membranas	Rotura prematura de membranas Síndrome da transfusão feto-fetal
Fetais	Restrição de crescimento fetal Infecções Aneuploidias Malformações: obstrução do trato urinário (obstrução ureteral bilateral, válvula de uretra posterior), doença renal (agenesia renal bilateral, rins multicísticos bilaterais, rins policísticos infantis, displasias tubulares congênitas) etc.
Maternas	Gestação prolongada (senescência placentária) Patologias associadas à insuficiência placentária (pré-eclâmpsia, hipertensão crônica, colagenoses, nefropatias, trombofilias etc.) Uso de medicações (anti-inflamatórios inibidores da síntese de prostaglandinas, inibidores da enzima conversora de angiotensina) Desidratação materna grave

As principais fontes de LA são a produção urinária fetal e o fluido pulmonar. Já as vias de reabsorção são representadas pela deglutição e absorção intestinal, trocas através da pele, superfícies do cordão umbilical e placenta. As secreções das cavidades oral e nasal, além das trocas através das membranas amnióticas, participam em menor escala no balanço dinâmico final do volume do LA. Distúrbios fetais que comprometam qualquer um desses eventos podem afetar o volume de LA.[1]

Diagnóstico

O diagnóstico clínico pode ser suspeitado mediante achado de medida de altura uterina inferior à esperada para a idade gestacional. No exame clínico, a palpação das partes fetais torna-se mais evidente. A confirmação diagnóstica se faz pela US, sendo propostos diversos critérios.

O diagnóstico pode ser incidental, quando o oligoidrâmnio é constatado em exame ultrassonográfico realizado por outras indicações, sem apresentar queixa clínica específica ou sinal sugestivo dessa intercorrência.

Os métodos quantitativos da avaliação ultrassonográfica (p. ex., ILA) permitem comparação evolutiva entre diferentes exames realizados, mas não são indicados para a tomada de decisões na conduta obstétrica.

No segundo e terceiro trimestres, uma técnica ultrassonográfica muito utilizada consiste na determinação do ILA, que é a soma das medidas verticais dos maiores bolsões de LA de cada quadrante do abdome materno. Na técnica clássica de Phelan et al.,[22] as medidas em centímetros referem-se aos quadrantes determinados pela divisão do abdome com base na *linha nigra* e na linha transversal na altura da cicatriz umbilical. O oligoidrâmnio é então caracterizado, para qualquer idade gestacional acima de 24 semanas, quando o valor do ILA é menor ou igual a 5 cm. Entretanto, ressalta-se que é grande a variabilidade das medidas com essa técnica. Fatores podem interferir na mensuração dos bolsões, tais como: a movimentação do feto durante o exame, a pressão exercida com o transdutor no abdome materno e a realização de medidas tangenciais nos limites uterinos.

Atualmente, a técnica recomendada para avaliação ultrassonográfica do volume de LA para caracterização do oligoâmnio é a mensuração isolada do MBV.[23] Trata-se de avaliação semiquantitativa, e valores menores que 2 cm configuram o oligoâmnio. Essa técnica apresenta a vantagem de ser de fácil execução. O uso desse critério na prática clínica tem sido recomendado, por apresentar menor número de falso-positivos.

A medida do ILA tem maior sensibilidade para o diagnóstico do oligoâmnio, mas apresenta maior número de falso-positivos, aumentando, dessa forma, o número de intervenções desnecessárias, tais como induções de partos e cesáreas, sem melhora nos resultados perinatais com relação à medida do MBV.[24]

Em gestações múltiplas, o volume de LA é avaliado pela medida do MBV observada em cada uma das cavidades amnióticas, adotando-se o mesmo critério da medida do MBV inferior a 2 cm.[25]

O anidrâmnio é definido como a ausência de LA mensurável à US. É situação de gravidade, com elevado risco de sofrimento fetal por compressão de cordão umbilical e desacelerações da frequência cardíaca fetal. É importante ressaltar que, quando a quantidade de líquido é muito diminuída, pode haver confusão entre bolsões de líquido e alças de cordão umbilical. A amnioinfusão é procedimento estratégico eventualmente utilizado nos casos de anidrâmnio, quando há limitação na avaliação ultrassonográfica da morfologia fetal.[26]

Conduta

Diante das complicações específicas associadas às gestações que cursam com diagnóstico de oligoâmnio, o acompanhamento e o tratamento devem ser individualizados de acordo com a idade gestacional e a etiologia. Após a suspeita diagnóstica, deve ser verificado o cenário e a história clínica materna, identificação de fatores de risco (uso de drogas, comorbidades ou rotura prematura das membranas) e doenças fetais que possam justificar o achado de diminuição do LA. Ressalta-se a importância da avaliação ultrassonográfica fetal detalhada com verificação da biometria fetal, pesquisa de malformações estruturais, marcadores de aneuploidias e alterações placentárias.

Nos casos de malformações fetais, tais como agenesia renal bilateral, a conduta é expectante, pois não há intervenção que melhore o prognóstico fetal. O aconselhamento do casal deve ser realizado sobre o prognóstico da gestação. A insuficiência renal fetal, definida por anidrâmnio com achados ultrassonográficos sugestivos de displasia renal grave está associada à morte pós-natal em 24 horas ou doença renal em estágio final na primeira semana de vida.[27]

Alguns estudos não randomizados sugerem a amnioinfusão como técnica útil nos casos de oligoâmnio grave e precoce (< 26 semanas), para diminuir o risco de hipoplasia pulmonar e mortalidade neonatal relacionadas à diminuição do LA.[28] Entretanto, os trabalhos mais recentes com melhores desenhos metodológicos não demonstraram diferença nos resultados perinatais utilizando ou não a amnioinfusão.[29,30] Portanto, atualmente, não há recomendação desse procedimento no manejo dos casos de oligoidrâmnio.

Nas situações de desidratação materna, a hidratação por via oral parece aumentar o volume de LA nas horas seguintes à ingestão de um grande volume de água (até 2 litros).[31]

A idade gestacional da detecção do oligoâmnio e sua etiologia determinarão a conduta obstétrica.[32] Nos casos em que há maturidade fetal, a resolução da gestação está indicada.

Nos casos de oligoâmnio idiopático, sem causa aparente, o momento de interrupção da gestação é controverso. Antes do termo, a conduta expectante é, geralmente, a decisão a ser seguida, a depender das condições materna e fetal, o que justifica o restrito controle da vitalidade fetal a cada 3 a 4 dias. Em função do risco potencial de desfecho adverso, em gestações com oligoidrâmnio isolado, sugere-se que o parto seja realizado a partir de 36 semanas.[19,33]

Na assistência ao parto deve-se realizar monitorização contínua da frequência cardíaca fetal.[2] Nas situações de anidrâmnio, o risco de compressão de cordão umbilical é elevado, o que limita a indicação de indução do trabalho de parto.

CONSIDERAÇÕES FINAIS

- Cerca de 40 a 60% dos polidrâmnios são idiopáticos, 25% estão relacionados ao diabetes materno e 20% a anomalias fetais.
- A avaliação semiquantitativa do volume de LA deve ser preferencialmente realizada pela medida do MBV, sendo o ILA mais utilizado para controles evolutivos e grau de gravidade do polidrâmnio.
- Diante de caso de polidrâmnio grave, deve ser realizada avaliação minuciosa da anatomia fetal, além de pesquisa de anemia, infecções e anomalias cromossômicas.
- A conduta nos casos de polidrâmnio depende de seu grau e etiologia. Nas gestantes com sintomatologia, está indicada a amniodrenagem para prevenção de trabalho de parto pré-termo e rotura prematura de membranas.
- Pela incidência elevada de complicações perinatais, os casos de polidrâmnio se-

vero devem ser encaminhados para parto em serviço terciário.

- O ILA permite comparação evolutiva entre diferentes exames realizados, mas não é indicado para a tomada de conduta no oligoâmnio.
- O anidrâmnio é situação de gravidade, com elevado risco de sofrimento fetal por compressão de cordão umbilical.
- A idade gestacional da detecção do oligoâmnio e sua etiologia determinarão a conduta obstétrica. Nos casos em que há maturidade fetal, a resolução da gestação está indicada.
- Nos casos de oligoâmnio idiopático, sem causa aparente, o momento de interrupção da gestação é controverso.

REFERÊNCIAS BIBLIOGRÁFICAS

1. Brace RA, Cheung CY. Regulation of amniotic fluid volume: evolving concepts. Adv Exp Med Biol. 2014;814:49-68.
2. Ackerman CM, Moore TR, Lipkind HS. Abnormal amniotic fluid volume. In: Queenan JT, Spong CY, Lockwood CJ (eds.). Protocols for high-risk pregnancies: an evidence-based approach. 7.ed. John Wiley & Sons Ltd, UK. p.413-18.
3. Brace RA, Wolf EJ. Normal amniotic fluid volume changes throughout pregnancy. Am J Obstet Gynecol. 1989;161(2):382-8.
4. Saito M, Ferreira RG, Cha SC, Amaral WN. Amnioinfusão, amniodrenagem e peritonioinfusão. Atlas multimidia de anomalias fetais. Goiânia: Conexão Propaganda e Editora; 2018.
5. Bakhsh H, Alenizy H, Alenazi S, Alnasser S, Alanazi N, Alsowinea M, et al. Amniotic fluid disorders and the effects on prenatal outcome: a retrospective cohort study. BMC Pregnancy Childbirth. 2021;21(1):75.
6. Phelan JP, Smith CV, Broussard P, Small M. Amniotic fluid volume assessment with the four-quadrant technique at 36-42 weeks' gestation. J Reprod Med. 1987;32(7):540-2.
7. Lim KI, Butt K, Naud K, Smithies M. Amniotic fluid: technical update on physiology and measurement. J Obstet Gynaecol Can. 2017;39(1):52-58.
8. Chamberlain PF, Manning FA, Morrison I, Harman CR, Lange IR. Ultrasound evaluation of amniotic fluid volume. I. The relationship of marginal and decreased amniotic fluid volumes to perinatal outcome. Am J Obstet Gynecol. 1984;150(3):245-9.
9. Magann EF, Chauhan SP, Doherty DA, Magann MI, Morrison JC. The evidence for abandoning the amniotic fluid index in favor of the single deepest pocket. Am J Perinatol. 2007;24(9):549-55.
10. Kornacki J, Adamczyk M, Wirstlein P, Osinski M, Wender-Ozegowska E. Polyhydramnios: frequency of congenital anomalies in relation to the value of the amniotic fluid index. Ginekol Pol. 2017;88(8):442-5.
11. Abele H, Starz S, Hoopmann M, Yazdi B, Rall K, Kagan KO. Idiopathic polyhydramnios and postnatal abnormalities. Fetal Diagn Ther. 2012;32(4):251-5.
12. Khan S, Donnelly J. Outcome of pregnancy in women diagnosed with idiopathic polyhydramnios. Aust N Z J Obstet Gynaecol. 2017;57(1):57-62.
13. Federação Brasileira das Associações de Ginecologia e Obstetrícia (Febrasgo). Avaliação ecográfica do líquido amniótico: técnicas e valores de referência. São Paulo: Febrasgo; 2020 (Protocolo Febrasgo-Obstetrícia, n. 61 / Comissão Nacional Especializada em Ultrassonografia em GO).
14. Hamza A, Herr D, Solomayer EF, Meyberg-Solomayer G. Polyhydramnios: Causes, Diagnosis and Therapy. Geburtshilfe Frauenheilkd. 2013;73(12):1241-6.
15. Boito S, Crovetto F, Ischia B, Crippa BL, Fabietti I, Bedeschi MF, et al. Prenatal ultrasound factors and genetic disorders in pregnancies complicated by polyhydramnios. Prenat Diagn. 2016;36(8):726-30.
16. Pasquini L, Seravalli V, Sisti G, Battaglini C, Nepi F, Pelagalli R, et al. Prevalence of a positive Torch and parvovirus B19 screening in pregnancies complicated by polyhydramnios. Prenat Diagn. 2016;36(3):290-3.
17. Morris RK, Meller CH, Tamblyn J, Malin GM, Riley RD, Kilby MD, et al. Association and prediction of amniotic fluid measurements for adverse pregnancy outcome: systematic review and meta-analysis. BJOG. 2014;121(6):686-99.
18. Sherer DM, Langer O. Oligohydramnios: use and misuse in clinical management. Ultrasound Obstet Gynecol. 2001;18(5):411-9.
19. Federação Brasileira das Associações de Ginecologia e Obstetrícia (Febrasgo). Oligoidrâmnio. São Paulo: Febrasgo; 2021 (Protocolo Febrasgo-Obstetrícia, n. 19/Comissão Nacional Especializada em Medicina Fetal).
20. Vayssière C, Haumonte JB, Chantry A, Coatleven F, Debord MP, Gomez C, et al. D; French College of

Gynecologists and Obstetricians (CNGOF). Prolonged and post-term pregnancies: guidelines for clinical practice from the French College of Gynecologists and Obstetricians (CNGOF). Eur J Obstet Gynecol Reprod Biol. 2013;169(1):10-6.

21. Varner MW, Noble WD, Dombrowski M, Sibai B, Rouse DJ, Paul R, et al. Is there a seasonal variation in the diagnosis of oligohydramnios? J Matern Fetal Neonatal Med. 2005;17(3):173-7.
22. Phelan JP, Ahn MO, Smith CV, Rutherford SE, Anderson E. Amniotic fluid index measurements during pregnancy. J Reprod Med. 1987;32(8):601-4.
23. Magann EF, Whittington JR, Morrison JC, Chauhan SP. Amniotic fluid volume assessment: eight lessons learned. Int J Womens Health. 2021;13:773-9.
24. Hughes DS, Magann EF. Antenatal fetal surveillance "assessment of the AFV". Best Pract Res Clin Obstet Gynaecol. 2017;38:12-23.
25. Ippolito DL, Bergstrom JE, Lutgendorf MA, Flood-Nichols SK, Magann EF. A systematic review of amniotic fluid assessments in twin pregnancies. J Ultrasound Med. 2014;33(8):1353-64.
26. Vikraman SK, Chandra V, Balakrishnan B, Batra M, Sethumadhavan S, Patil SN, et al. Impact of antepartum diagnostic amnioinfusion on targeted ultrasound imaging of pregnancies presenting with severe oligo- and anhydramnios: an analysis of 61 cases. Eur J Obstet Gynecol Reprod Biol. 2017;212:96-100.
27. Ruano R, Dunn T, Braun MC, Angelo JR, Safdar A. Lower urinary tract obstruction: fetal intervention based on prenatal staging. Pediatr Nephrol. 2017;32(10):1871-8.
28. De Santis M, Scavo M, Noia G, Masini L, Piersigilli F, Romagnoli C, et al. Transabdominal amnioinfusion treatment of severe oligohydramnios in preterm premature rupture of membranes at less than 26 gestational weeks. Fetal Diagn Ther. 2003;18(6):412-7.
29. Van Teeffelen S, Pajkrt E, Willekes C, Van Kuijk SM, Mol BW. Transabdominal amnioinfusion for improving fetal outcomes after oligohydramnios secondary to preterm prelabour rupture of membranes before 26 weeks. Cochrane Database Syst Rev. 2013;2013(8):CD009952.
30. Hofmeyr GJ, Eke AC, Lawrie TA. Amnioinfusion for third trimester preterm premature rupture of membranes. Cochrane Database Syst Rev. 2014;2014(3):CD000942.
31. Gizzo S, Noventa M, Vitagliano A, Dall'Asta A, D'Antona D, Aldrich CJ, et al. An update on maternal hydration strategies for amniotic fluid improvement in isolated oligohydramnios and normohydramnios: evidence from a systematic review of literature and meta-analysis. PLoS One. 2015;10(12):e0144334.
32. Rabie N, Magann E, Steelman S, Ounpraseuth S. Oligohydramnios in complicated and uncomplicated pregnancy: a systematic review and meta-analysis. Ultrasound Obstet Gynecol. 2017;49(4):442-9.
33. ACOG Committee Opinion No. 764: Medically indicated late-preterm and early-term deliveries. Obstet Gynecol. 2019;133(2):e151-e155.

15

Óbito fetal

Sue Yazaki Sun
Tatiana Emy Nishimoto Kawanami Hamamoto

INTRODUÇÃO

Anualmente, quase 2 milhões de óbitos fetais ocorrem no mundo, e esse número provavelmente está subestimado, uma vez que em muitos locais não é realizada a adequada notificação desses casos. Cerca de 84% das perdas fetais ocorrem em países em desenvolvimento, e mais de 40% delas acontecem intraparto.[1]

No Brasil, em 2020, a taxa de óbitos fetais foi de 10,6 em mil nascidos vivos, variando entre as diferentes regiões do país. A região Nordeste apresentou a maior taxa, 12,4, enquanto a região Sul demonstrou a menor taxa: 7,6 óbitos fetais em mil nascidos vivos.[2] A Organização Mundial da Saúde (OMS) coloca como meta que todos os países do mundo atinjam uma taxa de 12 óbitos fetais para cada mil nascidos vivos até 2030.

Apesar dos avanços e da redução da mortalidade materna e infantil no mundo, os esforços em relação à redução do óbito fetal precisam se intensificar, pois os dados disponíveis demonstram um aumento das taxas de mortes fetais no mundo, principalmente nos países mais desfavorecidos.[1] Outro ponto muito importante a levantar é que essas perdas são na grande maioria das vezes evitáveis, o que gera ainda mais indignação e suscita a necessidade de maior conhecimento da sua etiologia e de assistência pré-natal e intraparto ainda melhores, a fim de evitar tal desfecho.

Deve também ser levado em consideração o grande impacto que essa situação causa na dinâmica familiar e na saúde mental das mulheres envolvidas, com quadros de depressão e ansiedade associados, impactando diretamente em questões socioeconômicas.

BASES PARA A PRÁTICA CLÍNICA

Definição

Óbito fetal ou morte fetal é definido como o nascimento de um concepto que não apresenta sinais de respiração ou quaisquer outros sinais de vida, como batimentos cardíacos, pulsação do cordão umbilical ou movimentos efetivos de musculatura voluntária.[3] Entretanto, não há consenso em relação a tempo de duração da gestação e peso ao nascimento.

O Ministério da Saúde considera óbito fetal o nascimento de fetos sem sinais de vida e com peso ao nascer igual ou superior a 500 g e/ou idade gestacional de 22 semanas (154 dias) de gestação ou mais. E, quando não se dispuser de informações sobre o peso ao nascer e idade gestacional, consideram-se aqueles com comprimento corpóreo de 25 cm cabeça-calcanhar ou mais.

A 10ª revisão da Classificação Internacional de Doenças (CID-10) divide os óbitos fetais em precoces (fetos com 500 g ou mais, ou 22 semanas completas de gestação ou mais, ou medindo 25 cm ou mais) e tardios (fetos com 1.000 g ou mais, ou 28 semanas ou mais, ou 35 cm ou mais). E as perdas gestacionais abaixo de 22 semanas são consideradas como abortamentos.[4] Já a OMS define óbito fetal apenas para natimortos pesando 1.000 g ou mais e idade gestacional presumida maior ou igual a 28 semanas, que seria o óbito fetal tardio considerado pela CID-10.

A diferenciação adequada entre abortamento tardio e óbito fetal é de extrema importância em relação à análise estatística de dados populacionais e de saúde, mas também é de interesse jurídico, pois envolve a possibilidade de licença-maternidade e benefícios para a parturiente.

O óbito fetal intraparto é definido como aquele que ocorre após o início do trabalho de parto, mas antes do nascimento (quando se pode confirmar a presença de batimentos cardíacos fetais após o início do trabalho de parto).[4]

Etiologia

O óbito fetal pode ser causado por alterações fetais, maternas e placentárias, ou ainda resultado da interação de todos esses fatores.[5] Existe também uma porcentagem das mortes fetais em que não se encontra uma etiologia potencial, sendo essa análise muitas vezes prejudicada pela recusa na realização de necrópsia por parte dos familiares.[6] Outro problema comum na identificação da causa dos óbitos fetais é a falta de um protocolo uniforme de classificação e avaliação desses casos.[3]

Entre países desenvolvidos e em desenvolvimento, ocorre ainda uma diferença em relação às causas de óbito fetal, sendo mais frequentes causas infecciosas (como sífilis e malária) e asfixia perinatal nos países mais desfavorecidos; em contrapartida, em países desenvolvidos, as causas mais comuns são as cromossomopatias e a restrição de crescimento fetal (RCF) resultante de alteração placentária e doenças maternas.[6] Observa-se ainda que óbitos fetais que ocorrem no termo ou perto dele apresentam maior chance de ter causa desconhecida ou inexplicada.[7]

A Tabela 1 lista as principais potenciais causas de óbito fetal.[6]

Além dessas potenciais causas, ainda podem ser relacionados outros fatores de risco:[6,8]

- Doenças maternas como diabetes (por quadro de hiperglicemia e vasculopatias, que levam à RCF), síndromes hipertensivas (pré-eclâmpsia, síndrome HELLP – hemólise, enzimas hepáticas elevadas e baixa contagem de plaquetas –, que também podem levar ao descolamento prematuro da placenta), lúpus eritematoso sistêmico, doenças renais, colestase da gravidez, trombofilias adquiridas ou hereditárias.
- Tabagismo.
- Uso de drogas ilícitas.
- Obesidade.
- Baixo nível socioeconômico.

TABELA 1 Potenciais causas de óbito fetal

RCF	Importante causa de OF, muitas vezes não diagnosticada. Quanto mais grave a RCF, maior o risco de óbito fetal.
Anomalias cromossômicas e malformações congênitas	P. ex., trissomia do 18, trissomia do 13, defeitos de parede abdominal, defeitos do tubo neural, displasia tanatofórica, sequência de Potter, sequência da banda amniótica.
Infecções	Podem causar OF por acometimento materno, por disfunção placentária causada pela infecção da placenta e por infecção fetal. P. ex., malária, sífilis, covid-19 grave, parvovírus, citomegalovírus, listeria, herpes.
Hidropsia fetal	Pode ser decorrente de causas imunes (aloimunização Rh) e não imunes (infecções, alterações de drenagem do sistema linfático).
Arritmia fetal	Principalmente quando não diagnosticada e não realizado acompanhamento adequado. P. ex., síndrome de QT longo, bloqueio atrioventricular total.
Descolamento prematuro de placenta	O risco de perda fetal aumenta se a área de descolamento for ≥ 50%.
Outras anormalidades placentárias	Insuficiência placentária (que leva à RCF), rotura de vasa prévia, tumores placentários (que podem levar a um descolamento prematuro da placenta), vasculopatias, infarto placentário, mosaicismo placentário (relacionado à RCF).
Anormalidades do cordão umbilical	Prolapso de cordão pode ser uma causa de OF. Entretanto, nó verdadeiro de cordão e circular cervical, para levarem ao OF, precisam causar uma constrição muito importante do fluxo sanguíneo, e devem ser consideradas apenas após a exclusão de outras causas.

OF: óbito fetal; RCF: restrição de crescimento fetal.

- Idade materna maior que 35 anos e menor que 16 anos.
- Violência doméstica.
- Cicatrizes uterinas prévias (por risco de rotura uterina).
- Trabalho de parto prolongado/obstruído (podendo levar à hipóxia fetal).
- História de parto anterior com feto vivo, antes de 32 semanas de gestação, por restrição de crescimento fetal.
- Gestação múltipla (principalmente as monocoriônicas e diamnióticas, por risco da síndrome de transfusão feto-fetal).
- Gestação pós-termo (≥ 42 semanas) – aumenta em duas vezes o risco de óbito fetal quando comparado ao termo.

Diagnóstico

O diagnóstico de óbito fetal é inicialmente realizado pela ausência de batimentos cardíacos fetais na ausculta por sonar e confirmado por meio da ultrassonografia (US), em geral disponível na maioria dos centros.[9] A comunicação desse diagnóstico deve ser realizada em local apropriado, evitando exposição da paciente e oferecendo o suporte necessário para o momento.

Conduta

A via de parto e o momento do parto vão depender de alguns fatores, como idade gestacional, condições maternas, cicatriz uterina prévia e discussão com a paciente e família.[8] Assegurando-se o bem-estar materno, dá-se preferência pelo parto por via vaginal (a menos que haja contraindicação para tanto), aguardando-se, sempre que possível, o início espontâneo do trabalho de parto. Essa conduta é aconselhável principalmente em relação ao aspecto psicológico, para que a família tenha tempo de assimilar o acontecimento, evitando a internação precoce, que pode tornar-se prolongada.

Caso seja aceita a conduta expectante, sugere-se controle de fatores de coagulação, pois, apesar de rara, pode ocorrer coagulação intravascular disseminada (CIVD) em decorrência da eliminação na circulação materna de tromboplastina derivada da placenta.[10,11]

Para a indução do parto com índice de Bishop desfavorável, recomenda-se o preparo do colo com misoprostol. Segundo protocolo da FIGO (Federação Internacional de Ginecologia e Obstetrícia), a dose recomendada até 26 semanas de gestação é de 200 mcg via vaginal a cada 4 a 6 horas. Entre 27 e 28 semanas de gestação, a dose é de 100 mcg via vaginal a cada 4 horas, e, acima de 28 semanas, 25 mcg via vaginal de 6 em 6 horas. Alguns estudos sugerem que o uso de misoprostol para indução do parto com menos de 28 semanas em útero com cicatriz de cesárea anterior é seguro,[12,13] porém mais estudos são necessários para comprovar a efetividade e segurança dessa conduta. Uma alternativa para preparo cervical com cicatriz uterina prévia é o uso do balão de Foley.

Em caso de descolamento prematuro da placenta, eclâmpsia, pré-eclâmpsia grave, coagulopatia e sepse, são necessárias internação e intervenção imediatas. A cesariana deve ser conduta de exceção, reservada para circunstâncias não habituais, pois está associada a maiores morbidade e mortalidade maternas, sem qualquer benefício fetal.[8]

Na avaliação após o diagnóstico de óbito fetal, além de uma história detalhada sobre os antecedentes pessoais e obstétricos, é sugerido que se obtenham amostras da placenta, cordão umbilical e material para análise citogenética fetal; também se recomenda a coleta de exames maternos para rastreamento de infecções e trombofilia adquirida (síndrome de anticorpo antifosfolípide).[8] Deve ser fortemente recomendada a realização de necrópsia para elucidação diagnóstica do óbito fetal, apesar de muitas famílias recusarem.

A Tabela 2 apresenta os exames recomendados para investigação.

RECOMENDAÇÕES E NÍVEIS DE EVIDÊNCIA

De acordo com dados do ACOG (American College of Obstetrics and Gynecology),[3,8] foram definidas as seguintes recomendações:

- Nível de evidência A (baseada em evidências científicas boas e consistentes):
  - Mulheres com parto prévio antes de 32 semanas com feto com RCF têm risco 2 vezes maior de óbito fetal quando comparadas com mulheres que tiveram óbito fetal prévio.
  - Se o parto não for iminente, a amniocentese para cariótipo fetal é um exame altamente recomendado.
- Nível de evidência B (baseada em evidências científicas limitadas):
  - A indução do parto com misoprostol em pacientes com menos de 28 semanas de gestação parece ser se-

TABELA 2 Exames recomendados para investigação de óbito fetal

Necropsia fetal	Um dos exames mais importantes na elucidação diagnóstica. Se negado pela família, importante fotografar feto e placenta, adquirir amostras de placenta, cordão umbilical e tecido fetal (e armazenar em solução de Ringer lactato (nunca no formol), coletar amostra de sangue fetal, realizar radiografia de corpo inteiro do feto.
Cariótipo fetal	Pode ser realizado por amniocentese antes do parto, ou por coleta de material pós-natal (se ocorrer falta de crescimento de células, pode ser realizada hibridização *in situ* para análise). Especialmente importante quando existem malformações, desvios fenotípicos, RCF, hidropsia.
Exames maternos	Hemograma, parvovírus B-19 IgM e IgG, sorologia para sífilis, pesquisa de SAF (anticoagulante lúpico, antibeta-2-glicoproteína-1 IgM e IgG, anticardiolipina IgM e IgG), TSH. ▪ Em alguns casos, pode-se acrescentar glicemia de jejum, hemoglobina glicada, Coombs indireto. ▪ Avaliação rotineira de trombofilias hereditárias é controversa e deve ser individualizada. ▪ Não há benefício na solicitação rotineira de FAN.

FAN: fator antinuclear; RCF: restrição de crescimento fetal; SAF: síndrome de anticorpo fosfolípide; TSH: hormônio estimulador da tireoide.

gura em pacientes com cicatriz uterina prévia em segmento inferior.
- Nível de evidência C (baseada em opinião de especialistas):
  - O exame mais importante na avaliação do óbito fetal é a necropsia fetal, análise da placenta, membranas e cordão umbilical, além do cariótipo fetal.
  - Deve ser oferecido suporte emocional para a paciente e comunicação clara dos achados e resultados de exames.

Além disso, visando à redução dos casos de óbito fetal, podem ser implementadas as seguintes medidas:[9]

- Recomendar o uso de ácido fólico antes da gravidez para a prevenção de defeitos do fechamento do tubo neural.
- A primeira consulta de pré-natal deve ser realizada no primeiro trimestre com rigorosa história clínica, avaliando-se antecedentes de hipertensão arterial, diabetes, doenças reumatológicas (síndrome de anticorpo antifosfolípide e lúpus eritematoso sistêmico), óbito fetal anterior e descolamento prematuro de placenta.
- Propiciar apoio para diminuição/parada do tabagismo.
- Vigiar ganho adequado de peso e pressão arterial; orientar perda de peso em pacientes obesas no período pré-gestacional.
- Recomendar o uso de aspirina 100 mg por dia e dieta rica em cálcio a partir da concepção em mulheres com antecedente de pré-eclâmpsia.
- Realizar glicemia de jejum no primeiro trimestre e curva glicêmica no segundo trimestre e orientar níveis ideais de hemoglobina glicada no período pré-gestacional para pacientes previamente diabéticas.

- Realizar sorologia para sífilis e vírus da imunodeficiência humana (HIV) nos 3 trimestres da gravidez.
- Realizar US universal no terceiro trimestre para avaliação de crescimento fetal, com atenção para as pacientes de risco para crescimento fetal restrito.
- Monitorar a vitalidade fetal em fetos com restrição de crescimento fetal/pequenos para a idade gestacional.
- Indução de parto em gravidez ≥ 41 semanas.
- Monitorização da vitalidade fetal durante o trabalho de parto/uso do partograma.
- Em mulheres com antecedente de óbito fetal:
  - No intervalo interpartal, pesquisar trombofilias adquiridas (anticorpo anticardiolipina, anticoagulante lúpico e beta-2-glicoproteína 1) e solicitar Coombs indireto mesmo nas pacientes Rh positivo, porque pode haver aloimunização por outros antígenos, como o fator Kell.
  - Realizar monitorização da vitalidade fetal intensiva a partir de 32 a 34 semanas.
  - Orientar mobilograma a partir de 28 semanas de gestação.
  - Avaliação da vitalidade fetal após a 32ª semana de gravidez.
  - Discutir indução do parto com 39 semanas.

CONSIDERAÇÕES FINAIS

O óbito fetal é um acontecimento que traz diversos impactos, tanto na vida emocional quanto na realidade socioeconômica de muitas mulheres e famílias, e existe alerta global para que seus índices sejam reduzidos, principalmente pela disparidade que ocorre entre países desenvolvidos e em desenvolvimento.

O conhecimento de possíveis causas e de fatores de risco auxilia na implementação de estratégias para que esse objetivo seja alcançado.

REFERÊNCIAS BIBLIOGRÁFICAS

1. United Nations Inter-agency Group for Child Mortality Estimation (UN IGME), A neglected tragedy: the global burden of stillbirths. United Nations Children's Fund, New York, 2020.
2. Brasil. Ministério da Saúde. Portal da Saúde SUS. Informações de Saúde. Estatísticas vitais [Internet]. Brasília, DF: Ministério da Saúde; 2020.
3. American College of Obstetricians and Gynecologists (Acog). Management of stillbirth. Acog Practice Bulletin No. 102. Obstet Gynecol. 2009;113:748-61.
4. Lawn JE, Blencowe H, Waiswa P, Amouzou A, Mathers C, Hogan D, et al.; Lancet Ending Preventable Stillbirths Series study group; Lancet Stillbirth Epidemiology investigator group. Stillbirths: rates, risk factors, and acceleration towards 2030. Lancet. 2016;387(10018):587-603.
5. McPherson EW. 3137 fetuses in 33 years: what we have learned from the Wisconsin stillbirth service program. Am J Med Genet Part A. 2021;1-7.
6. Fretts RC, Spong C. Stillbirth: incidence, risk factors, etiology, and prevention. In: Lockwood CJ, Barss VA, ed., UpToDate, 2022.
7. Huang DY, Usher RH, Kramer MS, Yang H, Morin L, Fretts RC. Determinants of unexplained antepartum fetal deaths. Obstet Gynecol. 2000;95:215-21.
8. American College of Obstetricians and Gynecologists (Acog). Management of stillbirth. Acog Obstetric Care Consensus No. 10. Obstet Gynecol. 2020;135:e110-32.
9. Sun SY, Mattar R, Carvalho N, Braga Neto AR. Óbito fetal. São Paulo: Federação Brasileira das Associações de Ginecologia e Obstetrícia (Febrasgo); 2018 (Protocolo Febrasgo – Obstetrícia, nº 39/Comissão Nacional Especializada em Gestação de Alto Risco).
10. Maslow AD, Breen TW, Sarna MC, Soni AK, Watkins J, Orio NE. Prevalence of coagulation abnormalities associated with intrauterine fetal death. Can J Anaesth. 1996;43:1237.
11. Grunebaum A, Chervenak FA. Stillbirth: maternal care. In: Lockwood CJ, Barss VA, ed., UpToDate, 2022.

12. Daskalakis GJ, Mesogitis SA, Papantoniou NE, Moulopoulos GG, Papapanagiotou AA, Antsaklis AJ. Misoprostol for second trimester pregnancy termination in women with prior caesarean section. BJOG. 2005;112:97-9.
13. Dickinson JE. Misoprostol for second-trimester pregnancy termination in women with a prior cesarean delivery. Obstet Gynecol. 2005;105:352-6.

16

Gestação múltipla: monocoriônica e dicoriônica

Julio Elito Junior

INTRODUÇÃO

A gravidez gemelar representa apenas 1 a 3% de todos os nascidos vivos, no entanto é responsável por 15% de toda prematuridade extrema (antes de 32 semanas); 50% dos partos ocorrem antes de 37 semanas, e 25% dos recém-nascidos nascem com peso abaixo de 1.500 g.[1] A mortalidade perinatal é sete vezes maior quando comparada à da gravidez única.

Além disso, é preciso citar as sequelas neurológicas, psíquicas e físicas que os fetos prematuros podem apresentar.

Esses aspectos motivam o obstetra a estudar e se aprofundar no tema com o intuito de minimizar o porvir ominoso do desfecho da gravidez gemelar.

EPIDEMIOLOGIA

A incidência é de 1:80 partos. A frequência dos gêmeos monozigóticos (MZ) é em torno de 1:250 partos, representando cerca de um terço de todos os gêmeos.[1] As mudanças sociais que resultam no protelamento do momento da maternidade acabam por aumentar a taxa de infertilidade. Com os tratamentos de reprodução assistida, houve elevação da incidência de gestações múltiplas. A incidência de gravidez gemelar dobrou nos últimos anos, e a trigemelar aumentou 7 vezes. No Brasil, em 1979, a incidência era de 10,4 casos em mil nascidos vivos; em 2007, esse número passou para 17,2/1.000.[2]

ETIOLOGIA

As gestações gemelares podem ser classificadas quanto à zigoticidade:

- Dizigótica: resulta da fecundação de dois óvulos por dois espermatozoides. Os gêmeos apresentam a habitual semelhança que ocorre entre irmãos, podendo ser ou não do mesmo sexo. Na etiologia dos gêmeos dizigóticos ou fraternos, invocam-se vários fatores predisponentes, como o antecedente familiar de gemelaridade, a idade materna avançada, a multiparidade, a etnia (mais frequente nas negras) e os relacionados com a reprodução assistida.
- Monozigótica: resultante da fecundação de um óvulo com um espermatozoide.

Os gêmeos são de extrema semelhança e sempre do mesmo sexo. Os conceptos possuem a mesma carga genética e resultam da divisão de um único blastocisto. Pouco se sabe das causas envolvidas no determinismo dos gêmeos MZ. É possível considerar, por exemplo, a monozigotia um acaso, um acidente biológico.

Quanto à corionicidade as gestações múltiplas, podem ser classificadas em monocoriônicas, apenas um córion para ambos os embriões, ou dicoriônicas, um córion para cada embrião. Na gestação dizigótica, há sempre a dicorionicidade, porém, na monozigótica, pode haver a dico ou a monocorionicidade, a depender do momento em que se deu a divisão da massa embrionária comum. Caso a divisão ocorra nas primeiras 72 horas após a fertilização, haverá a formação de duas placentas e dois sacos amnióticos (gestação dicoriônica, diamniótica). Se entre o quarto e o oitavo dias, ou seja, nas fases de blástula ou blastocisto (74% dos casos), as células que originam o córion já terão se diferenciado, e, portanto, existirão apenas uma placenta e duas cavidades amnióticas (monocoriônica, diamniótica). Em 1% dos casos a divisão do blastocisto ocorre entre o 8º e o 12º dias, resultando em gestações monocoriônicas, monoamnióticas, pois o saco amniótico já está também formado. Menos de 1% dos casos resultam de falhas na divisão do blastocisto, havendo uma divisão após o 13º dia, originando a gemelaridade imperfeita (gêmeos unidos).

A corionicidade determina o prognóstico da gestação, visto que muitos estudos têm mostrado que a presença de placenta monocoriônica está relacionada a piores resultados neonatais com aumento da morbidade e mortalidade, em virtude do maior risco de complicações gestacionais como transfusão feto-fetal, restrição seletiva do crescimento fetal, óbito fetal intrauterino e gêmeo acárdico.

QUADRO CLÍNICO

Diversas são as repercussões da gravidez múltipla na gestação, entre elas:

- Hiperêmese.
- Infecção urinária.
- Abortamento.
- Prematuridade.
- Pré-eclâmpsia.
- Inserção baixa da placenta.
- Descolamento prematuro da placenta.
- Restrição de crescimento intrauterino.
- Rotura prematura pré-termo das membranas ovulares.
- Polidrâmnio.
- Anomalias fetais.
- Óbito intrauterino de um dos fetos.
- Hemorragia pós-parto.
- Infecção puerperal.
- Depressão pós-parto.

Em virtude desse largo espectro de alterações, a gravidez múltipla é considerada de risco e necessita de pré-natal especializado.

Adaptação materna à gravidez múltipla

A adaptação materna diante da gestação múltipla é muito mais exuberante que a encontrada na gravidez única. A elevação do volume sanguíneo, que, no fim de gravidez única, é cerca de 40 a 50%, atinge valores de 50 a 60% na gemelar, com aumento em torno de 500 mL. A perda de sangue no parto vaginal de gêmeos é, em média, de 1.000 mL, o dobro da observada na gravidez única.[2]

O débito cardíaco também está elevado em relação à gestação única. O aumento uterino acarreta compressão de vísceras e vasos abdominais, bem como a dificuldade respiratória, pela elevação das cúpulas diafragmáticas. O polidrâmnio, frequente nas monocoriônicas, por vezes de aparecimento agudo, torna mais dramáticos os aspectos preditos.

Essas adaptações mais pronunciadas na gravidez múltipla podem agravar comorbidades eventualmente apresentadas pela paciente previamente à gestação.

DIAGNÓSTICO

Realizado com base em dados clínicos e fundamentalmente pela ultrassonografia (US). Na anamnese se apuram a hereditariedade, as náuseas e os vômitos mais precoces e intensos, a dispneia, a movimentação fetal excessiva e as queixas relativas ao crescimento rápido e desproporcionado do útero.

O exame clínico revela, às vezes, hipertensão arterial. A pré-eclâmpsia está consideravelmente aumentada, na gestação múltipla, exteriorizando-se de maneira mais precoce e grave. Outrossim, detectam-se, a miúdo, edema de membros inferiores e varizes.

No exame obstétrico, nota-se edema dos grandes lábios e da região suprapúbica. As estrias tornam-se mais exuberantes e adquirem brilho de madrepérola. O abdome mostra-se mais globoso, e por vezes identificam-se sulcos uterinos. Ao palpar, a mensuração do fundo uterino apresenta valores maiores do que o esperado para a idade gestacional. É de grande importância o palpar de dois polos homônimos. Na ausculta, identificam-se dois focos separados por uma área de silêncio, de cerca de 10 cm. Valoriza-se quando a diferença dos batimentos é maior que 15 por minuto.

Ao toque vaginal, com muita frequência, depara-se com o colo uterino esvaecido e mostras de dilatação precoce. Recomenda-se a realização do toque vaginal em toda consulta pré-natal com o intuito de tentar reduzir a prematuridade.

O diagnóstico subsidiário da gestação múltipla evoluiu de forma notável por causa da US, que permite identificar muito precocemente dois ou mais sacos gestacionais.

Assistência à gemeligesta

Apesar de a maioria dos casos evoluir satisfatoriamente, a atenção do obstetra deve ser redobrada. Na condição de gestação múltipla, apura-se maior propensão a uma série de intercorrências, como: hiperêmese; aborto; prematuridade; anemia; infecção urinária; polidrâmnio; amniorrexe prematura; pré-eclâmpsia; inserção baixa da placenta; descolamento prematuro da placenta; crescimento intrauterino restrito; óbito intrauterino. O desiderato do tocólogo deve voltar-se a diminuir esses eventos. Em alguns, sua intervenção é notória; em outros, menos manifesta.

Uma das principais preocupações no pré-natal está dirigida ao diagnóstico da corionicidade, uma vez que as gestações monocoriônicas apresentam maiores complicações, entre elas a síndrome de transfusão feto-fetal (STFF) (em 15% dos casos) ou a restrição seletiva do crescimento fetal (15% dos casos). Outra preocupação é a presença de doenças preexistentes, já que a idade materna é mais avançada e pode haver maior risco de diabetes, hipertensão e trombofilias. Atenção especial deve ser dada para algumas situações, como hiperêmese, anemia, pré-eclâmpsia, discordância de peso (RCIU), prematuridade e diagnóstico das aneuploidias.

A frequência das consultas dependerá do diagnóstico da corionicidade. Nas gestações dicoriônicas, de melhor prognóstico, recomenda-se consulta mensal até a 24ª semana, quinzenal até a 34ª semana e semanal até o parto. Nas monocoriônicas, em virtude do risco de STFF (15% dos casos), recomendam-se consultas quinzenais a partir da 16ª semana de gestação até a 34ª, e depois semanais até o parto. O diagnóstico de STFF geralmente é realizado no segundo trimestre, em média entre a 20ª e a 21ª semana de gestação.

Exames de pré-natal

Os exames solicitados na primeira consulta de pré-natal da gravidez gemelar são semelhantes aos da gravidez única. Nos casos de hiperêmese, é possível acrescentar as dosagens de hormônio estimulador da tireoide (TSH), T3 e T4 livre. Os exames de urina tipo I e urocultura devem ser solicitados frequentemente durante o pré-natal, já que a infecção do trato urinário é importante causa de parto prematuro. Atenção especial deve ser dada às secreções vaginais para evitar a corioamnionite, uma vez que a cervicodilatação precoce é evento comum na gravidez múltipla, portanto a análise do bacterioscópio da secreção vaginal deve ser requisitada durante o pré-natal.

Por volta da 26ª semana, repete-se o hemograma, realiza-se a curva glicêmica de 2 horas com sobrecarga de 75 g de glicose e solicitam-se novas sorologias para as quais a gestante é suscetível. Ao redor da 33ª semana, efetua-se a cultura específica para *Streptococcus agalactiae*.

Ultrassonografia

A ultrassonografia (US) do primeiro trimestre é de grande valia para obter as seguintes informações: corionicidade; idade gestacional; número de fetos. A US morfológica do primeiro trimestre para avaliar a translucência nucal, o osso nasal e o Doppler de ducto venoso deve ser realizada entre a 11ª e a 14ª semana da gestação.

A US tem papel fundamental na determinação da corionicidade. O exame realizado no primeiro trimestre, especialmente entre 8 e 15 semanas de atraso menstrual, é capaz de visibilizar a membrana interâmnica e de verificar se, em seu ponto final adjacente, a placenta adquire o formato de lambda, dado patognômonico de gravidez dicoriônica; na gestação monocoriônica, o sinal presente na US é o do T. A US é recomendada a partir da 16ª semana a cada 2 semanas nas gestações monocoriônicas e a cada 4 semanas após a 20ª semana nas dicoriônicas.

Entre 20 e 22 semanas, realiza-se a US com o intuito de analisar a morfologia fetal, aferindo-se a medida do colo uterino (US transvaginal – USTV).

A ecocardiografia deve ser solicitada de rotina entre a 24ª e a 28ª semanas, especialmente nos casos de STFF.

Prevenção do parto prematuro na gravidez gemelar

A prematuridade é a temida complicação da gravidez múltipla, não só pela frequência, como também por representar a causa mais importante da elevada mortalidade perinatal. A prematuridade na gestação gemelar é 3 a 4 vezes maior, representando 12% dos prematuros. A partir de vários estudos, concebeu-se que, à medida que o número de fetos aumenta, a duração da gravidez diminui; aproximadamente 50% dos gêmeos nascem antes ou na 36ª semana, e 50% dos trigêmeos ou de gravidezes com número superior a 3 fetos, antes de 32 semanas; e a idade gestacional média de nascimento de gêmeos é 36 semanas, a de trigêmeos, 32 a 33, e a de quadrigêmeos, aproximadamente 31.

As causas que determinam o trabalho de parto prematuro na gestação múltipla são desconhecidas; entretanto, a limitada adaptabilidade do útero humano para acomodar vários fetos é, provavelmente, um dos fatores responsáveis pela ocorrência da prematuridade. A marcante distensão das fibras uterinas, provocando seu precoce amadurecimento e estiramento do segmento inferior, justifica a elevada incidência de prematuridade nas gestações múltiplas.

Para reduzir significativamente a morbidade e a mortalidade perinatais, é imperativo que se evite ou seja bloqueado o trabalho de parto prematuro por meio do uso precoce de medidas terapêuticas. Persistem, contudo, as dificuldades de identificação das pacientes com gestações gemelares que terão trabalho de parto prematuro. Diversas abordagens e intervenções foram feitas na tentativa de evitar a ocorrência da prematuridade em gestações gemelares. Dessas, destacam-se a análise dos fatores de risco, o toque vaginal, a medida do colo uterino na USTV e a fibronectina fetal.

São considerados fatores de risco os hábitos de vida, o estado nutricional e a história pregressa de prematuridade, para objetivar as orientações quanto à restrição do consumo de cigarros, a redução do estresse, o tratamento de bacteriúria assintomática e alertar sobre os sinais precoces de trabalho de parto.

Repouso

Há muita controvérsia sobre o valor profilático do repouso na prevenção do parto prematuro –em que período deve ser iniciado, o tempo necessário e a possível hospitalização. Estudos que avaliaram o repouso hospitalar não mostraram qualquer benefício. Em uma metanálise da Cochrane, Crowther concluiu, em relação à hospitalização e ao repouso, não haver evidência que diminua a prematuridade e não reduza a mortalidade perinatal.

O autor do capítulo acredita que algumas mudanças de hábito de vida sejam favoráveis para reduzir a prematuridade. O repouso não é uma garantia para a gestante de que não ocorrerá a prematuridade, no entanto é benéfico em casos selecionados, principalmente na vigência de cervicodilatação precoce. O afastamento das atividades profissionais dependerá de caso para caso, sendo instituído da 24ª à 34ª semana, conforme a evolução do pré-natal.

Medida do colo uterino

O advento da USTV tornou mais precisa a avaliação do comprimento do colo relacionado ao parto pré-termo. O exame é realizado entre 20 e 24 semanas, e o colo é considerado curto quando menor ou igual a 25 mm.

Fibronectina fetal

A fibronectina fetal está presente nos fluidos cervicovaginais durante as primeiras 20 semanas de gestação, sugerindo que os componentes da matriz extracelular, incluindo a fibronectina fetal, são liberados durante a fase proliferativa do desenvolvimento das membranas. Após a fusão do âmnio com o córion, a fibronectina fetal não é mais encontrada nos fluidos cervicovaginais de gestações não comprometidas. Após a 24ª semana, a presença da fibronectina fetal na secreção vaginal é um importante marcador do início da cascata de eventos que antecedem o parto, pois qualquer problema na interface materno-fetal – como infecção ascendente, contrações mecânicas e isquemia, antes do parto – pode causar liberação da fibronectina fetal para a vagina.

Cerclagem

Diversos estudos demonstram que não há evidências de que a cerclagem profilática tenha benefício na gestação gemelar. Sua indicação fica restrita aos casos de incompetência istmocervical.

Tocolíticos

Não existem evidências para empregar uterolíticos de rotina via oral durante o pré-natal para diminuir a prematuridade. Além da duvidosa eficácia, deve-se considerar os efeitos colaterais desses medicamentos, pois podem provocar intolerância à glicose, taquicardia, edema pulmonar, isquemia do miocárdio e distúrbios hidreletrolíticos. Esses problemas ocorrem com mais frequência na prenhez gemelar quando comparada à gravidez única.

Progesterona micronizada

Estudo multicêntrico demonstrou não reduzir a prematuridade. Dessa forma, não se utiliza de rotina a progesterona, mas a micronizada, na dose de 200 mcg, via vaginal, por dia nos casos de colo curto pode trazer benefícios.[3]

Recentemente, Rehal et al.[4] publicaram o estudo *Events (Early vaginal progesterone for the prevention of spontaneous preterm birth in twins)*. Nesse estudo utilizaram a progesterona via vaginal 300 mg (2 vezes ao dia) a partir de 11 a 14 semanas até 34 semanas. Foi realizado estudo multicêntrico em 22 maternidades com 582 gemiligestas que utilizaram a progesterona e 587 geme ligestas que fizeram uso do placebo. Os autores concluíram que não foi observado o benefício do uso da progesterona profilática na gravidez gemelar em casos não selecionados. Entretanto, nos casos de colo < 30 mm pode haver algum benefício.[4]

Pessário

Em gêmeos com colo uterino curto o tratamento com pessário cervical associado à progesterona foi equivalente em diversos aspectos relacionados à prematuridade com o grupo que utilizou apenas progesterona.[5]

Trabalho de parto prematuro

Pode-se tentar a inibição do trabalho de parto no período gestacional, que compreende a 22ª e à 34ª semana, caso os fetos não apresentem alteração da vitalidade. Diversos são os medicamentos indicados para isso, no entanto, na gemiligesta, os efeitos colaterais são mais intensos em virtude da magnitude das modificações maternas. Dessa forma, os bloqueadores dos canais de cálcio apresentam-se como opção segura na gravidez múltipla, devendo ser utilizados na dose de 10 mg, via sublingual, a cada 20 minutos e manutenção com 10 mg, a cada 6 horas, por 3 dias. Outra opção são os antagonistas da ocitocina (atosibana), que apresentam poucos efeitos colaterais, mas têm como fator limitante o custo elevado. A atosibana (Tractocile®) é utilizada via endovenosa (EV) em três estágios: dose inicial de 6,75 mg em *bolus* durante 1 minuto, seguida de infusão intravenosa (IV) à qual se acrescentam 75 mg de atosibana (2 ampolas de 5 mL com 7,5 mg/mL) a 100 mL de solução glicosada a 5% para infusão em 3 horas (24 mL/hora, correspondente a 18 mg/hora ou 300 mcg/mL); seguida de nova infusão via EV de manutenção em baixa dose de 8 mL/hora (ou 100 mcg/mL) por mais 45 horas. A duração do tratamento não deve exceder 48 horas. Os betamiméticos apresentam relativa contraindicação em razão do aumento da volemia no gemelar. Inibidores das prostaglandinas apresentam risco de fechamento precoce do ducto arterioso; quando utilizados, na dose de 100 mg supositório via retal de 12 em 12 horas por 3 dias.

Neuroproteção do prematuro

O sulfato de magnésio pode ser usado para neuroproteção nos casos de prematuridade extrema antes de 32 semanas. A dose utilizada é de 4 g de ataque e 2 g via EV por hora por até 24 horas.

Corticoide

Quando há risco efetivo da prematuridade, preconizam-se os corticoides com o desiderato de promover a aceleração da maturidade pulmonar fetal, entre a 24ª e a 34ª semana. O uso profilático semanal nos protocolos com múltiplas doses não demonstrou benefício na síndrome do desconforto respiratório, além de apresentar efeitos adversos nos fetos. Ministra-se, portanto, a betametasona intramuscular, na dose diária de 12 mg, por 2 dias consecutivos, em apenas um ciclo e, excepcionalmente, dois.

A fotocoagulação a *laser* dos vasos que atravessam a membrana interâmnica, segundo alguns autores, tem uma taxa de 53% de sobrevida em relação a 37% dos pacientes tratados com amniorreduções sequenciais.[6] Eles também relatam melhora nos achados das US transfontanela dos recém-nascidos submetidos a terapia a *laser*. A fotocoagulação a *laser* não seletiva resultava em alta taxa de mortalidade de fetos doadores em razão de insuficiência placentária por fotocoagular todos os vasos que cruzavam as membranas interâmnicas. A fotocoagulação seletiva apenas de anastomoses vasculares tem taxas de sobrevida melhores, principalmente nos estágios mais graves da doença (estágio IV de Quintero). Existe a necessidade do aprimoramento das técnicas de seleção das anastomoses profundas artéria-veia, para evitar a fulguração de anastomoses protetoras, podendo levar à insuficiência placentária, principalmente do lado do doador.[6]

O primeiro estudo prospectivo randomizado foi realizado pelo grupo Eurofetus, comparando tratamento com *laser* e amniorredução sequencial em gestações com STFF, entre 15 e 26 semanas de gestação, 52% em estágio I e II de Quintero, 47% em estágio III e 1% em estágio IV. A sobrevida de pelo menos um gemelar foi maior no período neonatal do grupo submetido a laserterapia (76%) em relação ao grupo submetido a amniorredução (56%). As alterações neurológicas também apareceram em menor quantidade (31% *versus* 52%) no grupo submetido a laserterapia em relação ao grupo de amniorreduções sequenciais.[6,7]

MORTE UNIFETAL NA GESTAÇÃO MÚLTIPLA

A incidência de óbito de um dos fetos é de 6%. A morte de ambos os conceptos não costuma prejudicar o diagnóstico e a conduta (semelhante à adotada no óbito intrauterino na gravidez única).

É possível dizer que o passamento de um dos conceptos no início da gestação – *the vanishing twin* – não repercute, normalmente, na evolução do outro feto. Em contraposição, decesso mais tardio, em especial na segunda metade da gravidez, determina preocupações quanto às consequências maternas. Entre os riscos maternos, sobressai a coagulopatia, teoricamente viável após a retenção do feto morto por mais de 4 semanas. Trata-se de evento raro e a conduta expectante não deve ser limitada por esse aspecto.

A principal preocupação está dirigida ao feto vivo remanescente, pelos riscos que o envolvem. Assume importância básica, nesses casos, o determinismo envolvido no óbito intrauterino. As principais causas fetais de óbito são infecção, cromossomopatia, acidente de cordão e causas placentárias, como a STFF e RCIU seletiva. As causas maternas são hipertensão (pré-eclâmpsia), trombofilias e diabetes.

Na gravidez monocoriônica, a presença de anastomoses vasculares, responsáveis pela STFF, acarreta distúrbio hemodinâmico entre os fetos. Com o óbito do primeiro, é possível observar inúmeros agravos transmitidos ao segundo, desde anoxia até coagulação intravascular e, por vezes, morte. As repetidas quedas de pressão arterial do transfusor determinam modificações hemodinâmicas no transfundido, que culminam com a queda brusca da pressão e da oxigenação, por ocasião do óbito do primeiro feto. Tal fato é comprovado pela frequência das seguintes lesões cerebrais, encontradas no transfundido: hipóxico-isquêmica, hemorragias e malformações.

Valorizam-se bastante as alterações hemodinâmicas imediatas à morte unifetal, relacionando-as à gênese da multiplicidade de infartos que evoluem para lesões císticas, principalmente no cérebro e nos rins. Quando o óbito se dá no início da gestação, apresenta pouca repercussão, mas, quando tardiamente, pode levar a alterações hemodinâmicas – hipóxico-isquêmica (infartos – lesão cística no cérebro e nos rins) e passagem de êmbolos de material necrótico –, duplicando o risco de óbito do sobrevivente. Na monocoriônica, o óbito é seis vezes maior do que na dicoriônica. Pelo risco de comprometimento neurológico, recomenda-se realizar a ressonância magnética três semanas após o óbito fetal.

Quanto à conduta obstétrica, em particular no último trimestre, depende, em geral, da causa envolvida no decesso do feto.

Atribuída às anastomoses vasculares, características das placentas monocoriônicas, é possível eventualmente estabelecer conduta expectante, em virtude da idade gestacional prematura e do agravo já ter desencadeado sequelas no feto vivo. O grande desafio do obstetra é indicar o parto antes do decesso de um dos fetos na STFF, mesmo que, para isso, tenha de arcar com o ônus da prematuridade.

Quando o óbito unifetal resultar de condição uterina desfavorável, como em casos de pré-eclâmpsia sobreposta a hipertensão arterial, antecipa-se o parto. Nessa situação, evidentemente, o feto remanescente está, também, correndo o risco de morte iminente.

ASSISTÊNCIA AO PARTO

A assistência ao parto inicia-se na admissão, quando se enfatizam os seguintes cuidados:

- Anamnese pormenorizada e apurado exame clínico e obstétrico.
- Avaliação ultrassonográfica (apresentação e peso dos conceptos).
- Análise da vitalidade fetal.
- Acesso venoso.
- Pronta disponibilidade de sangue.
- Integração entre as equipes médicas e de enfermagem.

Os elevados índices de morbidez e mortalidade perinatais ainda presentes na gestação dupla, estimados em 4 a 11 vezes mais que aqueles da gravidez única, são determinados, muitas vezes, na assistência à parturição.

No parto gemelar, há sérias dificuldades, entre as quais: prematuridade, apresentações anômalas, distocias, prolapso funicular, descolamento prematuro da placenta, maior incidência operatória, hemorragias do terceiro e quarto períodos do parto, anoxia perinatal e tocotraumatismo.

Entre as características maternas, determinantes da conduta de parturição da gemelípara, as mais relevantes são:

- Paridade: o risco relativo à mortalidade perinatal, no grupo das nulíparas, é 1,5 vez maior em relação às multíparas.
- Cicatriz uterina prévia: poucos relatos analisam a segurança de permitir parto vaginal na gemelípara na vigência de cicatriz uterina prévia. Na óptica do autor do capítulo, é elemento importante a ser considerado.
- Intercorrências clínico-obstétricas: avaliação criteriosa de cada caso será necessária para verificar o quanto a patologia pode interferir na escolha da via de parto. Salienta-se a frequente associação, na gravidez múltipla, com pré-eclâmpsia, placenta prévia, amniorrexe prematura e distocia funcional.

Dentre os elementos fetais orientadores da conduta, destacam-se, pela importância, a apresentação e o peso dos nascituros.

No que diz respeito à apresentação dos fetos, é preciso lembrar que apenas em 45% dos casos os dois são cefálicos; portanto, em 55% das vezes tem-se pelo menos um feto em apresentação anômala.

Em síntese, a orientação referente à via de parto é: quando os dois fetos são cefálicos, há clara preferência pela parturição via transpélvica; nos casos em que um dos fetos está na apresentação não cefálica, a predileção é pela cesariana; na presença de 3 ou mais nascituros, a melhor via de parto é a abdominal.

TERMO NO GEMELAR

No que se refere à idade da gestação no gemelar, é interessante salientar que é preciso considerar como término 38 semanas, e não 40, como na gravidez única. O zênite de crescimento é atingido com cerca de 39 semanas, sugerindo que a gestação dupla pode ser biologicamente mais curta do que a única. Considera-se o término da gravidez gemelar dicoriônica por volta da 38ª semana; na monocoriônica, na 36 ou 37ª; e, na monoamniótica, na 32 a 34ª, já que, a partir dessa data, muitos relatam aumento da morbidade e da mortalidade perinatais.

ASSISTÊNCIA AO PERÍODO DE DEQUITAÇÃO E AO QUARTO PERÍODO

Em geral, verifica-se primeiro a expulsão dos fetos, seguindo-se o secundamento. Eventualmente, a dequitação ocorre após o parto do primeiro gemelar, ou a segunda placenta se exterioriza antes do nascimento do respectivo feto. A hemorragia por atonia uterina é frequente, recomendando-se o uso de ocitócicos após a expulsão do último concepto e das placentas.

CONSIDERAÇÕES FINAIS

- A gestação gemelar pode ser dizigótica (dois óvulos fecundados por dois espermatozoides) ou monozigótica (um óvulo e um espermatozoide) e tem índice de mortalidade sete vezes maior do que o da gravidez única.
- A corionicidade determina o prognóstico da gestação, visto que muitos estu-

dos têm mostrado que a presença de placenta monocoriônica está relacionada a piores resultados neonatais.

- A gestação múltipla pode apresentar diversos quadros clínicos, entre eles hiperêmese, infecção urinária, abortamento, pré-eclâmpsia, anomalias fetais e hemorragias.
- Fazem parte do tratamento da gravidez múltipla ações para prevenção do parto prematuro (repouso, avaliação da medida do colo uterino), cuidados no trabalho de parto prematuro, neuroproteção do prematuro e a assistência ao parto.

REFERÊNCIAS BIBLIOGRÁFICAS

1. Black M, Bhattacharya S. Epidemiology of multiple pregnancy and the effect of assisted conception. Semin Fetal Neonatal Med. 2010;15(6):306-12.
2. Elito Jr. J, Camano L. Gestação múltipla. In: Moron AF, Camano L, Kulay Jr. L. Obstetrícia. São Paulo: Manole; 2011. p.1221-72.
3. Schuit E, Stock S, Groenwold RH, Maurel K, Combs CA, Garite T, et al. Progestogens to prevent preterm birth in twin pregnancies: an individual participant data meta-analysis of randomized trials. BMC Pregnancy Childbirth. 2012;12:13.
4. Rehal A, Benkő Z, De Paco Matallana C, Syngelaki A, Janga D, Cicero S, et al. Early vaginal progesterone versus placebo in twin pregnancies for the prevention of spontaneous preterm birth: a randomized, double-blind trial. Am J Obstet Gynecol. 2021;224(1):86.e1-86.e19.
5. França MS, Hatanaka AR, Andrade Junior VL, Elito Junior J, Pares DBS, Hamamoto TENK, et al. Cervical pessary plus progesterone for twin pregnancy with short cervix compared to unselected and non-treated twin pregnancy: a historical equivalence cohort study (EPM twin pessary study). Rev Bras Ginecol Obstet. 2020;42(10):621-9.
6. Senat MV, Deprest J, Boulvain M, Paupe A. Winer N, Ville Y. Endoscopic laser surgery versus serial amnioreduction for severe twin-to-twin transfusion syndrome. N Engl J Med. 2004;351(2):136-44.
7. Quintero Ra. Twin-twin transfusion syndrome. Clin Perinatol. 2003;30:591-600.

17

Síndromes hipertensivas da gestação: pré-eclâmpsia, eclâmpsia, síndrome HELLP, hipertensão arterial crônica e crise hipertensiva

Henri Korkes
Francisco Lázaro Pereira de Souza
Felipe Favorette Campanharo
Nelson Sass

INTRODUÇÃO

Atualmente, a classificação das síndromes hipertensivas compreende quatro grandes grupos: hipertensão gestacional, pré-eclâmpsia, hipertensão arterial crônica (HAC) e a HAC com a pré-eclâmpsia em sua forma sobreposta.[1]

Segundo a Organização Mundial da Saúde (OMS), os distúrbios hipertensivos na gestação representam a principal causa de mortalidade materna e perinatal em todo o mundo, incluindo o Brasil.[2,3] Em todo o mundo, 10 a 15% das mortes maternas diretas estão associadas às síndromes hipertensivas, e 99% dessas mortes ocorrem em países de baixa e média-renda.[4]

No Brasil, existe uma distribuição heterogênea da mortalidade materna, sendo muito mais expressiva nas regiões Norte e Nordeste em relação às regiões Sul e Sudeste, dependente da desigualdade socioeconômica das diversas regiões, diferenças educacionais, infraestrutura inadequada de atendimento e acesso aos serviços de saúde qualificados, que resultam em assistência pré-natal e no parto deficientes.

Portanto, ao longo da assistência, seja no pré-natal ou no momento do parto, a identificação de fatores de risco e a atuação efetiva representa apoio fundamental para diminuir o risco de morte materna.

PRÉ-ECLÂMPSIA

Nos dias atuais, a pré-eclâmpsia (PE) é considerada uma doença inflamatória que afeta todos os órgãos maternos, sendo diagnosticada classicamente como a presença de hipertensão arterial, podendo estar associada frequentemente com proteinúria ou disfunção de órgãos-alvo[1] como os rins, o fígado, a coagulação (consumo de plaquetas), a placenta e problemas cerebrais que podem resultar em convulsões, definida como eclâmpsia.

Classicamente, a identificação do problema se estabelece após a após a 20ª semana de gestação, com a identificação de hipertensão arterial em gestantes normais ou a elevação da pressão arterial (PA) em gestantes previamente hipertensas.[1]

Etiologia

Não se conhece ainda a real etiologia da PE. Algumas hipóteses tentam explicar essa questão considerando os avanços atuais do conhecimento.[5-8] Elas são relacionadas à predisposição genética, deficiência do estado nutricional, quebra de tolerância imunológica, placentação deficiente, resposta inflamatória sistêmica e desequilíbrio angiogênico.[9-11]

A PE não é apenas um distúrbio placentário, mas especificamente um processo de estresse no sincício trofoblasto (STB).[10] No início da gestação esse estresse pode ser causado por má perfusão materna secundária à má placentação, e no final da gestação pode ser causado por fatores da gestação relacionados ao crescimento e à compressão placentária, que causam má perfusão e hipóxia.

Com o objetivo de melhorar a compreensão da fisiopatologia da PE, as teorias atuais integram dois estágios, pré-clínico e condição clínica estabelecida, descritos por Redman e Sargent.[10] No primeiro, a dificuldade do desenvolvimento placentário e da circulação uterina respondem por hipóxia dos tecidos placentários e pelo fenômeno de hipóxia e reoxigenação, resultando em fatores inflamatórios e antiangiogênicos. No segundo estágio, a disfunção placentária e os fatores liberados pela placenta lesam o endotélio sistemicamente e a paciente manifesta clinicamente hipertensão arterial e comprometimento de órgãos-alvo já mencionados.[10]

Portanto, seria razoável dizer que a PE não é apenas uma doença hipertensiva, mas sim uma doença inflamatória com várias formas clínicas, ou fenótipos, que podem se apresentar, sendo mais comum a hipertensão arterial e a proteinúria.[1]

Predição e fatores de risco para pré-eclâmpsia

Infelizmente não há como predizer a ocorrência de PE, pois sua fisiopatologia ainda não é totalmente conhecida. Porém, existem fatores de risco (Tabela 1) que podem ser observados clinicamente e com quase nenhum custo, levando à identificação de gestantes com maior risco para PE. Essa questão é muito efetiva e tem aplicabilidade clínica para a realidade brasileira.[1,12]

A Tabela 1 apresenta as condições clínicas mais frequentes em relação ao desenvolvimento de PE (fatores de risco), todos obtidos por anamnese. Não há evidências até o momento de que os biomarcadores devam ser incorporados à predição rotineira da PE, em vista das limitações em sua sensibilidade e de seus elevados custos.[1,13]

Além da anamnese cuidadosa, a vigilância pré-natal requer rotina diferenciada com consultas em menores intervalos. Recomenda-se que, a partir de 26 semanas, as consultas sejam quinzenais, tendo como alertas o ganho de peso excessivo (1 kg ou mais em 1 semana), aumento da PA e edema que não cede com o repouso. Diversas recomendações, como a da Rede Brasileira de Estudos sobre Hipertensão na Gravidez (RBEHG), orientam que a adoção de medidas de prevenção seja baseada apenas na clínica, considerando fatores de risco, que são divididos em altos ou moderados.[1,12] Para adoção de medidas de prevenção, considera-se a presença de 1 ou mais fator de risco elevado ou 2 ou mais fatores de risco moderado.

TABELA 1 Fatores de risco relacionados a PE e justificativa de profilaxia

Alto risco	Diabetes tipo 1 ou 2
	Doença renal
	Doenças autoimunes (p. ex., lúpus, síndrome antifosfolípide)
	Gestação com reprodução assistida
	Gestação múltipla
	Hipertensão arterial crônica
	História de pré-eclâmpsia, principalmente acompanhada de desfechos adversos (DPP, TPP, baixo peso > 37 semanas)
	Obesidade (IMC > 30)
Risco moderado	História familiar de PE (mãe, irmã)
	Idade > 35 anos
	Intervalo > 10 anos da última gestação
	Nuliparidade
	Gravidez prévia com desfecho(s) adverso(s) (DPP, TPP, baixo peso > 37 semanas)

DPP: descolamento prematuro da placenta; IMC: índice de massa corporal; PE: pré-eclâmpsia; TPP: trabalho de parto prematuro.
Fonte: Peraçoli et al.[1]

Prevenção

A prevenção da PE é feita com o uso de ácido acetilsalicílico (AAS) e a suplementação de cálcio.[14,15]

O uso do AAS é recomendado nas doses de 100 mg/dia. Existem controvérsias sobre qual dose seria mais efetiva, 100 ou 150 mg/dia. No cenário brasileiro recomenda-se manter a dose de 100 mg/dia de AAS, disponível no Sistema Único de Saúde (SUS).[14] O AAS deve ser iniciado de forma ideal a partir da 12ª semana, ainda que não existam estudos que comprovem riscos de sangramento ou abortamento caso sejam utilizados em momentos anteriores. Sua ingestão deve ocorrer à noite e pode ser mantida até a 36ª semana.[1,16]

Em relação à suplementação de cálcio, sabe-se que esse efeito protetor é maior em mulheres com dieta pobre em cálcio,[15] que é o que acontece no Brasil,[17] o que torna essa recomendação extremamente relevante em nosso país. Dessa forma, durante a gestação, todas as mulheres devem ser orientadas a ter uma dieta rica em cálcio (ingestão de 2 copos de leite por dia, queijo branco sem gordura, iogurte, hortaliças escuras, como couve e brócolis, peixes do mar, como a sardinha). Para aquelas com risco para PE e/ou dieta pobre em cálcio, recomenda-se a suplementação de 1 a 2 g de cálcio ao dia.[1] Embora disponível gratuitamente, muitas pacientes não conseguem utilizar o cálcio pela dificuldade da ingestão ou pela obstipação intestinal.

Diagnóstico

Para realizar o diagnóstico precoce da PE, a equipe assistencial deverá estar atenta para os sinais clínicos sugestivos de seu desenvolvimento. Entre eles, ganho de peso acima de 1 kg por semana, elevação da PA, sintomatologia sugestiva (Tabela 2) e altura uterina abaixo do esperado, entre outros. Diante da suspeita clínica de PE, alguns exames devem ser realizados para definição diagnóstica.

O diagnóstico da PE deve ser firmado quando ocorre hipertensão arterial acima da 20ª semana, associada a um critério diagnóstico (Tabela 2). Em pacientes que já apresentam HAC, a piora dos níveis pressóricos, associados a um dos critérios, também estabelecem o diagnóstico de PE.[1,8,12,13]

TABELA 2 Critérios diagnósticos para a definição de pré-eclâmpsia, após 20 semanas[1]

Pressão arterial	PAS ≥ 140 mmHg ou PAD ≥ 90 mmHg aferidas em duas ocasiões com 4 horas de intervalo, em PA anteriormente normal.
+ Proteinúria	Razão proteinúria/creatinúria ≥ 0,3 (amostra isolada, em mg/dL) ou Maior ou igual a 300 mg em coleção de urina em 24 horas ou Fita reagente em amostra isolada de pelo menos 1+.
Ou, na ausência de proteinúria, hipertensão acima da 20ª semana associada a:	
Trombocitopenia	Contagem de plaquetas < 150.000 mm³.
Dano renal	Creatinina plasmática > 1 mg/dL ou o dobro do valor basal.
Dano hepático	Aumento das concentrações de TGO > 40 U/L.
Edema pulmonar	Dispneia, sibilos, palidez, sudorese fria, cianose de extremidades, ansiedade, confusão mental, secreção pulmonar rosada.
Danos cerebrais e/ou em órgãos-alvo	Cefaleia, escotomas, epigastralgia, dor em hipocôndrio direito, convulsões.
Comprometimento fetal	Insuficiência placentária/restrição do crescimento fetal.

Importante salientar que, ainda que a proteinúria seja um critério clássico para o diagnóstico da PE, sua presença não é mandatória.[12]

Após o diagnóstico da PE, é fundamental o seguimento cuidadoso da gestante acometida, visando à imediata identificação de seu agravamento.

Assim, levando em consideração o elevado grau de imprevisibilidade de sua evolução, recomenda-se que todas as pacientes diagnosticadas com PE sejam internadas em unidade hospitalar para avaliação inicial e seguimento apropriado.[8]

Dentre as medidas de maior importância no seguimento, em unidade hospitalar, destaca-se a avaliação laboratorial periódica dos órgãos-alvo eventualmente acometidos. Para tanto, adotam-se os seguintes exames: dosagem de plaquetas, transaminases e creatinina sérica associados ao adequado controle pressórico e avaliação da vitalidade fetal.

Conduta após o diagnóstico

A única forma de "tratamento" definitivo da PE é a retirada da placenta, dependendo, portanto, da realização do parto. No entanto, a conduta deve também considerar a idade gestacional, evitando prematuridade, quando possível. Diante de instabilidade materna comprovada pela clínica e/ou exames laboratoriais, a antecipação do parto deve ser indicada independentemente da idade gestacional.

Nas situações de estabilidade, a idade gestacional será elemento de conduta importante.

- Idade gestacional > 37 semanas: antecipação do parto com via de parto segundo indicação obstétrica. A interrupção sistemática por cesárea não traz benefícios e resulta em riscos adicionais. O estudo *Hypitat-I*[18] apoia essa tomada de decisão de forma a reduzir os riscos maternos e neonatais, o que foi confirmado por estudo prospectivo realizado na Holanda.[19]
- Idade gestacional 34 a 37 semanas: em princípio as gestantes também devem ser encaminhadas para a antecipação do parto. Porém, nessa idade gestacional a prematuridade representa ainda um

problema, e os riscos neonatais devem ser ponderados. Se houver instabilidade materna, o estudo *Hypitat-II*[16] indica a antecipação do parto. Para apoiar a tomada de decisão, recomenda-se o modelo preditivo de Piers (*Preeclampsia Integrated and Estimated Risks*), disponível em https://pre-empt.obgyn.ubc.ca/evidence/fullpiers, capaz de avaliar as chances de desfechos adversos em até 48 horas a partir da admissão da paciente.[20]

- Idade gestacional 24 a 34 semanas: embora o ônus da prematuridade seja alto nessa fase, a resolução da gestação deve ocorrer diante de instabilidade materna, independentemente dos riscos neonatais. Em situações de estabilidade a conduta pode ser expectante e também apoiada pelo modelo Piers.[20] Essa estratégia permite a promoção da maturidade pulmonar fetal com o uso de corticoides e, eventualmente, a remoção da gestante para centro mais qualificado. Em idade gestacional menor que 32 semanas, o uso de sulfato de magnésio ($MgSO_4$) nas doses recomendadas, 4 g por via endovenosa (EV) em 20 minutos com manutenção de 1 g até o nascimento, reduz o risco de hemorragia cerebral.
- Idade gestacional inferior a 24 semanas: nessa idade gestacional, ocorre alta mortalidade perinatal (> 80%) e morbimortalidade materna (27 a 71%).[8] Diante de deterioração progressiva do quadro, recomenda-se a interrupção da gestação. Essa decisão deve ser compartilhada com o casal e a família. Importante salientar que manter a gestação nesse momento pode implicar morte materna.[13]

Ao se adotar conduta expectante, alguns pontos devem ser observados:

- Verificar o comportamento da PA levando em conta sua instabilidade.
- Fazer o monitoramento laboratorial observado na Tabela 2.
  - Hemograma com plaquetas.
  - Função renal com a concentração de creatinina.
  - Função hepática com transaminase glutâmico-oxalacética (TGO).
- Realizar vigilância do bem-estar pela cardiotocografia.
- Observar o crescimento fetal pela ultrassonografia (US).

Algumas situações implicam enormes riscos e devem indicar a resolução imediata, em qualquer idade gestacional,[1] seja pela indução do parto ou pela cesárea na dependência das condições obstétricas. As condições que resultam em enormes riscos de morte materna estão relacionadas a seguir em ordem alfabética. Muitas situações são mais do que óbvias:

- Alterações laboratoriais progressivas.
- Comprometimento da vitalidade fetal.
- Crises hipertensivas de difícil controle.
- Descolamento prematuro de placenta.
- Eclâmpsia.
- Edema pulmonar/comprometimento cardíaco.
- Síndrome HELLP (hemólise, elevação de enzimas hepáticas e plaquetopenia).
- Hipertensão refratária ao tratamento com três drogas anti-hipertensivas.
- Iminência de eclâmpsia refratária ao tratamento.

Para os casos graves com eclâmpsia estabelecida ou iminente, alguns pontos são importantes para organizar as ações. A equipe assistencial deve estar familiarizada com os procedimentos, de modo a oferecer assistência segura. Segundo a Secretaria de Saúde do Estado de São Paulo, caixa contendo todo o material necessário para assistência de emergência e o *checklist* deve estar disponível no centro médico. As seguintes condutas são necessárias:

- Colocar a gestante em local seguro, reduzindo risco de quedas.
- Colocá-la em decúbito lateral, reduzindo o risco de aspiração de vômito.
- Aplicar proteção bucal, evitando o risco de morder a língua e de sangramento catastrófico.
- Usar máscaras garantindo a permeabilidade de vias aéreas e oxigênio.
- Acesso venoso periférico.
- Coleta de sangue para exames (hemograma com plaquetas, creatinina e TGO).
- Sondagem vesical de demora, se possível de três vias, para eventual sangramento.
- Monitoramento do volume urinário a cada hora.
- Aplicação de dose de ataque de sulfato de magnésio (ver esquemas na Tabela 3).
- Avaliar a necessidade de hipotensor de ação rápida.
- Corticoides para qualificação fetal se menos que 34 semanas.
- Avaliar condições fetais (cardiotocografia).
- Gerenciar o parto após a estabilidade materna com relação à via e momento do parto.

O sulfato de magnésio é a droga de escolha para o tratamento da iminência de eclâmpsia e da eclâmpsia.[1,8] Em cenários que apresentem deterioração clínica e/ou laboratorial, seu uso não pode ser esquecido ou retardado (Tabela 3).

Considerando que os esquemas resultam em doses efetivas e que o esquema Pritchard leva a extremo desconforto pela dor da infusão e riscos de hematomas, recomenda-se adotar o esquema de Zuspan.

O esquema de Pritchard deve ser o preferido em situações em que há necessidade de transportar a paciente para local mais seguro e em que esse transporte não oferece segurança para a infusão da medicação.

Para o preparo das doses, observar a Tabela 4.

Assistência ao parto

A via de parto se fundamenta na indicação obstétrica, sendo o parto transpélvico sempre desejado, tanto na prematuridade quanto no termo.[1,8] Entretanto, em casos de PE com deterioração clínica e/ou laboratorial e colo uterino desfavorável, muitas vezes existe de pouca segurança para

TABELA 3 Esquemas do sulfato de magnésio para prevenção e tratamento da eclâmpsia

Esquemas de $MgSO_4$	Dose de ataque	Dose de manutenção
Esquema Zuspan exclusivamente IV	4 g IV, administrados lentamente	1 g IV por hora em bomba de infusão contínua
Esquema Pritchard IV e IM	4 g IV, administrados lentamente + 10 g IM (5 g em cada nádega)	5 g IM profunda a cada 4 horas.

IM: intramuscular; IV: intravenoso; $MgSO_4$: sulfato de magnésio.
Fonte: Peraçoli et al.[1]

TABELA 4 Preparação das doses de sulfato de magnésio para prevenção e tratamento da eclâmpsia*

Dose de ataque Zuspan	4 g EV (8 mL $MgSO_4$ + 12 mL H_2O destilada) Infundir 1 mL por minuto.
Dose de manutenção Zuspan	Em 10 g de $MgSO_4$ + 500 mL de SG Uma infusão de 100 mL por hora garante 1 g de $MgSO_4$/hora
Dose de ataque Pritchard	Aplicar 4 g EV (8 mL $MgSO_4$ + 12 mL H_2O destilada) Infundir em cerca de 20 minutos. + 10 g IM profundo (5 g em cada nádega)
Dose de manutenção Pritchard	Aplicar 1 ampola (10 mL, 5 g) IM profundo a cada 4 horas

EV: endovenoso; IM: intramuscular; $MgSO_4$: sulfato de magnésio; SG: soro glicosado.
* Para ampolas de 10 mL contendo 5 g de $MgSO_4$ (sulfato de magnésio a 50%).
Fonte: Peraçoli et al.[1]

aguardar a evolução do trabalho de parto, sendo a cesárea justificável. O procedimento também se justifica diante de alterações na vitalidade fetal.

Porém, devem ser destacados os riscos adicionais da cesárea decorrentes do maior sangramento da abertura da cavidade abdominal, da imaturidade e dificuldade da abertura do segmento, do sangramento adicional do útero, da dificuldade da extração fetal, que pode ampliar os riscos de hemorragias cerebrais ou abdominais diante de um feto prematuro, e da impossibilidade de punção da anestesia diante da redução das plaquetas. Portanto, caso a cesárea seja adequada, a equipe deve ser experiente e preparada para dificuldades adicionais, por exemplo, a atonia uterina e a retirada do útero. É preciso ter rapidamente a disponibilidade de sangue, caso necessário.

Assistência no puerpério

Os riscos de PE não se esgotam após a retirada da placenta. Pelo contrário, os 3 dias do puerpério podem piorar as condições maternas, incluindo a ocorrência de eclâmpsia. Dessa forma, a vigilância deve ser constante, incluindo a manutenção adicional do sulfato de magnésio por mais dias até observar condições seguras tanto do ponto de vista clínico como do laboratorial.

Como já se ressaltou, o parto vaginal é preferencial, pois o restabelecimento materno avança de forma mais racional. Algumas considerações adicionais:

- A dor é o quinto sinal vital no controle da dor pós-operatório e não deve ser subestimada tanto no parto vaginal como, evidentemente, no pós-cesárea. A dipirona deve ser a droga preferencial, adotada imediatamente após o ato cirúrgico. Jamais aplicar o medicamento aguardando que a paciente relate a dor. Pelo contrário, é fundamental se antecipar sua ocorrência. Portanto, imediatamente depois utilizar dose de 30 até 50 mg por quilo de peso, por dose de 6 em 6 horas (dose máxima de 8 a 10 g/dia). Sugere-se dose de 1 g a cada 6 horas e observar o comportamento clínico.
- Jamais prescrever anti-inflamatórios não esteroides.
- Caso necessária a supressão da lactação, o enfaixamento precoce das mamas é

efetivo e deve ser aplicado o mais precocemente possível. Não prescrever medicamentos como a bromoergocriptina ou cabergolina, uma vez que essas medicações se associam com eventos vasculares cerebrais.

- Monitorização da PA a cada 4 horas, enquanto a paciente está internada, ou mais frequente, de acordo com casos específicos.
- Recomenda-se a utilização de anti-hipertensivos já no puerpério imediato, utilizando as drogas com melhor experiência clínica. Não há nenhuma evidência de que alguma droga seja melhor que outra. De forma geral, a PA reduz gradativamente e volta aos níveis normais após 4 semanas do parto. Nesses momentos, frequentemente a paciente exibe hipotensão postural e as medicações devem ser retiradas.
- A liberação hospitalar deve ocorrer diante da estabilidade clínica e laboratorial, e o tempo será necessário de acordo com as condições da paciente.
- Após a alta hospitalar, a reavaliação pós-parto pode ser em 7 dias.
- Todas as pacientes que apresentaram PE devem ser orientadas quanto aos riscos futuros de exibir novos casos de PE em gestação subsequente. Caso seja vontade da paciente, oferecer contracepção adequada.
- Orientar as mulheres sobre os riscos de apresentar no futuro doenças cardiovasculares, metabólicas e renais ao longo da vida. Buscar apoio médico para observação frequente de sua saúde.
- Orientar as mulheres para reduzir os riscos por meio de intervenções como reduzir ou controlar a obesidade, não usar álcool, não fumar e atividade física adequada a suas condições.

HIPERTENSÃO GESTACIONAL

Para casos com diagnóstico de hipertensão gestacional, ou seja, gestantes que são diagnosticadas com hipertensão acima de 20 semanas, mas que não alcançam critérios diagnósticos para PE, é imprescindível que a equipe assistente esteja atenta para alguns fatores. Primeiro, dessas pacientes, cerca de 25% farão PE nas próximas semanas, então um seguimento de perto, com consultas no máximo com intervalo semanal e com exames periódicos, é imprescindível. Segundo, oferecer orientações orais e por escrito sobre sintomas e sinais de alerta, bem como orientações claras sobre o hospitais de referência 24 horas para a gestante procurar diante de qualquer necessidade, é obrigação de toda a equipe.

Além das orientações sobre a possível PE que possa ocorrer, a equipe precisa saber qual o melhor momento da interrupção da gestação da paciente com hipertensão gestacional, que felizmente não fará a PE.

Ainda há dúvida na literatura sobre o melhor momento para o parto dessas pacientes. Alguns protocolos internacionais sugerem acompanhá-las como se fossem casos já de PE. Assim, a partir do termo (37 semanas) poderia ser indicada a interrupção da gestação.[21,22] Outros protocolos internacionais recentes sugerem, em conduta compartilhada com a gestante, que o parto ocorra a partir de 38 semanas.[47,48]

Nesse contexto de incertezas sobre o melhor momento para a resolução dos casos de hipertensão gestacional, a RBEHG recomenda que, a partir do termo (37 semanas), a conduta seja individualizada e compartilhada com a gestante e seus familiares, levando em consideração os riscos maternos e neonatais. Nesse momento, não se recomenda que a gestação avance além de 39 semanas e 6 dias.[1]

HIPERTENSÃO ARTERIAL CRÔNICA

Considerações gerais

A hipertensão arterial crônica (HAC) se constitui em um desafio de saúde para todas as populações, especialmente nos países em desenvolvimento. No Brasil, atinge 32,5% dos adultos,[23] provocando considerável morbimortalidade. Entre as gestantes, estima-se que ocorra em 6 a 8% das gestações. Considerando que as mortes maternas brasileiras, preponderantemente, estão relacionadas aos distúrbios hipertensivos,[24] essa intercorrência clínica se reveste de destacada relevância para a obstetrícia quanto à necessidade de os profissionais que atendem grávidas e puérperas ofertarem cuidados qualificados, proporcionando condutas oportunas e efetivas no intuito de reduzir danos maternos e para o nascituro.

Entre as complicações reconhecidas, figura a PE sobreposta em 13 a 40% dos casos, a síndrome HELLP, maior incidência de cesariana, edema agudo de pulmão, insuficiência renal, restrição de crescimento fetal (RCF), descolamento prematuro da placenta e óbito fetal.[25]

Para o acurado diagnóstico do estado hipertensivo, é imprescindível a correta aferição da PA usando técnica adequada,[23] incluindo a adoção de tabelas de correção da circunferência do braço quando necessário[26] e, quando forem utilizados aparelhos automáticos para esse fim, idealmente que eles sejam validados para o uso na gestante.

A HAC na gravidez é definida como a identificação do estado hipertensivo que se constitui como a pressão arterial sistólica (PAS) ≥ 140 mmHg e/ou a pressão arterial diastólica (PAD) ≥ 90 mmHg, em 2 aferições com intervalo de 4 horas, antes da gestação ou que se instale previamente à 20ª semana de gravidez e que persista após a 12ª semana pós-parto.[1,8]

Na prática, por vezes essas definições são desafiadoras, pois existe frequentemente um desconhecimento da PA prévia, e esta ainda pode estar subestimada pela autoaferição. Além disso, as adaptações sistêmicas fisiológicas da gestação provocam uma redução de 30% da resistência vascular inicial, com o nadir da PA sendo alcançado na idade gestacional entre 16 e 18 semanas com retorno aos níveis pré-gravídicos no terceiro trimestre e ainda ocorrendo um decréscimo de 10% da PA na sétima semana ("normalizando" a PA mesmo sem tratamento). O decréscimo na PAD é bem mais pronunciado do que na PAS e pode alcançar uma diminuição de até 20 mmHg.

Essas adaptações hemodinâmicas justificam que a idade gestacional de 20 semanas não seja usada de modo rigoroso como limite definitivo para o diagnóstico, mas servir como relevante parâmetro, devendo para esse fim se apoiar no contexto clínico avaliado criticamente. Nesse sentido, soma-se o conhecimento de que algumas gestantes com HAC podem apresentar proteinúria significativa decorrente de nefrosclerose e que mulheres que desenvolveram PE poderão experimentar uma remissão completa das alterações produzidas por essa síndrome além de 12 semanas após o parto, e que, portanto, o diagnóstico eventualmente poderá ser concluído de modo retrospectivo.

Em 90% dos casos, a HAC é classificada como essencial ou primária, sendo em 10% secundária a outras patologias.[23,27] A possibilidade de etiologia secundária deve integrar as hipóteses diagnósticas, particularmente quando presentes as condições a seguir.

De acordo com o Colégio Americano de Obstetras e Ginecologistas (ACOG), a HAC na gestação pode ser classificada em: leve a moderada (PAS 140-159 mmHg e PAD 90-109 mmHg) ou grave (PAS ≥ 160 mmHg e PAD ≥ 110 mmHg).[25] Outro critério classificatório bastante utilizado baseia-se no valor da PAD e pode assim ser dividido: HAC leve (PAD 90-99 mmHg), HAC moderada (PAD 100-109 mmHg) e HAC grave (PAD ≥ 110 mmHg).[28] Idealmente, o momento para aferição da PA que possibilita essa classificação (estadiamento) deve ser no início do pré-natal.

A linha de pesquisa da análise morfológica de componentes da interface materno-fetal pode contribuir com os conhecimentos acerca dos danos ao ambiente intrauterino relacionados à expressão clínica da HAC.[29] Sobre o leito placentário, um estudo científico identificou que, quando a PAD da gestante alcança valores ≥ 110 mmHg (HAC grave), ocorrem danos vasculares envolvendo as artérias espiraladas caracterizados por alterações das camadas arteriais e redução do lúmen, que potencialmente podem contribuir para a ocorrência de distúrbios na oferta de nutrientes para o feto. Esses achados histológicos foram semelhantes aos encontrados nas gestantes portadoras de HAC moderada (PAD 100-110 mmHg), pressupondo uma similaridade de danos ao fluxo sanguíneo nesse espaço entre esse grupo de gestantes,[30] e ainda nas hipertensas que evoluíram com descolamento prematuro da placenta,[31] mas não sendo encontradas as mesmas alterações nos vasos uteroplacentários em gestantes saudáveis e com HAC leve. Isso pode significar que as repercussões vasculares que estão bem estabelecidas na clínica médica quanto a danos em órgãos-alvo potencialmente se expressam também no leito placentário, restando compreender se intervenções terapêuticas poderiam modificar positivamente esses achados.

TABELA 5 Indicadores clínicos de probabilidade de hipertensão renovascular

Probabilidade	Características clínicas
Baixa (0,3%)	Hipertensão arterial limítrofe ou leve/moderada não complicada.
Média (5-15%)	Hipertensão arterial grave ou resistente. Hipertensão arterial recente < 30 anos ou > 50 anos. Presença de sopro abdominal. Assimetria de pulsos radiais ou carotídeos. Hipertensão arterial moderada associada a tabagismo ou a aterosclerose em outro local (coronária ou carótida). Déficit da função renal indefinido. Resposta pressórica exagerada ao iECA.
Alta (25%)	Hipertensão arterial grave ou resistente com insuficiência renal progressiva. Hipertensão arterial acelerada ou maligna. Edema agudo de pulmão súbito. Aumento de creatinina induzido por iECA. Assimetria de tamanho ou função renal.

iECA: inibidor da enzima conversora de angiotensina.
Fonte: Malachias et al.[23]

Aspectos pré-natais

Consultas e exames pré-natais

Pacientes hipertensas devem ter sua rotina de consultas individualizada. É indispensável que o profissional que conduz o pré-natal tenha a percepção do caráter dinâmico dessa interação. Sua atuação vai desde estabelecer o reconhecimento precoce de alterações e promover intervenções oportunas até servir de apoio para as demandas psicoafetivas envolvidas, reduzir possíveis danos a longo prazo e permanecer atento para a necessidade de pesquisar etiologia secundária da hipertensão.

Casos de HAC leve, sem outras complicações, podem ser acompanhados com retornos mensais até a 28ª semana; quinzenais, entre a 28ª e a 34ª semana; e semanais, após a 34ª semana. Caso necessitem de aumento da dose dos hipotensores ou quadros suspeitos de PE sobreposta, as pacientes devem retornar no máximo em 1 semana.[27,28]

Pacientes que apresentam suspeita de PE, níveis pressóricos acima de 160 × 110 mmHg ou iminência de eclâmpsia devem sempre ser encaminhadas a um serviço terciário. Caso esteja indicado o uso do sulfato de magnésio, recomenda-se seu início ainda no local de atendimento primário para posterior encaminhamento.

Além dos exames habitualmente solicitados no pré-natal, torna-se importante uma avaliação inicial da função renal ainda no primeiro trimestre.[32] Pela facilidade e rapidez, recomenda-se que esta seja realizada pela relação proteinúria/creatinúria (P/C) em amostra isolada. Demais exames, como fundoscopia, eletrocardiograma, ecocardiograma, radiografia de tórax, US renal, entre outros, devem ser solicitados com base em critérios clínicos críticos, evitando rotinas inespecíficas e possibilitando a promoção da segurança e o melhor custo-efetividade.

Existem recomendações para realizar um eletrocardiograma de base para todas as mulheres, com o intuito de rastrear alterações isquêmicas e ventriculomegalia. Se esse exame se apresentar alterado, se a HAC foi diagnosticada há mais de 5 anos ou se a mulher apresentar risco específico elevado de cardiopatia, deve ocorrer a associação de um ecocardiograma.[32] É oportuno valorizar o rastreamento de comorbidades concomitantes, como o diabetes.

Ultrassonografia obstétrica

Exames de US devem ser realizados da mesma forma que o habitual, acrescidos de exames mensais no terceiro trimestre. Sugere-se, se disponível, US transvaginal (USTV) inicial, morfológico de primeiro trimestre entre 11 e 13 6/7 semanas, morfológico de segundo trimestre entre a 20ª e a 24ª semana (com avaliação cervical quando necessário). Após a 24ª semana e mensalmente, recomenda-se a realização de US obstétrica para avaliação do crescimento fetal. Em casos suspeitos de RCF, dever-se-á realizar dopplervelocimetria, além de outros exames de vitalidade fetal, com frequência estabelecida de acordo com o caso.[27]

Prevenção da pré-eclâmpsia

Conforme já abordado, as melhores evidências atuais apoiam o uso do AAS e do cálcio, além de recomendar exercícios físicos regulares como formas de prevenir PE em grupos de risco.[1] As gestantes com HAC se enquadram como gestantes de risco elevado, então serão orientadas a utilizar esses meios de prevenção.

Aspectos terapêuticos – não farmacológicos

- Dieta: de maneira geral, mostrou-se benéfico no contexto clínico da HAC restringir o consumo de sódio a 2 g/dia, com substituição de cloreto de sódio por cloreto de potássio, se não existirem contraindicações. Também, estimular o aumento no consumo de frutas, hortaliças, laticínios com baixo teor de gordura e cereais integrais.[23]
- Exercícios: para pacientes com HAC bem controlada, não existem recomendações consistentes que as impeçam de praticar atividades físicas. Atualmente, a Sociedade Internacional de Estudos em Hipertensão na Gravidez (ISSHP) incentiva sua prática em 140 minutos semanais para a prevenção da PE,[33] devendo-se atentar para eventuais adequações em frequência e intensidade dos exercícios, preferindo-se os de baixo impacto.

Aspectos terapêuticos – anti-hipertensivos

A decisão pelo uso ou não de medicações hipotensoras há tempos tem sido objeto de discussão entre especialistas, principalmente para as mulheres portadoras de HAC leve, o que representa 70 a 80% dos casos em algumas populações. Ensaio clínico randomizado e multicêntrico não demonstrou diferenças significativas nos desfechos perinatais entre os grupos com maior ou menor controle pressórico (*tight* e *less-tight*, respectivamente) e não revelou nenhum fator protetor quanto à PE no grupo *tight*.[34] No entanto, ficou evidente que o grupo *less-tight* apresentou maiores taxas de hipertensão grave ao longo da gestação.[34]

Posteriormente, o estudo randomizado *Chap* (*Chronic hypertension and pregnancy*), *trial*[35] desenvolvido em 61 centros americanos com gestantes de feto único em idade gestacional inferior a 23 semanas com PAS entre 140 e 160 mmHg e PAD entre 90 e 105 mmHg, incluindo 1.208 no grupo de tratamento e 1.200 no grupo sem intervenção medicamentosa, pelo menos até a instalação de critérios de gravidade, com meta de manter a PA em 140/90 mmHg, conseguiu demonstrar uma redução no grupo medicado no desenvolvimento da PE com deterioração, efeito não observado antes, de descolamento prematuro de placenta, prematuridade eletiva antes de 35 semanas de idade gestacional, morte fetal ou neonatal, sem provocar danos ao desenvolvimento feto-placentário, como provocar recém-nascido com baixo peso ao nascimento.

É consenso na literatura mundial a necessidade de uso de medicamentos anti-hipertensivos em pacientes com quadro hipertensivo grave, caracterizado por níveis pressóricos maiores ou iguais a 160 × 110 mmHg. Em pacientes que apresentem sinais e sintomas que sugiram deterioração, como nas gestantes sintomáticas (iminência de eclâmpsia), deve-se associar o sulfato de magnésio ao anti-hipertensivo. Nesses casos, a administração do sulfato de magnésio deverá preceder o hipotensor, e não o inverso. O ACOG recomenda o início da terapia anti-hipertensiva durante o pré-natal mediante PAS ≥ 160 mmHg ou PAD≥ 105 mmHg.[25] Com a literatura disponível, intensificou-se o estímulo para a prescrição de fármacos mesmo na HAC leve,[27] com o intuito de alcançar PA de 140/90 mmHg, conforme comentado anteriormente, sobretudo em pacientes que já se apresentam com danos em órgãos-alvo.

Tipos de anti-hipertensivos em hipertensão arterial crônica (gestação e puerpério)

A alfametildopa é um inibidor adrenérgico de ação central, com larga experiência clínica, sendo essa droga a primeira escolha no Brasil e em vários outros países. Recomendam-se doses diárias de 750 a 2.000 mg, divididas no mínimo 3 vezes ao dia. Os diuréticos tiazídicos são drogas consideradas seguras para pacientes com HAC na gestação, com ressalvas no período de lactação e em pacientes com PE. Por ser medicação de uso comum na prática clínica de cardiologistas, pacientes hipertensas crônicas que já utilizam essas drogas e engravidam podem ser encorajadas a manter o uso.[1] Com relação aos betabloqueadores, existia uma tendência preocupante de RCF, porém, em revisão sistemática recente, essa tendência não foi comprovada. Havendo indicação, seu uso poderá ser recomendado.[34,35]

Quanto aos bloqueadores de canais de cálcio, há registros na literatura de que a nifedipina poderia resultar em hipotensão materna, particularmente na via sublingual, e hipóxia fetal. No entanto, em recente publicação do ACOG, baseada em estudos bem controlados, a nifedipina por via oral foi recomendada como medicação hipotensora de primeira linha, principalmente em casos de emergência hipertensiva.[21]

Fármacos que interferem na ação da angiotensina, como os inibidores da enzima de conversão da angiotensina não devem ser utilizados durante a gravidez, sendo uma opção no puerpério. Os bloqueadores do receptor de angiotensina II não devem, de forma alguma, ser utilizados na gestação e nem durante a lactação.[23] A Tabela 6 ilustra as medicações mais utilizadas.

TABELA 6 Medicações anti-hipertensivas utilizadas com maior frequência na gestação

Classe	Agente	Posologia
Simpatolíticos de ação central, alfa-2-agonistas	Metildopa (250-500 mg)	750-2.000 mg/dia 2-4x/dia
Bloqueadores de canais de cálcio	Nifedipino retard (10-20 mg)	20-120 mg/dia 1-3x/dia
	Nifedipino de liberação rápida (10-20 mg)	20-60 mg/dia 2-3x/dia
	Anlodipino (2,5-5-10 mg)	5-20 mg/dia 1-2x/dia
Vasodilatador periférico*	Hidralazina (25-50 mg)	50-150 mg/dia 2-3x/dia
Betabloqueadores*	Metoprolol (25-50-100 mg)	100-200 mg/dia 1-2 x/dia
	Carvedilol (6,25-12,5 mg)	12,5-50 mg/dia 1-2 x/dia Recomenda-se iniciar com 12,5 mg/dia por 2 dias e a partir de então aumentar a dose

* Recomendam-se essas medicações como terceira droga para associação de medicamentos para controle pressórico ou no caso de impossibilidade de uso das drogas de primeira escolha.
Fonte: Peraçoli et al.[1]

Não existe consenso sobre o melhor hipotensor no puerpério. Drogas com segurança no período puerperal e na amamentação incluem nifedipina, amlodipina, captopril, propranolol, entre outras. As medicações mais utilizadas no puerpério, bem como suas apresentações e posologias, encontram-se descritas na Tabela 7.

CRISE HIPERTENSIVA

Caracteriza-se por níveis pressóricos elevados (PAS ≥ 160 mmHg ou PAD ≥ 110 mmHg), capazes de causar lesões permanentes no sistema nervoso central, sequelas e até mesmo a morte.[1,21,22,32] É imprescindível ter atenciosa cautela na redução dos valores da PA, que devem ocorrer na monta de 15 a 25% da PA na primeira hora com a meta em conseguir em 2 a 6 horas o valor de PA igual a < 160 mmHg (sistólica) e < 110 mmHg (diastólica). Sabe-se que a autorregulação cerebral possibilita um restabelecimento do fluxo sanguíneo no sistema nervoso central após abrupto decréscimo da perfusão tecidual, porém as pacientes hipertensas crônicas poderão enfrentar uma resposta mais tardia para essa restituição, provavelmente pela rigidez vascular oriunda da própria injúria hipertensiva de longo tempo.[21]

Medicações consideradas de primeira linha para emergência hipertensiva são hidralazina (IV), nifedipina (VO) e labetalol. O nitroprusseto de sódio passa a ser a opção

TABELA 7 Medicações anti-hipertensivas utilizadas com maior frequência no puerpério

Classe	Agente	Posologia
Inibidores da iECA	Enalapril (10-20 mg)	20-40 mg/dia 1-2x/dia
	Captopril (25-50 mg)	75-150 mg/dia 3x/dia
Simpatolíticos de ação central alfa-2	Metildopa (250-500 mg)	750-2.000 mg/dia 2-4x/dia
Bloqueadores de canais de cálcio	Nifedipino retard (10-20 mg)	20-120 mg/dia 1-3x/dia
	Nifedipino de liberação rápida (10-20 mg)	20-60 mg/dia 2-3x/dia
	Anlodipino (2,5-5-10 mg)	5-20 mg/dia 1-2x/dia
Vasodilatador periférico	Hidralazina (25-50 mg)	50-150 mg/dia
Betabloqueadores	Metoprolol (25-50-100 mg)	100-200 mg/dia 1-2 x/dia
	Atenolol (25-50-100 mg)	50-150 mg/dia 1-3x/dia
	Carvedilol (6,25-12,5 mg)	12,5-50 mg/dia 1-2 x/dia Recomenda-se iniciar com 12,5 mg/dia por 2 dias e a partir de então aumentar a dose.

iECA: inibidores da enzima conversora de angiotensina.
Fonte: Peraçoli et al.[1]

principal em casos de emergência hipertensiva associados a edema agudo de pulmão ou à insuficiência cardíaca congestiva.[1,21,32] As medicações mais utilizadas na emergência hipertensiva, bem como suas apresentações e posologias, encontram-se na Tabela 8.

No intuito de garantir a assertividade do tratamento inicial da crise hipertensiva, é inadiável que se considere a possibilidade de a situação representar um sintoma de PE com deterioração clínica. Assim, será indispensável a infusão do sulfato de magnésio, pois este, além de agir como anticonvulsivante, reduz a pressão intracerebral e mantém o fluxo sanguíneo, possibilitando a redução ou prevenção da encefalopatia hipertensiva e o barotrauma na microcirculação cerebral. Os esquemas de sulfato de magnésio se encontram na Tabela 3 apresentada no início do capítulo.

Assistência ao parto em gestantes com hipertensão arterial crônica

A escolha da via de parto deve seguir princípios obstétricos, não se constituindo a HAC em condição determinante para indicação de cesariana. A Figura 1 traz uma sugestão de condutas seguindo parâmetros como idade gestacional e expressão clínica da doença. É de destacada relevância que a avaliação da vitalidade fetal durante o trabalho de parto seja realizada de modo qualificado e atento aos transtornos inerentes à condição dinâmica do processo de parturição nessa situação de risco potencial para transtornos asfíxicos fetais. Adicione-se que a filosofia de atendimento deverá seguir os mesmos preceitos científicos de uma gestante hígida, com um padrão acolhedor e inclusivo, evitando intervenções desnecessárias para acelerar o nascimento sem fundamento técnico.

É oportuno ressaltar que essas gestantes, seguindo os preceitos inerentes aos procedimentos, poderão ter uma antecipação eletiva do parto por indução, iniciada se necessário por preparo cervical. Quando a sobreposição da PE é reconhecida, a época do parto seguirá os pilares relacionados a essa intercorrência.

TABELA 8 Agentes recomendados para o tratamento da crise ou emergência hipertensiva em gestantes

Agente	Dose inicial	Repetir, se necessário	Dose máxima
Hidralazina ampola (20 mg/mL)	5 mg IV	5 mg (20/20 minutos)	30 mg
A ampola de hidralazina contém 1 mL, na concentração de 20 mg/mL. Diluir 1 ampola (1 mL) em 19 mL de água destilada; assim, obtém-se a concentração de 1 mg/mL.			
Nifedipino comprimido (10 mg)	10 mg VO	10 mg (20/20 min)	30 mg
Hidralazina ampola (infusão contínua)	5 mg/hora Diluir 80 mg (4 mL de hidralazina) em 500 mL de soro fisiológico e manter infusão de 30 mL/hora		
Nitroprusseto de sódio ampola (50 mg/2 mL)	0,5-10 mcg/kg/minuto Infusão IV contínua		

A ampola de nitroprusseto de sódio contém 2 mL, na concentração de 50 mg/2 mL. Diluir uma ampola (2 mL) em 248 mL de soro glicosado 5%; assim se obtém a concentração de 200 mcg/mL.
IV: intravenoso; VO: via oral.
Fonte: Peraçoli et al.[1]

Por fim, todas as pacientes com HAC devem receber orientações sobre planejamento familiar. O uso dos métodos contraceptivos de longa duração deve ser incentivado nesse grupo de pacientes de risco.

SÍNDROME HELLP

Considerações gerais

A síndrome HELLP é considerada uma forma grave de PE que se manifesta com disfunção endotelial generalizada, ativação da coagulação e disfunção hepática, possibilitando hematomas catastróficos nesse órgão. Ainda que faça parte dos quadros de PE, muitas vezes não se manifesta com hipertensão arterial nem com proteinúria, mas sim por meio de dados clínicos e exames laboratoriais. É definida pelo acrônimo que junta a presença de hemólise (H), elevação de enzimas hepáticas (*elevated liver enzimes*) e plaquetopenia (*low platelets*).[36,37]

Tem frequência estimada de 20% entre pacientes com PE, porém variações podem ser decorrentes dos diferentes critérios diagnósticos, considerando a possibilidade da HELLP parcial, ou seja, a presença de apenas um ou dois dos critérios de definição. A exemplo da PE, quanto mais precocemente se instala (antes de 34 semanas), maior a gravidade do quadro clínico e dos riscos maternos e fetais.[38,39]

No que diz respeito à HELLP parcial, anormalidades laboratoriais em pacientes com PE são muito comuns. Em contrapartida, é recomendável cautela ao não subestimar essa situação, pois a alteração laboratorial inicial pode sinalizar um quadro em evolução, muitas vezes imprevisível.

Etiologia

A síndrome HELLP se caracteriza por uma situação peculiar na qual predomina a disfunção endotelial. Seu diagnóstico é em essência laboratorial e expressa comprometimento universal do organismo materno.[40] Os principais elementos relacionados são:

- Hemólise: a vasoconstrição presente na doença instalada danifica o endotélio vascular, formando uma matriz de fibrina que prejudica a dinâmica da circulação das hemácias na microcirculação. Estas sofrem modificações estruturais, e emergem na circulação formas anômalas, como esquizócitos e equinócitos, identificadas no esfregaço de sangue periférico.
- Elevação de enzimas hepáticas: decorrente de lesão de hepatócitos, dificultando sua circulação e consequentes congestão e distensão da cápsula de Glisson, dor em hipocôndrio direito, necrose periportal, focos hemorrágicos difusos ou confluentes, formação de hematomas que podem se manter restritos ou se romper para a cavidade abdominal, com hemorragias catastróficas e usualmente fatais.
- Plaquetopenia: o dano do endotélio ativa as plaquetas e sua agregação, a formação de trombos. O consumo exacerbado das plaquetas vai além da capacidade da medula óssea, resultando em plaquetopenia. O consumo desproporcional das plaquetas leva à instalação de coagulação intravascular disseminada e a hemorragia de difícil controle.

PA 140/90 mmHg (confirmada/técnica adequada)

Estado hipertensivo prévio à gravidez ou anterior à 20ª semana, não desaparece após o parto, sem proteinúria significativa nem piora de níveis já existentes e sem sinais/sintomas de pré-eclâmpsia.

↓

Classificação da HAC segundo PAD.
Individualizar segundo lesões em órgãos-alvo e vitalidade fetal – *vide* exames complementares, subsídios clínicos e critérios de internação a seguir.

HAC leve PAD ≥ 90 mmHg PAD < 100 mmHg	HAC moderada PAD ≥ 100 mmHg PAD < 110 mmHg	HAC grave PAD ≥ 110 mmHg
↓	↓	↓
Parto com 40 semanas	Parto com 38 semanas	Parto com 37 semanas ou desde 34 semanas quando existir difícil controle

Subsídios para avaliação clínica:
É de etiologia secundária? Considerar internação se necessitar de avaliação complementar.
É uma urgência/emergência hipertensiva?
Há lesões em órgãos-alvo que demandem conduta imediata? (Em caso positivo, internar e seguir protocolo específico.)

Avaliações complementares:
Suspeita de PE Sobreposta (TGO-TGP/creatinina/plaquetas).
Suspeita de HELLP (TGO-TGP/plaquetas/DHL/bilirrubinas totais).
HAC de longa data (radiografia de tórax/ECO/ECG).
Se creatinina ≥ 1,2 mg/dL ou suspeita de injúria renal (sódio/potássio/ureia/ácido úrico/clearance de creatinina/US de rins e vias urinárias/proteinúria de 24 horas).
Perfil biofísico fetal/CTB/US obstétrica/dopplervelocimetria.

Critérios de internação:
PAD ≥ 110 mmHg.
Diagnóstico de PE sobreposta.
Emergência hipertensiva.
HAC 2ª descompensada.
Controle inadequado da PA.
Vitalidade fetal comprometida.

FIGURA 1 Sugestão de conduta para assistência às gestantes com hipertensão arterial crônica.

CTB: cardiotocografia basal; DHL: desidrogenase lática; ECG: eletrocardiograma; ECO: ecocardiograma; HAC: hipertensão arterial crônica; HELLP: hemólise, elevação de enzimas hepáticas e plaquetopenia; PA: pressão arterial; PAD: pressão arterial diastólica; PE: pré-eclâmpsia; TGO: transaminase glutâmico-oxalacética; TGP: transaminase glutâmica pirúvica; US: ultrassonografia.

Diagnóstico e quadro clínico

Muitas vezes, a identificação da HELLP pode ser dificultada, pois sintomas comuns na gravidez podem ter interpretação similar, como náuseas, cefaleia, icterícia e dor epigástrica. Deve-se ter atenção especial na ocorrência de dor epigástrica e no hipocôndrio direito, pois são características marcantes a serem valorizadas. Também é importante ressaltar que muitas situações têm PA e proteinúria normais. Lamentavelmente, podem-se tomar decisões inadequadas e permitir evolução catastrófica. Dessa forma, os dados laboratoriais serão muito importantes para definir o diagnóstico.

A equipe deve estar alerta: todas as gestantes com idade gestacional acima de 20 semanas com queixa de dor em hipocôndrio direito, eventualmente associada com vômitos, devem ser consideradas, até prova em contrário, portadoras de HELLP e devidamente avaliadas.

Os exames laboratoriais são importantes para a definição diagnóstica:[1,8]

- Hemograma completo para avaliação de anemia e principalmente contagem de plaquetas. Também deve ser avaliada no esfregaço do sangue a presença de formas anômalas das hemácias.
- Bilirrubinas totais (anormais acima de 1,2 mg/dL).
- Desidrogenase lática, ou DHL (anormal acima de 600 U/L).
- Transaminases (anormal acima de 70 UI).

É importante ter em mente que alguns valores podem variar a depender das referências locais dos laboratórios.

A trombocitopenia é uma avaliação importante. Essa única avaliação é suficiente para definir o risco, uma vez que anomalia do tempo de protrombina, tempo parcial da tromboplastina e fibrinogênio apenas irão ocorrer em fases avançadas, ou seja, quando a queda das plaquetas vai além de 30.000/mm^3.

O comprometimento hepático se mostra inicialmente com a elevação das enzimas, mas clinicamente chama a atenção a presença de icterícia. A disfunção hepática também pode dificultar a coagulação do sangue, a elevação da bilirrubina e facilitar a formação de hematoma subcapsular, que, eventualmente, pode romper de forma espontânea.

Em relação aos problemas renais, a hemólise e o acúmulo de bilirrubina são responsáveis pela síndrome hemolítico-urêmica e eventual instalação de insuficiência renal aguda. Valores de creatinina plasmáticas superiores a 1,1 mg/dL devem ser interpretados como insuficiência renal grave. O dano endotelial é universal e pode comprometer múltiplos órgãos, ocasionando desconforto respiratório, edema pulmonar, hemorragias cerebrais e descolamento da placenta.

Um estudo brasileiro[41] avaliou o perfil clínico e laboratorial de pacientes com HELLP em unidade de terapia intensiva (UTI), identificando as principais complicações decorrentes: oligúria (47%), hemorragias (34%), hemotransfusão (33%), insuficiência renal aguda (20%), edema agudo de pulmão (7%) e óbito materno (4%). Essas informações ressaltam a importância do diagnóstico precoce e da tomada de decisões em tempo oportuno.

Algumas vezes o quadro clínico pode ter expressões similares com outras entidades e dificultar o diagnóstico, como hepatites agudas, colecistite aguda, pancreatite, lúpus sistêmico, púrpura trombocitopênica, síndrome hemolítico-urêmica, choque séptico, febre amarela e dengue hemorrágica, entre outras condições.

Assistência ao parto

Após o diagnóstico da HELLP, a equipe precisa estar atenta, pois o parto irá ocorrer. Em idade gestacional acima de 34 semanas, todos os esforços devem ser feitos para a antecipação do parto, não havendo espaço para condutas conservadoras. Nesses casos, o preparo do colo uterino com misoprostol ou com sonda de Foley pode resultar em parto vaginal, sendo este considerado um desfecho altamente positivo em termos de redução dos riscos maternos. A conduta conservadora, por alguns poucos dias, pode ser adotada apenas com idade gestacional inferior a 34 semanas, em condições maternas estáveis, em que a utilização do corticoide e/ou sulfato de magnésio poderá melhorar a condição fetal ou favorecer a programação do parto em cenário desfavorável, por exemplo, relacionado às condições de berçários. Porém, jamais a antecipação do parto deverá ser retardada em pacientes com instabilidade, clínica e/ou laboratorial, em especial com plaquetas abaixo de 100.000 mm^3.

Para situações em que a conduta conservadora pode ser adotada quando necessária a remoção para centro especializado ou o tempo demandado para a ação do corticoide, o modelo Piers[20] deve adotado para avaliar a evolução dos riscos.

Nas situações em que a PA esteja normal, é discutível a necessidade de utilização de sulfato de magnésio. Evidentemente, diante de situação de eclâmpsia grave ou com comprometimento cerebral sugestivo de eclâmpsia, o sulfato de magnésio está indicado. Essa é uma decisão muitas vezes difícil. Dessa forma, sugere-se o *in dubio pro reo*, utilizando o sulfato de magnésio de forma adequada.

Na ocorrência de hipertensão grave, o uso de hipotensores está indicado, como a hidralazina ou a nifedipina. O mesmo em relação ao sulfato de magnésio para prevenir eclâmpsia ou impedir sua recorrência.

Não existem evidências para apoiar o uso de corticoides para o controle ou aceleração da estabilidade clínica e laboratorial de pacientes com quadros de HELLP. Portanto, até que novos estudos possam modificar essa questão, corticoides não devem ser utilizados, exceto para aceleração da maturidade pulmonar e redução do risco de hemorragia cerebral em fetos prematuros nas idades gestacionais adequadas.[42-44]

A via de parto preferencial será a vaginal. Porém, elementos de conduta podem justificar a indicação de cesárea: condições fetais inseguras, apresentações anômalas, duas ou mais cicatrizes de cesáreas anteriores e rápida redução das plaquetas.

A episiotomia é formalmente contraindicada em vista dos riscos de hemorragias profusas e de formação de hematomas no local. Quanto ao parto instrumental, em especial o fórcipe, deve ser realizado apenas em situações especiais.

Quanto ao tipo de anestesia, a contagem de plaquetas será elemento essencial para essa decisão. A raqui ou a peridural estão contraindicadas nos casos com menos de 100.000 plaquetas/mm^3, em vista do risco de hemorragia e/ou hematomas nesses espaços, que podem resultar em problemas neurológicos. Para essas circunstâncias, está indicada a anestesia geral.

Em pacientes com plaquetas abaixo de 50.000/mm^3, recomenda-se a transfusão de plaquetas profiláticas precedendo o momento do ato cirúrgico, seguindo as doses preconizadas de 1 unidade para cada

10 kg de peso.[45] A transfusão de plaquetas está indicada para todas as pacientes com trombocitopenia grave (< 20 mil plaquetas), mesmo sem sangramento e independentemente do tipo de parto planejado.

Quanto à incisão uterina, nas situações de prematuridade em que o útero tem volume discreto, a incisão no segmento corporal pode ser necessária para facilitar a extração fetal e reduzir os riscos de hemorragia. Não é rara a ocorrência de atonia uterina. Em todas as pacientes é preciso estar atento para a prevenção da hemorragia pós-parto, porém, nas pacientes com HELLP em particular, o sangramento é muito mais frequente. Assim, a conduta ativa do terceiro período e a vigilância extrema no quarto período (período de Greenberg) tornam-se pilares de proteção essenciais. Ao menor sinal de hemorragia pós-parto, iniciar os protocolos preconizados pelo Ministério da Saúde/OPAS por meio da Estratégia Zero Morte Materna por Hemorragia.[46]

Assistência ao puerpério

As primeiras 72 horas são críticas em vista da possível piora da coagulação, sendo mais complicada após cesariana. Nesse período é recomendável manter a paciente em uma UTI. Monitorar a evolução clínica e laboratorial até que se observe a evolução positiva da função hepática e a elevação da contagem de plaquetas. O controle laboratorial deve ser feito a cada 24 horas e será realizado por hemograma com plaquetas, DHL, transaminases hepáticas e creatinina plasmática. A diurese deve ser controlada e mantida acima de 25 mL/hora. Caso pertinente, o sulfato de magnésio deverá ser mantido por pelo menos 24 horas. A diurese espontânea acima de 25 mL/hora e a normatização gradativa dos exames laboratoriais sinalizam para a remissão do processo.

Prevenção e aconselhamento futuro

Não há prevenção primária para síndrome HELLP. As pacientes que tiveram a síndrome devem ser alertadas sobre o risco de recorrência da doença em gravidez subsequente, devendo ser orientadas para o uso de AAS e reposição de cálcio além de seguimento pré-natal em centro de referência, iniciando o acompanhamento o mais precoce possível.

ECLÂMPSIA

Considerações gerais

Eclâmpsia (do grego ἐκλαμψία, *eklampsía*) significa "aparecer de repente", "prenúncio brilhante" ou "explosão". Condição exclusiva da gravidez, caracteriza-se clinicamente pelo aparecimento de crises convulsivas ou simplesmente evolução rápida para estado comatoso (*sine eclampsia*). A morte pode ocorrer subitamente, em decorrência de hemorragia cerebral volumosa ou por complicações associadas.[1]

Diagnóstico

Quando o quadro convulsivo é presenciado, seu diagnóstico é simples. Ocorre que muitas vezes essa crise não é evidenciada, frequentemente nem mesmo por familiares, que encontram as gestantes simplesmente deitadas em estado pós-ictal, com sonolência e cefaleia, sendo o diagnóstico apenas de presunção. Nesse aspecto, espera-se da equipe assistente, ao atender uma paciente levada ao pronto-socorro com essa história, que ocorreu em casa há algumas horas, a *expertise* para entender o que deve ter ocorrido. Imediatamente, mesmo diante de uma paciente que nesse momento deve estar já acordada, comunicando-se normalmente, deve-se orientar sobre a internação, sulfatação, e todo o processo para prevenção da próxima crise, que deve estar chegando.

Esse aspecto é muito importante em nosso meio, uma vez que na prática o que vemos é muitas vezes negligência nesse aspecto, desconfiança quanto ao que deve ter ocorrido e atrasos em diagnósticos até que nova eclâmpsia venha. No entanto, frequentemente, para essa paciente, pode ser tarde demais.

O foco da equipe assistencial deverá sempre ser a prevenção do evento convulsivo. A estratégia mais indicada para este fim inclui a infusão do sulfato de magnésio. É importante salientar que, em até um terço dos quadros de eclâmpsia, a PA tem valores inferiores a 140 × 90 mmHg antes do primeiro episódio convulsivo, o que torna essencial a antecipação de ações terapêuticas diante de quadros suspeitos (crise hipertensiva, sintomatologia sugestiva, PE com deterioração clínica ou laboratorial, HELLP síndrome).[1,31,32]

Tratamento

A prioridade não é interromper a primeira convulsão, mas sim evitar as próximas. Deve-se seguir um sequenciamento padronizado, atuação transdisciplinar, priorizando os interesses maternos, sem pânico, reconhecendo prioridades e garantindo duas etapas: suporte clínico e conduta obstétrica.

Suporte clínico

A sequência de ações propostas para o atendimento inicial consiste em:

- Acomodar a paciente em local seguro.
- Manter a permeabilidade de vias aéreas (elevação da mandíbula e/ou instalação da cânula de Guedel).
- Ministrar oxigênio por máscara ou cateter (5 a 10 litros/minuto).
- Providenciar venóclise calibrosa (jelco 16-18).
- Colher exames (plaquetas, DHL, transaminase oxalacética, bilirrubinas totais e creatinina).
- Infundir sulfato de magnésio.
- Infundir hipotensor de ação rápida se crise hipertensiva.
- Planejar o parto após estabilização clínica (sempre após estabilização), sem desespero obstétrico.

Conduta obstétrica

O parto é o único recurso que principia o tratamento definitivo de eclâmpsia, no entanto deve ser realizado, em todos os cenários, após a estabilização materna e nunca diante da crise convulsiva manifesta. O obstetra não deve enfrentar esse momento com a crença de que extrairá "uma espécie de amuleto" e que logo após o parto ocorrerá remissão completa da gravidade ou com este intuito desencadear uma cascata de condutas inseguras. O sulfato de magnésio não deve ser interrompido durante o parto e deve permanecer por pelo menos 24 horas depois dele, período em que ainda é frequente ocorrerem convulsões.

Recorrência das convulsões

Mesmo com o uso adequado do sulfato de magnésio, a taxa de recorrência de convulsões após eclâmpsia atinge de 10 a 20% e incrementa o obituário materno. Nesses casos, em pacientes já em uso do sulfato de magnésio, administram-se mais 2 g em *bolus* em cerca de 15 a 20 minutos.[1]

Poderá ser necessário associar a infusão de fenitoína nas situações refratárias ao sulfato de magnésio, podendo ser adotado o esquema a seguir:

- Dose inicial: 15 a 20 mg/kg ou 1.000 mg em dose de ataque (1 ampola de 5 mL = 250 mg) – diluir em 100 mL de solução salina (a fenitoína precipita com solução glicosada, que não deve ser empregada) para infusão em 1 hora (velocidade máxima de infusão de 50 mg/minuto).
- Dose suplementar: 500 mg – diluir em 500 mL de solução salina para infusão IV em 4 horas (iniciar após dose de ataque). Repetir após 12 horas.
- Dose de manutenção: 100 mg VO de 8/8 horas. Manter por 24 horas. Iniciar após o término do esquema IV.

A avaliação por imagem do sistema nervoso central é necessária nas situações de presença de déficits neurológicos focais, coma prolongado, convulsões repetidas, cegueira, início anterior a 20 semanas de gestação ou superior a 48 horas após o parto.[1]

REFERÊNCIAS BIBLIOGRÁFICAS

1. Peraçoli JC, Costa ML, Cavalli RC, de Oliveira LG, Korkes HA, Ramos JGL, et al. Pré-eclampsia – Protocolo 2023. Rede Brasileira de Estudos sobre Hipertensão na Gravidez (RBEHG). 2023.
2. Abalos E, Cuesta C, Grosso AL, Chou D, Say L. Global and regional estimates of preeclampsia and eclampsia: a systematic review. Eur J Obstet Gynecol Reprod Biol. 2013.170(1):1-7.
3. Ramos JGL, Sass N, Costa SHM. Preeclampsia. Rev Bras Ginecol Obstet. 2017:39(9):496-512.
4. Morse ML, Fonseca SC, Barbosa MD, Calil MB, Eyer FP. Mortalidade materna no Brasil: o que mostra a produção científica nos últimos 30 anos? [Maternal mortality in Brazil: what has the scientific literature shown in the last 30 years?]. Cad Saude Publica. 2011.27(4):623-38.
5. Gathiram P, Moodley J. Pre-eclampsia: its pathogenesis and pathophysiolgy. Cardiovasc J Afr. 2016.27(2):71-8.
6. Abou El Hassan M, Diamandis EP, Karumanchi SA, Shennan AH, Taylor RN. Preeclampsia: an old disease with new tools for better diagnosis and risk management. Clin Chem. 2015.61(5):694-8.
7. Korkes HA, De Oliveira L, Sass N, Salahuddin S, Karumanchi SA, Rajakumar A. Relationship between hypoxia and downstream pathogenic pathways in preeclampsia. Hypertens Pregnancy. 2017;36(2):145-50.
8. Peraçoli JC, Borges VTM, Ramos JGL, Cavalli RC, Costa SHAM, Oliveira LG, et al. Pre-eclampsia/eclampsia. Rev Bras Ginecol Obstet. 2019.41(5):318-32.
9. Ngene NC, Moodley J. Role of angiogenic factors in the pathogenesis and management of pre-eclampsia. Int J Gynaecol Obstet. 2018.141(1):5-13.
10. Redman CW, Sargent IL. Latest advances in understanding preeclampsia. Science. 2005;308(5728):1592-4.
11. Borzychowski AM, Sargent IL, Redman CW. Inflammation and pre-eclampsia. Semin Fetal Neonatal Med. 2006;11(5):309-16.
12. De Oliveira LG, Diniz ALD, Prado CAC, Cunha Filho EVD, Souza FLP, Korkes HA, et al. Pre-eclampsia: universal screening or universal prevention for low and middle-income settings? Rev Bras Ginecol Obstet. 2021;43(1):61-5.
13. Brown MA, Magee LA, Kenny LC, Karumanchi SA, McCarthy FP, Saito S, et al.; International Society for the Study of Hypertension in Pregnancy (ISSHP). Hypertensive disorders of pregnancy: ISSHP classification, diagnosis, and management recommendations for international practice. Hypertension. 2018;72(1):24-43.
14. Henderson JT, Whitlock EP, O'Connor E, Senger CA, Thompson JH, Rowland MG. Low-dose aspirin for prevention of morbidity and mortality from preeclampsia: a systematic evidence review for the U.S. Preventive Services Task Force. Ann Intern Med. 2014.20;160(10):695-703.
15. Hofmeyr GJ, Lawrie TA, Atallah AN, Duley L. Calcium supplementation during pregnancy for preventing hypertensive disorders and related problems. Cochrane Database Syst Rev. 2010;(8):CD001059.
16. Broekhuijsen K, van Baaren GJ, van Pampus MG, Ganzevoort W, Sikkema JM, Woiski MD, et al.; Hypitat-II Study Group. Immediate delivery versus expectant monitoring for hypertensive disorders of pregnancy between 34 and 37 weeks of gestation

(Hypitat-II): an open-label, randomised controlled trial. Lancet. 2015.20;385(9986):2492-501.
17. Pedraza DF, Menezes TN. Questionários de Frequência de Consumo Alimentar desenvolvidos e validados para população do Brasil: revisão da literatura [Food Frequency Questionnaire developed and validated for the Brazilian population: a review of the literature]. Cien Saude Colet. 2015.20(9):2697-720.
18. van der Tuuk K, Holswilder-Olde Scholtenhuis MA, Koopmans CM, van den Akker ES, Pernet PJ, Ribbert LS, et al.; HYPITAT Study Group. Prediction of neonatal outcome in women with gestational hypertension or mild preeclampsia after 36 weeks of gestation. J Matern Fetal Neonatal Med. 2015.28(7):783-9.
19. de Sonnaville CMW, Hukkelhoven CW, Vlemmix F, Groen H, Schutte JM, Mol BW, et al. Impact of hypertension and preeclampsia intervention trial at near term-I (Hypitat-I) on obstetric management and outcome in The Netherlands. Ultrasound Obstet Gynecol. 2020;55(1):58-67.
20. von Dadelszen P, Payne B, Li J, Ansermino JM, Broughton Pipkin F, Côté AM, et al.; Piers Study Group. Prediction of adverse maternal outcomes in pre-eclampsia: development and validation of the fullPiers model. Lancet. 2011;15;377(9761):219-27.
21. American College of Obstetricians and Gynecologists (ACOG). ACOG Committee Opinion No. 767: Emergent therapy for acute-onset, severe hypertension during pregnancy and the postpartum period. v.133, Obstetrics and gynecology. United States; 2019. p.e174-80.
22. National Institute for Health and Care Excellence (NICE). Hypertension in pregnancy: diagnosis and management. Am J Obst Gynecol [Internet]. 2019;77:S1-s22.
23. Malachias M, Souza W, Plavnik F, Rodrigues C, Brandão A, Neves M, et al. 7a Diretriz Brasileira de Hipertensão Arterial. Arq Bras Cardiol. 2016;107(3 Suppl. 3):1-83. Disponível em: http://publicacoes.cardiol.br/2014/diretrizes/2016/05_HIPERTENSAO_ARTERIAL.pdf. Acesso em: 28 jul. 2023.
24. Say L, Chou D, Gemmill A, Tunçalp Ö, Moller AB, Daniels J, et al. Global causes of maternal de WHO systematic analysis. Lancet Glob Health. 2014;2(6):e323-e333.
25. American College of Obstetricians and Gynecologists (ACOG); Task Force on Hypertension in Pregnancy. Hypertension in pregnancy. Report of the American College of Obstetricians and Gynecologists' Task Force on Hypertension in Pregnancy. Obstet Gynecol. 2013;122(5):1122-31.
26. Maxwell MH, Waks AU, Schroth PC, Karam M, Dornfeld LP. Error in blood-pressure measurement due to incorrect cuff size in obese patients. Lancet. 1982;2(8288):33-6.
27. Yoshizaki CT, Baptista FS, Osmundo Junior GS, et al. Hipertensão arterial sistêmica. In: Zugaib M, Francisco RP (eds.). Obstetrícia. 3.ed. São Paulo: Manole; 2016. p.886-97.
28. Sass N. Hipertensão arterial crônica. In: Sass N, Oliveira LG (orgs.). Obstetrícia. São Paulo: Guanabara Koogan; 2013. Cap. 59.
29. Lindheimer MD, Katz AI. Hypertension in pregnancy. N Engl J Med. 1985;313(11):675-80.
30. Sousa FL, Sass N, Camano L, Stávale JN, Mesquita MR, Souza EV, et al. Estudo da morfologia vascular do leito placentário na hipertensão arterial crônica. Rev Assoc Med Bras. 2008;54(6):537-42.
31. Mesquita MRS, Sass N, Stavalle JN, Camano L. O leito placentário no descolamento prematuro da placenta. Rev Bras Ginecol Obstet. 2003;25(8):585-91.
32. Korkes HA, Sousa FL, Sass N, Cunha Filho EV. Hipertensão arterial crônica e gravidez. São Paulo: Federação Brasileira das Associações de Ginecologia e Obstetrícia (Febrasgo); 2018 (Protocolo Febrasgo Obstetrícia, n. 40 / Comissão Nacional Especializada em Hipertensão na Gestação).
33. Magee LA, Brown MA, Hall DR, Gupte S, Hennessy A, Karumanchi SA, et al. The 2021 International Society for the Study of Hypertension in Pregnancy classification, diagnosis & management recommendations for international practice. Pregnancy Hypertens [Internet]. 2022;27:148-69.
34. American College of Obstetricians and Gynecologists (ACOG). ACOG Practice Bulletin No. 203: Chronic Hypertension in Pregnancy. Obstet Gynecol. 2019;133:e26-50.
35. Abalos E, Duley L, Steyn DW, Gialdini C. Antihypertensive drug therapy for mild to moderate hypertension during pregnancy. Cochrane Database Syst Rev. 2018 Oct 1;10(10):CD002252.
36. Weinstein L. Syndrome of hemolysis, elevated liver enzymes, and low platelet count: a severe consequence of hypertension in pregnancy. Am J Obstet Gynecol. 1982;142(2):159-67.
37. Martin JN Jr, Magann EF, Blake PG, Martin RM, Pwry KG Jr, Roberts WE. Analysis of 454 pregnancies with severe preeclampsia/eclampsia HELLP syndrome using the 3-class system of classification [abstract]. Am J Obstet Gynecol. 1993;168(01):386.
38. Martin JN Jr, Blake PG, Perry KG Jr, McCaul JF, Hess LW, Martin RW. The natural history of HELLP

syndrome: patterns of disease progression and regression. Am J Obstet Gynecol. 1991;164(6 Pt 1):1500-9; discussion 1509-13.

39. Benedetto C, Marozio L, Tancredi A, Picardo E, Nardolillo P, Tavella AM, et al. Biochemistry of HELLP syndrome. Adv Clin Chem. 2011;53:85-104.
40. Sibai BM, Taslimi MM, el-Nazer A, Amon E, Mabie BC, Ryan GM. Maternal-perinatal outcome associated with the syndrome of hemolysis, elevated liver enzymes, and low platelets in severe preeclampsia-eclampsia. Am J Obstet Gynecol. 1986.155(3):501-9.
41. Katz L, Amorim MM, Miranda GV, Pinto e Silva JL. Perfil clínico, laboratorial e complicações de pacientes com síndrome HELLP admitidas em uma unidade de terapia intensiva obstétrica. Rev Bras Ginecol Obstet. 2008.30(2):80-6.
42. Mao M, Chen C. Corticosteroid therapy for management of hemolysis, elevated liver enzymes, and low platelet count (HELLP) syndrome: a meta-analysis. Med Sci Monit. 2015.3;21:3777-83.
43. Woudstra DM, Chandra S, Hofmeyr GJ, Dowswell T. Corticosteroids for HELLP (hemolysis, elevated liver enzymes, low platelets) syndrome in pregnancy. Cochrane Database Syst Rev. 2010 Sep 8;(9):CD008148.
44. Katz L, de Amorim MM, Figueiroa JN, Pinto e Silva JL. Postpartum dexamethasone for women with hemolysis, elevated liver enzymes, and low platelets (HELLP) syndrome: a double-blind, placebo-controlled, randomized clinical trial. Am J Obstet Gynecol. 2008.198(3):283.e1-8.
45. Magann EF, Martin JN Jr. Twelve steps to optimal management of HELLP syndrome. Clin Obstet Gynecol. 1999;42(3):532-50.
46. Organização Pan-Americana da Saúde (OPAS). Recomendações assistenciais para prevenção, diagnóstico e tratamento da hemorragia obstétrica. Brasília, DF: OPAS; 2018.
47. The International Society for the Study of Hypertension in Pregnancy (ISSHP) 2022. Available in: https://isshp.org/about-isshp/. (Acesso em: 26 de março de 2024.)
48. FIGO World Congress 2021. Available in: https://www.figo.org. (Acesso em: 26 de março de 2024.)

18

Hiperêmese gravídica

Cristina Aparecida Falbo Guazzelli
Flávia Godoy Amed

INTRODUÇÃO

Náuseas e vômitos são queixas comuns durante a gravidez, podendo acometer até 80% das gestantes. O quadro clínico evolui mais frequentemente com a forma leve, mas em algumas gestantes se torna mais intenso e grave, caracterizando a hiperêmese gravídica, que muitas vezes exige a internação hospitalar da paciente. Essa é uma das indicações mais comuns de admissões hospitalares entre as gestantes.[1,2]

O diagnóstico de náuseas e vômitos costuma ser realizado no primeiro trimestre da gestação, excluídas outras causas, e deve ser mais bem investigado caso seu início ocorra após 10 a 11 semanas de gravidez. Frequentemente ocorre entre a quarta e a sétima semana de gestação, com pico na nona semana, e melhora após 12 semanas. Em 80% das pacientes, ao redor da 20ª semana costuma haver resolução completa do quadro.

Aproximadamente 1 a 3% das gestantes evoluem para a forma mais severa de náuseas e vômitos, chamada de hiperêmese gravídica.[3-6] É definida como a presença de vômitos de difícil tratamento associados à perda de mais de 5% do peso pré-gestacional, a desidratação e a distúrbios hidreletrolíticos, que podem levar a paciente à hospitalização.[4]

Também pode ser conceituada como hiperêmese gravídica a ocorrência de vômitos persistentes iniciados no primeiro trimestre, antes de 16 semanas, sem outras causas associadas, resultando em perda de peso superior a 5% com a presença de cetonúria.[7]

ETIOPATOGÊNESE

A etiopatogenia da hiperêmese não é totalmente conhecida, e acredita-se ser multifatorial. Parece estar relacionada com o pico da gonadotrofina coriônica humana (hCG), já que este coincide com maior incidência de náuseas e vômitos na gravidez, além do aumento do estrogênio, progesterona, hormônio de crescimento placentário, prolactina, tiroxina, leptina e hormônios adrenocorticais. Outros fatores biológicos e ambientais, além de componentes psicológicos, também podem influenciar em sua gênese.[7,8]

No passado, fatores psicológicos foram considerados causa, mas não há dados substanciais para validar essa hipótese. Acredita-

-se que a presença de depressão, ansiedade e outros transtornos psiquiátricos presentes nas gestantes com hiperêmese gravídica seja decorrente da sua evolução, não sendo fatores causais.

Fatores que aumentem a concentração do hCG, como gestação múltipla ou molar, podem modificar o efeito do hormônio em seu receptor, aumentando sintomas de náuseas e vômitos. A elevação do estrogênio causa o mesmo efeito. Em mulheres que fumam, o tabagismo está associado com menores níveis de hCG e estrogênio, e com menor chance de hiperêmese gravídica.[9,10]

Alguns autores têm observado em gestantes com hiperêmese gravídica um número maior de infecção por *Helicobacter pylori* (HP), apresentando associação entre a carga bacteriana e a intensidade dos sintomas.

QUANTIFICAÇÃO DA GRAVIDADE DA DOENÇA

Muitas tentativas foram feitas com o objetivo de quantificar a severidade dos sintomas das náuseas e vômitos. Inicialmente foi utilizado o Índice de Rhodes, originalmente validado para medir náuseas e vômitos em pacientes quimioterápicos, incluindo a avaliação de sintomas físicos e estresse.[11,12]

Desde 2002, um novo sistema de escore, chamado PUQUE – *The Pregnancy-Unique Quantification of Emesis,* baseado na quantificação de 3 sintomas físicos (náuseas, vômitos e ânsia de vômito), tem sido utilizado, com resultados similares ao escore *gold standard* de Rhodes.[13]

Esse escore é simples e fácil de ser realizado, o que o torna uma ferramenta prática tanto para pesquisa como para seguimento clínico. A pontuação PUQE pode ser usada para determinar se o quadro é leve, moderado ou grave e para acompanhar o progresso do tratamento (Tabela 1).[14,15] A hiperêmese gravídica é considerada leve quando a pontuação atinge 6 pontos ou menos, moderada entre 7 e 12 e grave com valores superiores a 13.

A avaliação nesse novo questionário de 24 horas direciona melhor o tratamento e o acompanhamento de gestantes com hiperêmese gravídica.[15]

DIAGNÓSTICO DIFERENCIAL

Quando os sintomas se manifestam pela primeira vez após 9 semanas de gestação, outras condições devem ser avaliadas e pensadas como os seguintes diagnósticos diferenciais:[16]

TABELA 1 *Pregnancy-Unique Quantification of Emesis* (PUQE-24) 24 horas – sistema de pontuação

Nas últimas 24 horas, quantas horas você se sentiu enjoada ou com dor no estômago?	0 (1)	1 hora ou menos (2)	2-3 horas (3)	4-6 horas (4)	> 6 horas (5)
Nas últimas 24 horas, você vomitou?	0 (1)	1-2 vezes (2)	3-4 vezes (3)	5-6 vezes (4)	≥ 7 vezes (5)
Nas últimas 24 horas, quantas vezes você teve intensa salivação ou esforço de vômito?	0 (1)	1-2 vezes (2)	3-4 vezes (3)	5-6 vezes (4)	≥ 7 vezes (5)

Escore PUQE-24: leve = 6; moderado = 7-12; grave = 13-15.
Fonte: Koren et al.;[14] Ebrahimi et al.[15]

- Condições gastrointestinais: doenças do trato biliar, obstrução intestinal, hepatites, úlcera péptica, pancreatite, apendicite, gastroenterite, gastroparesia.
- Condições do trato geniturinário: pielonefrite, uremia, torção ovariana, litíase renal, degeneração miomatosa.
- Condições metabólicas: cetoacidose metabólica, porfiria, hipertireoidismo, hiperparatireoidismo, doença de Addison.
- Condições neurológicas: pseudotumor cerebral, lesões vestibulares, enxaquecas, tumores do sistema nervoso central.
- Miscelânea: toxicidade por droga ou intolerância e condições psicológicas.
- Condições relacionadas à gravidez, como pré-eclâmpsia.

AVALIAÇÃO CLÍNICA E EXAMES COMPLEMENTARES

A avaliação clínica deve ser baseada na história e no exame físico e associada aos exames complementares que auxiliam no diagnóstico e monitoramento da severidade da doença, além de ser importante para o seguimento e o controle evolutivo da paciente.[5]

- Anamnese: caracterizar se há história prévia de náuseas e vômitos ou hiperêmese em gestações anteriores; quantificação da severidade do quadro com base no escore PUQE; exclusão de outras causas (infecção crônica por *Helicobacter pylori*).[5]
- Exame físico: avaliação de temperatura, pulso, pressão arterial, saturação de oxigênio, frequência respiratória, exame abdominal, peso, sinais de desidratação, sinais de fadiga muscular, outros exames guiados pela história clínica.[5]

As náuseas, os vômitos e a hiperêmese estão associados com hiponatremia, hipocalemia, baixos níveis de ureia sérica, aumento de hematócrito e cetonúria com alcalose metabólica hipoclorêmica. Os testes de função hepática podem estar alterados, com possível aumento nos níveis de transaminases, bilirrubinas e amilase. Essas alterações costumam melhorar quando a hiperêmese se resolve.[5,16]

Na presença de hiperêmese gravídica pode ocorrer acidemia metabólica. Além disso, em dois terços dessas pacientes pode haver alterações nos testes de função da tireoide, evoluindo para uma tireotoxicose bioquímica com níveis elevados de tiroxina livre com ou sem nível de hormônio estimulante da tireoide suprimido. A tireotoxicose bioquímica se resolve à medida que a hiperêmese melhora. Ressalte-se que o tratamento com drogas antitireoidianas é inapropriado.[16]

- Por meio de uma tira reagente de urina, quantifica-se a cetonúria de 1 + ou mais –, parâmetro que auxilia no diagnóstico da hiperêmese.[5]
- Dosagem de ureia e eletrólitos: avaliação de hipocalemia e hipercalemia, hiponatremia, desidratação e doença renal.
- Hemograma completo: excluir infecções, avaliar anemia e hematócrito.
- Glicemia: excluir cetoacidose diabética, se paciente diabética.
- Exame ultrassonográfico: confirmar a viabilidade do embrião ou feto, avaliar se gestação única ou múltipla e excluir gestação molar.
- Em casos refratários ou história de admissão prévia, checar:
  - Testes de função tireoidiana: hipotireoidismo e hipertireoidismo.

- Testes de função hepática: excluir outras doenças hepáticas, como hepatites e litíase biliar.
- Dosagem de amilase: para excluir pancreatite.
- Gasometria arterial: excluir distúrbios metabólicos para monitorizar a gravidade.
- Dosagem de cálcio e fosfato.

TRATAMENTO

O tratamento pode ser não farmacológico e farmacológico.

Tratamento não farmacológico

Tratamento não farmacológico pode ser feito por meio de dieta adequada, uso de gengibre, acuestimulação e hipnose. O grupo que mais se beneficia desse conjunto de orientações é o das gestantes que se situam na forma leve (< 6) na classificação de PUQE.

Dieta e medidas gerais

A presença das modificações gravídicas, como maior tempo de esvaziamento gástrico, menor produção e escoamento biliar e menor tolerância ao jejum prolongado, precisa ser levada em conta na orientação da forma e do tipo da dieta.

A orientação para refeições frequentes, em pequenas quantidades, a cada 1 ou 2 horas para evitar que o estômago fique cheio é recomendada. Evitar comidas condimentadas e gordurosas e dar preferência a alimentos secos, com pouco tempero, ricos em proteína. Substituir o ferro suplementar e o ácido fólico por vitaminas de pré-natal contendo ferro.[17,18]

Outras recomendações comuns incluem repouso e evitar estímulos sensoriais como odores, calor, umidade, ruído e luzes tremeluzentes, que podem provocar sintomas.[18]

O gengibre pode ser usado por gestantes que desejam evitar terapias antieméticas em quadros leves a moderados de náuseas e vômitos. O tratamento com gengibre tem se mostrado benéfico em reduzir sintomas de náuseas e pode ser considerado uma opção não farmacológica. Revisão sistemática de estudos clínicos randomizados sugere que a utilização de gengibre pode ser efetiva nos sintomas de náuseas quando comparado com o placebo.[19]

Acuestimulações (acupressão, acupuntura e estimulação elétrica)

As acuestimulações são seguras na gravidez e podem melhorar as náuseas e vômitos. Revisão sistemática demonstrou que as evidências sobre a eficácia da acupressão P6, (ponto localizado cerca de 2,5 dedos acima da dobra do pulso, na parte de dentro do antebraço, entre os tendões do palmar longo e flexor radial do carpo), acupressão auricular (orelha) e acuestimulação do ponto P6 foram limitadas. A acupuntura (P6 ou tradicional) não mostrou benefício significativo para as mulheres na gravidez.[20,21]

Tratamento psicoterápico: hipnose

Existem poucos estudos examinando o tratamento psicoterápico, e não incluem nenhum ensaio randomizado. O apoio psicológico da família e da equipe médica demonstrou reduzir os sintomas. Até o momento as evidências não foram suficientes para estabelecer se a hipnose é um tratamento efetivo para a hiperêmese gravídica.[21]

Vitaminas

A suplementação de piridoxina ou vitamina B6, quando comparada ao placebo, reduziu a náusea, mas não o vômito.

A suplementação de vitamina B6 resultou em decréscimo de náuseas e vômitos semelhante ao que se observa com o uso de gengibre e acupuntura. O mecanismo do efeito terapêutico não é claro e não foi observada correlação com a gravidade da náusea. A vitamina B6 tem efeitos colaterais mínimos e não está associada a malformações fetais.[21]

Tratamento farmacológico

Na terapia farmacológica podem ser usadas combinações de diferentes drogas em pacientes que não respondam a um único antiemético, já que as medicações podem ter diferentes classes e apresentam diferentes mecanismos de ação, com efeitos sinérgicos entre si. Se a hiperêmese for persistente ou severa, as vias intravenosa, retal, subcutânea ou intramuscular podem ser necessárias e mais efetivas que a oral.

A utilização de antieméticos é frequente, e cerca de 30% das gestantes são expostas a essas medicações em algum momento da gravidez. São classificados em vários grupos farmacológicos, como antagonista da serotonina (ondansetrona), antagonista da dopamina e seratonina (metoclopramida) e anti-histamínicos (meclizina, dimenidrato).[21-24]

Em revisão sistemática de ensaios clínicos randomizados visando especificamente ao tratamento para hiperêmese gravídica, avaliando 25 ensaios e envolvendo aproximadamente 2.052 mulheres, a maioria dos estudos foi classificada como de "baixa" ou "muito baixa" qualidade, principalmente pela "imprecisão das estimativas de efeito". Dessa forma, há poucas evidências consistentes e de alta qualidade apoiando qualquer intervenção, o que deve ser levado em consideração ao tomar decisões de conduta.[22]

Antagonistas da dopamina

Muitos antagonistas da dopamina têm sido descritos na literatura para o tratamento de náuseas e vômitos na gestação, como a metoclopramida e as medicações fenotiazínicas como a prometazina e a clorpromazina.[22-24]

A metoclopramida mostrou-se mais eficaz na redução dos sintomas do que os outros antagonistas da dopamina. Seu mecanismo de ação não foi elucidado; no entanto, sabe-se que é um medicamento seguro e efetivo, mas pode apresentar risco de efeitos extrapiramidais a curto prazo e de discinesia tardia, particularmente em pessoas jovens. Sua prescrição deve ser feita apenas para uso de curto prazo (máximo de 30 mg em 24 horas ou 0,5 mg/kg de peso em 24 horas e no máximo 5 dias de duração). As doses intravenosas devem ser administradas de forma lenta de pelo menos 3 minutos para diminuir os riscos.[23] Estudos de coorte mostraram que a metoclopramida não aumenta o risco de malformações fetais (Tabela 2).[23]

A prometazina tem múltiplos mecanismos de ação, incluindo bloqueio fraco do sistema nervoso central dos receptores de dopamina e serotonina, efeitos de bloqueio da muscarina, bem como ação anti-histamínica forte e duradoura.[23] As propriedades de bloqueio de anti-histamínicos podem ser atribuídas ao aumento dos efeitos colaterais relatados da sedação para pacientes que receberam tratamento com prometazina *versus* pacientes que receberam metoclopramida. A prometazina está disponível em várias formulações, incluindo solução injetável, supositórios, comprimidos e xarope.

Embora a via de administração preferida seja a oral, no caso de hiperêmese gravídica, supositórios retais e administração intramuscular são alternativas aceitáveis.

Anti-histamínicos

Anti-histamínicos (antagonista H1) como a doxilamina usada em combinação com piridoxina, meclizina, dimenidrinato e a difenidramina têm se mostrado efetivos no controle dos sintomas de náuseas e vômitos da gestação e são frequentemente usados. Essas medicações já se mostraram eficazes em reduzir os sintomas e não mostraram associação com defeitos das crianças ao nascimento. Efeitos colaterais que podem ocorrer são constipação, boca seca e sensação de confusão (Tabela 2).[23,24]

Antagonista da serotonina

A ondansetrona tem como principal mecanismo de ação o bloqueio de forma seletiva dos receptores da serotonina (5-HT3), evitando o bloqueio adicional sobre receptores de outros neurotransmissores (dopamina, acetilcolina, histamina).[21-24]

Estudos comparativos entre os antieméticos mostram superioridade de ação da ondansetrona tanto nos casos mais leves como nos mais graves de hiperêmese gravídica.

Apresenta baixa incidência de efeitos colaterais, sendo o *flush* facial o mais observado. Relatos infrequentes de constipação intestinal podem ocorrer em gestantes com uso prolongado. Quando for usado em doses elevadas (> 30 mg/dia), é prudente afastar a possibilidade de prolongamento do intervalo QT.

Nos últimos anos os estudos demonstraram que não intervém no neurodesenvolvimento de crianças expostas a seu uso durante a embriogênese e a neogênese. No entanto, artigos mais recentes têm referido associação de sua utilização com defeitos congênitos, como risco aumentado de malformações cardíacas, defeito do septo cardíaco e fenda palatina.[24] Dessa forma, o uso da ondansetrona deve ser limitado a pacientes que não melhoraram com os outros antieméticos. Se possível, deve-se aguardar o final do primeiro trimestre para iniciar seu uso (Tabela 2).

Corticosteroides

Os corticosteroides devem ser reservados para os casos em que as terapias des-

TABELA 2 Tratamento para hiperêmese gravídica

Grupo farmacológico	Medicamento	Classe FDA	Efeitos colaterais	Dose	Contraindicação
Antagonista da serotonina (5-HT3)	Ondansetrona	B	Rubor facial, constipação intestinal, retenção urinária.	≤ 4-8 mg 3 vezes/dia	Intervalo QT alongado
Antagonista da dopamina e serotonina (5-HT2)	Metoclopramida	B	Manifestações extrapiramidais. Fadiga, ansiedade, cefaleia, depressão	10 mg 3-4 vezes/dia	Hipertensão arterial Convulsão
Anti-histamínicos	Meclizina, dimenidrato	B	Sonolência.	25 mg 3 vezes/dia	
Corticoide	Hidrocortisona			100 mg 2 vezes /dia EV	

EV: endovenoso; FDA: *Food and Drug Administration.*

critas anteriormente falharam. O regime mais comum é o uso de metilprednisolona 48 mg por dia durante 3 dias, por via oral ou intravenosa.[25] Caso não ocorra resposta em 3 dias, o tratamento deve ser suspenso. Mas, para aquelas pacientes com boa resposta, a redução deverá ser progressiva. Os corticosteroides não devem ser continuados além desse período para o tratamento da hiperêmese gravídica, evitando-se assim os efeitos adversos maternos graves (Tabela 2).

Hidratação

A reposição com solução salina (soro fisiológico 0,9%), se necessário complementada com cloreto de potássio, parece ser a hidratação intravenosa mais adequada, uma vez que a maioria das mulheres admitidas no hospital com hiperêmese é hiponatrêmica, hipoclorêmica, hipocalêmica e cetótica.[5] A hidratação é uma das mais importantes intervenções.

As infusões de dextrose não são apropriadas, a menos que os níveis séricos de sódio sejam normais e a tiamina seja administrada em conjunto, pois em pacientes com deficiência de tiamina a dextrose pode precipitar a encefalopatia de Wernicke. A reposição de eletrólitos e sua monitorização são importantes no tratamento da hiperêmese gravídica.[5]

Monitoramento

As pacientes que necessitarem de fluidos intravenosos devem ser monitorizadas diariamente quanto aos níveis de eletrólitos séricos e de ureia. Mulheres com vômitos prolongados devem ser suplementadas com tiamina por via oral ou endovenosa, antes de administrar dextrose ou nutrição parenteral.

Mulheres internadas com hiperêmese devem receber tromboprofilaxia com heparina de baixo peso molecular, exceto se houver alguma contraindicação, e deve ser suspensa na alta.[5]

A presença de vômitos pode ocasionar ou piorar a doença do refluxo gastroesofágico, esofagite ou gastrite, podendo ser usados inibidores de bomba de prótons ou antagonistas do receptor H2 da histamina.[5]

A encefalopatia de Wernicke por deficiência de vitamina B1 (tiamina) apresenta-se classicamente com visão turva, instabilidade e confusão/problemas de memória/sonolência. Ao exame geralmente há nistagmo, oftalmoplegia, hiporreflexia ou arreflexia, marcha e/ou dedo-nariz ataxia. Na hiperêmese, a apresentação tende a ser episódica e de início lento.[25,26] Trata-se de uma emergência médica potencialmente fatal, mas reversível. No contexto da hiperêmese gravídica, é totalmente evitável, e os estudos têm enfatizado a associação entre doença de Wernicke, encefalopatia e administração de dextrose intravenosa e nutrição parenteral. Portanto, a suplementação de tiamina é recomendada para todas as mulheres com vômitos prolongados.[21-24,26]

EQUIPE MULTIDISCIPLINAR E NUTRIÇÃO

A abordagem multidisciplinar pode ser necessária para avaliação e tratamento da hiperêmese gravídica, incluindo nutricionistas, farmacêuticos, endocrinologistas, gastroenterologistas, psiquiatras e psicólogos.[5]

Para as pacientes que não respondem adequadamente aos tratamentos propostos e que não conseguem manter o peso por ingestão oral, pode haver necessidade de suporte nutricional, principalmente pelo alto risco de restrição de crescimento fetal associado ao comprometimento nutricional e vitamínico da paciente. A nutrição pode ser feita por via enteral ou parenteral.[21-24,26]

As opções de alimentação enteral incluem sondas nasogástrica, nasoduodenal, nasojejunal, gastrostomia endoscópica percutânea ou alimentação por jejunostomia.

Quando necessário, a preferência deve ser pela nutrição enteral, pois a parenteral é uma intervenção complexa de alto risco. No entanto, pode ser útil em casos refratários para garantir a ingestão calórica suficiente, e pode ser usada como último recurso quando todos os outros tratamentos falharam.[21-24,26]

Mulheres com vômitos ou hiperêmese cujos sintomas persistem até o final do segundo ou terceiro trimestre devem realizar exames seriados para monitorar o crescimento fetal, pois apresentam maior risco de restrição de crescimento fetal associado a parto prematuro.

As gestantes com hiperêmese devem ser orientadas quanto ao fato de que há risco de recorrência em futuras gestações.

REFERÊNCIAS BIBLIOGRÁFICAS

1. Lacasse A, Lagoutte A, Ferreira E, Bérard A. Metoclopramide and diphenhydramine in the treatment of hyperemesis gravidarum: effectiveness and predictors of rehospitalisation. Eur J Obstet Gynecol Reprod Biol. 2009;143(1):43-9.
2. Gazmararian JA, Petersen R, Jamieson DJ, Schild L, Adams MM, Deshpande AD, et al. Hospitalizations during pregnancy among managed care enrollees. Obstet Gynecol. 2002;100(1):94-100.
3. Gadsby R, Barnie-Adshead AM, Jagger C. A prospective study of nausea and vomiting during pregnancy. Br J Gen Pract. 1993;43(371):245-8. Erratum in: Br J Gen Pract. 1993;43(373):325.
4. Miller F. Nausea and vomiting in pregnancy: the problem of perception – is it really a disease? Am J Obstet Gynecol. 2002 May;186(5 Suppl Understanding):S182-3.
5. Campbell K, Rowe H, Azzam H, Lane CA. The management of nausea and vomiting of pregnancy. J Obstet Gynaecol Can. 2016;38(12):1127-37.
6. Einarson TR, Piwko C, Koren G. Quantifying the global rates of nausea and vomiting of pregnancy: a meta analysis. J Popul Ther Clin Pharmacol. 2013;20(2):e171-83.
7. Goodwin TM, Montoro M, Mestman JH, Pekary AE, Hershman JM. The role of chorionic gonadotropin in transient hyperthyroidism of hyperemesis gravidarum. J Clin Endocrinol Metab. 1992;75(5):1333-7.
8. Cunningham FG, et al . Obstetrícia de Williams. 24. ed. Porto Alegre: AMGH; 2016.
9. Goodwin TM. Nausea and vomiting of pregnancy: an obstetric syndrome. Am J Obstet Gynecol. 2002;186(5 Suppl Understanding):S184-9.
10. Bernstein L, Pike MC, Lobo RA, Depue RH, Ross RK, Henderson BE. Cigarette smoking in pregnancy results in marked decrease in maternal hCG and oestradiol levels. Br J Obstet Gynaecol. 1989;96(1):92-6.
11. Rhodes VA, Watson PM, Johnson MH. Development of reliable and valid measures of nausea and vomiting. Cancer Nurs. 1984;7(1):33-41.
12. Rhodes VA, McDaniel RW. The Index of Nausea, Vomiting, and Retching: a new format of the Index of Nausea and Vomiting. Oncol Nurs Forum. 1999;26(5):889-94.
13. Koren G, Boskovic R, Hard M, Maltepe C, Navioz Y, Einarson A. Motherisk-PUQE (pregnancy-unique quantification of emesis and nausea) scoring system for nausea and vomiting of pregnancy. Am J Obstet Gynecol. 2002;186(5 Suppl Understanding):S228-31.
14. Koren G, Piwko C, Ahn E, Boskovic R, Maltepe C, Einarson A, et al. Validation studies of the Pregnancy Unique-Quantification of Emesis (PUQE) scores. J Obstet Gynaecol. 2005;25(3):241-4.
15. Ebrahimi N, Maltepe C, Bournissen FG, Koren G. Nausea and vomiting of pregnancy: using the 24-hour Pregnancy-Unique Quantification of Emesis (PUQE-24) scale. J Obstet Gynaecol Can. 2009;31(9):803-807.
16. Goodwin TM. Hyperemesis gravidarum. Obstet Gynecol Clin North Am. 2008;35(3):401-17, viii.
17. Bischoff SC, Renzer C. Nausea and nutrition. Auton Neurosci. 2006;129(1-2):22-7.
18. American College of Obstetricians and Gynecologists (Acog). Committee on Practice Bulletins-Obstetrics. Acog Practice Bulletin No. 189: Nausea and vomiting of pregnancy. Obstet Gynecol. 2018;131(1):e15-e30.
19. Ozgoli G, Saei Ghare Naz M. Effects of complementary medicine on nausea and vomiting in pregnancy: a systematic review. Int J Prev Med. 2018;30(;9):75.
20. Matthews A, Haas DM, O'Mathúna DP, Dowswell T. Interventions for nausea and vomiting in early pregnancy. Cochrane Database Syst Rev. 2015; 8;2015(9):CD007575.

21. Abramowitz A, Miller ES, Wisner KL. Treatment options for hyperemesis gravidarum. Arch Womens Ment Health. 2017 ;20(3):363-72.
22. Boelig RC, Barton SJ, Saccone G, Kelly AJ, Edwards SJ, Berghella V. Interventions for treating hyperemesis gravidarum. Cochrane Database Syst ver. 2016;5:1-147.
23. London V, Grube S, Sherer DM, Abulafia O. Hyperemesis gravidarum: a review of recent literature. Pharmacology. 2017;100(3-4):161-71.
24. Lavecchia M, Chari R, Campbell S, Ross S. Ondansetron in pregnancy and the risk of congenital malformations: a systematic review. J Obstet Gynaecol Can. 2018 ;40(7):910-8.
25. Bustos M, Venkataramanan R, Caritis S. Nausea and vomiting of pregnancy: what's new? Auton Neurosci. 2017;202:62-72.
26. Safari HR, Fassett MJ, Souter IC, Alsulyman OM, Goodwin TM. The efficacy of methylprednisolone in the treatment of hyperemesis gravidarum: a randomized, double-blind, controlled study. Am J Obstet Gynecol. 1998;179(4):921-4.
27. Chiossi G, Neri I, Cavazzuti M, Basso G, Facchinetti F. Hyperemesis gravidarum complicated by Wernicke encephalopathy: background, case report, and review of the literature. Obstet Gynecol Surv. 2006;61(4):255-68.

19

Doença hemolítica perinatal

Luciano Marcondes Machado Nardozza
David Baptista da Silva Pares
Guilherme Antonio Rago Lobo

INTRODUÇÃO

Aloimunização é a resposta imunológica a um antígeno da mesma espécie. Até o momento, mais de 400 antígenos de superfície foram descritos nas células vermelhas humanas,[1] muitos dos quais estão implicados na doença hemolítica perinatal (DHPN) e, por essa razão, são de particular interesse para a obstetrícia.

A exposição a determinado antígeno, seguida da produção do anticorpo correspondente, ocorre em virtude de algumas variáveis, dentre as quais sobressai a resposta individual de cada organismo. Embora mais de 40 antígenos eritrocitários já tenham sido associados à DHPN,[2,3] cumpre ressaltar o papel de destaque do antígeno D, integrante do sistema Rh, cuja importância clínica reside em sua elevada imunogenicidade e na consequente frequência com que provoca sensibilização na ausência de medidas profiláticas.

FISIOPATOLOGIA

Quando um antígeno penetra em um organismo dele desprovido, desencadeia como resposta uma série de reações que culminam com a produção de anticorpos específicos contra esse antígeno. A esse fenômeno denomina-se imunização. Aloimunização ou isoimunização é a resposta imunológica a um antígeno da mesma espécie e embasa todos os eventos da DHPN.

O processo inicia-se com a penetração de hemácias Rh positivo na circulação de mulheres Rh negativo, determinando a produção de anticorpos específicos.[4] Os linfócitos e os macrófagos acham-se envolvidos nesse mecanismo de defesa imunológica. O contato da gestante com sangue incompatível por transfusão, ou quando ocorre passagem transplacentária de sangue fetal para a mãe com feto Rh positivo, leva a resposta imune primária contra o antígeno Rh.

A resposta imune primária é lenta, levando de 6 semanas até 6 meses para acontecer, talvez pela imunodepressão característica do estado gravídico, e resulta na produção de imunoglobulina do tipo M (IgM), anticorpo de alto peso molecular. Esse anticorpo não cruza a barreira placentária, portanto não agride o feto. Em uma subsequente exposição da mãe ao antígeno Rh, rápida resposta celular e humoral se deflagra, com produção especificamente de anticorpos anti-Rh do tipo IgG, que são moléculas pequenas, com baixo peso molecular, que cruzam a placenta, indo aderir à membrana do eritrócito Rh positivo e causando hemólise fetal.[4]

Alcançada a circulação fetal, os anticorpos ficam adsorvidos à superfície das hemácias portadoras de seu antígeno específico. Os monócitos do sistema retículo-endotelial, através dos receptores Fc, reconhecem as hemácias assim sensibilizadas e o complexo antígeno-anticorpo é então eritrofagocitado, principalmente no baço. O feto procura compensar a destruição de suas hemácias pelo incremento na eritropoise medular e, mais tardiamente, pelo aparecimento de focos extramedulares de eritropoiese no fígado, baço, rins e placenta. Isso leva à hepatoesplenomegalia e ao aparecimento de células imaturas, principalmente reticulócitos e eritroblastos, circulando no sangue periférico, o que justifica o termo eritroblastose fetal.

Quando o processo atinge intensidade suficiente para a velocidade de hemólise superar a de formação de novas células sanguíneas, instala-se a anemia. A persistência do processo hemolítico leva à hepatomegalia crescente, ocasionando alteração na circulação hepática com hipertensão portal; concomitantemente, a função do hepatócito é afetada, provocando hipoalbuminemia. Tal associação pontua o início do aparecimento da ascite.

A difusão prejudicada dos aminoácidos, combinada com a síntese de proteína diminuída pelo hepatócito, resulta em hipoproteinemia grave com anasarca, caracterizando a hidropsia.[5] Embora a anemia grave possa causar insuficiência cardíaca congestiva (ICC) e assim resultar em hidropsia fetal, estudos em neonatos hidrópicos demonstram ser essa condição consequente principalmente à hipoproteinemia.

O outro efeito da hemólise é o aumento na produção da bilirrubina do tipo não conjugado, que é transportada no plasma ligada à albumina. A bilirrubina não agride o feto, daí não se verificar icterícia intraútero mesmo nos casos graves da doença, pois o pigmento é metabolizado pelo fígado materno. Após o parto, a situação é drasticamente alterada pelo desaparecimento repentino do compartimento materno, eficiente depósito de bilirrubina (Figura 1).

DIAGNÓSTICO

Anamnese

Os antecedentes obstétricos são de extremo valor, destacando-se a presença de icterícia ou transfusões no período neonatal, transfusões intrauterinas ou hidropsia fetal.[6] Há correspondência entre o histórico das gestações e o grau de comprometimento fetal em 62% dos casos. Também é de suma importância o relato da necessidade de reposição sanguínea pela paciente, pela possibilidade de transfusões de tipos incompatíveis. Vários autores chamaram a atenção para o uso de drogas injetáveis como forma cada dia mais frequente e perigosa de sensibilização materna.[7]

Determinação do tipo sanguíneo

- Tipagem sanguínea materna: toda gestante deve ser submetida à investigação do tipo sanguíneo Rh. Ressalta-se que, em algumas ocasiões, o fenótipo (tipagem sanguínea) pode não corresponder à genotipagem.
- Tipagem sanguínea paterna: naquelas gestantes Rh negativo, o risco de sensi-

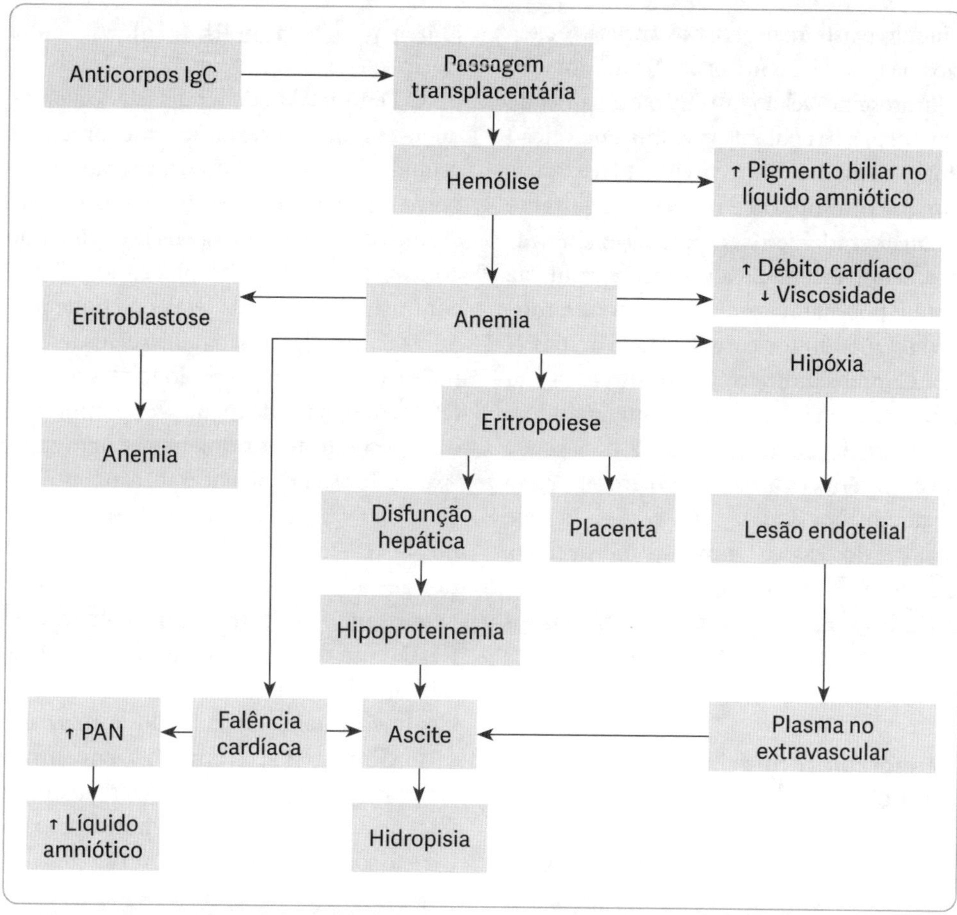

FIGURA 1 Representação esquemática da fisiopatologia da aloimunização Rh.
PAN: polipeptídeo antinatriurético.

bilização ocorre quando o pai é Rh positivo. A zigotagem do parceiro é exame opcional, geralmente indicado em casos de maior gravidade.

Pesquisa dos anticorpos antieritrocitários (teste de Coombs indireto)

Em 1945, Coombs, Mourant e Race[8] descreveram o teste da antiglobulina, que simplificou a detecção e a quantificação da aloimunização. A pesquisa de anticorpos irregulares por meio do teste de Coombs indireto deve ser realizada para todas as gestantes. Na Unifesp, por questões financeiras, recomenda-se que só realize o Coombs nas gestantes Rh+ quando há mau passado obstétrico ou transfusão ou uso de drogas. Essa dosagem deve ser realizada na primeira visita pré-natal e repetida na 28ª semana de gestação, embora haja evidência de que anticorpos detectados apenas no terceiro trimestre não causem DHPN.

A sensibilização materna só é caracterizada quando esse exame é positivo, isto é, quando existem anticorpos antieritrocitários na circulação materna. Nessa situação é imprescindível a realização do painel de anticorpos irregulares visando à definição do(s) antígeno(s) envolvidos. Nos casos em que o resultado é negativo, a gestante é considerada de risco para a sensibilização, sendo orientada a realizar a profilaxia ante e pós-natal como descrito na profilaxia. Quando for caracterizada a DHPN por Coombs indireto (CI) positivo, só terá repercussão clínica importante quando a titulação for superior ou igual a 1:16, já que níveis inferiores a esse não oferecem risco de anemia moderada ou severa na grande maioria dos casos. É um teste inespecífico, e detecta a presença de IgG antieritrocitária; a especificidade em predizer os estados anêmicos graves é de 65%, principalmente com títulos superiores a 1/128.

Espectrofotometria do líquido amniótico

Visa à quantificação dos pigmentos biliares liberados na diurese fetal, cujos níveis são proporcionais à hemólise. O líquido amniótico é avaliado pela técnica de espectofotometria. Há cerca de 20 anos o acompanhamento de gestantes aloimunizadas com risco para DHPN consistia na realização de amniocentese seriada a cada 2 a 3 semanas, para determinação de desvios na densidade óptica do líquido amniótico a 450 nm, até que se atingisse o percentil 80 da zona 2 da curva de Liley[9] para idades gestacionais maiores que 28 semanas. Atualmente, com o advento da dopplervelocimetria, esse método está em desuso. Nardozza et al.[10,11] mostraram a superioridade do uso do Doppler na detecção da anemia fetal, quanto comparado à espectrofotometria.

Determinação do Rh fetal

O DNA fetal pode ser detectado a partir de 5 semanas de gestação. Inicialmente é oriundo da apoptose do sinciciotrofoblasto e posteriormente pela passagem do substrato cromossômico, resultante da lise celular do concepto pela barreira placentária.[12] Em contraste com a célula fetal, que pode perdurar na circulação sanguínea e nos tecidos maternos por tempo prolongado, o DNA fetal tem meia-vida média de 15 minutos[13] e é detectado até as primeiras 24 horas pós-parto. Por sua rápida degradação, a utilização do DNA fetal aumenta a sensibilidade dos testes, minimizando a contaminação por gestações prévias.[14] As proteínas que expressam o antígeno D são chamadas de RHD, com diferenças de outras proteínas relacionadas a antígenos eritrocitários principalmente nas sequências dos éxons 4,5,7 e 10. Chinen et al.,[15] em 2010, encontrou sensibilidade de 100% para detecção do Rh fetal no sangue materno utilizando o éxon 7 e a associação dos éxons 7 e 10.

Ultrassonografia

É método propedêutico pouco sensível para predizer os estados anêmicos do concepto, detectando-se apenas nos estados avançados. Seu maior objetivo é o rastreamento de sinais que possam sugerir o início da descompensação fetal a caminho da hidropsia. Os achados mais importantes são aumento do líquido amniótico, ascite incipiente (halo anecogênico ao redor da bexiga e vesícula biliar, derrame pericárdico e, nos fetos masculinos, aumento da hidrocele), aumento da espessura placentária e surgimento de áreas de maior ecogenicidade dispersas pelo parênquima (representando a substituição do tecido placentário por tecido hematopoético extramedular). A hidropsia fetal, grau máximo de comprometimento do concepto, é caracterizada por pelo menos dois derrames serosos (ascite, derrame pericárdico ou derrame pleural), acompanhados de edema de pele.

O ecografista que acompanha gestantes aloimunizadas deve investigar sinais premonitórios da hidropsia, detectando a melhor época para iniciar os procedimentos invasivos, como cordocentese e transfusão intrauterina, com isso melhorando o prognóstico perinatal

Dopplervelocimetria

Nas patologias que determinam anemia fetal, como a aloimunização Rh, a avaliação pela doppler*r*velocimetria baseia-se no preceito fisiológico do aumento da velocidade média da coluna de sangue advinda do aumento do trabalho cardíaco e da diminuição da viscosidade sanguínea, pela diminuição dos elementos figurados.

A avaliação do pico de velocidade sistólico na artéria cerebral média (PVS-ACM) pela dopplervelocimetria apresenta vantagens no diagnóstico da anemia fetal, quando comparada com a análise do líquido amniótico pela espectrofotometria, como já foi demonstrado por vários autores.[11,16] Esses estudos mostraram que a dopplervelocimetria é método mais eficaz, seguro, não invasivo, de fácil repetição, fornece de imediato o resultado por ser método direto e é o de eleição na aloimunização Kell, na qual a anemia ocorre principalmente por depleção medular, em vez de hemólise. Diversos vasos foram propostos e estudados por inúmeros autores, como a artéria aorta, esplênica, carótida, umbilical, o duto venoso, a veia cava inferior e veia umbilical, entre outros. Mari et al.[17] demonstraram que a artéria cerebral média fornece resposta rápida à hipoxemia, fácil visibilização no ângulo 0 grau, menor variabilidade intra e interobservador e técnica difundida entre os ultrassonografistas.

Mari et al. (2005) mostraram que, por meio da análise do PVS-ACM, houve redução 70% dos testes invasivos, mas ressaltam que a técnica adequada e o correto treinamento examinador são fundamentais. Cabe lembrar ainda que após a 35ª semana de gestação, na vigência de alguns medicamentos, diante de excessiva movimentação ou repouso fetal prolongado, a sensibilidade do método é reduzida. Outro fator muito importante a lembrar é a análise do PVS-ACM após a transfusão intrauterina. Scheier et al.[18] mostraram redução da sensibilidade para 58% após uma transfusão e para 36% após duas transfusões.

Como mencionado, três mensurações da velocidade do pico sistólico são obtidas e a maior é registrada. Quando o PVS-ACM apresenta valores acima de 1,5 múltiplo da mediana, para a idade gestacional correspondente, está-se diante de anemia moderada ou grave, com sensibilidade de 100%, segundo vários autores.

A frequência e os intervalos de exames dopplervelométricos ainda não estão bem estabelecidos na literatura. A manutenção da normalidade do PVS-ACM (valores inferiores a 1,5 múltiplo da mediana) na dopplervelocimetria é fator importante na presunção de ausência de anemia pronunciada, e a gestação pode ser levada a termo.

Porém, nos fetos nos quais o pico de velocidade sistólica da artéria cerebral média está acima de 1,5 múltiplo de mediana, com idades gestacionais superiores a 34 semanas, o parto deve ser imediato. Diante de fetos imaturos com alterações de dopplervelocimetria, sinais de hidropsia fetal ou mesmo ascite isolada, deve ser feita cordocentese, análise do sangue fetal e, em face desse resultado, o imediato tratamento intrauterino.

ACOMPANHAMENTO E CONDUTA OBSTÉTRICA

As gestantes Rh negativo não sensibilizadas devem realizar a genotipagem fetal. Aquelas cujos fetos são Rh negativo não necessitam receber a imunoglobulina anti-D na 28ª semana e terão seu parto no termo, salvo intercorrências clínicas ou obstétricas. Aquelas cujos fetos são Rh positivo realizarão a pesquisa de anticorpos antieritrociários.

Nas gestações com teste de CI negativo, sem história de sangramento, sugere-se a repetição do exame ao redor da 28ª semana. Caso permaneça negativo, faz-se a profilaxia antenatal com imunoglobulina anti-D. A conduta obstétrica deverá ser tomada com base em outros parâmetros clínicos e obstétricos. Cabe lembrar que, após a ministração da imunoglobulina anti-D, a pesquisa de anticorpos antieritrocitários pode permanecer positiva, porém em títulos baixos.

Nas gestantes sensibilizadas, isto é, com teste de CI maior ou igual a 1:16, deve-se fazer o acompanhamento por meio da análise dopplervelocimétrica do pico de velocidade sistólica da artéria cerebral média. A manutenção da normalidade na dopplervelocimetria e provas de vitalidade preservadas são fatores que não influenciarão na conduta obstétrica a ser tomada, e pode-se levar a gestação a termo, já que apresentam baixo risco para anemia moderada ou grave.

Porém, em fetos que apresentam velocidades de artéria cerebral média acima de 1,5 múltiplo de mediana, com idades gestacionais superiores a 34 semanas, o parto deve ser imediato. Quando próximo a 34 semanas, deve-se realizar um ciclo de corticoide para promover a aceleração da maturidade pulmonar, entre outras indicações.

Diante de fetos imaturos (abaixo de 34 semanas) com alterações de dopplervelocimetria, sinais de hidropsia fetal ou mesmo ascite isolada, deve ser feita a cordocentese, análise do sangue fetal e, em face do resultado, imediato tratamento intrauterino, que se baseia na transfusão intravascular. A antecipação do parto deve ocorrer próximo da 34ª semana com uso de ciclo de corticoide materno durante a semana que antecede o parto.

Em razão da baixa frequência de aloimunização por outros anticorpos do sistema Rh (C, c, E, e) e anticorpos não Rh, faltam na literatura protocolos específicos, recomendando-se que nesses raros casos seja seguido o algoritmo usado na aloimunização Rh-D.[19,20]

Com exceção da aloimunização RhD, não há estratégias específicas para profilaxia. Pode-se sempre adotar medidas gerais que minimizem o risco de troca sanguínea feto-materna no período antenatal, evitando procedimentos invasivos no feto e seus anexos, bem como manobras de versão externa. Quanto ao parto, deve-se procurar realizá-lo pela via vaginal, não fazer uso excessivo de ocitocina, realizar amniotomia oportuna, evitar a remoção manual da placenta e não manter o clampeamento do cordão umbilical enquanto se aguarda a dequitação.[21]

Transfusão intrauterina

O advento da funiculocentese representou grande progresso para a avaliação e o tratamento dos fetos acometidos pela DHPN, pois propicia a possibilidade de quantificar e tratar de forma mais efetiva a anemia fetal. A introdução desse procedimento levou ao desenvolvimento da técnica de transfusão intravascular (TIV). Essa modalidade terapêutica passou a ser a mais utilizada no tratamento da anemia grave, ocupando então o lugar da transfusão intraperitoneal. A transfusão intravascular é sem dúvida o tratamento da forma grave da doença hemolítica perinatal, evitando a morte intrauterina.

A via preferencial é a intravascular, que tem como vantagens a correção mais rápida e fisiológica da anemia, o acesso aos padrões hematimétricos e a estimativa da época da próxima transfusão, baseando-se na taxa diária de queda do hematócrito. Soma-se a isso a maior incidência de complicações para a via intraperitoneal. A transfusão intravascular pode ser realizada a partir da 18ª até a 34ª semana de gravidez. O sangue utilizado é concentrado com hematócrito entre 65 e 85%, do tipo O Rh negativo submetido a irradiação (para a destruição de leucócitos e a diminuição de reação enxerto-hospedeiro), com velocidade de infusão em torno de 5 a 10 mL/minuto. A taxa de complicações advindas da transfusão intravascular é da ordem de 2%, e entre as mais comuns estão a bradicardia, a hipercapnia, o tamponamento ou o hematoma do cordão por extravasamento de sangue para a geleia de Wharton, o sangramento para o líquido amniótico e a embolia.

PROFILAXIA

A partir de 1968, a Food and Drug Admnistration (FDA) dos EUA aprovou a utilização da imunoglobulina anti-D profilaticamente após o parto, com 300 mcg de IgG anti-D entre 72 horas e 28 dias, ressaltando-se que, quanto menor o intervalo entre o evento e a aplicação da profilaxia, maior a eficácia.[22] Desde então, o risco de sensibilização nas mães que deram à luz a fetos Rh positivo e ABO compatíveis caiu de 16% nas que não recebiam a profilaxia para 1,5 a 2% naquelas tratadas, quando avaliadas até 6 meses após o parto. O percentual remanescente de falha da imunoglobulina deve-se provavelmente à ocorrência da sensibilização durante a gravidez, ou à atuação de anticorpos menos frequentes que não o D, em que não há ação da gamaglobulina. Visando diminuir ainda mais essa incidência, Bowman,[23] em 1978, propôs a profilaxia antenatal, aplicando uma dose adicional de 300 mcg de imunoglobulina anti-D na 28ª semana de gestação.

Em recente revisão sistemática da Fundação Cochrane,[24] foi apontada a efetividade da profilaxia pós-natal da aloimunização Rh com anti-D, reduzindo a ocorrência de sensibilização para 1,5%, porém as evidências foram consideradas limitadas para recomendar qual seria a dose ótima a ser aplicada (grau B de recomendação). A cobertura profilática obtida no pós-parto não foi substancialmente diferente quando doses de 100, 200 ou 300 mcg de anti-D foram administradas. Doses menores que 50 mcg de anti-D mostraram-se menos efetivas.[25]

A condição para a aplicação da imunoglobulina anti-D na profilaxia da aloimunização na gestação é que a mulher seja Rh negativo, não possua anticorpos anti-D (teste de CI negativo) e que o marido seja Rh positivo ou com tipagem indeterminada. Aplica-se a droga por via intramuscular, em dose que varia de 250 a 300 mcg em nosso meio:

- Na 28ª semana.
- Nas primeiras 72 horas depois do parto ou até em 28 dias,[3] em caso de omissão ou falta do produto, desde que o re-

cém-nascido seja Rh positivo ou D fraco, apresente teste de Coombs direto (CD) negativo e que o parto ocorra após 3 semanas da primeira dose.

- Em casos de abortamento, gestação molar ou ectópica, sangramentos genitais e trauma abdominal na gravidez, biópsia de vilo corial, amniocentese, funiculocentese, versão cefálica externa ou feto morto, toda aquela Rh negativa, com CI negativo e parceiro Rh positivo ou desconhecido, recebe profilaxia com 250 mcg de anti-D intramuscular, preferencialmente nas primeiras 72 horas após o evento, reaplicadas a cada 12 semanas naquelas que se mantenham grávidas.
- Em não gestantes, Rh negativas, não sensibilizadas, transfundidas inadvertidamente com sangue Rh positivo, administra-se 12 mcg de anti-D para cada mililitro de sangue incompatível. Quando se necessita do emprego de mais que 5 ampolas, a dose deve ser fracionada a cada 24 horas. Para transfusões incompatíveis acima de 900 mL, em homens ou mulheres com prole constituída, nada deve ser feito. Naquelas que desejam engravidar, entretanto, deve ser feita inicialmente exosanguíneo transfusão de 1,5 volume, com sangue ABO compatível, Rh negativo, seguida de aplicação de anti-D na dose suficiente para neutralizar 25% do volume de sangue incompatível transfundido.

REFERÊNCIAS BIBLIOGRÁFICAS

1. Cunningham FG, Leveno KJ, Bloom SL, Hauth JC, Gilstrap L, Wenstrom KD. Williams Obstetrics. McGraw-Hill, 2005.
2. Moise KJ, Jr. Non-anti-D antibodies in red-cell alloimmunization. Eur J Obstet Gynecol Reprod Biol. 2000;92:75-81.
3. Braga LF. Prevenção da doença hemolítica perinatal no recém-nascido. Femina. 1978;6:394-400.
4. Peddle LJ. The antenatal management of the Rh sensitized woman. Clin Perinatol. 1984;11(2):251-6.
5. Rote NS. Pathophysiology of Rh isoimmunization. Clin Obstet Gynecol. 1982;25(2):243-53.
6. American College of Obstetricians and Gynecologists (ACOG). Technical Bulletin Number 148 – Management of isoimmunization in pregnancy. Int J Gynecol Obstet. 1992;37:57-62.
7. Bowman JM. Hemolytic disease (Erythroblastosis Fetalis). In: Creasy; Risnik. Maternal-fetal medicine. 4. ed. Saunders; 1999. cap. 43. p.736-82.
8. Coombs RRA, Mourant AE, Race RR. Detection of weak and "incomplete" Rh agglutinins: a new test. Lancet. 1945;2:15.
9. Liley AW. Intrauterine transfusion of foetus in haemolytic disease. Br Med J. 1963;2:1107-9.
10. Nardozza LMM, Camano L, Moron AF, Pares DBS, Chinen PA, Torloni MR. Pregnancy outcome for Rh-alloimmunized women. Int J Gynaecol Obstet. 2005;90:103-6.
11. Nardozza LMM, Moron AF, Araújo Júnior E, Camano L, Chinen PA, Torloni MR. Rh alloimmunization: Doppler or amniotic fluid analysis in the prediction of fetal anemia? Arch Gynecol Obstet. 2007;275:107-11.
12. Khosrotehrani K, Wataganara T, Bianchi DW, Johnson KL. Fetal cell-free DNA circulates in the plasma of pregnant mice: relevance for animal models of fetomaternal trafficking. Hum Reprod. 2004;19(11):2460-4.
13. Lo YM, Tein MS, Lau TK, Haines CJ, Leung TN, Poon PM, et al. Quantitative analysis of fetal DNA in maternal plasma and serum: implications for noninvasive prenatal diagnosis. Am J Hum Genet. 1998;62(4):768-75.
14. Lo YM, Zhang J, Leung TN, Lau TK, Chang AM, Hjelm NM. Rapid clearance of fetal DNA from maternal plasma. Am J Hum Genet. 1999;64(1):218-24.
15. Chinen PA, Nardozza LM, Martinhago CD, Camano L, Daher S, Pares DB, et al. Noninvasive determination of fetal rh blood group, D antigen status by cell-free DNA analysis in maternal plasma: experience in a Brazilian population. Am J Perinatol. 2010;27(10):759-62.
16. Oepkes D. Invasive versus non-invasive testing in red-cell alloimmunized pregnancies. Eur J Obstet Gynecol Reprod Biol. 2000;92(1):83-9.
17. Mari G, Adrignolo A, Abuhamad AZ, Pirhonen J, Jones DC, Ludomirsky A, et al. Diagnosis of fetal anemia with Doppler ultrasound in the pregnancy

complicated by maternal blood group immunization. Ultrasound Obstet Gynecol. 1995;5(6):400-5.

18. Scheier M, Hernandez-Andrade E, Fonseca EB, Nicolaides KH. Prediction of severe fetal anemia in red blood cell alloimmunization after previous intrauterine transfusions. Am J Obstet Gynecol. 2006 Dec;195(6):1550-6.
19. Schumacher B, Moise KJ, Jr. Fetal transfusion for red blood cell alloimmunization in pregnancy. Obstet Gynecol. 1996;88:137-50.
20. Monteiro MAG, Feferbaum R, Diniz EMA, Erico C, Etzel MHT, Krebs VLJ, et al. Aspectos imuno-hematológicos, genéticos e clínicos da aloimunização por anticorpo anti-C: relato de dois casos. Pediatria (São Paulo). 1996;18:95-8.
21. Lobo GA, Nardozza LM, Camano L. Non-anti-D antibodies in red-cell alloimmunization. Int J Gynaecol Obstet. 2006;94:139-40.
22. Bowman JM. Controversies in Rh prophylaxis: who needs Rh immune globulin and when should it be given? Am J Obstet Gynecol. 1985;151.289-94.
23. Bowman JM, Chown B, Lewis M, Pollock JM. Rh isoimmunization during pregnancy: antenatal prophylaxis. Can Med Assoc J. 1978;118(6):623-7.
24. Crowter C, Middleton P. Anti-D administration after child birth for preventing Rhesus alloimmunization. The Cochrane Library. Oxford, 2008.
25. Controlled trial of various anti-D dosages in suppression of Rh sensitization following pregnancy. Report to the Medical Research Council by the working party on the use of anti-D-immunoglobulin for the prevention of isoimmunization of Rh-negative women during pregnancy. Br Med J. 1974;2:75-80.

20

Idade materna avançada e gravidez

Fernanda Couto Fernandes

INTRODUÇÃO

Hoje há uma tendência no mundo todo a adiar a gestação, principalmente nos países desenvolvidos, devido ao investimento das mulheres em sua educação, carreira profissional e estabilidade financeira. Além da disponibilidade de múltiplas escolhas de métodos contraceptivos com excelente eficácia e da vivência plena da sexualidade, têm-se os métodos de reprodução assistida, favorecendo o aumento da janela reprodutiva.[1]

Idade materna avançada (IMA) é definida como gestação de mulheres com 35 anos ou mais, baseada no declínio da fertilidade e no aumento de risco para anomalias cromossômicas a partir dessa idade. Além disso, o maior risco de doenças crônicas com o avançar da idade, como obesidade, hipertensão crônica e diabetes, exacerba os riscos de morbidade materno-fetal.

Nos EUA, 19% das gestações e 11% das primigestas foram mulheres com 35 anos ou mais, em 2020.[2] No Brasil, o percentual de partos de mulheres com IMA duplicou entre 1994 e 2018, de 7,6 para 15,5%.[3]

Alguns estudos classificam idade materna maior ou igual a 45 anos, em outros maior ou igual a 50 anos, como idade materna muito avançada, pois nessa faixa etária há taxas mais elevadas de intercorrências materno-fetais. Para estratificação de risco, existe uma tendência na divisão em grupos a cada 5 anos, sendo, 35 a 39 anos, 40 a 44 anos, 45 a 49 anos e acima de 50 anos.[4]

Em relação às complicações maternas, a Organização Mundial da Saúde (OMS) definiu como *near miss* materno a mulher que quase foi a óbito, mas sobreviveu à complicação que ocorreu na gestação, parto ou até 42 dias pós-parto, sendo a incidência em torno de 10,2/1.000 nascidos vivos, com maior taxa observada em gestantes acima de 35 anos e com cesáreas anteriores.

No Brasil, a idade da primeira gestação varia conforme as características socioeconômicas (dados da Pesquisa Nacional de Saúde de 2013), tendo a região Sudeste o maior percentual da primeira gravidez entre 30 e 39 anos. Porém, nas regiões mais pobres, grande parte das primeiras gestações ocorre em idades mais precoces e com subsequente maior número de partos ao longo da vida.

As desigualdades culturais e econômicas brasileiras definem os diferentes padrões de fecundidade, sendo fundamental a compreensão das disparidades no intuito de adequar as políticas de atenção à saúde da mulher em cada região.

Mesmo cientes da queda da capacidade reprodutiva e de maiores riscos de intercorrências materno-fetais, a porcentagem de gestantes com IMA vem aumentando progressivamente. Vários estudos observacionais demonstraram que há aumento de risco de morbidade materno-fetal em mulheres mais velhas, mesmo na ausência de comorbidades.[5,6]

EVENTOS ADVERSOS MATERNOS E FETAIS

Gravidez ectópica

Na literatura, os resultados mostram risco 4 a 8 vezes maior de gravidez ectópica em IMA em relação a pacientes jovens, fato que pode ser explicado pelos fatores de risco ao longo do tempo: múltiplos parceiros, doença inflamatória pélvica e patologias tubárias.[7,8]

Mola hidatiforme

Mola hidatiforme pode ser completa (46XX – espermatozoide haploide e óvulo vazio) ou parcial (cariótipo triploide pela fecundação de um óvulo por dois espermatozoides). A incidência de mola parcial aumenta com a IMA, sendo aos 40 anos 1:423 gestações e 1:101 aos 45 anos. Para a mola completa, a incidência aos 40 anos é de 1:1.248 gestações, e aos 41, 45 e 50 anos, 1:993, 1:157 e 1:8 gestações, respectivamente.[8] O maior risco de neoplasia e de necessidade de quimioterapia também aumenta com o avançar da idade.[9]

Abortamento espontâneo

Com o avançar da idade materna, ocorre aumento progressivo das taxas de abortamento espontâneo, sendo a maioria entre 6 e 14 semanas. São perdas relacionadas ao declínio da qualidade do oócito, como também prováveis mudanças na função hormonal e uterina.

Em um trabalho recente encontrou-se uma porcentagem de abortamento para IMA de 35 a 40 anos de aproximadamente 25%; entre 41 e 45 anos, de 50%; e acima de 45 anos, de 57 a 75%; em alguns trabalhos chega a 90%.

No primeiro trimestre, anomalias cromossômicas estão entre as principais causas, principalmente acima de 40 anos, sendo de maior para menor frequência trissomia do cromossomo 22, 16 e 21.[8,9]

Anomalias cromossômicas na prole

As anomalias cromossômicas aumentam seu risco em função da idade materna, como demonstrado na Tabela 1.[4]

Nem todas as cromossomopatias têm seu risco aumentado com o avançar da idade, como a monossomia 45X.

Nas gestantes com IMA, deve-se sugerir testes para detecção de aneuploidia fetal, que podem ser invasivos ou não invasivos.

Os testes não invasivos com maior sensibilidade consistem em ultrassonografia (US) morfológica de primeiro trimestre (sensibilidade de 85%), associada ao rastreamento bioquímico (PAPP-A e fração livre HCG-sensibilidade acima de 90%). O cálculo de risco deve ser combinado e avalia a idade materna, rastreamento bioquímico entre 10 e 13 6/7 semanas e US morfológica de

TABELA 1 Anormalidades cromossômicas x idade materna

Idade materna (anos)	Risco T21 (1:n)	Risco T18 (1:n)	Risco T13 (1:n)	Risco de aneuploidia cromossômica sexual	Todas as anomalias cromossômicas
25	1.000	5.000	10.000	294	119
30	714	2.500	5.000	294	110
35	294	1.111	2.500	285	84
45	19	60	350	196	40

primeiro trimestre com dopplerfluxometria (entre 11 e 13 6/7 semanas).

No Brasil, não está disponível o rastreamento bioquímico para pacientes atendidas em sistema público de saúde, restando cálculo de risco baseado na idade materna + US morfológica.

Outro teste não invasivo, com taxa de falha menor que 1%, o NIPT (DNA fetal livre no sangue materno), pode ser realizado após 10 semanas de gestação, com a desvantagem de ter custo elevado.

Pacientes cujo teste de triagem resultou em alto risco para trissomias devem ser encaminhadas ao aconselhamento genético para receberem esclarecimentos em relação ao significado dos resultados e prognóstico e a possibilidade de optar por realizar teste invasivo caso o serviço disponha (cariótipo por biópsia de vilo corial ou amniocentese).

Para fetos com translucência nucal (TN) alterada (acima do P95%) é indicada realização do ecocardiograma fetal.[10,11]

Anomalias congênitas

Quanto às malformações congênitas em fetos euploides, uma revisão de 2020 mostrou risco 2 vezes maior para defeitos cardíacos, atresia de esôfago e craniossinostose em gestantes com idade maior que 40 anos, comparado com o das gestantes com idade entre 25 e 29 anos, sendo muito importante realizar US morfológica do segundo trimestre (20 a 24 semanas).

Ao contrário, outro estudo retrospectivo encontrou IMA como efeito protetor de anomalias congênitas em fetos euploides, que poderia ser explicado pela teoria do "tudo ou nada", em que idade avançada do oócito em fetos anatomicamente normais teria uma taxa maior de sobrevivência.[12]

Gestação múltipla

IMA é um fator de risco conhecido para aumento de gestações múltiplas espontâneas devido a múltiplas ovulações, associada ao maior nível de hormônio foliculoestimulante (FSH), e também pelo maior uso de reprodução assistida devido à queda progressiva da fertilidade verificada com o avançar da idade. Assim, com o recurso da reprodução assistida houve aumento da taxa de gemelares nas mulheres com IMA.[13,14]

Felizmente, alguns trabalhos têm mostrado que o prognóstico da gestação gemelar em mulheres com IMA é semelhante ao das mulheres mais jovens.

Morbidade perinatal

IMA é responsável pelo risco aproximadamente 2 vezes maior da ocorrência de conceptos com baixo peso ao nascer e também de parto pré-termo.

Óbito fetal

O risco de óbito fetal aumenta com o avançar da idade materna. Para gestantes com 40 anos ou mais, o risco de óbito fetal com 39 semanas é semelhante ao risco em mulheres na faixa de 25 anos com 41 semanas de gestação.[4,15,16]

Com base em vários estudos, alguns serviços adotam indicação de indução de trabalho de parto entre 39 e 40 semanas para gestantes com IMA, em especial a partir dos 40 anos. Para as que querem aguardar, é realizada monitorização de vitalidade fetal 2 vezes por semana e mobilograma, até no máximo 41 semanas para gestantes abaixo de 40 anos, individualizando cada caso em função de morbidade materna e/ou fetal. Alguns serviços iniciam perfil biofísico fetal semanal a partir de 36 semanas para aquelas com comorbidades, ou nuliparidade, obesidade, raça negra etc.[4]

Estudos comparando indução de trabalho de parto com conduta expectante em IMA não encontraram diferença estatisticamente significante nas taxas de cesárea.

Diabetes *mellitus* prévio e diabetes *mellitus* gestacional

Idade e obesidade são fatores de risco para diabetes *mellitus* (DM) tipo 2, como também para diabetes gestacional.

O risco para diabetes *mellitus* gestacional (DMG) é maior nas gestantes com IMA, independentemente de outros fatores de risco associados, como obesidade.[17]

Importante ressaltar que, para as gestantes com DM prévio à gestação, há indicação do uso de ácido acetilsalicílico (AAS) 100 a 150 mg/noite e suplementação de cálcio para prevenção de pré-eclâmpsia (PE) precoce (antes de 34 semanas), iniciando ao final do primeiro trimestre (entre 12 semanas até o máximo de 15 6/7 semanas) até 36 semanas de gestação.

Hipertensão gestacional e pré-eclâmpsia

O dano endotelial com o avançar da idade é um reconhecido fator de risco para hipertensão arterial crônica (HAC), hipertensão gestacional em IMA e consequentemente risco também para PE.

A HAC é uma condição médica de prevalência significativa na gestação, em particular nas mulheres com IMA, sendo 2 a 4 vezes mais frequente nas mulheres com 35 ou mais anos do que no grupo de 30 a 34 anos de idade. Ressalte-se também que a HAC se associa comumente à obesidade, condição mais frequente nas mulheres com IMA.

A incidência de PE na população em geral é de 4 a 8%, mas se mostra como 5 a 10% nas mulheres acima de 40 anos, chegando a 35% em gestantes acima de 50 anos.

A IMA é considerada fator de risco moderado para PE, e quando associada a qualquer outro indica uso profilático de aspirina 100 a 150 mg e cálcio para profilaxia da doença.[4,18]

Em relação à morbimortalidade materno-fetal, relacionada aos distúrbios hipertensivos observa-se aumento de prematuridade, pequeno para a idade gestacional e cesárea.

Hoje, sabe-se que PE a longo prazo é um fator de risco independente para falência cardíaca, doença coronariana e acidente vascular cerebral (AVC).[18] Assim, mulheres com IMA que apresentem PE devem ser aconselhadas a acompanhamento clínico rotineiro após a gravidez.

Placenta prévia e descolamento prematuro de placenta

Estas síndromes hemorrágicas da segunda metade apresentam maior incidência entre as gestantes com IMA, em especial quando associadas à multiparidade. Não há associação entre idade materna e descolamento prematuro de placenta (DPP) quando se leva em conta paridade e hipertensão. Mas idade e paridade são fatores de risco independentes para placenta prévia. Nulíparas com 40 anos ou mais têm 10 vezes (0,25%) mais risco de placenta prévia comparado com nulíparas entre 20 e 29 anos (0,03%).[19]

Cesárea

Alguns estudos mostram maior incidência de distocia no parto em gestantes com IMA e também de parto cesáreo. No Brasil há uma grande disparidade entre perfil socioeconômico, acesso ao pré-natal entre multíparas e nulíparas com IMA. Dados da pesquisa de base hospitalar "Nascer no Brasil" mostraram melhor nível socioeconômico nas nulíparas com IMA, além de maiores taxas de IMC adequado, menor percentual de tabagistas, maior acesso ao pré-natal e parto no serviço privado.

Por sua vez, as multíparas com IMA e histórico de 3 ou mais partos tiveram mais assistência pré-natal insuficiente e peregrinaram para a realização do parto, o que acrescentou maior porcentagem de desfechos negativos para o recém-nascido.

As causas da maior incidência de cesáreas ainda não são bem estabelecidas, mas incluem maior prevalência de comorbidades ou complicações inerentes à gestação, indução de trabalho de parto com falha em sua evolução, posição fetal anômala. Muitas gestantes acabam sendo submetidas à cesárea eletiva, principalmente as primíparas, a pedido, por medo, muitas vezes em virtude de uma gestação muito aguardada ou pós-reprodução assistida.[4]

Ressalte-se que a idade materna *per se* não é indicação de cesárea, e a via de parto deve ser por indicação obstétrica.

Mortalidade materna

As causas de mortalidade materna (MM) incluem hemorragia, infecção e patologias cardiovasculares. A MM é 7,7 vezes maior para gestantes com idade superior a 40 anos, comparada com mulheres abaixo de 25 anos. Essas taxas são menores quanto mais desenvolvido o país.

Embolia amniótica e choque são respectivamente 8 e 3 vezes maiores em mulheres acima de 40 anos que na faixa etária de 25 a 29 anos.[18-20]

CONSIDERAÇÕES FINAIS

Em relação à parentalidade, a idade avançada está associada a melhor desenvolvimento e saúde das crianças, maiores taxas de imunização, desenvolvimento da linguagem e social. Pais mais velhos costumam ser mais disponíveis, assim como ter maior estabilidade financeira e emocional. Em contrapartida, há risco de óbito de algum dos pais enquanto o filho ainda é jovem ou adolescente, além de conflitos geracionais ou grande possibilidade de um adulto jovem se tornar cuidador de pais idosos.

As mulheres devem ser orientadas em suas consultas ginecológicas de rotina por volta de seus 30 a 35 anos sobre o declínio da fertilidade a partir dos 35 anos, riscos gestacionais e complicações de saúde relacionadas às intercorrências na gravidez.

Quando a IMA é inevitável, é papel do ginecologista, em consulta pré-concepção, orientar quanto à melhora do estilo de vida, consumo de álcool, tabagismo, sedentarismo, obesidade, conciliar medicações de uso crônico e esclarecer riscos materno-fetais. Muitas vezes, o acompanhamento multidisciplinar é necessário.

RECOMENDAÇÕES FINAIS

- Uma consulta pré-concepção para orientações quanto aos riscos da gestação em IMA, iniciar ácido fólico, adequação de medicações, de aspectos nutricionais e hábitos é fundamental, e pode ser necessário acompanhamento multidisciplinar em caso de doenças crônicas.
- Rastreamento genético pré-natal com US morfológica de primeiro e segundo trimestres é importante, assim como o esclarecimento sobre riscos de anomalias cromossômicas e informação sobre disponibilidade de testes não invasivos (DNA fetal livre) ou invasivos, para que a paciente e seu parceiro possam fazer opção consciente.
- A IMA constitui fator de risco moderado para PE e, juntamente com um fator de risco forte ou mais um moderado, determina indicação do uso de AAS e cálcio a partir de 12 semanas para profilaxia de PE.
- Devido à maior incidência de fetos grandes para a idade gestacional (GIG) ou pequenos para a idade gestacional (PIG) e óbito fetal, o US obstétrico com dopplerfluxometria colorida de terceiro trimestre (32 a 34 semanas) está indicada em especial para gestantes acima de 40 anos.
- Recomenda-se, pelo maior risco de óbito fetal e neonatal, principalmente nas pacientes a partir de 40 anos, que o parto não ultrapasse 40 semanas.
- IMA isoladamente não é indicação de cesárea. A paciente deve receber orientações quanto aos riscos da cesárea, as comorbidades da paciente e preferências.

REFERÊNCIAS BIBLIOGRÁFICAS

1. Costa AM, Guilhem D, Silver LD. Planejamento familiar: a autonomia das mulheres sob questão. Rev Bras Saúde Mater Infant. 2006;6(1):75-84.
2. Osterman M, Hamilton B, Martin JA, Driscoll AK, Valenzuela CP. Births: final data for 2020. Natl Vital Stat Rep. 2021;70:1-50.
3. Brasil. Ministério da Saúde. Secretaria de Vigilância em Saúde. Departamento de Análise de Situação de Saúde. Sistema de Informação de Nascidos Vivos. Datasus.
4. Pregnancy at age 35 years or older. ACO. Obstetric Care Consensus. No. 11. 2022.
5. Attali E, Yogev Y. The impact of advanced maternal age on pregnancy outcome. Best Pract Res Clin Obstet Gynaecol. 2021;70:2-9.
6. Rademaker D, Hukkelhoven CW, van Pampus MG. Adverse maternal and perinatal pregnancy outcomes related to very advanced maternal age inprimigravida and multigravida in the Netherlands: a population-based cohort. Acta Obst Gynecol Scand. 2021;100: 941-8.
7. Creanga AA, Shapiro-Mendoza CK, Bish CL, Zane S, Berg CJ, Callaghan WM. Trends in ectopic pregnancy mortality in the United States: 1980-2007. Obst Gynecol. 2011;117:837.
8. Nybo Andersen AM, Wohlfahrt J, Christens P, Olsen J, Melbye M. Maternal age and fetal loss: population based register linkage study. BMJ. 2000;320:1708.
9. Savage PM, Sita-Lumsden A, Dickson S, Iyer R, Everard J, Coleman R, et al. The relationship of maternal age to molar pregnancy incidence, risks for chemotherapy and subsequent pregnancy outcome. J Inst Obstet Gynaecol. 2013;33(4):406-11.
10. Correa de Araujo R, Yoon SSS. Clinical outcomes in high risk pregnancies due to advanced maternal age. J Womens Helath (larchmt). 2021;30(2):160-7.
11. Screening for fetal chromosomal abnormalities. Acog Practice Bulletin No. 226. 2020; 136:48-69.

12. Goetzinger KR, Shanks AL, Odibo AO, Macones GA, Cahil AG. Advanced maternal age and the risk of major congenital anomalies. Am J Perinatol. 2017;34(3):217-22.
13. Kawwass JF, Badell ML. Maternal and fetal risk associated with assisted reproductive technology. Obst Gynecol. 2018;132(3):763-72.
14. Zipori Y, Linder R, Khatib N, Weiner Z, Barzilay E. Advanced maternal age and perinatal outcome in twin pregnancies: a meta-analysis. J Matern Fetal Neonatal Med. 2020;33(18):3193-9.
15. Fitzpatrick KE, Tuffnell D, Kurinczuk JJ, Knight M. Pregnancy at very advanced maternal age: a UK population-based cohort study. BJOG. 2016.
16. Page JM, Snowden JM, Cheng YW, Doss AE, Rosenstein MG, Caughey AB. The risk of stillbirth and infant death by each additional week of expectant management stratified by maternal age. Am J Obstet Gynecol. 2013;209:375.
17. Kitzmiller JL, Block JM, Brown FM, Catalano PM, Conway DL, Coustan DR, et al. Managing preexisting diabetes for pregnancy: summary of evidence and consensus recommendations for care. Diabetes Care. 2008 May;31(5):1060-79.
18. Wu P, Haththotuwa R, Kwok CS, Babu A, Kotronias RA, Rushton C, et al. Preeclampsia and future cardiovascular health: a systematic review and meta-analysis. Circ Cardiovasc Qual Outcomes. 2017;15(1):73.
19. Gilbert WM, Nesbitt TS, Danielsen B. Childbearing beyond age 40: pregnancy outcome in 24.032 cases. Obstet Gynecol. 1996;87:917.
20. Saccone G, Gragnano E, Ilardi B, Marrone V, Strina I, Venturella R, et al. Maternal and perinatal complications according to maternal age: a systematic review and meta-analysis. Int J Gynaecol Obstet. 2022;159(1):43-55.
21. Schildberger B, Linzner D, Hehenberger L, Leitner H, Pfeifer C. Influence of maternal age on selected obstetric parameters. Geburtshilfe Frauenheikd. 2019;79(11):1208-15.

21

Diabetes *mellitus* prévio à gestação

Patricia Medici Dualib
Bianca de Almeida-Pititto
Rosiane Mattar

INTRODUÇÃO

O diabetes *mellitus* (DM) é um distúrbio metabólico caracterizado por estado de hiperglicemia, seja pela diminuição na produção ou na efetividade da insulina, que é hormônio produzido no pâncreas.

Existem diversos tipos de diabetes, que podem estar relacionados à gestação:

- Diabetes *mellitus* tipo 1 (DM1): decorrente de destruição das células betapancreáticas e ausência de produção de insulina:
  - Mediado imunologicamente.
  - Idiopático.
- Diabetes *mellitus* tipo 2 (DM2): ocasionado por maior resistência à insulina.
- Diabetes *mellitus* gestacional (DMG): diagnosticado pela primeira vez na gravidez, excetuando o DM na gestação.
- DM na gestação (*overt-diabetes*): diagnosticado na gestação, mas com níveis de glicemia elevados, que fariam diagnóstico de diabetes fora da gestação.
- Outros tipos de diabetes:
  - Defeitos genéticos da função da célula beta (Mody, DNA, mitocondrial).
  - Defeitos genéticos na ação da insulina (diabete lipoatrófico).
  - Doenças do pâncreas exócrino.
  - Endocrinopatias (síndrome de Cushing, acromegalia).
  - Infecções (citomegalovírus, rubéola congênita).
  - Formas imunológicas incomuns.

Excetuando-se os diagnosticados na gravidez, mulheres portadoras dos outros tipos da doença são as que podem se apresentar no quadro de diabetes prévio à gestação.

FREQUÊNCIA

A ocorrência de gestações em mulheres com diabetes pré-gestacional tem aumentado nas últimas décadas. Estudo na população dos EUA revelou que, no início dos anos 2000, o DM1 estava presente em 7% das gestações complicadas pelo diabetes, enquanto o DM2 aparecia em 4,7% delas.[1]

No contexto brasileiro, segundo dados da IDF (International Diabetes Federation) de 2021, o Brasil é o quarto país com o maior número de adultos com DM considerando a idade entre 20 e 79 anos (15,7 milhões), e o terceiro em número de crianças e adolescentes menores de 20 anos com DM1 (92,3 mil) (IDF, 2021). Importante ressaltar que muitos desses casos são em mulheres que estão em idade fértil, o que refletirá em número relevante de gestações de mulheres com diabetes no Brasil.[2]

FISIOPATOLOGIA

É muito importante a diferenciação entre os tipos de diabetes, uma vez que causam impactos diversos sobre o curso da gravidez e o desenvolvimento fetal. O diabetes pré-gestacional pode resultar em complicações fetais graves, pois as alterações glicêmicas já exercem influência no momento em que ocorrem a fertilização e a implantação, afetando de modo particular a organogênese. Esse fato faz aumentar o risco de aborto precoce, defeitos congênitos graves (malformações) e retardo no crescimento fetal, sobretudo nos casos tratados de maneira inadequada.[3]

Além das complicações no concepto, as manifestações maternas também são relevantes, em especial na presença prévia de complicações, como retino, neuro, nefro e vasculopatia.[4]

DIAGNÓSTICO

Mais recentemente, as recomendações da International Association of the Diabetes and Pregnancy Study Groups (IADPSG) – adotadas também pela Sociedade Brasileira de Diabetes (SBD), pela Federação Brasileira das Associações de Ginecologia e Obstetrícia (Febrasgo), pela Organização Pan-Americana da Saúde (OPAS) e pelo Ministério da Saúde (MS) – passaram a incluir a solicitação de medida da glicemia de jejum na primeira consulta pré-natal, com o objetivo de detectar a presença de DM em fase precoce da gravidez. Caso a glicemia seja ≥ 126 mg/dL ou a hemoglobina glicada (HbA1c) seja ≥ 6,5%, trata-se de um diabetes de qualquer tipo, já existente na fase pré-gestacional, mas não diagnosticado previamente. Esse rastreamento busca prevenir as complicações mais graves nessas mulheres.[5]

RECOMENDAÇÕES PARA PACIENTES COM DIABETES PRÉ-GESTACIONAL

Orientações pré-concepcionais

Considerando as evidências de maior risco de complicações materno-fetais em mulheres com diabetes que engravidam e da importância do controle glicêmico antes e durante a gestação, a indicação de uma gravidez planejada é crucial. A American Diabetes Association (ADA) recomenda, há algum tempo, que a educação sobre evitar gestação não planejada seja feita desde antes da menarca, caso a pessoa já tenha diabetes.[6] Porém, é importante ressaltar que, ainda hoje, as mulheres com diabetes apresentam baixo percentual (em torno de 30%) de gravidez planejada segundo estudos tanto nos EUA[6,7] quanto no Brasil.[8,9]

Nesse contexto, o uso de anticoncepcionais, bem como orientações sobre eles, torna-se uma necessidade para que a gestação ocorra em momento com menos risco. Apesar da importância do uso de anticoncepcionais para o planejamento da gravidez e de haver evidências de que eles são seguros em mulheres quando não há contraindicações, a minoria das diabéticas usa métodos contraceptivos seguros e eficazes.[6,10] Um estudo publicado em 2016 mostrou que 72%

das mulheres com diabetes em período fértil não tinham prescrição de contracepção e que, entre as que a tinham, foi evidenciado haver falhas no modo de utilização na maioria das pacientes.[11] Em outro estudo foi verificado que, mesmo diante de prescrição de anticoncepção adequada, 70% das mulheres não usavam regularmente o método, das quais 45% tinham parado propositalmente, 28% foram menos rigorosas no uso e 14% sofreram efeitos colaterais ou receberam contraindicações.[12]

Diante desse cenário, o profissional de saúde deve estar atento e aconselhar suas pacientes, da adolescência em diante, a evitar uma gestação não planejada. Atualmente, dá-se preferência, inclusive, aos métodos contraceptivos de longa duração, que são eficazes e independem do manuseio pela mulher, como o uso de dispositivos intrauterinos de cobre ou hormonais ou implantes com etonogetrel.

Em contrapartida, é necessário oferecer cuidado pré-concepcional e aconselhamento às pacientes que planejam engravidar, antes que elas descontinuem o método contraceptivo, informando que o bom controle glicêmico antes da concepção e durante toda a gravidez reduz, mas não elimina, os riscos de aborto, malformação congênita, natimortalidade e morte neonatal.

Ainda, é importante disponibilizar, o mais precocemente possível, para mulheres que planejem engravidar, um programa de educação continuada que esclareça melhor o binômio diabetes-gravidez no que diz respeito à dieta, contagem de carboidratos, autoaplicação de insulina e automonitoramento de glicemia capilar.

Deve-se recomendar a adequação de peso corpóreo nas pacientes obesas, ajustando nutrição e atividade física.

A avaliação dessas pacientes deve levar em conta a presença de doença renal diabética, neuropatia, retinopatia, doença cardiovascular, hipertensão, dislipidemia, depressão e disfunções tireoidianas, que, quando diagnosticadas, devem ser tratadas previamente à gravidez.[10]

Nessa fase de pré-concepção, também há espaço para adequação de medicamentos recomendando, por exemplo, a parada daqueles com potencial teratogênico porventura utilizados, como estatinas e inibidores da enzima de conversão da angiotensina (iECA).

Orientações obstétricas pré-concepcionais

Além dos cuidados clínicos, o obstetra deve alertar as pacientes com diabetes sobre o fato de que, para prevenção de malformações do concepto relacionadas a defeitos de fechamento do tubo neural, elas devem fazer uso de ácido fólico na dose de 4 a 5 mg via oral (VO) por dia (como no Brasil o medicamento disponível é composto de 5 mg por comprimido, essa dose é a que se tem utilizado), iniciando na pré-concepção, 2 a 3 meses antes da liberação para engravidar e mantendo até o final do primeiro trimestre da gravidez.

Controle glicêmico pré-gestacional e gestacional

Deve-se aconselhar as pacientes com diabetes preexistente, que estejam planejando engravidar, a manter os níveis de HbA1c o mais próximo possível dos valores normais, sem a ocorrência de episódios de hipoglicemia.[13] No período da organogênese, o recomendável seria manter a HbA1c <

6%, se utilizado o método de cromatografia liquida de alta eficiência (*high performance liquid chromatography*, HPLC), ou até 1% acima do valor máximo informado pelo laboratório de análises clínicas no qual os testes são feitos. A dosagem de HbA1c deveria, preferencialmente, ser feita usando método certificado pelo National Glycohemoglobin Standardization Program (NGSP).[13]

É necessário enfatizar para as pacientes que qualquer redução nos níveis de HbA1c, visando ao alvo de 6 ou 6,5%, sem muitos episódios de hipoglicemia, tende a diminuir o risco de malformações fetais e abortamentos.[14] Para mulheres com HbA1c de 6% esse risco fica praticamente igual ao da população em geral, enquanto mulheres com HbA1c > 10% devem ser desencorajadas a engravidar até que alcancem melhor controle glicêmico, pela possibilidade elevada de abortos e malformações congênitas, que chega a ser até 4 ou 5 vezes maior que a observada na população normal.

Nas pacientes com diabetes pré-gestacional, a HbA1c deve ser medida na primeira consulta pré-natal; depois, mensalmente, até que valores < 6% sejam alcançados, quando então poderá ser avaliada a cada 2 ou 3 meses.

Deve-se orientar as pacientes a realizar glicemias capilares antes das refeições e 1 hora depois delas, ao deitar-se e, esporadicamente, entre 2 e 4 horas da manhã.[15] Esses testes devem ser feitos, de preferência, nos dedos das mãos, não utilizando locais alternativos, uma vez que podem não identificar mudanças rápidas dos níveis de glicemia, o que é característico da gravidez com diabetes.[15]

Embora não existam evidências, os limites de glicemia foram definidos por consenso, e o controle glicêmico durante a gravidez é considerado ótimo quando os valores de glicemia pré-prandial encontram-se entre 63 e 95 mg/dL, com pico 1 hora pós-prandial até 140 mg/dL. Em mulheres com risco aumentado de hipoglicemia, esses alvos devem ser aumentados para valor de glicemia de jejum de até 99 mg/dL e, ao deitar-se ou entre 2 e 4 horas da madrugada, de 80 até 120 mg/dL. Os índices de glicemia pós-prandial de 1 hora após o início das refeições são os que melhor refletem os valores de glicemia pós-prandial avaliada pelo monitoramento contínuo de glicose.[15] O uso de monitoramento contínuo da glicose em tempo real pode estar indicado nos casos de gestantes com grande variabilidade glicêmica ou naquelas com risco de hipoglicemia sem aviso perceptível pela paciente, o que acontece mais nas DM1 de longa evolução.[16]

As metas glicêmicas recomendadas por diversas entidades nacionais e internacionais estão na Tabela 1.

Monitorização contínua de glicose

O método de monitorização contínua CGM (*continuous monitoring glucose*) fornece aos médicos informações detalhadas sobre o tempo no alvo recomendado, bem como padrões de flutuações da glicose que podem ser usados para otimizar os ajustes de dieta, estilo de vida e insulina. Também pode alertar as pacientes para hipoglicemia iminente ou hiperglicemia, permitindo-lhes adotar medidas corretivas mais precoces e, portanto, minimizar as excursões fora do intervalo preconizado. Alguns estudos examinaram o uso de CGM no manejo do diabetes na gravidez e, apesar de terem dados de desfechos neonatais diferentes, descrevem complexidades nas excursões glicêmicas que não puderam ser entendidas apenas com dados de glicemia capilar.[17]

O Sistema de Monitoramento de Glicose do "FreeStyle Libre" – AGP (Libre) mede a

TABELA 1 Metas de glicemias capilares na gestação, segundo diversas associações de estudo de diabetes

	Glicemia de jejum e pré-prandial (mg/dL)	1 hora pós-prandial (mg/dL)	2 horas pós-prandial (mg/dL)
ACOG	< 90	< 140	< 120
ADA	< 95	< 140	< 120
CDA	< 95	< 140	< 120
IDF	90-99	< 140	120-127
Nice	< 95	< 140	< 115
SBD-Febrasgo	< 95	< 140	< 120

ACOG: Colégio Americano de Obstetras e Ginecologistas; ADA: Associação Americana de Diabetes; CDA: Canadian Diabetes Association; IDF: International Diabetes Federation; NICE: The National Institute for Health and Care Excellence; SBD: Sociedade Brasileira de Diabetes; Febrasgo: Federação Brasileira de Ginecologia e Obstetrícia.
Fonte: adaptada das Diretrizes Brasileiras de Diabetes 2022.

glicose no líquido intersticial, de maneira semelhante aos sistemas CGM, e pode ser usado por até 14 dias, sem a necessidade de calibração (glicemia capilar). Dois estudos compararam o sistema *flash* na gravidez; em um deles foi demonstrada uma boa concordância entre o Sistema FreeStyle Libre e as glicemias capilares, mas o autor concluiu que mais estudos são necessários para investigar se o controle glicêmico e os desfechos favoráveis da gravidez para a mãe e o bebê podem ser alcançados com o uso prolongado do Sistema FreeStyleLibre durante a gestação.[18] No outro estudo, concluíram que o Flash-GMS tende a fornecer estimativas mais baixas que as glicemias capilares e que houve 25 a 35% de divergência entre eles.[19]

Terapia nutricional

Gestantes com diabetes, mesmo com diagnóstico anterior à gestação e recomendações prévias, devem receber novamente orientação dietética individualizada, necessária para atingir as metas do tratamento. A dieta deve conter os nutrientes essenciais para o adequado desenvolvimento do concepto. A quantidade de calorias deve ser baseada no índice de massa corporal (IMC) no início da gravidez, na frequência e na intensidade de exercícios físicos, bem como no padrão de crescimento fetal, visando ao ganho de peso adequado.[20] O ganho de peso esperado ao longo da gestação em mulheres com IMC pré-gestacional entre 18,5 e 24,9 kg/m² é de 11,5 a 16 kg. Já nas gestantes com IMC pré-gestacional ≥ 30 kg/m², é considerado seguro o aumento, até o final da gravidez, entre 5 e 9 kg, segundo o Institute of Medicine (IOM).[21]

A distribuição recomendada do conteúdo calórico deve ser individualizada, mantendo as seguintes proporções:

- 40 a 45% de carboidratos (no mínimo de 175 g/dia).
- 15 a 20% de proteínas (no mínimo 1,1 g/kg/dia).
- 30 a 40% de gorduras.

É necessário reforçar a orientação de que a dieta deve ser planejada novamente e distribuída ao longo do dia, objetivando evitar episódios de hiperglicemia, hipoglicemia ou cetose. Deve-se ter atenção especial à adequação de doses de insulina, aos horários de sua administração e ao conteúdo dos nutrientes fornecidos em cada refeição. Em geral, é necessário fracionar a ingestão alimentar em 3 refeições grandes e 3 pequenas.[22]

A ceia tem importância, em especial para mulheres que fazem uso de insulina protamina neutra Hagedorn (*neutral protamine* Hagedorn, NPH) à noite, e deve conter 25 g de carboidratos complexos, além de proteínas ou lipídios, para evitar hipoglicemia durante a madrugada.

Mulheres que utilizam insulina podem ser orientadas a fazer o ajuste da dose prandial de insulina de ação rápida pelo cálculo do conteúdo de carboidrato de cada refeição. A relação insulina/carboidrato deve ser individualizada.

Os dados relativos à utilização de substitutos do açúcar durante a gravidez são limitados, mas não sugerem aumento do risco de toxicidade ou resultados adversos na gravidez ou no período neonatal. Recomenda-se, de qualquer modo, que os adoçantes artificiais sejam consumidos apenas quando necessário e com moderação, sempre respeitando os limites diários determinados pela Organização Mundial da Saúde (OMS).

Exercícios físicos

A prática regular de exercícios físicos causa sensação de bem-estar e auxilia no controle do peso, com redução da adiposidade fetal, melhora do controle glicêmico e diminuição de problemas durante o trabalho de parto.[23] A atividade física também reduz a resistência à insulina, facilitando a utilização periférica de glicose, com consequente melhora do controle glicêmico. Assim, independentemente de orientações prévias, no início da gravidez é importante realçar a importância do exercício físico.

Atividade física de baixa intensidade deve ser encorajada em mulheres previamente sedentárias. Aquelas que praticavam alguma atividade podem continuar a fazer exercícios de moderada intensidade durante a gravidez. Estará contraindicada a prática de exercício físico durante a gravidez em caso de:

- Doença hipertensiva induzida pela gravidez sem controle adequado.
- Rotura prematura de membranas.
- Trabalho de parto prematuro.
- Sangramento uterino persistente após o segundo trimestre.
- Incompetência istmocervical.
- Restrição de crescimento intrauterino.
- Síndrome nefrótica.
- Retinopatia pré-proliferativa grave e proliferativa.
- Hipoglicemia sem aviso.
- Neuropatia periférica avançada e disautonomia.

Deve-se monitorar a glicemia capilar antes dos exercícios e depois deles, mantendo boa hidratação. É preciso, ainda, orientar a prática de exercícios que não tenham alto risco de quedas ou traumas abdominais e que não levem a aumento da pressão arterial, contrações uterinas ou sofrimento fetal.

TRATAMENTO MEDICAMENTOSO

Insulinoterapia, segurança dos medicamentos usados no controle do diabetes *mellitus* e suas complicações pré-gestacionais e gestacionais

Tendo sido comprovadas a segurança e a eficácia da insulina no controle da glicemia, prevalece a orientação de descontinuação do uso de antidiabéticos orais, garantindo sua imediata substituição por insulina, de preferência antes da gravidez ou logo após seu diagnóstico.

A glibenclamida atravessa minimamente a placenta,[24] enquanto a metformina o faz em quantidades significativas.[25] O estudo randomizado controlado com placebo e duplo cego denominado *Metformin in women with type 2 diabetes in pregnancy* (*MiTy*) avaliou o uso da metformina associada à insulina em 502 gestantes com DM2, a partir da sexta semana de idade gestacional. A dose de metformina foi titulada até 2.000 mg/dia. Não houve diferença entre os grupos nos desfechos neonatais primários. As gestantes que usaram metformina tiveram melhor controle glicêmico, menor ganho de peso, utilizaram doses menores de insulina e houve menos parto cesariana. Os recém-nascidos tiveram menor peso ao nascer e menor quantidade de tecido adiposo. A incidência de conceptos grandes para a idade gestacional (GIG) também foi menor. Entretanto, houve aumento da frequência de recém-nascidos pequenos para a idade gestacional (PIG).[26]

É necessário, portanto, cautela na indicação rotineira dessas medicações em mulheres com diabetes pré-gestacional. Também, no Brasil, essa medicação ainda não recebeu liberação da Agência Nacional de Vigilância Sanitária (Anvisa) para uso em gravidez, e seu uso deve ser restrito para ocasiões em que a paciente não consegue fazer uso da insulina (p. ex., quando tem deficiência visual ou outro fator) ou quando já está com doses elevadas de insulina (mais que 100 U/dia), e sempre com assinatura da paciente em termo de consentimento livre e esclarecido após a explicação desses detalhes.

Para obter controle glicêmico adequado em mulheres com DM1 e DM2, deve-se utilizar esquemas intensivos de insulinização, com múltiplas doses subcutâneas de insulina de ação intermediária, rápida ou ultrarrápida ou mediante infusão subcutânea continua[27] (Tabela 2). Em mulheres que usavam insulina antes da gravidez geralmente é necessário reduzir a dose em 10 a 20%, durante o primeiro trimestre. Entre a 18ª e a 24ª semana de gestação, a dose geralmente precisa ser aumentada. No terceiro trimestre, o aumento da produção de hormônios placentários com ação antagônica à da insulina resulta em necessidade ainda maior de elevação da dose de insulina, chegando a atingir o dobro ou o triplo da dose que era usada antes da gravidez. As doses devem ser frequentemente ajustadas conforme os resultados do automonitoramento da glicemia capilar.

Os análogos de insulina de ação ultrarrápida, como as insulinas Aspart e Lispro, são seguros durante a gestação e levam à melhora dos níveis de glicemia pós-prandial e à diminuição da ocorrência de hipoglicemias.[28] A insulina humana NPH ou o análogo de ação prolongada Detemir são opções seguras de insulina basal na gestação.

Um estudo randomizado controlado comparativo não mostrou inferioridade do análogo de ação prolongada Detemir em relação à insulina NPH em gestantes com DM1.[29] Os estudos até o momento publicados com o uso do análogo de insulina Glargina na gravidez não são randomizados e controlados.[30] Embora eles tenham mostrado resultados promissores e sem complicações a curto prazo, a insulina Glargina tem, pela Food and Drug Administration (FDA), classificação C para uso na gestação. Em bula brasileira, a Anvisa autorizou o uso de insulina Glargina, se clinicamente necessária. Não existem, até o momento, estudos conclusivos com uso dos análogos de insulina Glulisina e Degludeca durante a gestação.

A bomba de infusão contínua de insulina pode ser utilizada, quando disponível. A maioria dos estudos não mostrou superioridade do uso da bomba em relação ao tratamento intensivo em termos de doses usadas de insulina, controle glicêmico e ocorrência de eventos maternos e fetais adversos.[31] Isso leva à conclusão de que o fator mais importante para a obtenção de bons resultados em uma gravidez acompanhada de diabetes é o bom controle glicêmico. A indicação do uso de bomba de infusão contínua pode ser especificamente vantajosa nos casos de gestantes que apresentam episódios frequentes de hipoglicemia ao longo do dia e da noite.[32]

O acompanhamento laboratorial materno no pré-natal requer a pesquisa seriada de infecção do trato urinário e de outras comorbidades eventualmente associadas.

A prescrição de aspirina em baixa dose (100 a 150 mg/dia) e do carbonato de cálcio (1 a 1,5 g/dia) é recomendada para todas as mulheres grávidas com diabetes (se não houver contraindicação), iniciando por volta das 12 semanas de gestação, e de preferência antes da 16ª semana, para prevenção de pré-eclâmpsia.[33]

Caso não tenham sido interrompidos antes, deve-se suspender o uso de iECA e bloqueadores do receptor da angiotensina (BRA), por sua associação com embriopatias e fetopatias, antes da gravidez ou tão logo ela seja confirmada, substituindo-os por agentes anti-hipertensivos seguros durante a gestação.[34] Os anti-hipertensivos a serem utilizados são a metildopa, os bloqueadores de canais de cálcio não di-hidropiridínicos de duração prolongada e os betabloqueadores com atividade beta-agonista parcial, como carvedilol, labetalol e pindolol.

Embora ainda não bem estabelecidos os riscos do uso de estatinas, recomenda-se suspender seu uso antes da gravidez ou tão

TABELA 2 Classificação de risco da Anvisa* de uso na gestação das insulinas atualmente disponíveis no Brasil

Insulina/análogo	Categoria de risco para uso na gestação
Insulina R Insulina inalada	B C
Insulina Lispro Insulina Asparte Insulina Glulisina Insulina *Fast-Asparte*	B A C A
Insulina NPH	B
Insulina Glargina e biossimilar	C
Insulina Detemir	A
Insulina Degludeca	C
Insulina Glargina U300	C
LisproMix 75/25 ou 50/50	B
Aspart Mix 70/30	C

Anvisa: Agência Nacional de Vigilância Sanitária.
* Classificação de risco conforme a Resolução RDC n. 60, de 17 dezembro de 2010, do Ministério da Saúde/Anvisa.

logo ela seja confirmada, em razão de seus potenciais efeitos teratogênicos.[35]

Como não está claro se o uso de fibratos na gravidez é seguro ou não, sua indicação deve ocorrer apenas nos casos mais graves de hipertrigliceridemia, quando há risco de evolução para pancreatite aguda, e que não respondam à dietoterapia.[36]

ACOMPANHAMENTO DO CONCEPTO

O acompanhamento do concepto requer ultrassonografia (US) seriada para avaliar crescimento fetal e líquido amniótico. Há necessidade de ecocardiografia fetal entre 20 e 28 semanas para avaliação de eventual malformação cardíaca. As provas de vitalidade fetal, como cardiotocografia e perfil biofísico, também devem ser seriadas.

EMERGÊNCIAS E COMPLICAÇÕES DO DIABETES *MELLITUS* DURANTE A GRAVIDEZ

É preciso alertar as pacientes em insulinoterapia sobre os riscos de hipoglicemia, em especial durante a noite e na madrugada, e estabelecer medidas de prevenção. A gestação promove estado fisiológico de catabolismo acelerado, com aumento do risco de cetonúria e cetonemia, mesmo com níveis glicêmicos normais ou pouco elevados. Deve-se descartar a presença de cetoacidose diabética caso a paciente com DM apresente intercorrências infecciosas, desidratação e aumento da glicemia.

O controle da função renal e a terapêutica das complicações retinianas deve ser feito antes, durante e após o término da gravidez, nas pacientes com diabetes preexistente, porque algumas complicações, como retinopatia, aumento da excreção urinária de albumina e insuficiência renal, podem agravar-se com a gestação. O risco de piora da retinopatia proliferativa é extremamente elevado naquelas mulheres que não fizeram tratamento específico prévio. A cardiopatia isquêmica, quando não tratada, está associada a altos índices de mortalidade e pode ser indicativa de interrupção da gestação. A presença de doença renal diabética aumenta de maneira significativa os riscos de complicações perinatais, como pré-eclâmpsia, restrição do crescimento intrauterino e prematuridade.[37]

PARTO

Monitorização glicêmica no periparto

Recomenda-se a verificação de glicemias capilares de hora em hora ou a cada 2 horas ou o uso de CGM durante o trabalho de parto de mulheres em uso de insulina. É importante lembrar que evitar hiperglicemia materna durante o trabalho de parto visa prevenir hiperinsulinemia fetal e, consequentemente, tem potencial de diminuir o risco de hipoglicemia neonatal.[38] A hipoglicemia no recém-nascido é uma das principais causas de admissão na unidade de terapia intensiva neonatal (UTIN), especialmente em neonatos prematuros.

Trabalho de parto pré-termo

Caso ocorra trabalho de parto pré-termo em paciente com diabetes prévio à gestação, o uso de corticosteroides entre 24 e 34 semanas para maturação pulmonar fetal não é contraindicado, mas é preciso administrá-los de forma concomitante, com monitoramento intensivo da glicemia e ajustes da dose de insulina. O uso desse medicamento entre 34 e 36 6/7 semanas não tem evidência, e deve ser evitado em pacientes diabéticas pelo risco aumentado de hipoglicemia neonatal com sua utilização.

Momento e tipo de parto

A indicação da via e momento do parto deve ser individualizada, levando em consideração o controle glicêmico, peso e bem-estar fetal, complicações hipertensivas e presença de comorbidades e devendo ser discutida com a equipe multidisciplinar. Uma revisão sistemática mostrou que o manejo ativo em vez de expectante do trabalho de parto a termo para mulheres com DM pode reduzir as taxas de macrossomia e complicações relacionadas.[39]

Pelo Consenso Febrasgo/SBD, orienta-se que, em DM1, DM2 e DM na gravidez com bom controle e sem vasculopatia, o parto deve acontecer preferencialmente entre 38 0/7 e 39 6/7 sem. Nas pacientes com DM1, DM2 e DM na gravidez com controle ruim e/ou vasculopatia, por apresentarem maior risco, o parto e deve acontecer com 37 0/7 semanas. Parto antes de 37 semanas só deverá ser indicado em casos individualizados, na presença de risco materno e/ou fetal.

O tipo de parto será de indicação obstétrica, não havendo premissa de que o diabetes seja indicação de parto cesariana.

Anticoncepção no parto

Há possibilidade de, no momento da resolução da gravidez, adotar métodos de longa duração como a inserção do dispositivo intrauterino (DIU) pós-parto, por exemplo, orientação que deve ser realizada no pré-natal. Pacientes com comorbidades que ponham em risco sua vida ou que tenham duas cesáreas podem solicitar esterilização cirúrgica no momento do parto, segundo a lei vigente no país.

Cuidado pós-natal da paciente com diabetes *mellitus*

Após o parto, as necessidades de insulina caem abruptamente e muitas vezes, nos dias subsequentes, a dose deve ser ajustada em 70% da dose final na gestação ou para a dose pré-gravídica.[40] Também é preciso monitorar os níveis de glicemia de maneira rigorosa, para estabelecer a dose apropriada, e informar as pacientes sobre o risco aumentado de hipoglicemia no período pós-natal, especialmente se estiverem amamentando.

É necessário encaminhar as pacientes com diabetes pré-gestacional para seus locais originais de tratamento e lembrar-lhes da importância da contracepção e dos cuidados pré-concepcionais que devem ter, caso planejem engravidar no futuro.

REFERÊNCIAS BIBLIOGRÁFICAS

1. Albrecht SS, Kuklina EV, Bansil P, Jamieson DJ, Whiteman MK, Kourtis AP, et al. Diabetes trends among delivery hospitalizations in the U.S., 1994-2004. Diabetes Matabolism Res Rev. 2010;33(4):768-73.
2. IDF Diabetes Atlas 2021. 10.ed. Disponível em: www.diabetesatlas.org. Acesso em: fev. 2024.
3. Ray JG, O'Brien TE. Preconception care and the risk of congenital anomalies in the offspring of women with diabetes mellitus: a meta-analysis. QJM. 2001;94(8):435-4.
4. Group DC and CTR. Effect of pregnancy on microvascular complications in the diabetes control and complications trial. Diabetes Care. 2000;23(8):94-1.
5. International Association of Diabetes and Pregnancy Study Groups Consensus Panel, Metzger BE, Gabbe SG, Persson B, Buchanan TA, et al. International Association of Diabetes and Pregnancy Study Groups recommendations on the diagnosis and classification of hyperglycemia in pregnancy. Diabetes Care. 2010;33(3):676-82.

6. American Diabetes Association. Preconception care of women with diabetes. Diabetes Care. 2004;27(Suppl 1):S76-8.
7. Codner E, Soto N. Contraception and pregnancy in adolescents with type 1 diabetes: a review. Pediatr Diabetes. 2012;13(1):108-23.
8. Borges ALV, Cavalhieri FB, Hoga LAK, Fujimori E. Planejamento da gravidez: prevalência e aspectos associados. Rev da Esc Enferm da USP. 2011;45(Spe 2):1679-84.
9. Prietsch SOM, González-Chica DA, Cesar JA. Gravidez não planejada no extremo Sul do Brasil: prevalência e fatores associados. Cad Saude Publica. 2011;27(10):1906-16.
10. Makda SI, Davies MJ, Wilmot E, Bankart J, Yates T, Varghese EM, et al. Prescribing in pregnancy for women with diabetes: use of potential teratogenic drugs and contraception. Diabet Med. 2013;30(4):457-63.
11. O'Brien SH, Koch T, Vesely SK. Hormonal contraception and risk of thromboembolism in women with diabetes. Diabetes Care. 2016;40(2):233-8.
12. Murphy HR, Temple RC, Ball VE, Rolland JM, Steel S, Zill-E-Huma R, et al. Personal experiences of women with diabetes who do not attend pre-pregnancy care. Diabet Med. 2010;27(1):92-100.
13. Mosca A, Paleari R, Dalfrá MG, Di Cianni G, Cuccuru I, Pellegrini G, et al. Reference intervals for hemoglobin A1c in pregnant women: data from an Italian multicenter study. Clin Chem. 2006;52:1138-43.
14. Jovanovic L, Knopp RH, Kim H, Cefalu WT, Zhu XD, Lee YJ, et al. Elevated pregnancy losses at high and low extremes of maternal glucose in early normal and diabetic pregnancy: evidence for a protective adaptation in diabetes. Diabetes Care. 2005;28(5):1113-7.
15. Manderson JG, Patterson CC, Hadden DR, Traub AI, Ennis C, Mccance DR. Preprandial versus postprandial blood glucose monitoring in type 1 diabetic pregnancy: a randomized controlled clinical trial. Am J Obs Gynecol. 2003;189:507-12.
16. Secher AL, Ringholm L, Andersen HU, Damm P, Mathiesen ER. The effect of real-time continuous glucose monitoring in pregnant women with diabetes A randomized controlled trial. Diabetes Care. 2013;36(7):1877-83.
17. Group DSFCC. Continuous glucose monitoring in pregnant women with type 1 diabetes (Conceptt): a multicentre international randomised controlled trial. Lancet. 2017;390:2347-59.
18. Scott EM, Bs BM, Bilous FRW, Kautzky-willer A. Accuracy, user acceptability, and safety evaluation for the freestyle libre flash glucose monitoring system when used by pregnant women with diabetes. Diabetes Res Clin Pract. 2018;20(3):180-8.
19. Sola-Gazagnes A, Faucher P, Jacqueminet P, Ciangura C, Dubois-Laforgue D, Mosnier-Pudar H, et al. Disagreement between capillary blood glucose and flash glucose monitoring sensor can lead to inadequate treatment adjustments during pregnancy. Diabetes Metab. 2020;46(2):158-63.
20. Rasmussen KM, Catalano PM. New guidelines for weight gain during pregnancy: what obstetrician/gynecologists should know. Curr Opin Obs Gynecol. 2009;21(6):521-6.
21. Institute of Medicine (US) and National Research Council (US) Committee to Reexamine IOM Pregnancy Weight Guidelines. Weight gain during pregnancy: reexamining the guidelines. Rasmussen KM, Yaktine AL, editors. Washington (DC): National Academies Press (US); 2009.
22. Procter SB. Position of the Academy of Nutrition and Dietetics: nutrition and lifestyle for a healthy pregnancy outcome. J Acad Nutr Diet. 2014;114(7):1099-103.
23. Kumareswaran K, Elleri D, Allen JM, Caldwell K, Westgate K, Brage S, et al. Physical activity energy expenditure and glucose control in pregnant women with type 1 diabetes: is 30 minutes of daily exercise enough? Diabetes Care. 2013;36(5):1095-101.
24. Schwartz RA, Rosenn B, Aleksa K. Glyburide transport across the human placenta. Obs Gynecol. 2015;125(3):283-8.
25. Kovo M, Kogman N, Ovadia O, Nakash I, Golan A. Carrier-mediated transport of metformin across the human placenta determined by using the ex vivo perfusion of the placental cotyledon model. Prenat Diagn. 2008;28(6):544-8.
26. Feig DS, Donovan LE, Zinman B, Sanchez JJ, Asztalos E, Ryan EA, et al. Metformin in women with type 2 diabetes in pregnancy (MiTy): a multicentre, international, randomised, placebo-controlled trial. Lancet Diabetes Endocrinol. 2020;8(10):834-77.
27. Pettitt DJ, Ospina P, Kolaczynski JW. Comparison of an insulin analog, insulin aspart, and regular human insulin with no insulin in gestational diabetes mellitus. Diabetes Care. 2003;26(1):183-6.
28. Lambert K. The use of insulin analogues in pregnancy. Diabetes Obes Metab. 2013;15(10):888-900.
29. Hod M, Mathiesen ER, Jovanovič L, McCance DR, Ivanisevic M, Durán-Garcia S, et al. A randomized trial comparing perinatal outcomes using insulin

detemir or neutral protamine Hagedorn in type 1 diabetes. J Matern Neonatal Med. 2014;27(1):7-13.
30. Negrato CA, Rafacho A, Negrato G, Teixeira MF, Araújo CA, Vieira L, et al. Glargine vs NPH insulin therapy in pregnancies complicated by diabetes: an observational cohort study. Diabetes Res Clin Pr. 2010;89(1):46-51.
31. Ranasinghe P, Wilson LM, Nannes EB, Berger Z, Bass E, Golden SH, et al. Insulin infusion using insulin analogs and multiple daily injections in pregnant women with diabetes mellitus: a systematic review and meta-analysis. J Womens Heal. 2015;24(3):237-49.
32. Ranasinghe PD, Maruthur NM, Nicholson WK, Yeh HC, Brown T, Suh Y, et al. Comparative effectiveness of continuous subcutaneous insulin infusion using insulin analogs and multiple daily injections in pregnant women with diabetes mellitus: a systematic review and meta-analysis. J Womens Heal. 2015;24(3):237-49.
33. Hoffman MK, Goudar SS, Kodkany BS, Metgud M, Somannavar M, Okitawutshu J, et al. Low-dose aspirin for the prevention of preterm delivery in nulliparous women with a singleton pregnancy (Aspirin): a randomised, double-blind, placebo-controlled trial. Lancet. 2020;395(10220):285-93.
34. Cooper WO, Hernandez-Diaz S, Arbogast PG, Dudley JA, Dyer S, Gideon PS, et al. Major congenital malformations after first-trimester exposure to ACE inhibitors. N Engl J Med. 2006;354(23):2443-51.
35. Bateman BT, Hernandez-Diaz S, Fischer MA, Seely EW, Ecker JL, Franklin JM, et al. Statins and congenital malformations: cohort study. BMJ. 2015;350:1035.
36. Kazmin A, Garcia-Bournissen F. Hyperlipidemia-associated pancreatitis in pregnancy managed with fenofibrate. J Obs Gynaecol Can. 2007;29(11):906-8.
37. National Collaborating Centre for Women's and Children's Health (UK). Diabetes in pregnancy: management of diabetes and its complications from preconception to the postnatal period. 2015.
38. Sengupta S, Carrion V, Shelton J, Wynn RJ, Ryan RM, Singhal K, et al. Adverse neonatal outcomes associated with early-term birth. JAMA Pediatr. 2013;167(11):1053-9.
39. Witkop CT, Neale D, Wilson LM, Bass EB, Nicholson WK. Active compared with expectant delivery management in women with gestational diabetes: a systematic review. Obstet Gynecol. 2009;113(1):206-17.
40. Roeder HA, Moore TR, Ramos GA. Changes in postpartum insulin requirements for patients with well-controlled type 1 diabetes. Am J Perinatol. 2016;33(7):683-7.

22

Diabetes *mellitus* gestacional

Rosiane Mattar
Patricia Medici Dualib
Victor Hugo Saucedo Sanchez
Évelyn Traina

INTRODUÇÃO

A hiperglicemia é a alteração metabólica mais comum na gestação. Estima-se que aproximadamente 16% dos nascidos vivos são gerados por mulheres que tiveram alguma forma de hiperglicemia durante a gravidez.

Aproximadamente 8% dos casos são de mulheres com diabetes diagnosticado antes da gravidez,[1] e o restante é verificado pela primeira vez na gestação.

A hiperglicemia detectada pela primeira vez na gestação deve ser diferenciada em duas categorias, segundo a Organização Mundial da Saúde (OMS): diabetes *mellitus* gestacional (DMG), definido como uma intolerância a carboidratos de gravidade variável, que se inicia durante a gestação atual e não preenche os critérios diagnósticos de diabetes *mellitus* fora da gestação,[2] e DM na gestação, que é o verificado pela primeira vez na gravidez, em mulheres sem diagnóstico prévio de DM, que apresentam, na gravidez, níveis glicêmicos sanguíneos que atingem os critérios diagnósticos de DM fora da gestação (Figura 1).

A forma mais prevalente de hiperglicemia na gestação é o DMG, que afeta de 3 a 25% das gestações, dependendo do grupo étnico, da população e do critério diagnóstico utilizado.[3] Sua incidência no Brasil é de 18%.[4]

Os fatores de risco para DMG encontram-se na Tabela 1.

TABELA 1 Principais fatores de risco para DMG

Idade materna avançada
Sobrepeso, obesidade ou ganho excessivo de peso na gravidez atual
Presença de sinais e sintomas de resistência à insulina (*acantosis nigricans*, obesidade central, hipertrigliceridemia, hipertensão arterial sistêmica)
Síndrome de ovários policísticos
História familiar de diabetes em parentes de primeiro grau
Crescimento fetal excessivo, polidrâmnio, hipertensão ou pré-eclâmpsia na gravidez atual
Antecedentes obstétricos de abortamentos de repetição, malformações, morte fetal ou neonatal, macrossomia, polidrâmnio ou DMG
HbA1c ≥ 5,7% no primeiro trimestre

DMG: diabetes *mellitus* gestacional; HbA1c: hemoglobina glicada.

A hiperglicemia na gestação está associada ao risco de diversos desfechos adversos

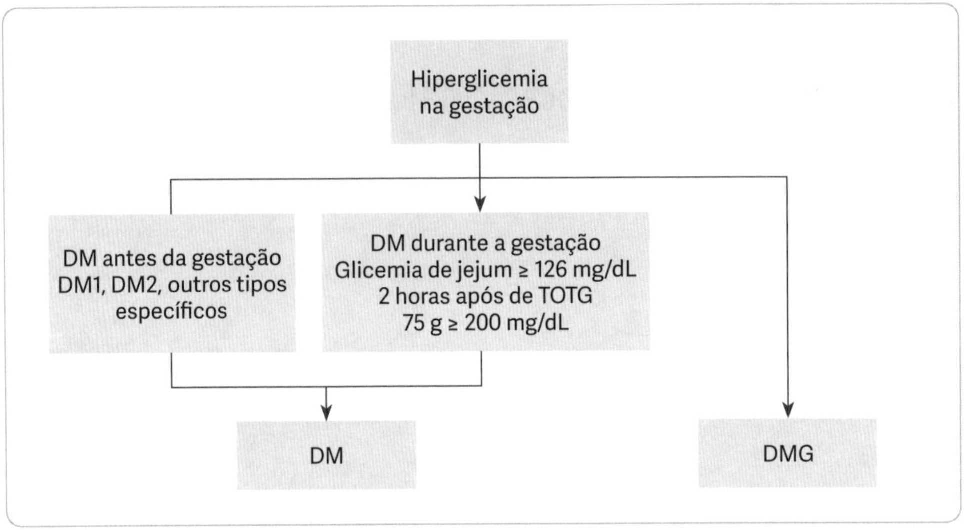

FIGURA 1 Classificação da hiperglicemia na gestação.

DM: diabetes *mellitus;* DM1: diabetes *mellitus* tipo 1; DM2: diabetes *mellitus* tipo 2; DMG: diabetes *mellitus* gestacional; TOTG: teste oral de tolerância à glicose.
Fonte: adaptada de OPAS et al.[5]

tanto maternos quanto fetais.[2] Podem-se citar como riscos maternos: pré-eclâmpsia, infecção urinária, polidrâmnio, prematuridade, parto cesárea, infecção puerperal. Fetais: macrossomia, óbito intrauterino, malformações fetais. Neonatais: desconforto respiratório, hipoglicemia, hipocalcemia, icterícia e maior tempo em unidade de tratamento intensivo (UTI).

Também não se pode esquecer os possíveis desfechos tardios, como risco aumentado de DM e obesidade, recidiva do DMG em uma próxima gestação na mãe; na criança: resistência à insulina, DM, obesidade e síndrome metabólica.

DIAGNÓSTICO

Para diagnóstico de DMG e de DM no início da gestação, recomenda-se solicitar uma glicemia plasmática de jejum, que vai diferenciar o DM diagnosticado na gestação do DMG. Ressalte-se que o diagnóstico dessas patologias no primeiro trimestre é importante, pois pode haver maior risco de morbidade materna e fetal e de desfechos perinatais desfavoráveis, que podem ser corrigidos com intervenções que melhorem hábitos das gestantes ou mesmo com intervenção medicamentosa aplicada em tempo hábil.[6]

Reconhecendo a elevada frequência da doença, os riscos que acarreta ao binômio materno-fetal e o fato de ser uma doença que não determina sintomas em sua fase precoce, justifica-se a procura universal do diagnóstico pelo teste laboratorial.

O diagnóstico de DMG é feito com glicemia plasmática em jejum entre 92 e 125 mg/dL em qualquer momento da gestação (Tabela 2). As evidências são escassas, e os achados controversos quanto aos desfechos perinatais associados a valores de glicemia de jejum entre 92 e 125 mg/dL no primeiro trimestre. Mas a OMS, em 2013, e o Consenso Brasileiro da SBD/Febrasgo/OPAS

TABELA 2 Interpretação dos valores da glicemia plasmática em jejum na primeira consulta do pré-natal até 20 semanas

	Glicemia em jejum na primeira consulta do pré-natal		
	Normal	DMG	DM diagnosticado na gestação
Glicemia de jejum	< 92 mg/dL	≥ 92 e ≤ 125 mg/dL	≥ 126 mg/dL
Glicemia ao acaso	NA	NA	≥ 200 mg/dL
Ação	Solicitar TOTG na 24ª à 28ª semana	Iniciar tratamento	Iniciar tratamento

DM: diabetes *mellitus*; TTOG: teste de tolerância oral à glicose.
Obs.: se a paciente iniciar o pré-natal após 20 semanas, deve-se solicitar o TOTG de pronto, para não retardar o diagnóstico.
Fonte: IADPSG.[7]

adotado pelo Ministério da Saúde sobre rastreamento e diagnóstico do diabetes na gravidez em 2017, indicam que o diagnóstico de DMG deve ser feito nas gestantes que apresentem medida da glicemia de jejum no primeiro trimestre ≥ 92 mg/dL e < 126 mg/dL.

A glicemia de jejum, especialmente em gestantes sem obesidade, diminui aproximadamente 9 mg/dL entre o final do primeiro trimestre e o início do segundo trimestre.[8] Por isso, deve-se levar em consideração que o uso da glicemia de jejum próximo ao valor de corte de 92 mg/dL, principalmente em mulheres sem fatores de risco para DMG, pode superestimar o diagnóstico de DMG. Em contrapartida, estudos associam glicemia de jejum aumentada, mesmo abaixo dos níveis considerados para o diagnóstico de DM fora da gestação, com maior frequência de conceptos grandes para a idade gestacional (GIG) e parto cesárea.[9,10]

Todas as gestantes que tiverem glicemia de jejum < 92 mg/dL no primeiro trimestre têm a recomendação de realizar um teste oral de tolerância à glicose (TOTG) com sobrecarga de 75 g de glicose via oral (VO), entre 24 e 28 semanas. O diagnóstico de DMG será estabelecido quando ao menos 1 dos valores de glicemia a seguir estiver presente: jejum ≥ 92 e < 126 mg/dL; 1 hora ≥ 180 mg/dL; 2 horas ≥ 153 e < 200 mg/dL. Esses números se basearam no estudo *Hapo* (*Hyperglycemia and adverse pregnancy outcomes*),[11] e a International Association of Diabetes and Pregnancy Study Groups (IADPSG) sugeriu que os critérios diagnósticos do DMG deveriam basear-se em valores de glicemia que aumentassem em 75% ou mais o risco de desenvolver as seguintes complicações perinatais encontradas no estudo *Hapo*: peso ao nascer > percentil 90, parto cesárea, hipoglicemia neonatal e níveis de peptídeo C no cordão umbilical > percentil 90[7] (Tabela 3).

Em 2013, a OMS endossou o uso dos pontos de corte sugeridos pela IADPSG para o diagnóstico de DMG, destacando, entretanto, que, caso a glicemia de 2 ho-

TABELA 3 Valores da glicemia plasmática obtida no TOTG com 75 g de glicose entre a 24ª e a 28ª semanas para o diagnóstico de DMG

Tempo	Glicemia plasmática*
Jejum	≥ 92 e < 126 mg/dL
1 hora	≥ 180 mg/dL
2 horas	≥ 153 e < 200 mg/dL

DMG: diabetes *mellitus* gestacional; TOTG: teste de tolerância oral à glicose.
Fonte: adaptada de IADPSG.[7]

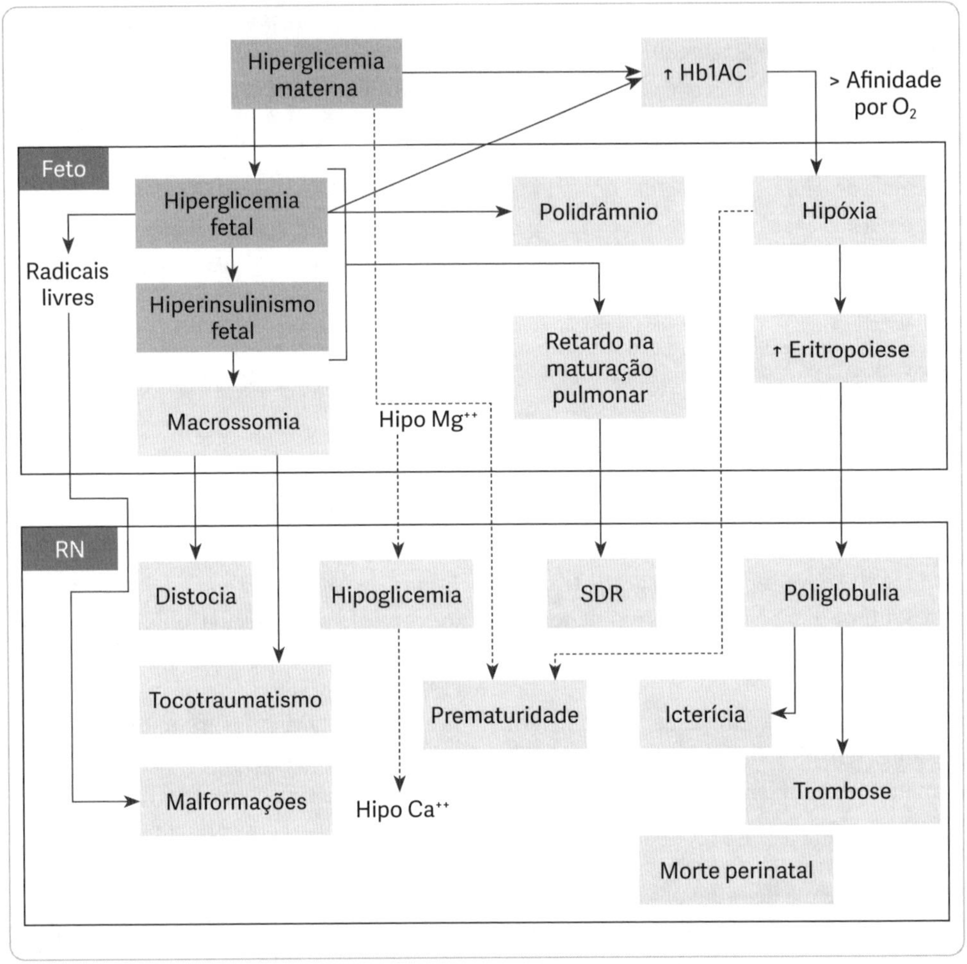

FIGURA 2 Possíveis agravos do DM no concepto e no recém-nascido
RN: recém-nascido; SDR: síndrome da angústia respiratória.

ras após sobrecarga fosse maior ou igual a 200 mg/dL, seria definida a presença de DM diagnosticado na gestação, e não de DMG.[2] Importante ressaltar que as mulheres com DM diagnosticado na gestação apresentam distúrbio que pode necessitar mais frequentemente do uso de insulina e em doses maiores quando comparadas com as mulheres com DMG e podem ter mais conceptos GIG, maior taxa de hipoglicemia neonatal e distocia de ombro.[12]

Entendendo que o Brasil é país de grandes dimensões e heterogêneo em relação às condições econômicas, sociais, culturais e técnicas, o Consenso Brasileiro sugeriu método de rastreamento e diagnóstico de DMG no Brasil, considerando essas diferenças, conforme resumido nas Figuras 3 e 4.

TRATAMENTO NÃO MEDICAMENTOSO

O tratamento inicial do DMG consiste em orientação alimentar, atividade física e monitoramento glicêmico.

A orientação alimentar deve permitir ganho de peso adequado e controle metabólico.[13] O cálculo do valor calórico total da dieta deve ser feito de acordo com o índice de massa corporal (IMC).[14] O ganho de peso indicado ao longo da gestação baseia-se, idealmente, na avaliação do IMC pré-gestacional ou no IMC obtido no início do pré-natal (Tabela 4).

O valor calórico total prescrito deve ser individualizado e conter 40 a 55% de carboidratos, 15 a 20% de proteínas e 30 a 40% de gorduras, e recomenda-se consumo mínimo diário de 175 g de carboidratos, 71 g de proteínas (1,1 g/kg/dia) e 28 g de fibras.[15] Deve-se dar preferência ao consumo de alimentos que contenham carboidratos com baixo índice glicêmico, pois essa prática no DMG se associou à diminuição da necessidade de indicar o uso de insulina e menor ganho de peso do concepto ao nascer.[16]

São escassos os estudos de segurança do uso de adoçantes na população de gestantes. Os edulcorantes (aspartame, sacarina,

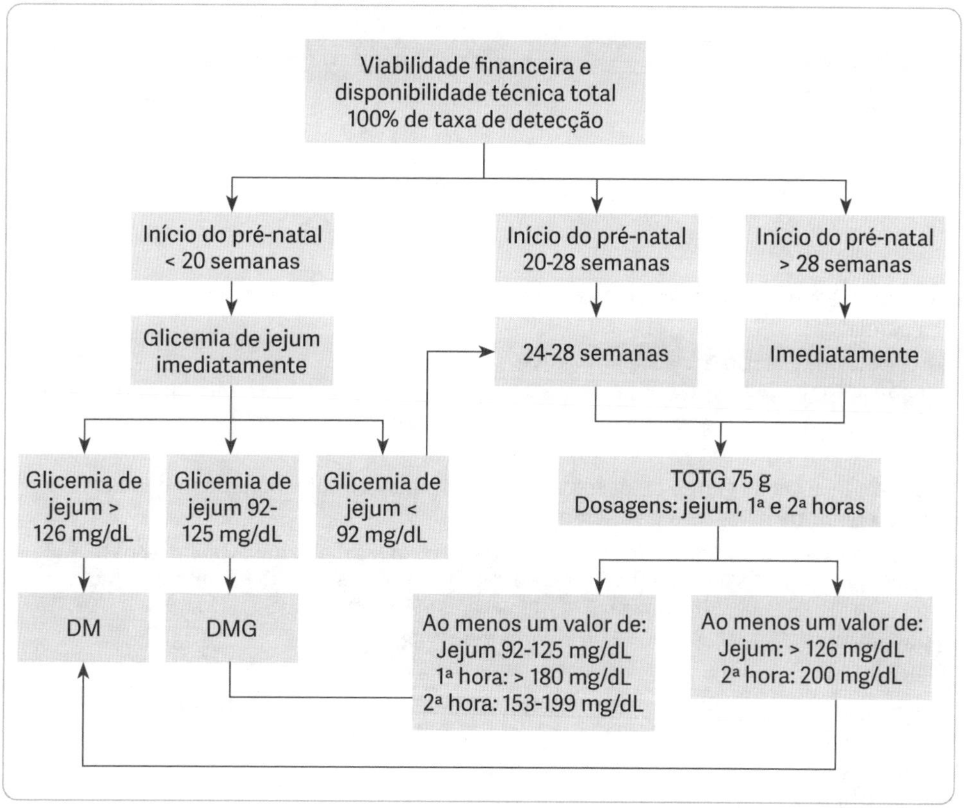

FIGURA 3 Diagnóstico de DMG em situação de viabilidade financeira e disponibilidade técnica total.

DMG: diabetes *mellitus* gestacional.
Fonte: adaptada de OPAS et al.[5]

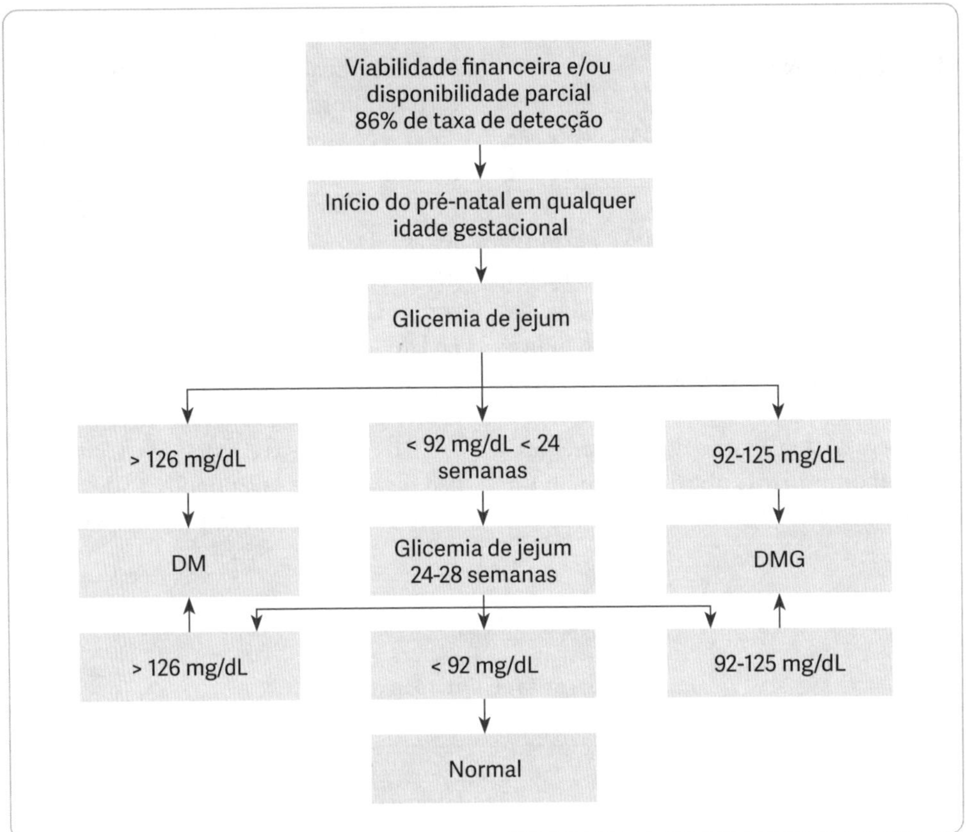

FIGURA 4 Diagnóstico de DMG em situação de viabilidade financeira e disponibilidade técnica parcial.

DM: diabetes *mellitus*; DMG: diabetes *mellitus* gestacional.
Fonte: adaptada de OPAS et al.[5]

TABELA 4 Faixas de ganho de peso gestacional semanal e total (kg) recomendadas até o termo, conforme o IMC pré-gestacional

IMC pré-gestacional (kg/m²)	Ganho de peso (kg) total até a 14ª semana	Ganho de peso (kg) semanal no 2º e 3º trimestres (a partir da 14ª semana)	Ganho de peso (kg) total na gestação
Baixo peso < 18,5	1-3	0,51 (0,44-0,58)	12,5-18
Adequado entre 18,5-24,9	1-3	0,42 (0,35-0,50)	11,5-16
Sobrepeso entre 25-29	1-3	0,28 (0,23-0,33)	7-11,5
Obesidade ≥ 30	0,2-2	0,22 (0,17-0,27)	5-9

IMC: índice de massa corporal.
Fonte: IOM.[14]

acessulfame-K e sucralose) podem ser usados como alternativa para a substituição da sacarose, entretanto devem ser utilizados com moderação, conforme os limites diários recomendados pela OMS e aceitos pela Agência Nacional de Vigilância Sanitária (Anvisa):[16]

- Sacarina: 2,5 mg/kg de peso corporal.
- Ciclamato: 11 mg/kg de peso.
- Aspartame: 40 mg/kg de peso.
- Acessulfame-K: 15 mg/kg de peso.
- Esteviosídeo: 5,5 mg/kg de peso.
- Sucralose: 15 mg/kg de peso.

A prática de atividade física deve fazer parte do tratamento do DMG, respeitando as contraindicações obstétricas[17] e acatando as preferências da gestante quanto ao tipo de atividade. A caminhada pode ser alternativa de indicação fácil, recomendando-se cerca de meia hora/dia em ritmo adequado, em que a paciente continue com capacidade de conversar ou que se sinta relativamente cansada.

O automonitoramento frequente da glicose é ferramenta essencial para atingir o controle do DM, utilizada para avaliar a eficácia e a adesão à terapêutica. A decisão de iniciar terapia farmacológica no DMG e os ajustes das doses de insulina na gestante com DM dependem desse monitoramento.

Diversas condições podem alterar os resultados obtidos nas leituras das glicemias capilares, como alterações no hematócrito: valores muito baixos desse parâmetro, ou seja, hematócrito < 30%, podem superestimar os valores de leitura das glicosimetrias. Em contrapartida, valores muito altos, geralmente acima de 55%, podem subestimar esses dados.[18] Esses testes devem ser feitos, de preferência, nos dedos das mãos, não utilizando locais alternativos, uma vez que podem não identificar mudanças rápidas dos níveis de glicemia, o que é característico da gravidez com diabetes.

Recomenda-se a realização de automonitorização da glicemia capilar antes e 1 hora após as 3 principais refeições (café da manhã, almoço e jantar). A medida da glicemia 2 horas após alimentação é uma alternativa à medida de 1 hora, principalmente no monitoramento de gestantes em uso de insulina humana regular.

A meta são valores de glicemia pré-prandial entre 65 e 95 mg/dL, 1 hora pós-prandial até 140 mg/dL e/ou 2 horas pós prandial até 120 mg/dL. Esses valores devem ser mantidos durante toda a gestação.

A rigidez no controle, não se devendo aceitar nenhuma variação nas metas, justifica-se pois um estudo recente da Nova Zelândia (*Target trial*) comparou, em 1.100 mulheres DMG, algumas com alvos de glicosimetria capilar menos rígidos (glicose plasmática em jejum < 99 mg/dL), 1 hora < 144 mg/dL, 2 horas pós-prandial < 126 mg/dL) e outras com metas mais rígidas (glicose plasmática em jejum < 90 mg/dL, 1 hora < 133 mg/dL e 2 horas pós-prandial < 121 mg/dL). A taxa de conceptos GIG foi semelhante entre os grupos-alvo de tratamento, mas o controle mais rígido reduziu a morbidade infantil grave, embora a morbidade materna grave tenha aumentado.[19]

TRATAMENTO MEDICAMENTOSO

Recomenda-se tratamento medicamentoso na mulher com DMG se as medidas de glicosimetria capilar avaliadas após 7 a 14 dias de terapia não farmacológica estiverem acima da meta. A maioria adota como critério para iniciar terapia farmacológica a presença de 20 a 30% ou mais das medidas fora da meta em 1 semana, mesmo que a paciente esteja realizando corretamente as instruções quanto à dieta e à atividade física. Esse é o critério adotado pelo Consenso Brasileiro.

Também em uma revisão sistemática que avaliou 15 estudos randomizados se verificou que a maioria deles usou o critério de um ou dois valores em período de 1 ou 2 semanas maior do que os valores-alvo para iniciar terapia com insulina, e 47% dos estudos usaram apenas um valor e 40% usaram dois valores.[20]

Insulina

Quando não se atingem metas com o tratamento não farmacológico, a terapia com insulina na dose de 0,5 UI/kg/dia deve ser iniciada, com ajustes individualizados baseados no monitoramento diário da glicose a cada 1 a 2 semanas. A distribuição das doses da insulina deve ser baseada no perfil obtido no monitoramento diário da glicose. Frequentemente será necessário indicar um regime de múltiplas injeções usando insulinas de ação prolongada ou de ação intermediária em combinação com insulina de ação prandial. Entretanto, nos casos em que os valores alterados da glicose ocorram em uma hora específica do dia, o regime de insulina pode ser simplificado. Quando os valores elevados da glicose ocorrem apenas no período pós-prandial do café da manhã, está indicado o uso de insulina prandial especificamente nessa refeição. Nas gestantes com valores elevados de glicose apenas em jejum, o uso noturno de insulina de ação intermediária (NPH) é o mais adequado. Em ambos os casos, as doses iniciais são inferiores, podendo ser entre 0,1 unidade/kg/dia e 0,2 unidade/kg/dia.

O uso de insulinas humanas NPH/regular, e de análogos de insulina aprovados para uso na gestação, são opções para o tratamento farmacológico do DMG. A indicação de análogos de insulina de ação rápida ou ultrarrápida, aprovados para uso na gestação, deve ser pensada em casos de DMG que apresentem difícil controle das excursões glicêmicas no período pós-prandial.[21] Os tipos de insulina possíveis de uso na gravidez podem ser vistos na Tabela 5.

No tratamento do DMG, as insulinas mais utilizadas e de melhor disponibilidade são as insulinas humanas NPH (ação intermediária) e a regular (ação rápida). Os análogos de insulina Asparte e Lispro têm vantagens potenciais sobre a insulina regular em gestantes com hipoglicemia. O análogo de ação prolongada Detemir é classificado pela agência reguladora norte-americana Food and Drug Administration (FDA) e pela Anvisa como classe A para uso na gestação[22] em razão do resultado de não inferioridade em relação à insulina NPH em gestantes com DM tipo 1 (DM1). Não foram estudadas mulheres com DMG.

TABELA 5 Tipos de insulina e análogos possíveis na gravidez e sua ação

Tempo de ação/nome		Origem	Início de ação	Pico de ação	Duração da ação
Longa duração	Detemir	Análoga	1-3 horas	6-8 horas (discreto)	18-22 horas
Intermediária	NPH	Humana	2-4 horas	4-10 horas	10-18 horas
Rápida	Regular	Humana	0,5-1 hora	2-3 horas	5-8 horas
Ultrarrápida	Asparte	Análoga	5-15 minutos	0,5-2 horas	3-5 horas
	Lispro	Análoga	5-15 minutos	0,5-2 horas	3-5 horas

NPH: insulina de ação intermediária.
Fonte: OPAS.[24]

Os ajustes de dose da insulina devem ser realizados em intervalos curtos, segundo os valores obtidos na automonitorização da glicose, não devendo ultrapassar 2 semanas até a obtenção do controle glicêmico. A partir da 30ª semana da gestação, independentemente do controle glicêmico, o acompanhamento clínico deve ser feito, no mínimo, a cada 2 semanas. É esperado que seja necessário o aumento progressivo da dose de insulina, entre a 28ª semana e a 32ª semana de idade gestacional, junto com o aumento da resistência à insulina, que ocorre nessa fase gestacional.

ANTIDIABÉTICOS ORAIS

A insulina é o medicamento de primeira escolha no tratamento medicamentoso do DMG. Os hipoglicemiantes orais não têm aprovação da Anvisa para uso na gestação no Brasil, e só devem ser prescritos em algumas situações individualizadas e sempre com assinatura de termo de consentimento livre e esclarecido (TCLE) por parte da paciente.

Em razão da comodidade posológica, da facilidade de uso em situações de reduzida infraestrutura e da viabilidade técnica, além da plausibilidade dos mecanismos de ação, o uso de alguns antidiabéticos orais na gestação complicada pelo DMG tem sido estudado, principalmente a metformina e a glibenclamida,[22] com eficácia no controle glicêmico durante a gestação.

Ambos os medicamentos ultrapassam a barreira placentária. Estima-se que as concentrações plasmáticas de glibenclamida no cordão sejam de 70 a 77% dos níveis maternos.[25] Após o uso de metformina pela gestante, rapidamente são observadas concentrações semelhantes do fármaco no sangue materno e fetal.[26]

A glibenclamida está associada a aumento do risco de hipoglicemia neonatal, maior ganho de peso materno, maior ganho de peso neonatal e macrossomia, sugerindo que essa medicação não deva ser utilizada no tratamento do diabetes na gestação.[27]

A metformina pode diminuir a incidência de hipertensão gestacional e deve ser considerada uma alternativa à insulina, embora os dados de segurança em longo prazo da criança ainda sejam limitados.[28] O uso da metformina em mulheres com DMG sem controle glicêmico adequado com medidas não farmacológicas pode ser uma alternativa terapêutica, na inviabilidade do uso de insulina.

A associação de metformina com insulina em gestantes com DMG que necessitem de altas doses de insulina (> 2 UI/kg/dia) sem controle glicêmico adequado ou com ganho excessivo de peso materno ou fetal pode ser considerada.

Para analisar o uso desse medicamento, foi realizado estudo randomizado controlado *MiG* (*Metformin in gestational diabetes*) que incluiu 751 mulheres com DMG para receber tratamento com doses tituladas de insulina e de metformina de até 2.500 mg/dia. O desfecho primário foi composto de hipoglicemia neonatal, dificuldade respiratória, necessidade de fototerapia, índice de Apgar de 5 minutos < 7 e nascimento prematuro, antes de 37 semanas. O desfecho primário foi observado em 32% de todas as participantes, não sendo diferente entre os dois grupos de tratamento. Desfechos secundários do *MiG*, como peso ao nascer, antropometria neonatal e taxas de recém-nascidos grandes para a idade gestacional (GIG > percentil 90), também foram semelhantes entre os dois grupos. No entanto, as taxas de hipoglicemia neonatal mais grave (< 30 mg/dL) foram menores no grupo da metformina, em relação à terapia com insulina. A frequência de parto prematuro foi maior no grupo que usou metformina. É importante notar, entretanto, que cerca de 46,3% das mulheres no grupo da metformina necessitaram de tratamento suplementar com insulina para conseguir manter o controle glicêmico adequado.[29]

Outro aspecto que ainda merece estudo é que uma metanálise que avaliou o uso de metformina em 8.033 gestantes mostrou que o uso de metformina na gestação contribuiu para redução no ganho de peso gestacional.[28]

Filhos de mulheres incluídas no estudo *MiG* foram acompanhados e avaliados prospectivamente em comparação com a prole de mães tratadas com insulina durante a gestação, configurando a coorte *MiG Tofu* (do inglês *The offspring follow-up*),[29,30] e na avaliação aos 9 anos foi verificado maior índice de obesidade infantil, embora tenha havido perda de acompanhamento de cerca de 70% das crianças. Não houve diferença na avaliação de outras variáveis clínicas, laboratoriais e de imagem. Portanto, considera-se que não foram observados eventos adversos graves no acompanhamento em médio prazo das crianças expostas. No entanto, até o momento ainda não há dados disponíveis sobre o efeito metabólico nessa população na vida adulta decorrente dessa exposição.

Até 2023, os antidiabéticos orais ainda não foram aprovados para uso na gestação, e nos casos em que sejam prescritos há necessidade de TCLE com o motivo de sua utilização bem delineado.

CONTROLE DO CRESCIMENTO E VITALIDADE FETAL

No DMG, no início da gestação, momento da organogênese, ainda não se verifica hiperglicemia, e, embora não existam estudos sobre a incidência de malformações fetais na população com DMG, com base nos critérios de diagnóstico utilizados atualmente, é de intuir que, se não existirem outras comorbidades, não deve haver maior frequência delas.

Desvios de crescimento, principalmente para o lado do crescimento excessivo, devem ser temidos, independentemente da terapêutica adotada para o controle glicêmico (não farmacológica ou farmacológica). Assim, pacientes com DMG devem ser acompanhadas com US obstétrica. Se houver condições técnicas e financeiras, a US deve ser iniciada a partir da 24ª semana, com intervalo de 4 semanas. Individualizar o acompanhamento, com intervalo mínimo de 15 dias, se diagnosticados desvios do crescimento fetal. Se não houver condições adequadas, a US obstétrica pode ser iniciada entre 28 e 32 semanas, e repetida na 36ª semana para pacientes com controle glicêmico adequado. O seguimento deverá se individualizado se houver controle inadequado.

O acompanhamento da vitalidade fetal em pacientes com DMG, até o momento, é indicado por consenso de especialistas, já que não existem estudos de significância. O Consenso Brasileiro sugeriu acompanhamento utilizando os diversos métodos de propedêutica, no sentido de diminuir morbidade e mortalidade do concepto. A avaliação do crescimento e da vitalidade fetal sugerida se baseou nas condições técnicas e financeiras, no tipo de tratamento e no controle glicêmico obtido, e pode ser vista na Tabela 6.

Parto

O momento ideal do parto para as gestantes com DM não foi avaliado em estudos randomizados bem controlados, sendo bastante variadas as recomendações das

TABELA 6 Recomendações para avaliação do crescimento e do bem-estar fetal no DMG no Brasil, de acordo com o tratamento, farmacológico ou não, e os recursos técnicos e financeiros

DMG				
Condição clínica	**Tratamento não farmacológico (classe A1)**		**Tratamento farmacológico (classe A2)**	
Recursos técnicos e financeiros	**Parciais**	**Totais**	**Parciais**	**Totais**
US para datação da gestação[a1]	X	X	X	X
US morfológica[a2] (1º trimestre)		X		X
US morfológica (2º trimestre)		X		X
Ecocardiografia fetal[h]	s/n	s/n	s/n	s/n
US obstétrica[a3] no momento do diagnóstico de DMG	X	X	X	X
US obstétrica para avaliar o crescimento fetal[b]		X		X
US obstétrica para avaliar o crescimento fetal entre 28-32 semanas[b]	X		X	
US obstétrica para avaliar o crescimento fetal na 36ª semana[b]	X		X	
CMF diário a partir de 28 semanas[c]	X	X	X	X
CTG anteparto[d]		34 semanas	32 semanas	32 semanas
PBF[e]		34 semanas	32 semanas	32 semanas
PBF simplificado[f]		34 semanas	32 semanas	32 semanas
Doppler AU[g]	s/n	s/n	s/n	s/n

AU: artéria umbilical; CMF: contagem de movimentos fetais; CTG: cardiotocografia; DMG: diabetes *mellitus* gestacional; PBF: perfil biofísico fetal; s/n: sem necessidade; US: ultrassonografia.
Fonte: OPAS.[24]

diversas sociedades de obstetrícia e de endocrinologia. É consenso na literatura que a indicação do parto antes de 37 semanas deve ser individualizada e realizada apenas mediante evidência de comprometimento materno e/ou fetal ou presença de comorbidade. Em contrapartida, preconiza-se não estender a conduta expectante para além da 41ª semana de gestação.

As gestantes com diagnóstico de DMG, controle glicêmico adequado em uso de conduta não farmacológica (adequação alimentar e exercício) e feto com vitalidade e crescimento preservados podem ser acompanhadas, e é preconizado aguardar o início espontâneo do trabalho de parto, que preferencialmente deve ocorrer entre 39 e até 40 6/7 semanas. Se houve necessidade de medicação e o controle ficou adequado, o parto deve acontecer entre 39 e 39 6/7 semanas. Se o controle não ficou adequado, com ou sem medicação, o parto deve ocorrer entre 37 e 38 semanas.

A via de parto sempre será de indicação obstétrica, e, nos casos em que o controle glicêmico não foi adequado, deve considerar o peso do concepto. A conduta do parto está resumida na Figura 5.

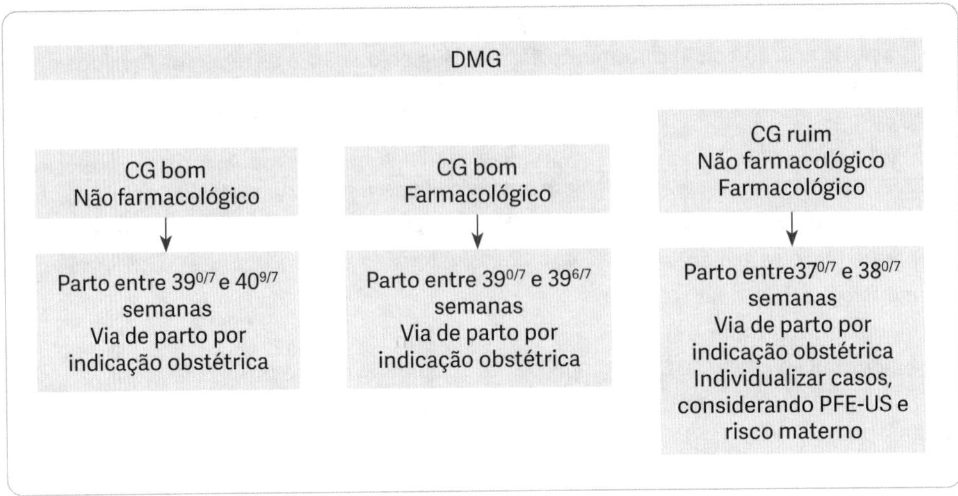

FIGURA 5 Momento do parto no DMG.

CG: controle glicêmico; DMG: diabetes *mellitus* gestacional; PFE: peso fetal estimado; US: ultrassonografia.
Fonte: OPAS.[24]

MANEJO PERIPARTO

As limitações dos protocolos se devem principalmente à necessidade frequente de individualização do manejo do diabetes durante o parto, já que muitas variáveis irão influenciar nas decisões terapêuticas, como o horário e o tipo de parto (vaginal ou cirúrgico), a classificação do DM materno e o método de insulinização utilizado pela gestante.

O uso de corticosteroides para maturação pulmonar fetal na vigência de parto prematuro, antes de 34 semanas, não é contraindicado, mas deve ser administrado de forma concomitante ao monitoramento intensivo da glicemia e aos ajustes na dose de insulina.[31]

Em relação ao controle periparto, mulheres em uso de insulina devem ter a verificação da glicemia a cada 4 horas, pelo menos, incluindo o pós-parto imediato. Já as com bom controle glicêmico na gestação com terapia não farmacológica não necessitam de monitoramento da glicose periparto.

Durante o trabalho de parto, deve-se manter a glicemia em níveis entre 70 e 120 mg/dL. No trabalho de parto de início espontâneo, com a dose de insulina basal já administrada, recomendam-se infusão contínua de glicose a 5% (125 mg/hora), por via intravenosa, e monitoramento da glicemia capilar a cada 1 ou 2 horas. No parto programado cesárea, a gestante deve permanecer em jejum desde a noite anterior (mínimo de 8 horas). Pela manhã, deve-se iniciar controle da glicemia capilar (a cada 1 ou 2 horas), administração da metade da dose de insulina e infusão contínua de glicose a 5% (125 mg/hora), por via intravenosa. Nos casos de indução do trabalho de parto, a administração de insulina basal seguirá os mesmos princípios da cesárea, porém, caso a paciente faça a ingestão do desjejum e utilize insulina regular no café da manhã, deverá ser administrada.[32]

MANEJO PÓS-PARTO

No primeiro dia após o parto, os níveis de glicemia devem ser observados, suspendendo-se a insulina basal. Orienta-se também a manutenção de uma dieta saudável. A maioria das mulheres apresenta normalização das glicemias nos primeiros dias após o parto.

Ainda, deve-se estimular o aleitamento materno, que, além dos benefícios ao bebê, está associado à prevenção do diabetes tipo 2 em mulheres com histórico de DMG.[33]

A reclassificação deve ser feita, idealmente, 6 semanas após o parto para todas as mulheres que tiveram DMG, utilizando os critérios padronizados para a população em geral. A realização do TOTG com 75 g de glicose, 6 semanas após o parto, é considerada padrão ouro para o diagnóstico de diabetes após a gestação e deve ser a opção em situações de viabilidade financeira e disponibilidade técnica total. Em situações de viabilidade financeira e/ou disponibilidade técnica parcial, pode-se realizar a glicemia de jejum 6 semanas após o parto para diagnóstico de DM e de glicemia de jejum alterada,[33] como pode ser visto nas Figuras 6 e 7.

Opções de métodos contraceptivos devem ser apresentadas para a paciente ainda na gestação ou na primeira avaliação do puerpério. Não há métodos contraceptivos especificamente contraindicados para mulheres com DMG prévio e deve-se considerar que a paciente terá liberdade de escolha

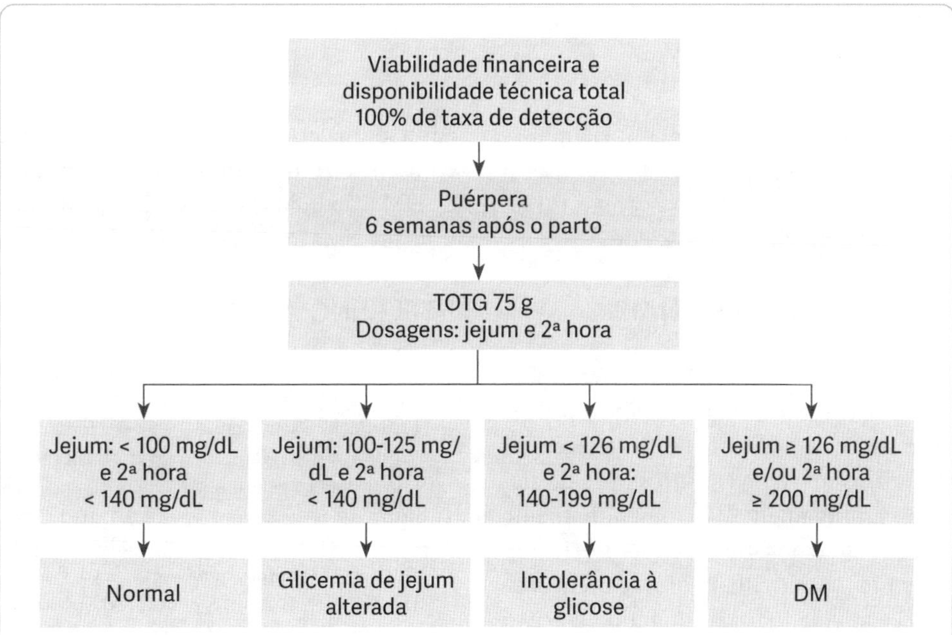

FIGURA 6 Diagnóstico da condição glicêmica no pós-parto de pacientes com DMG, em situações de viabilidade técnica e financeira total.

DM: diabetes *mellitus*; DMG: diabetes *mellitus* gestacional; TOTG: teste oral de tolerância à glicose.

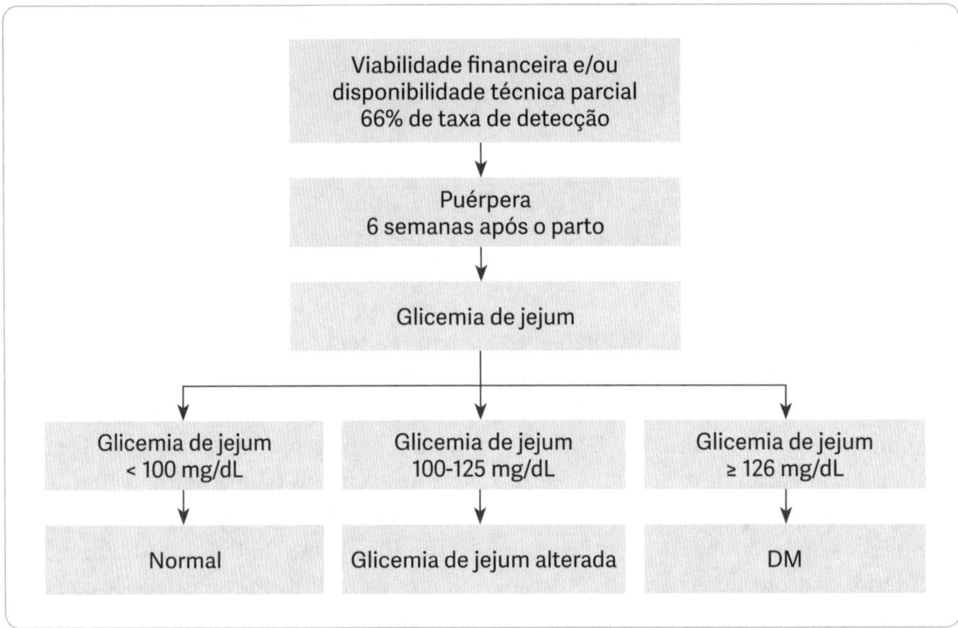

FIGURA 7 Diagnóstico da condição glicêmica no pós-parto de pacientes com DMG, em situações de viabilidade técnica e financeira parcial.
DM: diabetes *mellitus*; DMG: diabetes *mellitus* gestacional.
Fonte: adaptada de OPAS et al.[5]

dos métodos contraceptivos, respeitando-se as contraindicações habituais. Assim, a escolha do método deve se basear nas características individuais da paciente.[34]

CONSIDERAÇÕES FINAIS

É muito importante fazer o rastreamento universal em toda gestante, para o respectivo diagnóstico de diabetes *mellitus* gestacional (DMG), assim como os outros tipos de diabetes. É fundamental o acompanhamento do pré-natal, por meio de monitorização glicêmica, aconselhamento de dieta saudável e atividade física (quando não tiver contraindicações), além do uso de insulina quando necessário que é o padrão-ouro no tratamento do diabete na gestação. Esses parâmetros são cruciais para evitar desfechos adversos maternos, fetais e neonatais, assim como os tardios, como risco aumentado de DM e obesidade e recidiva do DMG em uma próxima gestação.

REFERÊNCIAS BIBLIOGRÁFICAS

1. Federation International Diabetes. 2019. Disponível em: https://www.idf.org/e-library/epidemiology-research/diabetes-atlas.html. Acesso em: fev. 2024.
2. World Health Organization (WHO). Diagnostic criteria and classification of hyperglycaemia first detected in pregnancy: a World Health Organization guideline. Diabetes Res Clin Pr. 2014;103(3):341-93.
3. Guariguata L, Linnenkamp U, Beagley J, Whiting DR CN. Global estimates of the prevalence of hyperglycaemia in pregnancy. Diabetes Res Clin Pr. 2014;103(2):176-85.
4. Trujillo J, Vigo A, Duncan BB, Falavigna M, Wendland EM, Campos MA, et al. Impact of the International Association of Diabetes and Pregnancy Study

Groups criteria for gestational diabetes. Diabetes Res Clin Pract. 2015;108(2):288-95.

5. Organização Pan-Americana da Saúde (Opas). Ministério da Saúde. Federação Brasileira das Associações de Ginecologia e Obstetrícia (Febrasgo). Sociedade Brasileira de Diabetes (SBD). Rastreamento e diagnóstico de diabetes *mellitus* gestacional no Brasil. Brasília, DF: OPAS, 2016.
6. Immanuel J. Screening and treatment for early-onset gestational diabetes *mellitus*: a systematic review and meta-analysis. Curr Diab Rep. 2017;17(11):115.
7. International Association of Diabetes and Pregnancy Study Groups (IADPSG) Consensus Panel, Metzger BE, Gabbe SG, Persson B, Buchanan TA, et al. International association of diabetes and pregnancy study groups recommendations on the diagnosis and classification of hyperglycemia in pregnancy. Diabetes Care. 2010;33(3):676-82.
8. Mills JL, Jovanovic L, Knopp R, Aarons J, Conley M, Park E, et al. Physiological reduction in fasting plasma glucose concentration in the first trimester of normal pregnancy: the diabetes in early pregnancy study. Metabolism. 1998;47(9):1140-4.
9. Sesmilo G, Prats P, Garcia S, Rodríguez I, Berges I. First-trimester fasting glycemia as a predictor of gestational diabetes (GDM) and adverse pregnancy outcomes. Acta Diabetol. 2020;57(6):697-703.
10. Riskin-Mashiah S, Younes G, Damti A. First-trimester fasting hyperglycemia and adverse pregnancy outcomes. Diabetes Care. 2009;32(9):1639-43.
11. Hapo Study Cooperative Research Group, Metzger BE, Lowe LP, Dyer AR, Trimble ER, Chaovarindr U, et al. Hyperglycemia and adverse pregnancy outcomes. N Engl J Med. 2008;358(19):1991-2002.
12. Xie GH, Zheng Z, Liu TC, Qing LL, Hong XQ, Zha WT. The clinical significance of overt diabetes in pregnancy. Arch Gynecol Obstet. 2019;299(3):891-9.
13. American Diabetes Association (ADA). Standards of care guidelines. Diabetes Care. 2020;43(1).
14. Institute of Medicine (US) and National Research Council (US) Committee to Reexamine IOM Pregnancy Weight Guidelines. Weight gain during pregnancy: reexamining the guidelines. Rasmussen KM, Yaktine AL, editors. Washington (DC): National Academies Press (US); 2009.
15. Duarte-Gardea MO, Gonzales-Pacheco DM, Reader DM, Thomas AM, Wang SR, Gregory RP, et al. Academy of Nutrition and Dietetics Gestational Diabetes evidence-based nutrition practice guideline. J Acad Nutr Diet. 2018;118(9):1719-42.
16. Viana LV, Gross JL Azevedo MJ. Dietary intervention in patients with gestacional diabetes *mellitus*: a systematic review and meta-analysis of randomized clinical trials on maternal and newborn out-comes. Diabetes Care. 2014;37:3345.
17. Davies GA, Wolfe LA, Mottola MF. Society of Obstetricians and Gynecologists of Canada, SOGC Clinical Practice Obstetrics Committee. Joint SOGC/CSEP clinical practice guideline: exercise in pregnancy and the postpartum period. Can J Appl Physiol. 2003;28(3):330-41.
18. Negrato CA, Zajdenverg L. Self-monitoring of blood glucose during pregnancy: indications and limitations. Diabetol Metab Syndr. 2012;4(1):54.
19. Crowther CA, Samuel D, Hughes R, Tran T, Brown J, Alsweiler JM, et al. Tighter or less tight glycaemic targets for women with gestational diabetes *mellitus* for reducing maternal and perinatal morbidity: a stepped-wedge, cluster-randomised trial. PLoS Med [Internet]. 2022;19(9):e1004087.
20. Caissutti C, Saccone G, Khalifeh A, Mackeen AD, Lott M, Berghella V. Which criteria should be used for starting pharmacologic therapy for management of gestational diabetes in pregnancy? Evidence from randomized controlled trials. J Matern Neonatal Med. 2019;32(17):2905-14.
21. Brown J, Grzeskowiak L, Williamson K, Downie MR, Crowther CA. Insulin for the treatment of women with gestational diabetes. Cochrane Database Syst Rev. 2017;2017(11):CD011967.
22. Brown J. Cochrane Database of Systematic Reviews Oral anti-diabetic pharmacological therapies for the treatment of women with gestational diabetes (Review) Oral anti-diabetic pharmacological therapies for the treatment of women with gestational diabetes (review). Cochrane Database Syst Rev [Internet]. 2017;1(1):CD011967.
23. Rowan JA, Rush EC, Obolonkin V, Battin M, Wouldes T, Hague WM. Metformin in gestational diabetes: the offspring follow-up (MiG Tofu) – Body composition at 2 years of age. Diabetes Care. 2011;34(10):2279-84. (Esta referência está errada, não bate com o texto)
24. Organização Pan-Americana de Saúde (Opas). Organização Mundial de Saúde (OMS). Ministério da Saúde. Federação Brasileira das Associações de Ginecologia e Obstetrícia (Febrasgo). Sociedade Brasileira de Diabetes (SBD). Cuidados obstétricos em diabetes *mellitus* gestacional no Brasil. Brasília, DF: OPAS; 2021.

25. Schwartz RA, Rosenn B, Aleksa K. Glyburide transport across the human placenta. Obst Gynecol. 2015;125(3):283-8.
26. Charles B, Norris R, Xiao X, Hague W. Population pharmacokinetics of metformin in late pregnancy. Ther Drug Monit. 2006;28(1):67-72.
27. Camelo Castillo W, Boggess K, Stürmer T, Brookhart MA, Benjamin DK Jr. Association of adverse pregnancy outcomes with glyburide vs insulin in women with gestational diabetes. JAMA Pediatr. 2015;169(5):452-8.
28. Tarry-Adkins JL, Ozanne SE, Aiken CE. Impact of metformin treatment during pregnancy on maternal outcomes: a systematic review/meta-analysis. Sci Rep. 2021;11(1):1-13.
29. Rowan JA, Rush EC, Obolonkin V, Battin M, Wouldes TH. Metformin in gestational diabetes: the offspring follow-up (MiG Tofu): body composition at 2 years of age. Diabetes Care. 2011;34(10):2279-84.
30. Rowan JA, Rush EC, Plank LD, Lu J, Obolonkin V, Coat S, et al. Metformin in gestational diabetes: the offspring follow-up (MiG Tofu): body composition and metabolic outcomes at 7-9 years of age. BMJ Open Diabetes Res Care. 2018;6(1):1-12.
31. Amiya RM, Mlunde LB, Ota E, Swa T, Oladapo OT. Antenatal corticosteroids for reducing adverse maternal and child outcomes in special populations of women at risk of imminent preterm birth: a systematic review and meta-analysis. PLoS One. 2016;11(2):e0147604.
32. Organização Pan-Americana da Saúde (Opas). Ministério da Saúde. Federação Brasileira das Associações de Ginecologia e Obstetrícia (Febrasgo). Sociedade Brasileira de Diabetes (SBD). Tratamento do diabetes *mellitus* gestacional no Brasil. Brasília, DF, 2019.
33. Gunderson EP, Hurston SR, Ning X, Lo JC, Crites Y, Walton D, et al. Study of women, infant feeding and type 2 diabetes after GDM pregnancy investigators: lactation and progression to type 2 diabetes *mellitus* after gestational diabetes *mellitus*: a prospective cohort study. Ann Intern Med. 2015;163:889-98.
34. World Health Organization (WHO). Medical eligibility criteria for contraceptive use. 5.ed. 2015.

23

Lúpus eritematoso sistêmico e gestação

Edgard Torres dos Reis Neto
Fernanda Couto Fernandes
Rosiane Mattar

LÚPUS ERITEMATOSO SISTÊMICO

O lúpus eritematoso sistêmico (LES) é uma doença inflamatória, crônica e de caráter autoimune que apresenta períodos de exacerbação e remissão. Apresenta distribuição geográfica universal, com prevalência mundial de 43,7 a 100 indivíduos /100 mil adultos e incidência de 0,3 a 31,5 casos/100 mil indivíduos/ano. No Brasil a incidência varia de 4,8 a 8,7 casos por 100 mil habitantes/ano, com estimativa de 150 mil a 300 mil pessoas vivendo com LES atualmente no país.

Acomete mais frequentemente mulheres na segunda e terceira décadas de vida, em proporção de 9 a 14 mulheres para 1 homem nessa faixa etária. O diagnóstico do LES é baseado na anamnese, exame físico e exames complementares. Como apresenta manifestações pleomórficas e heterogêneas, é muito importante individualizar e reconhecer os principais fenótipos da doença, especialmente os graves, em que o diagnóstico precoce e a instituição do tratamento em momento adequado têm impacto no prognóstico do paciente.[1,2]

Justamente por acometer principalmente mulheres jovens em idade fértil, e por ser considerada gestação de alto risco pela combinação de fatores maternos e fetais, é muito importante que seja realizado um planejamento tanto no período pré-concepção como durante a gestação e após o parto para o sucesso da gestação nas pacientes com LES.[3]

PERÍODO PRÉ-CONCEPÇÃO

Planejamento

Idealmente, toda gestação deveria passar por planejamento com avaliação adequada para um bom desfecho materno-fetal. Para as gestantes com LES, recomenda-se que a gravidez ocorra com a doença fora de atividade por, pelo menos, 6 meses. A investigação da atividade do LES requer boa anamnese, exame físico e exames complementares, incluindo, pelo menos no início, hemograma, creatinina, transaminases, velocidade de hemossedimentação (VHS), proteína C-reativa, anti-dsDNA, C3, C4, urina I e relação proteína/creatinina em amostra isolada de urina. O LES pode ser sorologicamente ativo (consumo de complemento e/ou anti-dsDNA positivo), mas ainda ser clinicamente quiescente.[3] Anti-dsDNA positivo e consumo de complemento estão associados a maior risco de recidiva de doença durante a gestação (OR 5,3).[4]

A pesquisa dos anticorpos antifosfolipídeos (anticoagulante lúpico, anticardiolipina IgG e IgM e antibeta-2-glicoproteína I IgG e IgM) é imprescindível, uma vez que podem estar presentes em 25 a 50% das pessoas com LES. Cerca de 15 a 25% evoluem com a síndrome antifosfolípide (SAF), e esta é associada a maior risco de fenômenos trombóticos e complicações durante a gestação.[5] Os anticorpos anti-SS-A/Ro estão presentes em 30 a 40%, e anti-SS-B/La em 10 a 15% das pessoas com LES, e apresentam maior risco de LES neonatal e bloqueio atrioventricular fetal (BAV).

O risco de BAV fetal em mães com anti-SS-A/Ro ou anti-SS-B/La varia de 0,2 a 3% na primeira gestação, chegando a 18% em caso de gestação prévia com BAV total. Na presença desses anticorpos, deve-se ficar atento também para lesões cutâneas ou alterações hematológicas e hepáticas no recém-nascido, sendo estas geralmente transitórias, com melhora em até 6 meses após o parto.[5] Aproximadamente 10% das pessoas com LES apresentam hipotiroidismo, e os níveis de hormônio tireoestimulante (TSH) e de T4 livre também devem ser avaliados.[3]

As principais contraindicações para a gestação na paciente com LES estão descritas na Tabela 1. Ao serem identificadas essas condições, é muito importante a orientação quanto aos métodos contraceptivos a fim de se evitar uma gestação de risco não planejada.

Conciliação medicamentosa

É imprescindível a adequação das medicações previamente à concepção, suspendendo e substituindo medicações com risco de teratogenicidade. A hidroxicloroquina

TABELA 1 Cuidados no período pré-concepção na paciente com lúpus e desejo gestacional

Avaliação das principais contraindicações para gestação	Avaliação clínica e laboratorial
▪ Lúpus em atividade. ▪ Insuficiência renal crônica: especialmente estágios 3, 4 e 5. ▪ Hipertensão arterial pulmonar. ▪ Acidente vascular cerebral nos últimos 6 meses. ▪ Insuficiência cardíaca ou valvopatia graves. ▪ Doença pulmonar restritiva grave. ▪ HAS não controlada. ▪ Síndrome HELLP a despeito de AAS e heparina em gestação anterior.	▪ Avaliação da atividade de doença. ▪ Tempo de doença em remissão por pelo menos 6 meses. ▪ Hemograma, creatinina, transaminases, VHS, proteína C-reativa, anti-dsDNA, C3, C4, TSH, T4 livre, urina I e relação proteína/creatinina em amostra isolada de urina. ▪ Avaliação anticorpos: – Anti-dsDNA. – Anti-SS-A/Ro. – Anti-SS-B/La. – Antifosfolípides: anticoagulante lúpico, anticardiolipina IgG e IgM, antibeta-2-glicoproteína I IgG e IgM.

AAS: ácido acetilsalicílico; HAS: hipertensão arterial sistêmica; HELLP: hemólise, enzimas hepáticas elevadas, baixa contagem de plaquetas; IgG: imunoglobulina G; IgM: imunoglobulina M; THS: hormônio estimulador da tireoide; VHS: velocidade de hemossedimentação.

deve ser mantida durante toda a gestação e aleitamento, com benefícios para a mãe e o feto. Além de prevenir a atividade da doença, diminui o risco de bloqueio atrioventricular em pacientes com anti-SS-A/Ro e/ou anti-SS-B/La positivos e diminui o risco de fenômenos trombóticos.[1,3]

A prednisona não atravessa a barreira placentária e pode ser utilizada nos períodos de atividade de doença, idealmente em dose de até 7,5 mg/dia. Doses maiores aumentam o risco de hipertensão arterial, rotura pré-termo de membranas, diabetes gestacional e pré-eclâmpsia.[1,3,5]

Deve-se adequar a classe de medicação anti-hipertensiva, suspendendo iECA (inibidores da enzima conversora de angiotensina) e bloqueadores de receptor de angiotensina.

Dentre os imunossupressores, a azatioprina na dose de até 2 mg/kg/dia e os inibidores de calcineurina (ciclosporina e tacrolimo) são compatíveis com o uso durante a gestação. O micofenolato deve ser suspenso pelo menos 6 semanas antes da gestação, e, quando necessário, manter imunossupressão de manutenção, troca-se o micofenolato de mofetila pela azatioprina pelo menos 3 meses antes da gestação.

O metorexato deve ser suspenso idealmente 3 meses antes da gravidez, e a leflunomida, 2 anos. Quando a gestação ocorre em intervalo inferior a 2 anos da suspensão da leflunomida, deve ser prescrita colestiramina na dose de 8 g de 8 em 8 horas por 11 dias para eliminação da droga.[3] A ciclofosfamida deve ser suspensa 12 meses antes da gestação, pois, além da teratogenicidade, essa medicação pode estar associada à infertilidade e à menopausa precoce, a depender da dose cumulativa e da idade em que foi utilizada. Não há dados suficientes para uso do rituximabe na gestação, e, pelos potenciais riscos, deve ser suspenso idealmente 1 ano antes de engravidar.

PERÍODO GESTACIONAL

Riscos materno-fetais em decorrência do LES na gestação

Influência da gestação no LES

Pacientes que apresentam atividade da doença próxima à gestação têm risco 6 vezes maior de reativação da doença durante a gravidez. Embora a nefrite lúpica possa ser uma manifestação inicial da doença durante a gestação, o mais frequente é a recidiva da nefrite, especialmente nas pacientes que engravidaram sem planejamento, com necessidade de suspensão ou troca de medicação por um fármaco de menor eficácia. São alterações sugestivas de atividade renal sedimento urinário ativo com hematúria glomerular e/ou proteinúria de 24 horas ou proteinúria/creatinúria em amostra isolada de urina maior que 500 mg.[1,3]

Influência do LES na gestação

Há maior risco de diabetes gestacional e hipertensão arterial sistêmica (HAS) naquelas pacientes em uso de prednisona, especialmente se dose ≥ 7,5 mg/dia.

Gestação com o LES em atividade é um fator de risco independente para síndromes hipertensivas da gestação (OR 1,8 para pré-eclâmpsia), morbidade e mortalidade fetais (OR 5,7 para perda gestacional; OR 3,5 para crescimento fetal restrito e OR 6,5 para prematuridade) e maior risco de síndrome HELLP (hemólise, enzimas hepáticas elevadas, baixa contagem de plaquetas), especialmente quando associada à SAF. Antecedente de nefrite lúpica, *per se*, ou gestação com nefrite lúpica em atividade, também têm impacto sobre o prognóstico materno (RR

9,0 recidiva de atividade renal durante ou após gestação) e fetal (OR 7,3 para perda fetal e OR 18,9 para parto prematuro), além de maior risco para HAS e pré-eclâmpsia.

Até 35% das gestantes com LES apresentam pré-eclâmpsia *versus* 5 a 8% da população geral,[5] que pode estar relacionada à própria atividade do LES, especialmente nos casos de nefrite, uso de corticosteroides e na presença de anticorpos antifosfolípides. Pacientes primigestas com pré-eclâmpsia também apresentam maior risco de recidiva em gestações posteriores.[3]

Há maior risco de aborto nas pacientes em atividade, como plaquetopenia, nefrite e HAS. Pacientes com SAF, em especial na presença do anticoagulante lúpico positivo no primeiro trimestre, têm maior risco de perda fetal. Parto pré-termo é mais frequente tanto pela rotura pré-termo de membranas como pela atividade da doença, especialmente renal, restrição de crescimento intrauterino (RCIU) ou pré-eclâmpsia. Restrição de crescimento fetal (RCF) é mais frequente nas gestantes com LES em atividade, em especial renal, com hipertensão ou associação de SAF.

Pré-natal

Rotina pré-natal

O atendimento das gestantes com LES deve ser multidisciplinar, incluindo serviço de obstetrícia de alto risco, medicina fetal, reumatologia e nefrologia (quando há comprometimento renal).

O uso do fator de proteção solar de 4 em 4 horas nas áreas expostas ao sol é recomendado, uma vez que a radiação ultravioleta pode levar à piora da doença sistêmica.

A frequência das consultas deve ser individualizada, e em nosso serviço são mensais até 28 semanas, quinzenais entre 28 e 34 semanas, e, posteriormente, semanais. Em caso de atividade do LES, em especial renal, são realizadas consultas mais frequentes. Além da rotina dos exames pré-natais, deve-se solicitar na primeira consulta a pesquisa dos anticorpos antifosfolípides, TSH, creatinina, anti-dsDNA, C3 e C4. Entre 12 e 16 semanas, deve-se iniciar ácido acetilsalicílico (AAS) na dose de 100 ou 150 mg e carbonato de cálcio 1 a 2 g ao dia para prevenção de pré-eclâmpsia.

Como comentado anteriormente, os anticorpos anti-SS-A/Ro e anti-SS-B/La podem estar associados ao lúpus neonatal: *rash* cutâneo, manifestações hematológicas e hepáticas em 10 a 30% dos recém-nascidos. Geralmente, resolve-se com depuração dos anticorpos maternos em até 6 meses após o parto. O ecocardiograma fetal é sugerido semanalmente ou quinzenalmente da 16ª à 28ª semana para gestantes com anti-SS-A/Ro e/ou anti-SS-B/La positivos, para monitorização de BAV fetal.

Uma vez instalado o BAVT, este é irreversível. Como tratamento para BAV em estágios iniciais ou miocardite fetal, utiliza-se corticosteroide que atravessa a barreira placentária, como dexametasona 4 mg/dia por algumas semanas com resultados heterogêneos. O risco de recidiva do BAVT em gestações subsequentes é de 13 a 18%. Para pacientes em uso de hidroxicloroquina, esse risco diminui para 7,5%.[3]

Realizam-se a ultrassonografia (US) obstétrica inicial, morfológica de primeiro trimestre entre 11 e 14 semanas, morfológica de segundo trimestre entre 20 e 24 semanas e, depois, US obstétrica com dopplerfluxometria colorida a cada 4 semanas a partir de 24 semanas e quinzenal a partir de 28 a 30 semanas, a depender das particularidades de cada caso (atividade renal, hipertensão, RCF, SAF etc.).

Como diferenciar pré-eclâmpsia de nefrite lúpica em atividade

Determinadas manifestações do LES, por exemplo, plaquetopenia, proteinúria e artralgia, podem mimetizar alterações da própria gestação. Alguns parâmetros clínicos e laboratoriais são úteis neste cenário (Tabela 2).[6]

Distinguir entre atividade renal do LES e pré-eclâmpsia pode ser um desafio. Sedimento urinário ativo, anti-dsDNA positivo e consumo de complemento são sugestivos de atividade de doença, enquanto o aumento das transaminases, ácido úrico sérico e proteinúria sem sedimento ativo são mais sugestivos de pré-eclâmpsia.[7] A relação sFlt-1/PLGF elevada é muito útil e específica para o diagnóstico de pré-eclâmpsia. Vale ressaltar que, mesmo quando elevada, não exclui atividade do LES, especialmente a nefrite. Em contrapartida, quando em níveis baixos, mesmo na presença de hipertensão arterial e proteinúria, indica que essas alterações podem ser decorrentes da atividade do LES. É essencial o diagnóstico diferencial, uma vez que a pré-eclâmpsia pode indicar resolução da gestação, enquanto a atividade do LES inclui mudança na terapêutica da doença.[8]

Tratamento das manifestações do LES na gestação

Como a atividade da doença está intimamente relacionada ao desfecho materno-fetal, é muito importante que seu tratamento seja adequado nesse período, incluindo a reconciliação das medicações utilizadas para o tratamento da doença e das comorbidades apresentadas. A hidroxicloroquina deve ser mantida tanto durante o período pré-concepção, como na gestação e na lactação, a não ser que haja alguma contraindicação a seu uso, pois oferece melhor controle da ati-

TABELA 2 Alterações da gestação versus atividade do LES

	Gestação	LES
Plaquetopenia	Discreta (> 100.000/mm^3)	Geralmente mais acentuada
Fadiga	Frequente	Atividade de doença
Frequência respiratória	Aumento	Pulmonares/cardíacos/anemia
Lesão cutânea da face	Melasma	Eritema malar
Musculoesqueléticas	Lombalgia/artralgia/STC	Poliartralgia inflamatória
Alopecia	Principalmente pós-parto	Atividade de doença
↑ VHS	29 mm (1º trimestre), 42 mm (2º trimestre) e 39 mm (3º trimestre)	Atividade de doença
Anti-dsDNA/complemento	Normais	Atividade de doença (nefrite)
Urina 1	Sem hematúria glomerular	Sedimento alterado (nefrite)
Proteinúria	↑ 30% por elevação TFG	> 0,5 g: nefrite/MAT
Ácido úrico	PE	Normal (↑ casos específicos, DRC)
sFlt-1/PLGF	PE	Normal

DRC: doença renal crônica; LES: lúpus eritematoso sistêmico; MAT: microangiopatia trombótica; PE: pré-eclâmpsia; STC: síndrome do túnel do carpo; TGF: taxa de filtração glomerular; VHS: velocidade de hemossedimentação.

vidade da doença durante a gravidez[9] e sua interrupção está relacionada a maior risco de reativação do LES durante a gestação,[5] além de efeitos pleiotrópicos e de múltiplos benefícios para o paciente, tanto por meio de efeitos diretos na atividade do LES como de efeitos indiretos, por exemplo, melhora da atividade da doença e redução do risco de recidiva, melhora das lesões de pele e queixas articulares, prevenção de dano, melhora da sobrevida, melhora do perfil glicêmico e lipídico e redução de fenômenos trombóticos.[10] O uso de hidroxicloroquina também está associado à diminuição de ocorrência do bloqueio atrioventricular cardíaco fetal, especialmente em casos de recorrência.[11,12]

O uso de corticosteroides deve ser na menor dose possível pelo menor tempo necessário, idealmente em dose ≤ 7,5 mg/dia, uma vez que altas doses da medicação estão associadas a maior risco de diabetes, hipertensão, pré-eclâmpsia e ruptura prematura pré-termo de membranas. O uso de corticosteroides fluorados como dexametasona ou betametasona deve ser reservado para maturação pulmonar fetal em caso de parto prematuro ou lúpus neonatal com miocardite, alterações do ritmo cardíaco e BAV fetal de primeiro ou segundo grau. Na Tabela 3 estão descritos os principais imunossupressores utilizados para o tratamento do LES e seu uso durante a gestação ou amamentação.[5]

São compatíveis com a amamentação: tacrolimo, azatioprina, ciclosporina e prednisona (doses a partir de 20 mg devem ser tomadas imediatamente após a mamada e dar um intervalo de 4 horas até a próxima mamada). São contraindicadas: ciclofosfamida, rituximabe (suspensão por pelo menos 6 meses antes), leflunomida, metotrexato e micofenolato de mofetila ou de sódio.

Profilaxia para eventos tromboembólicos

Deve-se ter atenção para a avaliação do escore de risco durante o pré-natal, na internação e no pós-parto. Gestantes com LES

TABELA 3 Uso de medicações para o tratamento do LES durante a gestação e amamentação

	Gestação	Amamentação
Corticosteroides	+	+ (> 4 horas)
AINH	+ (até 32 semanas)	+/–
Hidroxicloroquina	+	+
Metotrexato	–	–
Leflunomide	–	–
Azatioprina	+	+ (> 4 horas)
Ciclosporina	+/–*	+
Tacrolimo	+	+
Micofenolato de mofetila ou sódio	–	–
Ciclofosfamida	–	–
Rituximabe	–	–

+: permitido; –: não permitido; AINH: anti-inflamatórios não hormonais; LES: lúpus eritematoso sistêmico.
* Atenção aos eventos adversos da ciclosporina, como hipertensão e piora da creatinina.
Fonte: adaptada de Andreoli et al.[5]

com atividade renal apresentam três pontos no escore de risco TEV. Por essa pontuação, há indicação de início de dose profilática de heparina a partir de 28 semanas de gestação até 6 semanas após o parto.[13]

No caso de associação com SAF sem evento tromboembólico prévio, é indicado o uso de heparina profilática desde o início da gestação, e, em caso de evento prévio, é indicada dose terapêutica da heparina já no início da gestação.[14,15]

RECOMENDAÇÕES FINAIS

- O planejamento do momento ideal para a gestação com lúpus quiescente há pelo menos 6 meses e conciliação das medicações em uso é fundamental para minimizar os riscos de morbidade e mortalidade de materno-fetais. A hidroxicloroquina deve ser mantida durante toda a gestação e a amamentação, a não ser que a paciente apresente alguma contraindicação para seu uso.
- Todas as gestantes com LES devem receber a prescrição de AAS e carbonato de cálcio para prevenção de pré-eclâmpsia.
- O acompanhamento multidisciplinar no pré-natal é imprescindível e compreende serviço de obstetrícia de alto risco, medicina fetal, reumatologia e nefrologia, quando houver acometimento renal.
- Para diferenciar atividade renal de pré-eclâmpsia, além do sedimento urinário e de outros marcadores, é mais específica e muito útil a relação SFL/PLGF.
- A pesquisa de anticorpos antifosfolípides para SAF é imprescindível antes da gravidez e também na primeira consulta pré-natal.
- A pesquisa de anticorpos anti-SS-B/Ro e anti-SS-A/La deve ser realizada na primeira consulta, e, em caso positivo de um desses anticorpos, o ecocardiograma fetal deve ser realizado entre 16 a 28 semanas para pesquisa de BAV. No parto, é fundamental comunicar o neonatologista para atenção à possibilidade de lúpus neonatal.

REFERÊNCIAS BIBLIOGRÁFICAS

1. Fanouriakis A, Tziolos N, Bertsias G, Boumpas D. Update on the diagnosis and management of systemic lupus erythematosus. Ann Rheum Dis. 2021;80(1).
2. Tian J, Zhang D, Yao X, Huang Y, Lu Q. Global epidemiology of systemic lupus erythematosus: a comprehensive systematic analysis and modelling study. Ann Rheum Dis. 2023;82(3).
3. Petri M. Pregnancy and systemic lupus erythematosus. Best Pract Res Clin Obstet Gynaecol. 2020:64:24-30.
4. Andreoli L, Bertsias G, Agmon-Levin N, Brown S, Cervera R, Costedoat-Chalumeau N, et al. Eular recommendations for women's health and the management of family planning, assisted reproduction, pregnancy and menopause in patients with systemic lupus erythematosus and/or antiphospholipid syndrome. Ann Rheum Dis. 2017;76(3).
5. Andreoli L, Bertsias GK, Agmon-Levin N, Brown S, Cervera R, Costedoat-Chalumeau N, et al. Eular recommendations for women's health and the management of family planning, assisted reproduction, pregnancy and menopause in patients with systemic lupus erythematosus and/or antiphospholipid syndrome. Ann Rheum Dis. 2017;76(3):476-85.
6. Sammaritano L, Bermas B. Management of pregnancy and lactation. Best Pract Res Clin Rheumatol. 2018;32(6):750-66.
7. Castro-Gutierrez A, Young K, Bermas B. Pregnancy and management in women with rheumatoid arthritis, systemic lupus erythematosus, and obstetric antiphospholipid syndrome. Rheum Dis Clin North Am 2022;48(2).
8. Hirashima C, Ogoyama M, Abe M, Shiraishi S, Sugase T, Niki T, et al. Clinical usefulness of serum levels of soluble fms-like tyrosine kinase 1/placental growth factor ratio to rule out preeclampsia in women with new-onset lupus nephritis during pregnancy. CEN Case Reports. 2019;8(2).
9. Levy RA, Vilela VS, Cataldo MJ, Ramos RC, Duarte JL, Tura BR, et al. Hydroxychloroquine (HCQ) in lu-

pus pregnancy: double-blind and placebo-controlled study. Lupus. 2001;10(6):401-4.
10. dos Reis Neto E, Kakehasi A, Pinheiro MM, Ferreira GA, Marques C, Mota L, et al. Revisiting hydroxychloroquine and chloroquine for patients with chronic immunity-mediated inflammatory rheumatic diseases. Advances in Rheumatology (London, England). 2020;60(1).
11. Izmirly PM, Costedoat-Chalumeau N, Pisoni CN, Khamashta MA, Kim MY, et al. Maternal use of hydroxychloroquine is associated with a reduced risk of recurrent anti-SSA/Ro-antibody-associated cardiac manifestations of neonatal lupus. Circulation. 2012;126(1):76-82.
12. Tunks RD, Clowse ME, Miller SG, Brancazio LR, Barker PC. Maternal autoantibody levels in congenital heart block and potential prophylaxis with antiinflammatory agents. Am J Obstet Gynecol. 2013;208(1):64.e1-7.
13. Reducing the risk of venous thromboembolism during pregnancy and the puerperium. RCOG. Guideline 37a. April 2015.
14. Miyakis S, Lockshin M, Atsumi T, Branch D, Brey R, Cervera R, et al. International Consensus Statement on an Update of the Classification Criteria for Definite Antiphospholipid Syndrome (APS). J Thromb Haemost. 2006;4(2):295-306.
15. Tektonidou MG, Andreoli L, Limper M, Amoura Z, Cervera R, Costedoat-Chalumeau N, et al. Eular recommendations for the management of antiphospholipid syndrome in adults. Ann Rheum Dis. 2019;78(10):1296-304.

24

Trombofilias e gestação

Rosiane Mattar
Tatiana Emy Nishimoto Kawanami Hamamoto
Évelyn Traina
Fernanda Couto Fernandes

INTRODUÇÃO

Na gravidez, existem modificações fisiológicas que contribuem para o efeito hemostático, diminuindo perda sanguínea mais intensa durante o processo da parturição, como o aumento de fatores pró-coagulantes (fatores VIII, XII, VII, V e fibrinogênio), a diminuição da atividade fibrinolítica e dos níveis de proteína S e proteína C (que têm ação anticoagulante), o aumento dos níveis de inibidor do ativador de plasminogênio (PAI-1 e PAI-2) e o aumento do volume plasmático com maior estase venosa, principalmente nos membros inferiores.[1-3] Mas essas modificações, que visam proteger a mulher de hemorragia durante e logo após o parto, acarretam risco 5 a 6 vezes maior de trombose venosa na gravidez e no puerpério.[4,5] Esse potencial aumentado de eventos trombóticos na gravidez pode ser exacerbado pela presença de trombofilias.

Trombofilia é o termo usado para definir uma condição clínica em que o indivíduo tem maior tendência a desenvolver quadro de trombose.

As trombofilias podem ser adquiridas ou hereditárias, e a presença de qualquer uma delas aumenta o risco de doença tromboembólica. Por isso é importante avaliar o risco de TEV no ciclo gravídico-puerperal de acordo com protocolos adequados.

A trombofilia adquirida tem associação com risco maior de algumas doenças obstétricas: abortamento espontâneo de repetição (AER), aborto tardio, prematuridade, restrição de crescimento fetal (RCF), óbito fetal (OF) e pré-eclâmpsia (PE), que, estando presentes, direcionam a procura dessa doença, especialmente na ausência de outra causa definida. Já a relação das trombofilias hereditárias com a morbidade obstétrica não foi identificada, e não se recomenda sua investigação de maneira rotineira em gestantes com doença obstétrica, mesmo porque não existe evidência de qualquer intervenção efetiva nesses casos.[1]

CLASSIFICAÇÃO DAS TROMBOFILIAS

As trombofilias podem ser classificadas em:[6,7]

- Adquiridas: síndrome dos anticorpos antifosfolípides (SAF).

- Hereditárias:
  1. Mutação do fator V de Leiden.
  2. Mutação da protrombina G20210A.
  3. Deficiência de antitrombina III.
  4. Deficiência da proteína S.
  5. Deficiência da proteína C.
  6. Mutação de PAI-1 e PAI-2, e eventualmente outras.
- Mista: hiper-homocisteinemia, que pode ser adquirida pela deficiência de ácido fólico e pode ter causa hereditária pela alteração de metilenotetra-hidrorredutase (MTHFR) ou da cistationina beta sintase (CBS), mas que foi relacionada a eventos arteriais, não venosos, e não tem associação com risco gestacional.

TROMBOFILIA ADQUIRIDA

Síndrome de anticorpos antifosfolípides

A trombofilia hereditária está relacionada à SAF, definida como a presença de trombose vascular ou morbidade materno-fetal associada à presença de anticorpos antifosfolipídicos.

A SAF pode ser primária (45% dos casos) ou secundária, quando associada a outra doença autoimune, principalmente o lúpus eritematoso disseminado, ou ainda pode ser consequente a drogas ou neoplasias.

É importante ressaltar que os anticorpos antifosfolípides podem estar presentes em pessoas normais, sem manifestação de qualquer patologia. Somente os portadores da síndrome é que apresentam maior risco de eventos obstétricos adversos.[6]

Pelos critérios estabelecidos pela International Society Thrombosis and Haemostasis, em 2006, para firmar o diagnóstico de SAF é necessário o achado de um critério clínico, que seria um fenômeno trombótico ou morbidade obstétrica definida por 3 abortamentos precoces ou um ou mais óbito fetal ou um ou mais prematuro abaixo de 34 semanas associado a PE grave e/ou insuficiência placentária, e um critério laboratorial, que inclui a presença de anticorpo anticardiolipina (ACA), lúpus anticoagulante (LAC), e/ou anticorpo antibeta-2-glicoproteína 1 em dois exames realizados com intervalo de 12 semanas.[8]

Na SAF os anticorpos se acoplam aos fosfolípides de carga negativa do endotélio promovendo uma série de alterações locais que incluem ativação das células *natural killer* (NK), liberação de citocinas inflamatórias, alterações na adesividade plaquetária, diminuição de proteína S e C ativadas, diminuição da atividade da antitrombina III, menor ligação da anexina V e diminuição de fibrinólise, fenômenos que determinam a ocorrência de trombos.

Não se conhece totalmente a fisiopatologia das morbidades obstétricas relacionadas à SAF, mas os anticorpos antifosfolípides provavelmente estão envolvidos com alterações plaquetárias e ativação de células endoteliais, alteração de complemento com formação de microtrombos,[9] determinando menor vascularização uteroplacentária. A hipótese aceita para explicar a perda gestacional se baseia no fato de que a vasculite tecidual e o estado de hipercoagulabilidade determinam infartos no leito placentário e modificação na proliferação trofoblástica.

A SAF se associa com perda gestacional na forma de abortos precoces, aborto tardio e óbito fetal. Cerca de 80% das mulheres com SAF têm ao menos 1 perda fetal, o que significa número maior que as mulheres normais, que apresentam índice menor que 25%.[10]

Também se associa a síndromes hipertensivas da gravidez. A associação é mais forte com PE grave e precoce. Em estudo com mil mulheres com SAF foi verificado que elas têm risco 5,5 vezes maior de ter PE e risco 8,1 vezes maior de ter PE grave.

A restrição de crescimento fetal (RCF) foi verificada em 15 a 30% das gestantes com SAF, enquanto nas pacientes sem patologia é observada em menos que 10%. Também se verificou que o descolamento prematuro de placenta (DPP) acontece em 3% das mulheres com SAF.

A Tabela 1 mostra os critérios envolvidos no diagnóstico da SAF.[6]

A pesquisa desses anticorpos deve ser realizada em mulheres com história pessoal de trombose e/ou morbidade obstétrica não explicada por outra causa, incluindo abortamento precoce de repetição.[6]

O anticorpo anticardiolipina (aCL) deve ser avaliado por teste Elisa com resultado expresso em unidades GPL para o subtipo IgG e MPL para o IgM. Será positivo quando o nível estiver entre 40 e 60 unidades ou acima de 60 unidades (fortemente positivo).

O anticoagulante lúpico (AL) deve ser pesquisado por meio dos testes de Kaolin (KCT), TTPA e o dilute Russel Viper Venom Time (dRVVT), sendo este último considerado mais específico. No DRVVT, a relação gestante/controle > 1,20 mantida após diluição a 50% indica a presença do anticoagulante lúpico.

O anticorpo antibeta-2-glicoproteína 1 (antibeta-2-GP-1) IgG ou IgM: presente no soro ou plasma em títulos > percentil 99, medidos por teste ELISA padronizado.

Para considerar positivo, há necessidade de verificar o achado positivo, de qualquer dos anticorpos, em duas ou mais ocasiões, com intervalo mínimo de 12 semanas.

A presença do anticoagulante lúpico parece ser o mais importante preditor de desfecho neonatal desfavorável em gestantes com SAF. A positividade dos três anticorpos

TABELA 1 Critérios de Sapporo no diagnóstico da SAF: presença de pelo menos 1 critério clínico e 1 critério laboratorial

Clínicos	Laboratoriais
▪ História pessoal de trombose arterial ou venosa em qualquer tecido ou órgão, com adequada confirmação. ▪ 3 ou mais abortamentos espontâneos, precoces e consecutivos com idade gestacional < 10 semanas, desde que excluídas anormalidades anatômicas maternas e alterações cromossômicas maternas e paternas. ▪ 1 ou mais perdas gestacionais inexplicadas com idade gestacional ≥ 10 semanas – com anatomia fetal normal documentada por avaliação ultrassonográfica ou por avaliação anatomopatológica. ▪ 1 ou mais partos prematuros de feto morfologicamente normal antes de 34 semanas devido a PE grave, eclâmpsia ou sinais consistentes com insuficiência placentária gestacional.	▪ Anticoagulante lúpico no plasma, em 2 ou mais ocasiões, com intervalo de 12 semanas entre os exames. ▪ Ac anticardiolipina IgM e/ou IgG, em títulos moderados a altos (> 40 GPL ou MPL ou > p99), em 2 ou mais ocasiões, com intervalo de 12 semanas entre os exames. ▪ Anticorpo antibeta-2-glicoproteína 1 IgM e/ou IgG em títulos maiores que p99, em 2 ou mais ocasiões, com intervalo de 12 semanas entre os exames.

IgG: imunoglobulina G; IgM: imunoglobulina M; PE: pré-eclâmpsia; SAF: síndrome dos anticorpos antifosfolípides.

(triplo positivo) parece ser fator de mau prognóstico.[11]

Títulos baixos de anticorpos aCL devem ser interpretados com critério rigoroso, pois podem ocorrer em 5% de gestantes normais que não têm nenhuma doença, e não têm potencial trombogênico. Esses anticorpos podem surgir transitoriamente após infecções, traumas, tromboses de outras etiologias ou uso de medicamentos.

O tratamento proposto para a SAF na gestação é o uso de heparina (preferencialmente a de baixo peso molecular) em dose profilática ou intermediária (40 mg ou 1 mg/kg/dia) e ácido acetilsalicílico (AAS) na dose de 75 a 100 mg por dia.[12]

Existem ainda trabalhos mostrando benefícios com o uso de hidroxicloroquina na dose usual, em casos refratários ao tratamento convencional, o que ocorre mais frequentemente nos casos triplo-positivos, isto é, com a presença dos três tipos de anticorpos.[10,13]

O acompanhamento pré-natal dessas gestantes deve ser cuidadoso, e sugere-se controle ultrassonográfico seriado para avaliação do crescimento fetal, do líquido amniótico e do bem-estar fetal. Também é importante a verificação da pressão arterial, a orientação da gestante em relação aos sintomas de alerta e a vigilância de sintomas de eventos trombóticos.

Se não houver intercorrências maiores, o parto poderá ser programado por via obstétrica, em torno de 38 a 39 semanas, lembrando-se de suspender o AAS entre 35 e 36 semanas e a heparina de baixo peso molecular cerca de 12 a 24 horas antes, dependendo da dose utilizada, em razão do risco do bloqueio para analgesia e de sangramento no parto.[11]

Importante ressaltar a necessidade de reintrodução da medicação após o parto. A tromboprofilaxia deve ser mantida até 6 semanas após o parto.[6]

A SAF é doença grave, e a longo prazo os riscos de trombose e acidente vascular cerebral (AVC) são maiores nessas pacientes, além de uma parte delas desenvolver lúpus eritematoso sistêmico (LES) ao longo da vida.[6]

TROMBOFILIAS HEREDITÁRIAS

As trombofilias hereditárias são diversas, incluem mutações que alteram a cascata de coagulação (Figura 1) e podem ser divididas em alto e baixo risco tromboembólico, conforme ilustra a Tabela 2.[7]

TABELA 2 Trombofilias hereditárias de alto e baixo risco

Alto risco
Deficiência de antitrombina III
Mutação do fator V de Leiden em homozigose
Mutação da protrombina G20210A em homozigose
Mutação do fator V de Leiden + mutação da protrombina G20210A, ambos em heterozigose
Baixo risco
Mutação do fator V de Leiden em heterozigose
Mutação da protrombina G20210A em heterozigose
Deficiência da proteína S
Deficiência da proteína C

A deficiência de antitrombina é considerada rara, mas é a que apresenta maior potencial trombogênico. Já a mutação do fator V de Leiden tem prevalência de cerca de 5% na população europeia, enquanto a mutação da protrombina aparece em 3%

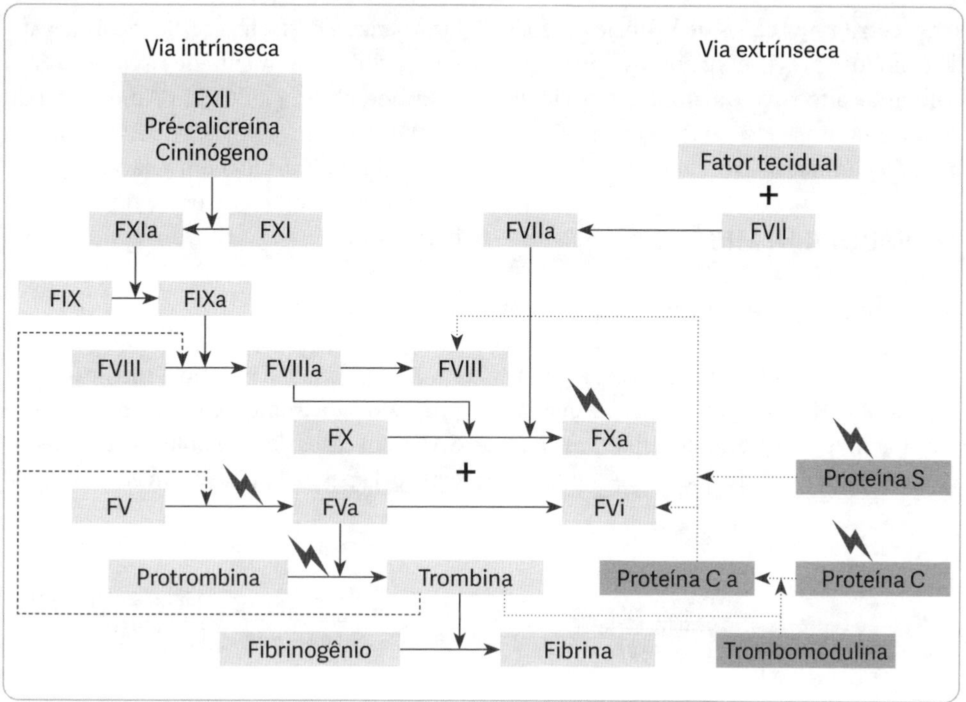

FIGURA 1 Trombofilias hereditárias – local de ação na cascata da via intrínseca de coagulação.

daquela população, apresentando variações entre os diversos grupos étnicos.[7,14]

Não se recomenda rastreamento rotineiro para trombofilias hereditárias em pacientes com morbidade obstétrica, sendo indicada sua pesquisa apenas em casos de história pessoal de trombose arterial e/ou venosa ou história familiar de trombose em parente de primeiro grau que apresentou tromboembolismo venoso (TEV) em idade menor que 50 anos ou que tenha trombofilia hereditária conhecida de alto risco.[7]

Assim, não há indicação de pesquisa de trombofilias hereditárias em pacientes com história de gestações com complicações (restrição de crescimento fetal, óbito fetal, descolamento prematuro da placenta, PE grave, esterilidade), pois não foi definida uma relação causal entre trombofilias hereditárias e tromboses uteroplacentárias que levariam a mau prognóstico fetal e também pelo fato de que o uso de heparina durante a gestação de pacientes com trombofilia hereditária não trouxe nenhum benefício em relação ao desfecho neonatal.[7] Assim, como não há evidência de redução de alterações placentárias com o uso de anticoagulantes durante a gravidez, não se recomenda o uso profilático de heparina em pacientes com trombofilias hereditárias na gestação com essa finalidade.

O risco para as portadoras de trombofilias hereditárias na gestação é o evento tromboembólico, pois somam-se à doença em questão as modificações fisiológicas da gravidez. Por esse motivo, a tromboprofilaxia medicamentosa é indicada em muitos desses casos, durante a gravidez e o puerpério. O objetivo da anticoagulação é evitar evento tromboembólico, devendo ser prescrita nos casos de história pessoal de trombose prévia e/ou em caso de trombofilias de alto risco ou ainda em paciente com trombofilias de baixo risco, mas com história familiar de trombose.

TROMBOFILIA MISTA

Hiper-homocisteinemia

Não se recomenda a pesquisa da mutação da MTHFR ou da CBS nem a avaliação dos níveis de homocisteína, pois não existem evidências de que elas estejam relacionadas a desfechos gestacionais negativos, incluindo aumento de risco de evento tromboembólico (Colégio Americano de Obstetras e Ginecologistas – ACOG).[7]

A Figura 2 orienta em relação à profilaxia para TEV nos casos de trombofilias hereditárias.

TRATAMENTO

A heparina é o principal medicamento proposto para tromboprofilaxia nos casos de SAF e em casos de trombofilias hereditárias e história pessoal de TEV. Em casos de SAF

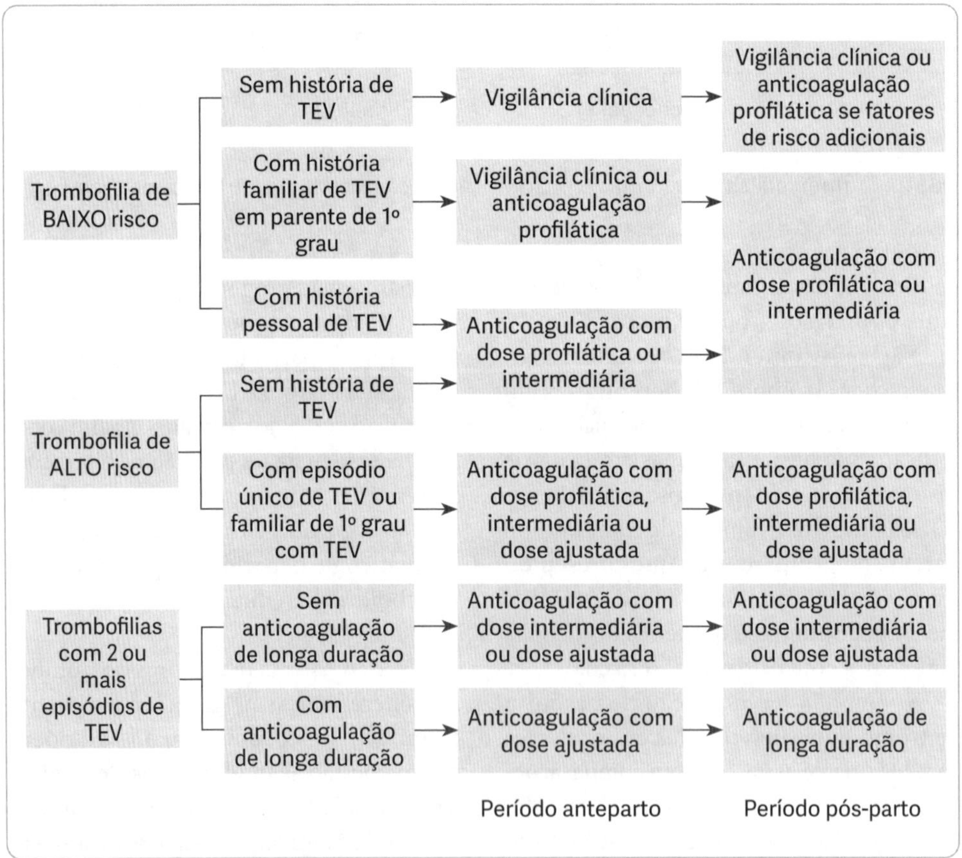
Trombofilia de BAIXO risco
Sem história de TEV
Vigilância clínica
Vigilância clínica ou anticoagulação profilática se fatores de risco adicionais
Com história familiar de TEV em parente de 1º grau
Vigilância clínica ou anticoagulação profilática
Com história pessoal de TEV
Anticoagulação com dose profilática ou intermediária
Anticoagulação com dose profilática ou intermediária
Trombofilia de ALTO risco
Sem história de TEV
Com episódio único de TEV ou familiar de 1º grau com TEV
Anticoagulação com dose profilática, intermediária ou dose ajustada
Anticoagulação com dose profilática, intermediária ou dose ajustada
Trombofilias com 2 ou mais episódios de TEV
Sem anticoagulação de longa duração
Anticoagulação com dose intermediária ou dose ajustada
Anticoagulação com dose intermediária ou dose ajustada
Com anticoagulação de longa duração
Anticoagulação com dose ajustada
Anticoagulação de longa duração
Período anteparto
Período pós-parto

FIGURA 2 Conduta em relação à tromboprofilaxia no período anteparto e pós-parto nas trombofilias hereditárias.
Fonte: adaptada de ACOG.[7]

há necessidade do uso do AAS em baixa dose conjuntamente pela ação antiadesiva plaquetária.

Podem ser usadas a heparina de baixo peso molecular (HBPM) ou a heparina não fracionada (HNF), dando-se preferência à primeira, pois tem maior meia-vida, resposta mais previsível e melhor perfil de segurança materna.[15] A quantidade de dose a ser prescrita depende da história de evento trombótico prévio, do índice de massa corporal (IMC) da paciente, da situação de vida e de comorbidades conjuntas. Deve-se evitar o uso de varfarina durante a gestação. Sugere-se ainda controle de nível de plaquetas e função renal quando em uso de heparina.

A Tabela 3 apresenta as doses recomendadas de heparina.

É importante frisar que a heparina não atravessa a barreira placentária e pode, portanto, ser usada na gestação, assim como durante a amamentação, sem trazer prejuízos aos recém-nascidos. Os inibidores diretos da trombina e os inibidores diretos do fator Xa devem ser evitados, uma vez que não existem ainda trabalhos que comprovem sua segurança durante a gestação e o aleitamento.

Para realização da anestesia/bloqueio neuroaxial, deve haver intervalo mínimo de 12 horas entre a última dose quando em regime profilático e de 24 horas quando em regime intermediário ou ajustado, por risco de hematoma epidural ou espinhal. No pós-parto a heparina pode ser reintroduzida cerca de 4 a 6 horas após o parto vaginal e 6 a 12 horas após parto cesárea (ACOG).[7]

Nas pacientes que vão necessitar de anticoagulação de longo prazo, a heparina pode ser substituída por anticoagulantes orais, como a varfarina, que também pode ser usada durante a amamentação.

RECOMENDAÇÕES SEGUNDO ACOG[6,7]

- A pesquisa de anticorpos antifosfolípides deve ser limitada a pacientes com his-

TABELA 3 Regimes de anticoagulantes

Regime de anticoagulação	Dosagem do anticoagulante
Profilático HBPM	Enoxaparina 40 mg SC 1x/dia Dalteparina 5.000 UI SC 1x/dia
Profilático HNF	5.000-7.500 UI SC 12/12 horas no 1º trimestre 7.500-10.000 UI SC 12/12 horas no 2º trimestre 10.000 UI SC 12/12 horas no 3º trimestre (a menos que TTPA aumentado)
Dose intermediária HBPM	Enoxaparina 40 mg SC 12/12 horas Dalteparina 5.000 UI SC 12/12 horas
Dose ajustada HBPM	Enoxaparina 1 mg/kg SC 12/12 horas Dalteparina 200 UI/kg SC 1x/dia Dalteparina 100 UI/kg SC 12/12 horas Alvo terapêutico: níveis de anti-Xa entre 0,6-1 UI/mL 4 horas após a última dose em regimes 2x/dia
Dose ajustada HNF	10.000 UI ou mais SC 12/12 horas – alvo terapêutico é TTPA 1,5-2,5x do controle (coletar 6 horas após realizada a medicação)

HBPM: heparina de baixo peso molecular; HNF: heparina não fracionada; SC: subcutâneo; TTPA: tempo de tromboplastina parcial ativada.
Fonte: adaptada de ACOG.[7]

tória de óbito fetal, RCF ou abortamento precoce de repetição; e nas pacientes com episódio de TEV prévio ou durante a gestação (nível de evidência B).

- Em pacientes com SAF e história de perda fetal prévia, mas sem história pessoal de TEV, recomenda-se o uso de heparina em dose profilática e de AAS durante a gravidez e até 6 semanas após o parto (nível de evidência B).
- Para pacientes com SAF e TEV prévio, recomenda-se o uso de heparina em dose profilática e AAS durante a gravidez e até 6 semanas após o parto (nível de evidência C).
- Para pacientes com SAF e sem história pessoal de TEV, recomenda-se vigilância clínica ou heparina profilática na gestação e uso da heparina nas 6 semanas pós-parto (nível de evidência C).
- O rastreamento para trombofilias hereditárias não é recomendado para pacientes com história de perda fetal ou mau passado obstétrico (nível de evidência B).
- Não se recomenda a pesquisa da mutação da MTHFR nem a avaliação da homocisteína, pois não foi encontrada relação delas com desfecho neonatal desfavorável (nível de evidência B).
- Varfarina, HBPM e HNF podem ser usadas na amamentação (nível de evidência B).
- História pessoal de TEV entre mulheres indica realização de pesquisa das seguintes trombofilias hereditárias: mutação do fator V de Leiden, mutação da protrombina G20210A, atividade de antitrombina, proteína S e proteína c (nível de evidência C).

CONSIDERAÇÕES FINAIS

As trombofilias acrescentam à gestação um risco maior de trombose, mas apenas a SAF está comprovadamente relacionada a eventos adversos obstétricos, como restrição de crescimento fetal, óbito fetal e abortamentos de repetição. Deve-se ter cautela e respeitar os critérios para pesquisa de trombofilias hereditárias e adquiridas, pois não há indicação de rastreamento universal.

A pesquisa da mutação da MTHFR e homocisteína não é recomendada por não estar associada a eventos tromboembólicos na gestação.

É dever do médico orientar as pacientes quanto ao fato de que o uso de heparina não é isento de complicações e intercorrências e que por esse motivo seu uso precisa obedecer aos devidos critérios e indicações.

REFERÊNCIAS BIBLIOGRÁFICAS

1. Simcox LE, Ormesher L, Tower C, Greer I A. Thrombophilia and pregnancy complications. Int J Mol Sci. 2015;16(12):28418-28.
2. Hellgren M. Hemostasis during normal pregnancy and puerperium. Semin Thromb Hemost. 2003;29:125-30.
3. Szecsi PB, Jorgensen M, Klajnbard A, Andersen MR, Colov NP, Stender S. Haemostatic reference intervals in pregnancy. Thromb Haemost. 2010;103:718-27.
4. Heit JA, Kobbervig CE, James AH, Petterson TM, Bailey KR, Melton LJ III. Trends in the incidence of venous thromboembolism during pregnancy or postpartum: a 30-year population-based study. Ann Intern Med. 2005;143:697-706.
5. Pomp ER, Lenselink AM, Rosendaal FR, Doggen CJM. Pregnancy, the postpartum period and prothrombotic defects: risk of venous thrombosis in the Mega study. J Thromb Haemost. 2008;6:632-7.
6. American College of Obstetricians and Gynecologists (ACOG). Committee on Practice Bulletins. Obste-

trics, Practice Bulletin No. 132: Antiphospholipid syndrome. Obstet Gynecol. 2012;120(6):1514-21.
7. American College of Obstetricians and Gynecologists (Acog). Committee on Practice Bulletins. Obstetrics. Acog Practice Bulletin No. 197: Inherited thrombophilias in pregnancy. Obstetrics and Gynecology, 2018;132(1):e18-e34.
8. Miyakis S, Lockshin MD, Atsumi T, Branch DW, Brey RL, Cervera R, et al. International consensus statement on an update of the classification criteria for definite antiphospholipid syndrome (APS). J Thromb Haemost. 2006;4(2):295-306.
9. Alijotas-Reig J, Esteve-Valverde E, Anunciación-Llunell A, Marques-Soares J, Pardos-Gea J, Miró-Mur F. Pathogenesis, diagnosis and management of obstetric antiphospholipid syndrome: a comprehensive review. J Clin Med. 2022;11(3):675.
10. Lazzaroni MG, Fredi M, Andreoli L, Chighizola CB, Del Ross T, Gerosa M, et al. Triple antiphospholipid (aPL) antibodies positivity is associated with pregnancy complications in aPL carriers: a multicenter study on 62 pregnancies. Front Immunol. 2019;10:1948.
11. Erton ZB, Sevim E, de Jesús GR, Cervera R, Ji L, Pengo V, et al. Pregnancy outcomes in antiphospholipid antibody positive patients: prospective results from the AntiPhospholipid Syndrome Alliance for Clinical Trials and International Networking Clinical Database and Repository ("Registry"). APS Action. Lupus Sci Med. 2022;9(1):e000633.
12. Bates SM, Greer IA, Middeldorp S, Veenstra DL, Prabulos AM, Vandvik PO. VTE, thrombophilia, antithrombotic therapy, and pregnancy: antithrombotic therapy and prevention of thrombosis. 9.ed. American College of Chest Physicians Evidence-Based Clinical Practice Guidelines. Chest. 2012;141(2 Suppl):e691S-e736S.
13. Toubi E, Kessel A, Rosner I, Rozenbaum M, Lorber M, Paran D, et al. Quinacrine added to ongoing therapeutic regimens attenuates anticardiolipin antibody production in SLE. Lupus. 2003;12:297.
14. Franco RF, Reitsma PH. Genetic risk factors of venous thrombosis. Hum Genet. 2001;109:369-84.
15. Greer IA, Nelson-Piercy C. Low-molecular-weight heparins for thromboprophylaxis and treatment of venous thromboembolism in pregnancy: a systematic review of safety and efficacy. Blood. 2005;106:401-7.

25

Desfechos materno-fetais em pacientes com espondiloartrites

Marcelo de Medeiros Pinheiro
Thauana Luiza Oliveira

INTRODUÇÃO

O conceito das espondiloartrites (EpA) engloba algumas doenças consideradas distintas entre si, mas que compartilham diversas características, incluindo o envolvimento inflamatório do complexo ênteso-sinovial, agregação familiar, associação com o *human leukocyte antigen* (HLA)-B27, manifestações do esqueleto axial e periférico, bem como as manifestações extramusculoesqueléticas, sobretudo acometendo os olhos (uveíte), aa pele (psoríase) e o trato gastrointestinal (colite/doenças inflamatórias intestinais). A espondilite anquilosante (EA), a espondiloartrite axial (EpA axial), a artrite psoriásica (APs) e a artrite reativa e enteropática ou relacionada às doenças inflamatórias intestinais pertencem a esse conjunto de enfermidades.[1]

A EA/EpA axial é uma doença inflamatória crônica que acomete preferencialmente as articulações sacroilíacas e a coluna vertebral, podendo evoluir com rigidez, neoformação óssea, redução da mobilidade e limitação funcional progressiva do esqueleto axial, com relevante impacto sobre a qualidade de vida e a produtividade laboral dos pacientes. Além disso, pode haver comprometimento de articulações periféricas (artrite), especialmente dos membros inferiores, bem como dasênteses com maior conteúdo de fibrocartilagem (entesite e dactilite).

Em geral, inicia-se entre a segunda e a quarta décadas de vida, preferencialmente em homens brancos e HLA-B27 positivos. Acomete cerca de 0,5 a 1% da população geral e de 2 a 5% da população HLA-B27 positivo, com predominância masculina (3-5:1). No Brasil, país de marcada miscigenação étnica, a positividade do HLA-B27 é em torno de 70 a 75%, com envolvimento periférico concomitante ao axial em metade dos pacientes.[1]

A APs acomete cerca de 30% dos pacientes com psoríase e mescla alterações inflamatórias, osteodestrutivas e osteoproliferativas, ocasionando dor, edema, rigidez, fadiga, comprometimento da qualidade de vida, deformidades articulares e limitações para atividades da vida diária, bem como aposentadoria precoce, incapacidade funcional e aumento dos custos diretos e indiretos.[2]

As estratégias medicamentosas e não medicamentosas para o manejo das manifestações articulares e extra-articulares das EpA têm permitido um adequado controle da atividade de doença, prevenção do dano estrutural e da incapacidade e melhora do bem-estar global.[1,2]

No entanto, existe certo grau de incerteza sobre os desfechos maternos e fetais nesses pacientes, com elevada frequência de indivíduos em idade fértil, sobretudo naqueles com quadro axial predominante, uma vez que compromete a mobilidade da coluna vertebral, bem como a abertura pélvica, pelo envolvimento das sacroilíacas e dos quadris. Consequentemente, pode ocasionar problemas no parto. A redução da mobilidade da pelve e da coluna pode promover mau posicionamento da cabeça fetal, piora da dor pelo efeito de sobrecarga mecânica e aumento do risco de sofrimento durante o trabalho de parto, com maior indicação de parto cesárea, embora o parto vaginal não seja contraindicado em pacientes com menor grau de anquilose ou em remissão. Além disso, há muitos questionamentos e necessidades não atendidas com relação à segurança das medicações desde a concepção, fertilidade, gestação, parto, puerpério e lactação.[3-8]

Embora exista escassez de dados robustos provenientes de estudos controlados e prospectivos, com grande proporção de populações heterogêneas e com potenciais vieses, associados a diferenças das diretrizes regionais das práticas obstétricas, que ocasionam grau variado de incerteza das condutas por reumatologistas, ginecologistas e obstetras, mais recentemente diversos estudos de registro de pacientes com EpA foram publicados com o objetivo de esclarecer e mitigar dúvidas sobre a segurança do binômio materno-fetal.[3-15]

Durante a gravidez e a lactação, há diferenças e heterogeneidade da dinâmica e do comportamento da resposta imunológica nas doenças reumáticas inflamatórias imunomediadas (DRIM), com padrão mais Th1, Th2, Th17 ou Treg, bem como tolerância e estado protetor de imunossupressão/imunomodulação fisiológica, entre outras, com dificuldade em mostrar predominância da imunidade. Artrite reumatoide, psoríase e artrite psoriásica tendem a melhorar durante esse período, e lúpus eritematoso sistêmico (LES), doença inflamatória intestinal/artrites enteropáticas e EpA axiais podem piorar durante o terceiro trimestre e após o parto, conferindo maior risco materno e fetal.[3,5-8,16]

Os dados iniciais mais recentes da maior força-tarefa de registros de estudos em gestações (*European Network of Pregnancy Registers – EuNep*) mostraram que mais de 95% das gestações de mulheres com EpA resultam em nascimento de feto vivo, e o aconselhamento pré-concepção com gravidez planejada foi feito em quase 80% dos pacientes, tendo sido fundamentais para o sucesso dos desfechos (Figura 1). Desse modo, a equipe multidisciplinar é crucial no manejo desses pacientes e inclui reumatologista, obstetra, ginecologista, pediatra/neonatologista, anestesiologista e fisioterapeuta, para a mais adequada tomada de decisão compartilhada e a minimização das complicações durante a gestação, o parto e o puerpério (Tabela 1).[6,8]

O reumatologista precisa esclarecer as principais dúvidas dos pais, bem como explicar os detalhes do acompanhamento conjunto da gravidez e monitorar a atividade da doença, estimular hábitos de vida saudáveis, incluindo parar de fumar, controle do peso, prática regular de atividades físicas, e proibir a ingestão de álcool, orientando ainda quanto ao adequado manejo das medicações.

De modo geral, a atividade da doença tem impacto relevante no curso da gravi-

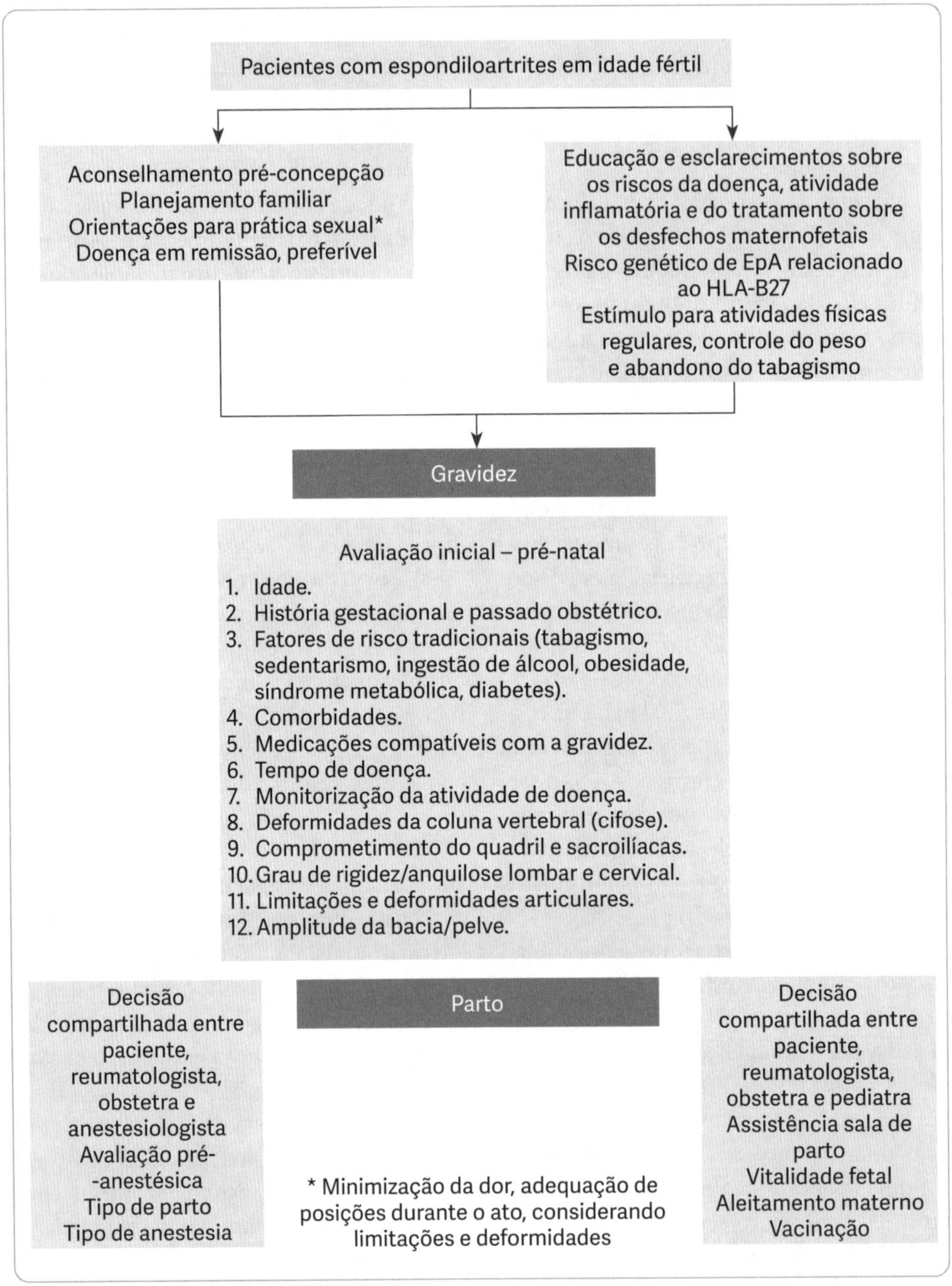

FIGURA 1

EpA: espondiloartrite; HLA-B27: *human leukocyte antigen.*

TABELA 1

Riscos dos desfechos materno-fetais	EpA axial	APs
Fertilidade	→	→⇣
Concepção	→	→
Parto cesárea		
Eletivo	↑↑	↑↑
Urgência	↑↑	↑↑
Pré-eclâmpsia/eclâmpsia	→⇡	⇢⇡
Abortamento	→	→
Prematuridade	↑	↑
Retardo de crescimento intrauterino	→	→
Baixo peso/pequeno para a idade gestacional	↑	↑
Oligoâmnio	↑	↑
Natimorto	→	→
Infecção materna/puerperal	→	→
Diabetes gestacional	→	↑
Anormalidades congênitas	→	→
Infecção neonatal/admissão em UTI neonatal	→	→
Piora da atividade de doença		
Durante a gestação	↑↑	→⇡
Após o parto	↑↑	↑

APs: artrite psoriásica; EpA: espondiloartrite; UTI: unidade de terapia intensiva.

dez, aumentando a chance de complicações, como prematuridade e baixo peso ao nascimento. Assim, o mais recomendado é que a concepção ocorra com a doença em remissão. Outra dúvida frequente é sobre o risco de desenvolvimento de EpA na criança concebida. Se mãe ou o pai com EA e positividade para o HLA-B27, a chance é aumentada em 16 a 20%. No entanto, se o HLA-B27 for negativo, a probabilidade é semelhante à da população geral (abaixo de 2%).[3-10]

Durante a visita inicial do pré-natal, o ginecologista/obstetra deve avaliar os riscos obstétricos potenciais de pacientes com EpA, especialmente com relação à anatomia da bacia e da coluna lombar (limitações, posicionamento, mobilidade, grau de anquilose). A anquilose de quadris pode contraindicar o parto vaginal por problema de obstrução do canal do parto. A escolha pelo tipo de parto vai depender dessas variáveis iniciais, mas também da evolução durante o curso da gravidez, com influência de reativação ou piora da atividade de doença. A maior parte dos estudos mostra maior probabilidade de parto cesárea eletiva, com risco aumentado em 1,85 (IC95% 1,46-2,30), com prevalência de 37,3% em EpA axial e 18,6% em controles, de acordo com a mais recente metanálise, bem como de urgência (OR = 1,29; IC95% 1,06-1,56), com prevalência de 11,9 contra 10,8% em controles.

Os estudos ainda não conseguem elucidar se o incremento da taxa de cesáreas se deveu ao medo e receio de complicações na opinião do obstetra ou por escolha da paciente diante da fragilidade materna em trabalho de parto com dor por dois motivos diferentes (doença de base e contrações uterinas). No entanto, um fator comum foi a atividade de doença e o uso de medicações modificadoras do curso de doença (MMCD) no momento do parto, mesmo após ajustes para as variáveis habituais dessa indicação. Achados semelhantes foram observados em pacientes com APs (30 a 40% de cesáreas eletivas e 40 a 60% de urgência, comparados com 10 a 15% dos controles). O trabalho de parto prematuro também pode ocorrer nesses pacientes, mas não é muito diferente do que ocorre em mulheres saudáveis.[3-16]

A escolha da anestesia também precisa ser bem ponderada pelo anestesiologista e vai considerar a rigidez e o grau de anquilose lombar e cifose torácica ou cervical para os procedimentos neuroaxiais (bloqueios, raqui, peridural) e a permeabilidade das vias aéreas para potencial necessidade de intubação assistida em casos de anestesia geral. Assim, a visita pré-anestésica é fundamental para entender essas particularidades e programar um plano estratégico de monitoramento antes e durante o parto, evitando as complicações anestésicas. A visita pré-operatória é semelhante à da população geral e vai depender das comorbidades cardiopulmonares e renais, que não são tão frequentes em mulheres jovens com EpA axial, mas pode ocorrer em pacientes com APs, sobretudo diabetes *mellitus*, hipertensão arterial e síndrome metabólica.[17-19]

O pediatra/neonatologista deve estar presente na sala de parto para o atendimento do recém-nascido, bem como para orientar detalhes sobre aleitamento materno e vacinação.[3,4,8]

DESFECHOS DE INTERESSE

Fertilidade e concepção

De modo geral, as EpA não comprometem a fertilidade *per se* nem o processo de concepção, embora a atividade sexual dos pacientes possa estar comprometida por dor e limitação. Diversas orientações para melhorá-la, com opções de posições adaptadas para cada limitação, têm sido publicadas por instituições nacionais e internacionais, assim como por grupos de apoio aos pacientes, em formato de cartilhas. Em pacientes com APs têm sido relatada maior frequência de síndrome dos ovários policísticos, o que pode minimizar a fertilidade. Estudos mais recentes de fertilização *in vitro* têm confirmado esses dados (prevalência de infertilidade na população geral controle, EA e APs foram 3-5%, 5-7% e 15-20%, respectivamente).[20-23]

Prematuridade

Com relação à prematuridade, pequeno para a idade gestacional e baixo peso, mulheres com EA e APs têm risco 2 vezes maior do que a população geral. A interrupção das MMCD biológicas e a necessidade de uso de glicocorticosteroides no final da gestação para controle da atividade de doença articular estão mais relacionadas com esses desfechos.[3,4,8,21,22]

Risco de pré-eclâmpsia

Não há risco aumentado de pré-eclâmpsia em pacientes com EpA axial (prevalência de 2 a 3%), mas deve ser monitorada em mulheres com APs, pela coexistência com hipertensão arterial sistêmica (HAS) antes da gestação.[8,13-15,21-24]

Oligoâmnio

Alguns estudos mostram risco aumentado em 2 a 3 vezes, pelo uso concomitante de anti-inflamatórios não esteroidais (AINE).[8,15,22]

Diabetes gestacional

Em pacientes com EpA axial, a chance é semelhante à dos controles com gestação normal, com prevalência de 4 a 5%, mas aumenta em pacientes com APs, uma vez que há maior frequência de obesidade e síndrome metabólica na pré-concepção.[8,21,22]

ATIVIDADE DA DOENÇA (RISCO DE PIORA OU *FLARE*)

Os dados são heterogêneos porque não existe padronização na definição da atividade de doença nos estudos de pacientes com EpA. Muitos estudos usaram critérios diferentes para classificar os pacientes em ativos ou em remissão, alguns com instrumentos específicos validados, como Asdas (*Ankylosing Spondylitis Disease Activity Score*), Basdai (*Bath Ankylosing Spondylitis Disease Activity Index*), DAS (*Disease Activity Score*) e Dapsa (*Disease Activity in PSoriatic Arthritis*), outros se baseando na opinião do médico e pacientes. Importante ressaltar que as provas de atividade inflamatória, especialmente a velocidade de hemossedimentação (VHS), podem aumentar pela própria gravidez, independentemente da atividade da doença de base, comprometendo o desempenho dos índices ou escores compostos. A proteína C-reativa (PCR) é preferível nesse contexto.[24-28]

Embora não exista um padrão universal de atividade inflamatória, a maior parte das evidências aponta para um estado de incremento da atividade de doença musculoesquelética (artrite, entesite, dactilite e axial) em mulheres com EpA axial, sobretudo no segundo e terceiro trimestre (30 a 50%) e até 6 meses após o parto (20 a 30%). Em contrapartida, a doença parece a melhorar em pacientes com APs, com tendência a piora após o parto (20 a 40%).[24-28]

Além das mudanças imunes e inflamatórias da própria gravidez, sabe-se que a interrupção das MMCD, convencionais sintéticas (MMCD-cs) ou biológicas (MMCD-Bio), é um dos principais fatores de risco para a reativação da doença em pacientes em remissão antes da concepção, uma vez que esse achado ocorre em aproximadamente metade das pacientes, com risco estimado de 3 a 4 vezes, especialmente em primíparas. Além disso, as evidências mais recentes mostram que a manutenção do uso de medicações compatíveis com a gestação, como Aine, sulfassalazina e inibidores do fator de necrose tumoral (TNF), parece reduzir o risco de *flare*.

De maneira geral, a reintrodução dos imunobiológicos em pacientes que reativam costumam controlar a inflamação em pacientes com artrite reumatoide. No entanto, podem não controlar naquelas com EpA axiais e APs. Assim, muitos reumatologistas recomendam manter essas medicações em casos mais graves e refratários, a fim de reduzir a chance de prematuridade e baixo peso ao nascimento, bem como minimizar dor e atividade de doença materna, uma vez que, atualmente, há maior grau de certeza sobre a segurança das MMCD-cs e MMCD-Bio compatíveis com a gestação, após ponderação dos riscos e benefícios e compartilhamento da decisão com a equipe médica e paciente.[24-28]

Existem menos dados sobre as manifestações extra-articulares em pacientes com EpA, mas os dados mais atuais demonstram que as lesões de pele da psoríase e a uveíte tendem a melhorar durante a gravidez, com piora no período pós-parto. No entanto, a inflamação intestinal (colite) pode piorar em 20 a 40% das pacientes[3-5,8,20,21]

Importante ressaltar que nem sempre a dor axial (lombar e sacroilíacas) é indicativa de atividade de doença em pacientes com EpA, uma vez que os diagnósticos diferenciais com dor por sobrecarga mecânica e síndromes miofasciais são bastante prevalentes. Além disso, uma condição que pode ocorrer em 1 a 10% das gestantes é a osteíte condensante (OC), que mimetiza a EpA axial, tanto clinicamente quanto pela imagem da ressonância magnética das sacroilíacas, que mostra a presença de edema medular ósseo e metaplasia gordurosa, com extensa e marcada esclerose óssea subcondral na região anterior das articulações. De modo geral, reflete uma condição dinâmica, com fase aguda (quente) até a fase quiescente ou inativa (fria) com alterações estruturais finais na resolução da injúria. Do ponto de vista clínico, pode ocasionar dor em nádegas ou dor lombar baixa com ritmo mecânico preferencial. Tende a ser autolimitada e a se resolver em 12 meses na maior parte das mulheres, mas pode se estender por 24 a 36 meses em algumas puérperas.

Embora com fisiopatologia não muito bem conhecida, a gravidez e o parto são os principais fatores de risco, combinados aos fatores hormonais e embebição gravídica, com participação da relaxina, ocitocina e outros mediadores, mas já foi descrita em nulíparas e em homens. Além disso, está relacionada a sobrecarga mecânica (escoliose, obesidade, esportes de alto impacto ou flacidez muscular inapropriada ao peso corporal) e hipermobilidade. Radiograficamente, é definida como uma área de esclerose óssea uni ou bilateral que se inicia na borda ilíaca e progride para a região anterior do sacro, com aparência triangular em vela de barco, mas sem comprometer o espaço articular e sem ocasionar erosões da cortical óssea ou destruição articular.[29]

Além disso, vale a pena ressaltar que existem outras alterações das sacroilíacas relacionadas à gravidez, que não a EpA axial e nem a OC, uma vez que o edema de medula óssea subcondral é reportado em até 60% das gestações, independentemente da presença da dor. Nesses casos, a resolução do achado de imagem também tende a desaparecer em 12 meses, mas são descritas algumas erosões, esclerose e lipossubstituição.[29]

USO DE MEDICAÇÕES DURANTE A CONCEPÇÃO E A GESTAÇÃO

Em geral, a taxa de abandono das medicações específicas é alta (60 a 70%), e apenas 20 a 30% continuam as medicações, sobretudo por medo e insegurança no que diz respeito à segurança de uso durante a concepção, gestação e lactação. As mulheres que mantêm a medicação são as de maior gravidade ou as que persistem em atividade intensa da doença e com risco maior de reativação ou complicações da doença de base (dor, incapacidade, inflamação, uveíte, colite).[8,15,30-35]

Durante a visita médica pré-concepcional, é muito importante avaliar as medicações que sejam compatíveis ou não com a gestação. Metotrexato, leflunomida e inibidores da Janus quinase (iJAKs) são proscritos e contraindicados formalmente na gravidez (classe X). Com relação aos glicocorticosteroides (GC), sulfassalazina (SSZ), ciclosporina e inibidores do TNF (iTNF), não existem evidências consistentes de teratogenicidade, e essas medicações são classificadas como classe B. Os AINE não devem ser utilizados pelo risco de oligoâmnio, em especial no início da gestação, e do fechamento do canal arterial, sobretudo após 32 semanas. Os dados são mais escassos para os inibidores da interleucina (IL)17 e IL23, mas, até o momento, não parece aumentar a chance de anormalidades congênitas ou malformações em comparação com o grupo controle.[8,13,15,30-37]

Um achado constante em mulheres que apresentam teste de gravidez positivo é a descontinuação dos MMCD (60 a 80%), independentemente da compatibilidade com a gestação. Diversos fatores estão relacionados com a descontinuação das MMCD em mulheres com EpA, incluindo medos, crenças, emoções, incertezas, menor experiência e poder de convencimento dos médicos envolvidos, regionalismos, nível educacional e socioeconômico, acesso à informação de qualidade científica, gravidade e atividade da doença (estadiamento).[8,15,20,21]

Anticorpos monoclonais complexados à IgG1 cruzam a placenta, sobretudo no terceiro trimestre. Estudos experimentais não mostram efeitos negativos dos iTNF sobre a embriogênese, espermatogênese, desenvolvimento, curso da gravidez, parto, risco de infecção após o parto ou efeitos sobre a resposta imune no recém-nascido após a exposição intrauterina. Os dados de registros e dos bancos de dados dos fabricantes no *post-marketing* mostram que a taxa de abortamento (8 a 10%), prematuridade (7 a 10%) e anormalidades congênitas (< 1%) entre os expostos é semelhante à da população não exposta. Certolizumabe pegol tem mínima transferência placentária e pelo leite materno, por sua estrutura peguilada e pela ausência da porção Fc, sendo o iTNF aprovado para uso na gravidez e lactação.[38,39]

ALEITAMENTO MATERNO

Procedimento altamente recomendado em pacientes com EpA, mas a taxa de abandono do aleitamento materno no primeiro mês ainda persiste elevada (30 a 70%), sobretudo com as incertezas e riscos de transferência da MMCD-Bio para o recém-nascido. Atualmente, as evidências de diretrizes nacionais e internacionais recomendam o aleitamento materno em usuários dos iTNF e da sulfassalazina. Os dados com iIL17 e IL23 são mais escassos, mas não há contraindicação absoluta, visto que a passagem pelo leite materno desses agentes é baixa, mas a decisão compartilhada com a paciente é a melhor tomada de decisão.

As Figuras 2 e 3 trazem o resumo dos desfechos maternos e fetais.

ACOMPANHAMENTO DE CRIANÇAS DE MÃES COM ESPONDILOARTRITE AXIAL

Existem estudos com 6 a 36 meses de seguimento e incluindo pacientes com exposição aos medicamentos tanto no período pré-concepção quanto durante a gravidez. De maneira geral, não existem problemas relevantes com as crianças em até 3 anos, e a maior parte das orientações e recomendações atesta a elevada taxa de segurança. No entanto, um estudo mostrou que ambas as estratégias medicamentosas (MMCD-cs e MMCD-Bio) podem aumentar o risco de infecção e hospitalização no primeiro ano de vida e de prescrição de antibióticos no segundo ano, especialmente nas mulheres com exposição aos iTNF durante a gestação, mas sem diferença entre os agentes e sem maior gravidade.[40,41]

Com relação à vacinação, ela deve obedecer ao calendário de imunização vigente no país. Pacientes que usaram MMCD biológicas devem postergar a BCG e vacinas com vírus vivos atenuados nos primeiros 6 meses. Vacinas com vírus ou proteínas inativadas podem seguir o programa nacional de imunização.

EXPOSIÇÃO PATERNA

Uma das preocupações em nossa prática clínica refere-se aos riscos gestacionais da exposição paterna às MMCD em pacientes com EpA. Mais recentemente, diversas evidências têm mostrado segurança de seu uso. Até o momento, nenhuma anormalidade congênita e taxa de prematuridade, baixo peso ao nascimento e abortamento foi observada em relação à exposição paterna e com comparação com pais não expos-

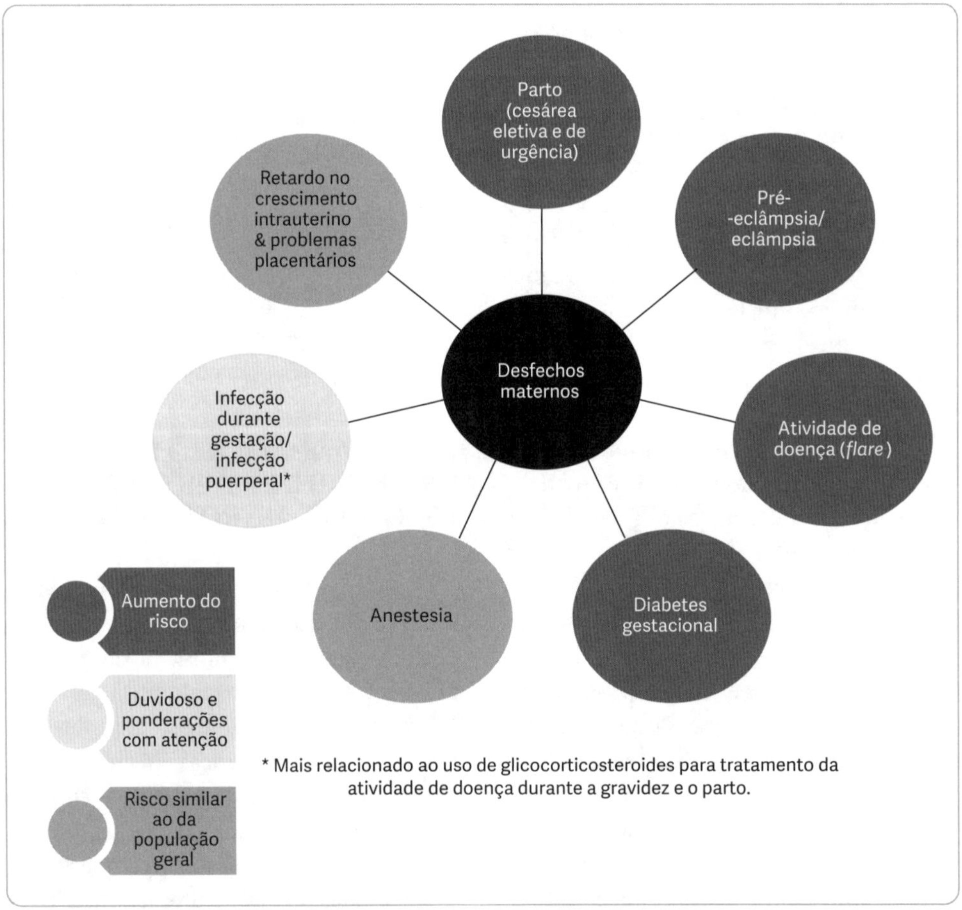

FIGURA 2 Desfechos materno-fetais.

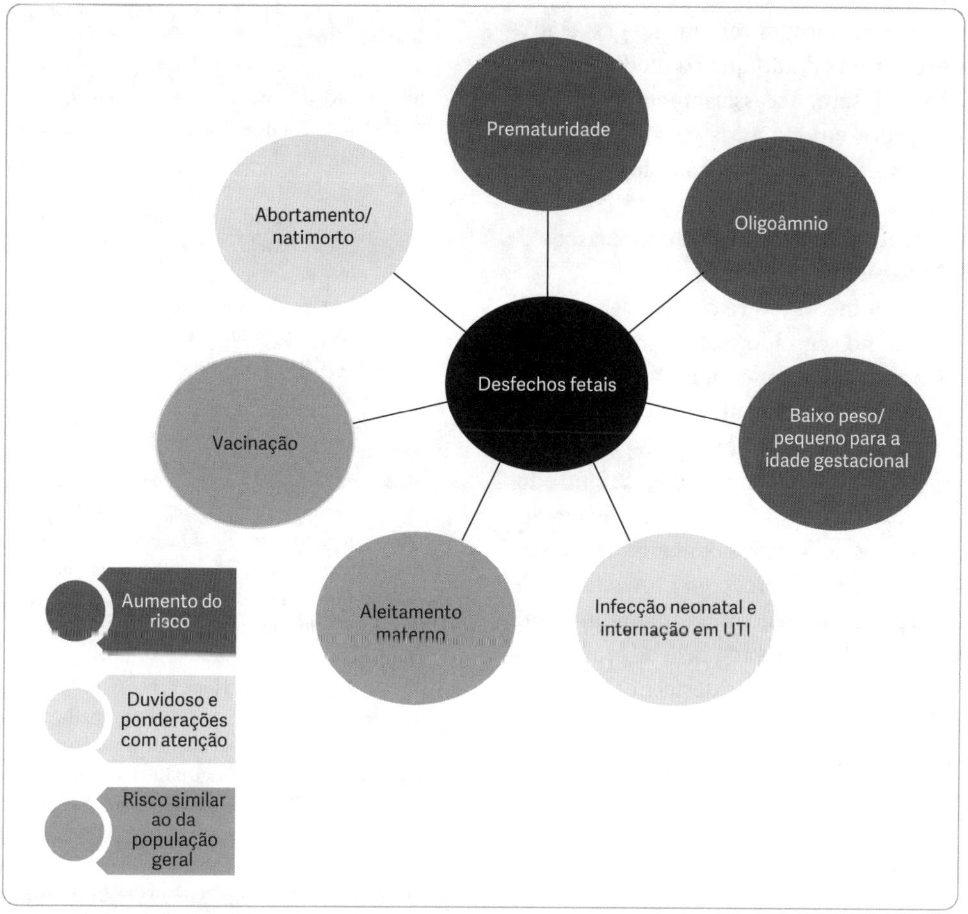

FIGURA 3 Desfechos materno-fetais.
UTI: unidade de terapia intensiva.

tos, incluindo metotrexato, SSZ, iTNF e MMCD-Bio não antagonistas do TNF.[42-45]

Com relação à sulfassalazina, ela pode ocasionar oligoespermia e potencial maior risco de redução da fertilidade paterna e esse aspecto deve ser discutido antes da prescricão e, eventualmente, monitorado com espermograma sequencial após 6-12 meses de uso.

CONSIDERAÇÕES FINAIS

Gestantes com EpA apresentam menor taxa de complicações obstétricas e dos desfechos fetais negativos quando comparadas com outras DRIM, como lúpus, vasculites sistêmicas e artrite reumatoide. No entanto, podem apresentar exacerbação da atividade de doença musculoesquelética, sobretudo os quadros axiais, ou manifestações extramusculoesqueléticas, como colite. Além disso, pode haver maior risco de prematuridade, baixo peso ao nascimento e indicação de parto cesárea. Não há comprometimento da fertilidade ou maior chance de abortamento pela própria doença, e, se houver, outros diagnósticos diferenciais precisam ser feitos.

Existem drogas seguras na gestação, e deve ser ressaltado que os medicamentos não precisam, necessariamente, ser interrompidos em razão da gravidez, até que haja avaliação pelo reumatologista sobre os aspectos da doença em curso, com ponderações sobre a gravidade e os riscos de reativação da inflamação.

Há aumento do risco de reativação da doença no segundo e terceiro trimestres, sobretudo naquelas com EpA axial e artrite enteropática, com maior taxa de descontinuação dos MMCD e menor responsividade do controle da inflamação com a reintrodução dos iTNF após *flare*. De acordo com os resultados de registros com grandes bancos de dados de mulheres com EpA axial e APs, há segurança no acompanhamento clínico-obstétrico e elevada taxa de bons resultados com relação aos desfechos maternos e fetais, sugerindo que o aconselhamento pré-concepção e o esclarecimento das dúvidas do casal, com adequado monitoramento reumatológico dessas doenças e tomada de decisão compartilhada e individualizada, são fundamentais.

REFERÊNCIAS BIBLIOGRÁFICAS

1. Resende GG, Meirelles ES, Marques CDL, Chiereghin A, Lyrio AM, Ximenes AM, et al. The Brazilian Society of Rheumatology guidelines for a axial spondyloarthritis 2019. Adv Rheumatol. 2020;60(1):19.
2. Carneiro S, Palominos PE, Anti SMA, Assad RL, Gonçalves RSG, Chiereghin A, et al. Brazilian Society of Rheumatology 2020 guidelines for psoriatic arthritis. Adv Rheumatol. 2021;61(1):69.
3. Maguire S, O'Dwyer T, Mockler D, O'Shea F, Wilson F. Pregnancy in axial spondyloarthropathy: a systematic review & meta-analysis. Seminars Art Rheum. 2020;50:1269-79.
4. Maguire S, Wilson F, Gallagher F, Mohamed MMS, Maher S, O'Shea F. What to expect when women with axial spondyloarthritis are expecting: prevalence of complications of pregnancies in women with axial spondyloarthritis. Seminars Art Rheum. 2022;54:151993.
5. van den Brandt S, Zbinden A, Baeten D, Villiger PM, Østensen M, Förger F. Risk factors for flare and treatment of disease flares during pregnancy in rheumatoid arthritis and axial spondyloarthritis patients. Arthritis Research & Therapy. 2017;19:64.
6. Meissner Y, Strangfeld A, Costedoat-Chalumeau N, Förger F, Goll D, Molto A, et al. European Network of Pregnancy Registers in Rheumatology(EuNeP): an overview of procedures and data collection. Arthritis Research & Therapy. 2019;21:241.
7. Ursin K, Lydersen S, Skomsvoll JF, Wallenius M. Disease activity of psoriatic arthritis during and after pregnancy: a prospective multicenter study. Arthritis Care Res (Hoboken). 2019;71(8):1092-100.
8. Meissner Y, Stragfeld A, Molto A, Forger F, Wallenius M, Costedoat-Chalumeau N, et al.; EuNeP collaborator group. Pregnancy and neonatal outcomes in women with axial spondyloarthritis: pooled data analysis from the European Network of Pregnancy Registries in Rheumatology (EuNeP). Ann Rheum Dis. 2022;81(11):1524-33.
9. Lee JS, Oh JS, Kim Y-J, Hong S, Lee C-K, Yoo B, et al. Effects of pregnancy and delivery methods on change in ankylosing spondylitis treatment using the Korean Health Insurance Review and Assessment Service Claims Database. J Korean Med Sci. 2019;34(37):e238.
10. Park J-S, Chung MK, Lim H, Lee J, Lee CH. Risk of pregnancy complications and low birth weight offsprings in Korean women with rheumatic diseases: a Nationwide Population-Based Study. J Korean Med Sci. 2022;37(2):e18
11. Pons M, Dougados M, Costedoat-Chalumeau N, Briot K, Goupille P, Roux C, et al. Pregnancy rates and outcomes in early axial spondyloarthritis: an analysis of the DESIR cohort. Joint Bone Spine. 2021;88(2):105075.
12. Park EH, Lee JS, Kim Y-J, Lee SM, Jun JK, Lee EB, et al. Pregnancy outcomes in Korean women with ankylosing spondylitis. Korean J Intern Med. 2021;36:721-30.
13. Smith CJF, Bandoli G, Kavanaugh A, Chambers CD. Birth outcomes and disease activity during pregnancy in a prospective cohort of women with psoriatic arthritis and ankylosing spondylitis. Arthritis Care Res (Hoboken). 2020;72(7):1029-37.
14. Secher AEP, Granath F, Glintborg B, Rom A, Hetland ML, Hellgren K. Risk of pre-eclampsia and impact of disease activity and antirheumatic treatment in

women with rheumatoid arthritis, axial spondylarthritis and psoriatic arthritis: a collaborative matched cohort study from Sweden and Denmark. RMD Open. 2022;8:e002445.

15. Russell MD, Dey M, Flint J, Davie P, Allen A, Crossley A, et al.; for the BSR Standards, Audit and Guidelines Working Group. British Society for Rheumatology guideline on prescribing drugs in pregnancy and breastfeeding: immunomodulatory anti-rheumatic drugs and corticosteroids. Rheumatology. 2022;00:1-41.
16. Østensen M, Forger F, Nelson JL, Schuhmacher A, Hebisch G, Villiger PM. Pregnancy in patients with rheumatic disease: anti-inflammatory cytokines increase in pregnancy and decrease post-partum. Ann Rheum Dis. 2005;64:839-44.
17. Talikoti AT, Dinesh K, Kumar A. Ankylosing spondylitis: a challenge to anaesthesiologists due to difficulties in airway management and systemic involvement of disease. Indian J Anaesth. 2010;54(1):70-1.
18. Woodward LJ, Kam PCA. Anaesthetic implications of ankylosing spondylitis Anaesthesia. 2009;64:540-8.
19. Skorpen CG, Lydersen S, Salvesen KA, Koksvik HSS, Jakobsen B, Wallenius M. Caesarean section in women with axial spondyloarthritis and psoriatic arthritis: a population-based study. RMD Open. 2023;9:e002760.
20. Bourg M, Ruyssen-Witrand A, Bettiol C, Parinaud J. Fertility and sexuality of women with inflammatory arthritis. Eur J Obstet Gynecol Reprod Biol. 2020;251:199-205.
21. Gangbe EM, Badeghiesh A, Baghlaf H, Dahan MH. Pregnancy, delivery, and neonatal outcomes among women with psoriatic arthritis, a population-based study. J Perinat Med. 2022;50(5):581-6.
22. Eudy AM, McDaniel G, Clowse MEB. Pregnancy outcomes, fertility, and family planning in women with psoriatic arthritis. Obstetric Med. 2020;13(2):70-5.
23. Baniotopoulos P, Pyrgidis N, Minopoulou I, Tishukov M, Sokolakis I, Hatzichristodoulou G, et al. Treatment of sexual dysfunction in women with systemic autoimmune rheumatic disorders: a systemic review. Sex Med Rev. 2022 Oct;10(4):520-8.
24. Chimenti M-S, Alten R, D'Agostino M-A, Gremese E, Kiltz U, Lubrano E, et al. Sex-associated and gender-associated differences in the diagnosis and management of axial spondyloarthritis: addressing the unmet needs of female patients. RMD Open. 2021;7:e001681.
25. Giovannopoulou E, Gkasdaris G, Kapetanakis S, Kontomanolis E. Ankylosing spondylitis and pregnancy: a literature review. Curr Rheumatol Rev. 2017;13(3):162-9.
26. Mørk S, Voss A, Möller S, Bliddal M. Spondyloarthritis and outcomes in pregnancy and labor: a nationwide register-based cohort study. Arthritis Care Res (Hoboken). 2021;73(2):282-8.
27. Mokbel A, Lawson DO, Farrokhyar F. Pregnancy outcomes in women with ankylosing spondylitis: a scoping literature and methodological review. Clin Rheumatol. 2021;40(9):3465-80.
28. Allen KD, Kiefer MK, Butnariu M, Afzali A. Pregnant women with immune mediated inflammatory diseases who discontinue biologics have higher rates of disease flare. Arch Gynecol Obstet. 2022;306(6):1929-37.
29. Jurik AG. Diagnostics of sacroiliac joint differentials to axial spondyloarthritis changes by magnetic resonance imaging. J Clin Med. 2023;12:1039.
30. Jakobsson GL, Stephansson O, Askling J, Jacobsson LTH. Pregnancy outcomes in patients with ankylosing spondylitis: a nationwide register study. Ann Rheum Dis. 2015;0:1-5.
31. Genest G, Spitzer K, Laskin CA. Maternal and fetal outcomes in a cohort of patients exposed to tumor necrosis factor inhibitors throughout pregnancy. J Rheumatol. 2018;45(8):1109-15.
32. Eworuke E, Panucci G, Goulding M, Neuner R, Toh S. Use of tumor necrosis factor-alpha inhibitors during pregnancy among women who delivered live born infants. Pharmacoepidemiol Drug Saf. 2019;28(3):296-304.
33. De Felice KM, Kane S. Safety of anti-TNF agents in pregnancy. J Allergy Clin Immunol. 2021;148(3):661-7.
34. Monks G, Rivera-Oyola R, Lebwohl M. The psoriasis decision tree. J Clin Aesthet Dermatol. 2021;14(4):14-22.
35. Remaeus K, Johansson K, Granath F, Stephansson O, Hellgren K. Pregnancy outcomes in women with psoriatic arthritis in relation to presence and timing of antirheumatic treatment. Arthritis Rheumatol. 2022;74(3):486-95.
36. Warren RB, Reich K, Langley RG, Strober B, Gladman D, Deodhar A, et al. Secukinumab in pregnancy: outcomes in psoriasis, psoriatic arthritis and ankylosing spondylitis from the global safety database. Br J Dermatol. 2018;179(5):1205-7.

37. Egeberg A, Iversen L, Kimball AB, Grace E, Patel H, Xu W, et al. Pregnancy outcomes in patients with psoriasis, psoriatic arthritis, or axial spondyloarthritis receiving ixekizumab. J Dermatolog Treat. 2022;33(5):2503-9.
38. Mariette X, Förger F, Abraham B, Flynn AD, Moltó A, Flipo RM, et all. Lack of placental transfer of certolizumab pegol during pregnancy: results from CRIB, a prospective, postmarketing, pharmacokinetic study. Ann Rheum Dis. 2018;77(2):228-33.
39. Ghalandari N, Kemper E, Crijns IH, Wolbink G, Rispens T, Smeele HT, et al. Analysing cord blood levels of TNF inhibitors to validate the Eular points to consider for TNF inhibitor use during pregnancy. Ann Rheum Dis. 2022;81(3):402-5.
40. Bröms G, Kieler H, Ekbom A, Gissler M, Hellgren K, Leinonen MK, et al. Paediatric infections in the first 3 years of life after maternal anti-TNF treatment during pregnancy. Aliment Pharmacol Ther. 2020;00:1-12.
41. Bröms G, Granath F, Ekbom A, Hellgren K, Pedersen L, Sørensen HT, et al. Low risk of birth defects for infants whose mothers are treated with anti-tumor necrosis factor agents during pregnancy. Clin Gastroenterol Hepatol. 2016;14(2):234-41.e1-5.
42. Perez-Garcia LF, Dolhain RJEM, Vorstenbosch S, Bramer W, van Puijenbroek E, Hazes JMW, et al. The effect of paternal exposure to immunosuppressive drugs on sexual function, reproductive hormones, fertility, pregnancy and offspring outcomes: a systematic review. Human Reproduction Update. 2020;26(6):961-1001.
43. Micu MC, Micu R, Surd S, Girlovanu M, Bolboaca SD, Ostensen M. TNF-a inhibitors do not impair sperm quality in males with ankylosing spondylitis after short-term or long-term treatment. Rheumatology (Oxford). 2014;53(7):1250-5.
44. Uyaroglu OA, Seyhoglu E, Erden A, Kilic L, Karadag O, Akdogan A, et al. Pregnancy outcomes in partners of male ankylosing spondylitis patients treated with anti-tumour necrosis factor-α biologics: real-life results from a single-centre cross-sectional study. Rheumatol Int. 2020;40(9):1501-7.
45. Meserve J, Luo J, Zhu W, Veeravalli N, Bandoli G, Chambers CD, et al. Paternal exposure to immunosuppressive and/or biologic agents and birth outcomes in patients with immune-mediated inflammatory diseases. Gastroenterology. 2021;161(1):107-115.e3.

Artrite reumatoide e gravidez

Fernanda Couto Fernandes

INTRODUÇÃO

Artrite reumatoide (AR) é uma doença inflamatória articular, com poliartrite simétrica crônica e erosiva, de etiologia desconhecida, levando a deformidades causadas pelo encurtamento de tendões e ligamentos e destruição articular por erosão óssea e de cartilagens. Tem prevalência mundial ao redor de 0,4 a 1,3%, sendo aproximadamente 60% mulheres.[1,2] O diagnóstico e o tratamento precoces são fundamentais para redução da morbidade da AR.

No que se refere à associação entre AR e gravidez, há pesquisas avaliando o risco de desenvolver AR em relação à paridade, idade da mulher no momento da gestação, ainda sem resultados conclusivos. Diversos estudos mostram que pacientes com AR têm menos filhos que as mulheres de grupos controle, taxas maiores de tratamento para infertilidade e período maior de tempo para concepção (> 12 meses).[3] Além de diversas variáveis estudadas, como *status* sorológico, tratamento utilizado no período pré-concepção, atividade da doença etc., há que considerar que frequentemente ocorre diminuição da libido nessas pacientes em razão de fadiga, estresse e limitações funcionais, levando à menor paridade nesse grupo.[4]

Mulheres em fase reprodutiva portadoras de AR devem receber orientação e adequação das medicações em uso para que não ocorram efeitos teratogênicos no feto e para que se mantenha o controle da doença ao longo de toda a gestação e o período pós-parto.

PLANEJAMENTO PRÉ-CONCEPÇÃO

As pacientes devem ter acompanhamento multiprofissional tanto para o planejamento quanto para o pré-natal: reumatologia, obstetrícia de alto risco e medicina fetal.

A ausência de atividade da doença na pré-concepção é fator importante para maior chance de estabilidade ao longo da gestação.[5] Caso haja necessidade de modificação do tratamento, é aconselhável aguardar 6 meses para a estabilização do quadro antes de liberar a mulher para engravidar.[1]

É muito importante a educação das pacientes quanto aos sintomas de atividade da doença durante a gestação e o período pós-parto, além da adequação das medicações durante a gestação e o aleitamento.

MEDICAÇÕES COMUMENTE UTILIZADAS

- Anti-inflamatórios não hormonais (AINH): alguns trabalhos mostram dificuldade para fertilização por inibição de rotura do folículo luteinizado e interferência na implantação. Podem ser administrados até as 20 semanas com segurança. Após 30 semanas podem aumentar risco de fechamento precoce do ducto arterioso e inibição de trabalho de parto. Inibidores da COX 2 não devem ser prescritos devido a dados insuficientes de seu uso na gestação. O AINH mais utilizado é o ibuprofeno.[6]
- Corticoides: betametasona e dexametasona atravessam a barreira placentária em altas concentrações, sendo preferível prednisona, prednisolona ou metilprednisolona e em menor dose possível (< 10 mg), quando seu uso se tornar necessário por atividade da AR. Doses maiores que 10 mg têm sido associadas a parto pré-termo.[7]
- Hidroxicloroquina, sulfassalazina e azatioprina podem ser continuadas: não há descrição de toxicidade fetal.[8]
- Metotrexato: deve ser suspenso, no mínimo, 3 meses antes da concepção devido ao risco teratogênico. Caso ocorra gestação não planejada em vigência de seu uso, deve ser interrompido imediatamente e iniciado ácido fólico na dose de 5 mg ao dia durante toda a gestação.[8]
- Leflunomida: deve-se realizar contracepção até que seus níveis séricos estejam indetectáveis (< 0,02 mg/L), em razão do risco teratogênico observado em animais. Deve ser suspensa idealmente 2 anos antes da concepção. Em caso de gestação não planejada, administrar colestiramina para eliminar a droga, fazer *wash out*. Há vários estudos demonstrando a ausência de efeitos teratogênicos ou abortamento em fetos expostos à medicação, mas ainda não são conclusivos.[8]
- Inibidores do fator de necrose tumoral (TNF): podem ser continuados durante a gestação. Sua descontinuação depende de avaliação de risco/benefício. Infliximabe, adalimumabe, golimumabe e etanercept deveriam ser interrompidos no terceiro trimestre devido ao risco de infecção no neonato, mas deve-se individualizar cada caso, conforme a atividade da doença. Certolizumabe pode ser continuado ao longo de toda a gestação. Fetos expostos a inibidores de TNF não devem receber vacinas contendo agentes vivos até o sexto mês de vida. Rituximabe, tocilizumabe e abatacept não cruzam a placenta em concentração significativa até 12 semanas de gestação; podem então ser suspensos no momento do diagnóstico da gestação. Ainda não há dados suficientes para uso de inibidores de janus quinase (JAK).[8]

CUIDADOS

A presença de anticorpo anti-Ro e anti-LA deve ser testada em todas as pacientes com AR previamente à gestação. Em caso negativo, deve-se repetir a pesquisa no início da gravidez, devido ao risco de lúpus neonatal e bloqueio atrioventricular fetal.[9]

Antes e/ou durante a gravidez, pacientes com comprometimento extenso de coluna cervical devem ser submetidas a avaliação pré-anestésica para adequação de procedimentos em caso de necessidade de intubação orotraqueal em emergência.

INFLUÊNCIA DA GESTAÇÃO NA ATIVIDADE DA ARTRITE REUMATOIDE

Aproximadamente 50 a 70% das mulheres com AR melhoram durante a gestação. Apesar da possível melhora, metade das mulheres continua tendo atividade moderada a severa durante a gestação.

Como fatores preditores da atividade da doença na gestação, tem-se a soropositividade do fator reumatoide ou anticorpos antipeptídeos citrulinados (anti-CCP) associados a maior taxa de atividade da doença durante a gestação e o puerpério.[10] Nem todos os estudos evidenciaram melhora durante a gestação.

Ressalte-se que já foi diagnosticada atividade da AR durante alguns meses pós-parto em aproximadamente metade das pacientes.[11]

INFLUÊNCIA DA ARTRITE REUMATOIDE NA GESTAÇÃO

O prognóstico da gravidez nas mulheres com AR bem controlada é semelhante ao da população geral. Entretanto, observa-se nas pacientes em atividade risco aumentado para doenças hipertensivas (11,1 × 7,8%), rotura pré-termo de membranas, restrição de crescimento (3,4 × 1,6%) e cesárea (37,2 × 26,5%).[12,13]

Além disso, diversas revisões demonstraram associação do uso da prednisona a maior frequência de parto antes de 37 semanas e menor peso ao nascer.

A rotina pré-natal é realizada normalmente com intervalos padronizados, a não ser que a paciente esteja em atividade da doença, quando então os intervalos, em especial no terceiro trimestre, a partir de 28 semanas devem ser diminuídos, e o crescimento e vitalidade fetais devem ser monitorizados mediante ultrassonografia (US) obstétrica com dopplerfluxometria.

Atenção às pacientes com anti-Ro e/ou anti-LA positivos, com risco para lúpus neonatal e necessidade de realização do ecocardiograma fetal seriado a partir de 16 semanas, para monitorização de bloqueio atrioventricular.

A resolução do parto ocorre por indicação obstétrica, não sendo necessária sua antecipação em virtude da AR.

Recomendações para atividade física não diferem das outras pacientes a não ser naquelas com doença em atividade ou limitação de movimentos devido às deformidades articulares.

ALEITAMENTO E PERÍODO PÓS-PARTO

Pacientes com AR em atividade ou com deformidades articulares necessitam de suporte adicional para cuidados do RN. Para as pacientes que entram em atividade no período pós-parto, deve-se estar atento à escolha da medicação compatível com aleitamento.

São compatíveis com aleitamento: AINH, hidroxicloroquina, sulfassalazina (se recém-nascido a termo), azatioprina, prednisona em baixas doses (se > 20 mg, aguardar 4 horas para próxima mamada), anti-TNF (abatacept, anakinra, rituximabe, sarilumabe e tocilizumabe). Devem ser evitados no aleitamento: metotrexato, leflunomida, ciclosporina, ciclofosfamida, inibidores da JAK.[8]

CONSIDERAÇÕES FINAIS

- Planejar o momento ideal para a concepção estando a AR fora de atividade diminui o risco de atividade durante a gestação. De 50 a 70% das gestantes com AR melhoram durante a gestação, e metade delas entra em atividade no pós-parto, especialmente nos 3 primeiros meses.

- A adequação das medicações previamente à concepção e o acompanhamento conjunto de reumatologista e de obstetra de alto risco são fundamentais.
- Solicitar anti-Ro e anti-LA antes da gestação, e em caso negativo repeti-los no início do pré-natal. Em caso positivo, iniciar ecocardiografia fetal seriado a partir de 16 semanas e comunicar o neonatologista devido ao risco de lúpus neonatal.
- AR não aumenta risco de abortamento.
- Pacientes em atividade AR têm maior risco de doenças hipertensivas gestacionais, restrição de crescimento e cesárea em relação à população geral.
- Em caso de início de atividade da AR durante a gestação ou aleitamento, atentar às medicações compatíveis (avaliar toxicidade fetal e riscos ao recém-nascido).
- A escolha da via de parto é de indicação obstétrica.
- O comprometimento grave da coluna cervical exige avaliação pré-anestésica devido à possível dificuldade de intubação orotraqueal, caso necessária.
- Pacientes com AR fora de atividade em toda gestação têm o mesmo prognóstico materno-fetal da população geral.

REFERÊNCIAS BIBLIOGRÁFICAS

1. Littlejohn EA. Pregnancy and rheumatoid arthritis. Best Practice and Research Clinical Obstetrics and Gynaecology. 2020;64:52-8.
2. Helmick CG, Felson DT, Lawrence RC, Gabriel S, Hirsch R, Kwoh CK, et al. Estimates oh the prevalence of arthritis and other rheumatic conditions in the United States: Part I. Arthtritis Rheum. 2008;58(1):15-25.
3. Brouwer J, Hazes JMW, Laven JSE, Dolhain RJEM. Fertility in women with rheumatoid arthritis: influence of disease activity and medication. Annals of Rheumatic Diseases. 2015;74:1836-41.
4. Helland Y, Dagfinrud H, Kvien TK. Perceived influence of health status on sexual activity in RA pacients: associations with demographic and disease related variables. Scand J Rheumatol. 2009;37:194-9.
5. De Man YA, Bakker-Jonges LE, Dufour-van den Goorbergh CM, Tillemans SPR, Hooijkaas H, Hazes JMW, et al. Women with rheumatoid arthtritis negative for anticyclic citrullinated peptide and rheumatoid factor are more likely to improve during pregnancy, whereas in auto antibody-positive women auto antibody levels are not influenced by pregnancy. Ann Rheum Dis. 2010;69(2):420-3.
6. Choi EY, Jeong HE, Noh Y, Choi A, Yon DK, Han JY, et al. Neonatal and maternal adverse outcomes and exposure to nonsteroidal anti-inflammatory drugs during early pregnancy in South Korea: a nationwide cohort study. PloS Med. 2023;20:e1004183.
7. Palmsten K, Bandoli G, Vazquez-Benitez G, Xi M, Johnson DL, Xu R, et al. Oral corticosteroid use during pregnancy and risk of preterm birth. Rheumatology (Oxford). 2020;59:1262.
8. Gotestam Skorpen C, Hoeltzenbein M, Tincani A, Fischer-Betz R, Elefant E, Chambers C, et al. The Eular points to consider for use of antirheumatic drugs before pregnancy, and during pregnancy and lactation. Ann Rheum Dis. 2016;75:795.
9. Sammaritano LR, Bermas BL, Chakravarty EE, Chambers C, Clowse MEB, Lockshin MD, et al. 2020 American College of Rheumatology Guideline for the Management of Reproductive Health in Rheumatic and Musculoskeletal Diseases. Arthritis Rheumatol. 2020;72:529.
10. Forger F, Vallbracht I, Helmke K, Villiger PM, Ostensen M. Pregnancy mediated improvement of rheumatoid arthritis. Swiss Med Wkly. 2012 Jul 18;142.
11. Jethwa H, Lam S, Smith C, Giles I. Rheumatoid arthritis really improve during pregnancy? A systematic review and metaanalysis. J Rheumatol. 2019;46:245.
12. Chakravarty EF, Nelson L, Krishnan E. Obstetric hospitalizations in the United States for women with systemic lupus erythematosus and rheumatoid arthritis. Arthritis Rheum. 2006; 54:899.
13. De Man YA, Hazes JMW, van der Heide H, Willemsen SP, de Groot CJM, Steegers EAP, et al. Association of higher rheumatoid arthritis disease activity during pregnancy with lower birth weight: results of a national prospective study. Arthritis Rheum. 2009;60:3196-206.

27

Esclerose sistêmica

Cristiane Kayser
Sandra Maximiano de Oliveira Delgado

INTRODUÇÃO

A esclerose sistêmica (ES) é uma doença autoimune crônica rara, com incidência estimada em 0,6 a 23 casos novos/milhão de habitantes por ano e prevalência variando de 31 a 350 casos/milhão de habitantes.[1,2] Fatores genéticos e ambientais estão implicados na etiologia da ES, mas sua causa permanece desconhecida. A tríade patogênica consiste em dano à microcirculação, desregulação imune com produção de autoanticorpos e fibrose tecidual.[1] A ES acomete sobretudo mulheres em idade fértil, entre a terceira e quinta décadas de vida, em uma proporção entre mulheres e homens de 5-10:1 casos.[1,3]

As manifestações clínicas da ES são heterogêneas, com curso clínico variável.[3] A doença é classificada em formas limitada, difusa e *sine scleroderma* de acordo com a extensão do acometimento cutâneo, cujo espessamento é característica marcante.[3] Na forma cutânea limitada, há envolvimento limitado das extremidades distais e face, e menor risco de acometimento visceral. Já a forma cutânea difusa se caracteriza por espessamento cutâneo difuso e rapidamente progressivo, com envolvimento de extremidades proximais e tronco, e frequência mais elevada de acometimento visceral grave. Raramente, a doença apresenta-se sem espessamento cutâneo, sendo denominada, assim, ES *sine scleroderma*.

O fenômeno de Raynaud (FRy), expressão clínica da vasculopatia da ES, é a manifestação clínica inicial mais frequente da doença, acometendo aproximadamente 95% dos pacientes. Consiste em uma resposta vasoespástica exagerada ao frio ou ao estresse emocional, caracterizado classicamente por três fases sucessivas: isquemia (palidez digital), hipóxia (cianose) e reperfusão sanguínea (hiperemia).[4] Além do FRy, úlceras digitais também são manifestação precoce na ES. As úlceras digitais acometem até 50% dos pacientes durante o curso da doença e são causa comum de complicações, como gangrena e amputação.[5]

Em conjunto com o espessamento cutâneo e o FRy, manifestações viscerais, como acometimento do trato gastrointestinal, doença pulmonar intersticial (DPI), hipertensão arterial pulmonar (HAP), acometimento cardíaco e crise renal esclerodérmica (CRE), podem estar presentes e são associadas a maior risco de complicações durante a gestação. Cerca de 90% dos pacientes com ES apresentam acometimento do trato gastrointestinal, sendo o refluxo gastroesofágico a manifestação mais comum.[3] As manifestações pulmonares da ES, DPI e HAP, são a principal causa de mortalidade da doença.[6] Outrora a maior responsável pela mortalidade na ES, a CRE é a mais importante complicação renal da doença, afetando aproximadamente 5 a 10% dos pacientes; tem como característica clínica o surgimento abrupto de hipertensão arterial e insuficiência renal aguda.[7]

A frequência de disfunção sexual feminina é significativamente maior em pacientes com ES do que na população em geral, destacando-se o estreitamento e secura vaginal e a dispareunia.[8] Não obstante, a doença não causa infertilidade ou prejuízos à fertilidade *per se*.[8,9] Um estudo brasileiro retrospectivo com 150 pacientes com ES mostrou uma taxa de fecundidade de 3,4 filhos/mulher, similar à observada para a população obstétrica geral local, demostrando não haver risco aumentado de infertilidade nessa população.[10] No entanto, a ES é considerada uma doença com maior risco para complicações gestacionais maternas e morbidade fetal. Nesse cenário, aconselhamento pré-natal para definição do melhor período para a gestação e acompanhamento multidisciplinar cuidadoso durante a gestação são fundamentais, visando a melhor desfecho materno e fetal (Figura 1).[11,12]

RISCO DA GESTAÇÃO PARA A PACIENTE COM ESCLEROSE SISTÊMICA

Estudos pregressos publicados nos anos 1980 sugeriam um risco inaceitavelmente alto de morte materna durante a gestação em pacientes com ES, baseados principalmente em relatos de caso com desfechos adversos, o que levou à recomendação indiscriminada de evitar ou interromper a gestação nessa população.[9,11] Posteriormente, demonstrou-se que pacientes com ES podem ter uma gestação bem-sucedida sem riscos excessivos para a mãe e o bebê, principalmente se a gestante não apresentar acometimento cutâneo difuso rapidamente progressivo e manifestações viscerais mais graves como CRE e HAP.[8,9]

Entretanto, deve-se atentar para os riscos possíveis, pois as modificações fisiologicamente induzidas pela gestação em qualquer mulher podem potencialmente afetar as manifestações da ES.[8] A redução da resistência vascular periférica e o aumento do débito cardíaco durante a gravidez levam à melhora nos sintomas da vasculopatia periférica da ES, sobretudo o FRy e as úlceras digitais, permitindo inclusive a interrupção do uso de terapia vasodilatadora usualmente empregada (nifedipino, anlodipino, sildenafil, bosentana e fluoxetina).[8,12,13]

A maioria das pacientes relata estabilidade ou melhora do espessamento cutâneo durante a gravidez,[12,14] embora em pacientes com forma cutânea difusa possa ocorrer discreta piora do espessamento cutâneo.[12] Estabilidade na progressão da DPI também foi descrita, apesar de eventual piora da dispneia – sintoma que requer atenção, mas usualmente ocorre pelo aumento da demanda por oxigênio na gestação.[8,12]

Com relação aos sintomas gastrointestinais, ocorre piora do refluxo gastroesofágico em até 20% das pacientes com ES, pois a gravidez reduz a peristalse, retardando o esvaziamento gástrico,[12] especialmente no último trimestre, com a distensão uterina.[13] Inibidores da bomba de prótons, como o omeprazol, podem ser utilizados na menor dose possível para alívio sintomático.[8]

Antes da concepção →

- Orientar a paciente sobre os riscos.
- Aconselhar planejamento.
- Ajustar as medicações em uso, conforme recomendação sobre teratogenicidade, em pacientes estáveis que desejem engravidar (considerar suspender medicamentos).
- Otimizar o tratamento em pacientes com doença em progressão e que desejam engravidar (discutir gestação quando doença estável).

Durante a gestação →

- Acompanhamento em serviço de pré-natal de alto risco.
- Acompanhamento conjunto com reumatologista, pneumologista e obstetra.
- Monitorar pressão arterial e função renal.
- Na suspeita de crise renal esclerodérmica, iniciar captopril.
- Rastrear hipertensão arterial pulmonar com ecocardiograma.
- Avaliar sintomas dispépticos e otimizar tratamento sintomático.

Durante o parto →

- Adotar medidas ambientais para o fenômeno de Raynaud (aquecer sala e paciente).
- Preferência por anestesia local ou epidural.
- Monitorar pressão arterial e função renal.
- Evitar ocitocina.
- Decisão compartilhada sobre via de parto, levando em consideração contraturas pela doença.

No puerpério →

- Retomar imediatamente o uso de medicamentos habituais e empregados antes da concepção.
- Estimular o aleitamento materno, reservadas as medicações compatíveis com a lactação.
- Monitorar o risco de progressão da doença (complicações vasculares, sobretudo).

Desencorajar gestação em pacientes com hipertensão arterial pulmonar e/ou disfunção orgânica.

FIGURA 1 Fluxograma de cuidado em pacientes com esclerose sistêmica.

Já manifestações vasculares graves da ES, como a CRE e a HAP, merecem especial atenção e são consideradas manifestações com elevado risco materno-fetal.[13] De acordo com a literatura, a incidência de CRE em pacientes gestantes com ES é estimada em 2%, ocorrendo especialmente entre a 16ª e a 28ª semanas gestacionais.[12,13] Portanto, não há aumento na frequência de CRE pela gestação. Contudo, o diagnóstico diferencial com pré-eclâmpsia e síndrome HELLP (hemólise, enzimas hepáticas elevadas, baixa contagem de plaquetas) pode ser difícil, e o prognóstico reservado, com aumento do risco de falência renal e mortalidade materna acima de 10%.[13,14] Desse modo, o monitoramento regular da pressão arterial e da função renal durante o curso da gestação são mandatórios.

Diante da suspeita de CRE, se não houver controle rápido da hipertensão arterial com outros anti-hipertensivos, o tratamento com inibidores da enzima conversora de angiotensina (iECA) deve ser prontamente iniciado – e, nas pacientes com histórico prévio de CRE, o uso dessa medicação deve ser mantido –, pois o benefício terapêutico supera o risco dos possíveis efeitos teratogênicos.[8,12-14]

Pacientes esclerodérmicas com HAP apresentam risco extremamente alto de complicações gestacionais, com altas taxas de mortalidade materna e fetal, especialmente no periparto e pós-parto.[12] Portanto, o aconselhamento pré-natal com orientação quanto ao risco da gestação e orientação quanto a medidas contraceptivas é fundamental, já que se recomenda evitar a gravidez para pacientes com HAP, e ainda sua interrupção caso a concepção ocorra.[14] A menor reserva funcional nas arteríolas pulmonares para reduzir a resistência vascular de forma a acomodar o aumento do débito cardíaco e o volume sanguíneo característicos da gestação aumentam sobremaneira o risco de complicações hemodinâmicas, sendo comumente o colapso cardiovascular a causa do óbito.[14] Uma revisão sistemática de 2009 avaliando gravidez em mulheres com HAP mostrou uma taxa de mortalidade materna variando de 17 a 33%.[15] Nas pacientes gestantes que optem por não interromper a gestação apesar dos riscos estabelecidos, está indicado o acompanhamento regular por equipe multidisciplinar, com monitoramento contínuo e otimização da terapêutica vasodilatadora.[8,14]

O RISCO DA ESCLEROSE SISTÊMICA PARA A GESTAÇÃO

Considerando que muitas mulheres são diagnosticadas com ES ainda durante a menacme,[9] conhecer os impactos da doença na gestação é de fundamental importância.

Apesar de alguma controvérsia na literatura, desfechos adversos como abortamentos e prematuridade são descritos com maior frequência em mulheres com ES na maioria dos estudos. Estudo de Steen e Medsger[9] avaliou 214 pacientes com ES, 167 pacientes com artrite reumatoide e 105 controles saudáveis quanto aos desfechos obstétricos, no período de 1972 a 1986. Não foram observadas diferenças nas taxas de abortamento, parto prematuro, recém-nascidos pequenos para a idade gestacional (PIG) ou mortes neonatais nos três grupos. Porém, em estudo multicêntrico italiano com 99 pacientes com ES acompanhadas de 2000 a 2011 e comparados à população obstétrica em geral, observou-se aumento significativo na frequência de partos prematuros, restrição do crescimento intrauterino (CIUR) e bebês com baixo peso ao nascer nas gestações de pacientes com ES.[16]

Mais recentemente, uma revisão sistemática e metanálise avaliando artigos sobre gravidez e ES publicados entre 1950 e 2018 demonstrou maior risco de abortamento em pacientes esclerodérmicas gestantes, embora com baixa taxa de perda fetal, estimada em 4,4% na ES.[17] Foi observado um risco 3,2 vezes maior de CIUR, 2,4 vezes maior de prematuridade e 3,8 vezes maior de recém-nascidos com baixo peso ao nascer.[17] Ademais, as pacientes com ES apresentam maior chance de desenvolver pré-eclâmpsia.[17] Tais desfechos obstétricos adversos, sobretudo risco aumentado de abortamento, prematuridade e baixo peso ao nascer, também foram observados em recente estudo mexicano com 21 pacientes que engravidaram após o diagnóstico de ES e foram acompanhadas de 2008 a 2019.[18]

Em um estudo brasileiro retrospectivo com 150 pacientes com ES, 86% das gestações evoluíram satisfatoriamente, com poucos partos prematuros (2,7%).[10] Em 14% dos casos ocorreram mortes fetais, sendo o abortamento espontâneo a principal causa, contudo essa frequência não é maior que a da população em geral.[10] Vale ressaltar que, nesse estudo, 90% das gestações ocorreram antes do diagnóstico de ES.

A possível razão para os desfechos adversos acima discutidos seria a vasculopatia característica da ES, que promoveria injúria à microcirculação placentária e infartos placentários, levando ao risco aumentado de abortamento, parto prematuro e doença hipertensiva específica da gravidez (DHEG).[8,14,19] Ademais, o espessamento cutâneo difuso pode limitar a distensão uterina durante o curso gestacional (Figura 2) e a má nutrição de pacientes esclerodérmicas, tanto por menor ingesta calórica pelos sintomas do trato gastrointestinal superior quanto por má absorção intestinal de nutrientes em decorrência de supercrescimento bacteriano intestinal, pode justificar o risco aumentado de bebês com baixo peso ao nascer ou PIG.[19]

ANTICORPOS

O papel dos anticorpos específicos da ES na gestação ainda é controverso. Presença de anticorpos anti-Scl-70 e anti-RNA polimerase III está associada com ES na forma cutânea difusa e com maior risco de visceralização, sendo, portanto, associada com doença mais grave. Anticorpos anti-Ro/SSA, anti-LA/SSB e antifosfolípides (aPL)

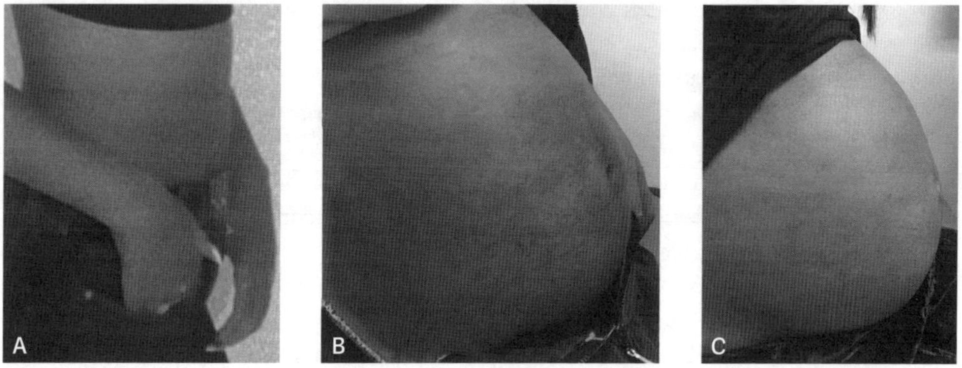

FIGURA 2 Evolução do aumento de volume uterino em gestante com esclerose sistêmica na forma cutânea difusa. A: primeiro trimestre. B: segundo trimestre. C: terceiro trimestre.

são mais frequentes em pacientes com lúpus eritematoso sistêmico (LES), mas podem estar presentes em pacientes com ES.[8,20]

Na presença de anticorpos aPL ou de síndrome antifosfolípide, também mais frequente em pacientes com LES, recomendações específicas devem ser seguidas. Anticorpos anti-Ro/SSA e anti-LA/SSB são descritos em 12 a 37% dos pacientes com ES.[8] Presença principalmente de anti-Ro/SSA e menos frequentemente de anti-LA/SSB está associada a risco de lúpus neonatal e bloqueio cardíaco congênito; na vigência desses anticorpos, monitorização cardíaca fetal deve ser realizada a partir da 16ª semana de gestação e repetida semanalmente até a 26ª semana de gestação.[20]

MANEJO E MONITORAMENTO DA ESCLEROSE SISTÊMICA DURANTE A GESTAÇÃO

A ES é uma doença crônica, e aconselhamento e planejamento pré-natal são fundamentais para evitar complicações maternas e para o recém-nascido. Na vigência de manifestações sistêmicas graves como cardiomiopatia (com fração de ejeção < 30%), HAP, CRE ou DPI grave com capacidade vital forçada em prova de função pulmonar < 50%, a gestação deve ser desencorajada.[13] Para os outros cenários, planejamento e monitoramento adequado são fundamentais.

Alguns medicamentos, geralmente contraindicados durante a gestação, como os iECA, podem ser iniciados ou mantidos na presença ou histórico prévio de CRE, pois são essenciais para o controle da hipertensão na vigência de CRE. Apesar de poderem causar anormalidades fetais, podem ser fundamentais para a sobrevida materna. Os inibidores de bomba de próton e os bloqueadores de canal de cálcio podem ser utilizados na menor dose possível.

Deve-se dar especial atenção aos imunossupressores, utilizados com frequência em pacientes com ES, já que muitos são contraindicados durante a gestação. Entre eles, ciclofosfamida, metotrexato e micofenolato são contraindicados durante a gestação em razão do risco elevado de teratogenicidade e devem ser descontinuados de preferência antes da concepção. Corticosteroides foram associados a nascimentos pré-termo em um estudo e devem ser utilizados na menor dosagem possível.[21]

CUIDADOS DURANTE O TRABALHO DE PARTO E O PUERPÉRIO

O trabalho de parto também merece especial atenção. O risco individual, levando em consideração as manifestações viscerais da ES e a idade gestacional, devem ser levados em consideração. É recomendado monitorar o ambiente para evitar complicações relacionadas ao FRy. Medidas como aquecer a sala, utilizar fluidos intravenosos previamente aquecidos e aquecer a gestante podem ser empregadas.[8,22] Anestesia epidural é recomendada, e anestesia geral deve ser evitada, pelo risco de aspiração e dificuldade na intubação orotraqueal pela microstomia.[8,22] O uso de ocitocina deve ser evitado pelo risco de hipotensão e aumento da resistência vascular periférica.[8] Embora seja relatada maior taxa de partos cesáreos nas gestantes com ES,[8,16,22] não há contraindicação à via de parto normal.

Para pacientes com HAP, deve-se dar preferência para parto cesáreo eletivo, pelo elevado risco de complicações maternas e fetais.

O período pós-parto é desafiador: apesar de a maioria das pacientes permanecer com a doença estável durante a gestação, a doença pode progredir no puerpério. Estudos relatam piora do espessamento cutâneo após o parto em 12 a 15% das pacientes.[9,17] Além disso, é comum a exacerbação do FRy no puerpério, com recidiva de úlceras digitais.[8] O risco de HAP e CRE, manifestações graves da ES, é maior no puerpério, especialmente a partir do primeiro mês até 1 ano após o parto,[8,22] o que demanda monitoramento precoce e regular quanto ao risco dessas manifestações em pacientes puérperas.

Por fim, medicamentos utilizados para controle da ES suspensos no momento da concepção devem ser reiniciados imediatamente após o parto,[19,22] desde que compatíveis com a lactação, para evitar a progressão da doença.

CONSIDERAÇÕES FINAIS

Pacientes com ES não apresentam comprometimento da fertilidade. Dessa forma, a gravidez deve ser planejada com acompanhamento em centros com experiência em gestação de alto risco, para diminuir o risco de complicações maternas e fetais. A gestação na ES pode ser considerada, sobretudo em pacientes com doença estável e sem disfunção orgânica grave. Deve, no entanto, ser desencorajada em pacientes com manifestações viscerais graves, como HAP, em razão do elevado risco de complicações maternas e fetais.

As gestantes com ES devem ser acompanhadas multidisciplinarmente, em serviço pré-natal de alto risco, o que aumentará a chance de uma gestação bem-sucedida.

REFERÊNCIAS BIBLIOGRÁFICAS

1. Denton CP, Khanna D. Systemic sclerosis. Lancet. 2017;390(10103):1685-99.
2. Horimoto AMC, Matos ENN, Costa MR, Takahashi F, Rezende MC, Kanomata LB, et al. Incidência e prevalência de esclerose sistêmica em Campo Grande, Estado do Mato Grosso do Sul, Brasil. Rev Bras Reumatol. 2017;57(2):107-14.
3. Allanore Y, Simms R, Distler O, Trojanowska M, Pope J, Denton CP, et al. Systemic sclerosis. Nat Rev Dis Primers. 2015;1:15002.
4. Herrick AL. Raynaud's phenomenon. J Scleroderma Relat Disord. 2019;4(2):89-101.
5. Mihai C, Landewé R, van der Heijde D, Walker UA, Constantin PI, Gherghe AM, et al. Digital ulcers predict a worse disease course in patients with systemic sclerosis. Ann Rheum Dis. 2016;75(4):681-6.
6. Saketkoo LA, Frech T, Varjú C, Domsic R, Farrell J, Gordon JK, et al. A comprehensive framework for navigating patient care in systemic sclerosis: a global response to the need for improving the practice of diagnostic and preventive strategies in SSc. Best Pract Res Clin Rheumatol. 2021;35(3):101707.
7. Denton CP, Lapadula G, Mouthon L, Müller-Ladner U. Renal complications and scleroderma renal crisis. Rheumatology (Oxford). 2009;48(Suppl 3):iii32-5.
8. Lazzaroni MG, Crisafulli F, Moschetti L, Semeraro P, Cunha AR, Neto A, et al. Reproductive issues and pregnancy implications in systemic sclerosis. Clin Rev Allergy Immunol. 2022.
9. Steen VD, Medsger TA Jr. Fertility and pregnancy outcome in women with systemic sclerosis. Arthritis Rheum. 1999;42(4):763-8.
10. Sampaio-Barros PD, Samara AM, Marques Neto JF. Gynaecologic history in systemic sclerosis. Clin Rheumatol. 2000;19(3):184-7.
11. Steen VD, Conte C, Day N, Ramsey-Goldman R, Medsger TA Jr. Pregnancy in women with systemic sclerosis. Arthritis Rheum. 1989;32(2):151-7.
12. Clark KE, Etomi O, Ong VH. Systemic sclerosis in pregnancy. Obstet Med. 2020;13(3):105-11.
13. Miniati I, Guiducci S, Mecacci F, Mello G, Matucci-Cerinic M. Pregnancy in systemic sclerosis. Rheumatology (Oxford). 2008;47(Suppl 3):iii16-8.
14. Chakravarty EF. Vascular complications of systemic sclerosis during pregnancy. Int J Rheumatol. 2010;2010:287248.

15. Bédard E, Dimopoulos K, Gatzoulis MA. Has there been any progress made on pregnancy outcomes among women with pulmonary arterial hypertension? Eur Heart J. 2009;30(3):256-65.
16. Taraborelli M, Ramoni V, Brucato A, Airò P, Bajocchi G, Bellisai F, et al.; Impress Investigators. Brief report: successful pregnancies but a higher risk of preterm births in patients with systemic sclerosis: an Italian multicenter study. Arthritis Rheum. 2012;64(6):1970-7.
17. Blagojevic J, AlOdhaibi KA, Aly AM, Bellando-Randone S, Lepri G, Bruni C, et al. Pregnancy in systemic sclerosis: results of a systematic review and meta-analysis. J Rheumatol. 2020;47(6):881-7.
18. Barilaro G, Castellanos A, Gomez-Ferreira I, Lledó GM, Della Rocca C, Fernandez-Blanco L, et al. Systemic sclerosis and pregnancy outcomes: a retrospective study from a single center. Arthritis Res Ther. 2022;24(1):91.
19. Betelli M, Breda S, Ramoni V, Parisi F, Rampello S, Limonta M, et al. Pregnancy in systemic sclerosis. J Scleroderma Relat Disord. 2018;3(1):21-9.
20. Sammaritano LR, Bermas BL, Chakravarty EE, Chambers C, Clowse MEB, Lockshin MD, et al. 2020 American College of Rheumatology guideline for the management of reproductive health in rheumatic and musculoskeletal diseases. Arthritis Rheumatol. 2020;72(4):529-56.
21. Chakravarty EF, Steen V. Pregnancy. In: Varga J, Denton CF, Wigley FM, Allanore Y, Kuwana M. Scleroderma: from pathogenesis to comprehensive management. 2.ed. New York: Springer; 2017. p.551-61.
22. Rueda de León-Aguirre A, Ramírez-Calvo JA, Rodríguez-Reyna TS. Comprehensive approach to systemic sclerosis patients during pregnancy. Reumatol Clin. 2015;11(2):99-107.

28

Cardiopatias maternas

Felipe Favorette Campanharo
Daniel Born

INTRODUÇÃO[1]

No Brasil, assim como observado em grande parte do mundo, a mortalidade materna por causas diretas vem diminuindo nas últimas décadas[2] reflexo da melhoria nas condições assistenciais e do progresso da medicina. Proporcionalmente, o mesmo não tem sido observado entre as mortes por causas indiretas. Estudos prévios demonstraram que as causas indiretas foram responsáveis por até 25% de todas as mortes maternas no Brasil.[2]

As cardiopatias perfazem as principais causas de morte materna indireta[3,4] – com o dobro da razão de prevalência para *near miss* materno e 3,7 vezes para morte materna quando comparadas a pacientes não cardiopatas – e representam amplo grupo de condições patológicas.[5] Embora a ocorrência na gravidez seja baixa – 1 a 4% –, sua presença eleva em muito o risco de eventos adversos perinatais, reforçando a importância do acompanhamento dessas pacientes em serviços de referência com abordagem multiprofissional especializada.[6]

Vive-se um momento de transição no tipo de cardiopatia, porém a cardiopatia reumática, representada na maioria dos casos pela estenose mitral, ainda é muito presente em nosso meio. O número crescente de pacientes cardiopatas congênitas se dá em parte pelos avanços no tratamento dessas doenças, que possibilitaram que as pacientes chegassem à vida adulta. As mais frequentes são comunicação interatrial, comunicação interventricular, estenose pulmonar, tetralogia de Fallot e demais cardiopatias congênitas cianóticas.[7]

Além disso, muitas mulheres estão adiando a gravidez para a quarta e a quinta décadas de vida, e doenças subjacentes, como hipertensão, diabetes e dislipidemia, aumentaram a incidência de complicações materno-fetais (Figura 1).

MODIFICAÇÕES HEMODINÂMICAS MATERNAS NA GRAVIDE

As mudanças cardiocirculatórias começam nas primeiras 5 a 8 semanas, alcançam o pico no final do segundo trimestre e a partir das 30 semanas permanecem relativamente constantes até o parto (Figura 2). Conhecer essas mudanças é fundamental

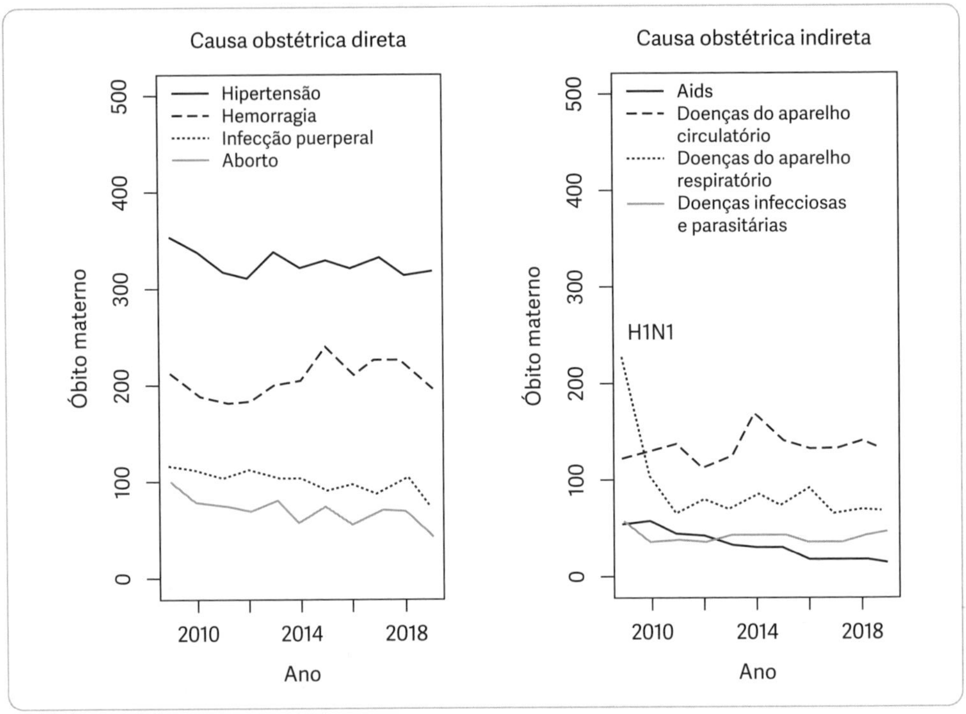

FIGURA 1 Óbitos maternos por tipo de causa obstétrica – Brasil, 2009 a 2019.

Aids: síndrome da imunodeficiência adquirida.

Fonte: Brasil.[8]

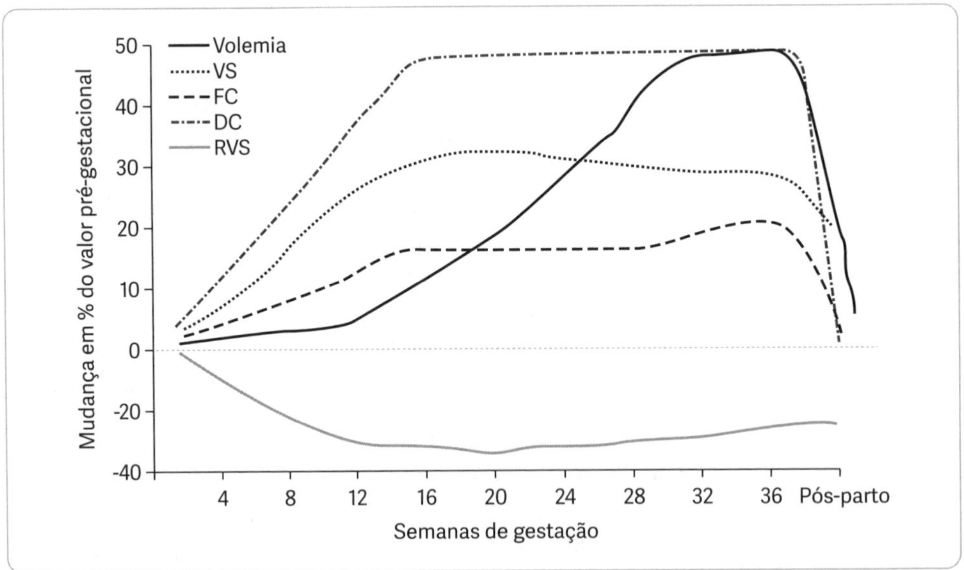

FIGURA 2 Alterações hemodinâmicas na gravidez. Notam-se aumento da volemia, VS, FC e DC. Observar a queda da RVS com nadir aproximadamente nas 20 semanas de gestação.

DC: débito cardíaco; FC: frequência cardíaca; RVS: resistência vascular sistêmica; VS: volume sistólico.

para interpretar os testes hemodinâmicos e cardiovasculares na gestante, para predizer os efeitos da gestação na mulher cardiopata e para entender como o feto será afetado pela cardiopatia materna.[9]

Diante de todas essas modificações, ressalta-se a dificuldade do diagnóstico precoce, pois os sintomas mais associados à descompensação da doença cardíaca, como dispneia aos esforços, palpitações e edema, são, muitas vezes, subestimados ou confundidos com os achados de uma gravidez normal, retardando e dificultando o diagnóstico correto.[10]

ALTERAÇÕES DE EXAME FÍSICO E EXAMES COMPLEMENTARES

Sopros sistólicos são observados com frequência nas gestantes normais. Em contrapartida, sopros diastólicos, quando presentes, devem ser considerados patológicos. A terceira bulha pode ser auscultada e não é um sinal de anormalidade quando percebida isoladamente. A distensão venosa, estertores crepitantes e o *ictus* proeminente (impulso do ápice de VE e VD) são encontrados na maioria das gestantes normais. O edema periférico está presente no terceiro trimestre em mais de 25% das gestações. O desafio para o clínico é como distinguir sinais e sintomas normais dos que podem indicar doença cardíaca subjacente na mãe.[9]

As alterações no eletrocardiograma e no ecocardiograma estão listadas nas Tabelas 1 e 2.

TABELA 1 Alterações eletrocardiográficas esperadas na gestação

Desvio de eixo (maior no 3º trimestre pela elevação do diafragma)
Taquicardia sinusal
Diminuição dos intervalos PR, QRS e QT acompanha o aumento da frequência cardíaca
Onda Q em DIII
Onda P invertida em DIII abolida na inspiração profunda
Alterações inespecíficas da repolarização, depressão do segmento ST, ondas T achatadas ou invertidas em aVF.

TABELA 2 Alterações ecocardiográficas esperadas na gestação

Regurgitação leve predominante nas valvas direitas
Aumento das câmaras cardíacas no 3º trimestre
Dilatação dos ânulos valvares
Derrame pericárdico pequeno

ESTRATIFICAÇÃO DE RISCO

A história, o exame físico, o eletrocardiograma e o ecocardiograma são os pilares da avaliação de todas as pacientes. O risco é estimado avaliando principalmente a gravidade das lesões valvares e o grau de disfunção ventricular.

É importante frisar a necessidade do planejamento familiar e do aconselhamento com profissionais especializados. As adolescentes devem ser aconselhadas a fazer uso de métodos contraceptivos de alta eficácia, e a gravidez deve ser discutida assim que elas se tornam sexualmente ativa.[5]

Há várias propostas de estratificação com as particularidades de cada estudo que as originou. A Organização Mundial da Saúde (OMS) estabelece classificação própria para cardiopatias na gestação, que uniu as estratificações dos principais estudos, sendo, por isso, muito utilizada na prática (Figura 3).

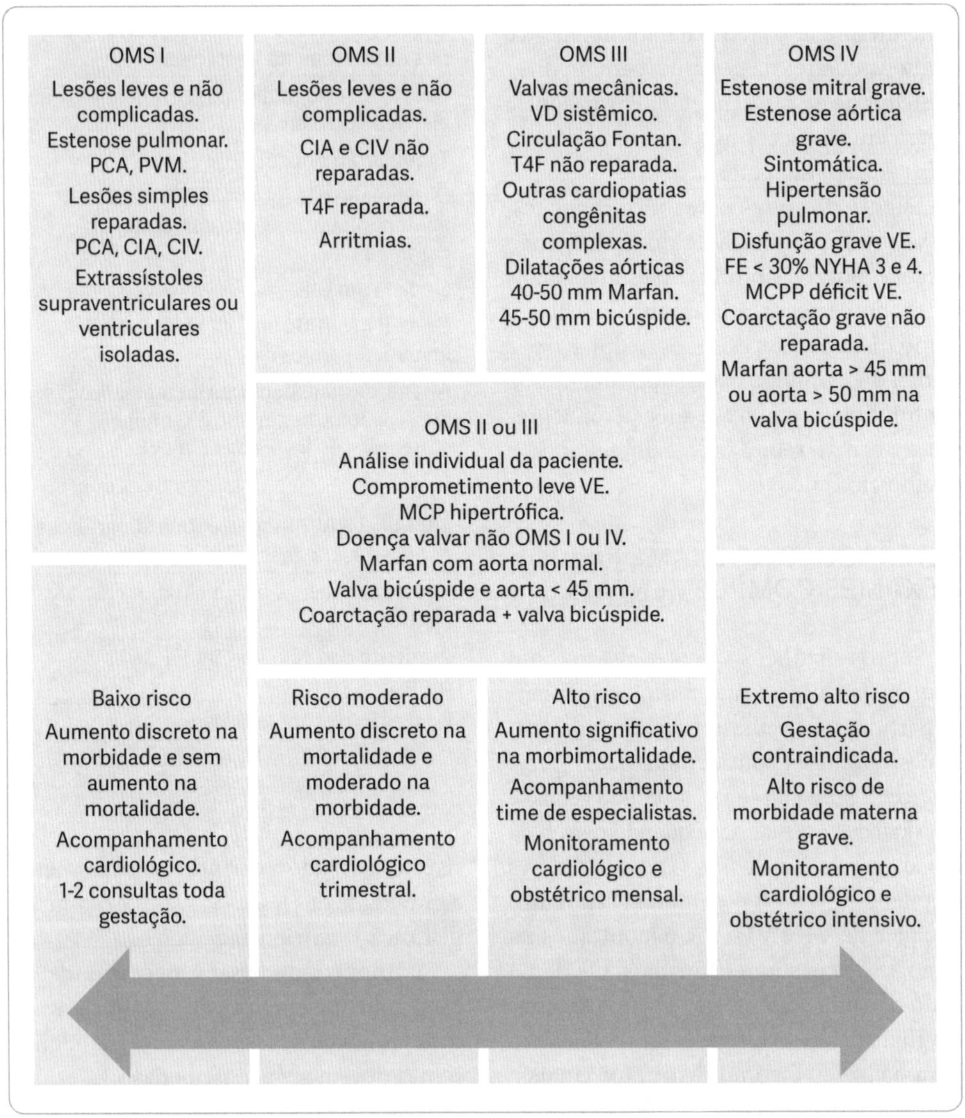

FIGURA 3 Classificação OMS modificada: cardiopatias e gravidez.

CIA: comunicação interatrial; CIV: comunicação interventricular; FE: fração de ejeção; MCP: miocardiopatia; NYHA: New York Heart Association; OMS: Organização Mundial da Saúde; PCA: persistência do canal arterial; PVM: prolapso da valva mitral; VD: ventrículo direito; VE: ventrículo esquerdo.

IMPACTO DA CARDIOPATIA NA GESTANTE

A gravidez impõe verdadeiro desafio à fisiologia cardiovascular, com profundas mudanças secundárias à sobrecarga de volume, ao maior débito cardíaco exigido e às modificações hormonais, revelando, durante o período gestacional, cardiopatias até então desconhecidas.

A hipoxemia, a insuficiência cardíaca e o uso de anticoagulantes aumentam a probabilidade de parto prematuro, crescimento intrauterino restrito e hemorragias. É de fundamental importância a triagem de cardiopatia fetal em mãe portadora de cardiopata congênita.

IMPACTO DA GESTAÇÃO NA CARDIOPATIA

Enfrenta-se aumento significativo da morbidade e da mortalidade materna, espe-

TABELA 3 Principais valvopatias na gestação

Doença	Peculiaridade	Complicações esperadas
Estenose mitral	Lesão valvar mais comum. Etiologia reumática. Alta vigilância durante toda a gestação. Pacientes assintomáticas não estão livres de complicações. Controlar FC com betabloqueadores (metoprolol ou propranolol) e volemia (furosemida).	Edema pulmonar, fibrilação atrial, necessidade de valvoplastia.
Insuficiência mitral	A queda da resistência vascular sistêmica na gestação melhora o DC, exceto se a insuficiência for grave.	Dispneia e palpitações são os sintomas mais frequentes. Mesmo os casos de IM leve a moderada têm boa evolução na gestação.
Estenose aórtica	Agravada pela queda da resistência vascular periférica e pelo aumento do DC e da FC.	Aumento do gradiente transvalvar aórtico. Possibilidade de cirurgia cardíaca ou valvoplastia em gestantes refratárias ao tratamento clínico.
Insuficiência aórtica	Ecocardiograma é fundamental para avaliação completa da lesão.	Geralmente bem tolerada na gestação.
Lesão tricúspide	Geralmente acompanha as lesões mitrais ou é secundária à anomalia de Ebstein.	A maioria se deve à dilatação do ventrículo direito decorrente da hipertensão pulmonar; nesta condição, associa-se à má evolução materna.

DC: débito cardíaco; FC: frequência cardíaca; IM: insuficiência mitral.

TABELA 4 Principais cardiopatias congênitas na gestação

Doença	Peculiaridade	Complicações esperadas
CIA	Mais frequente. O fechamento da CIA deve ser feito somente na presença de deterioração clínica materna.	IC, sobrecarga de VD, arritmia supraventricular, embolia paradoxal, pré-eclâmpsia. Se relacionada a HP, evitar hipotensão sob risco de inversão do *shunt*.
CIV	Se isolada e pequena, geralmente é bem tolerada. Se corrigida, a evolução é igual à de gestantes normais.	IC, embolia paradoxal, pré-eclâmpsia. Se relacionada a HP, evitar hipotensão sob risco de inversão do *shunt*.

(continua)

TABELA 4 Principais cardiopatias congênitas na gestação (*continuação*)

Doença	Peculiaridade	Complicações esperadas
T4F	Cardiopatia cianótica mais comum na gestação. O TP e o puerpério são os períodos de maior risco. A hipotensão pode levar ao óbito.	Piora do *shunt* D-E, SpO_2, cianose, elevação do hematócrito, síncope, trabalho de parto prematuro.
Cardiopatia cianótica sem HP	Indicar suplementação de O_2 caso haja queda de SpO_2. Considerar anticoagulação.	IC, TEP, arritmias supraventriculares, EI.
Síndrome de Einsenmenger	Alta mortalidade materna. O trabalho de parto, o parto e o puerpério são os períodos de maior risco. A maior parte dos óbitos ocorre no parto ou nas primeiras 2 semanas de puerpério, e os restantes, durante a cesariana. A interrupção geralmente é indicada. Anticoagulação é sugerida. Oxigenoterapia.	Piora do *shunt* D-E, SpO_2, cianose, elevação do HT, síncope relacionada a atividade física e à posição ortostática, que elevam a PAP, fenômenos tromboembólicos, DHEG, trabalho de parto prematuro.
DSAV	Defeitos pequenos são bem tolerados. Defeitos grandes devem ser corrigidos antes da gestação.	Arritmias, piora da CF, aumento da regurgitação AV.
CoA	Risco de ruptura de aorta é baixo se a PA estiver controlada. Limitar atividade física. Evolução favorável nas pacientes corrigidas.	IC, hipertensão, angina, dissecção aórtica, EI.
EP e IP	Boa tolerância se leve a moderada.	IC direita. EP grave pode ser tratada com valvoplastia por cateter-balão (se gradiente de pico > 64 mmHg).
Anomalia de Ebstein	Quando não há cianose ou IC, o parto é bem tolerado. Na regurgitação tricúspide grave o reparo deve ser feito antes da gestação.	Geralmente associada a CIA e WPW. Arritmias sugerem pior prognóstico.
TGA e TcGA	Cautela na prescrição de betabloqueadores. O risco depende do status funcional.	BAVT, IC, pré-eclâmpsia e DHEG.
Circulação de Fontan	As pacientes com SpO_2 < 85% em repouso, disfunção ventricular e insuficiência atrioventricular moderada a grave ou com enteropatia perdedora de proteínas devem ser aconselhadas a não engravidar.	Arritmias atriais, piora da CF e SpO_2, parto prematuro, baixo peso ao nascer.

BAVT: bloqueio atrioventricular total; CF: classe funcional da New York Heart Association; CIA: comunicação interatrial; CIV: comunicação interventricular; CoA: coarctação de aorta; D-E: direita para esquerda; DHEG: doença hipertensiva específica da gestação; DSAV: defeito de septo atrioventricular; EI: endocardite infecciosa; EP: estenose pulmonar; HP: hipertensão pulmonar; IC: insuficiência cardíaca; IP: insuficiência pulmonar; PA: pressão arterial; PAP: pressão arterial pulmonar; T4F: tetralogia de Fallot; TcGA: transposição corrigida de grandes artérias; TEP: tromboembolia pulmonar; TGA: transposição de grandes artérias; VE: ventrículo esquerdo; WPW: Wolff-Parkinson-White.

cialmente nas pacientes classificadas como OMS IV (hipertensão pulmonar, síndrome de Einsenmenger, miocardiopatia com grave disfunção sistólica, estenose mitral grave, síndrome de Marfan, coarctação de aorta grave etc.).

As complicações surgem desde a segunda metade da gestação, durante o parto e no puerpério pela descompensação (em geral com sintomas/sinais de insuficiência cardíaca) ou em razão da ocorrência de eventos tromboembólicos – pelo estado de hipercoagulabilidade em algumas pacientes.

ASSISTÊNCIA CLÍNICA E OBSTÉTRICA À GESTANTE PORTADORA DE CARDÍACA

Pré-natal

É fundamental que a assistência à gestante portadora de doença cardíaca seja multidisciplinar, e que, além dos exames rotineiros do pré-natal, seja oferecida assistência cardiológica adequada durante o ciclo gravídico-puerperal.

A primeira consulta pré-natal deverá ser realizada o mais precocemente possível. Nessa consulta, obstetra e cardiologista, após exame clínico, concluem o diagnóstico, prognóstico evolutivo da gestação e se a gestação foi programada ou não. Com base nesse diagnóstico, estabelecem a conduta a ser adotada, optando pela manutenção ou pela proposta de interrupção da gestação – conduta essa que constitui exceção e que, quando necessária, deve ser assumida após reunião interdisciplinar.

A assistência, nesse caso, deve ser auxiliada por psicólogos, assistentes sociais e enfermeiros no preparo psicoprofilático.

Em todas as gestantes, especialmente naquelas com cardiopatia OMS III/IV, deve-se evitar o aumento excessivo de peso e a retenção anormal de líquidos, por predisporem à insuficiência cardíaca. A restrição de sódio não é absoluta, e níveis de 2 g/dia são, na maioria das vezes, bem-aceitos. Os diuréticos são utilizados apenas quando necessários. Preconizam-se o uso de meias elásticas de moderada compressão e períodos de repouso em decúbito lateral, a fim de prevenir a retenção de sódio e água e por promover a diurese.

As consultas de controle, sempre conjuntas em nosso serviço (obstetra e cardiologista), deverão ser programadas conforme a necessidade de cada caso em particular, não havendo, portanto, normas preestabelecidas. A gestante cardiopata deverá ter tantas consultas quantas forem necessárias e deverá ser orientada a procurar o serviço médico na presença de qualquer sintoma que possa sugerir insuficiência cardíaca.

A prevenção e o diagnóstico precoce, assim como a adoção de condutas pertinentes em relação às intercorrências obstétricas e clínicas, são fundamentais na assistência pré-natal da gestante cardíaca. Aos primeiros sinais de descompensação ou associação da cardiopatia com pré-eclâmpsia, a gestante deve ser internada para adoção das medidas pertinentes.

Durante as consultas de controle de pacientes utilizando anticoagulantes orais, a atividade da protrombina e o devem ser determinados a cada 2 semanas. Naquelas em uso de heparina de baixo peso, a determinação dos níveis fator anti-X ativado – se disponível – também pode ser de grande utilidade (Figura 4).

Trabalho de parto

Durante o período expulsivo, as contrações uterinas ocasionam aumento débito

Avaliação pré-concepcional do risco materno-fetal

- Anamnese completa e exame físico
- Registros anteriores de saúde e cirúrgicos obtidos e revisados
- ECG de 12 derivações, ecocardiograma e exames laboratoriais
- Avaliação da capacidade cardiopulmonar e classe funcional
- Instituição de tratamento clínico ou reparo cirúrgico
- Avaliação genética para pacientes com doença cardíaca hereditária
- Discutir a interrupção de medicações teratogênicas anteriormente à gravidez
- Prover contracepção adequada até que a gestação seja desejada

Avaliação pré-natal desde o diagnóstico da gravidez

- Assegure-se de que as medicações teratogênicas (iECA/BRA) sejam descontinuadas
- Caso a gravidez não tenha sido planejada, conduzir avaliação completa do risco materno-fetal
- Discutir plano de cuidado – incluindo local adequado para o nascimento

Gestação
Pacientes clinicamente estáveis

- Manejo e pré-natal conjuntos – Cardiologia e Obstetrícia
- Rever plano de cuidado*
- Realizar ECO materno
- ECO fetal 18-22 semanas

Gestação
Pacientes descompensadas ou OMS 3-4

- Discutir morbimortalidade materno-fetal
- Rever plano de cuidado*
- Possibilidade de internação precoce
- Decisões conjuntas: paciente, família e equipe médica

Plano de parto por escrito 28-32 semanas

Avaliação anestésica 32-43 semanas

- Preferência via vaginal com analgesia
- Cesárea por indicações obstétricas
- Indução do trabalho de parto 39 semanas se indicada
- Profilaxia EI discutida em tópico específico

Considerar possibilidade de aborto terapêutico
+
contracepção
esterilização

Seguimento próximo em centro terciário

- Especialistas em cardiopatia congênitas e MMF
- Momento do parto indicado pelo *status* clínico da paciente
- Cesárea pode ser necessária

FIGURA 4 Avaliação e manejo em mulheres com doença cardíaca complexa.

* Plano de cuidado: preparação e prontidão para parto, hospital de referência – onde nascer, reafirmar a segurança das medicações em uso. No caso de pacientes em uso de anticoagulação, individualizar cada caso e estabelecer plano seguro de transição de terapia. BRA: bloqueadores de receptores de angiotensina; ECG: eletrocardiograma; ECO: ecocardiograma; EI: endocardite infecciosa; iECA: inibidores da enzima conversora de angiotensina; MMF: Medicina materno-fetal; OMS: Organização Mundial da Saúde.

cardíaco pela injeção de sangue do miométrio no intravascular (autotransfusão de 300 a 500 mL por contração), pela elevação da pressão arterial e da frequência cardíaca, além do aumento no tônus simpático por dor e ansiedade. É fundamental o alívio da dor para a gestante portadora de cardiopatia, e na condução do trabalho de parto e parto dessas pacientes tem sido recomendada a anestesia. A anestesia epidural promove adequado alívio da dor, porém é associada a importante vasodilatação periférica e hipotensão. Outra opção seria o uso de analgesia peridural com opiáceos, que não causa bloqueio simpático. Apesar da perda sanguínea no parto vaginal, o débito cardíaco aumenta após o parto pela autotransfusão do útero e pela desobstrução da veia cava.

A posição da paciente durante o trabalho de parto deve ser livre, evitando, porém, a posição supina. A posição ideal da parturiente no momento do nascimento é a posição de semiFowler, com as pernas na altura ou pouco abaixo do nível do coração e com a mesa ginecológica mantendo certo proclive. O período expulsivo pode ser abreviado com a utilização de fórceps de alívio ou vácuo-extrator.

O trabalho de parto pré-termo pode ocorrer na gestante cardiopata, devendo-se avaliar com muito cuidado as vantagens e as desvantagens da tentativa de impedir sua evolução. Sabe-se que o parto pré-termo é, por vezes, consequente à diminuição do débito cardíaco ou ao aporte insuficiente de oxigênio e nutrientes ao nível da circulação uteroplacentária. Isso pode ocorrer na insuficiência cardíaca grave (classe funcional III ou IV) e nas cardiopatias congênitas cianóticas. Nesses casos, a inibição do parto é contraindicada. Entretanto, se, após avaliados os riscos e os benefícios, a opção for pela tentativa de inibição desse trabalho de parto, defronta-se com outro aspecto polêmico. As drogas uterolíticas mais comuns têm importantes efeitos sobre o aparelho cardiovascular materno.

A via de parto é "quase sempre" obstétrica, sendo importante saber que o parto cesáreo causa alteração hemodinâmica significativa – seja pela anestesia, seja pela perda sanguínea. Em algumas cardiopatas existem algumas indicações "cardiológicas" para a realização de cesariana – visto que os riscos maternos e fetais nessas situações seriam maiores no decorrer do trabalho de parto (Tabela 5).

TABELA 5 Indicações cardiológicas "razoáveis" para realização de cesariana

Ocorrência de insuficiência cardíaca grave
Raiz de aorta ≥ 45 mm Quando raiz de aorta 40-45 mm, individualizar Casos de dissecção de aorta prévia
Formas graves de hipertensão pulmonar – incluindo a síndrome de Eisenmenger
Ocorrência de trabalho de parto em pacientes sob uso de anticoagulante oral

A assistência ao parto nas pacientes com cardiopatia deve ser sempre ser multidisciplinar, envolvendo obstetra, cardiologista, neonatologista e anestesista.

A cardiopatia não é indicação de antecipação do parto, a não ser que concomitantemente surja outra intercorrência que a exija. A volemia deve ser cuidadosamente controlada.

No que diz respeito à assistência obstétrica, o terceiro e o quarto períodos do parto nada apresentam de diferente. Não deve ser aplicada a ocitocina em bólus, mas sim em infusão venosa lenta e contínua. O uso dos derivados do ergot pode ser contraindicado (a depender da cardiopatia)

por seu efeito vasopressor e por acarretar aumento da pressão venosa central. O uso do misoprostol tanto para indução do parto quanto para profilaxia é liberado.

Pós-parto imediato e puerpério

Controle clínico rigoroso, mantendo-se a paciente em decúbito elevado, recomendando-se exercícios respiratórios, deambulação precoce e o uso de meias elásticas para evitar o represamento de sangue nas veias dilatadas dos membros inferiores e a embolia pulmonar. Mantém-se nesse período a restrição do uso excessivo de líquidos.

Nas pacientes que estavam anticoaguladas e que passaram pela rotina correta de troca pela heparina e suspensão desta por ocasião do parto, deve-se reiniciar o uso da heparina 4 horas após parto, e a anticoagulação oral é reiniciada, substituindo-se a heparina, a partir do segundo dia pós-parto.

O aleitamento é permitido, sendo contraindicado nas classes funcionais III e IV.

A alta hospitalar deve ser mais tardia, alguns serviços preconizando 5 a 7 dias e outros até 2 semanas nas cardiopatas das classes funcionais III e IV e nas cianóticas.

REFERÊNCIAS BIBLIOGRÁFICAS

1. Avila WS, Alexandre ERG, Castro ML, Lucena AJG, Marques-Santo C, Freire CMV, et. al. Posicionamento da Sociedade Brasileira de Cardiologia para Gravidez e Planejamento Familiar na Mulher Portadora de Cardiopatia – 2020. Arq Bras Cardiol. 2020; 114(5):849-942.
2. Trends in maternal mortality 2000 to 2020: estimates by WHO, Unicef, UNFPA, World Bank Group and Undesa/Population Division. Geneva: World Health Organization; 2023.
3. Confidential enquiry into maternal and child health (Cemach). Saving Mothers' Lives: reviewing maternal deaths to make motherhood safer – 2003-2005. Disponível em: https://www.publichealth.hscni.net/sites/default/files/Saving%20Mothers'%20Lives%202003-05%20.pdf. Acesso em: 30 jul. 2023.
4. Huisman CM, Zwart JJ, Roos-Hesselink JW, Duvekot JJ, van Roosmalen J. Incidence and predictors of maternal cardiovascular mortality and severe morbidity in The Netherlands: a prospective cohort study. PLoS. 2013;8(2):e56494.
5. Campanharo FF, Brazilian Network for Surveillance of Severe Maternal Morbidity Study Group. The impact of cardiac diseases during pregnancy on severe maternal morbidity and mortality in Brazil. PLoS One. 2015 Dec 9;10(12):e0144385.
6. Alonso-Gonzalez R, Swan L. Treating cardiac disease in pregnancy. Womens Health (Lond). 2014; 10(1):79-88; quiz 89-90.
7. JP Souza, Tunçalp O, Vogel JP, Bohren M, Widmer M, Oladapo OT, et al. Obstetric transition: the pathway towards ending preventable maternal deaths. BJOG 2014 Mar; 121(Suppl 1):1-4.
8. Brasil. Ministério da Saúde. Secretaria de Vigilância em Saúde. Mortalidade proporcional por grupos de causas em mulheres no Brasil em 2010 e 2019 – Boletim epidemiológico 29.
9. Ouyang DW, Khairy P, Fernandes SM, Landzberg MJ, Economy KE. Obstetric outcomes in pregnant women with congenital heart disease. Int J Cardiol. 2010;144(2):195-9.
10. Regitz-Zagrosek V, Seeland U, Geibel-Zehender A, Gohlke-Bärwolf C, Kruck I, Schaefer C. Cardiovascular diseases in pregnancy. Dtsch Arztebl Int. 2011;108(16):267-73.

29

Obesidade e gravidez

Victor Hugo Saucedo Sanchez
Évelyn Traina
Patricia Medici Dualib
Rosiane Mattar

INTRODUÇÃO

Nos últimos anos, a obesidade se tornou o problema de saúde mais comum em mulheres em idade reprodutiva e está alcançando proporções epidêmicas no Brasil e no mundo.[1,2]

A obesidade é uma doença crônica heterogênea com etiologia multifatorial. Para entender a complexidade dessa doença, é preciso saber que existem vários determinantes biológicos, ambientais e comportamentais.

Entre os fatores biológicos estão a predisposição genética, o eixo cerebrointestinal, gravidez, menopausa, condições neuroendócrinas, medicamentos, deficiência física e microbioma intestinal. Entre os fatores ambientais, estão a abundância de alimentação, nível socioeconômico, preconceito social e poluentes químicos ambientais. Os fatores comportamentais consistem em padrões de ingestão excessiva de calorias nas refeições, sedentarismo, sono insuficiente e tabagismo.[3]

A obesidade é comumente classificada com base no índice de massa corporal (IMC), definido como peso em quilogramas dividido por altura em metros quadrados (kg/m^2). A Organização Mundial da Saúde (OMS) classifica as faixas de IMC em 6 categorias, definidas como baixo peso, peso normal, excesso de peso e obesidade (classes I, II e III, Tabela 1).[4]

TABELA 1 Categorias de IMC (OMS) em kg/m^2

Baixo peso	< 18,5
Normal	18,5-24,9
Sobrepeso	25-29,9
Obesidade grau I	30-34,9
Obesidade grau II	35-39,9
Obesidade grau III	≥ 40

IMC: índice de massa corporal; OMS: Organização Mundial da Saúde.

As complicações que aparecem em maior número na associação da obesidade na gravidez, parto e puerpério são:

- Diabetes *mellitus* gestacional.
- Síndromes hipertensivas.
- Abortamento.
- Malformações fetais (sistema nervoso central, espinha bífida, malformações cardíacas, fenda palatina, entre outras).

- Dificuldade em avaliar anomalias fetais e vitalidade fetal pela obesidade na gravidez e no trabalho de parto.
- Macrossomia fetal.
- Prematuridade iatrogênica.
- Óbito fetal (maior risco quanto maior o IMC).
- Pós-datismo.
- Fase ativa do trabalho de parto prolongada.
- Dificuldade na realização da anestesia/anestesia geral pode ser necessária.
- Maior chance de cesárea de urgência.
- Hemorragia intra e pós-parto.
- Dificuldade na extração fetal tanto em parto vaginal quanto em cesárea.
- Distocia de ombro e lesão do plexo braquial.
- Infecção puerperal e de ferida cirúrgica.
- Dificuldade na amamentação/depressão pós-parto.
- Óbito perinatal/óbito infantil.

PREVALÊNCIA DA OBESIDADE

Uma pesquisa realizada com base no Exame Nacional de Saúde e Nutrição em 2017-2018 mostrou que a prevalência de obesidade em mulheres em idade reprodutiva (20 a 39 anos) nos EUA é de 39,7% A prevalência de obesidade foi menor entre mulheres asiáticas não hispânicas (17,2%) em comparação com mulheres brancas não hispânicas (39,8%), hispânicas (43,7%) e negras não hispânicas (56,9%).[5]

Dados do Instituto Brasileiro de Geografia e Estatística (IBGE) mostram que a prevalência de obesidade feminina no Brasil dobrou no período de 2002-2003 a 2019, indo de 14,5 para 30,2%; na faixa de idade reprodutiva, foi de 13,5% entre 18 e 24 anos e de 27,9% entre 25 e 39 anos.[6]

CONSIDERAÇÕES CLÍNICAS E RECOMENDAÇÕES

Intervenções para controle de obesidade antes e durante a gravidez

O controle ideal da obesidade deve começar antes da concepção. Mulheres obesas que conseguem diminuir seu peso pré-gestacional podem ter melhores resultados obstétricos. A perda de peso deve ser promovida com modificação da dieta e recomendação para a prática de exercício físico. O uso de medicamentos não é recomendado para controle de peso no momento da concepção ou na gravidez, por possíveis efeitos adversos e segurança.[7]

Em uma metanálise que incluiu 49 estudos randomizados com 11.444 gestantes, foram analisadas intervenções para prevenir ganho de peso gestacional excessivo.[8] As intervenções foram apenas dieta (dietas com baixo índice glicêmico ou baixo teor calórico), dieta mais exercícios e apenas exercícios. O exercício foi supervisionado em alguns casos e sem supervisão em outros. As intervenções reduziram o risco de ganho de peso gestacional excessivo em 20% em comparação com o grupo de controle.

Recomendações para ganho de peso na gravidez em mulheres com sobrepeso e obesidade

As recomendações de ganho de peso gestacional visam otimizar resultados para a gestante e para o feto. Na consulta pré-natal inicial, peso e altura pré-gestacionais devem ser registrados para todas as mulheres para permitir o cálculo do IMC. Se o peso pré-gestacional é desconhecido, o peso atual é registrado. O IMC calculado na primeira consulta pré-natal deve ser usado para estabelecer a dieta e o aconselhamento de exercício guiado pelas recomendações do Institute of Medicine (IOM) para ganho de peso gestacional durante a gravidez.[9]

O ganho de peso durante a gravidez deve ser monitorado. Gestantes com sobrepeso pré-gestacional podem ter ganho máximo entre 7 e 11,5 kg ao final da gestação. Por sua vez, as pacientes obesas podem ganhar o máximo de 5 a 9 kg durante toda a gestação. Ganho de peso abaixo do recomendado não é adequado porque pode se relacionar com restrição de crescimento fetal.[10]

Controle pré-natal

A aferição da pressão arterial deve ser realizada com manguito apropriado. O manguito de esfigmomanômetro para adultos tem largura de 13 cm e é adequado para pessoas com circunferência de braço, medida no ponto médio entre acrômio e cotovelo, entre 27 e 34 cm. Para circunferências maiores deve ser utilizado manguito com 16 cm de largura ou fazer correção da medida obtida, que estará superestimada, conforme a Tabela 2.

Além da medida da pressão arterial, realizar ausculta cardíaca atenciosa e, quando possível, solicitar avaliação por cardiologista. No primeiro trimestre, além dos exames laboratoriais de rotina pré-natal, devem ser acrescidos: glicemia de jejum, TSH/T4 livre, creatinina, colesterol total e frações, triglicérides e eletrocardiograma. Deve ser realizado o teste oral de tolerância à glicose com 75 g de glicose via oral (VO), entre a 24ª e a 28ª semana, para aquelas pacientes cuja glicemia de jejum foi normal no primeiro trimestre.

Além da suplementação habitual de ferro, prescrever ácido acetilsalicílico (AAS) 100 a 150 mg/dia à noite e 1 g de cálcio (divididos em 2 tomadas) por dia, com início na 12ª semana de gravidez, para profilaxia de pré-eclâmpsia.[11]

TABELA 2 Fatores de correção da pressão arterial medida com manguito adulto-padrão*

Circunferência (cm)	Fator de correção (mmHg)	
	PAS	PAD
36	–6	–4
38	–8	–6
40	–10	–7
42	–12	–9
44	–14	–10
46	–16	–11
48	–18	–13

PAD: pressão arterial diastólica; PAS: pressão arterial sistólica.
* 13 cm de largura e 30 cm de comprimento.
Fonte: Maxwell et al., 1982.[11]

Diagnóstico pré-natal de anomalias congênitas

Mulheres obesas têm risco aumentado de problemas estruturais fetais e anomalias congênitas.[13] É importante ressaltar que a detecção de anomalias congênitas pela ultrassonografia (US) é significativamente reduzida com o aumento do IMC materno, portanto as mulheres obesas devem ser aconselhadas sobre as limitações da US na identificação de anomalias estruturais.

Falhas no teste de DNA livre de células são verificadas com maior frequência em pacientes com obesidade, pois o aumento do IMC está associado à diminuição da fração fetal.[14]

Distúrbios metabólicos da gravidez

Mulheres com obesidade têm risco aumentado de síndrome metabólica. O aumento da resistência à insulina durante a gravidez eleva o risco de doenças cardiometabólicas e aumenta o risco de desenvolver pré-eclâmpsia, diabetes gestacional e apneia obstrutiva do sono (AOS).[15,16]

As gestantes obesas devem ser rastreadas para hiperglicemia e AOS na primeira consulta pré-natal com história, exame físico e laboratorial, conforme necessário.

Mulheres com suspeita de AOS (ronco, sonolência diurna, apneias ou hipóxia inexplicável) devem ser encaminhados a um especialista em medicina do sono para avaliação e possível tratamento.[17]

Vigilância fetal

A obesidade na gravidez está associada a risco aumentado de perda fetal precoce e natimortalidade. Para pacientes com IMC pré-gestacional de 35 a 39,9 kg/m^2, o pré-natal deve ser individualizado, com retornos mais frequentes, principalmente no terceiro trimestre da gravidez. A vigilância fetal pode ser considerada a partir de 37 semanas de gestação. Para pacientes com IMC > 40 kg/m^2, a vigilância fetal pré-natal deve ser semanal a partir de 34 semanas de gestação.[18]

Particularidades na assistência ao parto

Gestantes obesas com IMC até 39,9 kg/m^2 no último trimestre, sem comorbidades, podem ter parto em maternidades de baixo risco.

Gestantes obesas com comorbidades ou IMC ≥ 40 kg/m^2 deverão ser encaminhadas para maternidade de alto risco. As mesas cirúrgicas e de parto habitualmente suportam peso até 120 kg, sendo importante o conhecimento do peso da gestante para o encaminhamento para maternidade que possua equipamentos compatíveis com o peso da gestante (mesas cirúrgica e de parto, incluindo cadeiras grandes, manguitos de pressão arterial e cadeiras de rodas). O aumento do tamanho do equipamento exige maior espaço de armazenamento e número de funcionários para ajudar, com segurança, essas pacientes.

Em razão do aumento da necessidade de cesariana de emergência em gestantes obesas, as portas e corredores devem ser espaçosos o suficiente para acomodar camas grandes e a equipe adicional necessária para mover os pacientes com segurança.[19,20]

Recomenda-se que a gestação não ultrapasse 40 semanas, por maior risco de óbito fetal (diabetes gestacional e hipertensão arterial) e paralisia cerebral (macrossomia/tocotraumatismo) após essa idade gestacional. Nas gestantes obesas com IMC ≥ 40 kg/m^2, ainda não há consenso quanto à melhor via de parto. Há maior chance de distocias relacionadas à contração uterina, bem como distocia de ombros. A cesárea eletiva, programada para o início da manhã, com equipe preparada, pode ser uma estratégia para evitar intervenções obstétricas de urgência em horários com equipe reduzida e menos preparada, embora aumente o risco de endomiometrite e de ferida operatória.[21]

As gestantes com IMC ≥ 40 kg/m^2, entre 35 e 37 semanas de gravidez, devem realizar consulta com equipe de anestesia para avaliação pré-anestésica, com cálculo do risco anestésico, solicitação de exames complementares e preparo de equipamento adequado (agulhas de raquianestesia e/ou peridural mais longas e material para intubação).[22]

A anestesia geral também representa um risco para mulheres grávidas obesas devido à potencial dificuldade com a intubação endotraqueal pelo excesso de tecido e edema. A anestesia geral não é contraindicada em gestantes obesas, mas deve-se considerar pré-oxigenação, posicionamento adequado do paciente e equipamento de fibra óptica disponível para intubação.[23]

Cuidados intraparto em gestante obesa

Numerosos estudos relatam risco aumentado de parto cesariana entre mulheres com sobrepeso e obesas em comparação com mulheres de peso normal.[24]

A obesidade materna, por si só, não é indicação de indução do parto; no entanto, mulheres obesas correm maior risco de uma gravidez prolongada e têm maior taxa de indução do parto.[25]

O aumento do IMC materno, particularmente para a mulher nulípara, tem sido associado a um trabalho de parto mais longo.[26]

No caso de assistência ao trabalho de parto, a instalação de cateter peridural precocemente, antes da fase ativa do trabalho de parto, enquanto a gestante tem pouco desconforto e consegue ser mais colaborativa, pode ser uma alternativa. A equipe deve ser composta por dois médicos obstetras, enfermeira obstetra, anestesiologista e neonatologista, e deve estar preparada para atender a parturiente em diferentes posições no período expulsivo, visto que em posição de litotomia pode haver lipotimia decorrente de prejuízo do retorno venoso. Além disso, a equipe precisa estar alerta para a necessidade de manobras para desprendimento dos ombros, lembrando que a pressão suprapúbica estará dificultada pelo panículo adiposo, assim como a manobra de McRoberts.[27]

Antibióticos

A profilaxia antimicrobiana de amplo espectro é recomendada para todas as cesarianas, a menos que a paciente já esteja recebendo antibióticos para condições como corioamnionite.

Para mulheres obesas submetidas à cesariana, a dose de antibiótico pré-operatório para profilaxia cirúrgica deve ser ajustada. Algumas recomendações baseadas em procedimentos cirúrgicos gerais sugerem profilaxia de 2 g de dose de cefazolina (cefalosporinas) antes da incisão da pele para mulheres que pesam mais de 80 kg.[28]

Incisão cirúrgica

A incisão de pele ideal para cesariana primária em pacientes obesas II e III ainda não foi determinada. Um estudo usando dados de banco de dados perinatal relatou que a incisão vertical na pele foi associada a maior taxa de complicações em comparação com a incisão transversal.[29]

A extração fetal poderá ser prejudicada pela maior distância entre o fundo uterino e a parede abdominal, espessada pelo panículo adiposo, que impede a realização efetiva da manobra de pressão externa no fundo uterino. Ter à mão vácuo-extrator ou fórceps pode ser útil para auxiliar a extração fetal. Uma rigorosa hemostasia é essencial, mas o eletrocautério deve ser usado com cautela para evitar excesso de áreas de necrose, principalmente em tecido adiposo, o que aumenta a chance de seromas e hematomas, abertura de ferida operatória e infecções. Assim, recomenda-se o uso do bisturi frio para incisão dos tecidos, principalmente o subcutâneo, reservando o eletrocautério para a hemostasia.

A ocorrência de hemorragia pós-parto por atonia uterina é mais frequente em obesas, e a equipe deve estar atenta e preparada para o atendimento precoce e oportuno dessa complicação.[30,31]

Drenos subcutâneos aumentam o risco pós-parto de cesariana com complicações da ferida e não devem ser usados rotineiramente. Limpeza de pele pré-operatória antes do parto cesáreo com solução à base de álcool deve ser realizada, a menos que seja contraindicada.[30] Uma escolha razoável é a solução de clorexidina-álcool na preparação da pele. Na limpeza vaginal antes do parto cesáreo em pacientes em trabalho de parto e naquelas com membranas rotas, os produtos iodopovidona ou gluconato de clorexidina podem ser considerados.[32]

Puerpério

A obesidade é fator de risco para tromboembolismo venoso na população em geral. A tromboprofilaxia mecânica é recomendada antes e após o parto cesáreo. Além do uso de dispositivos pneumáticos de compressão, recomenda-se a mobilização precoce após a cesariana para mulheres sem riscos adicionais.[33]

Para prevenção de tromboembolismo venoso em grupos de risco muito alto, a tromboprofilaxia farmacológica deve ser levada em consideração, com heparina de baixo peso molecular (enoxaparina), conforme o IMC e fatores de risco, além dos dispositivos de meias elásticas.[34] Em obesas com IMC $\geq$ 40 kg/m^2, sem outros fatores de risco, recomenda-se o uso da heparina nos primeiros 10 dias de puerpério.[34,35]

CONSIDERAÇÕES FINAIS

Mesmo o excesso de peso moderado tem um efeito deletério significativo sobre o desfecho da gravidez, e a obesidade leva a importantes complicações maternas e fetais. Dadas as principais consequências médicas da gravidez em mulheres com excesso de peso, todas as tentativas devem ser feitas para prevenir a obesidade em mulheres em idade fértil e para estimular a perda de peso antes da gravidez.

Durante a gestação e o parto, as mulheres com excesso de peso devem ter maior atenção para evitar complicações materno-fetais.

REFERÊNCIAS BIBLIOGRÁFICAS

1. Flegal KM, Carroll D, Kit BK, Ogden CL. Prevalence of obesity and trends in the distribution of body mass index among US adults, 1999-2010. JAMA. 2012;307(5):491-7.
2. Kadouh HC, Acosta A. Current paradigms in the etiology of obesity. Tech Gastrointest Endosc. 2017;19(1):2-11.
3. Obesity: preventing and managing the global epidemic. Report of a WHO consultation. World Heal Organ Tech Ser. 2000: p.1-253.
4. Hales CM, Carroll MD, Fryar CD, Ogden CL. Prevalence of obesity and severe obesity among adults: United States, 2017-2018. NCHS Data Brief. 2020;(360):1-8.
5. Brasil. Instituto Brasileiro de Geografia e Estatística (IBGE). No title. https://www.ibge.gov.br/busca.html?searchword=obesidade. Acesso em: 30 jul. 2023.
6. American College of Obstetricians and Gynecologists (Acog). Acog practice bulletin No. 105: bariatric surgery and pregnancy. Pract Guidel. 2009;113(6):1405-13.
7. Muktabhant B, Lumbiganon P, Ngamjarus C. Interventions for preventing excessive weight gain during pregnancy. Cochrane Database Syst Rev. 2008;(2).
8. Institute of Medicine (US) and National Research Council (US) Committee to Reexamine IOM Pregnancy Weight Guidelines. Weight Gain During Pregnancy: Reexamining the Guidelines. Rasmussen KM, Yaktine AL, editors. Washington (DC): National Academies Press (US); 2009.

9. Goldstein RF, Abell SK, Ranasinha S, Misso M, Boyle JA, Black MH, et al. Association of gestational weight gain with maternal and infant outcomes: a systematic review and meta-analysis. JAMA. 2017;317(21):2207-25.
10. Roberge S, Bujold E, Nicolaides KH. Aspirin for the prevention of preterm and term preeclampsia: systematic review and metaanalysis. Am J Obstet Gynecol. 2018;218(3):287-293.e1.
11. Maxwell MH, Schroth PC, Waks AU, Karam M, Dornfeld LP. Error in blood-pressure measurement due to incorrect cuff size in obese patients. Lancet. 1982;320(8288):33-6.
12. Stothard KJ, Tennant PWG, Bell R. Maternal overweight and obesity and the risk of congenital anomalies. Surv Anesthesiol. 2009;53(5):218-19.
13. Galeva S, Gil MM, Konstantinidou L, Akolekar R, Nicolaides KH. First-trimester screening for trisomies by cfDNA testing of maternal blood in singleton and twin pregnancies: factors affecting test failure. Ultrasound Obstet Gynecol. 2019;53(6):804-9.
14. Marchi J, Berg M, Dencker A, Olander EK, Begley C. Risks associated with obesity in pregnancy, for the mother and baby: a systematic review of reviews. Obes Rev. 2015;16(8):621-38.
15. Pien GW, Pack AI, Jackson N, Maislin G, Macones GA. Risk factors for sleep-disordered breathing in pregnancy. Thorax. 2014;69(4):371-7.
16. Louis J, Auckley D, Bolden N. Management of obstructive sleep apnea in pregnant women. Obstet Gynecol. 2012;119(4):864-8.
17. American College of Obstetricians and Gynecologists' Committee on Obstetric Practice Society for Maternal-Fetal Medicine. Indications for outpatient antenatal fetal surveillance: Acog Committee Opinion, No. 828. Obs Gynecol. 2021;137(6):e177-e197.
18. Management C, for G. Acog Practice Bulletin no. 107: Induction of labor. Obstet Gynecol. 2009;114(2 Part 1):386-97.
19. Kriebs JM. Obesity as a complication of pregnancy and labor. J Perinat Neonatal Nurs. 2009;23(1):15-22.
20. Juhasz G, Gyamfi C, Gyamfi P, Tocce K, Stone JL. Effect of body mass index and excessive weight gain on success of vaginal birth after cesarean delivery. Obstet Gynecol. 2005;106(4):741-6.
21. Mei JY, Havard AL, Mularz AJ, Maykin MM, Gaw SL. Impact of obesity class on trial of labor after cesarean success: does pre-pregnancy or at-delivery obesity status matter? J Perinatol. 2019;39(8):1042-9.
22. Mhyre JM. Anesthetic management for the morbidly obese pregnant woman. Int Anesthesiol Clin. 2007;45(1):51-70.
23. Chu SY, Kim SY, Schmid CH, Dietz PM, Callaghan WM, Lau J, et al. Maternal obesity and risk of cesarean delivery: a meta-analysis. Obes Rev. 2007;8(5):385-94.
24. Arrowsmith S, Wray S, Quenby S. Maternal obesity and labour complications following induction of labour in prolonged pregnancy. BJOG An Int J Obstet Gynaecol. 2011;118(5):578-88.
25. Vahratian A, Zhang J, Troendle JF, Savitz DA, Siega-Riz AM. Maternal prepregnancy overweight and obesity and the pattern of labor progression in term nulliparous women. Obs Gynecol. 2004;104:943-51.
26. Nuthalapaty FS, Rouse DJ, Owen J. The association of maternal weight with cesarean risk, labor duration, and cervical dilation rate during labor induction. Obs Gynecol. 2004;103(3):452-6.
27. Pevzner L, Swank M, Krepel C, Wing DA, Chan K, Edmiston CE. Effects of maternal obesity on tissue concentrations of prophylactic cefazolin during cesarean delivery. Obstet Gynecol. 2011;117(4):877-82.
28. Wall PD, Deucy EE, Glantz JC, Pressman EK. Vertical skin incisions and wound complications in the obese parturient. Obstet Gynecol. 2003;102(5):952-6.
29. Hadiati DR, Hakimi M, Nurdiati DS, Masuzawa Y, da Silva Lopes K, Ota E. Skin preparation for preventing infection following caesarean section. Cochrane Database Syst Rev. 2020;2020(6).
30. Riley L, Wertz M, Mcdowell I. Obesity in pregnancy: risks and management. Am Fam Physician. 2018;97(9):559-61.
31. Mackeen AD, Berghella V. Techniques and materials for skin closure in caesarean section. Cochrane Database Syst Rev. 2012;11:CD003577.
32. Bates SM, Greer A, Middeldorp S, Veenstra DL, Prabulos AM, Vandvik PO. VTE, thrombophilia, antithrombotic therapy, and pregnancy: antithrombotic therapy and prevention of thrombosis, 9th ed: American College of Chest Physicians evidence-based clinical practice guidelines. Chest. 2012;141(2 Suppl):e691S-e736S.
33. Duhl AJ, Paidas MJ, Ural SH, Branch W, Casele H, Cox-Gill J, et al. Antithrombotic therapy and pregnancy: consensus report and recommendations for prevention and treatment of venous thromboembolism and adverse pregnancy outcomes. Am J Obstet Gynecol. 2007;197(5):457.e1-457.e21.
34. American College of Obstetricians and Gynecologist (ACOG). Bulletins-Obstetrics. Obesity in pregnancy: Acog Practice Bulletin, No. 230. Obs Gynecol. 2021;137(6):e128-e144.

30

Gestação pós-cirurgia bariátrica

Roseli Mieko Yamamoto Nomura

INTRODUÇÃO

O tratamento cirúrgico da obesidade tem sido cada vez mais realizado para que a perda de peso seja efetiva e sustentável, bem como para reduzir as morbidades associadas. A maior parte dos pacientes que se submetem à cirurgia bariátrica é de mulheres, muitas em idade reprodutiva. Dessa forma, as mulheres com antecedente de cirurgia bariátrica devem receber aconselhamento pré-concepcional especializado, bem como assistência pré-natal que contemple especificidades de sua condição, e cuidados diferenciados no parto e puerpério.

As cirurgias bariátricas podem ser categorizadas em dois tipos: malabsortiva e restritiva. Os procedimentos cirúrgicos (Figura 1) mais comuns incluem a gastrectomia vertical (GV), em que o volume do estômago é reduzido em cerca de 75%, pela ressecção da grande curvatura do estômago; e o *bypass* gástrico em Y de Roux (RYGB), procedimento com componentes restritivo e malabsortivo, que reduz o volume do estômago para 15 a 30 mL e realiza o desvio com exclusão da parte inicial do intestino delgado para direcionar o fluxo para o intestino delgado distante. Outros tipos de cirurgia incluem: banda gástrica ajustável, desvio biliopancreático com *switch* duodenal, balão intragástrico e gastroplastia vertical com bandagem.

Como resultado da perda de peso e das alterações endócrinas, a cirurgia bariátrica mostrou que é capaz de reduzir a incidência de comorbidades e complicações relacionadas à obesidade.[1] Entretanto, está associada a aumento potencial de eventos adversos decorrentes de complicações cirúrgicas e deficiências de micronutrientes, que prejudicam a homeostase endócrina e metabólica.[2,3]

As mudanças promovidas pela cirurgia bariátrica, com alterações na anatomia e fisiologia intestinal que levam a potencial desnutrição, incorrem em aumento de risco para resultados perinatais adversos, como pequeno para a idade gestacional (PIG), parto prematuro, anomalias congênitas e mortalidade perinatal.[4]

INTERVALO PARA CONCEPÇÃO

Logo após a cirurgia bariátrica, a paciente apresenta período caracterizado pela

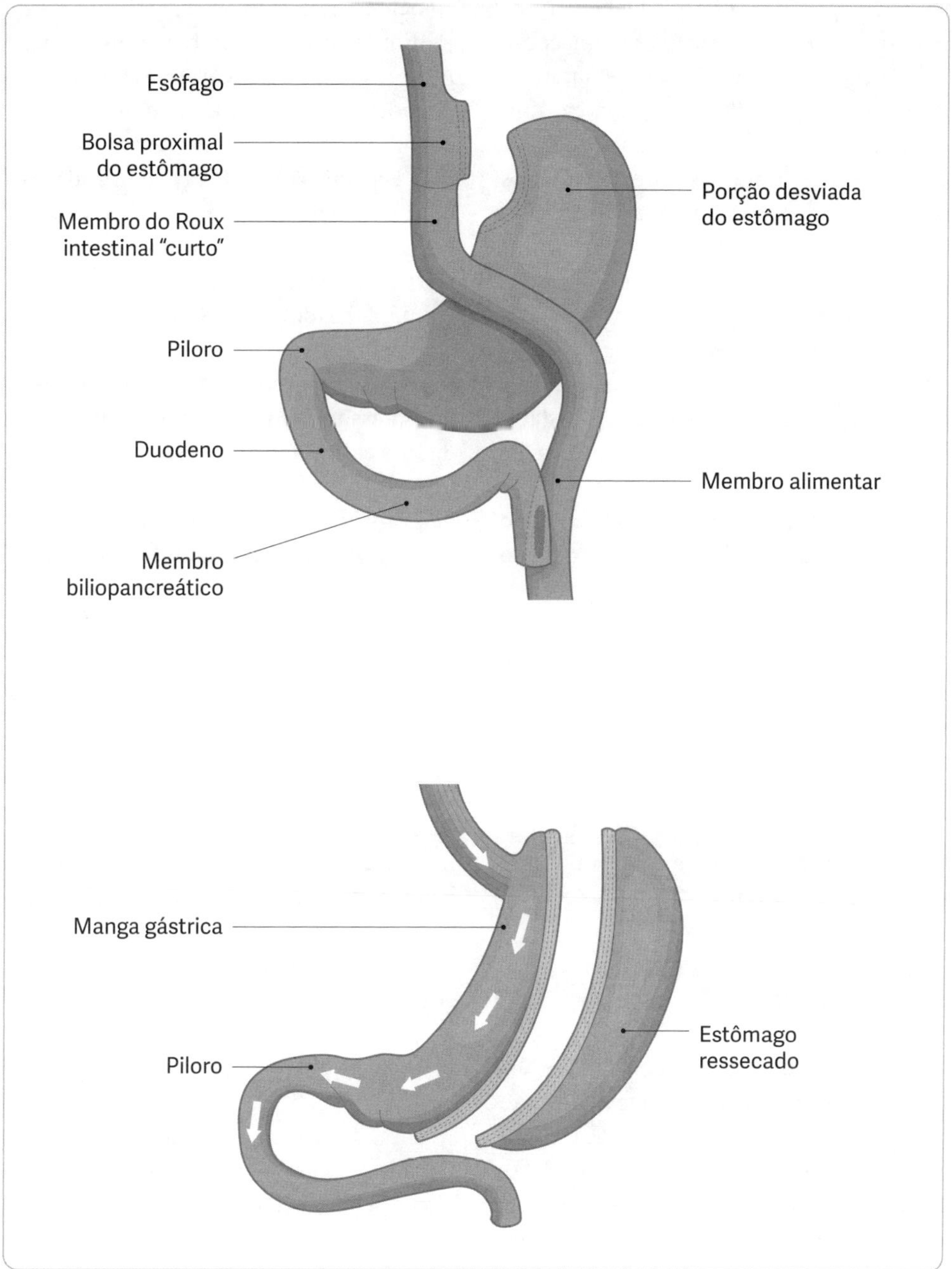

FIGURA 1 Tipos comuns de cirurgia bariátrica. A: *bypass* gástrico com anastomose em Y de Roux. B: gastrectomia vertical.

Fonte: Cornthwaite K et al., 2021.[5]

perda de peso, que pode ser rápida, principalmente após a GV e RYGB. O intervalo de tempo curto entre a cirurgia e a concepção foi associado a maior risco de prematuridade, recém-nascidos PIG e admissão na unidade de terapia intensiva neonatal (UTIN). No entanto, a literatura carece de dados sobre resultados em longo prazo. Intervalos mais longos podem apresentar risco aumentado para certas complicações associadas à depleção dos estoques de nutrientes, tais como a deficiência de ferro. Após a cirurgia bariátrica, a recomendação é que a mulher adie a gravidez para um período de estabilidade no peso, o que geralmente ocorre de 1 a 2 anos após o procedimento.

Foi observado que o intervalo de tempo mais curto entre a cirurgia bariátrica e o parto associou-se a maior risco de prematuridade, PIG e admissão na UTIN.[4] Em contraste, intervalos longos foram associados a risco aumentado para certas complicações da gravidez, como deficiência de ferro, ganho de peso gestacional excessivo e parto por cesariana.[6,7] Entretanto, alguns estudos não encontraram diferença nos resultados gestacionais de acordo com o intervalo entre a cirurgia e a concepção.[8-10]

RESULTADOS MATERNOS E PERINATAIS

Muitos resultados adversos maternos e perinatais associados à obesidade são reduzidos após a cirurgia bariátrica. Comparando com gestantes obesas que não se submeteram ao procedimento cirúrgico, ocorre diminuição significativa de diabetes *mellitus* gestacional (DMG), hipertensão arterial, parto pré-termo e recém-nascidos grandes para a idade gestacional (GIG); e aumento de recém-nascidos PIG e de baixo peso ao nascer. Quanto à morbidade e à mortalidade perinatais, não se observa aumento de risco após a cirurgia bariátrica.

Em revisão sistemática e metanálise, Akhter et al.[11] verificaram maior chance de mortalidade perinatal, anomalias congênitas, parto prematuro, recém-nascidos PIG e admissão na UTIN em mulheres com gestação pós-bariátrica em comparação com mulheres sem cirurgia bariátrica anterior. A gestação pós-termo e recém-nascidos GIG estão associados com redução de chance após cirurgia bariátrica. Os procedimentos de má absorção foram associados a aumento significativo de PIG e diminuição de GIG, enquanto os procedimentos cirúrgicos restritivos não demonstraram essa associação.

O aumento de resultados perinatais adversos pode estar relacionado à desnutrição materna na gestante pós-bariátrica. Mulheres que relataram ter recebido aconselhamento nutricional após a cirurgia bariátrica apresentaram menor chance de terem recém-nascido PIG (ORa 0,15, IC95% 0,04-0,55).[12]

Mulheres com histórico de cirurgia bariátrica devem receber suporte especializado antes e durante a gravidez, para serem orientadas sobre a adequada ingestão nutricional, o que é necessário para uma gestação saudável.

ORIENTAÇÃO NUTRICIONAL

Grande proporção de mulheres grávidas tem dieta pobre, principalmente após histórico de cirurgia bariátrica. A qualidade da dieta materna e o estado nutricional dessas mulheres devem priorizar hábitos saudáveis com padrão alimentar compatível. O índice de massa corporal (IMC) pré-gestacional é a base para individualizar as necessidades de energia diária, o ganho de peso gestacional e o nível de atividade física. Não é desejável o excessivo ganho de peso materno. Nessas situações, devem ser recomendadas limitações para alimentos com muitas calorias, e os principais componentes da dieta devem priorizar proteínas magras, seguidas de frutas e vegetais e, por último, carboidratos.

O consumo de proteína recomendado é de, no mínimo, 60 g/dia durante a gravidez pós-cirurgia bariátrica. No entanto, o alcance das necessidades proteicas é mais difícil após a cirurgia bariátrica pela limitação na ingestão de carnes. Na paciente pós-bariátrica não grávida, são propostas ingestões de até 1,5 g/kg de peso corporal ideal/dia (até um máximo de 2,1 g/kg).[13] Ainda não foi estudado como isso se traduz na gravidez e, em particular, como o peso corporal ideal deve ser definido.

Algumas pacientes pós-bariátrica podem desenvolver desnutrição grave durante a gravidez. Nesses casos o suporte nutricional parenteral pode ser indicado,[14] com início e escolha da via alimentar baseados em protocolos locais de suporte nutricional. Na ausência de orientação dietética específica para a população pós-bariátrica, as mulheres devem ser encorajadas a aderir às diretrizes nacionais com relação à dieta, levando em consideração as mudanças anatômicas decorrentes da cirurgia.

SUPLEMENTAÇÃO DE MINERAIS E VITAMINAS

Grande proporção de gestantes pós-cirurgia bariátrica tem dieta pobre, principalmente com deficiências na ingestão de micronutrientes, por isso tem sido ressaltada a importância do planejamento da gestação e da otimização da suplementação de minerais e vitaminas, de 3 a 6 meses antes da concepção.

A Tabela 1 traz as recomendações para suplementação diária de vitaminas e minerais antes da concepção e durante o pré-natal, para a gestante pós-cirurgia bariátrica. Na primeira consulta de pré-natal deve ser realizada uma triagem para detectar as deficiências de micronutrientes. Assim, é possível individualizar a suplementação e a reposição de eventuais déficits, com ajuste de doses ao longo da gestação. No primeiro trimestre gestacional, é recomendado averiguar, por meio de dosagens séricas, os níveis de vitaminas e usar valores de referência específicos para gravidez. Alguns outros exames também são recomendados, tal como a dosagem do paratormônio (PTH), para verificar a mobilização de estoques de cálcio, e o tempo de protrombina, para rastrear a deficiência de vitamina K. Dessa forma, os seguintes exames devem ser solicitados:

- Folato sérico.
- Vitamina B12 sérica.
- Ferritina sérica.
- Hemograma completo.

TABELA 1 Recomendações para suplementação na gravidez pós-bariátrica

Recomendação de dose
▪ Ferro: 60-100 mg/dia de ferro elementar (ajustar de acordo com a ferritina).
▪ Ácido fólico: 400 mcg/dia, durante a pré-concepção e o 1º trimestre, 4-5 mg se obesa ou diabética.
▪ Vitamina B12: 1.000 mcg/IM/mês.
▪ Vitamina D: 2.000 UI/dia.
▪ Cálcio: 1.200-1.500 mg/dia em doses divididas (inclui ingestão alimentar).
▪ Tiamina (vitamina B1): 12 mg/dia.
▪ Vitamina K: 90-120 mcg/dia.
▪ Vitamina A: 5.000 UI/dia (na forma de betacaroteno).

IM: intramuscular.

- Vitamina D sérica.
- Cálcio.
- PTH.
- Tempo de protrombina.

Ferro

A deficiência de ferro é a mais comumente encontrada após a cirurgia bariátrica, ocorrendo em até 50% das pacientes após a cirurgia. Essas pacientes apresentam intolerância à carne vermelha e redução da absorção de ferro, principalmente quando realizado o *bypass* gástrico com exclusão duodenal. A suplementação deve ser garantida com oferta de 60 a 100 mg/dia de ferro elementar por dia, que deve ser ajustado conforme o necessário para manter a ferritina dentro dos limites normais.

Na anemia moderada a grave, a reposição de ferro por via intravenosa geralmente é preferível, pois garante o aporte de ferro para melhorar os valores da hemoglobina até o parto.

Folatos

Garantir a ingesta de folatos no período pré-concepcional é essencial para a prevenção de defeitos do tubo neural fetal. Para a maioria das mulheres após a cirurgia bariátrica, é recomendada a suplementação de 400 a 800 mcg/dia de ácido fólico no período pré-concepcional. Para as mulheres que apresentam obesidade ou diabetes, as diretrizes sugerem dose de 4 ou 5 mg/dia para o período de periconcepção e ao longo do primeiro trimestre.

Vitamina B12

A vitamina B12 ou cobalamina é um cofator em muitos processos envolvidos no crescimento, diferenciação e desenvolvimento celular. Do meio da gestação até os 2 anos de idade, tem importante papel na mielinização dos neurônios fetais, o que ressalta sua importância não só durante a gestação, mas também durante a lactação.

Durante uma gravidez normal, as concentrações de vitamina B12 diminuem para cerca de 30%, mas normalizam dentro de alguns dias após o parto. Na mulher que é submetida à cirurgia bariátrica, os regimes pós-cirúrgicos de suplementação de vitamina B12 devem ser mantidos antes da concepção, por meio de injeção intramuscular (IM) de depósito a cada 3 meses.

A redução na absorção de B12 é esperada conforme a secreção do fator intrínseco é diminuída após a cirurgia bariátrica. Na gestação, suplementação adicional de vitamina B12 deve ser dada conforme o necessário para manter as concentrações séricas dentro dos limites normais. Para prevenir essas deficiências são recomendadas doses de 1.000 mcg/mês por via IM. É importante ressaltar que 45% das mulheres que se submeteram à cirurgia bariátrica têm deficiência de vitamina B12 antes e durante a gestação.

Vitamina D

A vitamina D está ativamente envolvida na formação, reabsorção e mineralização óssea, visto que atua na absorção de cálcio no intestino delgado. A gestante pós-cirurgia bariátrica deve ser suplementada para manter a concentração sérica de 30 ng/mL ou mais, com PTH sérico dentro dos limites normais. Durante a gravidez e a amamentação, doses de 2.000 a 3.000 UI/dia são recomendadas, em combinação com 1.200 a 1.500 mg/dia de cálcio.[15] O citrato de cálcio é preferido ao carbonato de cálcio, pois é menos dependente da acidez gástrica para sua absorção. Nos casos de deficiência ou insuficiência, doses maiores de 3.000 UI/dia são recomendadas, até que se atinjam níveis séricos de normalidade. Não é recomendado o uso de megadoses semanais de vitamina D durante o período gestacional.

Uma dose de 800 UI/dia de vitamina D parece ser insuficiente para restaurar os níveis dessa vitamina em caso de deficiência.[16] Durante uma gravidez e amamentação normais, são recomendadas doses de pelo menos 1.400 UI/dia. Alguns protocolos recomendam até 6.000 UI/dia no caso de gravidez pós-cirurgia bariátrica.[17,18] A toxicidade da vitamina D é rara em doses tão altas quanto 10.000 UI/dia, com quase nenhum efeito colateral relatado até 50.000 UI/dia.[19]

Vitamina K

A absorção de vitamina K ocorre no jejuno e íleo e requer a disponibilidade de sais biliares; portanto, a absorção pode estar reduzida após a cirurgia bariátrica.[20] A deficiência de vitamina K1 pode ser avaliada pelos níveis séricos, ou sugerida por anormalidades nos exames de coagulação. Na gestação pós-bariátrica com RYGB é aconselhável a suplementação na dose oral de 90 a 120 mcg/dia. Não há recomendação de dose após gastrectomia vertical.

A combinação dos vômitos da gravidez com a má absorção de gordura que afeta as mulheres pós-cirurgia bariátrica pode levar a maior risco de distúrbios hemorrágicos por deficiência de vitamina K. Essa deficiência pode causar epistaxe, sangramento nas gengivas, sangramento da mucosa e retardo na coagulação sanguínea.

Vitamina A

A vitamina A é uma vitamina lipossolúvel essencial para a visão, bem como para os processos reprodutivos, o crescimento e a imunidade. As necessidades dessa vitamina aumentam na gravidez, principalmente no terceiro trimestre, quando o feto demanda maiores quantidades para a formação de seus estoques. Nas pacientes pós-cirurgia bariátrica, a deficiência de vitamina A é bem conhecida, principalmente nas cirurgias com *bypass*.

No primeiro trimestre gestacional, as preocupações com os efeitos teratogênicos do uso do retinol restringem a suplementação, e o betacaroteno é a forma preferida, na dose de 5.000 UI/dia.

A hipovitaminose A caracteriza-se pelos baixos níveis séricos de retinol (vitamina A), e é comum a cegueira noturna. Na gestação, níveis baixos de retinol plasmático estão associados à restrição de crescimento fetal, mas também podem levar à microftalmia, dano retinal e cegueira infantil.[21] O retinol do colostro e a deficiência de retinol do leite de transição foram significativamente mais prevalentes em mulheres que se submeteram à cirurgia bariátrica.[22]

Vitamina B1 – tiamina

A tiamina é uma vitamina hidrossolúvel essencial para as reações bioquímicas envolvidas no metabolismo da glicose e nos processos de produção de energia celular. Durante a gravidez pós-bariátrica, as deficiências de tiamina estão presentes em 2% no primeiro trimestre, 5% no segundo trimestre e até 17% no terceiro trimestre.[15] Isso ocorre pelas demandas aumentadas do feto em crescimento e pelo efeito da hemodiluição materna. Como essa vitamina é absorvida principalmente no duodeno, as deficiências são vistas com mais frequência após a cirurgia bariátrica do tipo RYGB. Portanto, é recomendada a suplementação de 12 mg/dia na gravidez.[23]

Colina

A colina é um micronutriente obtido exclusivamente da dieta e tem funções essenciais como neurotransmissor e para a síntese de fosfolipídios, acetilcolina e betaína. Além disso, é um componente essencial nas membranas celulares, para a função glomerular renal e para o metabolismo mitocondrial.[24] Durante a gravidez, a síntese de fosfatidilcolina aumenta e é transferida para o feto, alterando os níveis de colina no soro materno.

Na gestação, a colina é importante para o funcionamento da placenta. A recomendação de ingestão diária é de 7,5 mg de colina por kg de peso corporal, com uma ingestão maior durante a gravidez e a lactação. Atualmente não há diretrizes específicas disponíveis para a suplementação em gestações pós-cirurgia bariátrica, mas, como os alimentos ricos em colina (carne, ovos, feijão, nozes) são frequentemente pouco tolerados por essas gestantes, a suplementação tem um valor agregado.

SÍNDROME DE *DUMPING*

A síndrome de *dumping*, ou síndrome pós-prandial, é um efeito comum da cirurgia bariátrica e metabólica. Ocorre cerca de 60 minutos após a ingestão de certos alimentos, geralmente carboidratos de rápida absorção, desencadeando os seguintes sintomas: mal-estar, tontura, rubor e palpitações. Quando houver a suspeita de *dumping* na gestação, a ingestão de carboidratos de rápida absorção deve ser evitada. Os líquidos também não devem ser ingeridos antes e após a refeição, para não acelerar o trânsito gástrico e desencadear a síndrome.

RASTREIO DO DIABETES *MELLITUS* GESTACIONAL

O rastreio do diabetes *mellitus* gestacional (DMG) na gestante pós-cirurgia bariátrica fica muito prejudicado quando a paciente apresenta síndrome de *dumping*. O mais indicado é realizar inicialmente a glicemia de jejum no primeiro trimestre e dosagem da hemoglobina glicada, utilizando os valores de corte estabelecidos.[25] Pelo risco da síndrome de *dumping*, o uso de solução de glicose para o teste de tolerância é contraindicado, principalmente nas mulheres com antecedente de RYGB.

Portanto, na gestante pós-bariátrica, o monitoramento do perfil glicêmico por 1 semana, com medidas da glicemia capilar no jejum (normal < 95 mg/dL), 1 hora (normal < 140 mg/dL) e 2 horas (normal < 120 mg/dL) após cada refeição, é recomendado como teste alternativo para diagnóstico do DMG. O bom controle glicêmico é caracterizado quando até 30% dos valores encontram-se dentro dos limites da normalidade.

COMPLICAÇÕES DA CIRURGIA BARIÁTRICA

A obstrução intestinal por hérnia interna é uma complicação cirúrgica que pode ocorrer na gravidez após RYGB. O quadro clínico consiste em dor em abdome superior, náuseas e/ou vômitos. Para auxiliar no diagnóstico, o exame de imagem de primeira linha é a ressonância magnética.

Recomenda-se que todas as mulheres com antecedente de RYGB conheçam os sintomas de hérnia interna e procurem assistência médica precocemente. A dor abdominal superior deve ser prontamente investigada. A demora no diagnóstico e na intervenção cirúrgica piora o prognóstico, materno e fetal.

Outras complicações cirúrgicas menos frequentes, associadas à cirurgia bariátrica, incluem erosão e deslizamento da banda gástrica, vazamentos na anastomose e sangramento, estenose estomacal e ulceração marginal.

CONSIDERAÇÕES FINAIS

Na gravidez pós-bariátrica, há aumento da necessidade de vitaminas e minerais essenciais. Na maioria dos casos, as preparações multivitamínicas tradicionais para uso no pré-natal não contêm doses suficientes para cobrir as necessidades da gestação pós-bariátrica.

REFERÊNCIAS BIBLIOGRÁFICAS

1. Sjostrom L. Review of the key results from the Swedish obese subjects (SOS) trial: a prospective controlled intervention study of bariatric surgery. J Intern Med. 2013;273(3):219-34.
2. Jakobsen GS, Smastuen MC, Sandbu R, Nordstrand N, Hofso D, Lindberg M, et al. Association of bariatric surgery vs medical obesity treatment with long-term medical complications and obesity-related comorbidities. JAMA. 2018;319(3):291-301.
3. Schauer PR, Bhatt DL, Kirwan JP, Wolski K, Aminian A, Brethauser SA, et al. Bariatric surgery versus intensive medical therapy for diabetes: 5-year outcomes. N Engl J Med. 2017;376(7):641-51.
4. Parent B, Martopullo I, Weiss NS, Khandelwal S, Fay EE, Rowhani-Rahbar A. Bariatric surgery in women of childbearing age, timing between an operation and birth, and associated perinatal complications. JAMA Surg. 2017;152(2):1-8.
5. Cornthwaite K, Prajapati C, Lenguerrand E, Knight M, Blencowe N, Johnson A, et al. Pregnancy outcomes following different types of bariatric surgery: A national cohort study. Eur J Obstet Gynecol Reprod Biol. 2021;260:10-17.-
6. Stentebjerg LL, Andersen LLT, Renault K, Stoving RK, Jensen DM. Pregnancy and perinatal outcomes according to surgery to conception interval and gestational weight gain in women with previous gastric bypass. J Matern Fetal Neonatal Med. 2017;30(10): 1182-8.
7. Nomura RM, Dias MC, Igai AM, Paiva LV, Zugaib M. Anemia during pregnancy after silastic ring Roux-en-Y gastric bypass: influence of time to conception. Obes Surg. 2011;21(4):479-84.
8. Ducarme G, Chesnoy V, Lemarie P, Koumare S, Krawczykowski D. Pregnancy outcomes after laparoscopic sleeve gastrectomy among obese patients. Int J Gynaecol Obstet. 2015;130(2):127-31.
9. Chaichian S, Moazzami B, Jesmi F, Pazouki A, Pishgahroudsari M, Mokhber S, et al. The controversy of the most proper time for pregnancy after bariatric surgery: a review of ten cases. Obes Surg. 2016;26(6):1352-6.
10. Hazart J, Le Guennec D, Accoceberry M, Lemery D, Mulliez A, Farigon N, et al. Maternal nutritional deficiencies and small-for-gestational-age neonates at birth of women who have undergone bariatric surgery. J Pregnancy. 2017;2017:1-11.
11. Akhter Z, Rankin J, Ceulemans D, Ngongalah L, Ackroyd R, Devlieger R, et al. Pregnancy after bariatric surgery and adverse perinatal outcomes: a systematic review and meta-analysis. PLoS Med. 2019;16(8):e1002866.
12. Akhter Z, Heslehurst N, Ceulemans D, Rankin J, Ackroyd R, Devlieger R. Pregnancy after bariatric surgery: a nested case-control study of risk factors for small for gestational age babies in Aurora. Nutrients. 2021;13(5):1699.
13. Mechanick JI, Youdim A, Jones DB, Garvey WT, Hurley DL, McMahon M, et al. Clinical practice guidelines for the perioperative nutritional, metabolic, and nonsurgical support of the bariatric surgery patient: 2013 update – cosponsored by American Association of Clinical Endocrinologists, The Obesity Society, and American Society for Metabolic & Bariatric Surgery. Obesity (Silver Spring). 2013;21(Suppl 1):S1-S27.
14. Kumari A, Nigam A. Bariatric surgery in women: a boon needs special care during pregnancy. J Clin Diagn Res. 2015;9(11):Qe01-Qe05.
15. Vanheule G, Ceulemans D, Vynckier AK, De Mulder P, Van Den Driessche M, Devlieger R. Micronutrient supplementation in pregnancies following bariatric

surgery: a practical review for clinicians. Obes Surg. 2021;31(10):4542-4.

16. Lespessailles E, Toumi H. Vitamin D alteration associated with obesity and bariatric surgery. Exp Biol Med (Maywood). 2017;242(10):1086-94.
17. Harreiter J, Schindler K, Bancher-Todesca D, Göbl C, Langer F, Prager G, et al. Management of pregnant women after bariatric surgery. J Obes. 2018;2018:4587064.
18. Falcone V, Stopp T, Feichtinger M, Kiss H, Eppel W, Husslein PW, et al. Pregnancy after bariatric surgery: a narrative literature review and discussion of impact on pregnancy management and outcome. BMC Pregnancy Childbirth. 2018;18(1):507.
19. Ekwaru JP, Zwicker JD, Holick MF, Giovannucci E, Veugelers PJ. The importance of body weight for the dose response relationship of oral vitamin D supplementation and serum 25-hydroxyvitamin D in healthy volunteers. PLoS One. 2014;9(11):e111265.
20. Sherf-Dagan S, Goldenshluger A, Azran C, Sakran N, Sinai T, Ben-Porat T. Vitamin K-what is known regarding bariatric surgery patients: a systematic review. Surg Obes Relat Dis. 2019;15(8):1402-13.
21. Thorne-Lyman AL, Fawzi WW. Vitamin A and carotenoids during pregnancy and maternal, neonatal and infant health outcomes: a systematic review and meta-analysis. Paediatr Perinat Epidemiol. 2012;26(Suppl 1)(0 1):36-54.
22. Garretto D, Kim YK, Quadro L, Rhodas RR, Pimentel V, Crnosija NA, et al. Vitamin A and β-carotene in pregnant and breastfeeding post-bariatric women in an urban population. J Perinat Med. 2019;47(2):183-9.
23. Devlieger R, Guelinckx I, Jans G, Voets W, Vanholsbeke C, Vansant G. Micronutrient levels and supplement intake in pregnancy after bariatric surgery: a prospective cohort study. PLoS One. 2014;9(12):e114192.
24. Caudill MA, Strupp BJ, Muscalu L, Nevins JEH, Canfield RL. Maternal choline supplementation during the third trimester of pregnancy improves infant information processing speed: a randomized, double-blind, controlled feeding study. Faseb J. 2018;32(4):2172-80.
25. Göbl CS, Bozkurt L, Tura A, Leutner M, Andrei L, Fahr L, et al. Assessment of glucose regulation in pregnancy after gastric bypass surgery. Diabetologia. 2017;60(12):2504-13.

31

Infecções do trato urinário na gestação

Jaqueline Brandão Mazzola
Raquel Margiotte Grohmann

INTRODUÇÃO

A importância do rastreio e da identificação das infecções do trato urinário (ITU) durante o período gestacional já é amplamente estudada e confirmada pela literatura por sua frequente incidência e pela possibilidade de complicações materno-fetais. As modificações gravídicas, especialmente a imunossupressão e o relaxamento da musculatura lisa, favorecem a maior incidência de bacteriúria recorrente e de pielonefrite nesse período da vida da mulher, resultando no aumento da morbimortalidade materno-fetal.[1] Assim, todos os profissionais que atendem gestantes, seja em ambiente ambulatorial ou em pronto-socorro, devem estar familiarizados com o tema.

As principais complicações obstétricas associadas a essa condição são: ruptura prematura de membranas ovulares, corioamnionite e trabalho de parto prematuro. Essa correlação é mais expressiva nos casos de pielonefrite.[2] Um mecanismo que poderia explicar o aumento desses eventos seria o aumento da liberação de prostaglandinas mediadas por substâncias produzidas pelas bactérias patogênicas.

Do ponto de vista materno, em decorrência da imunossupressão já citada, há maior chance da progressão dos quadros de ITU para abscessos renais, o que aumenta a chance de insuficiência renal e de sepse materna. As gestantes também podem evoluir com anemia, tanto por liberação de endotoxinas quanto por disfunção medular no contexto de sepse.

Como em qualquer outra condição, a prevenção é a melhor estratégia para que se possa evitar os desfechos desfavoráveis. Os principais fatores de risco para as ITU na gestação são[3] (Figura 1):

- Histórico de ITU recorrentes.
- Anormalidades do trato geniturinário.
- Traço falciforme.
- Diabetes *mellitus.*
- Episódios prévios associados ao coito.
- Estado socioeconômico desfavorável.
- Tabagismo.

Em todas as pacientes, independentemente de fatores de risco, deve-se revisar hábitos saúde como medida profilática para evitar o acometimento do trato geniturinário por agentes patogênicos. Algumas sugestões são apresentadas a seguir[2] (Figura 2):

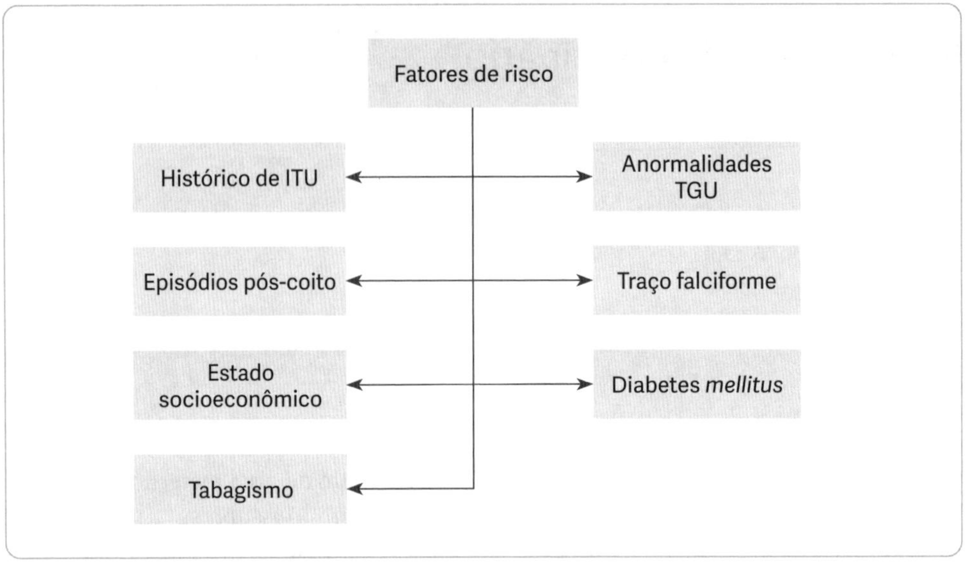

FIGURA 1 Fatores de risco para ITU na gestação.[3]
ITU: infecção do trato urinário; TGU: trato geniturinário.

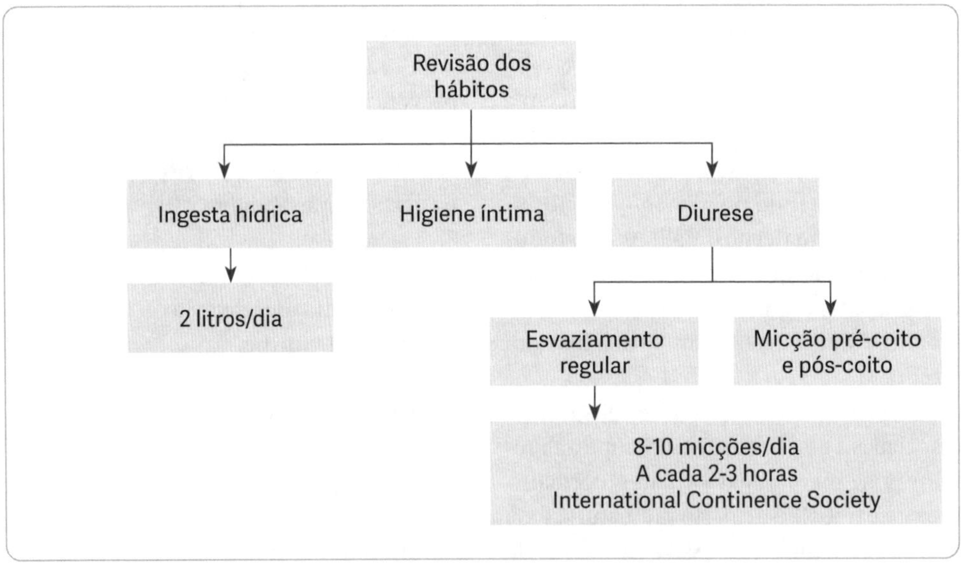

FIGURA 2 Revisão de hábitos para prevenção de ITU na gestação.
ITU: infecções do trato urinário.

- Ingesta hídrica adequada: mínimo de 2 litros de água por dia. Sugere-se que a paciente porte sempre consigo uma garrafa de 500 mL e vá reabastecendo ao longo do dia.
- Higiene íntima: orientar a adequada higiene após micções e especialmente após evacuações, para evitar que bactérias do trato gastrointestinal sejam carregadas para o trato geniturinário.
- Diurese: esvaziamento regular reduz a chance de acometimento do trato urinário. A Sociedade Internacional de Continência orienta de 8 a 10 micções ao dia (a cada 2 ou 3 horas). Micção pré e pós-coito também é sugerida, especialmente nos casos de ITU associadas à atividade sexual.

AGENTES PATOGÊNICOS

Na grande maioria dos casos o agente predominante é a *Escherichia coli* (75 a 95% dos casos), dado confirmado em estudo nacional.[4] Outros patógenos devem ser considerados em pacientes com alterações do trato urinário, infecções prévias recorrentes e internações recentes.

A Tabela 1 resume a prevalência de patógenos encontrados em um estudo multicêntrico, incluindo 9 países europeus e o Brasil. O estudo avaliou 3.018 casos de infecção urinária em 2.823 em pacientes gestantes.[5] Desse total, 524 são brasileiras das cidades de São Paulo, Curitiba, Belo Horizonte.

TABELA 1 Incidência de patógenos encontrados na infecção do trato urinário

Estudo multicêntrico envolvendo o Brasil e outros países europeus (2008)	
Escherichia coli	76,7%
Enterococcus faecalis	4%
Staphyloccocus saprophyticus	3,6%
Klebsiella pneumoniae	3,5%
Proteus mirabilis	3,5%

Fonte: Naber et al.[5]

BASES PARA PRÁTICA CLÍNICA, NÍVEIS DE EVIDÊNCIA E RECOMENDAÇÕES

Bacteriúria assintomática

Sua incidência varia de 2 a 10%[6] das gestações, com chance de evolução de 20 a 40% para formas sintomáticas se não tratadas.[7] Com o tratamento, a chance diminui de 70 a 80%.

Diagnóstico

O diagnóstico é feito por meio de urocultura (URC)[6] colhida com técnica adequada com urina armazenada por pelo menos 2 horas para diminuição de falso-negativos (Figura 3). Os critérios diagnósticos para bacteriúria assintomática por esse método são:[5]

- Presença de mais de 100 mil UCF/mL em urina de jato médio ou
- Presença de mais de 100 UCF/mL em amostra colhida por cateterismo vesical ou
- Presença de qualquer valor da mesma bactéria isolada por punção suprapúbica.

Rastreamento com urocultura durante o pré-natal

- Apenas em primeira consulta e se negativa sem novo rastreamento. Se a paciente apresentar fator de risco, pode-se considerar acompanhamento seriado, porém não há clara evidência da frequência e benefícios da repetição.[5]

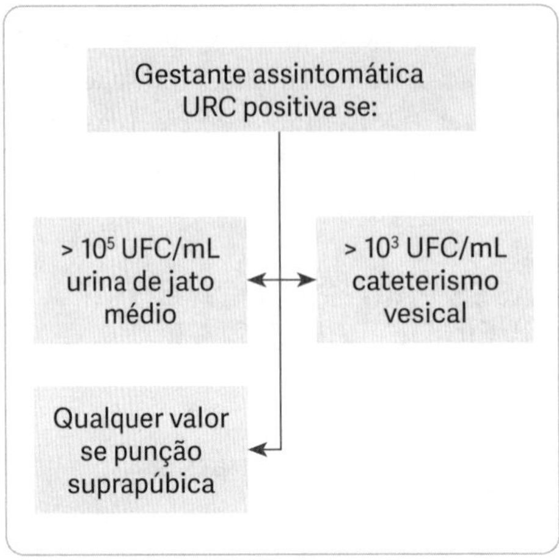

FIGURA 3 Diagnóstico de bacteriúria assintomática na gestação.
URC: urocultura.

- No atendimento ambulatorial das gestantes da Escola Paulista de Medicina da Universidade Federal de São Paulo (EPM/Unifesp), optou-se pelo rastreamento universal na primeira consulta e por repeti-lo em segundo e terceiro trimestres em casos selecionados – caso o rastreamento de primeiro trimestre tenha sido positivo ou se a paciente apresentar algum fator de risco (Figura 4). Em situações em que o exame esteja amplamente disponível, pode-se considerar realização nos 3 trimestres da gestação.
- A Federação Brasileira de Ginecologia e Obstetrícia (Febrasgo) recomenda rastreamento na primeira consulta do pré-natal e no início do terceiro trimestre, sugerindo considerar rastreamento mensal se paciente com fatores de risco ou recorrência de episódios.[8]

Tratamento

Dá-se preferência à nitrofurantoína (5 a 7 dias) ou à fosfomicina (dose única).[8] Considerar tratamento de 10 a 14 dias se paciente com histórico de ITU de repetição ou outro fator de risco (Tabela 2).

Acompanhamento

Até 30% dos casos podem permanecer com URC positiva após tratamento. Con-

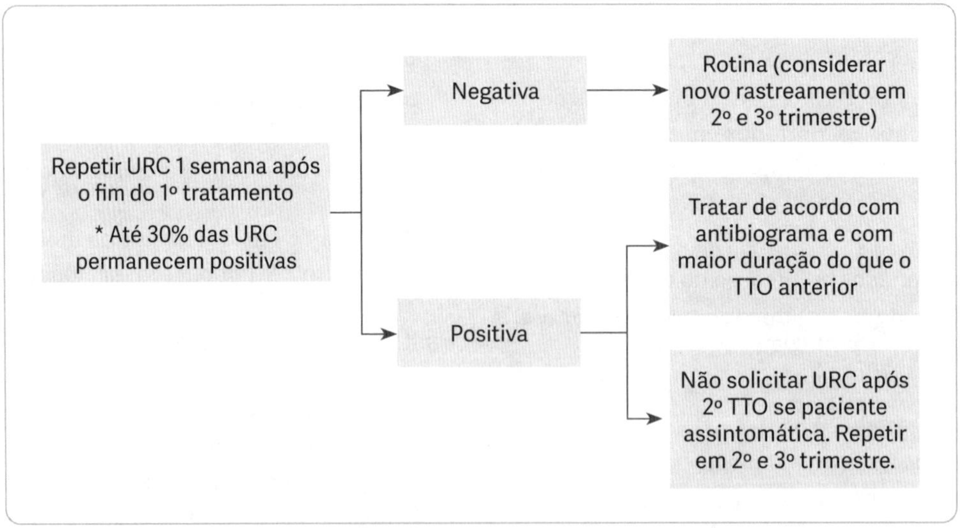

FIGURA 4 Acompanhamento após tratamento de bacteriúria assintomática na gestação.
TTO: tratamento; URC: urocultura.

siderar nova URC após 7 dias do término do tratamento, porém não há descrição na literatura e o acompanhamento é baseado na opinião de especialistas:

- Se nova URC negativa, sem necessidade de nova cultura para esse episódio.
- Se positiva (> 100 mil UFC/mL), repetir antibioticoterapia com base no perfil de sensibilidade, e pode-se dar o mesmo antibiótico (ATB), caso seja suscetível, por mais tempo (p. ex., 7 dias, se o anterior foi feito por 5 dias) ou um antibiótico diferente com o tempo de tratamento típico. Após esse segundo tratamento não é recomendada nova URC.
- Não há evidência da realização de profilaxia para bacteriúria assintomática recorrente ou persistente.

Cistite

Sua incidência é de 2% das gestações.[9]

O diagnóstico clínico é dado por disúria, polaciúria, urgência miccional, dor suprapúbica e hematúria leve.

Já o diagnóstico diferencial se faz por vaginites e infeções sexualmente transmissíveis (IST), como gonorreia e clamídia (considerar se mantiver sintomas após tratamento com URC negativa).

Cistite complicada ocorre na presença de hematúria franca e/ou febre, e há necessidade de abordagem semelhante à da pielonefrite – internação para 24 a 48 horas de antibioticoterapia endovenosa (tratar de maneira semelhante à pielonefrite).

Exames subsidiários:

- Urina 1: não é necessário, mas pode ser colhido após o exame físico excluir vaginites.
- URC: tratar empiricamente, e em casos de sintomas considerar positiva se crescimento > 1.000 UFC/mL para patógenos típicos e > 100 mil UFC/mL para não típicos, como *Lactobacillus*.

Tratamento

A duração ideal do tratamento é incerta, mas há preferência por tratamentos curtos, de 5 a 7 dias. Considerar 10 a 14 dias se paciente com ITU de repetição ou se outro fator de risco. As sugestões de antibioticoterapia via oral estão descritas na Tabela 2, com medicações seguras – categoria B da Food and Drug Administration – FDA[10] e associadas a sensibilidade em URC.

Observações:

- Evitar o uso de cefalexina na antibioticoterapia empírica, pela alta resistência.
- Evitar nitrofurantoína em primeiro trimestre se há outra opção – há estudos caso-controle que indicam teratogênese,[11] porém, em estudos retrospectivos com uso de nitrofurantoína em primeiro trimestre, não foi relatado nenhum caso de malformação fetal relacionada ao uso.
- Evitar nitrofurantoína nas últimas semanas de gestação – pode causar hemólise em fetos ou recém-nascidos com deficiência de glicose-6-fosafato desidrogenase,[12] condição prevalente em 0,0004% dos conceptos.
- Evitar amoxicilina-clavulanato como primeira opção pelos relatos de associação com enterocolite necrotizante no recém-nascido, porém revisão de 2015 não conseguiu dados suficientes para que seu uso seja contraindicado de forma absoluta.[13]
- O uso de antibióticos categorias C e D da FDA – listados na Tabela 3 – deve ser

TABELA 2 Antibioticoterapia na bacteriúria assintomática e na cistite não complicada

Antibioticoterapia por 5-7 dias (VO)	
Amoxicilina 500 mg a cada 8 horas 875 mg a cada 12 horas	Disponível no SUS.
Amoxicilina-clavulanato 500 mg + 125 mg a cada 8 horas 875 mg + 125 mg a cada 12 horas	Disponível no SUS.
Ampicilina 500 mg a cada 6 horas	Disponível no SUS.
Cefuroxima 250 mg a cada 8 horas	Não disponível no SUS.
Fosfomicina trometamol 3 g (Monuril®) Dose única 3 g (ou 2 doses, se recorrente)	Dose única trata cistite e bacteriúria assintomática, porém não disponível no SUS.
Nitrofurantoína 100 mg, a cada 6 horas	Evitar no primeiro trimestre e nas últimas semanas de gestação.

- Antibioticoterapia empírica na cistite, após coleta de URC e independentemente e sem necessidade de urina 1. Evitar, nesse caso, o uso de cefalexina empírica, pela alta resistência antibiótica relatada.
- Na bacteriúria assintomática, pode-se guiar pelo antibiograma dentre as escolhas plausíveis para o período gravídico.

SUS: Sistema Único de Saúde; URC: urocultura; VO: via oral.
Fonte: Moore et al.[7]

restrito, apenas se não houver opções mais seguras no antibiograma.

O tratamento com dose única de fosfomicina em casos de infecção urinária baixa se mostrou eficaz na gestação em uma revisão sistemática com metanálise realizada por grupo nacional e publicada em 2022.[14] A abordagem com dose única aumenta a aderência e o sucesso do tratamento e deve ser considerada, porém tal medicação não é disponível na rede pública do Brasil. A fosfomicina parece ser segura para uso inclusive em primeiro trimestre: um grande estudo envolvendo 2.724 gestantes que foram expostas a pelo menos uma dose de fosfomicina em primeiro trimestre não demonstrou risco aumento de anomalias congênitas quando comparadas com aqueles que receberam nitrofurantoína e com aquelas que não receberam nenhuma das drogas em primeiro trimestre.[15]

Acompanhamento

URC após 1 semana do término da ATB (Figura 5).

Se gestante com diagnóstico de cistite recorrente, instituir antibioticoprofilaxia. Porém, dependendo dos fatores de risco da gestante e de eventuais particularidades da gestação, pode-se pensar na profilaxia após o primeiro episódio.[16]

Pielonefrite

Sua incidência é de 0,5 a 2%[8] das gestantes, com recorrência de 6 a 8%. Podem estar associadas a infecção grave materna e sepse em 20% das pacientes acometidas. Mais frequente no segundo e no terceiro

TABELA 3 Antibióticos da categoria C e D da FDA, suas posologias e efeitos adversos

Antibióticos e posologias	Efeitos adversos
Gentamicina 5-7 mg/kg peso, IM ou IV, a cada 24 horas	Nefro e ototoxicidade
Sulfametoxazol/trimetoprima 800 mg + 160 mg (VO) a cada 12 horas	Hemólise e *kernicterus* Alterações no tubo neural, cardiovasculares, do trato urinário e fenda palatina
Norfloxacino 400 mg (VO) a cada 12 horas	Tóxicas para as cartilagens em desenvolvimento
Ciprofloxacino 500 mg (VO) ou 400 mg (IV) a cada 12 horas	Tóxicas para as cartilagens em desenvolvimento
Cloranfenicol 500 mg (IV ou VO) a cada 6 horas	Síndrome cinzenta e toxicidade da medula óssea

FDA: Food and Drug Administration; IM: intramuscular; IV: intravenoso; VO: via oral.
Fonte: Moore et al.[7]

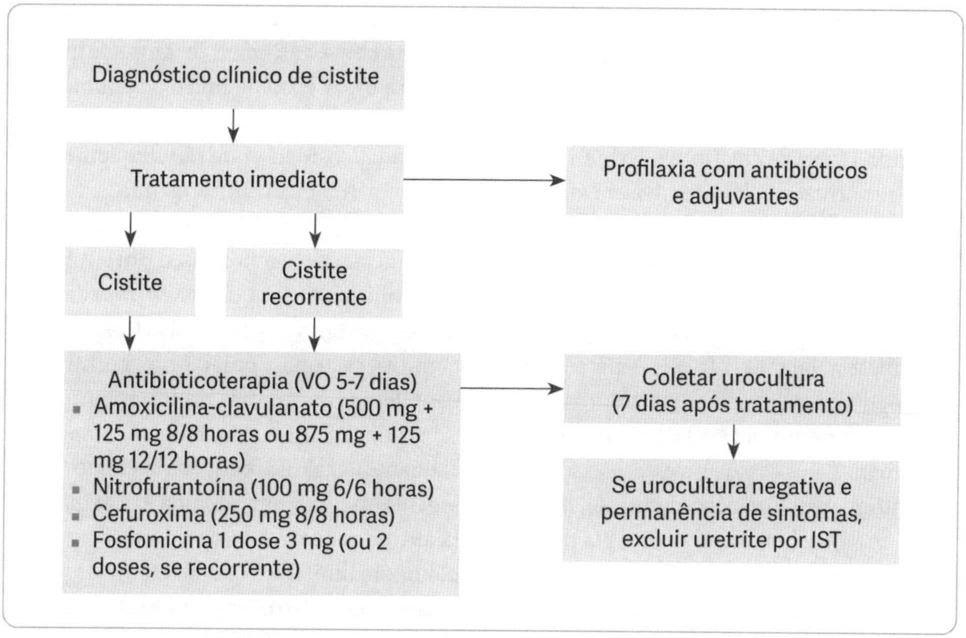

FIGURA 5 Acompanhamento e tratamento da cistite.
IST: infecção sexualmente transmissível.
Fonte: adaptada de Febrasgo.[8]

trimestre. Em razão da dextroversão uterina e da compressão ipsilateral, 90% dos casos são localizados à direita.

Sintomatologia

Febre acima de 38 °C, dor em flanco (o sintoma mais comum na gestação), náuseas, vômitos, lombalgia e desconforto costovertebral, piúria.[17] Os sintomas de cistite nem sempre estão presentes. Piúria está presente na maioria dos casos de pielonefrite, e sua ausência deve ser relacionada à obstrução completa.

Complicações

Choque séptico, anemia, bacteriemia, insuficiência respiratória e disfunção renal. O mecanismo da anemia não é muito bem esclarecido, mas sugere-se que a hemólise, mediada por endotoxina, seja uma causa.[17] Falência renal aguda com microabscesso e pielonefrite supurativa foi descrita em casos isolados, independentemente da sepse.[18,19]

Exames subsidiários:[17]

- Colher URC antes do início da antibioticoterapia.
- Urina 1, ureia e creatinina. Urina 1 pode estar normal e URC negativa em até 10% dos casos, se a via de contaminação for a hematológica ou se associada à obstrução urinária.
- Se em sepse: hemograma, eletrólitos, gasometria, lactato, função hepática, hemoculturas.
- Ultrassonografia (US) de rins e de vias urinárias: nos casos graves, associação de sintomas ou histórico de litíase, diabetes *mellitus*, histórico de cirurgia do trato urinário, imunossupressão, episódios repetidos de pielonefrite ou urossepse.

Devem-se monitorar curva térmica, débito urinário, função renal, sintomas, sinais vitais e complicações obstrutivas.

Diagnóstico diferencial

- Nefro e ureterolitíase: sugere-se solicitar US, e as duas condições podem coexistir.
- Corioamnionite: febre materna e dor abdominal, sensibilidade uterina, associação com ruptura prematura pré-termo de membranas ovulares.
- Descolamento prematuro de placenta (DPP):[20] dor lombar ou abdominal aguda, rigidez uterina, febre ausente.
- Trabalho de parto.
- Apresentações atípicas de pneumonites virais de base, pneumonia e apendicite.

Tratamento

Em gestantes, é recomendada a hospitalização com antibioticoterapia endovenosa até a paciente estar afebril por 24 a 48 horas e ter melhora dos sintomas.[17] A antibioticoterapia inicial deve ser por via parenteral e um betalactâmico de amplo espectro (Figura 6). A escolha entre os antibióticos deve ser guiada pela URC. Fluorquinolonas e aminoglicosídeos, que são frequentemente prescritos em mulheres não grávidas, devem ser evitados na gestação. Uma vez que a gestante esteja afebril por 48 horas, a antibioticoterapia deve ser trocada para VO ou intramuscular (IM) (hospital-dia com ceftriaxona), guiada por cultura, até completar 10 a 14 dias do tratamento.

Antibióticos de escolha para terapia inicial parenteral são: ceftriaxona, ampicilina + gentamicina e amoxicilina + clavulanato. Já as opções para a terapia oral são principalmente limitadas a betalactâmicos, como cefalexina, cefuroxima ou amoxicilina + clavulanato. Nitrofurantoína e fosfomicina não devem ser prescritas nesse cenário por sua inadequada concentração em tecidos.

A Tabela 3 resume as opções de antibioticoterapia disponíveis no período gestacional para tratamento da pielonefrite e das outras formas de ITU.[21-25]

Febre persistente após 48 horas de antibioticoterapia: repetir URC, urina 1, US de

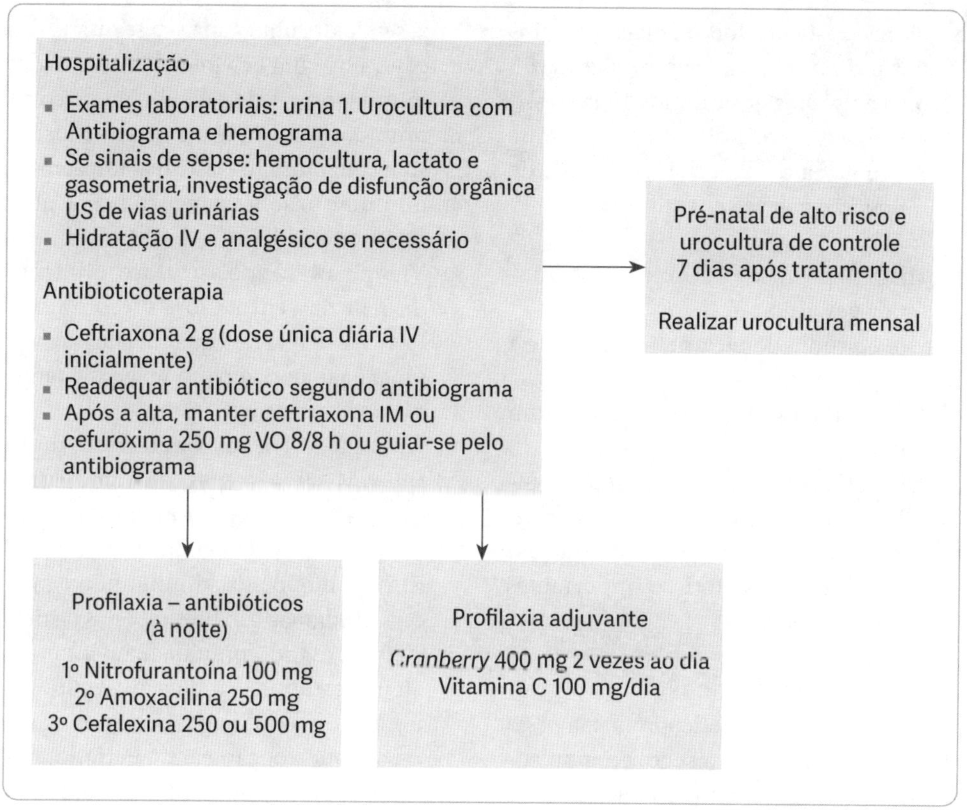

FIGURA 6 Tratamento de cistites complicadas e pielonefrite na gestação.[7,17]
Fonte: adaptada de Febrasgo.[8]

rins e vias, além de considerar outros focos de infecções e diagnósticos diferenciais.

Acompanhamento

Instituir profilaxia após o tratamento (nitrofurantoína de 50 a 100 mg à noite) ou cefalexina (250 a 500 mg/noite). Nesses casos, realizar uma URC no terceiro trimestre. Se positiva, tratar e depois trocar o ATB da profilaxia. Caso se opte por não utilizar ATB após episódio de pielonefrite: URC mensal.

Pielonefrite e trabalho de parto prematuro:

- Idade gestacional abaixo de 34 semanas e bom estado materno: considerar tocólise e corticoprofilaxia para maturação pulmonar (com o cuidado de avaliar se não está associado a corioamnionite ou DPP).
- Se paciente séptica, normalmente a tocólise é evitada. Essas pacientes são mais propensas a edema agudo de pulmão e síndrome do desconforto respiratório agudo, que podem ser desencadeados pela tocólise.

Prevenção de infecção urinária recorrente

Definições:[16]

- Na gestante: presença de dois ou mais episódios durante a gestação.

- Na não gestante: dois ou mais episódios nos últimos 6 meses antes da gestação ou 3 episódios nos últimos 12 meses.

A profilaxia reduz a chance de 95% de nova infecção e deve ser realizada se:

- História prévia de ITU recorrentes antes da gestação.
- Um episódio de pielonefrite durante a atual gravidez.
- Duas ou mais ITU baixas na gestação atual.
- Uma ITU baixa na gestação atual, complicada por hematúria franca e/ou febre.
- Uma ITU baixa na gestação atual associada a fatores de risco importantes para recorrência.

Antibióticos profiláticos

As opções de antibioticoprofilaxia nessa situação são descritas a seguir, sendo administradas por VO à noite, o que deve ser mantido até 6 semanas pós-parto, período em que é esperada regressão das alterações fisiológicas da gestação:

- Nitrofurantoína 50 a 100 mg/dia.
- Amoxicilina 250 mg/dia.
- Cefalexina 250 a 500 mg/noite.
- Vale ressaltar que, em casos específicos de clara relação de ITU com o coito e pacientes de alto risco para desenvolvimento de ITU (Figura 1), deve-se utilizar a antibioticoprofilaxia, dose única, após relação sexual,[26] embora haja dados conflitantes na literatura em relação a esse tópico.

Opções adjuvantes

- *Cranberry*: revisão da Cochrane[27] demonstra benefícios, porém faltam estudos e posologias para gestantes, mesmo já sendo documentada sua segurança na gestação e com boa tolerabilidade e adesão nas formas de cápsulas ou de comprimidos. Porém, ainda não há consenso na literatura se existe real impacto na diminuição sobre a recorrência e qual dose seria a ideal.
- Vitamina C (ácido ascórbico): 100 mg/dia reduziria em até 25% a recorrência.[7] Ressalta-se que essa quantidade já é presente na maioria dos complexos vitamínicos da gestação.[28]
- Urovaxon® (lisado bacteriano de *E. coli* OM-89, 18 cepas, de administração oral): tem efeito imunomodulador positivo sobre as interleucinas e interferon dos monócitos, diminuindo o processo inflamatório presente nas cistites e apresentando bom desempenho em alguns estudos. Ainda sem segurança para profilaxia de gestantes, mas seria uma boa opção para o período pré-concepcional de mulheres com ITU recorrentes.[7]
- Probióticos: sem estudos na gestação.

CONSIDERAÇÕES FINAIS

Dadas as evidências apresentadas sobre ITU na gestação, cabe evidenciar que a presença de *guidelines* para rastreamento dessas infecções diminui desfechos desfavoráveis na gestante.[7] Como a gestação por si só já é considerada um fator de risco para ITU, em primeiro lugar a profilaxia primária, baseada em hábitos, deve ser realizada, com hidratação oral, higiene íntima adequada e frequência miccional regular.[8]

Quanto ao rastreamento, é recomendado que se realize em todas as pacientes no primeiro trimestre, por meio da URC. Caso a cultura seja positiva, ou se a paciente apresentar fatores de risco para desenvolver ITU, deve ser repetida no segundo e no terceiro trimestre da gestação.[5,8]

A antibioticoterapia de escolha, para tratamento de bacteriúria assintomática e de cistite, é aquela que abrange tratamento curto e com medicamentos que estão associados a menor resistência,[8] como amoxicilina, amoxicilina + clavulanato de potássio, ampicilina, cefuroxima, cefalexina, fosfomicina trometamol e nitrofurantoína. Ressalta-se que a fosfomicina trometamol é ótima escolha, pois a posologia é de dose única, mas não está disponível no Sistema Único de Saúde (SUS). Já a nitrofurantoína é a primeira escolha dentre os antibióticos presentes no SUS, porém deve ser evitada no terceiro trimestre da gestação em razão da hemólise em fetos ou recém-nascidos com deficiência de glicose-6-fosfato desidrogenase (G6PD).

Em relação às cistites complicadas e à pielonefrite, deve-se considerar internação, e a primeira escolha antibiótica são as cefalosporinas de segunda e terceira gerações, como ceftriaxona 2 g por via endovenosa (EV) a cada 24 horas (dose única diária).[5,6,8]

Os diagnósticos diferenciais, como nefro e ureterolitíase, corioamnionite, DPP ou mesmo trabalho de parto, devem ser excluídos. Depois da melhora clínica e laboratorial, a gestante pode completar o tratamento após alta com medicação VO ou IM, dependendo do antibiograma, até completar 10 a 14 dias.

A profilaxia medicamentosa é de real importância para a prevenção de desfechos desfavoráveis gestacionais. Recomenda-se antibioticoprofilaxia a partir do segundo episódio de cistite não complicada ou após um episódio de cistite complicada ou pielonefrite. As medicações de escolha são nitrofurantoína 100 mg, cefalexina 250 a 500 mg ou amoxicilina 250 mg administradas à noite até o término do puerpério.

REFERÊNCIAS BIBLIOGRÁFICAS

1. Pedraza DF, de Lima Lins AC. Clinical complications during pregnancy: a systematic review of studies with pregnant Brazilian women. Cienc e Saude Coletiva. 2021;26:5329-50.
2. Wing DA, Fassett MJ, Getahun D. Acute pyelonephritis in pregnancy: an 18-year retrospective analysis. American Journal of Obstetrics and Gynecology. 2014;210:219.e1-219.e6.
3. Lavigne JP, Vitrac X, Bernard L, Bruyère F, Sotto A. Propolis can potentialise the antiadhesion a ctivity of proanthocyanidins on uropathogenic Escherichia coli in the prevention of recurrent urinary tract infections. BMC Res Notes. 2011;4(1):522.
4. Hisano M, Bruschini H, Nicodemo AC, Srougi M. Uncomplicated urinary tract infections in women in a sao paulo quaternary care hospital. bacterial spectrum and susceptibility patterns. Antibiotics. 2014;3(1):98-108.
5. Naber KG, Schito G, Botto H, Palou J, Mazzei T. Surveillance study in Europe and Brazil on clinical aspects and antimicrobial resistance epidemiology in females with cystitis (Aresc): implications for empiric therapy. Eur Urol. 2008;54(5):1164-78.
6. Nicolle LE, Gupta K, Bradley SF, Colgan R, DeMuri GP, Drekonja D, et al. Clinical practice guideline for the management of asymptomatic bacteriuria: 2019 update by the Infectious Diseases Society of America. Clinical Infectious Diseases. 2019;68:E83-E75.
7. Moore A, Doull M, Grad R, Groulx S, Pottie K, Tonelli M, et al. Recommendations on screening for asymptomatic bacteriuria in pregnancy. CMAJ. 2018;190(27):E823-30.
8. Federação Brasileira das Associações de Ginecologia e Obstetrícia (Febrasgo). Infecções do trato urinário durante a gravidez. São Paulo: Febrasgo; 2021 (Protocolo Febrasgo – Obstetrícia, n. 43/Comissão Nacional Especializada em Gestação de Alto Risco).
9. Santos Filho OO, Telini AH. Infecções do trato urinário durante a gravidez. São Paulo: Federação Brasileira das Associações de Ginecologia e Obstetrícia (Febrasgo); 2018 (Protocolo Febrasgo – Obstetrícia, n. 87/Comissão Nacional Especializada em Gestação de Alto Risco).

10. Smaill F. Asymptomatic bacteriuria in pregnancy. Best Pract Res Clin Obstet Gynaecol. 2007;21(3):439-50.
11. Goldberg O, Moretti M, Levy A, Koren G. Exposure to nitrofurantoin during early regnancy and congenital malformations: a systematic review and meta-analysis. J Obstet Gynaecol Canada. 2015;37(2):150-6.
12. Practice T. Drug interactions with glucose-6-phosphate dehydrogenase deficiency. 1990;24:1210-3.
13. Kicel-Wesołowska BA. Amoxicillin-clavulanic acid in women with preterm premature rupture of membranes and necrotizing enterocolitis in the newborns. Ginekol i Poloznictwo. 2015;38(4):20-3.
14. Schulz GS, Schütz F, Spielmann FVJ, da Ros LU, de Almeida JS, Ramos JGL. Single-dose antibiotic therapy for urinary infections during pregnancy: a systematic review and meta-analysis of randomized clinical trials. Int J Gynecol Obstet. 2022;159(1):56-64.
15. Benevent J, Araujo M, Beau AB, Sicard D, Sommet A, Hurault-Delarue C, et al. First trimester pregnancy exposure to fosfomycin and risk of major congenital anomaly: a comparative study in the Efemeris database. Infection. 2022;(0123456789).
16. de Rossi P, Cimerman S, Truzzi JC, Cunha CA da, Mattar R, Martino MDV, et al. Joint report of SBI (Brazilian Society of Infectious Diseases), Febrasgo (Brazilian Federation of Gynecology and Obstetrics Associations), SBU (Brazilian Society of Urology) and SBPC/ML (Brazilian Society of Clinical Pathology/Laboratory Medicine): recomm. Brazilian J Infect Dis. 2020;24(2):110-9.
17. Michelim L, Rasia G, Comparsi E. Urinary tract infection in pregnancy: review of clinical management. J Clin Nephrol Res [Internet]. 2016;3(1):333-42.
18. Gupta K, Hooton TM, Naber KG, Wullt B, Colgan R, Miller LG, et al. International clinical practice guidelines for the treatment of acute uncomplicated cystitis and pyelonephritis in women: a 2010 update by the Infectious Diseases Society of America and the European Society for Microbiology and Infectious Diseases. Clin Infect Dis. 2011;52:103-20.
19. Hill JB, Sheffield JS, McIntire DD, Wendel GD Jr. Acute pyelonephritis in
20. Pariente G, Wiznitzer A, Sergienko R, Mazor M, Holcberg G, Sheiner E. Placental abruption: critical analysis of risk factors and perinatal outcomes. J Matern Fetal Neonatal Med. 2011;24:698-702.
21. Vazquez JC, Abalos E. Treatments for symptomatic urinary tract infections during pregnancy. Cochrane Database Syst Rev. 2011;CD002256.
22. Rodríguez-Baño J, Alcalá JC, Cisneros JM, Grill F, Oliver A, Horcajada JP, et al. Community infections caused by extended-spectrum betalactamase-producing Escherichia coli. Arch Intern Med. 2008;168:1897-902.
23. Ho P, Yip K, Chow K, Lo JYC, Que T, Yuen K. Antimicrobial resistance among uropathogens that cause acute uncomplicated cystitis in women in Hong Kong: a prospective multicenter study in 2006 to 2008. Diagn Microbiol Infect Dis. 2010;66:87-93.
24. Wing DA, Hendershott CM, Debuque L, Millar LK. A randomized trial of three antibiotic regimens for the treatment of pyelonephritis in pregnancy. Obstet Gynecol. 1998;92:249-53.
25. Matuszkiewicz-Rowińska J, Małyszko J, Wieliczko M. Urinary tract infections in pregnancy: old and new unresolved diagnostic and therapeutic problems. Arch Med Sci. 2015;11:67-77.
26. Epp A, Larochelle A, Lovatsis D, Walter JE, Easton W, Farrell SA, et al. Recurrent urinary tract infection. Journal of Obstetrics and Gynaecology Canada. 2010;32(11):1082-90.
27. Jepson RG, Williams G, Craig JC. Cranberries for preventing urinary tract infections. Sao Paulo Med J. 2013;131(5):363.
28. Jesu G, Ochoa-Brust GJ, Ferna AR. Daily intake of 100 mg ascorbic acid as urinary tract infection prophylactic agent during pregnancy. Acta Obstet Gynecol Scand. 2007;86(7):783-7.

32

Anemia na gestação

Maria Stella Figueiredo

INTRODUÇÃO

Anemia pode ser definida como a queda dos níveis normais de hemoglobina sérica, acarretando diminuição na capacidade carreadora de oxigênio para os tecidos. É uma condição crítica em saúde, e, por ser insidiosa, o paciente só percebe as manifestações clínicas com o avançar da doença. Ela afeta cerca de 2 bilhões de pessoas no mundo todo, e, em alguns países em desenvolvimento, sua prevalência pode chegar a 43% da população.[1]

A Organização Mundial da Saúde (OMS) definiu valores de referência abaixo dos quais se deve considerar o diagnóstico de anemia. Como pode ser observado na Tabela 1, esses valores variam com a idade e o sexo e estão estratificados segundo a gravidade.[2] Embora essa definição clássica da OMS considere anemia na gestação quando a hemoglobina (Hb) se encontra abaixo de 11 g/dL, vários trabalhos utilizam valores específicos durante os diferentes períodos gestacionais:

- 11 g/dL no primeiro trimestre.
- 10,5 g/dL no segundo.
- 11 g/dL no terceiro (ou 10,5 g/dL segundo o *guideline* britânico).
- 10 g/dL no pós-parto.[3-6]

A anemia durante a gestação é reconhecida como grave problema de saúde, com prevalência global estimada em torno de 37%.[1,7] Metanálise recente observou que a maioria das anemias em gestantes é leve (70,8%); que 48,8% das gestantes anêmicas encontram-se no terceiro trimestre da gestação e que na África se encontra a maior prevalência de casos (41,7%).[1] No Brasil, os dados são escassos e, em sua maioria, restritos a determinadas regiões com diferentes metodologias de avaliação, mas representam a importância dessa manifestação: prevalência variando de 3,6 a 23,9% no primeiro trimestre; 9,2 a 43,9% no segundo trimestre, e 10,9 a 52,3% no terceiro trimestre.

A anemia na gestação está associada a menor ganho de peso gestacional, complicações no parto, parto pré-termo e mortalidade materna. Os efeitos no feto incluem prematuridade, recém-nascido de baixo peso e complicações neurológicas, incluindo deficiência cognitiva.[3,8] As complicações associadas à anemia na gestação e a elevada

TABELA 1 Níveis de hemoglobina (Hb, em g/dL) para diagnóstico de anemia e sua gravidade de indivíduos que vivem ao nível do mar

População		Sem anemia (Hb, g/dL)	Anemia (Hb, g/dL)		
			Leve	Moderada	Grave
Crianças	6-59 meses	≥ 11	10-10,9	7-9,9	< 7
	5-11 anos	≥ 11,5	11-11,4	8-10,9	< 8
	12-14 anos	≥ 12	11-11,9	8-10,9	< 8
Mulheres (≥ 15 anos)	Não grávidas	≥ 12	11-11,9	8-10,9	< 8
	Grávidas	≥ 11	10-10,9	7-9,9	< 7
Homens (≥ 15 anos)		≥ 13	11-12,9	8-10,9	< 8

Fonte: adaptada de WHO.[2]

prevalência de anemia em gestantes corroboram a importância de sua prevenção e/ou identificação e tratamento.

ANEMIA NA GESTAÇÃO

Durante a gestação, ocorre aumento de 40 a 50% do volume plasmático, que se inicia nas primeiras semanas, atingindo o ápice entre a 28ª e a 36ª semana de gestação. Essa alteração parece ser devida a vasodilatação mediada por ação de diferentes hormônios.[3,7] A massa de glóbulos vermelhos, por sua vez, aumenta em torno de 15 a 25%.[3,4,6] A expansão do volume plasmático e da massa de glóbulos vermelhos é importante para a produção do fluido amniótico, a atenuação de alterações hemodinâmicas como as hemorragias, o aumento da capacidade de ligação de oxigênio e sua distribuição para os tecidos.[7] Entretanto, a desproporção entre aumento de volume plasmático e glóbulos vermelhos cria um estado fisiológico de hemodiluição, com consequente diminuição dos níveis séricos de Hb.[3,4,6]

De modo geral, a anemia pode ser decorrente de causas adquiridas ou hereditárias (Tabela 2).[1,6] Independentemente de sexo ou idade, a anemia mais comum globalmente é a nutricional, principalmente pela deficiência de ferro. Embora fatores sociais, demográficos, econômicos, nutricionais e de saúde possam interferir na prevalência de anemia em gestantes, a principal etiologia observada nesse grupo também é a deficiência de ferro.[1,4,6]

TABELA 2 Classificação das anemias

Anemias adquiridas	Anemias hereditárias
▪ Deficiência nutricional (carência de ferro, vitamina B12, folato etc.). ▪ Anemia da inflamação. ▪ Anemia hemolítica adquirida. ▪ Anemia aplástica adquirida.	▪ Doenças falciformes. ▪ Talassemias. ▪ Outras hemoglobinopatias. ▪ Outras anemias hemolíticas hereditárias. ▪ Anemia de Fanconi.

Fonte: adaptada de Karami et al.;[1] ACOG.[6]

HOMEOSTASE DO FERRO NA GESTAÇÃO

A gestação apresenta um desafio para a manutenção da homeostase do ferro. A gestante necessita de ferro, não só para o aumento de sua massa de glóbulos vermelhos, mas também para a formação da placenta e o desenvolvimento do feto. Assim, a necessidade de ferro durante a gestação aumenta de 1 mg/dia para 2,5 mg/dia no início da gestação até 6,5 mg/dia no terceiro trimestre, o que resulta em uma necessidade média de aproximadamente 4,4 mg/dia durante toda a gestação, estimando-se uma necessidade total de ferro de 1.240 mg.[9,10] Para conseguir atingir essa necessidade aumentada de ferro, é preciso o aumento da quantidade de ferro absorvido da dieta e maior mobilização de ferro dos estoques.[11]

O ferro é um metal essencial para diversas funções metabólicas, tais como transporte de oxigênio através da Hb, síntese de DNA, crescimento e diferenciação celular, neurotransmissão, imunidade, energia metabólica e respiração celular.[12] Embora essencial para a vida, seu excesso é capaz de gerar morte celular, principalmente pela formação de espécies reativas de oxigênio, peroxidação lipídica e dano ao DNA. Assim, a homeostase do ferro resulta de balanço rigoroso entre os compartimentos funcionais (células eritroides e proliferativas), os sistemas de reciclagem e captura de ferro (macrófagos esplênicos e enterócitos), os elementos de estoque (hepatócitos), além dos processos de mobilização do ferro.[10,11]

A hepcidina é um hormônio produzido pelo fígado que regula o ferro por meio de sua ação sobre a ferroportina. A ferroportina tem a função de exportar o ferro das células e está presente na membrana celular, especialmente de macrófagos e enterócitos. Quando expressa, a hepcidina causa endocitose e degradação da ferroportina, impedindo a liberação de ferro para a circulação. Em contrapartida, na presença de níveis baixos de hepcidina ocorre liberação do ferro.[7,10] Na gestação, os níveis de hepcidina aumentam no primeiro trimestre e diminuem nos trimestres seguintes. Essa supressão da hepcidina materna parece ser essencial para a saúde materna e fetal. Um resumo da homeostase do ferro, normal e na gestação, está ilustrado na Figura 1.[10-13]

DEFICIÊNCIA DE FERRO E ANEMIA FERROPRIVA

A anemia ferropriva é o último estágio da deficiência absoluta de ferro. Esta última pode ser definida como a redução total dos estoques de ferro em macrófagos e hepatócitos, associada a sinais de deficiente suprimento de ferro aos tecidos. Ou seja, a deficiência de ferro com ausência de ferro no organismo pode ocorrer mesmo sem a presença de anemia.[10] Tanto a deficiência de ferro quanto a anemia ferropriva estão associadas a diversas alterações materno-fetais, relacionadas na Tabela 3, o que torna importante sua identificação.[14]

Além da deficiência absoluta, existe também a possibilidade de ocorrer a deficiência funcional do ferro, também denominada eritropoese restrita de ferro. Nessa condição, há menor disponibilidade de ferro em relação à sua necessidade na presença de estoque adequado desse metal. Essa situação é frequente na inflamação ou infecção sistêmica, onde as citocinas inflamatórias aumentam a expressão de hepcidina, considerada uma proteína de fase aguda. Nessa situação, a hepcidina liga-se à ferroportina, causando sua degradação e reduzindo a biodisponibilidade de ferro, ou seja, o ferro presente em macrófagos e enterócitos fica em sua célula de origem e não pode ser utilizado.[7,10,15] As diferentes condições que podem levar à deficiência de ferro, seja ela absoluta ou funcional, estão relacionadas na Tabela 4.[6,15]

Para avaliação da deficiência de ferro, absoluta e funcional, são disponibilizadas as seguintes determinações séricas: ferritina,

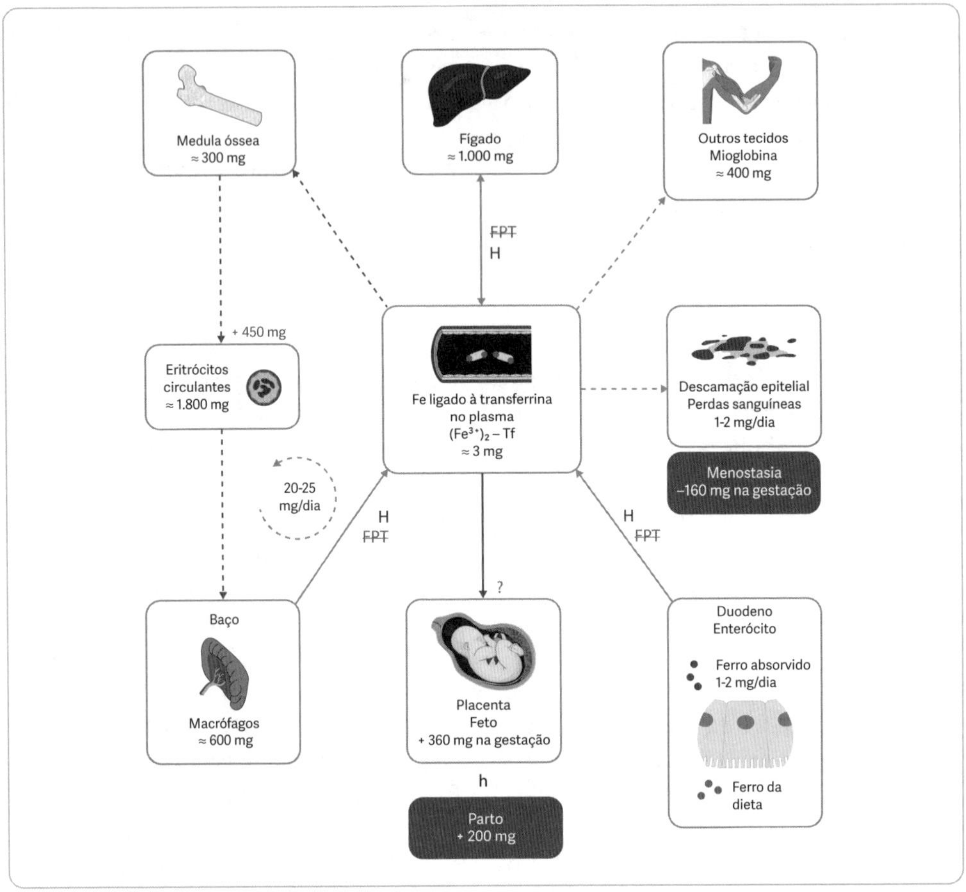

FIGURA 1 Homeostase do ferro, normal e na gestação. O maior compartimento de ferro são os glóbulos vermelhos e seus precursores, onde o ferro se encontra na hemoglobina. Os glóbulos vermelhos têm tempo médio de vida de 120 dias, e todo o seu conteúdo de ferro é reaproveitado pelos macrófagos. Existe um controle rígido na absorção do ferro, pois, como não há excreção de ferro (apenas perda por descamação epitelial e sangramento), o organismo em condições normais absorve exatamente o que perde, de 1 a 2 mg por dia. O organismo necessita de 20 a 25 mg/dia de ferro para manutenção de suas funções fisiológicas, eritropoese na maior parte. Como a absorção de ferro é pequena, o organismo depende basicamente do ferro liberado pela ferroportina dos macrófagos ou de células de estoque, ou seja, da reciclagem do metal que é realizada nos macrófagos e da liberação do ferro hepático. Na presença de expressão de hepcidina, ocorre degradação da ferroportina, bloqueando a liberação de ferro pelos macrófagos e pelos enterócitos duodenais. Na gestação, ocorre aumento importante da necessidade de ferro e foi demonstrado que ocorre expressão de hepcidina, inibindo o fluxo de ferro para o plasma por meio do bloqueio da ferroportina, diminuindo sua liberação pelos enterócitos e sua mobilização do estoque hepático. No entanto, ocorre liberação de ferro para a medula óssea, feto e placenta, e ela é inversamente proporcional à concentração de hepcidina. Embora o feto também produza hepcidina, aparentemente essa hepcidina não interfere na homeostase do ferro. A causa dessas alterações observadas na gestação não está ainda claramente definida.

Fonte: adaptada de Cappellini et al.;[10] Sangkhae et al.[13]

TABELA 3 Complicações associadas à anemia ferropriva

Riscos		
Feto	**Prole**	**Materna**
▪ Baixo peso ao nascimento. ▪ Pequeno para a idade gestacional. ▪ Sofrimento fetal. ▪ Parto prematuro.	▪ Desordens de memória e processamento. ▪ Incapacidade intelectual. ▪ Deficiência de ferro.	▪ Parto prematuro. ▪ Descolamento prematuro de placenta. ▪ Hemorragia pós-parto grave. ▪ Pré-eclâmpsia. ▪ Histerectomia. ▪ Choque. ▪ Maior frequência de admissão na UTI. ▪ Morte materna.

UTI: unidade de terapia intensiva.
Fonte: adaptada de Benson et al.[14]

TABELA 4 Principais etiologias relacionadas à anemia por deficiência de ferro, absoluta ou funcional

Diminuição da disponibilidade de ferro		Aumento da necessidade de ferro	
Diminuição da absorção	**Sequestro**	**Aumento da necessidade**	**Perda sanguínea**
▪ Restrição dietética (veganos, desordens alimentares etc.). ▪ Uso de antiácido/inibidor da bomba de prótons. ▪ Doença celíaca. ▪ Cirurgia bariátrica. ▪ Ressecção intestinal. ▪ Infecção por *H. pylori*.	▪ Doenças inflamatórias, infecciosas ou neoplásicas. ▪ Insuficiência cardíaca congestiva. ▪ Doença renal crônica. ▪ Obesidade. ▪ Irida.	▪ Gestação. ▪ Infância. ▪ Exercício extremo.	▪ Vaginal. ▪ Gastrointestinal. ▪ Geniturinária. ▪ Iatrogênica. ▪ Doação de sangue. ▪ Epistaxe.

* Irida: anemia por deficiência de ferro refratária ao ferro: anemia hereditária rara causada por mutação na trasncriptase-2 e caracterizada por excesso de hepcidina na presença de deficiência absoluta de ferro.
Fonte: adaptada de ACOG;[6] Cappellini;[10] Benson et al.;[12] Ning e Zeller.[15]

ferro, capacidade total de ligação do ferro (TIBC – *total iron bound capacity*), saturação da transferrina, transferrina e receptor da transferrina.

A ferritina é a proteína responsável pelo depósito intracelular de ferro, mas é possível sua determinação no soro. Sua dosagem se correlaciona com o estoque corporal de ferro na ausência de inflamação, pois a ferritina é considerada proteína de fase aguda. Baixos níveis de ferritina (< 30 ng/mL) só ocorrem na deficiência absoluta de ferro; nenhuma outra condição leva a esse resultado.[4,7,9,10,15]

A transferrina, por sua vez, é responsável pelo transporte do ferro e é produzida no fígado. Cada molécula de transferrina é capaz de transportar até dois átomos de ferro. A dosagem de transferrina costuma ser alta na deficiência absoluta de ferro e diminuída na presença de inflamação. A partir da dosagem do ferro sérico e da TIBC é possível calcular a saturação da transferrina (*vide* cálculo descrito na Tabela 5). A saturação da transferrina determina a quantidade de ferro disponível para a eritropoese.[10]

O receptor da transferrina está presente em todas as células que utilizam ferro, e sua expressão aumenta na deficiência de ferro. É possível a dosagem sérica desse receptor (receptor solúvel da transferrina), e essa determinação informa alterações da cinética do ferro. Teste caro e não validado na gestação.[4,16]

Já para o diagnóstico de anemia ferropriva, além dos exames sugestivos de deficiência de ferro, o hemograma mostrará Hb, hematócrito (Htc), HCM (Hb corpuscular média) e VCM (volume corpuscular médio) diminuídos, apresentando a anemia hipocrômica microcítica. Vale ressaltar que os novos aparelhos automatizados de hemograma são capazes de determinar o conteúdo de Hb nos reticulócitos (Ret-HE ou CHr), importante para o diagnóstico de deficiência de ferro na insuficiência renal, mas ainda não validado na gestação.[4,17]

De modo resumido, enquanto o nível de Hb define a presença de anemia, a ferritina sérica se correlaciona com o estoque de ferro na ausência de condições inflamatórias e/ou comorbidades, e a saturação da transferrina determina o ferro disponível para a eritropoese.[10]

Os principais diagnósticos diferenciais da anemia ferropriva são a forma heterozigota da betatalassemia (betatalassemia menor ou traço talassêmico) e a anemia da inflamação (ou anemia de doença crônica). Os exames para avaliação do estado do ferro são importantes auxiliares nessa diferenciação (Tabela 5).[4]

O tratamento usual é feito com suplementação de ferro por via oral ou parenteral. A aplicação intramuscular de ferro é de pouca viabilidade por conter pequena dose de ferro por injeção e por ser bastante dolorosa. Os preparados multivitamínicos normalmente não têm a quantidade necessária de ferro para corrigir a anemia e podem conter outros compostos que interferem na absorção de ferro.[4]

O ferro oral, em especial o preparado com sal ferroso, é uma opção economicamente acessível para tratamento de anemia leve a moderada. A quantidade de ferro elementar por comprimido varia de acordo com a preparação. A recomendação usual é de 100 a 200 mg de ferro elementar por dia, dividido em 2 ou 3 tomadas. O resultado esperado é de aumento de 1 g/dL de Hb em 14 dias. Estudos mais recentes têm sugerido que o uso de doses menores (40 a 80 mg de ferro elementar, 1x ao dia) ou suplementação intermitente (60 a 120 mg de ferro elementar, 1x em dias alternados) seria mais vantajoso por ter menos efeitos colaterais e por não causar aumento dos níveis de hepcidina, comparado com a administração de ferro na dose usual e contínua.[4 7,12,18,19]

Nas pacientes sem resposta ao ferro oral, com intolerância, com diminuição de absorção (cirurgia bariátrica, doença celíaca etc.) ou que apresentam anemia grave, o ferro intravenoso tem se mostrado eficaz e seguro mesmo na deficiência de ferro com inflamação. Na presença de inflamação, o ferro intravenoso ultrapassa o "bloqueio" da hepcidina na absorção de ferro oral, levando à melhor resposta terapêutica. Além disso, as novas preparações de ferro intravenoso no Brasil (carboximaltose férrica e derisomaltose sérica) proporcionam uma entrada lenta e controlada do ferro no

TABELA 5 Exames utilizados para avaliação da cinética do ferro e no diagnóstico das anemias hipocrômicas microcíticas

Teste	Resultado normal	Depleção de ferro	Anemia ferropriva	Anemia da inflamação (eritropoese restrita em ferro)	Beta-talassemia menor
Hb	> 11 g/dL	Normal	Reduzida	Reduzida	Normal/ reduzida
VCM	80-100 fL	Normal	Reduzido	Normal/reduzido	Reduzido
Conteúdo de Hb no reticulócito (Ret-He ou CHr)*	28-35 pg	Normal/ reduzido	Reduzido	Reduzido	Normal/ reduzido
Ferro sérico (Fe)	50-180 mcg/dL	Normal	Reduzido	Reduzido	Normal
Capacidade total de ligação do ferro (TIBC)	216-400 mcg/dL	Normal	Aumentada	Reduzida	Normal
Transferrina	200-360 mg/dL	Normal	Aumentada	Reduzida	Normal
Saturação da transferrina**	20-50%	< 18	< 15	< 20	Normal
Ferritina	30-300 ng/mL	< 30	< 30	> 30 e < 100	Normal
Receptor solúvel da transferrina*	1,9-5 mg/L	Normal	Aumentado	Normal	Aumentado/ normal

Hb: hemoglobina; TIBC: *total iron bound capacity*; VCM: volume corpuscular médio.
* Exames ainda não validados na gestação.
** O cálculo da saturação de transferrina varia conforme se utilize o TIBC ou a dosagem de transferrina na fórmula:
Saturação da transferrina (%) = (Fe sérico/TIBC) × 100
Saturação da transferrina (%) = (Fe sérico/transferrina) × 71,24[20]
Fonte: adaptada de ACOG;[6] Percy et al.;[16] Means.[21]

sistema monocítico-macrofágico, evitando a toxicidade do ferro livre circulante (ferro não ligado à transferrina).[12,16]

O uso de ferro parenteral resulta em aumento de 4,5 a 7,8 vezes a produção normal, enquanto o ferro oral aumenta a produção em 2,5 a 3,5 vezes. Embora a terapia parenteral aumente a Hb mais rapidamente, tanto o ferro oral quanto o parenteral atingem níveis de Hb similar em 12 semanas.[16]

É importante ressaltar que o ferro intravenoso deve ser evitado no primeiro trimestre da gestação, sendo considerado seguro no restante da gestação.[16] Além disso, ele só pode ser administrado em pacientes com deficiência de ferro comprovada, pois sua administração em indivíduos com excesso de ferro (p. ex., hemoglobinopatias, hemocromatose etc.) pode levar à hipertensão grave pela presença de ferro livre circulante.[10,22] Apesar de dados atuais sugerirem que o ferro endovenoso não contribui para o processo infeccioso, na presença de septicemia é orientado o controle da infecção antes do tratamento da deficiência de ferro ou da anemia ferropriva. Exemplos de medicações de ferro, oral e intravenoso, e dosagens sugeridas encontram-se na Tabela 6.

TABELA 6 Preparados de ferro disponíveis no Brasil*

Ferro oral			
	Apresentação	**Ferro elementar**	**Dose máxima (ferro elementar)/dia**
Sulfato ferroso (20% de ferro elementar)	Drágea: 300 mg	60 mg	180 mg
Hidróxido de ferro III polimaltosado (30% de ferro elementar)	Comprimido mastigável: 330 mg	100 mg	200 mg
Ferro quelato glicinato (20% de ferro elementar)	Comprimido: 300 mg	60 mg	180 mg
Ferro carbonila (33% de ferro elementar)	Drágea: 400 mg	120 mg	240 mg
Ferro intravenoso			
▪ Monitorar sinais de hipersensibilidade de 15 minutos durante a infusão e por 30 minutos após o término. ▪ Deve ser evitado no 1º trimestre da gestação.			
	Dose	**Diluição (NaCl 0,9%)/infusão**	**Dose máxima**
Sacarato de hidróxido férrico Ampola 5 mL = 20 mg/mL	Cálculo da dose total de ferro. Fórmula de Ganzoni: Fe (mg) = (Hb desejada – Hb encontrada) × 2,4 + 500.	▪ 100 mg em 100 ml de NaCl, infusão em 15 minutos. ▪ 200 mg em 200 mL de NaCl, infusão em 30 minutos.	200 mg por infusão 600 mg por semana Infusão: a cada 2-3 dias
Carboximatose férrica Frasco-ampola 10 mL = 50 mg/ mL Somente para ≥ 18 anos	Hb (g/dL) < 10 ▪ Peso corporal: 35-70 kg Dose total: 1.500 mg ▪ Peso corporal ≥ 70 kg Dose total: 2.000 mg Hb (g/dL) ≥ 10 ▪ Peso corporal: 35 -70 kg Dose total: 1.000 mg ▪ Peso corporal ≥ 70 kg Dose total: 1.500 mg	▪ 500 mg em 100 mL de NaCl, infusão em 6 minutos. ▪ 1.000 mg em 250 mL de NaCl, infusão em 15 minutos.	1.000 mg por infusão 1.000 mg por semana

(continua)

TABELA 6 Preparados de ferro disponíveis no Brasil* (*continuação*)

Ferro intravenoso	Dose	Diluição (NaCl 0,9%)/infusão	Dose máxima
Derisomaltose férrica Frasco-ampola de 5 ou 10 mL = 100 mg/mL Somente para ≥ 18 anos Usar o peso corporal ideal para pacientes obesos e o peso pré-gestacional para gestantes	Hb (g/dL) ≥ 10 ▪ Peso corporal < 50 kg Dose usual: 500 mg ▪ Peso corporal de 50 a < 70 kg Dose usual: 1.000 mg ▪ Peso corporal ≥ 70 kg Dose usual: 1.500 mg Hb (g/dL) < 10 ▪ Peso corporal < 50 kg Dose usual: 500 mg ▪ Peso corporal: de 50 a < 70 kg Dose usual: 1.500 mg Peso corporal ≥ 70 kg Dose usual: 2.000 mg	▪ Dose 500 mg em *bolus*, não diluído ou diluído em até 20 mL de NaCl Dose ≤ 1.000 mg, infusão ≥ 15 minutos Não diluir em > 500 mL de NaCl Dose > 1.000 mg, infusão ≥ 30 minutos Não diluir em > 500 mL de NaCl	Não exceder 20 mg de Ferro/kg por infusão. Dose > 20 mg de Fe/kg, dividir em 2 administrações com intervalo de 1 semana.

Hb: hemoglobina.
* Esta tabela não se propõe a apresentar todas as medicações de ferro aprovadas no Brasil. Importante sempre ver na bula a relação entre o composto de ferro e a quantidade de ferro elementar equivalente.
Fonte: adaptada de Percy et al.;[16] Pavord et al.[22]

Poucos estudos avaliaram o uso de eritropoetina recombinante com ou sem suplementação de ferro em gestantes anêmicas. De modo geral, eles observaram melhora dos parâmetros hematológicos e segurança para a mãe e o feto. O uso de eritropoetina parece diminuir o tempo de resposta ao tratamento, embora alguns trabalhos não tenham visto diferença na resposta hematológica comparando com o uso de ferro parenteral apenas.[6]

Embora a transfusão de concentrado de hemácias seja considerada um tratamento válido para perda sanguínea importante ou mesmo para anemia grave no terceiro trimestre da gestação, um novo conceito de tratamento vem surgindo desde o final do século passado. Trata-se do PBM (*patient blood management*), que se baseia em três pilares:

1. Identificação e tratamento da anemia.
2. Redução da perda sanguínea, otimizando a hemostasia.
3. Evitando a transfusão de glóbulos vermelhos, aproveitando e otimizando a capacidade de adaptação fisiológica à anemia.

Em obstetrícia, o PBM visa ao diagnóstico e tratamento da anemia durante a gestação, à prevenção e diminuição do sangramento no parto e ao acompanhamento no pós-parto, aproveitando a tolerância da paciente à anemia e incluindo o uso restritivo de transfusão (Tabela 7).[10,23,24]

Os resultados do PBM demonstram redução na perda de sangue perioperatória, menores taxas de transfusão, redução da morbidade e mortalidade e menor tempo de estadia hospitalar. Para a implantação do PBM é necessária uma mudança na cultura médica no manejo do paciente: o médico precisa abandonar a ideia, algumas vezes dogmática, de que transfusão de concentrado de hemácias é a primeira linha de tratamento para correção de níveis baixos de Hb. Apesar do conhecimento de que a introdução do PBM na obstetrícia é mais desafiadora do que em outras especialidades, este é o caminho a ser seguido segundo a OMS.[24,25]

ANEMIA DA INFLAMAÇÃO

Como discutido anteriormente, a deficiência de ferro pode ser absoluta ou funcional, a chamada eritropoese restrita de ferro. A deficiência funcional de ferro causa a anemia da inflamação, anteriormente denominada anemia de doença crônica.

TABELA 7 PBM em obstetrícia

Estratégias médicas propostas no PBM		
Gestação	**Parto**	**Pós-parto**
▪ Correção da anemia. ▪ Identificação de coagulopatias.	▪ Uterotônicos. ▪ Manejo ativo da coagulação (ácido tranexâmico, p. ex.). ▪ Técnicas cirúrgicas que diminuam a perda sanguínea. ▪ Suturas de compressão. ▪ Embolização. ▪ *Cell saver.* ▪ Uso restritivo de transfusão de hemácias.	▪ Correção da anemia. ▪ Uso restritivo de transfusão de hemácias.

PBM: *patient blood management*.
Fonte: adaptada de Zdanowicz e Surbeck;[23] Surbek et al.[24]

Ela ocorre por ativação imune e é a segunda causa de anemia, ficando atrás apenas da anemia ferropriva. Infecções agudas e crônicas, doenças inflamatórias e neoplasias são as principais doenças associadas à anemia da inflamação. Entretanto, a anemia que acompanha a doença renal crônica, a doença pulmonar obstrutiva crônica e a insuficiência cardíaca congestiva (com ou sem síndrome cardiorrenal) tem aspectos comuns com a anemia da inflamação.[26] Seu diagnóstico diferencial é feito por meio dos exames da homeostase do ferro, conforme descrito na Tabela 5.

A primeira linha de tratamento da anemia da inflamação é o controle da doença de base. As demais medidas são ainda controversas e necessitam de mais estudos clínicos. De modo geral, suplementação de ferro, uso de eritropoetina recombinante e transfusão de concentrado de hemácias são as medidas usualmente utilizadas.[26]

ANEMIA MEGALOBLÁSTICA

Historicamente, a deficiência de folato (vitamina B9) era a segunda causa de anemia carencial na gestação, mas, após a fortificação alimentar de folato (no Brasil realizada obrigatoriamente nas farinhas de trigo e milho), a deficiência de vitamina B12 tem se tornado mais prevalente. A suplementação recomendada é de 0,4 mg/dia de folato, especialmente nas 12 primeiras semanas de gestação, e de 2,6 mcg/dia de vitamina B12 durante toda a gestação.[27]

Na presença de hemograma com anemia macrocítica (VCM > 100 fL), deve-se identificar a etiologia. Mulheres com dietas sem vegetais frescos (folhas e legumes) têm maior tendência à deficiência de folato. Nesses casos, está indicada orientação alimentar e suplementação com ácido fólico 1 mg/dia. Deve-se suspeitar de deficiência de vitamina B12 em mulheres com dieta vegetariana ou vegana, com doenças associadas à má absorção (doença de Crohn e doença celíaca), com doenças autoimunes, em uso de determinadas medicações (como a metformina) e em pacientes submetidas a cirurgia bariátrica. Especialmente nas mulheres com cirurgia gástrica, recomenda-se vitamina B12 (cobalamina) 1.000 mg por via intramuscular 1 vez ao mês.[6]

DOENÇA FALCIFORME

A doença falciforme é a anemia hereditária mais prevalente no Brasil. Ela é devida à presença de uma mutação de ponto no sétimo códon do gene da globina beta (*HBB*), que leva à substituição de um único aminoácido na cadeia beta (ácido glutâmico pela valina), originando a hemoglobina S (HbS). Essa única alteração causa não só anemia como também manifestações vaso-oclusivas agudas e crônicas. A manifestação aguda mais frequente é a dor, causada pela vaso-oclusão e consequente isquemia. Cronicamente, os episódios vaso-oclusivos e a hemólise crônica podem levar a alterações em diversos órgãos, como coração, rins, pulmões e fígado.[28]

Denomina-se anemia falciforme (HbSS) aos portadores de homozigose para a HbS. No entanto, podem ocorrer combinações da mutação da HbS com outras mutações na cadeia da globina beta, levando a dupla heterozigose, e esses indivíduos são considerados portadores de doença falciforme. As doenças falciformes mais comuns no Brasil são a hemoglobinopatia SC (HbSC) e a S-betatalassemia (S-bTal).[28]

A doença falciforme é considerada uma doença inflamatória crônica, em razão do dano endotelial causado pelo eritrócito falciforme e a subsequente liberação de citocinas pró-inflamatórias que contribuem para o dano microvascular. As alterações vasculares e endoteliais fisiológicas da gravidez podem levar à exacerbação das alterações da doença falciforme, causando as complicações observadas nessas pacientes.[28]

Durante a gestação, observa-se maior risco de efeitos adversos para a mãe (incluindo pré-eclâmpsia e morte) e para o feto (baixo peso morte para a idade gestacional, parto prematuro e morte perinatal). De modo geral, as manifestações são mais graves nas pacientes com HbSS e S-bTal comparadas às portadoras de HbSC.[28,29] As principais manifestações observadas estão relacionadas na Tabela 8.

A duração da gestação recomendada é de 38 a 40 semanas (acima de 40 semanas aumenta o risco de complicações), e a indicação do tipo de parto é prerrogativa do obstetra. Deve-se evitar anestesia geral

TABELA 8 Complicações em gestantes com doença falciforme

Complicação	Período da gestação	Frequência	Cuidados
CVO	2º e 3º trimestres	HbSS + S-bTal: 50% HbSC: 20-30%	▪ Internação. ▪ Hidratação adequada. ▪ Analgesia (narcóticos se necessário). ▪ Antibioticoterapia. ▪ Fisioterapia respiratória.
STA	Evolução da CVO	20% das gestantes	▪ Mesmos cuidados anteriores. ▪ Transfusão de concentrado de hemácias ou transfusão de concentrado de hemácias simples ou de substituição. ▪ Oxigenoterapia.
Eventos tromboembólicos	Durante internações		Profilaxia com heparina de baixo peso molecular
Aloimunização eritrocitária	Durante toda a gestação	5,3-16,6% das gestantes	Transfusão de concentrado de hemácias filtrado e fenotipado
Reações transfusionais	2º e 3º trimestres		Transfusão de concentrado de hemácias filtrado e fenotipado
Pré-eclâmpsia Eclâmpsia	3º trimestre	DF: risco 2x maior de pré-eclâmpsia HbSS: risco 5x maior de eclâmpsia	Profilaxia com ácido AAS no 3º trimestre
Near miss – condição em que as gestantes sobrevivem a complicação grave	Gravidez, parto ou até 42 dias pós-parto	1/3 gestantes com DF Principal causa: STA	Consequências: RN PIG, internação do RN em UTI, natimorto, morte neonatal prematura, maior número de dias hospitalização materna

AAS: ácido acetilsalicílico CVO: crise vaso-oclusiva; DF: doença falciforme; HbSC: hemoglobinopatia SC; HbSS: anemia falciforme; PIG: pequeno para a idade gestacional; RN; recém-nascido; S-bTal: S-betatalassemia; STA: síndrome torácica aguda; UTI: unidade de terapia intensiva.
Fonte: adaptada de Oteng-Ntim et al.;[28] Boga e Ozdogu.[29]

pelo aumento do risco de síndrome torácica aguda. Manter suporte de oxigênio durante o parto se saturação < 94%.

A taxa de mortalidade materna varia de acordo com os cuidados pré-natais. Nos EUA, em um estudo nacional, a taxa foi de 1%. Estudo em centro único no Brasil observou taxa de 2,9% e na Nigéria 9,2% (centro único).[30]

CONSIDERAÇÕES FINAIS

A presença de anemia, ou seja, baixos níveis de Hb e Htc, por si só, é uma complicação que pode levar a consequências graves durante a gestação para a mãe e seu feto. Dentre suas principais causas, a deficiência de ferro tem importância ímpar, não só por ser a mais frequente, mas também pela função essencial que o ferro tem no organismo. A deficiência de ferro/anemia ferropriva está associada a diferentes manifestações adversas que podem ser tratadas com a suplementação do metal.

Dentre as anemias hereditárias, a doença falciforme assume papel de destaque por sua prevalência na população brasileira e por suas complicações, que podem ser catastróficas. Cuidado especial à gestante portadora de doença falciforme, em ambulatório de gestação de alto risco e com acompanhamento conjunto do hematologista, é fundamental para o tratamento dessas pacientes.

FLUXOGRAMA DO CUIDADO

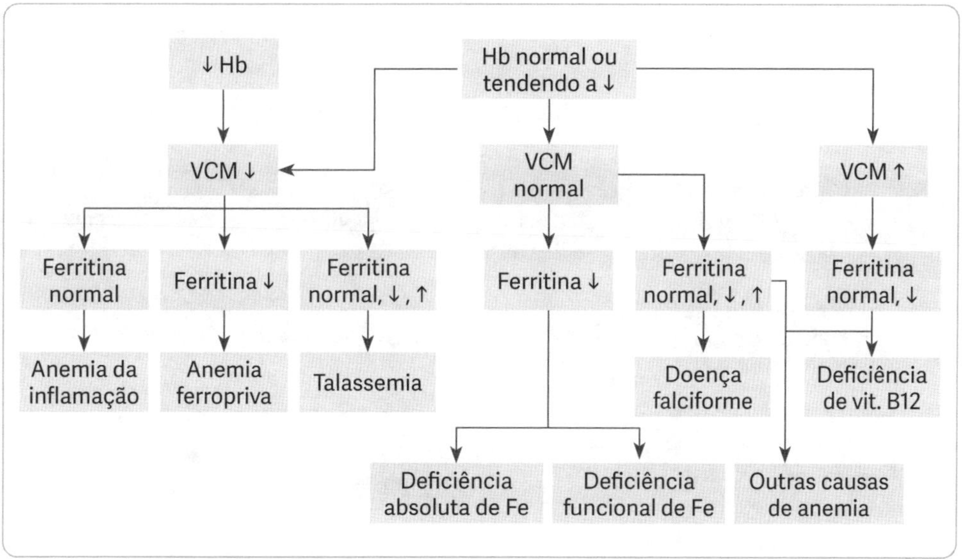

FIGURA 2 Interpretação dos dados laboratoriais.

Fe: ferro; Hb: hemoglobina; VCM: volume corpuscular médio; vit. B12: vitamina B12.
Fonte: adaptada de Frayne e Pinchon.[27]

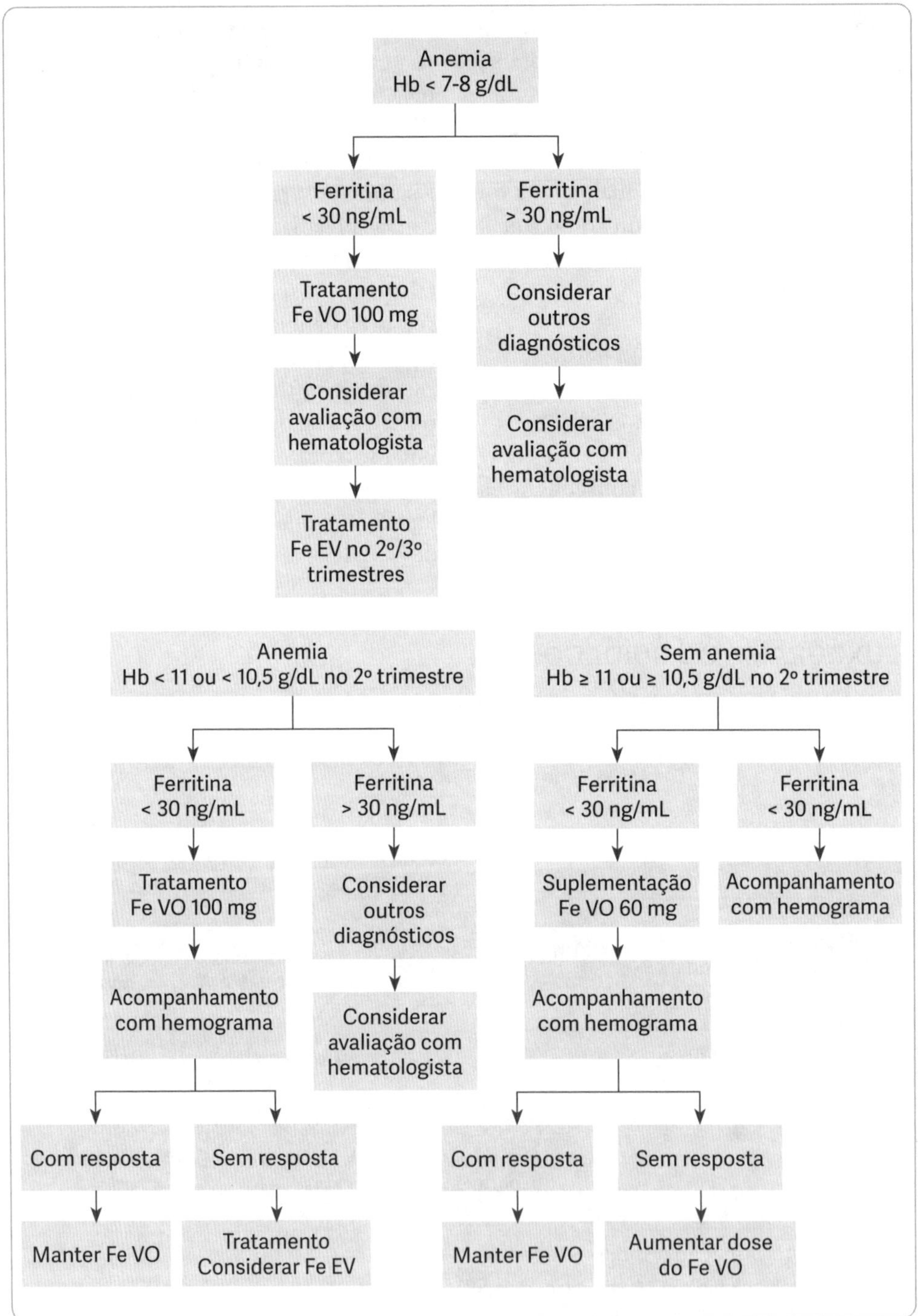

FIGURA 3 Manejo da deficiência de ferro.

EV: endovenoso; Fe: ferro; Hb: hemoglobina; VO: via oral.
Fonte: adaptada de Frayne e Pinchon.[27]

REFERÊNCIAS BIBLIOGRÁFICAS

1. Karami M, Chaleshgar M, Salari N, Akbari H, Mohammadi M. Global prevalence of anemia in pregnant women: a comprehensive systematic review and meta-analysis. Matern Child Health J. 2022;26(7):1473-87.
2. World Health Organization (WHO). Haemoglobin concentrations for the diagnosis of anaemia and assessment of severity. Geneva: WHO; 2011. Report No.: WHO/NMH/NHD/MNM/11.1.
3. Sun D, McLeod A, Gandhi S, Malinowski AK, Shehata N. Anemia in pregnancy: a pragmatic approach. Obstet Gynecol Surv. 2017;72(12):730-7.
4. Pavord S, Daru J, Prasannan N, Robinson S, Stanworth S, Girling J, et al. UK guidelines on the management of iron deficiency in pregnancy. Br J Haematol. 2020;188(6):819-30.
5. Centers for Disease Control and Prevention (CDC). Recommendations to Prevent and Control Iron Deficiency in the United States. 1989. Report No.: MMWR 47(RR-3):1-36.
6. American College of Obstetricians and Gynecologists (Acog). Anemia in pregnancy: Acog Practice Bulletin, No. 233. Obstet Gynecol. 2021;138(2):e55-e64.
7. Lee AI, Okam MM. Anemia in pregnancy. Hematol Oncol Clin North Am. 2011;25(2):241-59, vii.
8. Jung J, Rahman MM, Rahman MS, Swe KT, Islam MR, Rahman MO, et al. Effects of hemoglobin levels during pregnancy on adverse maternal and infant outcomes: a systematic review and meta-analysis. Ann N Y Acad Sci. 2019;1450(1):69-82.
9. Milman N. Prepartum anaemia: prevention and treatment. Ann Hematol. 2008;87(12):949-59.
10. Cappellini MD, Santini V, Braxs C, Shander A. Iron metabolism and iron deficiency anemia in women. Fertil Steril. 2022;118(4):607-14.
11. Fisher AL, Nemeth E. Iron homeostasis during pregnancy. Am J Clin Nutr. 2017;106(Suppl 6):1567S-74S.
12. Benson CS, Shah A, Stanworth SJ, Frise CJ, Spiby H, Lax SJ, et al. The effect of iron deficiency and anaemia on women's health. Anaesthesia. 2021;76(Suppl 4):84-95.
13. Sangkhae V, Fisher AL, Wong S, Koenig MD, Tussing-Humphreys L, Chu A, et al. Effects of maternal iron status on placental and fetal iron homeostasis. J Clin Invest. 2020;130(2):625-40.
14. Benson AE, Shatzel JJ, Ryan KS, Hedges MA, Martens K, Aslan JE, et al. The incidence, complications, and treatment of iron deficiency in pregnancy. Eur J Haematol. 2022;109(6):633-42.
15. Ning S, Zeller MP. Management of iron deficiency. Hematology Am Soc Hematol Educ Program. 2019;2019(1):315-22.
16. Percy L, Mansour D, Fraser I. Iron deficiency and iron deficiency anaemia in women. Best Pract Res Clin Obstet Gynaecol. 2017;40:55-67.
17. Powers JM, Buchanan GR. Diagnosis and management of iron deficiency anemia. Hematol Oncol Clin North Am. 2014;28(4):729-45, vi-vii.
18. Moretti D, Goede JS, Zeder C, Jiskra M, Chatzinakou V, Tjalsma H, et al. Oral iron supplements increase hepcidin and decrease iron absorption from daily or twice-daily doses in iron-depleted young women. Blood. 2015;126(17):1981-9.
19. Stoffel NU, Cercamondi CI, Brittenham G, Zeder C, Geurts-Moespot AJ, Swinkels DW, et al. Iron absorption from oral iron supplements given on consecutive versus alternate days and as single morning doses versus twice-daily split dosing in iron-depleted women: two open-label, randomised controlled trials. Lancet Haematol. 2017;4(11):e524-e33.
20. Turati C, Tursini P, Franzini C, Pagliaro P, Berlusconi A, Cattozzo G. Saturazione della transferrina del siero e sovraccarico di ferro. Biochim Clin. 1997;21(1-2):10-5.
21. Means RT. Iron Deficiency and iron deficiency anemia: implications and impact in pregnancy, fetal development, and early childhood parameters. Nutrients. 2020;12(2).
22. Pavord S, Myers B, Robinson S, Allard S, Strong J, Oppenheimer C, et al. UK guidelines on the management of iron deficiency in pregnancy. Br J Haematol. 2012;156(5):588-600.
23. Zdanowicz JA, Surbek D. Patient blood management in obstetrics: review. Transfus Apher Sci. 2019;58(4):412-5.
24. Surbek D, Vial Y, Girard T, Breymann C, Bencaiova GA, Baud D, et al. Patient blood management (PBM) in pregnancy and childbirth: literature review and expert opinion. Arch Gynecol Obstet. 2020;301(2):627-41.
25. Anthes E. Evidence-based medicine: save blood, save lives. Nature. 2015;520(7545):24-6.
26. Nairz M, Theurl I, Wolf D, Weiss G. Iron deficiency or anemia of inflammation? Differential diagnosis and mechanisms of anemia of inflammation. Wien Med Wochenschr. 2016;166(13-14):411-23.
27. Frayne J, Pinchon D. Anaemia in pregnancy. Aust J Gen Pract. 2019;48(3):125-9.

28. Oteng-Ntim E, Meeks D, Seed PT, Webster L, Howard J, Doyle P, et al. Adverse maternal and perinatal outcomes in pregnant women with sickle cell disease: systematic review and meta-analysis. Blood. 2015;125(21):3316-25.
29. Boga C, Ozdogu H. Pregnancy and sickle cell disease: a review of the current literature. Crit Rev Oncol Hematol. 2016;98:364-74.
30. Figueira CO, Surita FG, Fertrin K, Nobrega GM, Costa ML. Main complications during pregnancy and recommendations for adequate antenatal care in sickle cell disease: a literature review. Rev Bras Ginecol Obstet. 2022;44(6):593-601.

33

Asma e gravidez

Felipe Favorette Campanharo

INTRODUÇÃO

A asma está entre as situações clínicas mais frequentes na gestação, sendo a doença respiratória crônica mais comum e afetando entre 8 e 12% das grávidas em todo o mundo. Tanto a asma não controlada quanto suas exacerbações têm sido associadas a aumento no risco de eventos adversos perinatais, como prematuridade, baixo peso, infecções respiratórias e redução da função pulmonar materna.[1]

Mulheres planejando gravidez e gestantes devem ser ativamente questionadas quanto ao diagnóstico prévio de asma, de maneira a serem aconselhadas quanto ao manejo das medicações e ao tratamento de crises.

O quadro clínico é semelhante ao das não grávidas, e caracteriza-se por sibilância, falta de ar, tosse ou sensação de opressão torácica e obstrução reversível ao fluxo aéreo.

Os sintomas e a limitação ao fluxo de ar oscilam ao longo do tempo, sendo clássicos os *triggers* para as crises à exposição a alérgenos, mudanças na temperatura e infecções respiratórias virais. Mesmo na ausência de sintomas, a inflamação na via aérea persiste, motivo pelo qual o tratamento de manutenção não deve ser suspenso.

O controle da asma muda frequentemente durante a gestação. Até 45% das gestantes asmáticas têm ao menos uma exacerbação que requer intervenção médica, especialmente no segundo trimestre. Isso se deve a diversos fatores: anatômicos, mecânicos e hormonais. As exacerbações são mais frequentes quanto mais grave é a asma – risco 3,4 vezes maior entre asmáticas moderadas ou grave quando comparadas a pacientes com asma leve. A gestação múltipla, o tabagismo e a obesidade são outros fatores de risco para exacerbação da doença.[2]

MODIFICAÇÕES FISIOLÓGICAS PULMONARES NA GRAVIDEZ

Ocorre aumento da ventilação-minuto, com discreto aumento dos níveis de oxigênio (pressão parcial de oxigênio – PaO_2 – variando entre 100 e 110 mmHg) e tendência a alcalose respiratória (redução da pressão parcial de gás carbônico – $PaCO_2$). Ocorre ainda aumento no consumo de oxigênio e redução na capacidade de reserva funcional pulmonar, situação essa que deixa a gestante especialmente suscetível à ocorrência de hipóxia quando acometida por insultos agudos como infecções ou mesmo broncoespasmo.[3]

A sensação de "falta de ar" é queixa bastante comum na gestação, e é preciso lembrar da ação direta da progesterona no centro respiratório, levando a prolongamento da expiração – que pode ser percebido pela paciente como dispneia. Porém, estima-se que até um quarto das gestantes com queixas respiratórias apresente asma de base.[3]

DIAGNÓSTICO

Baseia-se no achado de sinais e sintomas clínicos – variáveis ao longo do tempo e caracterizados por sibilância, tosse, sensação de opressão torácica – e nos achados característicos na espirometria – VEF1 (volume expiratório forçado no primeiro segundo), CVF (capacidade vital forçada) e relação VEF1/CVF. Distúrbio obstrutivo é caracterizado pelo achado de relação VEF1/CVF < 0,8. A variação do VEF1 > 200 mL ou 12% após beta-agonista comprova a existência da reversibilidade da obstrução ao fluxo aéreo – achado esse muito sugestivo de asma.[2]

AVALIAÇÃO E MONITORAMENTO DA ASMA NA GRAVIDEZ

Inclui a análise de sintomas e do risco de resultados futuros adversos, além de questões ligadas ao tratamento (em especial a adesão e a técnica de uso inaladores). Depende de esforço colaborativo entre o clínico e o obstetra, sendo recomendadas pela Iniciativa Global para Asma (GINA) avaliações mensais.[4]

Para avaliar o controle, deve-se perguntar ativamente sobre a frequência de sintomas diurnos, a ocorrência de despertares noturnos, a necessidade do uso de medicação de resgate ou a limitação de atividades pela asma. Asma controlada é aquela que preenche todos esses critérios. Parcialmente controlada é aquela com um ou dois critérios alterados. Quando houver três ou mais critérios alterados, considera-se a asma não controlada.[5]

Além dos parâmetros da prova de função pulmonar, o PFE (pico de fluxo expiratório) é utilizado para monitorar a função pulmonar – devendo se manter entre 380 e 550 L/minuto –, mas é necessário conhecer o melhor valor pessoal. Manter de 80 a 100% do melhor valor pessoal é considerado faixa normal para pacientes com asma. Outro método de que se pode lançar mão na gestação é o FeNO – óxido nítrico exalado –, um indicador de inflamação das vias aéreas que infelizmente ainda é pouco disponível em nosso meio.[5]

TRATAMENTO FARMACOLÓGICO

As últimas diretrizes da GINA sugerem que um controle inadequado da asma e as exacerbações agudas na gestação representam risco maior que o uso das medicações, já que em sua maioria são categoria B (sem evidência de risco em humanos) e C (o risco pode ser excluído em humanos, mas é descrito em animais). Assim, deve-se orientar a paciente quanto ao fato de que não existe risco de malformações associadas ao tratamento.[6-9]

Entre os objetivos a serem perseguidos no manejo da asma, estão a otimização do controle contínuo (manutenção) e a prevenção das crises – com melhoria na saúde materna e nos desfechos fetais.[7]

O tratamento de manutenção da asma segue o princípio *step up/step down*, em que medicações são gradualmente associadas ou reduzidas com base na resposta da paciente (Tabela 1).[6]

TABELA 1 *Step up/step down*: tratamento da asma na gestação

Passos 1-2	Passo 3	Passo 4
CI baixa dose + formoterol ou Associar CI quando beta-2 curta for necessário	CI baixa dose + formoterol	CI média dose + formoterol. Considerar acompanhamento de especialista.
Medicação alívio: beta-2-agonista curta ou CI baixa dose + formoterol		

CI: corticoide inalatório.

Opções terapêuticas:

- Corticoides inalatórios: têm ação anti inflamatória, sendo considerados primeira linha. Estudos falham em esclarecer se seu uso aumenta o risco de teratogenicidade, mas é evidente que pacientes asmáticas que não os utilizam têm aumento significativo no risco de baixo peso – sugerindo que o risco do controle deficiente da asma é muito maior que o da medicação (Tabela 2).
- Beta-2-agonistas de curta duração: são a medicação mais importante na crise, usados para alívio dos sintomas. A via inalatória apresenta melhor eficácia e menos efeitos adversos. A droga mais conhecida e utilizada é o salbutamol (Tabela 3).
- Beta-2-agonistas de longa duração: são segunda linha no tratamento da asma, devendo sempre ser associados a corticosteroide inalatório.
- Antagonistas do receptor de leucotrieno: agem reduzindo sintomas e a inflamação nas vias aéreas. Classificados na categoria B pela Food and Drug Administration (FDA), porém ainda pouco estudados na gestação, devendo ser considerados a terceira linha terapêutica (indicados quando não houver controle da asma mesmo após o uso de corticosteroide inalatório e beta-2-agonista de longa duração). A droga mais conhecida é o montelucaste, cuja posologia é de 1 comprimido de 10 mg 1 vez por dia.
- Corticosteroides sistêmicos: ciclo curto de prednisona (40-60 mg/dia por 5 a 7 dias) pode ser necessário para controle dos sintomas. Em pacientes refratárias às demais medidas, existe opção de ciclo longo de corticosteroide sistêmico em baixas doses, com efeitos colaterais sistêmicos. Deve-se ter em mente que a prednisona, a prednisolona e a metilprednisolona quase não cruzam a barreira placentária, tendo pouco impacto no feto. Ainda assim, a evidência acumulada sugere que o uso de corticosteroides orais pode aumentar a incidência de fissura labial e palatina no feto, espe-

TABELA 2 Tratamento e manutenção da asma e gestação: corticoides inalatórios mais utilizados na prática clínica

Droga	Dose diária	Observação
Budesonida	200-1.600 mcg	Dose inicial 200 mcg 12/12 horas
Beclometasona	250-1.000 mcg	Dose inicial 250 mcg 12/12 horas

TABELA 3 Associações beta-2-agonista longa duração + corticosteroide inalatório

Droga	Dose diária
Formoterol + budesonida 12/400 mcg	1-2 inalações/dia
Salmeterol + fluticasona 25/125, 25/250 ou 50/250 mcg	1 inalação 2 x/dia

cialmente quando utilizada no primeiro trimestre da gravidez.

Fundamental ainda é o tratamento de condições clínicas associadas, como a rinite alérgica e o refluxo gastroesofágico, ambas de ocorrência muito frequente na gestação.

Crise asmática na gestante

A utilização de corticoides sistêmicos – tanto por via oral (VO) quanto endovenosa (EV) – leva à resolução mais rápida da exacerbação e à prevenção de recorrência, estando indicados em crises graves, ausência de melhora dos sintomas após inalação, pacientes que já estavam utilizando corticosteroide ou que utilizaram recentemente, devendo ser mantidos por 5 a 7 dias (Tabela 4).

TABELA 4 Suporte de oxigênio tendo como alvo saturação ≥ 94%

Droga de escolha	Posologia
Salbutamol Beta-2-agonista de curta duração	4-10 *puffs* Até 20/20 minutos na 1ª hora
Prednisona	40-60 mg VO
Hidrocortisona	Ataque de 200-300 mg EV
Metilprednisolona	Ataque de 40 mg EV

EV: endovenoso; VO: via oral.

O sulfato de magnésio (1 a 2 g diluído em 100 mL de soro fisiológico, EV, em 20 minutos) apresenta ação broncodilatadora, podendo ser considerado quando não houver resposta ao tratamento inicial.

CONSIDERAÇÕES FINAIS

A asma na gestação apresenta quadro clínico idêntico ao de não gestantes, sendo as complicações fetais relacionadas à severidade do quadro clínico materno. Em geral, as medicações para tratamento de manutenção da asma ou para tratamento crise aguda são compatíveis com a manutenção do uso durante gravidez.

REFERÊNCIAS BIBLIOGRÁFICAS

1. Robijn AL, Bokern MP, Jensen ME, Barker D, Baines KJ, Murphy VE. Risk factors for asthma exacerbations during pregnancy: a systematic review and meta-analysis. Eur Respir Rev. 2022;31:220039.
2. Vieira AC, Pité H, Morais-Almeida M. Asthma and pregnancy in the 2020 decade: still a matter of concern. J Matern Fetal Neonatal Med. 2022;35(25):6498-504.
3. Brasil. Ministério da Saúde. Secretaria de Atenção Primária à Saúde. Departamento de Ações Programáticas. Manual de gestação de alto risco. Brasília, DF: Ministério da Saúde; 2022.
4. Global Initiative for Asthma. Global strategy for asthma management and prevention. 2021. Disponível em: www.ginasthma.org. Acesso em: 30 jul. 2023.
5. Wang H, Li N, Huang H. Asthma in pregnancy: pathophysiology, diagnosis, whole-course management, and medication safety. Can Respir J. 2020;2020:9046842.
6. Middleton PG, Gade EJ, Aguilera C, MacKillop L, Button BM, Coleman C, et al. ERS/TSANZ Task Force Statement on the management of reproduction and pregnancy in women with airways diseases. Eur Respir J. 2020;55(2).
7. Jolving LR, Nielsen J, Kesmodel US, Nielsen RG,Beck-Nielsen SS, Norgard BM. Prevalence of maternal chronic diseases during pregnancy: a nationwide population based study from 1989 to 2013. Acta Obstet Gynecol Scand. 2016;95:1295-304.
8. Wang G, Murphy VE, Namazy J, Powell H, Schatz M, Chambers C, et al. The risk of maternal and placental complications in pregnant women with asthma: a systematic review and meta-analysis. J Matern Fetal Neonatal Med. 2014;27:934-42.
9. Murphy VE, Wang G, Namazy JA, Powell H, Gibson PG, Chambers C, et al. The risk of congenital malformations, perinatal mortality and neonatal hospitalisation among pregnant women with asthma: a systematic review and meta-analysis. BJOG. 2013;120(7):812-22.

Cefaleia na gestação e no puerpério

Daniel Natalio Gauss Yankelevich
Lucas de Oliveira Cantaruti Guida
Sandro Luiz de Andrade Matas

INTRODUÇÃO

Cefaleia é um sintoma de muito interesse para o obstetra por sua alta prevalência, que está em torno de 35% no período da gestação e de 39% no puerpério somente na primeira semana.[1,2] Deve ser feita uma abordagem sistemática para evitar o erro diagnóstico de situações potencialmente graves para a gestante, a puérpera e o feto, assim como evitar o subtratamento visando eliminar o risco dos fármacos para o feto ou o neonato. Com bom entendimento dos passos para o diagnóstico e do arsenal terapêutico disponível, é possível tratar a cefaleia de forma adequada.[3]

ABORDAGEM INICIAL DA CEFALEIA

Um dos primeiros passos na abordagem clínica da cefaleia na gestação é dividi-la em relação a sua etiologia como primária, quando a cefaleia é a doença, e secundária, quando a cefaleia é um sintoma de uma doença subjacente (Figura 1).[3,4] A maioria das cefaleias que se apresentam agudamente é primária (65%).[5] Porém, em decorrência de fatores hormonais, vasculares, homeostáticos, como a hipercoagulabilidade, e relacionados a procedimentos como a anestesia periparto, as causas secundárias representam a frequência de 35% das procuras por atendimento.[3,4]

As cefaleias primárias mais comuns envolvem cefaleia tensional, migrânea, cefaleia por uso excessivo de medicamentos e cefaleia em salvas. A cefaleia tensional é mais frequente que a migrânea, porém geralmente é de leve a moderada intensidade, tornando a migrânea a cefaleia mais comum na prática clínica. Além disso, atualmente, alguns cefaliatras questionam se a cefaleia tensional é mecanicamente distinta de uma migrânea com intensidade de dor leve.[3] Possivelmente por esse motivo, as cefaleias primárias na gestação tendem a mudar de característica. Uma migrânea sem aura pode passar a ter aura ou vice-versa, e uma cefaleia tensional pode passar a se apresentar como um migrânea sem aura e vice-versa.[4]

Entre as cefaleias secundárias, existem aquelas para as quais a gestação e o puerpério são fatores de risco: doenças hipertensivas da gestação [pré-eclâmpsia e eclâmpsia,

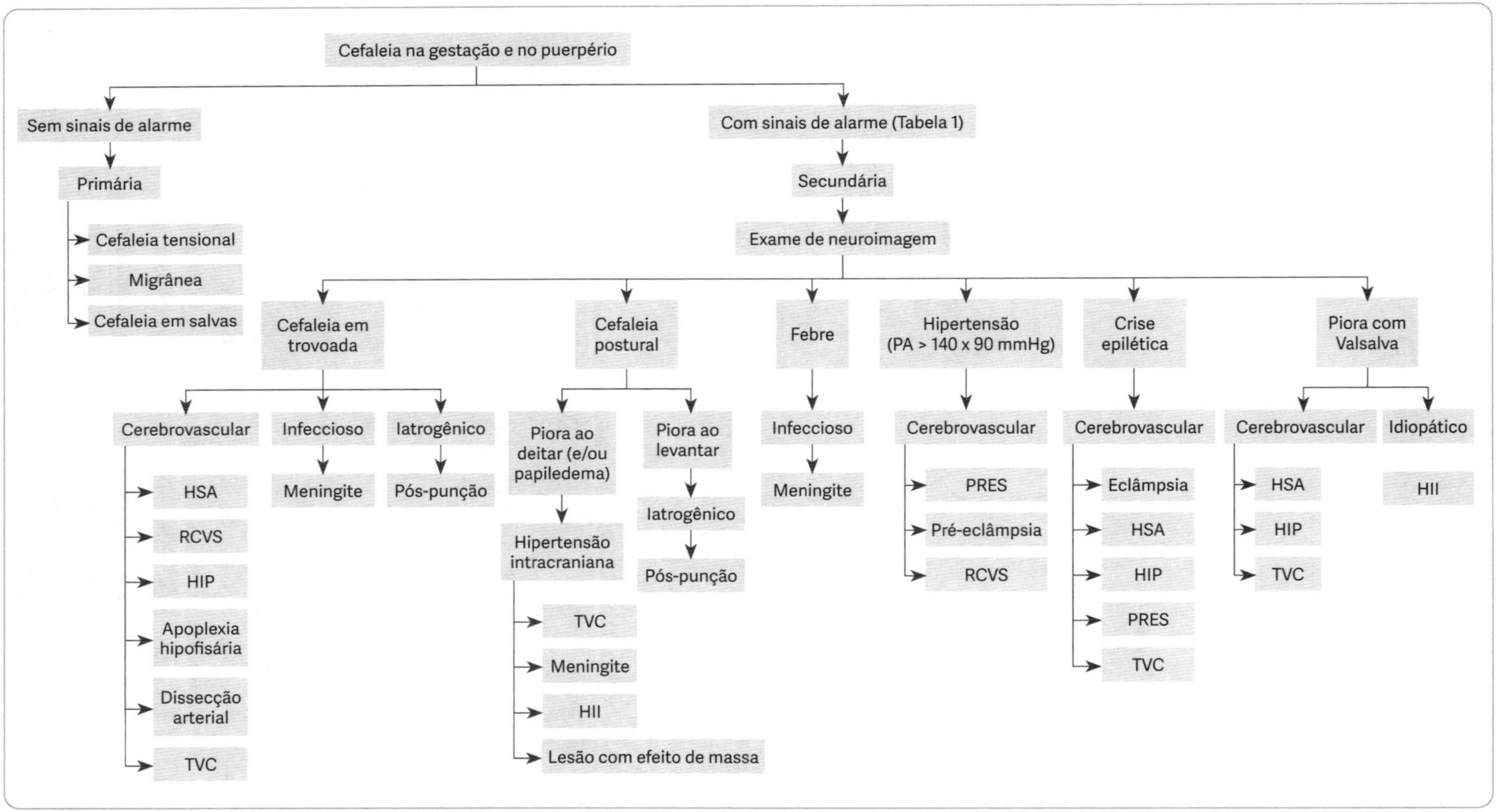

FIGURA 1 Abordagem inicial da cefaleia.

HII: hipertensão intracraniana idiopática; HIP: hemorragia intraparenquimatosa; HSA: hemorragia subaracnóidea; PA: pressão arterial; PRES: síndrome da encefalopatia posterior reversível; RCVS: síndrome da vasoconstrição cerebral reversível; TVC: trombose venosa cerebral.

TABELA 1 Sinais de alarme

Sinais de alarme
Cefaleia nova
Mudança do padrão (frequência, intensidade)
Cefaleia súbita (em trovoada)
História de imunossupressão
História de neoplasia
Característica postural
Início ou piora à Valsalva (espirro, tosse ou exercício)
Pós-trauma
Febre
Hipertensão (> 140 x 90 mmHg)
Alteração do exame neurológico (papiledema, alteração estado mental, sinal neurológico focal)
Crise epiléptica

síndrome da encefalopatia posterior reversível (PRES), síndrome da vasoconstrição cerebral reversível (RCVS)], cefaleia pós-punção, pneumoencéfalo, trombose venosa cerebral, apoplexia pituitária, algumas etiologias de acidente vascular hemorrágico, dissecção de artéria cervical. E existem outras que podem acometer a gestante e a puérpera na mesma incidência da população geral: hipertensão intracraniana idiopática e meningite.[6] Na gestação, a principal causa de cefaleia secundária são as doenças hipertensivas da gestação. No puerpério, em ordem decrescente, são pré-eclâmpsia e eclâmpsia, cefaleia pós-punção e doenças cerebrovasculares.[7]

Para estabelecer a probabilidade pré-teste de a cefaleia ser primária ou secundária, há alguns *red flags* na história e no exame físico para tomar a decisão sobre a necessidade da realização dos exames de imagem. Os fatores relevantes da história são cefaleia diferente do habitual (mudança do padrão em frequência, intensidade e duração), nova cefaleia, início súbito (pico em menos de 1 minuto), história de imunossupressão, história de neoplasia, característica postural, início ou piora com espirro, tosse ou exercício, início pós-trauma. No exame físico, os fatores relevantes são febres, hipertensão, principalmente a partir do segundo trimestre, papiledema, alteração de exame neurológico, alteração do estado mental e crise epiléptica.[3,8,9]

Existem alguns mnemônicos que podem ajudar nessa diferenciação, e um dos mais utilizados é o SNOOP 4 (Tabela 2).[9] No puerpério, existe outro mnemônico interessante, o PARTUM (Tabela 3).[2]

Dentre todos esses fatores, os que mais tiveram associação com a cefaleia secundária foi a presença de hipertensão e ausência

TABELA 2 SNOOP 4

Systemic and secondary risk factor (sistêmico e fator de risco secundário)	Febre, perda de peso, HIV, câncer
Neurologic deficit (déficit neurológico)	Déficit focal ou alteração nível de consciência
Onset (início)	Súbito, pico da cefaleia em < 1 minuto
Older age (idade mais avançada)	Idade > 50 anos
Papiledema	Fundoscopia com edema de papila bilateral
Postural	Piora ou melhora com posição ortostática ou supina
Precipitado por Valsalva	Espirrar, tossir ou exercício
Progressiva	Padrão em piora progressiva

HIV: vírus da imunodeficiência humana.
Fonte: Wongtanasarasin et al.[9]

TABELA 3 PARTUM

Pressão	Pré-eclâmpsia e eclâmpsia
Anestésico	Cefaleia pós-punção
Reversível	RCVS
Trombose	Trombose venosa central e AVC
Use o cérebro	Considerar outras causas
Migrânea	Principal causa primária nos serviços

AVC: acidente vascular cerebral; RCVS: síndrome da vasoconstrição cerebral reversível.
Fonte: Lim et al.[2]

de história prévia, enquanto para a cefaleia primária foi história psiquiátrica. Deve-se ter um limiar baixo para a realização de exames de imagem na gestação e puerpério, visto que um número elevado é secundário e o exame de imagem levou ao estabelecimento do diagnóstico em 17% dos casos.[5]

Exames de imagem

Durante a investigação de cefaleias secundárias, o exame de imagem é uma das pedras angulares para a elucidação diagnóstica e a decisão terapêutica. A gestação e o puerpério têm particularidades em relação ao uso desses métodos propedêuticos. Documento da American College of Radiology de 2013 colocam três pontos como fundamentais na decisão da realização de ressonância magnética (RM) na gravidez que podem ser extrapolados para outros métodos, como tomografia computadorizada (TC):

1. Informação necessária não pode ser coletada por método não ionizante.
2. Os dados coletados potencialmente podem alterar o cuidado da gestante durante a gestação.
3. O médico assistente acredita que não é prudente aguardar o fim da gestação para obter o dado.

Se decidido por realizar o exame durante a gestação, é sempre prudente solicitar consentimento informado da paciente.[10]

A modalidade de neuroimagem de escolha na gestação é a RM, quando disponível, pois não tem radiação ionizante e se mostrou segura na gestação.[11] Angiorressonância magnética cranioarterial e venosa sem contraste é suficiente para estabelecer a maioria dos diagnósticos.[3] O gadolínio é considerado categoria C pela Food and Drug Administration (FDA).[10] Em estudo retrospectivo canadense, a exposição ao gadolínio foi associada a aumento de doenças reumatológicas, inflamatórias e infiltravas de pele, assim como a morte neonatal e a natimorto. Porém, esse estudo tem diversas limitações metodológicas e deve ser considerado apenas um resultado exploratório.[12] Dessa forma, considerar o uso de gadolínio apenas se extremamente necessário. Em relação à amamentação, o gadolínio é hidrofílico, portanto, pouco excretado pelo leite materno, não sendo indicada a interrupção da amamentação.[13]

TC de crânio com ou sem contraste não deve ser postergada se clinicamente indicada. Uma TC de crânio e pescoço tem uma dose fetal de radiação de 0,001 a 0,01 miliGray (Gray = quantidade de energia depositada por kg de tecido), sendo caracterizada como muito baixa dose; já uma TC de abdome se encontra ente 1,3 e 35 mGy. Exposição a 10 a 20 mGy pode aumentar o risco de leucemia em um fator de 1,5 a 2 vezes, enquanto outras anomalias congênitas, restrição de crescimento, déficit intelectual, microcefalia e aborto não foram vistas com doses menores que 50 mGy.[13] Maior risco está entre 8 e 15 semanas.[6]

Pode-se realizar procedimentos para diminuir a radiação para o feto (usar proteção de chumbo, diminuir o range de escaneamento, diminuir a corrente do tubo, reduzir a quilovoltagem). O contraste iodado é categoria B pela FDA, tem baixo risco de efeitos adversos para a grávida (reações anafilactoides, náusea, vômito, dor no local da injeção) e em estudos animais não demonstra efeito teratogênico ou mutagênico.[10] Existe preocupação teórica sobre o efeito do iodo livre sobre a tireoide do feto, porém não se comprovou efeito adverso em estudos humanos. Da mesma forma que o gadolínio, o contraste iodado é hidrofílico e pouco excretado pelo leite materno, não sendo necessária a descontinuação da amamentação com seu uso.[13]

CEFALEIAS SECUNDÁRIAS

Pré-eclâmpsia

Alterações neurológicas, como cefaleia, escotomas, alteração do estado mental e convulsões, podem fazer parte do quadro clínico da pré-eclâmpsia.[7] A cefaleia na pré-eclâmpsia costuma ser refratária à analgesia.[7]

Em pacientes com pré-eclâmpsia que apresentem cefaleia ou demais alterações neurológicas, a administração de sulfato de magnésio é indispensável para prevenir a evolução para eclâmpsia e o desenvolvimento de crises convulsivas, com superioridade em relação à fenitoína e ao diazepam. Nas gestantes com 37 semanas ou mais, a resolução da gestação é indicada como tratamento definitivo da pré-eclâmpsia.[6,14]

Síndrome da vasoconstrição posterior reversível

Mecanismos fisiopatológicos comuns à pré-eclâmpsia, como a disfunção endotelial difusa, podem levar à desregulação de circulação cerebral, com espasmos vasculares segmentares, edema vasogênico e complicações isquêmicas ou hemorrágicas. A cefaleia causada pela RCVS é tipicamente do tipo trovoada, com máxima intensidade atingida em até 1 minuto, recorrente, muitas vezes desencadeada por atividade sexual, esforço e manobras de Valsalva. É mais comumente associada ao pós-parto do que ao período gestacional. Uso de imunossupressores, medicações como antidepressivos, agentes adrenérgicos e contraceptivos orais também aumentam o risco de desenvolver a doença.

O diagnóstico pode ser realizado com base em características clínicas e radiológicas, embora exames de imagem não evidenciem alterações de parênquima e vasos cerebrais em até 70% dos pacientes.[15] Exames de neuroimagem podem exibir lesões hemorrágicas intraparenquimatosas ou subaracnóideas, mais comumente em regiões corticais, além de edema vasogênico e pequenos infartos em territórios de fronteiras vasculares. Estudos de vasos com arteriografia evidenciam pontos de vasoconstrição, usualmente multifocal. O escore RCVS2 permite o diagnóstico com alta sensibilidade e 99% de especificidade[16] (Tabela 4).

Não há tratamento específico, e o manejo consiste em correção de emergência hipertensiva se presente, analgesia (evitando agentes vasoconstritores como triptanos) e retirada de fatores causais identificados, como as medicações citadas. Na maioria dos

TABELA 4 Escore RCVS2

Critério	
Cefaleia em trovoada (única ou recorrente)	
Presente	5
Ausente	0
Artéria carótida (intracraniana)	
Afetada	–2
Não afetada	0
Gatilho para vasoconstrição	
Presente	3
Ausente	0
Sexo	
Masculino	1
Feminino	0
Hemorragia subaracnóidea	
Presente	1
Ausente	0

RCVS: síndrome da vasoconstrição cerebral reversível.
Fonte: Rocha et al.[16]

casos, a doença é autolimitada e os pacientes permanecem sem sequelas neurológicas.

Síndrome da encefalopatia posterior reversível

Síndrome da encefalopatia posterior reversível (PRES, sigla em inglês) é um processo caracterizado por edema vasogênico do parênquima cerebral, geralmente reversível em poucos dias. Compartilha mecanismos fisiopatológicos comuns à pré-eclâmpsia e RCVS. Em um estudo retrospectivo, a PRES foi encontrada em mais de 90% das pacientes eclâmpticas e em cerca de 20% das pacientes com pré-eclâmpsia com sintomas neurológicos. Clinicamente se manifesta com sintomas visuais pelo acometimento preferencial dos lobos occipitais e convulsões. Sintomas neurológicos menos específicos incluem náuseas, vômitos e distúrbios de consciência. A doença pode ser complicada por hemorragia cerebral e acidente vascular cerebral (AVC) isquêmico. O manejo consiste em retirada de medicações ou drogas identificadas como precipitantes ou agravantes, além de controle de hipertensão, se existente.[15]

Cefaleia pós-punção

Cefaleia pós-punção pode ocorrer como complicação de uma punção intencional, como na raquianestesia, ou acidental, como no caso da anestesia peridural. A punção causa um orifício no saco dural por onde há extravasamento de líquido cefalorraquidiano (LCR), ocasionando uma queda de pressão liquórica.[17,18] Essa hipotensão causa descida do encéfalo e, como consequência, tração de diversas estruturas, como as meninges, que têm muita inervação dolorosa; veias ponte do espaço subdural, que podem romper e causar hematoma subdural; nervos cranianos, podendo causar turvação visual, diplopia e hiperacusia.[3,11] Os principais fatores de risco envolvidos incluem idade jovem, biotipo magro, história de cefaleia prévia e uso de agulhas de diâmetros maiores.[18]

O quadro clínico inicia entre 24 horas até 5 dias após a punção. Cefaleia postural que piora dentro de 15 minutos da posição deitada para sentada ou ortostática e melhora dentro de 15 minutos ao assumir a posição supina é o sintoma mais característico, porém o componente postural pode estar ausente em 5% dos casos.[17,18] Essa cefaleia costuma ser fronto-occipital bilateral, sem um lado preferencial, com irradiação para pescoço e acompanhada de náusea, fotofobia, diplopia e hiperacusia.[4]

O diagnóstico é clínico sem necessidade inicial de exame de imagem, porém deve-

-se atentar para diagnósticos diferenciais, como pré-eclâmpsia e PRES, assim como hematoma subdural, uma das complicações associadas à cefaleia pós-punção.[17] Em casos em que seja realizado o exame de imagem, a RM de crânio com gadolínio mostra realce difuso ao contraste da dura-máter, *sagging brain*, tonsilas cerebelares baixas, coleções subdurais, hiperemia pituitária, dilatação dos seios venosos e diminuição da distância mamilopontina.[2,4,11]

O tratamento pode ser conservador ou invasivo. Inicialmente, tenta-se o tratamento conservador nas primeiras 24 a 48 horas, que inclui repouso e manutenção da posição supina, hidratação, cinta abdominal, analgésicos (anti-inflamatórios não esteroides – AINE –, ácido acetilsalicílico – AAS –, paracetamol e opioides), além de cafeína. Deve-se considerar o risco e benefício do repouso e posição supina prolongada, visto que a parturiente tem um neonato para cuidar, além do risco aumentado de tromboembolismo. A cafeína oral, apesar de difundida como um dos tratamentos eficazes da hipotensão liquórica, não tem tido tanto suporte na literatura.[18] A dose indicada é de 300 a 500 mg ao dia, dividida em 1 a 2 vezes, com dose máxima de 900 mg ao dia. Mulheres amamentando, principalmente aquelas com neonatos de baixo peso ou prematuros, devem manter doses mais baixas, de 200 mg ao dia.[17]

Se em 24 a 48 horas do tratamento inicial não houver melhora da cefaleia ou está piorando, é indicado o uso de *blood patch*, uma injeção de sangue autólogo, 15 a 20 mL, no espaço epidural abaixo do local de punção. Esse sangue irá formar um coágulo e fechar o orifício da punção, além de comprimir o saco dural e causar cefalização do LCR e melhora quase instantânea dos sintomas.[17,18] Se não tiver tido melhora completa na primeira tentativa, pode-se realizar uma segunda injeção. Caso mesmo assim os sintomas persistam, está indicado um exame de imagem e consulta com a neurologia, antes de uma terceira tentativa.[17] Nas primeiras 24 horas dos sintomas o *blood patch* se mostrou ineficaz, de forma que, se realizado, aumenta a chance de serem necessárias injeções subsequentes.[17,18] A principal complicação do procedimento é a lombalgia.[17]

Trombose venosa cerebral

Trombose venosa cerebral (TVC) é uma doença rara causada por trombose dos seios durais ou veias cerebrais. Ela ocorre principalmente no terceiro trimestre de gravidez e nas primeiras 4 semanas do puerpério.[19] O provável mecanismo se relaciona com o aumento dos níveis de estrogênio, agentes pró-coagulantes e diminuição de anticoagulantes, como proteína C e S, ao final da gravidez.[3,11] Tais mecanismos persistem no puerpério precoce, associado ainda a uma hipercoagulabilidade pós-parto relacionada à depleção de volume e trauma.[20]

O quadro clínico é variável, sendo cefaleia de evolução progressiva aguda a subaguda como sintoma mais comum, podendo ser *thunderclap*, migrânea-*like* ou com sintomas de hipertensão intracraniana associados (náusea e papiledema), seguida em frequência por crise epiléptica, paresia, torpor ou coma.[3,6,20] Deve-se ter alto índice de suspeição de TVC em pacientes no puerpério com cefaleia pós-punção refratária a tratamento e crises epilépticas de difícil controle em pacientes com eclâmpsia. A principal complicação da TVC é a hemorragia intraparenquimatosa.[20] O diagnóstico envolve realização de exame de imagem, sendo a RM de crânio e a RM de crânio com venografia sem contraste o exame de escolha; porém, quando indisponível, é possível a realização de TC de crânio com venografia.[6,11]

O tratamento envolve anticoagulação, e durante a gestação a preferência é a heparina de baixo peso molecular, enoxaparina.[3,20] A anticoagulação deve ter duração de 6 meses, sendo no mínimo até 6 semanas pós-parto.[20] Inclusive no caso de hemorragia intraparenquimatosa concomitante a anticoagulação ainda deve ser usada, já que não foi visto aumento no risco de sangramento.[19,21] Após o parto, a anticoagulação pode ser transicionada para varfarina com faixa terapêutica-alvo de 2 a 3.[6,20] O uso dos anticoagulantes orais diretos não é considerado seguro na gestação ou amamentação até o momento.[19] É aconselhável encaminhar a paciente para o hematologista ou especialista materno-fetal para avaliar a presença de trombofilias genéticas ou adquiridas, considerando que em algumas análises chegou a 35 a 38% dos casos.[19-22]

Apoplexia pituitária

Apoplexia pituitária decorre de infarto hemorrágico ou apenas de isquemia aguda da hipófise que ocorre por expansão rápida da hipófise com crescimento superior a seu suprimento vascular ou compressão dos vasos contra a sela. No caso da gestante, ocorrem hipertrofia das células lactotróficas e aumento do volume pituitário até 130% de seu tamanho, colocando a gestante em risco.[6,23] O sangramento agudo causa irritação meníngea e um quadro clínico similar a um AVC hemorrágico com cefaleia súbita, náuseas e vômito; além disso, a compressão de estruturas adjacentes pelo crescimento da hemorragia pode causar sintomas visuais por compressão do quiasma óptico ou do nervo óptico e hipopituitarismo, sendo a deficiência corticotrópica a mais comum.[11]

O quadro clínico se apresenta com cefaleia súbita (*thunderclap*) intensa com náuseas e vômitos, alterações de campo visual como hemianopsia bitemporal, sintomas de insuficiência adrenal secundária (hipotensão, hiponatremia). Outros sintomas menos comuns são fotofobia, diplopia, alteração do estado mental e meningismo.[3,4,6,11,23] Tanto os sintomas relacionados com o campo visual quanto o hipopituitarismo podem não estar presentes inicialmente e se desenvolver de forma subaguda.[4]

O diagnóstico é confirmado por meio de RM de sela túrcica com cortes finos da hipófise, que pode mostrar uma massa hipofisária e seu efeito de massa sobre estruturas adjacentes, como quiasma óptico, nervo óptico e seio cavernoso, e alterações de sinal em T1, T2 e SWI relacionadas ao estágio do sangramento, se agudo ou subagudo. No caso de indisponibilidade da RM, pode-se realizar uma TC de crânio, que pode mostrar uma massa pituitária com focos hiperdensos em seu interior.[11]

O tratamento inicial envolve medidas de suporte e manejo da insuficiência adrenal secundária com hidratação, reposição eletrolítica e hidrocortisona. Outras reposições hormonais podem ser necessárias, como de hormônio tireoidiano. Se o sangramento for em um prolactinoma, pode ser indicado o uso de antagonistas dopaminérgicos. Para alteração do estado mental ou sintomas visuais graves e/ou persistentes está indicada solicitação de avaliação neurocirúrgica para descompressão.[3,6,23]

Acidente vascular cerebral hemorrágico

Acidente vascular cerebral hemorrágico (AVCh) está relacionado a duas entidades clínicas: hemorragia intraparenquimatosa

(HIP) e hemorragia subaracnóidea (HSA). Na gravidez e no puerpério, diferentemente da população geral, o AVCh está relacionado a 50% dos casos de AVC.[21] A gravidez tem aumento do risco de hemorragia intracraniana, principalmente no período pós-parto.[4] Os fatores etiológicos envolvidos são:

- Doenças hipertensivas da gestação, principalmente eclâmpsia, pré-eclâmpsia, RCVS e PRES.
- Malformações cerebrovasculares (malformações arteriovenosas – MAV –, cavernomas cerebrais, aneurismas intracranianos, malformações arteriovenosas durais ou malformações venosas).
- Abuso de substâncias.
- Síndrome de Moyamoya.[21,24]

Além disso, no caso de HIP, coriocarcinoma deve ser lembrado como causa.[2] Sangramentos no segundo trimestre tardio e no terceiro parecem estar mais relacionados a MAV e aneurismas (esse com pico de ruptura entre 30 e 34 semanas) e no pós-parto mais relacionados a doença hipertensiva e RCVS.[19,21]

Tanto na HSA quanto na HIP o quadro clínico pode se apresentar como cefaleia súbita intensa, geralmente caracterizada como a pior cefaleia da vida, associada a vômitos, perda de consciência, déficits neurológicos, crise epiléptica e, no caso de HSA, meningismo.[4,11,21,25] Cuidado deve ser tomado no diagnóstico diferencial com pré-eclâmpsia, sendo que nessa a cefaleia costuma ter piora gradual, proteinúria, dor abdominal quadrante superior direito, alteração da função hepática, trombocitopenia e restrição de crescimento intrauterino.[25] Na HSA as complicações envolvem isquemia cerebral tardia relacionada a vasoespasmo, hidrocefalia, crise epiléptica e hipertensão intracraniana.[21]

O primeiro exame de imagem a ser solicitado é uma TC de crânio sem contraste. Após a identificação do sangramento, pode-se proceder à investigação dos vasos com RM de crânio ou TC com angiografia.[11,21] Se o exame veio negativo e a suspeita clínica para HSA é alta, pode ser realizada uma punção lombar.[26] Angiografia será necessária principalmente nos casos de MAV, e quando angiografia somente diagnóstica tem dose estimada de radiação baixa.[11,26] Nos casos de HIP, deve-se repetir a TC em 6 horas da admissão ou antes, se piora neurológica, para avaliar o crescimento do hematoma.[21]

O tratamento pode diferir de acordo com a causa, porém o controle da pressão arterial (PA) e a reversão da anticoagulação são essenciais, sendo inicialmente a meta para valores de pressão arterial sistólica menor que 160 mmHg.[21] No caso de HSA aneurismática já tratada, essa meta de PA não tem tanto consenso, no período de alto risco de vasoespasmo é preferível uma PA permissiva, porém relatos mostraram que o aumento de PA pode causar insuficiência placentária de forma semelhante à pré-eclâmpsia. Assim, é recomendado manter ao redor de 150 mmHg no período de alto risco e, caso vasoespasmo sintomático, alvo maior do que 150 mmHg, após discussão de risco-benefício com a gestante e familiares.

Tratamento definitivo do aneurisma deve ser instituído imediatamente, sendo clipagem por meio de microcirurgia ou *coil* pelo tratamento endovascular opções possíveis.[26] O tratamento endovascular com *coil* é sugerido como primeira linha.[25] O tratamento com *stent* ou *stent* de diversão de fluxo deve ser evitado pelos riscos relacionados à dupla antiagregação na gravidez e puerpério.

Em gestação maior de 34 semanas, se estiver a 8 dias do parto ou em piora clínica, deve-se proceder ao término da gestação.[26] Já entre 24 e 34 semanas deve ser individualizado; não existe consenso se deve ser realizado o tratamento do aneurisma antes do parto ou imediatamente depois.[25]

A monitorização da frequência cardíaca fetal deve acompanhar todos os estágios de tratamento da HAS.[26] O uso de nimodipino é controverso em relação a sua segurança pelo risco de teratogenicidade.[21,26] Em casos de sangramentos com baixo risco de vasoespasmo, pode ser prudente não fazer seu uso. Na gestação, a intervenção endovascular precoce com agentes intra-arteriais no caso de vasoespasmo pode ser uma opção.[26] Em relação à via de parto, há preferência pelo parto cesárea, apesar de relatos de parto normal em aneurismas tratados.[25]

Quanto a outras causas de AVCh, na MAV, se lesão de baixo risco que pode ser completamente ressecada ou embolizada, a orientação é tratar de imediato. Já se lesão de alto risco, aguardar 1 a 3 anos para a realização de terapia combinada com radiocirurgia.[19] Pré-eclâmpsia e eclâmpsia, RCVS e PRES foram discutidas anteriormente neste capítulo.

Dissecção arterial

Dissecção arterial de vasos cervicais e intracranianos é um evento raro, entretanto alguns estudos sugerem que sua incidência é aumentada na gestação e puerpério, devendo-se reconhecer a doença como uma causa de cefaleia e acidente vascular isquêmico no período gestacional. A dor de cabeça frequentemente é o sintoma inicial, descrita como grave, unilateral (ipsilateral ao vaso dissecado), com início súbito, eventualmente com irradiação para o pescoço. A dor persiste por dias e pode ser sucedida por déficits neurológicos focais, ocasionados por ateroembolismo oriundo do sítio de dissecção.[27]

Hipertensão intracraniana idiopática

Hipertensão intracraniana idiopática (HII) é um distúrbio neurológico caracterizado pelo aumento da pressão no LCR na ausência de doença intracraniana ou causa secundária de hipertensão intracraniana.[28] Tem prevalência na gestação entre 2 e 12%, principalmente em mulheres com sobrepeso ou obesas entre 30 e 40 anos.[29] Gravidez não foi identificada como fator de risco para HII.[29,30]

O quadro clínico envolve uma cefaleia progressiva, que pode ser diária, frontal e retro-orbitária, em pressão ou explosiva, usualmente não pulsátil, mas pode ser migrânea-*like*, com piora à manobra de Valsalva e mudança posicional, associada a náusea, fotofobia e/ou fonofobia, obscurecimento transitório visual ou perda progressiva da visão periférica, *tinitus* pulsátil, dorsalgia ou cervicalgia e diplopia secundária a paresia do nervo abducente.[3,4,6] Ao exame neurológico é possível identificar perda de campo visual e papiledema.[29] Sempre deve ser questionado uso de algumas medicações que podem cursar com HII, como vitamina A e nitrofurantoína.[6]

A confirmação diagnóstica envolve a exclusão de todas as causas secundárias para a hipertensão intracraniana, como lesões com efeito de massa, trombose de seio venoso, infecção de sistema nervoso central ou malignidade. Dessa forma, é solicitado RM de crânio com angiografia fase venosa sem contraste. Já a TC de crânio sem contraste não é adequada, pois pode perder diagnósticos importantes como TVC e tumores isodensos.[28] A punção liquórica irá mostrar uma pressão de abertura geralmente maior que 25 cmH_2O, e a análise dos componentes, por definição, deve ser normal.[3,6]

O tratamento tem como objetivo melhorar os sintomas e reduzir o risco de perda visual.[28] Envolve como primeira linha a modificação da dieta e a perda de peso.[6,28] A acetazolamida, um inibidor da anidrase carbônica, mostrou-se eficaz para diminuir perda visual e sintomas de HII.[28] Em relatos de caso foi aventada a hipótese de teratogenicidade, acidose metabólica e distúrbios eletrolíticos no neonato, porém estudos maiores não confirmaram essa suspeita. Atualmente, não existe evidência para se opor ao uso de acetazolamida na gestação.[6,28] Pode-se iniciar 0,5 g por dia em doses divididas até no máximo 2 g por dia.[6]

Em relação à amamentação, não é contraindicada, pois sua dose no leite é baixa e é improvável causar dano ao lactente.[28] Outros diuréticos utilizados no tratamento da HII não estão indicados na gestação.[6]

A punção lombar seriada é utilizada na gestação.[6,28] No caso de perda visual grave e progressiva, está indicado o tratamento cirúrgico com fenestração do nervo óptico ou derivações como derivação lomboperitoneal ou ventriculoperitoneal.[3,6] As derivações foram utilizadas no tratamento de HII na gestação sem efeito adverso obstétrico ou neonatal, apesar de terem suas próprias complicações, como oclusão do *shunt*, infecção e hipotensão intracraniana.[28] Durante o parto normal, tem um aumento da hipertensão intracraniana transitória, porém não se relacionou a piores desfechos visuais, sendo então a via de parto de indicação obstétrica.[3,28]

A anestesia de neuroeixo ainda é a primeira opção em parto normal e cesárea, e tem sido usada com sucesso, apesar de haver uma preocupação com o aumento da pressão intracraniana ocasionado pela grande quantidade de fármaco administrado no espaço epidural.[28,29] Uma das opções é o posicionamento de um cateter intratecal que oferece a vantagem de minimizar o volume injetado, possibilitar um parto mais rápido e monitorizar a pressão intracraniana. Em pacientes com derivações, ainda existem recomendações conflitantes entre anestesia de neuroeixo e anestesia geral.[28]

Meningito

Meningite é a inflamação das meninges, as membranas que envolvem o SNC. As meningites agudas comunitárias são frequentemente causadas por vírus, na seguinte ordem decrescente de frequência: enterovírus (principalmente dos grupos Coxsackie B e Echovirus), herpes simples tipo 2, varicela-zóster e herpes-vírus simples tipo 1. As etiologias das meningites bacterianas comunitárias mais comuns, em ordem decrescente de frequência, são: *Streptococcus pneumoniae*, o pneumococo; *Neisseria meningitidis*, o meningococo; e *Listeria monocytogenes*, a listéria. No caso das meningites nosocomiais, ocorre aumento na incidência de infecções bacterianas estafilocócicas e de enterobactérias, dependendo da realização de procedimentos invasivos, como raquianestesias e procedimentos neurocirúrgicos.

O quadro clínico típico consiste em cefaleia intensa, rigidez de nuca e distúrbio da consciência, às vezes acompanhados de convulsões generalizadas. O encontro de pelo menos dois desses sinais e sintomas associados a história clínica sugestiva deve levantar a hipótese de meningite aguda. A tríade cefaleia, rigidez de nuca e distúrbio da consciência foi encontrada em apenas

44% de 696 adultos com meningite bacteriana acompanhados em estudo prospectivo, sendo mais comumente encontrada na meningite pneumocócica.[31]

O diagnóstico de meningite aguda deve ser clínico, sendo confirmado por meio de exames complementares com base na análise do LCR obtido por punção lombar. É recomendada a realização de TC de crânio antes da punção lombar nos pacientes com imunodepressão, doença prévia do SNC, convulsão recente, papiledema, nível de consciência alterado ou déficit neurológico focal. Independentemente da realização da punção lombar, se existir suspeita clínica de meningite bacteriana aguda, deve-se coletar duas hemoculturas urgentemente. Após a coleta das hemoculturas e da eventual punção lombar, deve-se iniciar dexametasona 0,15 mg/kg/dose, de preferência 15 a 20 minutos antes da administração da primeira dose da antibioticoterapia empírica, ou no máximo concomitantemente. A dose usual de dexametasona para adultos é de 8 a 10 mg por via intravenosa (IV), de 8 em 8 horas, e deve ser mantida somente se houver crescimento de *S. pneumoniae* em cultura ou coloração de Gram-sugestiva, por período de 4 dias.[32]

O tratamento empírico inicial da meningite bacteriana aguda deve se basear na idade e na existência de fatores predisponentes à infecção por patógenos específicos. Para adultos sem fatores de risco, é recomendado o uso de cefalosporina de terceira geração, enquanto para pacientes idosos a associação com ampicilina é necessária para a cobertura da *Listeria monocytogenes*. A adição de vancomicina ao esquema inicial é sugerida em países com taxa de resistência à ceftriaxona maior que 1% ou em situações com suspeita de contaminação iatrogênica, como pós-raquianestesia.[32]

CEFALEIAS PRIMÁRIAS

Tensional

Cefaleia tensional (CT) é a cefaleia mais comum na gestação, porém não é a mais comum na prática clínica por seu curso mais brando. Durante a gestação, a CT não tem evidência de piora e, ainda, pode melhorar em uma parcela significativa dos casos. A modulação que ocorre na gestação da serotonina e endorfinas pode estar relacionada com essa melhora.[4,33]

O diagnóstico se estabelece por meio de critérios clínicos que incluem uma cefaleia sem náusea e 2 dos seguintes 4: bilateral, não pulsátil, intensidade leve a moderada (lembrar uma intensidade até 7 na escala visual analógica – EVA) e que não piora com a atividade. Além disso, pode ser caracterizada como em aperto ou pressão, e pode vir acompanhada de foto ou fonofobia.[6,34] De forma prática, se a cefaleia está causando diminuição de funcionalidade, migrânea se torna mais provável do que CT. Considera-se cefaleia tensional crônica quando está presente em mais de 15 dias no mês e há mais de 3 meses.[34]

O tratamento da cefaleia tensional envolve a educação do paciente, a avaliação do uso excessivo de medicamentos analgésicos, instituir medidas não farmacológicas, prescrever medicação abortiva e avaliar o uso de medicação profilática.[34]

A educação do paciente envolve tranquilizar a paciente sobre a benignidade do quadro e explicar sobre o prognóstico da cefaleia na gestação. Em toda cefaleia crônica, é aconselhável questionar sobre o uso excessivo de analgésicos (será abordado em seção adiante), visto que sua retirada pode melhorar o quadro.[34] As medidas não farmacológicas incluem realizar um diário da cefaleia para acompanhar seu curso, reduzir o uso de cafeína, atividade física regular e hábitos de sono adequados.

Além disso, atualmente existem diversos tratamentos não farmacológicos que, apesar da falta de evidência para conclusões robustas, pelos menores riscos para o feto e a mãe, são particularmente interessantes na gestação.[33,35,36] Intervenções comportamentais como *biofeedback* com eletromiografia ou *skin-warming*; técnicas de relaxamento, principalmente o treino autógeno; terapia cognitivo-comportamental e terapia baseada em *mindfulness* mostraram tanto diminuir a intensidade, frequência quanto o impacto na qualidade de vida de pacientes com cefaleia tensional, particularmente crônica. Em algumas revisões a terapia baseada em *mindfulness* foi considerada com efeito comparável ao da terapia farmacológica.[35,36]

O benefício da acupuntura ainda é controverso, apesar de ensaio clínico randomizado em gestantes mostrar benefício com diminuição do uso de analgésicos e melhora de parâmetros de qualidade de vida; esse estudo não foi cego, diminuindo o efeito do benefício. Ainda assim, pode ser considerado nível de evidência I-II.[35-37]

Terapia física envolvendo o uso de exercícios de musculatura cervical em gestantes mostrou que pode diminuir frequência e intensidade da cefaleia, quando associada a outros métodos, como *biofeedback* e técnicas de relaxamento.[36,38]

Entre os neutracêuticos para CT está o magnésio, que tem uso controverso na gestação em razão do possível risco aumentado de morte neonatal.[33,35]

O tratamento farmacológico mostra uma paucidade de ensaios clínicos ainda maior do que as medidas não farmacológicas.[33] Quando existe a necessidade desse tipo de intervenção, deve-se buscar a menor dose efetiva pelo menor tempo de duração, e, quando precisa ser usado durante a amamentação, algumas referências orientam que se deve tomar logo após a amamentação e de preferência descartar o leite por 4 horas.

Pela via oral, o paracetamol costuma ser a primeira linha de tratamento.[4] Contudo, recentemente foram identificadas associações com transtorno do déficit de atenção com hiperatividade (TDAH), sintomas de hiperatividade, transtornos de conduta e transtornos do espectro autista no desenvolvimento da criança.[33] No Brasil, a dipirona é amplamente utilizada, sendo segura quando utilizada em dose baixa e pelo menor tempo possível, porém mostrou associação com tumores da criança como tumor de Wilm e leucemia, além do risco relacionado a agranulocitose e anemia aplásica.[39]

Inibidores não seletivos da COX-2 (naproxeno, ibuprofeno, diclofenaco) são seguros apenas no segundo trimestre, já que no primeiro têm associação com aborto e malformações congênitas, enquanto no terceiro trimestre têm associação com fechamento prematuro do ducto arterioso, paralisia cerebral, hemorragia intraventricular e alterações da função renal. Os inibidores seletivos da COX-2 estão contraindicados na gestação. Naproxeno, indometacina e ibuprofeno são compatíveis com a amamentação. Cafeína parece segura em doses baixas a moderada, porém nas doses altas tem efeito teratogênico e está associada a aborto, baixo peso ao nascer e parto prematuro, de forma que produtos contendo cafeína devem ser usados como segunda linha.[33] Pela via endovenosa, metoclopramida 10 mg com difenidramina 25 mg se mostrou segura e mais eficaz que codeína no tratamento da cefaleia em pacientes sem melhora com paracetamol.[33,36]

Na grande maioria das gestantes, não estará indicado o uso de profilaxia para CT, visto que o quadro costuma ser leve ou passível de manejo com medidas não farmacológicas e medicações abortivas. Além disso, as medicações que se costuma utilizar (amitriptilina, nortriptilina, venlafaxina) têm efeitos adversos relacionados ao feto.[33,34]

Migrânea

Migrânea é a cefaleia primária mais frequentemente identificada em pacientes que procuram atendimento médico. Classicamente se apresenta como cefaleia unilateral, pulsátil, com fotofobia, fonofobia, náuseas e intolerância ao exercício, embora pacientes com migrânea crônica possam sofrer modificação das crises com a evolução da doença.

Na minoria dos casos, a dor pode vir precedida ou acompanhada de fenômenos neurossensoriais, normalmente visuais ou somestésicos, configurando a migrânea com aura. Em relação ao curso das cefaleias primárias na gravidez, nem todas as pacientes terão uma resposta semelhante às modificações hormonais. Em geral, 50% das mulheres melhoram até o final do primeiro trimestre e mais de 80% melhoram até o final do segundo trimestre.

A indicação de tratamento profilático é decidida caso a caso, levando em conta gravidade e frequência das crises, resposta ao tratamento abortivo e opção da própria paciente. Em gestantes com indicação de iniciar ou manter tratamento profilático, propranolol é a droga com melhor relação entre efetividade e risco de efeitos adversos materno-fetais. Toxina botulínica, antidepressivos tricíclicos e gabapentina são alternativas, porém com pior perfil de segurança. Topiramato, valproato de sódio e anticorpos anti-CGRP estão contraindicados na gestação.[3]

O tratamento abortivo das crises pode ser realizado com o uso de paracetamol, metoclopramida e bloqueio de nervos occipitais com lidocaína, todas essas alternativas de moderada eficácia e altamente seguras.[3]

Em geral, enxaqueca preexistente não representa fator de risco para desfechos obstétricos negativos ou aumento da taxa de malformações fetais. No entanto, a enxaqueca pode ser considerada importante fator de risco para hipertensão e doenças vasculares durante a gravidez, além de aumentar a frequência de náuseas e hiperêmese gravídica.[4]

Cefaleia por uso excessivo de analgésicos

O uso regular e frequente de drogas para tratamento agudo das cefaleias pode levar a aumento de sua frequência, sendo um dos principais fatores de risco para a cronificação de uma migrânea episódica. O estabelecimento do diagnóstico envolve uma cefaleia com mais de 15 dias no mês em pacientes com cefaleia primária prévia, com uso excessivo e regular de uma ou mais medicações para tratamento agudo da cefaleia por mais de 3 meses.[40] O uso excessivo é estabelecido para derivados do ergot, triptanos, opioides ou analgésicos combinados com mais de 10 dias no mês, enquanto para analgésicos simples e AINE mais de 15 dias.[41] Como migrânea crônica e uso excessivo de medicação são situações que se sobrepõem, fica difícil estabelecer se o uso excessivo é consequência ou causa da cronificação.[40]

O tratamento ainda é controverso, e praticamente não estudado em gestantes. Ele envolve: psicoeducação, retirada do fármaco em uso excessivo, início de medicação preventiva para cefaleia e prescrição de medicação para diminuir sintomas de abstinência dos primeiros 10 dias. O primeiro passo do tratamento é a educação sobre esse tipo de consequência do uso excessivo e aconselhamento.[40,41] Essa abordagem pode se mostrar efetiva em mais de 70% dos casos menos complexos (sem comorbidades psiquiátricas, sem falha prévia de tratamento, sem uso excessivo de opioides, barbituratos ou benzodiazepínicos).[40] Por não envolver o uso de medidas farmacológicas, o aconselhamento é o preferível na gestante.

O tratamento também envolve a retirada abrupta (se analgésicos simples, AINE, triptanos e ergotamina) ou gradual (se opioide, barbitúricos ou benzodiazepínicos). Usualmente se inicia medicação profilática associada ao desmame, pois se mostrou mais benéfica que ambas as estratégias separadas.[27,40,42]

Os sintomas de abstinência podem durar de 2 a 10 dias, e seu tratamento pode ser realizado ambulatorialmente ou com internação hospitalar. Para o tratamento da cefaleia aguda nesse período, é trocada a classe de medicação que o paciente estava usando excessivamente; assim, se estava em uso excessivo de analgésico, pode utilizar triptano e vice-versa, além de outras medicações utilizadas para migrânea aguda, como antieméticos e neurolépticos.[40,41] No caso das gestantes, a medicação abortiva mais segura parece ser o metoclopramida e a difenidramina.[33] O uso do corticoide para diminuir os sintomas de abstinência é controverso. A maioria dos ensaios clínicos não demonstrou benefício em relação a placebo, porém o esquema utilizado costuma ser de 60 a 100 mg por 5 dias.[40]

Cefaleia em salvas

A cefaleia em salvas é caracterizada por crises muito graves de curta duração, com cefaleia unilateral acompanhada de sintomas autonômicas, como lacrimejamento, hiperemia ocular e rinorreia. É uma causa incomum de cefaleia primária e afeta principalmente homens. Em algumas mulheres com o diagnóstico prévio à gestação, o período de salvas, que é cíclico e costuma ser esperado, não se desenvolve durante os meses de gestação.[4]

REFERÊNCIAS BIBLIOGRÁFICAS

1. Raffaelli B, Siebert E, Körner J, Liman T, Reuter U, Neeb L. Characteristics and diagnoses of acute headache in pregnant women: a retrospective cross--sectional study. J Headache Pain. 2017,18(1):114.
2. Lim SY, Evangelou N, Jürgens S. Postpartum headache: diagnostic considerations. Pract Neurol. 2014;14:92-9.
3. Rayhill M. Headache in pregnancy and lactation. Contin Lifelong Learn Neurol. 2022;28(1):72-92.
4. Negro A, Delaruelle Z, Ivanova TA, Khan S, Ornello R, Raffaelli B, et al. Headache and pregnancy: a systematic review. J Headache Pain. 2017;18.
5. Robbins MS, Farmakidis C, Dayal AK, Lipton RB. Acute headache diagnosis in pregnant women. Neurology. 2015;85(12):1024-30.
6. Schoen JC, Campbell RL, Sadosty AT. Headache in pregnancy: an approach to emergency department evaluation and management. Western Journal of Emergency Medicine. 2015;16:291-301.
7. Robbins MS. Headache in pregnancy. Contin Lifelong Learn Neurol. 2018 Aug;24(4):1092-107.
8. Do TP, Remmers A, Schytz HW, Schankin C, Nelson SE, Obermann M, et al. Red and orange flags for secondary headaches in clinical practice: SNNOOP10 list. Neurology. 2019;92:134-44.
9. Wongtanasarasin W, Wittayachamnankul B. Clinical availability of SNOOP4 in acute non-traumatic headache patients admitted to the emergency department. Hong Kong J Emerg Med. 2020;102490792092868.

10. Expert Panel on MR Safety, Kanal E, Barkovich AJ, Bell C, Borgstede JP, Bradley WG, et al. ACR guidance document on MR safe practices: 2013. J Magn Reson Imaging JMRI. 2013;37(3):501-30.
11. Kanekar S, Bennett S. Imaging of neurologic conditions in pregnant patients. RadioGraphics. 2016;36(7):2102-22.
12. Ray JG, Vermeulen MJ, Bharatha A, Montanera WJ, Park AL. Association between MRI exposure during pregnancy and fetal and childhood outcomes. JAMA. 2016;316(9):952-61.
13. Committee Opinion No. 723: Guidelines for diagnostic imaging during pregnancy and lactation. Obstet Gynecol. 2017;130(4):e210-6.
14. Chappell LC, Cluver CA, Kingdom J, Tong S. Pre--eclampsia. The Lancet. 2021;398(10297):341-54.
15. Singhal AB. Posterior reversible encephalopathy syndrome and reversible cerebral vasoconstriction syndrome as syndromes of cerebrovascular dysregulation. Contin Lifelong Learn Neurol. 2021;27(5):1301-20.
16. Rocha EA, Topcuoglu MA, Silva GS, Singhal AB. RCVS2 score and diagnostic approach for reversible cerebral vasoconstriction syndrome. Neurology. 2019;92(7):e639-47.
17. Statement on Post-Dural Puncture Headache Management Committee of Origin: obstetric anesthesia (approved by the ASA House of Delegates). 2021.
18. Waters JFR. Neurologic complications of obstetric anesthesia. Contin Lifelong Learn Neurol. 2022;28(1):162-79.
19. Camargo EC, Singhal AB. Stroke in pregnancy. Obstet Gynecol Clin North Am. 2021;48(1):75-96.
20. Saposnik G, Barinagarrementeria F, Brown RD Jr, Bushnell CD, Cucchiara B, Cushman M, et al.; American Heart Association Stroke Council and the Council on Epidemiology and Prevention. Diagnosis and management of cerebral venous thrombosis: a statement for healthcare professionals from the American Heart Association/American Stroke Association. Stroke. 2011;42(4):1158-92.
21. Miller EC, Leffert L. Stroke in pregnancy: a focused update. Anesth Analg. 2020;1085-96.
22. Kashkoush AI, Ma H, Agarwal N, Panczykowski D, Tonetti D, Weiner GM, et al. Cerebral venous sinus thrombosis in pregnancy and puerperium: a pooled, systematic review. J Clin Neurosci. 2017;39:9-15.
23. Petersenn S, Christ-Crain M, Droste M, Finke R, Flitsch J, Kreitschmann-Andermahr I, et al. Pituitary disease in pregnancy: special aspects of diagnosis and treatment? Geburtshilfe Frauenheilkd. 2019;79(4):365-74.
24. Bateman BT, Schumacher HC, Bushnell CD, Pile-Spellman J, Simpson LL, Sacco RL, et al. Intracerebral hemorrhage in pregnancy: frequency, risk factors, and outcome. Neurology. 2006;67(3):424-9.
25. Nussbaum ES, Goddard JK, Davis AR. A systematic review of intracranial aneurysms in the pregnant patient: a clinical conundrum. Eur J Obstet Gynecol Reprod Biol. 2020;254:79-86.
26. Beighley A, Glynn R, Scullen T, Mathkour M, Werner C, Berry JF, et al. Aneurysmal subarachnoid hemorrhage during pregnancy: a comprehensive and systematic review of the literature. Neurosurg Rev. 2021;44(5):2511-22.
27. Chiang CC, Schwedt TJ, Wang SJ, Dodick DW. Treatment of medication-overuse headache: a systematic review. Cephalalgia. 2016;36(4):371-86.
28. Karmaniolou I, Petropoulos G, Theodoraki K. Management of idiopathic intracranial hypertension in parturients: anesthetic considerations. Can J Anaesth J Can Anesth. 2011;58(7):650.
29. Kesler A, Kupferminc M. Idiopathic intracranial hypertension and pregnancy. Clin Obstet Gynecol. 2013;56(2):389-96.
30. Sundholm A, Burkill S, Waldenlind E, Bahmanyar S, Nilsson Remahl AIM. A national Swedish case-control study investigating incidence and factors associated with idiopathic intracranial hypertension. Cephalalgia. 2021;41(14):1427-36.
31. van de Beek D, de Gans J, Spanjaard L, Weisfelt M, Reitsma JB, Vermeulen M. Clinical features and prognostic factors in adults with bacterial meningitis. N Engl J Med. 2004;351(18):1849-59.
32. Aksamit AJ, Berkowitz AL. Meningitis. Contin Lifelong Learn Neurol. 2021;27(4):836-54.
33. Saldanha IJ, Cao W, Bhuma MR, Konnyu KJ, Adam GP, Mehta S, et al. Management of primary headaches during pregnancy, postpartum, and breastfeeding: a systematic review. Headache. 2021;61:11-43.
34. Becker WJ, Findlay T, Moga C, Scott NA, Harstall C, Taenzer P. Guideline for primary care management of headache in adults. Can Fam Physician Med Fam Can. 2015;61(8):670-9.
35. Grazzi L, Toppo C, D'Amico D, Leonardi M, Martelletti P, Raggi A, et al. Non-pharmacological approaches to headaches: non-invasive neuromodulation, nutraceuticals, and behavioral approaches. Int J Environ Res Public Health. 2021;18: 1-17.
36. Bushman ET, Cozzi G, Sinkey RG, Smith CH, Varner MW, Digre K. Randomized controlled trials of headache treatments in pregnancy: a systematic review. Am J Perinatol. 2021;38:E102-8.

37. da Silva JBG, Nakamura MU, Cordeiro JA, Kulay L. Acupuncture for tension-type headache in pregnancy: a prospective, randomized, controlled study. Eur J Integr Med. 2012;4(4).
38. Marcus DA, Scharff L, Turk DC. Nonpharmacological management of headaches during pregnancy. Psychosom Med. 1995;57(6):527-35.
39. de Aragão FF, Tobias AF. Pharmacological treatment of pain in pregnancy. Braz J Pain. 2019;2(4).
40. Diener HC, Antonaci F, Braschinsky M, Evers S, Jensen R, Lainez M, et al. European Academy of Neurology guideline on the management of medication-overuse headache. Eur J Neurol. 2020;27(7):1102-16.
41. Kowacs F, Roesler CA de P, Piovesan ÉJ, Sarmento EM, de Campos HC, Maciel JA, et al. Consensus of the Brazilian headache society on the treatment of chronic migraine. Arq Neuropsiquiatr. 2019;77(7):509-20.
42. Carlsen LN, Munksgaard SB, Nielsen M, Engelstoft IMS, Westergaard ML, Bendtsen L, et al. Comparison of 3 treatment strategies for medication overuse headache: a randomized clinical trial. JAMA Neurol. 2020;77(9):1069-78.

35

Doenças respiratórias virais agudas na gravidez: gripe H1N1 e covid-19

Évelyn Traina
Alan Roberto Hatanaka

INFLUENZA

Introdução

A influenza é uma doença respiratória viral aguda que afeta indivíduos de todas as idades no mundo todo. É causada por um vírus da família *Orthomyxoviridae*, sendo de três tipos: A, B e C. Raramente, o vírus C causa doença respiratória em humanos. O vírus A é classificado de acordo com duas glicoproteínas de superfície: H (hemaglutinina, alvo das vacinas) e N (neuraminidase, alvo dos antivirais).[1]

Há 18 subtipos diferentes de glicoproteína H e 11 de N, havendo muitas combinações possíveis. As que circulam mais frequentemente nos humanos são 3 subtipos da hemaglutinina (H1, H2 e H3) e dois subtipos de neuraminidases (N1 e N2). O vírus B tem propriedades antigênicas e genéticas que mudam mais vagarosamente. Por isso o vírus A é o que mais frequentemente causa pandemias globais. As epidemias por influenza são frequentes, e os fatores associados à gravidade provavelmente estão relacionados à transmissibilidade e suscetibilidade da população. Atualmente, os subtipos mais agressivos são H1N1, H3N2 e influenza B.

Quadro clínico e diagnóstico

A transmissão se dá por contato direto, por meio de secreções respiratórias, gotículas e aerossóis. A doença também pode ser adquirida por contato com superfícies contaminadas. A influenza é uma doença sazonal, ocorrendo principalmente nos meses frios. Em indivíduos imunocompetentes, a disseminação viral começa com o início dos sintomas, atinge o pico em 1 a 2 dias e depois rapidamente declina, não havendo vírus detectável após 5 a 10 dias. A disseminação viral pode ser mais longa em imunocomprometidos, portadores de doenças crônicas e obesos. O período de incubação varia de 1 a 4 dias, com uma média de 2 dias.[2]

A influenza mais frequentemente causa uma doença respiratória aguda não complicada, com início abrupto, caracterizada por febre, tosse, mialgia, calafrios e fraqueza, que persiste geralmente por 2 a 8 dias. São sintomas comuns a muitas outras doenças virais. Uma minoria dos pacientes vai evoluir para quadros graves com insuficiência respiratória, hipoxemia e maior risco de necessidade de suporte ventilatório e cuidados intensivos.[3] Manifestações extrapulmonares são raras.

O exame físico é pobre, com sinais comuns em doenças de vias aéreas superiores, como febre e hiperemia de orofaringe. Não costuma haver alterações laboratoriais, e a radiografia de tórax é normal.

O quadro é autolimitado, regredindo em 10 a 14 dias. A fadiga pode permanecer por mais tempo. A influenza pode exacerbar outras condições de base, como asma, doença pulmonar ou cardíaca. A complicação mais comum da doença é a pneumonia bacteriana, viral ou mista, que acontece em 0,5% dos casos em indivíduos saudáveis, mas até 2,5% naqueles com condições predisponentes. A pneumonia deve ser suspeitada em indivíduos com persistência dos sintomas, incluindo febre e dispneia, após o início da doença. Pacientes com infecção bacteriana secundária geralmente apresentam uma melhora inicial do quadro clínico, seguida por retorno da febre ou tosse produtiva. Nesses casos o exame físico e os exames de imagem vão mostrar alterações típicas de acometimento pulmonar.[3]

O diagnóstico é eminentemente clínico e deve ser suspeitado nos pacientes com sintomas sugestivos. A testagem do vírus não é necessária para tomada de decisão sobre prescrever ou não medicação antiviral. O diagnóstico deve se basear nos sinais e sintomas e em fatores epidemiológicos. A testagem pode ser indicada nos casos em que o resultado vá mudar a conduta.[4] Em períodos de grande circulação viral, o teste pode ser indicado em imunocomprometidos ou outras situações de risco, como na gestação, em pacientes com sintomas respiratórios e exacerbação de uma doença de base e em indivíduos hospitalizados. No entanto, não se deve adiar a terapia para aguardar o resultado do teste.

Os testes possíveis são:

- RT PCR: sensibilidade alta, porém alto custo e resultado em 1 a 8 horas.
- Teste de antígeno ou teste rápido: resultado rápido, sensibilidade menos, porém boa especificidade.
- Imunoensaio digital: sensibilidade intermediária.

A amostra deve ser colhida nos primeiros 4 dias após o início dos sintomas, preferencialmente de orofaringe.

O diagnóstico diferencial inclui outras doenças respiratórias, como covid-19, vírus sincicial respiratório, MERS CoV, resfriado comum e pneumonia bacteriana.

Gestantes e puérperas até 2 semanas pós-parto constituem grupos de risco para a doença grave, e mulheres com doenças de base têm risco ainda maior. A transmissão transplacentária do vírus é rara,[5] mas a doença já foi associada a intercorrências obstétricas, como algumas anomalias fetais,[6] perda gestacional, prematuridade e baixo peso ao nascer.[7] O clínico deve, portanto, ficar atento quanto aos sinais da doença no ciclo gravídico-puerperal. Mulheres com desidratação, taquipneia, dor torácica, alteração do estado mental, complicações obstétricas ou comorbidades devem prontamente ser orientadas a procurar atendimento médico.

Tratamento e prevenção

A decisão da terapia antiviral, como já citado, deve se basear em critérios clínicos e epidemiológicos, independentemente do estado vacinal e não devendo ser adiada enquanto se aguarda o resultado dos testes.

Para gestantes e mulheres até 2 semanas pós-parto com influenza suspeita ou confirmada, está indicada a terapia antiviral imediatamente, preferencialmente até 48 horas após o início dos sintomas. O início da medicação após esse período está associado a pior desfecho, mas ainda assim pode ser recomendado.

Os antivirais disponíveis são inibidores da neuraminidase e agem diminuindo a propagação do vírus. O agente de escolha é o osetalmivir, graças à ampla experiência clínica.[8] Deve ser utilizado na posologia de 75 mg (1 comprimido), via oral, de 12 em 12 horas (150 mg/dia), por 5 dias. Um tratamento de duração mais longa, até 10 dias, pode ser indicado em indivíduos imunocomprometidos ou gravemente doentes. Outra droga que pode ser utilizada na gestação é o zanamivir, um inibidor da neuraminidase inalatório, usado na posologia de 5 mg/dose, duas inalações sequenciais (total de 20 mg/dia), por 5 dias.[1] No entanto, tem uso restrito em pacientes com doença pulmonar obstrutiva crônica e é menos disponível comercialmente no Brasil. O tratamento sintomático é o mesmo recomendado para outras doenças respiratórias na gestação, devendo-se recomendar a ingestão adequada de água e o controle da febre, com acetaminofeno ou paracetamol.

Pacientes com sinais de infecção bacteriana secundária devem ser tratadas empiricamente ou de acordo com o resultado de bacterioscopia e cultura, quando disponíveis.

A supervisão fetal deve se basear nas condições da paciente e no julgamento clínico. A decisão de resolução da gestação deve se basear também nas condições materno-fetais e critérios individuais. A via de parto deve seguir recomendações obstétricas.

A principal forma de prevenção da doença é a vacinação. A vacina para influenza está no calendário vacinal da gestante e deve ser recomendada logo que possível, assim que iniciada a fase de sazonalidade da doença, em qualquer período gestacional. A vacinação desempenha papel central na prevenção da doença grave, diminuindo o risco de hospitalização e ainda conferindo proteção ao recém-nascido. A imunização antenatal induz a passagem de imunoglobulina G (IgG) pela placenta e de imunoglobulina A (IgA) pelo leite materno, protegendo a criança nos primeiros meses de vida, quando ainda não é elegível para vacinação.[9,10] A vacina oferecida no Brasil é segura e protege contra os vírus A e B, podendo ser tri ou tetravalente.

A profilaxia antiviral está indicada em mulheres não vacinadas que tiveram contato com caso suspeito, na posologia de metade da dose, porém com duração de 10 dias, podendo-se utilizar o osetalmivir ou zanamivir.

Outras medidas profiláticas incluem diminuir o risco de contato, como distanciamento social, uso de máscaras e higiene de mãos, além de medidas de educação em saúde, orientando a população a evitar visitas se sintomas respiratórios, uso de *banners* em serviços de saúde e triagem de sintomáticos.

COVID-19

Introdução

O coronavírus (SARS-CoV-2) é um importante patógeno que infecta humanos e animais. Foi identificado após um surto de pneumonia na província de Wuhan, na China, que se iniciou em dezembro de 2019, espalhou-se rapidamente pelo país e culminou com uma pandemia de dimensões globais. A pandemia por covid-19 foi oficialmente decretada em 11 de março de 2020 e constitui-se em um dos maiores desafios da humanidade.

Atualmente, graças às mutações virais e principalmente à vacinação em larga escala, a doença diminuiu suas características de gravidade e o número de internações e óbitos caiu drasticamente. Em 5 de maio de 2023, a Organização Mundial da Saúde (OMS) declarou o fim da Emergência de Saúde Pública de Importância Internacional (ESPII) referente à covid-19.[11] Isso não significa o fim da doença; significa apenas que os países devem conduzir o manejo da covid-19 junto com o de outras doenças, não devendo minimizar medidas de prevenção ou assistência.

O SARS-CoV-2 é um RNA vírus da família betacoronavírus. Assim como outros vírus, ele evolui continuamente, porém a maioria das mutações tem pouco ou nenhum impacto na função viral. Algumas mutações ganham especial atenção graças a sua capacidade de disseminação rápida ou implicações clínicas, sendo chamadas variantes de preocupação. Entre as mais recentes destaca-se a variante Ômicron, associada a alta transmissibilidade e maior taxa de reinfecção, porém com menor evolução para doença grave.[12]

Desde os primeiros relatos feitos em Wuhan, mais de 500 milhões de casos foram confirmados no mundo todo.[13] No Brasil, foram notificados quase 40 milhões de casos, resultando em mais de 700 mil mortes.[14]

A gravidez, incialmente, não foi considerada um fator de risco. Porém, com a evolução da pandemia, a doença se mostrou especialmente grave no ciclo gravídico-puerperal, respondendo por cerca de 1% de todos os casos de síndrome respiratória aguda grave (SRAG).[15] Gestantes infectadas têm maior risco de desfecho obstétrico adverso, como pré-eclâmpsia, prematuridade, admissão em unidade de terapia intensiva (UTI), infecções e morbimortalidade materna e neonatal.[16,17] A doença é mais severa no segundo e terceiro trimestres e na presença de comorbidades, como obesidade, cardiopatia, diabetes e asma.[18] O manejo do binômio materno-fetal no contexto da doença grave é extremamente desafiador, e a covid-19 trouxe à tona a importância da atenção multidisciplinar a esses casos. O comportamento da doença também variou ao longo da pandemia, com aumento do número de casos graves e óbitos em 2021 e redução significativa após a introdução da vacina. Atualmente, felizmente, os casos graves e admissões em UTI são raros.

Quadro clínico e diagnóstico

A principal forma de transmissão é por via respiratória através de contato próximo ou de superfícies contaminadas. A transmissibilidade começa alguns dias antes do início dos sintomas e é particularmente alta nos primeiros dias da doença, caindo após esse período e sendo improvável depois de 7 dias.[19] A transmissibilidade varia de acordo com vários fatores, como o tipo e o tempo de exposição, o uso de medidas preventivas e a suscetibilidade individual. A transmissão a partir de indivíduos assintomáticos também tem sido bem documentada.[20]

O período de incubação varia de 2 a 14 dias, com média de 5 dias; para a variante Ômicron parece ser discretamente mais curto. Os sintomas da doença na gestação são similares aos da população não gestante, e incluem tosse, febre, dispneia, mialgia, cefaleia, dor de garganta, diarreia, rinorreia, náuseas e vômitos, perda ou alteração do olfato e paladar, podendo ser indistinguível de outras infecções respiratórias agudas exceto pelas alterações do olfato e paladar, que são muito sugestivas da covid-19.[18] Na maioria dos casos, os sintomas melhoram em cerca de 7 dias, porém a doença pode evoluir para um quadro de acometimento pulmonar grave e resposta inflamatória intensa, com acometimento de múltiplos órgãos e risco de óbito.

A síndrome respiratória aguda grave (SRAG) é a principal complicação da doença. Outras incluem: complicações cardiovasculares, tromboembolismo, encefalopatia, resposta inflamatória intensa e infecção secundária. Vale ressaltar que as modificações fisiológicas da gravidez podem exacerbar a sintomatologia da doença e favorecer a evolução para quadros graves.

Classicamente, a doença pode ser classificada em leve, moderada ou grave, conforme descrito na Tabela 1.

Uma vez que a avaliação do estado de saúde da gestante pode ser desafiadora, recomenda-se que o profissional utilize o escore de alerta modificado precoce (MEOWS), descrito na Tabela 2, como ferramenta de apoio à decisão. Mulheres com dois ou mais sinais de alerta amarelo, ou 1 ou mais sinais de alerta vermelho, devem ser encaminhadas para avaliação especializada.

Os achados laboratoriais mais frequentes incluem linfopenia, elevação de aminotransferases e de provas de atividade inflamatória. A radiografia de tórax costuma ser normal na doença leve, e a tomografia está indicada apenas nos casos com sinais de acometimento pulmonar, tendo como alterações mais frequentes consolidação e opacificações em vidro fosco.

A confirmação da doença hoje é facilmente acessível por testes de biologia molecular (RT-PCR) ou por meio da detecção do antígeno (testes rápidos). O RT-PCR detecta fragmentos de RNA viral em amostra colhida em naso ou orofaringe. O melhor desempenho do teste é quando a coleta é realizada entre o terceiro e o sétimo dia de sintoma. Resultados positivos são confirmatórios para infecção, mas resultados negativos não a descartam, devendo ser repetidos quando há forte suspeição clínica ou se a confirmação do diagnóstico vai mudar a conduta. Os testes rápidos têm a vantagem de serem fáceis e de fácil acesso e não necessitarem de estrutura laboratorial.

TABELA 1 Classificação da covid-19 segundo a gravidade[18]

Leve	Moderada	Grave
Síndrome gripal ▪ Tosse ▪ Dor de garganta ▪ Coriza ▪ Perda de olfato ▪ Alteração do paladar ▪ Diarreia ▪ Dor abdominal ▪ Febre ▪ Calafrios ▪ Mialgia ▪ Fadiga ▪ Cefaleia	Tosse persistente + febre persistente diária OU Tosse persistente + piora progressiva de outro sintoma (adinamia, hipotermia, diarreia) OU Pelo menos 1 dos sintomas acima + fator de risco	SRAG Síndrome gripal que apresente: ▪ Dispneia ▪ Pressão tórax ▪ Saturação de O_2 < 95% ▪ Cianose ▪ Oligúria ou hipotensão

SRAG: síndrome respiratória aguda grave.

TABELA 2 Escore de alerta obstétrico modificado (MEOWS)

Parâmetro	Normal	Alerta amarelo	Alerta vermelho
Frequência respiratória (rpm)	11-19	20-24	< 10 ou > 25
Saturação O_2 (%)	96-100		≤ 95
Temperatura (°C)	36-37,6	35,1-35,9 37,5-37,9	< 35 ≥ 38
Frequência cardíaca (bpm)	60-99	50-59 100-119	≤ 89 ≥ 120
Pressão arterial sistólica (mmHg)	100-129	90-99 140-159	≤ 89 ≥ 160
Pressão arterial diastólica (mmHg)	50-89	40-49 90-99	≤ 39 ≥ 100
Sensório	Alerta		Alterado

Fonte: adaptado de Poon et al.[21]

São realizados em *swab* nasal e atualmente há várias opções de autotestes disponíveis no mercado. Devem ser feitos nos primeiros 5 a 7 dias de sintomas. Apesar de menos sensíveis que o RT-PCR, a eficácia do teste é boa. Resultados positivos confirmam a infecção, mas resultados negativos, da mesma forma que para o RT-PCR, não descartam e devem ser repetidos a depender da indicação e suspeição clínica.

Idealmente, todos os indivíduos com suspeita clínica deveriam ser testados. A testagem de contactantes assintomáticos está indicada apenas nas situações em que medidas de saúde pública ou de prevenção sejam prioritárias. Os testes sorológicos atualmente não têm mais aplicabilidade clínica.

O diagnóstico diferencial inclui outras infecções virais ou bacterianas respiratórias agudas.

Tratamento e prevenção

O tratamento da doença visa ao alívio dos sintomas gripais, dando-se preferência ao uso do paracetamol ou acetaminofeno. Orientar hidratação oral e fazer reavaliações periódicas quanto aos critérios de agravamento da doença. O oseltamivir está indicado quando o início dos sintomas se deu há menos de 48 horas e quando não foi possível descartar influenza. No caso de evolução para doença grave, a conduta deve seguir os protocolos para assistência à gestante em UTI. A antibioticoterapia está indicada apenas nos casos em que há sinais de infecção bacteriana secundária. A heparina profilática é indicada apenas nos casos moderados ou graves, com indicação de hospitalização pela doença, devendo respeitar os protocolos de tromboprofilaxia.[1] Vale ressaltar que a gestação não é motivo para postergar medidas como intubação orotraqueal, uso de drogas vasoativas ou pronação, quando indicadas. Felizmente, atualmente esse contexto é raro, sendo a maioria dos casos de doença leve.

As medidas de prevenção incluem higienização das mãos e medidas de etiqueta respiratória. Apesar da não obrigatoriedade do uso de máscaras, mantém-se a sugestão para sintomáticos respiratórios e situações de risco.

O isolamento recomendado atualmente é de 5 dias a partir do início dos sintomas ou da positividade do teste no caso de assintomáticos, sendo o primeiro dia contado como D0.

A principal medida para prevenção da doença é a vacinação. Apesar de as gestantes e puérperas não terem sido inIcialmente incluídas nos *trials*, a vacinação já se mostrou segura e eficaz para essas mulheres.[22,23]

As vacinas recomendadas para vacinação de gestantes e puérperas no Brasil são as vacinas de vírus inteiro inativado (Coronavac®) ou RNA viral (Pfizer ®). Todas as gestantes devem ser informadas sobre a eficácia, segurança e importância da vacinação. É importante ressaltar que, além do esquema básico, devem ser feitas as doses de reforço, de preferência com a vacina de RNA viral e atualmente contemplando também a variante Ômicron.[24] A vacina pode ser aplicada em qualquer trimestre da gravidez.

Considerações específicas do ciclo gravídico-puerperal

A transmissão vertical do SARS-CoV2 tem sido reportada como sendo de menos de 2%, mas apenas poucos casos foram confirmados como de infecção intrauterina. Em vários casos, a infecção pode ter ocorrido no período pós-natal. De qualquer forma, não há maiores preocupações quanto ao acometimento do feto ou infecção do recém-nascido, não tendo sido observadas malformações fetais ou doença neonatal grave.

A vigilância fetal é recomendada nos casos de doença moderada ou grave, podendo-se lançar mão de ultrassonografia com dopplerfluxometria, perfil biofísico fetal e cardiotografia. Nos casos de exames alterados, lembrar de avaliar e corrigir condições maternas como desidratação, sedação e hipoxemia. Nos quadros leves a supervisão fetal deve seguir recomendações individuais.

Não há indicação de antecipação do parto ou modificação da via de parto pela doença. A assistência deve seguir recomendações obstétricas. O manejo do terceiro período é habitual, o clampeamento do cordão oportuno, e deve se estimular o contato pele a pele. A mãe deve ser orientada a manter o uso de máscara e a intensificar a higienização de mãos. O aleitamento é liberado, mantendo-se essas medidas de cuidado.

CONSIDERAÇÕES FINAIS

As pandemias por influenza e covid-19 mostraram a potencial gravidade de infecções comuns no ciclo gravídico-puerperal. O agravamento da doença e o número de óbitos foram proporcionalmente maiores nesse grupo do que na população geral. Além disso, o manejo do binômio é desafiador, e por vezes as decisões para salvaguardar a vida da mãe e do feto são extremamente aflitivas. Isso sem citar o impacto psicológico e social que as doenças provocaram nas gestantes e puérperas.

No entanto, também trouxeram a importância do cuidado multidisciplinar, ajudaram no conhecimento do manejo da doença grave e deixam para sempre a relevância de um olhar cuidadoso para essa população, no contexto de infecções globais ou em situações especiais de cuidado à saúde.

REFERÊNCIAS BIBLIOGRÁFICAS

1. Brasil. Ministério da Saúde. Secretaria de Atenção Primária à Saúde. Manual de gestação de alto risco. Versão preliminar. Brasília, DF, 2022. Disponível em: https://portaldeboaspraticas.iff.fiocruz.br/wp-content/uploads/2022/03/manual_gestacao_alto_risco.pdf. Acesso em: fev. 2024.

2. Lau LLH, Cowling BJ, Fang VJ, Chan KH, Lau EHY, Lipsitch M, et al. Viral shedding and clinical illness in naturally acquired influenza virus infections. J Infect Dis. 2010;201(10):1509-16.
3. Fleming DM. Influenza diagnosis and treatment: a view from clinical practice. Philos Trans R Soc Lond B Biol Sci. 2001;356(1416):1933-43.
4. Centers for Disease Control and Prevention (CDC). Guide for considering influenza testing when influenza viruses are circulating in the community. 2020. Disponível em: https://www.cdc.gov/flu/professionals/diagnosis/consider-influenza-testing.htm. Acesso em: fev. 2024.
5. Irving WL, James DK, Stephenson T, Laing P, Jameson C, Oxford JS, et al. Influenza virus infection in the second and third trimesters of pregnancy: a clinical and seroepidemiological study. BJOG. 2000;107(10):1282-9.
6. Luteijn JM, Brown MJ, Dolk H. Influenza and congenital anomalies: a systematic review and meta-analysis. Hum Reprod. 2014;29(4):809-23.
7. Filho JQ, Junior FS, Lima TBR, Viana VAF, Burgoa JSV, Soares AM, et al. Perinatal outcomes of asynchronous influenza vaccination, Ceará, Brazil, 2013-2018. Emerg Infect Dis. 2021;27(9):2409-20.
8. Chow EJ, Beigi RH, Riley LE, Uyeki TM. Clinical effectiveness and safety of antivirals for influenza in pregnancy. Open Forum Infect Dis. 2021;8(6).
9. Wutzler P, Schmidt-Ott R, Hoyer H, Sauerbrei A. Prevalence of influenza A and B antibodies in pregnant women and their offspring. J Clin Virol. 2009;46(2):161-4.
10. Schlaudecker EP, Steinhoff MC, Omer SB, McNeal MM, Roy E, Arifeen SE, et al. IgA and neutralizing antibodies to influenza a virus in human milk: a randomized trial of antenatal influenza immunization. PLoS One. 2013;8(8).
11. Coronavirus disease (covid-19). Disponível em: https://www.who.int/emergencies/diseases/novel-coronavirus-2019. Acesso em: 9 maio 2023.
12. Nyberg T, Ferguson NM, Nash SG, Webster HH, Flaxman S, Andrews N, et al. Comparative analysis of the risks of hospitalisation and death associated with SARS-CoV-2 omicron (B.1.1.529) and delta (B.1.617.2) variants in England: a cohort study. Lancet. 2022;399(10332):1303-12.
13. Covid-19 Map – Johns Hopkins Coronavirus Resource Center. Disponível em: https://coronavirus.jhu.edu/map.html. Acesso em: fev. 2024.
14. Coronavírus Brasil. Disponível em: https://covid.saude.gov.br/. Acesso em: fev. 2024.
15. OOBr SRAG. Disponível em: https://observatorioobstetrico.shinyapps.io/covid_gesta_puerp_br/. Acesso em: fev. 2024.
16. Healy CM. Covid-19 in pregnant women and their newborn infants. JAMA Pediatr. 2021;175(8):781-3.
17. Villar J, Ariff S, Gunier RB, Thiruvengadam R, Rauch S, Kholin A, et al. Maternal and neonatal morbidity and mortality among pregnant women with and without covid-19 infection: The INTERCOVID Multinational Cohort Study. JAMA Pediatr. 2021;175(8):817-26.
18. Brasil. Ministério da Saúde. Manual de recomendações para assistência à gestante e puérpera frente à pandemia de covid-19. 2.ed. Brasília, DF, 2021. Disponível em: http://bvsms.saude.gov.br/bvs/publicacoes/manual_assistencia_gestante_puerpera_covid-19_2ed.pdf. Acesso em: fev. 2024.
19. Meyerowitz EA, Richterman A, Gandhi RT, Sax PE. Transmission of SARS-CoV-2: a review of viral, host, and environmental factors. Ann Intern Med. 2021;174(1):69-79.
20. Rothe C, Schunk M, Sothmann P, Bretzel G, Froeschl G, Wallrauch C, et al. Transmission of 2019-nCoV infection from an asymptomatic contact in Germany. N Engl J Med. 2020;382(10):970-1.
21. Poon LC, Yang H, Dumont S, Lee JCS, Copel JA, Danneels L, et al. ISUOG interim guidance on coronavirus disease 2019 (covid-19) during pregnancy and puerperium: information for healthcare professionals: an update. Ultrasound Obstet Gynecol. 2020;55(6):848-62.
22. Shook LL, Edlow AG. Safety and efficacy of coronavirus disease 2019 (covid-19) mRNA vaccines during lactation. Obstetrics and gynecology. 2023;141(3):483-91.
23. Villar J, Soto Conti CP, Gunier RB, Ariff S, Craik R, Cavoretto PI, et al. Pregnancy outcomes and vaccine effectiveness during the period of omicron as the variant of concern, InterCovid-2022: a multinational, observational study. Lancet. 2023;401(10375):447-57.
24. Brasil. Ministério da Saúde. Programa Nacional de Imunizações. Disponível em: https://www.gov.br/saude/pt-br/coronavirus/vacinas/pni. Acesso em: fev. 2024.

36

Tromboembolismo venoso: trombose venosa profunda e tromboembolismo pulmonar

Fernanda Couto Fernandes
Jaquelina Sonoe Ota Arakaki
Jaqueline Brandão Mazzola

INTRODUÇÃO

O tromboembolismo venoso (TEV) é condição patológica possível na gestação em razão do estado pró-trombótico desencadeado no ciclo gravídico-puerperal. A prevalência estimada na literatura é de 1 a cada 1.600 gestações.[1] A dimensão dessa afecção na realidade brasileira é desconhecida por não haver estudos com dados oficiais sobre esse tema, já que ainda temos maior prevalência das causas clássicas de mortalidade materna: hemorragia, hipertensão e infecção. O TEV é representado principalmente pela trombose venosa profunda (TVP) e pelo tromboembolismo pulmonar agudo (TEP).

O corpo se prepara durante a gravidez visando reduzir perdas excessivas de sangue durante o pós-parto imediato e durante o puerpério.[2] Pode-se falar que a gestação é um estado pró-trombótico fisiológico e que pode ser racionalizado quando comparamos as modificações gravídicas e puerperais com a tríade de Virchow, a seguir descrita.

Hipercoagulabilidade

A gestação induz a aumento dos fatores coagulação (I, II, VII, VIII, IX e X), diminuição da proteína S e aumento da resistência à proteína C ativada,[3] além do aumento dos fatores de inibição da fibrinólise[4] como PAI-1 e PAI-2. Outro fator aumentado fisiologicamente durante a gestação é o D-dímero. Por essa razão, fazer diagnósticos de alterações dos fatores de coagulação durante o período gravídico-puerperal tem suas limitações em diferenciar o que seria patológico do que é fisiológico do próprio período.

Dano endotelial

Pode ocorrer durante toda a gestação, como durante a nidação e durante a remodelação das artérias uteroespiraladas. Porém, ocorre com mais intensidade no parto e no puerpério, pois o dano endotelial pode ser amplificado pela dequitação, pelos partos vaginais operatórios (fórceps e vácuo-extrator) e pelo parto cesáreo.[3]

Estase venosa

A diminuição do retorno venoso é desencadeada tanto pela compressão dos vasos ilíacos pelo útero gravídico quanto pela diminuição do tônus vascular pela ação da progesterona, causando dilatação e diminuição da velocidade do fluxo sanguíneo.[5]

Suspeitar dessa condição na gestação tem empecilhos, já que há sobreposição dos sintomas da gestação com os de TEV, o que pode retardar o diagnóstico e agregar mais morbidade. Assim, todas as gestantes merecem uma triagem com o auxílio de protocolos e de escalas de risco para TEV na gestação e no puerpério. Essa ação facilita a identificação de pacientes que se beneficiariam, além da profilaxia mecânica, da associação com a profilaxia farmacológica. A agregação do estado gravídico e puerperal com outros fatores comuns na atualidade, como a obesidade, a idade materna avançada e o parto cesáreo, aumenta a suscetibilidade desse grupo de pacientes para os fenômenos tromboembólicos.

EPIDEMIOLOGIA

A maioria dos estudos informa que a incidência de TEV na gestação é similar nos três trimestres, mas há relatos que refutam essa informação. Por exemplo, um grande estudo publicado em 2012[6] incluindo mais de 900 mil pacientes do Reino Unido de 255 instituições com idade entre 15 e 44 anos entre os anos de 1987 e 2004 demonstrou resultados diferentes. A taxa de TEV foi maior no terceiro trimestre, atingindo o pico no pós-parto precoce com aumento de até 20 vezes quando comparado com a população não gestante, sendo o risco máximo nas 6 semanas pós-parto.[7]

Todavia, permanece risco residual por até 12 a 18 semanas do nascimento. Só após esse período o risco de TEV seria semelhante ao da população geral. Levando em consideração a fisiopatologia, os fatores da tríade de Virchow se acentuam no final da gestação e no puerpério, o que também nos leva a introduzir, por exemplo, profilaxia medicamentosa de TEV apenas no terceiro trimestre em alguns contextos clínicos. Ressalta-se que a população estudada era de maioria branca, podendo esses resultados não ser semelhantes em outras populações.

O efeito da gestação no risco de TEV pode ser dimensionado quando se compara essa população a uma população controle de mesmas características, porém não gestantes: o risco de TEV aumenta de 5 a 10 vezes nesse período,[8] atingindo o ápice no puerpério, como já mencionado.

A TVP destaca-se por sua incidência de até 80% dos casos de TEV na gravidez.[8] Quando comparada com a não gestante, há predomínio do acometimento do membro inferior esquerdo (90% *versus* 55%) e do segmento ileofemoral (2% *versus* 9% – na não gestante o segmento mais acometido é o popliteofemoral).[8] Isso pode ser explicado pela dextroversão do útero gravídico, que acentua a compressão da veia ilíaca comum esquerda pela artéria ilíaca comum direita contra a quinta vértebra lombar.

O TEP agudo ocorre com maior frequência no puerpério e, uma parcela dos casos é secundária ao episódio de TVP, que muitas vezes só é descoberto posteriormente na investigação do episódio agudo de TEP.[9] O diagnóstico e o tratamento adequados da TVP podem reduzir a chance de TEP de 15 para 4,5%.[10] Segundo a Organização Mundial de Saúde (OMS), TEV é responsável por aproximadamente 3% das mortes maternas.

FATORES DE RISCO

Trombofilia hereditária

Aproximadamente 40% das pacientes com TEV na gestação têm trombofilia hereditária.[2]

São consideradas trombofilias de alto risco para TEV: mutação do fator V de Leiden em homozigose, mutação da protrombina em homozigose, ou combinação das duas mutações em heterozigose (protrombina e fator V de Leiden) e deficiência de antitrombina. São consideradas de baixo risco para TEV as trombofilias: deficiência de proteína C e S, e isoladamente heterozigose para mutação do fator V de Leiden ou da protrombina (heterozigose). O risco de TEV depende do tipo de trombofilia e antecedente pessoal ou familiar (parente de primeiro grau) de TEV.

Nas Tabelas 1 a 3, estão relacionados os fatores para cálculo de escore TEV para resolução de indicação de profilaxia medicamentosa para TEV.

Trombofilia adquirida (síndrome do anticorpo antifosfolípide)

A síndrome do anticorpo antifosfolípide (SAAF) pode ser primária ou secundária (concomitante a doenças reumáticas, como lúpus eritematoso sistêmico – LES).

A prevalência de TVP e TEP nas pacientes com SAAF é de 39 e 14%, fora da gravidez e puerpério, respectivamente.[11] Para a incidência de TEV dessas pacientes na gestação ainda não se têm dados objetivos. Pacientes com SAAF e TEV prévio têm indicação de anticoagulação em dose terapêutica.

Lembrando que para diagnóstico de SAAF pode não haver episódio TEV, mas sim somente critérios baseados em manifestações obstétricas, e nesse caso, a anticoagulação seria profilática, e associada ao ácido acetilsalicílico (AAS). As complicações obstétricas têm incidência aproximada de 35% de abortamento precoce (abaixo de 10 semanas), 17% de perda fetal tardia (acima de 10 semanas), 10% de pré-eclâmpsia e 4% de eclâmpsia.[11]

Tromboembolismo venoso prévio

Este é um fator de risco individual muito importante. É 3,5 vezes maior o risco de recorrência durante a gestação, sendo

TABELA 1 Fatores de risco preexistentes para TEV

FR preexistentes	Escore
TEV prévio, exceto se único relacionado a cirurgia de grande porte	4
TEV prévio pós-cirurgia de grande porte	3
Trombofilia de alto risco	3
Comorbidades: câncer, LES, síndrome nefrótica, doença inflamatória intestinal, DM tipo I com nefropatia, usuária de drogas IV, cardiopatias	3
Parente de primeiro grau com TEV não relacionado a estrogênio	1
Trombofilia de baixo risco sem TEV prévio	1
Idade > 35 anos	1
Obesidade – IMC ≥ 30/≥ 40	0,5
Paridade > 3	1
Tabagismo	1
Varizes calibrosas	1

DM: diabetes *mellitus*; FR: fatores de risco; IMC: índice de massa corporal; IV: intravenoso; LES: lúpus eritematoso sistêmico; TEV: tromboembolismo venoso.
Fonte: RCOG.[12]

TABELA 2 Fatores de risco obstétricos para TEV

Fatores de risco obstétricos	Escore
Pré-eclâmpsia em gestação atual	1
Fertilização *in vitro*	1
Gestação múltipla	1
Cesárea em trabalho de parto	2
Cesárea eletiva	1
Parto fórceps	1
Trabalho de parto prolongado (> 24 horas)	1
Perda sanguínea > 1l ou transfusão sanguínea	1
Parto pré-termo	1
Óbito fetal	1

TEV: tromboembolismo venoso.
Fonte: RCOG.[12]

TABELA 3 Fatores de risco transitórios

Fatores de risco transitórios	Escore
Cirurgia na gestação ou puerpério, exceto períneo ou episiorrafia (p. ex., apendicectomia, esterilização pós-parto)	3
Hiperêmese	3
Síndrome de hiperestimulação ovariana (somente primeiro trimestre)	4
Infecção sistêmica	1
Imobilização, desidratação, viagem > 4 horas	1

Fonte: RCOG.[12]

esse risco absoluto de 6 a 10% caso não seja realizada tromboprofilaxia.[13] TEV prévio associado ao uso de hormônio ou gestação conferem maior risco de recorrência em gestação subsequente.

A recomendação tanto do Consenso do Royal College of Obstetricians and Gynaecologists (RCOG) quanto da American College of Chest Physicians, para pacientes com história de um evento TEV prévio provocado (cirurgia, imobilização) ou em vigência de fatores de risco transitórios, foi de vigilância antenatal, não indicando anticoagulação profilática, a não ser que no cálculo do escore TEV haja indicação de profilaxia (Tabela 1).

É unanimidade em todas as diretrizes a sugestão, em todas as pacientes com um evento TEV prévio de qualquer causa, da profilaxia durante 6 semanas de puerpério.[14]

Fatores de risco individuais

Obesidade com índice de massa corporal (IMC) pré-gestacional maior que 30 kg/m^2 está associada com elevado risco de TEV na gestação e puerpério e 4 vezes maior risco de TEV no puerpério quando o IMC pré-gestacional é maior ou igual a 40.[15]

Outros fatores de risco considerados pelo Consenso do RCOG são incluídos em um cálculo de escore de risco de TEV com pontuação para cada evento. Dessa forma, conclui-se sobre a indicação ou não de profilaxia desde o início da gestação, após 28 semanas, 10 dias de puerpério ou 6 semanas pós-parto, como evidenciado na Tabela 1.

Esses fatores de risco compreendem: fatores preexistentes (antecedente pessoal ou familiar em primeiro grau de TEV prévio, trombofilia de alto risco, idade, obesidade, câncer, LES etc.), fatores obstétricos (pré-eclâmpsia, fertilização *in vitro*, cesárea em trabalho de parto, cesárea eletiva etc.) e fatores de risco transitórios (cirurgias, infecções sistêmicas, desidratação, imobilização etc.).[16]

- Se escore ≥ 4 pré-natal, considerar tromboprofilaxia desde o primeiro trimestre.
- Se escore ≥ 3 pré-natal, tromboprofilaxia desde 28 semanas.

- Se escore ≥ 2 no puerpério, tromboprofilaxia por 10 dias.
- Se internação prévia ao parto (mais de 7 dias), considerar tromboprofilaxia.
- Se internação prolongada (mais de 3 dias) ou readmissão no período puerperal, considerar tromboprofilaxia.

Obs.: no puerpério, manter anticoagulação por 6 semanas, caso a paciente tenha feito uso durante a gestação.[16]

MEDICAÇÕES ANTICOAGULANTES NA GESTAÇÃO

A maioria das pacientes que tiveram indicação de anticoagulação na gestação deverá utilizar também no pós-parto. As medicações mais utilizadas são heparina de baixo peso molecular (HBPM), heparina não fracionada (HNF) e varfarina.

Heparina

HNF ou HBPM não cruzam a placenta, sendo, portanto, seguras na gestação.

É necessária a monitorização das plaquetas caso a paciente tenha recebido HNF, mas para HBPM o risco de plaquetopenia é muito baixo.[17]

HBPM é mais eficaz e mais segura que HNF, com menor risco de sangramento, resposta terapêutica mais previsível, meia-vida mais longa e menor perda de densidade óssea.

O risco de sangramento é baixo e mais relacionado à doença obstétrica hemorrágica. Na literatura, há referência de risco de hematoma pós-cesárea ao redor de 2%. Em razão da excreção renal das HBPM, enoxaparina e dalteparina, deve-se diminuir a dose caso o *clearance* de creatinina seja menor que 30 mL/minuto. A monitorização com anti-Xa dá ideia do nível de heparina circulante, mas não da eficácia da profilaxia.

É importante ressaltar a necessidade de intervalo mínimo de 12 horas para anestesia peridural após a última dose profilática administrada e 24 horas para dose terapêutica. Deve-se respeitar o intervalo mínimo de 4 horas para aplicação de dose de HBPM após a retirada de cateter epidural (Tabela 4).

Ambas são seguras também na amamentação.

TABELA 4 Dose profilática e terapêutica de enoxaparina

Esquema de anticoagulação HBPM (enoxaparina)	Dose
Profilática	40 mg SC 1vez ao dia (50-90 kg) 20 mg SC 1 vez ao dia (< 50 kg) 60 mg SC 1 vez ao dia (91-130 kg) 80 mg SC 1 vez ao dia (131-170 kg) 0,6 mg/kg SC 1 vez ao dia (> 170 kg)[15]
Intermediária	40 mg SC a cada 12 horas
Terapêutica	1 mg/kg peso a cada 12 horas
Pós-parto	Manter por no mínimo 6 semanas Dose ajustada para cada caso

HBPM: heparina de baixo peso molecular; SC: subcutâneo.

Varfarina

É um antagonista da vitamina K, geralmente utilizado para anticoagulação a longo prazo fora do período gestacional e em pacientes portadoras de válvulas cardíacas metálicas. Cruza a placenta, sendo potencialmente teratogênica se utilizada no primeiro trimestre (hipoplasia nasal, cardiopatia, ventriculomegalia, agenesia de corpo caloso), e deve ser suspensa antes das 6 semanas de gestação. Após confirmada gravidez precocemente, ela deve ser trocada pela HBPM e poderá ser reintroduzida após 5 a 7 dias pós-parto, quando há menor risco de sangramento.

Pode ser utilizada no segundo trimestre em caso de indisponibilidade da HBPM e nas portadoras de próteses metálicas cardíacas.[18]

É segura na amamentação.

RISCO DE TEV PÓS-CESÁREA

O risco de TEV associado à cesárea eletiva é baixo, com 1 ponto no escore TEV, mas quando associada a outros fatores de risco deve-se indicar tromboprofilaxia por 10 dias.[16] A cesárea de emergência em trabalho de parto recebe escore TEV 2.

Na ausência de fatores de risco adicionais, não utilizar profilaxia medicamentosa, mas sim deambulação precoce, meias de compressão e, em casos selecionados, compressão pneumática até que inicie deambulação, especialmente até o retorno da anticoagulação para as que têm indicação e para pacientes com contraindicação ao uso de anticoagulação.[14]

As pacientes selecionadas como de alto risco e que, com fatores de risco associados, permanecem no puerpério devem receber anticoagulação por 6 semanas (p. ex., cesárea de emergência e IMC > 40).

Para minimizar complicações hemorrágicas pós-parto, a anticoagulação deve ser iniciada de 4 a 6 horas pós-parto vaginal e 6 a 12 horas pós-cesárea.[18]

QUADRO CLÍNICO

Os sintomas mais comuns do TEP agudo são a dispneia e a dor torácica ventilatório-dependente de início súbito, mas o quadro clínico pode variar de assintomático ao choque cardiogênico ou morte súbita. Síncope, tosse, hemoptise e febre podem estar presentes. A sobreposição dos sintomas do TEP agudo com as alterações fisiológicas da gestação, sobretudo no terceiro trimestre, é outro desafio na suspeição clínica de TEP em gestantes.

DIAGNÓSTICO

A confirmação diagnóstica de TEP entre casos suspeitos em gestantes é baixa quando comparada a não gestantes, respectivamente 2 a 7% *versus* 15 a 20%.[11,13,14] A gestação como fator de risco de TEV, sua alta morbimortalidade e o quadro clínico inespecífico justificam a maior suspeição, porém acarretam maior exposição desnecessária à radiação. Dessa forma, a revisão das estratégias de investigação de TEP utilizando a probabilidade clínica pré-teste, o D-dímero e exames de imagens é necessária.

Probabilidade clínica pré-teste

É importante destacar que as gestantes foram excluídas dos principais estudos que avaliaram e validaram os escores de probabilidade clínica de TEP agudo,[15] portanto, o seu uso nesse contexto deve ser feito com análise crítica. Recentemente, o escore de Genebra adaptado para gestantes (Tabela 5) demonstrou alto poder discriminativo em identificar pacientes com baixa, intermediária ou alta probabilidade clínica pré-teste (PPT) de TEP agudo, respectivamente de 2,3, 11,6 e 61,5.[16]

TABELA 5 Escore de Genebra adaptado para gestante para avaliação da probabilidade clínica pré-teste de TEP agudo em gestantes

Item	Pontos
Idade ≥ 40 anos	+1
Cirurgia sob anestesia geral ou fratura de membro inferior no último mês	+2
TVP ou TEP prévios	+3
Dor unilateral em membro inferior	+3
Hemoptise	+2
Dor à palpação e edema unilateral em membro inferior	+4
Frequência cardíaca > 110 bpm	+5
Risco: ▪ Baixo: 0-1 ponto. ▪ Intermediário: 2-6 pontos. ▪ Alto: ≥ 7 pontos.	

TEP: tromboembolismo pulmonar; TVP: trombose venosa profunda.
Fonte: Robert-Ebadi et al.[16]

D-dímero

O D-dímero é um produto de degradação da fibrina com alto valor preditivo negativo para TEV, porém com baixo valor preditivo positivo quando seu nível se encontra elevado. O uso do D-dímero na investigação de TEV na gestação traz desafios adicionais, pois seu nível se eleva durante a gestação.[17] Estudo multicêntrico prospectivo avaliou estratégia de diagnóstico de TEP em 391 gestantes que deram entrada em pronto-socorro com suspeita clínica de TEP. A estratégia baseou-se na PPT de Genebra revisada, D-dímero altamente sensível, US de membros inferiores e angiografia pulmonar por tomografia de tórax (ângio-TC). TEP foi confirmado em 28 (7,1%) gestantes e excluído em 367; em apenas 46 (11,6%) gestantes foi possível excluir TEP sem exames de imagem (baixa ou intermediária PPT e D-dímero < 500 mcg/L).[14]

Ainda não há um consenso sobre a melhor estratégia para investigação diagnóstica de TEP em gestantes. O algoritmo YEARS modificado para gestantes foi aplicado em 510 gestantes, em um estudo multicêntrico e prospectivo. TEP foi diagnosticado em 20 (4%) pacientes e a angiografia pulmonar por TC de tórax foi evitada em 65% das pacientes no primeiro trimestre e em 32% das pacientes no terceiro trimestre de gestação[18] (Figura 1).

O algoritmo de manejo do TEP na gestante e até 6 semanas pós-parto proposto pelas diretrizes da Sociedade Europeia de Cardiologia em colaboração com a respiratória é apresentado na Figura 2. Destaca-se a segurança da realização de imagens, seja a ângio-TC ou a cintilografia pulmonar de ventilação e perfusão, para a gestante e para o feto. Como a taxa de resultados inconclusivos é semelhante entre os dois exames, recomenda-se que a escolha seja pautada na disponibilidade, taxa de radiação (Tabela 6) e experiência local.[19,20] As diretrizes europeias ressaltam também a importância da equipe multidisciplinar experiente em TEP em gestantes.

TRATAMENTO

A acurácia do diagnóstico é de suma importância, pois implica medidas que impactam a vida da paciente, desde o risco de sangramento pela indicação de anticoagulação até a contraindicação de uso de anticoncepcionais com estrógeno e de tromboprofilaxia em gestações futuras.

A HBPM ou a HNF são as opções terapêuticas de TEV na gestante, como destacado anteriormente, sendo a HBPM a

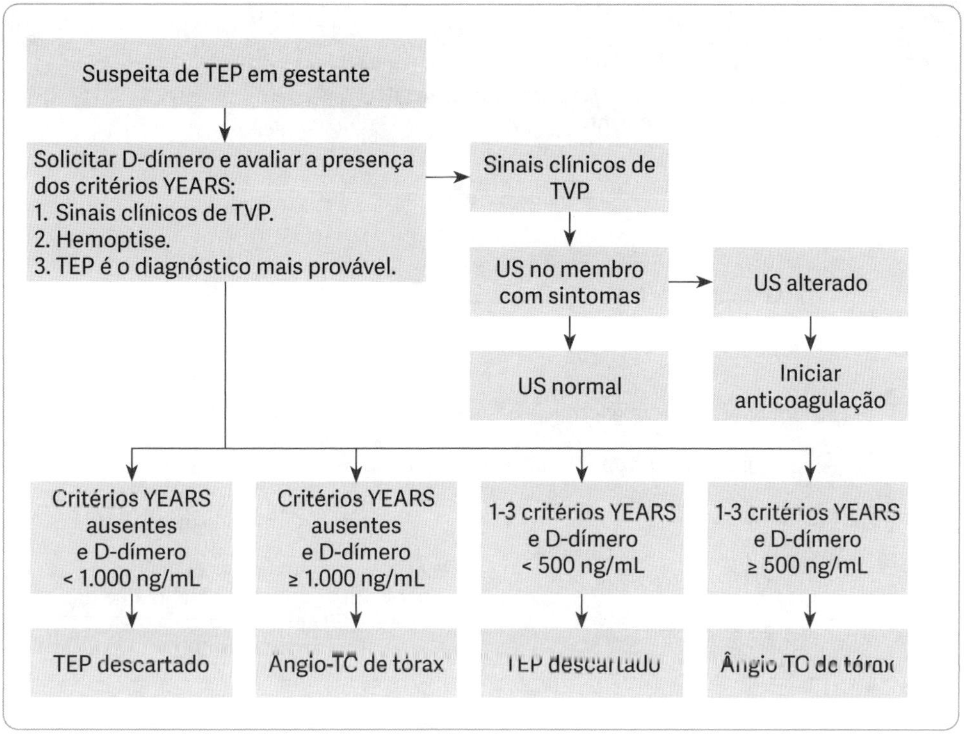

FIGURA 1 Algoritmo YEARS adaptado para gestantes para o manejo de casos suspeitos de tromboembolismo pulmonar agudo.

TEP: tromboembolismo pulmonar; TVP: trombose venosa profunda; US: ultrassonografia vascular de compressão.[18]

TABELA 6 Taxa estimada de radiação absorvida em imagens utilizadas para o diagnóstico de tromboembolismo pulmonar

Teste	Radiação fetal estimada (mGy)	Radiação materna estimada no tecido mamário (mGy)
Radiografia de tórax	< 0,01	< 0,1
Cintilografia pulmonar de perfusão com tecnécio-99m		
▪ Baixa dose: ~40 MBq	0,02-0,20	0,16-0,5
▪ Alta dose: ~200 MBq	0,20-0,60	1,2
Cintilografia pulmonar de ventilação	0,10-0,30	< 0,01
Ângio-TC	0,05-0,5	3-10

Fonte: adaptada de Konstantinides.[20]

MBq: megabecquerel; mGy: miligray; ângio-TC: angiografia pulmonar por tomografia computadorizada.

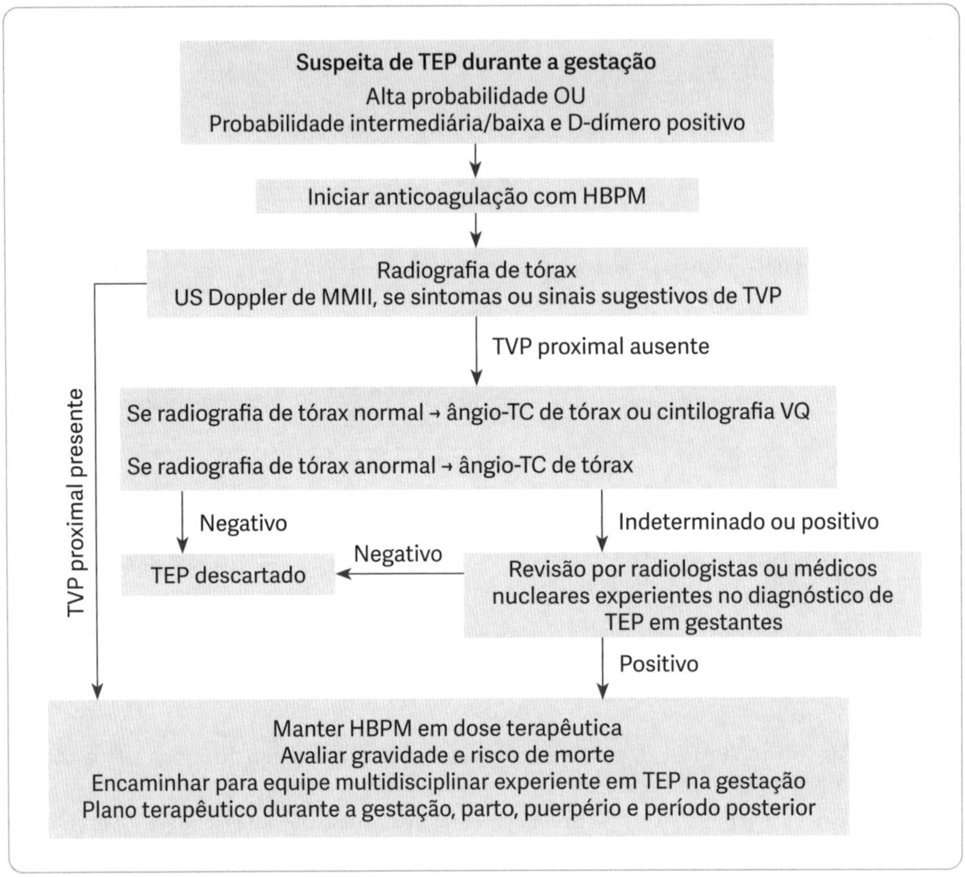

FIGURA 2 Algoritmo de investigação diagnóstica de tromboembolismo pulmonar agudo durante a gestação e até 6 semanas após o parto.

Fonte: adaptada das Konstantinides et al.[20]

HBPM: heparina de baixo peso molecular; MMII: membros inferiores; TC: tomografia computadorizada; TEP: tromboembolismo pulmonar; TVP: trombose venosa profunda; US: ultrassonografia; VQ: ventilação e perfusão.

preferencial. Apesar de ainda incerto, a dose recomendada da HBPM deve se basear no peso anterior à gestação. Em metanálise com 15 estudos, apenas em dois deles a dose da HBPM foi ajustada por meio da avaliação do fator anti-Xa.[21] Em situações de gravidade com instabilidade hemodinâmica, a trombólise pode ser considerada.[22]

A anticoagulação deve ser mantida por pelo menos 6 semanas após o parto, e o tempo de duração do tratamento deve ser de no mínimo 3 meses.

CONSIDERAÇÕES FINAIS

O ciclo gravídico-puerperal é um dos momentos de maior risco tromboembólico da vida da mulher. Toda gestante deve ser orientada em relação a medidas mecânicas de prevenção e ser avaliada em relação ao risco individual no período pré-concepção, pré-natal, na admissão hospitalar e pós-parto, para melhor vigilância das pacientes de risco e terapia medicamentosa para a profilaxia dos eventos tromboembólicos quando indicada.

Vale também uma reflexão sobre a necessidade de prescrição de repouso absoluto e relativo (que agrega risco maior pela redução da mobilidade) em situações em que essa prática não tem respaldo na literatura. Caso seja uma conduta adotada, não esquecer de avaliar o risco de TEV nessas pacientes.

A orientação adequada das pacientes quanto aos sinais e sintomas de TVP e TEP também é de suma importância para diagnóstico e tratamento precoces.

REFERÊNCIAS BIBLIOGRÁFICAS

1. Malhotra A, Weinberger SE. Deep vein thrombosis in pregnancy: epidemiology, pathogenesis, and diagnosis. UpToDate [Internet]. 2022. Available in: https://www.uptodate.com/contents/deep-vein-thrombosis-in-pregnancy-epidemiology-pathogenesis-and-diagnosis#H14. (Acesso: fev. 2024)
2. Greer IA. Thrombosis in pregnancy: maternal and fetal issues. Lancet. 1999;353(9160):1258-65.
3. Biron-Andreani C. Venous thromboembolic disease and pregnancy: prevention and treatment. Phlebolymphology. 2010;17(2):77-86.
4. Kruithof EKO, Chien Tran-Thang, Gudinchet A. Fibrinolysis in pregnancy: a study of plasminogen activator inhibitors. Blood. 1987;69:460-6.
5. Goodrich SM, Wood E. Peripheral venous distensibility and velocity of venous blood flow during pregnancy or during oral contraceptive therapy. Am J Obstet Gynecol. 1964;90:740-4.
6. Sultan AA, West J, Tata LJ, Fleming KM, Nelson-Piercy C, Grainge MJ. Risk of first venous thromboembolism in and around pregnancy: a population-based cohort study. Br J Haematol. 2012;156(3):366-73.
7. Kamel H, Navi BB, Sriram N, Hovsepian DA, Devereux RB, Elkind MSV. Risk of a thrombotic event after the 6-week postpartum period. Obstet Gynecol Surv. 2014;69(7):375-6.
8. Rouse DJ. Trends in the incidence of venous thromboembolism during pregnancy or postpartum: a 30-year population-based study: commentary. Obstet Gynecol Surv. 2006;61(4):220-1.
9. Jacobsen AF, Skjeldestad FE, Sandset PM. Incidence and risk patterns of venous thromboembolism in pregnancy and puerperium-a register-based case-control study. Am J Obstet Gynecol. 2008;198(2):233.e1-233.e7.
10. Gherman RB, Goodwin TM, Leung B, Byrne JD, Hethumumi R, Montoro M. Incidence, clinical characteristics, and timing of objectively diagnosed venous thromboembolism during pregnancy. Obstet Gynecol. 1999;94(5):730-4.
11. Kline JA, Richardson DM, Than MP, Penaloza A, Roy PM. Systematic review and meta-analysis of pregnant patients investigated for suspected pulmonary embolism in the emergency department. Acad Emerg Med. 2014;21(9):949-59.
12. Royal College of Obstetricians and Gynaecologists (RCOG). Reducing the risk of venous thromboembolism during pregnancy and the puerperium. Green-top guideline 37a. April 2015.
13. Van Es N, Van Der Hulle T, Van Es J, Den Exter PL, Douma RA, Goekoop RJ, et al. Wells rule and d-dimer testing to rule out pulmonary embolism a systematic review and individual-patient data meta-analysis. Ann Intern Med. 2016;165(4):253-61.
14. Righini M, Robert-Ebadi H, Elias A, Sanchez O, Le Moigne E, Schmidt J, et al. Diagnosis of pulmonary embolism during pregnancy a multicenter prospective management outcome study. Ann Intern Med. 2018;169(11):766-73.
15. Touhami O, Marzouk S Ben, Bennasr L, Touaibia M, Souli I, Felfel MA, et al. Are the Wells Score and the Revised Geneva Score valuable for the diagnosis of pulmonary embolism in pregnancy? Eur J Obstet Gynecol Reprod Biol. 2018;221:166-71.
16. Robert-Ebadi H, Elias A, Sanchez O, Le Moigne E, Schmidt J, Le Gall C, et al. Assessing the clinical probability of pulmonary embolism during pregnancy: The Pregnancy-Adapted Geneva (PAG) score. J Thromb Haemost. 2021;19(12):3044-50.
17. Murphy N, Broadhurst DI, Khashan AS, Gilligan O, Kenny LC, O'Donoghue K. Gestation-specific D-dimer reference ranges: a cross-sectional study. BJOG An Int J Obstet Gynaecol. 2015;122(3):395-400.
18. van der Pol LM, Tromeur C, Bistervels IM, Ni Ainle F, van Bemmel T, Bertoletti L, et al. Pregnancy-adapted Years algorithm for diagnosis of suspected pulmonary embolism. N Engl J Med. 2019;380(12):1139-49.

19. Armstrong L, Gleeson F, Mackillop L, Mutch S, Beale A. Survey of UK imaging practice for the investigation of pulmonary embolism in pregnancy. Clin Radiol. 2017;72(8):696-701.
20. Konstantinides SV, Meyer G, Bueno H, Galié N, Gibbs JSR, Ageno W, et al. 2019 ESC guidelines for the diagnosis and management of acute pulmonary embolism developed in collaboration with the European respiratory society (ERS). Eur Heart J. 2020;41(4):543-603.
21. Romualdi E, Dentali F, Rancan E, Squizzato A, Steidl L, Middeldorp S, et al. Anticoagulant therapy for venous thromboembolism during pregnancy: a systematic review and a meta-analysis of the literature. J Thromb Haemost. 2013;11(2):270-81.
22. Martillotti G, Boehlen F, Robert-Ebadi H, Jastrow N, Righini M, Blondon M. Treatment options for severe pulmonary embolism during pregnancy and the postpartum period: a systematic review. J Thromb Haemost. 2017;15(10):1942-50.

37

Epilepsia em gestantes

Louise Scridelli Tavares
Ruan Gambardella
Sandro Luiz de Andrade Matas

INTRODUÇÃO

A epilepsia é uma das afecções neurológicas crônicas mais comuns, afetando entre 0,5 e 1%[1,2] da população mundial. Estima-se que, desse universo, cerca de 25 a 40%[3,4] são representados por mulheres em idade reprodutiva. Na gestação, após as migrâneas, as epilepsias constituem a condição neurológica crônica mais frequente, e aproximadamente 0,3 a 0,5% de todos os nascimentos são de mães que têm epilepsia, tornando o manejo desses pacientes um tópico de importância epidemiológica para os médicos envolvidos no cuidado da saúde da mulher.

O tratamento da epilepsia durante a gestação exige a manutenção de uma homeostase entre o bom controle de crises maternas e o potencial risco de efeitos adversos dos fármacos antiepiléticos (FAE) sobre o feto em desenvolvimento. Estima-se que aproximadamente 90% das pacientes com epilepsia durante a gestação apresentarão um desfecho materno-fetal favorável.[5] Para isso, o início do manejo dessas pacientes se estende desde o aconselhamento pré-concepcional, durante toda a gestação e até o puerpério.

MANEJO PRÉ-CONCEPCIONAL

Aconselhamento

Pacientes que passaram por aconselhamento pré-concepcional em geral tendem a apresentar melhor aderência ao uso de ácido fólico e menor risco de morbidade relacionada tanto ao uso de FAE como ao risco de crises convulsivas durante a gestação.[6]

Toda mulher com epilepsia em idade fértil deve ser acompanhada de maneira regular por equipe de neurologia e ginecologia/obstetrícia a fim de que seja oferecida contracepção, informações sobre potenciais efeitos do FAE sobre o método contraceptivo, sobre os riscos do uso de FAE durante a gestação, sobre a necessidade de otimizar ou trocar o regime de FAE durante a gestação e sobre a importância do uso de suplementação com ácido fólico nessa população para prevenção de defeitos do tubo neural.

Uso de métodos contraceptivos

Deve-se orientar adequadamente o planejamento familiar em paciente epiléticas, a fim de evitar gestações não planejadas.

Para pacientes usando anticoncepcionais orais, o uso de FAE fortemente indutores de enzimas hepáticas (Tabela 1) deve ser evitado por estar associado a uma falha maior do método contraceptivo em razão da metabolização alterada de estrógenos e progestágenos exógenos.[7] Para essa população, a Organização Mundial da Saúde (OMS) e o Centers for Disease Control and Prevention (CDC) dos EUA recomendam a troca do contraceptivo para método de longa duração como o dispositivo intrauterino (hormonal ou não hormonal) e injeções de acetato de medroxiprogesterona de depósito (DMPA), que não demonstram não ter sua ação atenuada pelo uso de FAE indutores de enzimas hepáticas.[8,9]

TABELA 1 Fármacos antiepilépticos e ação na indução de enzimas hepáticas

Indutores de enzimas hepáticas fortes	Indutores de enzimas hepáticas fracos
Carbamazepina	Clobazam
Oxcarbamazepina	Lamotrigina
Fenobarbital	Topiramato
Fenitoína	Rufinamida

Fonte: Voinescu et al.[10]

Necessidade do uso de fármacos antiepiléticos

Faz parte do cuidado dessa população a revisão do diagnóstico de epilepsia com confirmação do diagnóstico a fim de excluir *mimics* e o uso desnecessário de FAE durante a gestação. Em seguida, é necessário confirmar que a medicação usada está apropriada e na dose mínima possível que promova um bom controle das crises. Se a paciente preencher critérios de desmame de medicação, sugere-se um período entre 6 e 12 meses entre a interrupção da medicação e o planejamento da gestação, pelo risco aumentado de recorrência nesse período.

Escolha da medicação

O planejamento deve levar em conta falhas terapêuticas prévias, o tipo de síndrome epiléptica/crise convulsiva, a gravidade do quadro e as comorbidades da paciente. A escolha da medicação deve representar o balanço ideal entre um bom controle das crises maternas e o perfil de risco teratogênico para o feto em desenvolvimento. Em geral, para mulheres em idade fértil que estão planejando uma gestação, a monoterapia com lamotrigina ou levetiracetam representa a primeira linha de tratamento.

Entendendo o risco do uso de cada fármaco antiepilético sobre o feto e o neonato

A escolha da medicação deve ser pautada em uma decisão compartilhada na qual a paciente esteja ciente do perfil de risco de cada fármaco.

As principais malformações maiores são em geral defeitos do tubo neural, malformações cardíacas, urogenitais e defeitos craniofaciais. A EURAP, o maior estudo observacional prospectivo de gestantes em uso de FAE, demonstra que o ácido valproico é o fármaco mais relacionado ao desenvolvimento de malformações maiores, sendo considerado de alto risco.

As drogas de risco intermediário incluem fenobarbital, fenitoína, carbamazepina e topiramato. As drogas de baixo risco são levetiracetam, lamotrigina e oxcarbazepina. A Tabela 2 apresenta o risco de desenvolvimento de malformações congênitas maiores de cada medicação.

TABELA 2 Fármacos antiepilépticos e risco de malformações fetais

Fármaco antiepilético	Prevalência de malformações
Ácido valproico	10,3% (95% CI, 6,6-12,9)
Fenobarbital	6,5% (95% CI, 2,8-12,2)
Fenitoína	6,4% (95% CI, 2,8-12,2)
Carbamazepina	5,5% (95% CI, 4,5-6,6)
Topiramato	3,9% (95% CI, 1,5-8,4)
Levetiracetam	2,8% (95% CI, 1,7-4,5)
Lamotrigina	2,9% (95% CI, 2,3-3,7)
Oxcarbamazepina	3% (95% CI, 1,4-5,4)

Fonte: Tomson et al.[11]

Ácido valproico

A exposição intraútero é associada ao desenvolvimento de defeitos do tubo neural em 1 a 2% dos fetos, um risco aproximadamente 10 a 20 vezes maior que a população geral.[11] Além disso, a exposição durante o primeiro trimestre acarreta risco aumentado para fendas palatinas, malformações cardiovasculares e urogenitais. Esse fármaco também está associado a desfechos cognitivos adversos.

O estudo *Nead* avaliou prospectivamente 309 crianças que haviam sido expostas a FAE durante a gestação, e foi observado que aos 3 anos de idade as crianças expostas ao valproato apresentavam um quociente de inteligência (QI) 6 pontos menor do que aquelas expostas a lamotrigina, fenitoína e carbamazepina.[12] Essa diferença manteve-se na avaliação aos 6 anos.[13]

Outros estudos sugerem que o uso de VPA está associado a menores escores em testes de linguagem e inteligência verbal.[14] Além disso, há relato na literatura de coagulopatia neonatal secundária a hipofibrinogenemia induzida pelo ácido valproico.[15] A exposição intraútero ao valproato parece aumentar o risco para transtorno do espectro autista.[16-18] Um estudo populacional dinamarquês avaliou mais de 650 mil crianças nascidas entre 1996 e 2006 e que incluiu 6.584 mulheres com epilepsia, sendo 2.566 gestações com exposição a FAE e 508 gestações expostas ao valproato. Observou-se um risco maior para TEA na população exposta ao valproato intraútero em relação à população geral estudada (*hazard ratio* [HR] 2,9, 95% CI 1,7-4,9; risco absoluto de 4,4%). Não há uma dose segura para o uso durante a gestação, entretanto o risco para malformações aumenta conforme a dose. Alguns estudos demonstram que a dose de VPA > 1.500 mg/dia implica um risco aproximadamente 3 vezes maior que o grupo em uso de doses < 1.500 mg/dia.[12]

É um consenso que o ácido valproico deve ser evitado em todas as situações, com a rara exceção dos casos em que a paciente tenha feito uso de outros fármacos e só obtido sucesso de controle das crises com o valproato. Nesses casos, recomenda-se que se aplique a menor dose efetiva possível. Se possível, sugere-se manter entre 500 e 600 mg/dia com um alvo de nível plasmático < 70 mcg/mL.

Não se encontrou aumento desse risco quanto ao uso de outros FAE, tais quais carbamazepina, oxcarbazepina, lamotrigina e clonazepam.

Fenitoína

As principais malformações associadas à fenitoína envolvem malformações cardíacas, orofaciais e defeitos geniturinários. O padrão de anomalias fetais associadas ao uso da fenitoína foi descrito inicialmente em 1975 e inclui fácies dismórfica, anomalias cardíacas, fenda labial e palatina, hipoplasia digital com unhas pequenas e diminuição do perímetro cefálico. Existe relato de associação entre o uso de fenitoína e doença hemorrágica do recém-nascido. A fenitoína também pode interferir no metabolismo da vitamina D e inibir a absorção intestinal de cálcio na gestante; no neonato, pode levar à ocorrência de hipocalcemia.

Fenobarbital

As principais malformações associadas ao fenobarbital incluem malformações cardíacas, orofaciais e geniturinárias.

Carbamazepina

Em geral, a carbamazepina é associada a um risco intermediário de malformações de modo geral, entretanto cursa com um número maior de defeitos de tubo neural. Alguns estudos demonstram que 0,9% dos fetos expostos a essa droga apresentam defeitos de tubo neural, um risco sete vezes maior que o da população geral.[19,20] Jones et al. relataram aumento da ocorrência de alterações dismórficas faciais, como nariz curto, fissura palpebral, pregas epicantais, hipertelorismo e hipoplasia ungueal, além de atraso no desenvolvimento neuropsicomotor em 20% das crianças.[21] Em mulheres expostas ao uso da carbamazepina em monoterapia durante a gravidez, parece haver maior risco para ocorrência de prematuridade.

Topiramato

Associa-se ao maior risco de fenda palatina, sendo esse risco dependente de exposição. Em geral, as malformações maiores ocorreram principalmente naqueles bebês nos quais as mães estavam em uso de topiramato em regime politerapêutico. Associa-se, ainda, ao maior risco de restrição do crescimento fetal e ao baixo peso ao nascer.[7] Estudos demonstram prevalência de 18% de pequeno para a idade gestacional nos neonatos expostos ao topiramato.[22]

Oxcarbazepina

Em um estudo baseado na Dinamarca, a taxa de maiores malformações detectada foi de 2,8%, que não era significativamente maior do que a dos nascidos não expostos. Porém, no registro da Eurap verificam-se maiores índices caso haja exposição *in utero* a esse fármaco.[23]

Zonisamida

Apresenta taxa de maiores malformações relativamente baixa em monoterapia (1,5%). Porém, registrou-se maior taxa de neonatos pequenos ao nascer (12%) quando comparados aos não expostos (5%).[24]

Lamotrigina

Em geral é um dos fármacos mais seguros, visto que apresenta dados tranquilizadores e consistentes ao redor do mundo, com 1,9 a 3,2% de incidência de malformações em caso de exposição por monoterapia após o primeiro trimestre, taxas que se assemelham às da população em geral.

Ressalta-se conflito de dados em casos de doses mais altas. A International Lamotrigine Pregnancy Registry (ILPR) afirma segurança até doses de 400 mg/dia,[25] porém o United Kingdom Epilepsy sugere que doses acima de 200 mg/dia podem ser mais teratogênicas.[26] No caso da EURAP, a incidência de malformações fetais com lamotrigina sem diferenciação de dose foi baixa, porém em doses acima de 325 mg/dia foi notado um risco maior quando comparadas a doses menores (4,3 *versus* 2,5).[27]

Levetiracetam

Apresenta baixo risco de maiores malformações se utilizado em monoterapia. De acordo com a EURAP, a prevalência de maiores malformações congênitas foi de 2,8%.[27] Taxas um pouco maiores foram observadas quando em politerapia. Até o momento, os estudos demonstram que o levetiracetam não apresenta alterações nos desfechos cognitivos, como o valproato. Na literatura é descrito aumento do risco para baixo peso ao nascimento.[28]

Gabapentina

Pequenos estudos de caso controle e grandes estudos observacionais não encontraram associação entre a gabapentina e malformações congênitas. Entretanto, são observadas maiores taxas de baixo peso ao nascer e de prematuridade e maiores taxas de admissão na unidade de terapia intensiva neonatal (UTIN).[29]

Suplementação com ácido fólico

O uso de ácido fólico no período pré-concepcional já é estabelecido como uma medida efetiva na redução dos defeitos de tubo neural. Sabe-se também que filhos de mães em tratamento para epilepsia têm risco aumentado para o desenvolvimento de defeitos de tubo neural, visto que os FAE em geral têm ação antagônica ao folato. O estudo *Nead* demonstrou que o QI aos 6 anos de filhos de mãe epiléticas que fizeram uso de ácido fólico pré-concepcional foi significantemente maior do que os dos filhos daquelas mães que usaram apenas durante a gestação.[30] Estudos populacionais prospectivos demonstram também que o uso de ácido fólico nessa população diminui o risco de desenvolvimento de transtorno de espectro autista.[31]

O fechamento do tubo neural ocorre aproximadamente no 26º dia da gestação, geralmente antes que a mulher saiba que está grávida. Os defeitos cardíacos e do tubo neural ocorrem nos primeiros 28 dias após a concepção, portanto a suplementação de folato deverá ser iniciada no mínimo 30 dias antes da provável concepção, estendendo-se até o final do primeiro trimestre de gestação.

Dada a grande prevalência de gestações não planejadas, recomenda-se o uso de suplementação para todas as gestantes em idade fértil. Há divergência na literatura em relação à dosagem. A recomendação atual da Federação Brasileira das Associações de Ginecologia e Obstetrícia (Febrasgo) encontra-se Tabela 3.

Já os *guidelines* americanos do Colégio Americano de Obstetras e Ginecologistas (ACOG) e da Liga Internacional contra Epilepsia (Ilae) recomendam a dose de 0,4 a 5 mg/dia para as pacientes em uso de FAE, sendo orientada maior dose para aquelas de alto risco, que incluem pacientes usando altas doses de valproato, em uso de politerapia que inclui valproato ou topiramato e mulheres com história familiar ou pessoas de má formação.[32,33]

TABELA 3 Dose recomendada de folato em mulheres em uso de fármacos antiepilépticos

Dose-padrão durante a gestação	0,4-0,8 mg/dia
Dose para mulheres em uso de FAE, ou mulheres com fator de risco.	4 mg/dia

DTN: defeitos do tubo neural; FAE: fármacos antiepiléticos; IMC: índice de massa corporal; MTHFR: metilenotetra-hidrofolato redutase. Fatores de risco: história prévia de gestação acometida por DTN, diabetes *mellitus* prévio à gestação, obesidade com IMC > 35 kg/m^2, polimorfismo genético da MTHFR, síndromes de má absorção (doença celíaca, doença de Crohn, cirurgias bariátricas, retocolite ulcerativa, entre outras).

Suplementação com vitamina K

As doenças hemorrágicas do recém-nascido ocorrem mais frequentemente em crianças cujas mães fizeram uso de fármacos indutores de enzimas hepáticas. A fisiopatologia desse fenômeno ainda não é completamente entendida. Conjectura-se a hipótese de que os FAE atravessam a barreira placentária, levando à indução de enzimas fetais e promovendo assim a degradação de vitamina no feto e consequentemente no recém-nascido.

Embora algumas diretrizes recomendem o uso de vitamina K oralmente na dose de 10 a 20 mg/dia no último mês de gestação, revisões atuais demonstram que não há evidência suficiente para recomendar ou refutar o benefício dessa conduta em reduzir o risco de doença hemorrágica no recém-nascido. Entretanto, há pouco ou nenhum risco relacionado à administração oral pré-natal para mulheres com epilepsia. Todos os bebês expostos a FAE intraútero deverão receber 1 mg intramuscular de vitamina K ao nascimento, como é de rotina para todos os recém-nascidos.

MANEJO DURANTE A GESTAÇÃO

O manejo durante o período gestacional deve ser focado em manter a mãe livre de crises convulsivas ao mesmo tempo que minimiza a exposição do feto aos riscos do uso de FAE. Um dos maiores recursos para manutenção desse balanço é a monitorização das doses terapêuticas dos fármacos a fim de otimizar as doses durante a gestação. Mulheres em idade fértil devem sempre ser mantidas com a menor dose, mais efetiva e tolerada de fármaco específico para seu tipo de crise. O ideal é que exista um nível sérico pré-concepcional documentado. Conforme explicado anteriormente, durante a gestação, os níveis séricos de alguns fármacos podem se reduzir. Especialmente no caso de lamotrigina, levetiracetam, oxcarbazepina, topiramato e zonisamida, os níveis séricos costumam diminuir. Outras drogas, como carbamazepina e lacosamida, costumam ter seus níveis pouco alterados. A Tabela 4 apresenta um resumo das alterações de nível sérico de cada fármaco durante a gestação.

TABELA 4 Alterações de nível sérico dos fármacos antiepilépticos durante a gestação

FAE	Queda no nível sérico total	Queda no nível sérico livre	Recomendação sobre teste de nível sérico, se disponível
Fenobarbital	Até 55%	Até 50%	Sim
Fenitoína	60-70%	20-40%	Sim, concentração fármaco livre
Carbamazepina	0-12%	0%	Opcional
Ácido valproico	Até 23%	0%	Opcional, se realizar preferir avaliar concentração sérica livre
Oxcarbazepina	36-64%	N/A	Sim
Lamotrigina	77% da população: 17% 23% da população: 69%	N/A	Sim
Gabapentina	Dados insuficientes	N/A	Sim
Topiramato	Até 30%	N/A	Sim
Levetiracetam	40-60% com máxima queda no primeiro trimestre	N/A	Sim
Zonisamida	Até 35%	N/A	Sim

FAE: fármacos antiepiléticos; N/A: não aplicável.
Fonte: adaptado de Tomson, et al.[32]

Além disso, é notório que o *clearance* das drogas varia conforme os estágios da gestação e suas alterações fisiológicas específicas. Por exemplo, os níveis séricos de levetiracetam e lamotrigina cursam com decréscimo importante no primeiro trimestre, enquanto a oxcarbazepina e o topiramato costumam decair no segundo trimestre. Outros fatores também influenciam, por exemplo, a via de excreção. Levetiracetam e topiramato apresentam excreção renal e dessa forma têm seus níveis alterados em vista do aumento em mais de 50% do *clearance* renal observado durante a gestação. Sabe-se que a glucuronidação é exacerbada sob ação estrogênica e é o mecanismo importante para a depuração da lamotrigina e em menor escala para o valproato e a oxcarbazepina. Assim, um feto do sexo feminino pode contribuir para maior *clearance* da lamotrigina. A queda nos níveis séricos ideais pode representar um fator de risco importante para exacerbação da epilepsia. Um estudo retrospectivo realizado em 2013 demonstrou que uma queda maior que 35% dos níveis séricos pré-concepcionais estava associada a escapes convulsivos no período gestacional.[34] Dessa forma, recomenda-se que, caso seja notada uma queda maior que 35% dos níveis pré-concepcionais, deve-se considerar ajuste preemptivo da dose medicamentosa e nova dosagem de concentração sérica.

Especialmente o ácido valproico representa um desafio, visto que o aumento de sua dose durante a gestação apresenta riscos para o feto. Alguns estudos demonstram que, apesar da queda dos níveis séricos totais, os níveis de concentração livre em geral não sofrem alteração. Assim, é necessário saber os níveis de concentração sérica livre do valproato antes de orientar um aumento na dose utilizada pela gestante.[21]

No cenário de saúde pública brasileiro, sabe-se que a disponibilidade para monitorização de níveis séricos nem sempre é uma realidade. Dessa forma, a recomendação atual é que seja realizado um aumento empírico entre 30 e 50% da dose pré-concepcional durante o primeiro trimestre caso a gestante preencha algum dos seguintes critérios:

1. Está fazendo uso de FAE com queda prevista de níveis séricos durante a gestação, conforme a Tabela 5.
2. Já estava fazendo uso da dose mais baixa e efetiva de fármaco no início da gestação.
3. Tem antecedente de crises convulsivas graves ou com alta morbidade.
4. Tem antecedente importante de escapes convulsivos em caso de esquecimento de doses.

Como abordar a primeira crise convulsiva durante a gestação?

Em geral, o diagnóstico e o manejo da primeira crise convulsiva na paciente gestante são semelhantes à abordagem clássica no adulto. É necessário, entretanto, atenção às causas relacionadas ao período gestacional, como eclâmpsia e trombose cerebral venosa, que podem se manifestar como crise convulsiva.

A escolha pelo FAE ideal é pautada pelo perfil de segurança à gestante e ao feto. Conforme discutido, a relação estabelecida entre o ácido valproico e os riscos malformativos e desordens do neurodesenvolvimento são suficientes para contraindicar o uso desse fármaco no tratamento de epilepsia que se inicia durante a gestação. Embora a lamotrigina seja uma medicação que possa ser usada no contexto do planejamento pré-concepcional, ela não é recomendada para início durante a gestação, visto que nesse período seu *clearance* é aumentado. Além disso, a medicação deve ser introduzida de forma lenta pelo risco aumentado de farmacodermia associado à titulação rápida, tornando dessa forma níveis terapêuticos um desafio.

O levetiracetam é uma medicação com perfil de segurança favorável para o feto e para a mãe. Além disso, pode ser iniciado prontamente em dose terapêutica, tendo espectro amplo para cobertura de tipos variados de crise convulsiva. Em caso de crises focais, que se iniciam após o primeiro trimestre, a carbamazepina é uma opção, visto que há estudos demonstrando um prognóstico neurocognitivo normal para as crianças com exposição intraútero.[13]

TABELA 5 Metabolização de fármacos

Fármacos metabolizadas pela via de glucuronidação (p. ex., lamotrigina)	Há aumento súbito, e ajuste deve ser iniciado no terceiro dia de puerpério, com a programação de retorno para dose pré-gestacional entre o 10º e o 21º dia após o parto.
Fármacos metabolizados por meio de depuração renal (p. ex., levetiracetam)	Programação de retorno para a dose pré-gestacional entre 14-21 dias após o parto.
Fármacos metabolizados por meio do citocromo P450 (p. ex., carbamazepina)	Programação de retorno para a dose pré-gestacional entre 4-8 semanas após o parto.

MANEJO NO PUERPÉRIO

Manejo das medicações

O nível sérico dos FAE durante o período pós-parto pode sofrer alterações. Em geral, há aumento de nível sérico, e o ajuste antecipatório deve ser avaliado pela equipe assistente. A peculiaridade na metabolização de cada fármaco deve ser considerada nesse período para ajuste de dose, conforme a Tabela 5.

Sabe-se que o puerpério é um período de suscetibilidade à privação de sono. Dessa forma, recomenda-se manter a dose dos fármacos ligeiramente acima do uso basal pré-gestacional (p. ex., 1,25% da dose pré-gestacional) para compensar esse fator agravante.

Amamentação

Os benefícios do aleitamento materno para o binômio mãe-bebê são amplamente reconhecidos, e a amamentação deve ser encorajada em mães em uso de FAE. Os efeitos neurocognitivos a longo prazo do aleitamento materno já foram evidenciados em múltiplos estudos, demonstrando um desempenho cognitivo maior a longo prazo em filhos de mães em uso de FAE que foram amamentadas com leite materno em comparação com aquelas que fizeram uso de fórmula.[35,36]

Deve ser considerada a sensibilidade à privação de sono no perfil de cada paciente e sua síndrome epiléptica. Dessa forma, orienta-se o planejamento de esquema de amamentação com suporte da rede de apoio com outro adulto que possa oferecer leite materno armazenado ou fórmula infantil em um dos períodos, a fim de desenvolver uma estratégia para que a mãe atinja no mínimo 4 horas de sono ininterrupto associado a um mínimo de mais 2 horas de cochilos para atingir o mínimo de 6 horas de sono em 24 horas, reduzindo assim o risco de escapes. A transmissão via leite materno foi observada mais com primidona, etossuximida, levetiracetam, gabapentina, lamotrigina e topiramato, enquanto ácido valproico, fenobarbital, carbamazepina e fenitoína são encontrados em níveis menos significativos.[37]

Em um estudo prospectivo com 139 binômios mãe-bebê expostos a múltiplos FAE, em aproximadamente 50% dos casos a concentração sérica no lactente era menos do que o nível de detecção, com uma mediana da concentração bebê-mãe variando entre 0,3 e 44,2%.[38] Outros estudos menores demonstraram que, mesmo para fármacos que atingem concentrações maiores no leite materno, como levetiracetam, topiramato e gabapentina, a concentração plasmática no lactente era mínima, sugerindo uma rápida eliminação e segurança.[39-41]

Alguns relatos de mãe em uso de altas doses de fármacos sedativos como fenobarbital, primidona ou benzodiazepínicos descrevem efeitos adversos como irritabilidade neonatal, sonolência após o início do aleitamento e até mesmo *failure to thrive*. Nessas raras situações, caso não haja possibilidade de mudança segura do fármaco, o aleitamento materno deverá ser descontinuado. Dessa forma, as evidências atuais reforçam a segurança do aleitamento materno no contexto de mães em uso de FAE, com a necessidade de acompanhamento conjunto entre obstetras, pediatras e neurologistas.

Segurança no pós-parto

Orientações gerais devem ser discutidas pela equipe de obstetrícia, pediatria e neurologia nas consultas pré-natais e no puerpério imediato.

As principais recomendações são:

1. Medidas de segurança em geral, como não dirigir e evitar cama compartilhada.
2. O desenvolvimento de estratégias da rede de apoio para que a mãe tenha no mínimo 6 horas de sono regenerador.
3. Evitar banhos de banheira, preferindo os de chuveiro. Manter portas destrancadas e realizar os banhos quando outro adulto estiver em casa, para o caso de haver necessidade de socorro.
4. Famílias com crianças em idade escolar podem praticar "treinos de simulação de emergência" na qual aprendam a identificar o adulto em crise convulsiva ou desacordado e a contatar a emergência nessas situações.
5. A mãe deve ser encorajada a alocar o trocador de fraldas em lugar baixo ou com grade de segurança. Encorajar o aleitamento materno sempre em postura sentada e em lugar com apoio e seguro.
6. Em caso de mãe com risco para crises mioclônicas, o uso de *sling* ou *harness* deve ser orientado para movimentar o bebê ao longo do dia.
7. Por fim, é preciso monitorar ativamente as variações de humor no pós-parto, visto que a incidência de depressão pós-parto é maior em puérperas em uso de fármacos antiepiléticos.

REFERÊNCIAS BIBLIOGRÁFICAS

1. Hauser W, Hesdorffer D. Epilepsy: frequency, causes and consequences. New York: Demos Medical Pub; 1990.
2. Wiebe S, Bellhouse DR, Fallahay C, Eliasziw M. Burden of epilepsy: the Ontario Health Survey. Can J Neurol Sci. 1999;26(4):263-70.
3. Kinney MO, Craig JJ. Pregnancy and epilepsy: meeting the challenges over the last 25 years: the rise of the pregnancy registries. Seizure. 2017;44:162-8.
4. Chen YH, Chiou HY, Lin HC, Lin HL. Affect of seizures during gestation on pregnancy outcomes in women with epilepsy. Arch Neurol. 2009;66(8):979-84. Comment in: Epilepsy Curr. 2001;10(2):40-1.

5. Practice parameter: management issues for women with epilepsy (summary statement). Report of the Quality Standards Subcommittee of the American Academy of Neurology. Neurology. 1998;51:944.
6. Baishya J, Jose M, Reshma AS. Do women with epilepsy benefit from epilepsy specific preconception care? Epilepsy Res. 2020;160:106260.
7. Coulam CB, Annegers JF. Do anticonvulsants reduce the efficacy of oral contraceptives? Epilepsia. 1979;20:519.
8. Davis AR, Saadatmand HJ, Pack A. Women with epilepsy initiating a progestin IUD: aprospective pilot study of safety and acceptability. Epilepsia. 2016;57:1843.
9. Bounds W, Guillebaud J. Observational series on women using the contraceptive Mirena concurrently with anti-epileptic and other enzyme-inducing drugs. J Fam Plann Reprod Health Care. 2002;28:78.
10. Voinescu PE, Pennell PB. Delivery of a Personalized Treatment Approach to Women with Epilepsy. Semin Neurol 2017; 37:611.
11. Tomson T, Battino D, Bonizzoni E, Craig J, Lindhout D, Perucca E, et al.; Eurap Study Group. Comparative risk of major congenital malformations with eight different antiepileptic drugs: a prospective cohort study of the Eurap registry. Lancet Neurol. 2018;17(6):530.
12. Meador KJ, Baker GA, Browning N, Clayton-Smith J, Combs-Cantrell DT, Cohen M, et al.; Nead Study Group. Cognitive function at 3 years of age after fetal exposure to antiepileptic drugs. N Engl J Med. 2009;360(16):1597.
13. Meador KJ, Baker GA, Browning N, Cohen MJ, Bromley RL, Clayton-Smith J, et al.; Nead Study Group Fetal antiepileptic drug exposure and cognitive outcomes at age 6 years (Nead study): a prospective observational study. Lancet Neurol. 2013;12(3):244-52.
14. Nadebaum C, Anderson VA, Vajda F, Reutens DC, Barton S, Wood AG. Language skills of school-aged children prenatally exposed to antiepileptic drugs. Neurology. 2011;76(8):719.
15. Artama M, Auvinen A, Raudaskoski T, Isojärvi I, Isojärvi J. Antiepileptic drug use of women with epilepsy and congenital malformations in offspring. Neurology. 2005;64(11):1874.
16. Bromley RL, Mawer G, Clayton-Smith J, Baker GA; Liverpool and Manchester Neurodevelopment Group. Autism spectrum disorders following in utero exposure to antiepileptic drugs. Neurology. 2008;71(23):1923.
17. Christensen J, Grønborg TK, Sørensen MJ, Schendel D, Parner ET, Pedersen LH, et al. Prenatal valproate exposure and risk of autism spectrum disorders and childhood autism. JAMA. 2013;309(16):1696.
18. Christensen J, Grønborg TK, Sørensen MJ, Schendel D, Parner ET, Pedersen LH, et al. Prenatal valproate exposure and risk of autism spectrum disorders and childhood autism. JAMA. 2013;309(16):1696.
19. Rosa FW. Spina bifida in infants of women treated with carbamazepine during pregnancy. N Engl J Med. 1991;324(10):674-7.
20. Lindhout D, Schmidt D. In-utero exposure to valproate and neural tube defects. Lancet. 1986;1(8494):1392-3.
21. Jones KL, Lacro RV, Johnson KA, Adams J. Pattern of malformations in the children of women treated with carbamazepine during pregnancy. N Engl J Med. 1989;320:1661-6.
22. Tomson T, Battino D, Perucca E. Teratogenicity of antiepileptic drugs. Curr Opin Neurol. 2019;32(2):246-52.
23. Mølgaard-Nielsen D, Hviid A. Newer-generation antiepileptic drugs and the risk of major birth defects. JAMA. 2011;305(19):1996-2002.
24. The North American Antiepileptic Drug Pregnancy Registry. Update on monotherapy findings: comparative safety of 11 antiepileptic drugs used during pregnancy. Disponível em: https://seizure.mgh.harvard.edu/wp-content/uploads/2014-newsletter.pdf. Acesso em: fev. 2024.
25. Cunnington MC, Weil JG, Messenheimer JA, Ferber S, Yerby M, Tennis P. Final results from 18 years of the International Lamotrigine Pregnancy Registry. Neurology. 2011;76(21):1817-23.
26. Morrow J, Russell A, Guthrie E, Parsons L, Robertson I, Waddell R, et al. Malformation risks of antiepileptic drugs in pregnancy: a prospective study from the UK Epilepsy and Pregnancy Register. J Neurol Neurosurg Psychiatry. 2006;77(2):193-8.
27. Tomson T, Battino D, Bonizzoni E, Craig J, Lindhout D, Perucca E, et al.; Eurap Study Group. Comparative risk of major congenital malformations with eight different antiepileptic drugs: a prospective cohort study of the Eurap registry. Lancet Neurol. 2018;17(6):530-8.
28. Mawhinney E, Craig J, Morrow J, Russell A, Smithson WH, Parsons L, et al. Levetiracetam in pregnancy: results from the UK and Ireland epilepsy and pregnancy registers. Neurology. 2013;80(4):400-5.

29. Montouris G. Gabapentin exposure in human pregnancy: results from the Gabapentin Pregnancy Registry. Epilepsy Behav. 2003;4(3):310-7.
30. Meador KJ, Baker GA, Browning N, Cohen MJ, Bromley RL, Clayton-Smith J, et al. Fetal antiepileptic drug exposure and cognitive outcomes at age 6 years (Nead study): a prospective observational study. Lancet Neurol. 2013;12:244.
31. Bjørk M, Riedel B, Spigset O, Veiby G, Kolstad E, Daltveit AK, et al. Association of folic acid supplementation during pregnancy with the risk of autistic traits in children exposed to antiepileptic drugs in utero. JAMA Neurol. 2018;75:160.
32. Tomson T, Battino D, Bromley R, Kochen S, Meador K, Pennell P, et al. Management of epilepsy in pregnancy: a report from the International League Against Epilepsy Task Force on Women and Pregnancy. Epileptic Disord. 2019;21:497.
33. American College of Obstetricians and Gynecologists (Acog). Preconception and interconception care. In: Guidelines for women's health care. 4.ed. ACOG. 2014. p.389.
34. Reisinger TL, Newman M, Loring DW. Antiepileptic drug clearance and seizure frequency during pregnancy in women with epilepsy. Epilepsy Behav. 2013;29(1):13-8.
35. Meador KJ, Baker GA, Browning N, Cohen MJ, Bromley RL, Clayton-Smith J, et al. Breastfeeding in children of women taking antiepileptic drugs: cognitive outcomes at age 6 years. JAMA Pediatr. 2014;168:729.
36. Veiby G, Engelsen BA, Gilhus NE. Early child development and exposure to antiepileptic drugs prenatally and through breastfeeding: a prospective cohort study on children of women with epilepsy. JAMA Neurol. 2013;70:1367.
37. Harden CL, Pennell PB, Koppel BS. Practice parameter update: management issues for women with epilepsy: focus on pregnancy (an evidence-based review). Vitamin K, folic acid, blood levels, and breastfeeding: report of the Quality Standards Subcommittee and Therapeutics and Technology Assessment Subcommittee of the American Academy of Neurology and American Epilepsy Society. Neurology 2009;73(2):142-9.
38. Birnbaum AK, Meador KJ, Karanam A, Brown C, May RC, Gerald EE, et al. Antiepileptic drug exposure in infants of breastfeeding mothers with epilepsy. JAMA Neurol. 2020;77:441.
39. Ohman I, Vitols S, Tomson T. Lamotrigine in pregnancy: pharmacokinetics during delivery, in the neonate, and during lactation. Epilepsia. 2000;41:709.
40. Ohman I, Vitols S, Luef G, Söderfelt B, Tomson T. Topiramate kinetics during delivery, lactation, and in the neonate: preliminary observations. Epilepsia. 2002;43:1157.
41. Ohman I, Vitols S, Tomson T. Pharmacokinetics of gabapentin during delivery, in the neonatal period, and lactation: does a fetal accumulation occur during pregnancy? Epilepsia. 2005;46:1621.
42. Bavoux F, Fournier-Perhilou AI, Wood C, Francoual C, Boccara JF. Neonatal fibrinogen depletion caused by sodium valproate. Ann Pharmacother. 1994;28(11):1307.
43. Galanti M, Newport DJ, Pennell PB. Postpartum depression in women with epilepsy: influence of antiepileptic drugs in a prospective study. Epilepsy Behav. 2009;16(3):426-30.
44. Pennell PB, McElrath T. Management of epilepsy during preconception, pregnancy, and the postpartum period. PhD Section. Editors: Schachter SC, Lockwood CJ. UpToDate. 2022.
45. Tomson T, Battino D, Bromley R. Management of epilepsy in pregnancy: a report from the International League Against Epilepsy Task Force on Women and Pregnancy. Epileptic Disord. 2019;21(6):597-517.

38

Nefropatias e gravidez

Thaís Alquezar Facca
Gianna Mastroianni Kirsztajn
Felipe Favorette Campanharo
Maria Rita de Souza Mesquita
Nelson Sass

INTRODUÇÃO

A diversidade de doenças renais e suas manifestações, associadas às modificações gravídicas, dificultam o acompanhamento médico por obstetras e nefrologistas. A escassez de informações na literatura e de protocolos, a existência de algumas particularidades quanto a seu manejo, como a restrição do uso de diuréticos, a teratogenicidade de drogas nefroprotetoras e imunossupressoras, a restrição da ingestão de proteínas e líquidos, além da dificuldade no diagnóstico diferencial com pré-eclâmpsia, constituem um desafio no atendimento à grávida com doença renal.

A gravidez por si só já cursa com algumas adaptações funcionais e anatômicas importantes para o sistema urinário materno, que podem dificultar a avaliação e o diagnóstico precoce de doenças renais se não forem do conhecimento médico, como aumento da taxa de filtração glomerular (TFG), aumento da excreção urinária de proteínas, redução dos níveis séricos de creatinina e ureia, hidronefrose fisiológica, aumento do complemento sérico, além de redução da resistência vascular sistêmica e aumento do débito cardíaco.[1]

BASES PARA PRÁTICA CLÍNICA, NÍVEIS DE EVIDÊNCIA E RECOMENDAÇÕES

São muitas as doenças renais existentes, mas algumas glomerulopatias parecem destacar-se na gravidez, como a glomerulonefrite membranoproliferativa (GNMP), a nefropatia por imunoglobulina A (IgA), a glomeruloesclerose segmentar e focal (GESF), a nefrite lúpica e a doença renal diabética.[2] Na Tabela 1 encontram-se resumidamente as principais glomerulopatias (conforme padrões histopatológicos ou síndromes) e suas repercussões na gravidez.

Pacientes que tiveram pré-eclâmpsia têm maior suscetibilidade a desenvolver HAS, nefropatia hipertensiva/doença renal crônica (DRC) em sua vida, a longo prazo. A pressão arterial não controlada é um importante fator de risco para o desenvolvimento e a progressão da DRC.[3]

A experiência acumulada até o momento permitiria afirmar que mulheres que en-

TABELA 1 Algumas glomerulopatias e suas repercussões na gravidez

Tipo de doença	Repercussões na gravidez
GNMP	Frequentemente está associada à deterioração da função renal, piora da HAS, pré-eclâmpsia e perda fetal.[4]
Nefropatia por IgA	Pode estar acompanhada de diminuição da função renal com reversão parcial após o parto, HAS, piora da lesão renal e em alguns casos perda fetal; mas, na maioria dos casos, a gravidez não parece ter efeitos deletérios sobre o curso da doença.[5]
GESF	Costuma evoluir com aumento transitório da proteinúria e dos níveis pressóricos e piora da lesão renal e perda fetal na menor parte dos casos; mas, após a gravidez, há risco elevado de evoluir para DRC terminal.[6]
Nefrite lúpica	A exacerbação do LES é comum durante a gravidez, assim como a elevação de níveis pressóricos, pré-eclâmpsia, risco aumentado de perda fetal e piora da função renal, quando a doença é diagnosticada após a concepção ou quando esta acontece durante a atividade da doença ou após um período curto. É pior o prognóstico quanto maiores a creatinina sérica e/ou a proteinúria e na presença de anticorpo anticardiolipina ou anticoagulante lúpico; a evolução é mais favorável quando a creatinina sérica < 1,4 mg/dL na concepção.[7]
Nefropatia diabética	Costuma ter um curso favorável na gravidez na maioria dos casos, apesar de frequentemente se observar piora da proteinúria e da HAS, fatores comumente associados ao surgimento futuro de albuminúria e/ou DRC terminal, juntamente com o mau controle glicêmico.[8]
Síndrome nefrítica	Geralmente, não afeta o curso da gravidez e, por ser autolimitada, costuma exigir apenas medidas de suporte como controle da HAS e da ingestão hidrossalina.[9]
Síndrome nefrótica	Frequentemente, associa-se a pior prognóstico fetal. É difícil o diagnóstico diferencial de pré-eclâmpsia e o manejo diante da proteinúria maciça.[9]
DLM	Pode associar-se ao aumento transitório da proteinúria, mas frequentemente não altera o prognóstico materno ou fetal, pois costuma estar em remissão em mulheres em idade fértil. Apesar disso, em alguns casos pode haver reativação da doença.[10]
Glomerulonefrites crescênticas	São a principal causa de biópsia renal, e seu diagnóstico precoce permite o início do tratamento adequado.[9]
GNM	Não parece influenciar o curso da gravidez, exceto quando a concepção ocorre com a função renal já comprometida.[10]

DLM: doença de lesões mínimas; DRC: doença renal crônica; GESF: glomeruloesclerose segmentar e focal; GNM: glomerulopatia membranosa; GNMP: glomerulonefrite membranoproliferativa; HAS: hipertensão arterial sistêmica; IgA: imunoglobulina A; LES: lúpus eritematoso sistêmico.

gravidam com glomerulopatia prévia diagnosticada e com função renal normal não apresentam piora da doença após o parto, diferentemente do observado naquelas que já engravidam com déficit moderado ou grave, as quais costumam ter deterioração da função renal após a gestação, principalmente quando há associação de hipertensão arterial sistêmica (HAS) e proteinúria.[11]

A gravidez em estágios avançados da DRC é uma situação ainda mais preocupante para o médico e frequentemente está associada a pior desfecho materno fetal,[12] aumentando a incidência de parto prematuro, cesárea, pré-eclâmpsia, eclâmpsia, dias de internação e morte materna.[10] O aconselhamento preconcepção e a avaliação nefrológica meses antes da gravidez podem otimizar o curso da gravidez e da função renal. Assim, o acompanhamento multidisciplinar de mulheres com glomerulopatias que pretendem engravidar é tão importante quanto o daquelas que já engravidaram.

Em síntese, quando a gravidez ocorre na vigência de algumas dessas condições com função renal normal ou discretamente alterada, ela parece não ter efeitos deletérios adicionais sobre a doença de base, diferentemente do observado quando a perda da função renal já é importante antes da concepção. Portanto, não se deve recomendar a gravidez para mulheres com insuficiência renal moderada com TFG alterada.[13]

Nesse contexto, é importante saber os critérios diagnósticos vigentes da DRC, que se caracterizam pela presença de anormalidades renais estruturais ou funcionais por 3 meses ou mais. A Tabela 3 mostra esses critérios, o grau de disfunção renal de acordo com a creatinina sérica e o nível de albuminúria, principal causa de progressão da DRC.[14] A Tabela 2 apresenta o significado das categorias de TFG.

TABELA 2 Significado das categorias de taxa de filtração glomerular no estadiamento da DRC

TFG (mL/minuto/1,73 m^2)	Condição
≥ 90	Normal/elevada
60-89	Discreta redução
45-59	Discreta a moderada redução
30-44	Moderada a grave redução
15-29	Grave redução
< 15	Insuficiência renal/ necessidade de diálise ou transplante renal

DRC: doença renal crônica; TFG: taxa de filtração glomerular.
Fonte: Kidney International Supplements.[14]

TABELA 3 Critérios diagnósticos para DRC, classificação do déficit da função renal e da albuminúria

Diagnóstico de DRC (> 3 meses)	Déficit da função renal (creatinina sérica)	Albuminúria
Albuminúria (> 30 mg/24 horas; relação albumina/creatinina > 30 mg/g)	Leve (< 1,4 mg/dL) Moderado (1,4-2,4 mg/dL) Grave (> 2,4 mg/dL)	Ausente (< 30 mg/g) Microalbuminúria (30-300 mg/g) Macroalbuminúria (> 300 mg/g)
Anormalidades no sedimento urinário		
Distúrbios eletrolíticos e outros decorrentes de lesões tubulares		
Anormalidades detectadas por exame histológico		
Anormalidades estruturais detectadas por exame de imagem		
História de transplante renal		

DRC: doença renal crônica.
Fonte: Kidney International Supplements.[14]

Todas as grávidas com DRC devem ter a função renal monitorada independentemente de sua etiologia. O manejo pode ser individualizado de acordo com a classificação funcional inicial, principalmente nos estágios mais avançados, e algumas recomendações merecem destaque de acordo com seu nível de evidência, como mostra a Tabela 4.[15]

TABELA 4 Resumo das recomendações para grávidas com DRC e nível de evidência

Recomendação	Nível de evidência
Acompanhamento multidisciplinar	B
Aconselhamento preconcepcional	C
Informar riscos obstétricos e melhores desfechos se creatinina sérica < 1,4 mg/dL	C
Prescrever AAS baixa dose e cálcio acima de 13 semanas	A
Proteinúria basal em 24 horas e RPC inicial e acompanhamento com RPC	C
Tromboprofilaxia na síndrome nefrótica na gestação e no puerpério	C
Tratar bacteriúria assintomática e ITU	A
Antibioticoprofilaxia se bacteriúria ou ITU de repetição	B
Manter níveis pressóricos abaixo de 140 × 90 mmHg	C
Prednisona, azatioprina ou tacrolimo podem ser mantidos (segurança desconhecida de micofenolato de mofetila/ácido micofenólico entérico, sirolimo/everolimo ou rituximabe)	C
Manter hemoglobina entre 9-11 mg/dL, introduzir eritropoetina se necessário	A

AAS: ácido acetilsalicílico; DRC: doença renal crônica; ITU: infecção do trato urinário; RPC: relação proteinúria/creatininúria em amostra isolada.
Fonte: adaptada de Febrasgo.[15]

Atualmente, uma dificuldade na elucidação diagnóstica da doença renal na gravidez é que a biópsia renal, de modo geral, deve ser evitada nesse período ou, preferencialmente, postergada até o puerpério. Entretanto, em casos de piora progressiva e súbita da função renal sem causa aparente, ela pode ser necessária para que se inicie o tratamento de imediato. Outra situação em que a biópsia renal pode ser útil na decisão terapêutica é a síndrome nefrótica na gravidez longe do termo, momento em que o parto pode não ser a melhor opção para resolução de uma situação complexa, tanto no que se refere ao diagnóstico histológico quanto à definição de tratamento.[16]

Vale salientar que, no Brasil, a GESF é o diagnóstico histopatológico mais frequente entre as glomerulopatias primárias, e a nefrite lúpica entre as secundárias, na população geral.[17] A gravidez, por sua vez, pode ser uma grande oportunidade de diagnosticar uma doença renal, qualquer que seja sua etiologia, pois esse é um momento da vida da mulher em que ela pode manifestar-se ou agravar-se.[18]

Quando a TFG se encontra < 15 mL/minuto/1,73 m^2, a diálise ou o transplante renal são indicados fora da gravidez. Com esses tratamentos, mulheres com DRC terminal aumentaram a expectativa de vida, as taxas de fertilidade e os resultados da gestação foram otimizados. Na gravidez, a conduta fica mais restrita, como será visto a seguir.

Na diálise peritoneal, o processo dialítico ocorre de forma lenta, sem alteração hemodinâmica importante ou necessidade de anticoagulação. Com o avanço da gravidez, a superfície de troca passa a ser insuficiente.[19]

Já na hemodiálise, há um processo complexo de filtração do sangue e retirada de escórias, no qual pode haver perda também de componentes essenciais, necessitando-se de suplementação, principalmente na gravidez. Porém, esse é o método de escolha para o tratamento de substituição em mulheres com DRC na gravidez.[19]

Quando a mulher em diálise engravida, a DRC geralmente é intensificada, recomendando-se que pelo menos 20 horas semanais de hemodiálise, tempo que pode aumentar de acordo com a presença de edema importante, ascite, mau controle pressórico, polidrâmnio ou níveis séricos de ureia acima de 50 mg/dL.[19]

A diálise está indicada na gravidez quando a ureia sérica atinge níveis acima de 100 mg/dL, mesmo se a mulher estiver assintomática, em razão de toxicidade para o feto. Nesse período, devem-se monitorar níveis de vitamina D, hormônio paratireoidiano, cálcio, fósforo, e a suplementação de magnésio pode ser necessária. Mas, é preciso ter em mente que, diante do agravamento da DRC sem outro fator desencadeante acima de 34 semanas, o parto é a melhor opção, postergando-se a diálise para o puerpério imediato. A doença renal do diabetes *mellitus* é atualmente a principal causa de terapia renal substitutiva, associando-se a altas morbidade e mortalidade.[8]

A mulher que fez transplante renal e deseja engravidar deve planejar a concepção seguindo as orientações da Tabela 5.[20]

Quanto à resolução da gravidez em mulheres com DRC ou com transplante renal, não há muitas evidências seguras. Porém, diante de quadros estáveis, níveis de creatinina sérica dentro da normalidade ou com disfunção renal leve, a gravidez poderá chegar a 37 semanas, seguindo-se a indicação obstétrica. Já na disfunção renal progressiva ou com risco de perda do enxerto, o parto a partir de 34 semanas é mais indicado.[21]

Vale a pena lembrar que recém-nascidos nascidos com baixo peso (< 2.500 g)

TABELA 5 Orientações para a mulher com transplante renal que deseja engravidar

Aguardar pelo menos 2 anos após o transplante renal
Função renal estável com creatinina sérica < 2 mg/dL (ideal ≤ 1,5 mg/dL)
Sem episódios recentes de rejeição aguda do enxerto
Níveis pressóricos < 140 × 90 mmHg sob uso de medicação
Proteinúria < 500 mg/dia
Ultrassonografia do enxerto normal
Suspender drogas teratogênicas

Fonte: Bachmann et al.[20]

têm maior risco de insuficiência renal em decorrência de oligonefropatia congênita, podendo contribuir para um ciclo vicioso de risco de doença renal, o que exige acompanhamento em longo prazo também para o concepto. Outro cuidado com relação aos recém-nascidos de mães com DRC e em diálise é o monitoramento da diurese osmótica, quando a ureia sérica materna se encontra elevada no momento do parto; seu nível está diretamente relacionado à mortalidade fetal.[22]

Na Tabela 6 encontram-se, resumidamente, algumas particularidades do manejo da grávida com doença renal.[25]

CONSIDERAÇÕES FINAIS

A gravidez da mulher com doença renal deveria acontecer em momento planejado: deve-se adequar as medicações, aguardar remissão clínica ou laboratorial por 6 meses, controlar a pressão arterial sistêmica, suspender medicações teratogênicas por 3 meses e informar a paciente sobre o maior risco materno e fetal quando a creatinina sérica se encontra > 2,4 mg/dL. Apesar de

TABELA 6 Manejo da doença renal na gravidez

Preconcepção	▪ Avaliar função renal e atividade de doença antes da concepção, melhor evolução se creatinina sérica < 1,4 mg/dL ▪ Iniciar ácido fólico 5 mg/dia desde antes da concepção ▪ Suspender drogas teratogênicas 3 meses antes da concepção ▪ Alertar sobre pior prognóstico materno-fetal se creatinina sérica > 2,4 mg/dL e proteinúria > 3,5 g/24 h
Gravidez	▪ Atenção para piora funcional renal se elevação de creatinina sérica ≥ 0,3 mg/dL ▪ Prevenir pré-eclâmpsia com AAS 100 mg e carbonato de cálcio 500 mg ou citrato de cálcio 1.000 mg, 2-3 x/dia de 12 a 36 semanas ▪ Suplementar vitamina D 1.000 a 2.000 UI/dia, se < 30 ng/mL, principalmente se em uso de heparina ▪ Adequar anti-hipertensivos (metildopa 750 mg a 2 g/dia, nifedipino 40 a 60 mg/dia, anlodipino 5 a 10 mg/dia, hidralazina 100 mg/dia) ▪ Manter níveis pressóricos < 140 × 90 mmHg ▪ Adequar imunossupressores (prednisona, metilprednisona, azatioprina e inibidores de calcineurina, como ciclosporina e tacrolimo, podem ser mantidos) ▪ Avaliação laboratorial mensal (creatinina e ureia séricas, RPC ou proteinúria 24 h, sedimento urinário, eletrólitos, glicemia de jejum se DM, hemograma, função hepática e urocultura) ▪ Consultas quinzenais a partir do 2º trimestre ▪ Antibioticoprofilaxia se ITU de repetição (cefalexina 500 mg ou nitrofurantoína 100 mg à noite) ▪ Tromboprofilaxia com heparina (enoxaparina 40 mg/dia, SC, se até 90 kg) se síndrome nefrótica, LES em atividade ou SAAF ▪ Monitorar anemia, suplementar com 60 mg de ferro elementar ao dia e se Hb < 9 mg/dL, eritropoietina pode ser necessária
Pós-parto	▪ Se possível, parto com 39/40 semanas, indicação obstétrica ▪ Se prematuridade < 34 semanas, corticoterapia para maturação pulmonar fetal ▪ Sulfato de magnésio pode ser usado na pré-eclâmpsia grave e para neuroproteção do RN < 32 semanas, cuidado se creatinina sérica > 1,2 mg/dL (intoxicação) ▪ Reintroduzir IECA (enalapril 20 a 40 mg/dia 1-2 x/dia, captopril 75 a 150 mg/dia 3 x/dia) no puerpério, se HAS e proteinúria ▪ Incentivar a amamentação ▪ Acompanhar o pós-parto em longo prazo

AAS: ácido acetilsalicílico; DM: *diabetes mellitus*; FAN: fator antinúcleo; HAS: hipertensão arterial sistêmica; iECA: inibidores da enzima conversora da angiotensina; ITU: infecção do trato urinário; LES: lúpus eritematoso sistêmico; RN: recém-nascido; RPC: relação proteinúria/creatininúria em amostra isolada; SAAF: síndrome do anticorpo antifosfolípide.
Fonte: Brasil.[23]

pacientes com DRC comumente terem a fertilidade afetada, não quer dizer que não possam engravidar, e por isso devem ser devidamente orientadas e acompanhadas.

É importante ressaltar que a gravidez é um momento em que muitas alterações cardiometabólicas e renais acontecem e que podem repercutir em curto e longo prazo, mas também pode ser uma oportunidade para o diagnóstico de doenças renais.[24] Por esse motivo, adicionar a dosagem de creatinina sérica à rotina de pré-natal poderia ser uma boa opção para detecção precoce de doenças renais na gravidez.[25]

Vale lembrar que os níveis absolutos de creatinina sérica nem sempre são os melhores indicadores para tomada de decisão em situação peculiar como a gravidez; mas as faixas de função e limites aqui apresentados são os recursos laboratoriais atualmente disponíveis na prática clínica até que avaliações funcionais renais mais precisas para grávidas venham a ser realidade.

REFERÊNCIAS BIBLIOGRÁFICAS

1. Maia CL, Costa GPO. Modificações fisiológicas na gestante. In: Fernandes CE, Sá MFS. Tratado de obstetrícia Febrasgo. Rio de Janeiro: Elsevier; 2019.
2. Blom K, Odutayo A, Bramham K, Hladunewich MA. Pregnancy and glomerular disease: a systematic review of the literature with management guidelines. Clin J Am Soc Nephrol. 2017;12(11):1862-72.
3. Turbeville HR, Jennifer M Sasser JM. preeclampsia beyond pregnancy: long-term consequences for mother and child. Am J Physiol Renal Physiol. 2020;318(6):F1315-26.
4. Packham DK, North RA, Fairley KF, Whitworth JA, Lloren PR, Smith K. Pregnancy in women with diffuse mesangial proliferative glomerulonephritis. Clin Nephrol. 1988;29(4):193-8.
5. Wang F, Lu JD, Zhu Y, Wang T-T, Xue J. Renal outcomes of pregnant patients with immunoglobulin a nephropathy: a systematic review and meta-analysis. Am J Nephrol. 2019;49(3):214-24.
6. Smyth A, Radovic M, Garovic VD. Women, kidney disease, and pregnancy. Adv Chronic Kidney Dis. 2013;20(5):402-10.
7. Julkunen H. Pregnancy and lupus nephritis. Scand J Urol Nephrol. 2001;35(4):319-27.
8. Sá J, Canani L, Rangel E, Bauer AC, Lauria M, Escott GM, et al. Doença renal do diabetes. Diretriz Oficial da Sociedade Brasileira de Diabetes (2023).
9. Kirsztajn GM. Síndrome nefrítica e nefrótica na gestação. In: Sass N, Camano L, Moron AF. Hipertensão arterial e nefropatias na gravidez. Rio de Janeiro: Guanabara Koogan; 2006. p.359-73.
10. Kendrick J, Sharma S, Holmen J, Palit S, Nuccio E, Chonchol M. Kidney disease and maternal and fetal outcomes in pregnancy. Am J Kidney Dis. 2015;66(1):55-9.
11. Imbasciati E, Gregorini G, Cabiddu G, Gammaro L, Ambroso G, Del Giudice A, et al. Pregnancy in CKD stages 3 to 5: fetal e maternal outcomes. Am J Kidney Dis. 2007;49:753-62.
12. Hladunewich MA, Melamad N, Bramham K. Pregnancy across the spectrum of chronic kidney disease. Kidney Int. 2015:89(5):995-1007.
13. Lindheimer MD, Katz AI. Gestation in women with kidney disease: prognosis and management. Baillieres Clin Obstet Gynaecol. 1994;8(2):387-404.
14. Kidney International Supplements. Summary of recommendation statements (2011). 2013;3:5-14.
15. Federação Brasileira das Associações de Ginecologia e Obstetrícia (Febrasgo). Comissão Nacional Especializada em Gestação de Alto Risco. Protocolo Febrasgo-Obstetrícia, n. 38. Nefropatias crônicas. São Paulo; 2021.
16. Conrad KP, Gaber LW, Lindheimer MD. Kidney in normal pregnancy and preeclampsia. In: Lindheimer MD, Roberts JM, Cunningham FG. Chesley's hypertensive disorders in pregnancy. 3.ed. New York: Elsevier; 2009. p.292-334.
17. Polito MG, de Moura LA, Kirsztajn GM. An overview on frequency of renal biopsy diagnosis in Brazil: clinical and pathological patterns based on 9,617 native kidney biopsies. Nephrol Dial Transplant. 2010;25(2):490-6.
18. Piccoli GB, Alrukhaimi M, Liu ZH, Zaharova E, Levin A; World Kidney Day Steering Committee. Women and kidney disease: reflections on world kidney day 2018. J Ren Care. 2018;44(1):3-11.
19. Ribeiro CI, Silva N. Pregnancy and dialysis. J Bras Nefrol. 2020;42(3):349-56.
20. Bachmann F, Budde K, Gerland M, Wiechers C, Heyne S, Nadalin S, et al. Pregnancy following kidney transplantation: impact on mother and graft function and focus on childrens' longitudinal development. BMC Pregnancy Childbirth. 2019;19:376.
21. Wiles K, Oliveira L. Dialysis in pregnancy: best practice & research. Clinical Obstetrics & Gynaecology. 2019;57:33-46.
22. Gouveia IF, Silva JR, Santos C, Carvalho C. Desfechos maternos e fetais da gravidez na doença renal crônica: desafios diagnósticos, vigilância e tratamento

em todo o espectro da doença renal. J Bras Nefrol. 2021;43(1):88-102.

23. Brasil. Ministério da Saúde. Secretaria de Atenção Primária à Saúde. Departamento de Ações Programáticas. Manual de gestação de alto risco. Brasília, DF, 2022.
24. Facca TA, Sabino AR, Passos MT, Nishida SK, Moreira SR, Fama EAB, et al. Pregnancy may be an opportunity to diagnose kidney disease. J Urol Ren Dis. 2019;11:1149.
25. Piccoli GB, Chatrenet A, Cataldo M, Torreggiani M, Attini R, Masturzo B, et al. Kidney and Pregnancy Study Group of the Italian Society of Nephrology. Adding creatinine to routine pregnancy tests: a decision tree for calculating the cost of identifying patients with CKD in pregnancy. Nephrol Dial Transplant. 2022;0:1-10.

39

Doenças da tireoide e gravidez

Victor Hugo Saucedo Sanchez
Danielle Macellaro
Maria Izabel Chiamolera

INTRODUÇÃO

As doenças da tireoide acometem mulheres em idade reprodutiva e podem influenciar desde a capacidade reprodutiva até o desenvolvimento da gestação. Dessa maneira, é importante conhecer a fisiologia e as doenças tireoidianas no ciclo gravídico puerperal.

ALTERAÇÕES DA FISIOLOGIA DO EIXO HIPÓFISE-TIREOIDE NA GESTAÇÃO

Os hormônios tireoidianos, tri-iodotironina (T3) e tiroxina (T4), são essenciais para o desenvolvimento adequado tanto da gestação quanto do feto. Como o amadurecimento da tireoide fetal só ocorre por volta da 18ª a 20ª semanas de gestação, o feto depende do T4 materno até esse momento, período por sua vez crítico na formação do sistema nervoso fetal, e durante o qual os hormônios da tireoide são essenciais.[1]

A fisiologia do eixo hipófise-tireoide durante a gravidez se modifica justamente para que a produção de hormônios seja adequada a essa fase. Entre essas alterações temos que as concentrações totais de T4 aumentam em 20 a 50% para manter um estado de eutireoidismo.[2,3] Para que tal aumento seja possível, existe a necessidade de quantidade suficiente de iodo, substrato essencial para a síntese de hormônios da tireoide.

Em paralelo à produção dos hormônios da tireoide, a necessidade de iodo aumenta em aproximadamente 50% durante a gestação, não só pela maior produção hormonal tireoidiana como pela excreção renal e pelo consumo fetal, fazendo com que as necessidades de iodo sejam maiores na gestação. Mulheres com ingesta adequada não têm dificuldade para se adaptar à maior demanda. Entretanto, em áreas com deficiência leve a moderada de iodo, os estoques são gradualmente reduzidos do primeiro ao terceiro trimestre.

Valores normais de hormônios da tireoide são essenciais para a migração neuronal, mielinização e outras mudanças estruturais no cérebro fetal. A deficiência materna e fetal de iodo cursa com efeitos adversos na função cognitiva do concepto. Em regiões com conhecida deficiência de iodo, é recomendada a reposição desse elemento durante a gestação.[4,5] No Brasil, estudos realizados em diversos estados mostraram condições diferentes de deficiência de iodo, mostrando uma condição melhor de suficiência em gestantes de regiões litorâneas.[6-9]

Outras alterações fisiológicas do metabolismo dos hormônios tireoidianos na gestação incluem o aumento da degradação do hormônio da tireoide pela deiodase tipo 3 da placenta (enzima que degrada o hormônio tireoidiano), que colabora com a necessidade de aumento da produção de hormônios pela tireoide materna[10] (Figura 1 e Tabela 1). A concentração total de T4 é aumentada no primeiro trimestre, em razão dos níveis aumentados de globulina ligadora de tiroxina (TBG) e relativamente diminuídos durante o segundo e o terceiro trimestres.[11]

A fração livre do T4 (T4L), que reflete a concentração do hormônio biologicamente ativo disponível tanto para a mãe quanto para o feto, não é diretamente afetada pela concentração de TBG sérica, porém sua dosagem por métodos indiretos (quase a totalidade dos métodos utilizados no Brasil) pode sofrer interferência desse aumento da proteína carreadora, levando a uma redução das concentrações do T4L no decorrer da gestação.[12]

A secreção do hormônio estimulador da tireoide (TSH) pela hipófise anterior é regulada pelos hormônios da tireoide por meio de uma alça de retroalimentação negativa. Na gravidez, no entanto, outros mecanismos participam dessa regulação, incluindo a supressão por altas concentrações de gonadotrofina coriônica humana (hCG), um agonista fraco do receptor do TSH.[1]

Algumas vezes, as alterações fisiológicas da tireoide durante a gravidez podem ser

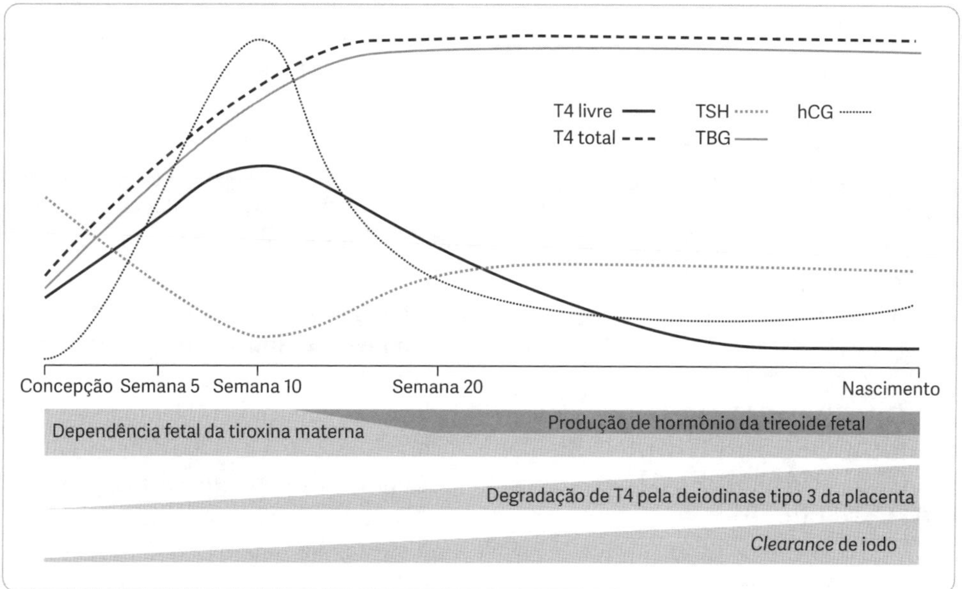

FIGURA 1 Alterações mais significativas na fisiologia da tireoide durante a gravidez. O aumento na globulina ligadora de tiroxina (TBG), o aumento no consumo de tiroxina pelo feto e o aumento na expressão da desiodinase tipo 3 na placenta requerem a regulação positiva do aumento da estimulação tireoidiana pela gonadotrofina coriônica humana (hCG), o que, em última análise, leva ao aumento líquido na concentração de T4 livre e à subsequente diminuição na concentração de THS.

confundidas com anormalidades tireoidianas, por exemplo, o volume da tireoide materna aumenta na gestação em torno de 10 a 30% durante o terceiro trimestre, o que pode ser confundido com o aparecimento de bócio, mas esse crescimento é atribuível aos aumentos no líquido extracelular e no volume sanguíneo durante a gravidez.[13]

TABELA 1 Fatores que afetam a fisiologia da tireoide durante a gestação

Alterações fisiológicas	Consequências na tireoide
Aumento do *clearance* renal de iodo	Aumento da captação de iodo de 24 horas
Diminuição da concentração de iodo no plasma e transporte de iodo para o feto através da placenta	Em mulheres com deficiência de iodo, diminuição do T4, aumento do TSH e bócio
Aumento do hCG no primeiro trimestre	Aumento do T4L e diminuição do TSH
Aumento da TBG sérica	Aumento de T4 e T3 totais
Deiodação do T4 para T3 pela placenta	Aumento da taxa de degradação e produção de T4 e T3

hCG: gonadotrofina coriônica humana; T3: tri-iodotironina; T4: tiroxina; T4L: fração livre do T4; TBG: globulina ligadora de tiroxina; TSH: hormônio estimulador da tireoide.

FISIOPATOLOGIA DAS ALTERAÇÕES TIREOIDIANAS NA GESTAÇÃO: ASPECTOS MATERNO-FETAIS

Há relação muito próxima entre a tireoide materna e a fetal, e tanto as doenças em gestantes quanto os tratamentos utilizados podem afetar gravemente a tireoide fetal. A autoimunidade tireoidiana, o hipotireoidismo não tratado e a tireotoxicose não controlada já foram associados a complicações gestacionais como abortamento, descolamento prematuro da placenta, diabetes gestacional, hipertensão induzida pela gravidez e pré-eclâmpsia.[14]

Uma das principais alterações patológicas da tireoide no período gestacional é o hipotireoidismo, que ocorre em 0,2 a 1% das grávidas em áreas com ingesta adequada de iodo. Outra doença tireoidiana é o hipertireoidismo por doença de Graves, etiologia mais comum na gestação, que ocorre em 0,05 a 0,2% das gestantes.[13] Contudo, o hipertireoidismo gestacional transitório secundário a altas concentrações de hCG é muito mais frequente e é diagnosticado em cerca de 1 a 3% das gestações. Em cerca de 50% dos casos o hipertireoidismo gestacional ocorre concomitantemente com a hiperêmese gravídica, porém apresentam um caráter de alteração mais fisiológica do que patológica.[15] Além disso, a presença de processos autoimunes da tireoide representa maior risco de disfunções na produção hormonal durante o período gestacional, pois pode levar à destruição da glândula e à consequente redução da concentração de hormônios e o hipotireoidismo.[1]

O hipotireoidismo materno pode se manifestar com achados clínicos inespecíficos que podem ser indistinguíveis dos sinais ou sintomas comuns da gravidez, como fadiga, constipação, intolerância ao frio, cãibras musculares e ganho de peso. Outros achados clínicos incluem edema, pele seca, queda de cabelo e uma fase de relaxamento prolongado dos reflexos tendinosos profundos. O bócio pode ou não estar presente e é mais provável de ocorrer em mulheres com tireoidite de Hashimoto.

O hipotireoidismo materno foi consistentemente associado a efeitos deletérios no desenvolvimento neurocognitivo fetal e a maior risco de complicações gestacionais, incluindo parto pré-termo, baixo peso ao nascer, perda gestacional e menor quociente de inteligência (QI) no concepto.[16] No entanto, é raro que os anticorpos inibidores da tireoide materna cruzem a placenta e causem hipotireoidismo fetal. A prevalência de hipotireoidismo fetal na prole de mulheres com tireoidite de Hashimoto é estimada em apenas 1 em 180 mil neonatos.[17]

O hipotireoidismo subclínico, por sua vez, tem associação variável com resultados gestacionais adversos, principalmente se associado com a autoimunidade tireoidiana.[1]

No hipertireoidismo a gestante vai ter nervosismo, tremores, taquicardia, aumento da frequência das evacuações, sudorese excessiva, intolerância ao calor, perda de peso, bócio, insônia, palpitações e hipertensão. As características distintivas da doença de Graves são oftalmopatia (os sinais incluem proptose ocular, com sinais de inflamação e retração da pálpebra) e dermopatia (os sinais incluem mixedema localizado ou pré-tibial). Embora alguns sintomas de hipertireoidismo sejam semelhantes aos sintomas normais da gravidez ou a algumas doenças não associadas à tireoide, os resultados dos testes de função tireoidiana sérica diferenciam a doença tireoidiana dessas outras possibilidades.

O controle inadequado do hipertireoidismo materno foi associado a perda gestacional, hipertensão na gravidez, parto pré-termo, baixo peso ao nascer, restrição de crescimento intrauterino, óbito fetal, tempestade tireotóxica e insuficiência cardíaca congestiva materna.[10]

A tireotoxicose materna tratada inadequadamente está associada a risco maior de pré-eclâmpsia com características graves e tempestade tireoidiana se comparada à tireotoxicose materna controlada.[10]

Além disso, estudos sugeriram que a exposição fetal a valores excessivos de hormônio tireoidiano materno pode desenvolver no concepto doenças como convulsões e distúrbios neurocomportamentais no futuro.[1,10,18]

No período do puerpério temos a tireoidite pós-parto, que também pode comprometer a saúde materna. Além disso, os nódulos e o câncer de tireoide também apresentam aspectos diferenciados na gravidez, tanto na evolução quanto no tratamento.[1]

DIAGNÓSTICOS DAS TIREOIDOPATIAS NA GESTAÇÃO

Em razão das mudanças fisiológicas da tireoide que ocorrem durante a gravidez, a avaliação da função tireoidiana materna e a interpretação dos resultados laboratoriais difere daquela da mulher não grávida. Os valores de referência dos exames laboratoriais de avaliação da função tireoidiana durante o período gestacional precisam utilizar limites de referência específicos, calculados em uma população de grávidas livres dos principais fatores que interferem na função tireoidiana, como doença autoimune da tireoide (tireoidite de Hashimoto, doença de Graves, positividade de anticorpo contra a peroxidase tireoidiana – ATPO), história de uso de drogas que interferem na função tireoidiana, gestação gemelar ou após fertilização *in vitro* (por decorrência das concentrações elevadas de hCG) e deficiência de iodo.[19-22]

Em relação à avaliação das concentrações de TSH, inicialmente as diretrizes internacionais estabeleceram limites superiores de referência fixos de 2,5 mUI/L ou 3 a 3,5 mUI/L para o primeiro e segundo ou o terceiro trimestre, respectivamente.[19-21,23] No entanto, estudos publicados após essas recomendações mostraram que houve excesso de diagnóstico de casos de hipotireoidismo subclínico, mostrando que 8 a 28% das gestantes apresentavam um TSH acima dos limites estabelecidos. Além disso, a grande maioria dos estudos publicados depois do estabelecimento desses valores de referência identificou valores consideravelmente mais elevados nas diversas populações.[11,24,25] Por essas razões, em 2017, a American Thyroid Association (ATA) modificou a recomendação de valor de referência para preconizar o uso de um limite superior 0,5 mUI/L abaixo do valor superior de normalidade para a população não gestante (o que para a maioria dos centros resulta em um limite superior de TSH de 4 mUI/L), valor semelhante aos limites superiores em grandes estudos envolvendo populações com suficiência de iodo.[13]

Complementarmente à avaliação laboratorial do TSH, a dosagem da concentração dos hormônios tireoidianos, particularmente a tiroxina (T4), é necessária para distinguir entre doença tireoidiana manifesta e a subclínica. Como a dosagem da fração total do hormônio, o T4 total, sofre muito a influência das concentrações de TBG, que se elevam ao longo da gestação, foram inicialmente propostas fórmulas para tentar calcular valores de referência específicos para cada trimestre, mas eram aproximações muito grosseiras. Além disso, dois pontos importantes são:

1. A concentração da fração livre do hormônio, o T4L, é o que reflete a função do eixo hipotálamo-hipófise-tireoide com mais precisão do que o T4 total.[26]
2. O T4L nos diversos estudos foi quem se associou aos resultados adversos durante o início da gravidez e na criança.[27,28]

Dessa maneira, mais recentemente, a literatura sugere que o T4L é um mais útil para avaliação da função da tireoidiana durante o início da gravidez.[27]

Contudo, os resultados da dosagem de T4L pelos ensaios mais comumente utilizados, os imunoensaios automatizados, também podem apresentar influência das variações de concentração das proteínas plasmáticas, aumento da TBG e redução da albumina com o avanço da idade gestacional, mostrando um padrão de redução significativa dos valores de referência no decorrer da gravidez.[29,30] Em contrapartida, a medição direta de T4L (no ensaio padrão ouro que é o após diálise de equilíbrio) não mostra um grau semelhante de redução,[19,31,32] provavelmente porque os métodos de medição direta são menos influenciados pelas mudanças das proteínas séricas associadas à gravidez. Porém, tais métodos são significativamente mais caros e menos disponíveis. Por essas razões, ainda utilizamos quase na totalidade os imunoensaios, com o cuidado de considerar valores de referência específicos para o trimestre com base na população e nos testes avaliados.[33]

DIAGNÓSTICO DO HIPOTIREOIDISMO NA GESTAÇÃO

Como o hipotireoidismo manifesto e o subclínico estão associados a complicações na gravidez mesmo em casos assintomáticos, o rastreio universal da disfunção tireoidiana durante o primeiro trimestre de gravidez vem sendo muito discutido, mas ainda é um assunto controverso, pela insuficiência de dados mostrando benefício da reposição de hormônio tireoidiano, particularmente no hipotireoidismo subclínico. Assim, há grande variação nas práticas de triagem.[34-37]

Uma das estratégias utilizadas é a abordagem caso-dirigida, ou seja, avaliação no primeiro trimestre somente das mulheres grávidas nos grupos considerados de risco (Tabela 2).

Contudo, em condições ideais, o rastreio universal pode ser utilizado. Estudos mostram que inclusive isso pode ser mais custo-efetivo que a busca de casos.[13,38,39]

A estratégia de triagem é a dosagem de TSH sérico durante o primeiro trimestre. A partir se pode realizar esta sequência de testes para a avaliação do *status* tireoidiano na gestante:

- TSH sérico entre o limite inferior específico do trimestre e 2,5 mU/L. A maioria das mulheres não precisa de testes adicionais. No entanto, em mulheres com alto risco de desenvolver hipotireoidismo durante a gravidez (pós-tratamento com radioiodo, após hemitireoidectomia, história de exposição a altas doses de irradiação da região da cabeça ou pescoço, presença de ATPO prévio à gestação), é importante reavaliar o TSH durante a gestação (p. ex., aproximadamente a cada 4 semanas durante o primeiro trimestre e depois 1 vez durante cada um dos segundo e terceiro trimestres).
- TSH sérico acima de 2,5 mU/L. Medem-se os ATPO. A presença de concentrações elevadas de ATPO em mulheres eutireoidianas foi associada com resultados adversos na gestação e com aumento no risco de desenvolver hipotireoidismo subclínico no primeiro trimestre, e os resultados adversos ocorrem em concentrações de TSH mais baixas do que em mulheres sem ATPO.
- TSH acima de 4 mU/L. Dosar T4L para determinar o grau de hipotireoidismo.
  - Hipotireoidismo subclínico: TSH entre 4 e 10 mU/L e T4L dentro do limite de referência para o trimestre
  - Hipotireoidismo clínico ou manifesto: TSH entre 4e 10 mU/L e T4L abaixo do limite de referência para o

TABELA 2 Grupos de risco para disfunção tireoidiana – rastreio de função tireoidiana no primeiro trimestre

Riscos mais importantes:
▪ História de irradiação de cabeça e pescoço.
▪ Cirurgia tireoidiana ou radioiodoterapia prévias.
▪ Diabetes *mellitus* tipo 1 ou outra doença autoimune.
▪ Autoimunidade tireoidiana previamente conhecida ou presença de bócio.
▪ População de área com carência de iodo moderada a grave.
▪ História familiar ou pessoal de doença da tireoide.
▪ Sinais ou sintomas de disfunção tireoidiana.
▪ Histórico pessoal de: – Antecedente de hipo ou hipertireoidismo. – Idade > 30 anos. – Aborto recorrente ou parto prematuro. – Várias gestações anteriores (duas ou mais). – Obesidade grau 3 (IMC ≥ 40 kg/m^2). – Infertilidade. – Cirurgia de tireoide prévia. – Uso de amiodarona, lítio ou administração recente de agentes de contraste radiológico iodado.

IMC: índice de massa corporal.
Fonte: adaptada de Alexander et al.[13]

trimestre; ou TSH acima de 10 mU/L independentemente do T4L.

DIAGNÓSTICO DO HIPERTIREOIDISMO/ TIREOTOXICOSE NA GESTAÇÃO

O TSH sérico pode fisiologicamente, como explicado anteriormente, diminuir no primeiro trimestre da gestação normal como resposta ao estímulo do hCG sobre o receptor de TSH. Um pico de hCG geralmente ocorre entre 7 e 11 semanas de gestação.[40] Em particular, um TSH sérico abaixo de 0,1 mU/L e em alguns casos até indetectável pode estar presente em aproximadamente 5% das mulheres na 11ª semana de gravidez.[41] Dessa maneira, valores séricos de TSH abaixo do valor de referência (valor de referência normal sendo considerado acima de 0,1 mU/L) devem ser avaliados juntamente com os valores séricos de T4 total ou livre.[13]

A definição de hipertireoidismo manifesto ou clínico é laboratorialmente representada por níveis baixos de TSH (abaixo dos valores de referência para a gestação; habitualmente se considera TSH inferior a 0,1 mUI/L) concomitante a concentrações elevadas de hormônios tireoidianos, com quadro clínico de tireotoxicose. A principal etiologia é a doença de Graves, presente em 95% dos casos. O hipertireoidismo subclínico apresenta-se com concentrações de TSH baixas/suprimidas e as de hormônios tireoidianos dentro dos valores de referência.

Uma situação específica da gestação, denominada hipertireoidismo transitório, ocorre quando as alterações laboratoriais normalizam sem a necessidade de intervenção médica. Causado pelo excesso de hCG, particularmente no início da gestação, caracteriza-se por um quadro de hipertireoidismo brando, que pode ser confundido com o hipertireoidismo subclínico, em geral restrito ao primeiro trimestre e associado à hiperêmese gravídica.[13]

A história clínica e o exame físico cuidadosos são de extrema importância no estabelecimento da etiologia da tireotoxicose. A ausência de história prévia de doença tireoidiana ou de estigmas de doença de Graves, como bócio e orbitopatia, associada a distúrbio leve e autolimitado e a sintomas de vômitos, favorecem o diagnóstico de tireotoxicose transitória da gestação. Se houver suspeita de outras causas de tireotoxicose, a dosagem do anticorpo antirreceptor de TSH (TRAb), marcador da doença de Graves, é indicada. Se for negativo ou houver suspeita de nódulos tireoidianos com base no exame clínico, uma ultrassonografia da tireoide deve ser realizada para avaliar a presença de nódulos. A cintilografia de tireoide com iodo radioativo está contraindicada na gestação para o diagnóstico diferencial de bócio difuso ou multinodular tóxico.[1,10,13]

TRATAMENTO E ACOMPANHAMENTO

Hipotireoidismo clínico ou manifesto

No hipotireoidismo manifesto na gestação, inúmeros trabalhos na literatura demonstraram a diminuição nas complicações tanto maternas quanto fetais com o tratamento com levotiroxina, principalmente diminuição das taxas de abortamento, parto prematuro e hipertensão.[42]

Em 2017, a American Thyroid Association (ATA) publicou a última atualização do *guideline* de diagnóstico e manejo da doença tireoidiana na gestação.[13] Com nível de evidência forte, a recomendação é de tratamento do hipotireoidismo manifesto na gestação, como o objetivo de manter o TSH próximo a 2,5 mU/L.

A droga de escolha na gestação é a levotiroxina (T4), pois o sistema nervoso central do feto é quase impermeável ao T3 materno. A fonte de T3 no cérebro fetal vem da passagem do T4 materno.[43]

A dosagem de levotiroxina vai depender do valor da dosagem do TSH, variando de 1 a 2 mcg/kg/dia, conforme o esquema a seguir:

- TSH > 10 mU/L – dose de 2 mcg/kg/dia.
- TSH entre 4 e 10 mU/L com T4L abaixo do limite inferior da referência do trimestre – dose de 2 mcg/kg/dia.

Após o início da medicação, o TSH deve ser dosado a cada 4 semanas até 32 semanas[13,44] e reajustado conforme a necessidade até atingir um TSH adequado (até 2,5 mU/L) (ver Tabela 3). Pacientes tratadas com levotiroxina e em eutireoidismo clínico e laboratorial não apresentam risco aumentado de complicações maternas e/ou fetais, não necessitando de exames específicos adicionais.

TABELA 3 Esquema de ajuste de dose de levotiroxina proposto por Kaplan

Concentração de TSH (mUI/L)	Ajuste na dose de levotiroxina
TSH ≤ 2,5	Repetir TSH em 4 semanas
2,5 < TSH ≤ 4	+ 25 mcg
4 < TSH ≤ 10	+ 50 mcg
10 < TSH ≤ 20	+ 75 mcg
TSH > 20	+ 100 mcg

TSH: hormônio estimulador da tireoide.
Fonte: Kaplan.[45]

Após o parto, reduzir a medicação 30 a 50% e reavaliar em 6 semanas. Pacientes com dosagem de levotiroxina < 50 mcg/dia, considerar descontinuar e reavaliar em 6 semanas.[13]

Hipotireoidismo subclínico

Hipotireoidismo subclínico (HSC) na gestação é caracterizado laboratorialmente pela elevação do TSH acima do limite superior da normalidade e T4 livre dentro da faixa de normalidade para a idade gestacional.[13]

Apesar de muitos estudos na literatura demonstrarem aumento de complicação tanto materno quanto fetal no HSC, os estudos que avaliam o tratamento com levotiroxina nesses casos ainda são escassos.[1,10,13]

Do ponto de vista do risco materno, a complicação mais associada ao HSC foi a perda fetal, vista em inúmeros trabalhos. Outras complicações, como hipertensão, parto prematuro e baixo peso, também foram estatisticamente mais significativas nas mulheres com HSC.[1,10]

Já no feto, o hormônio tireoidiano é fundamental para o desenvolvimento cerebral. Alguns estudos, principalmente retrospectivos, mostraram diminuição do QI em crianças testadas até 7 anos de idade.[10]

Com base nesse cenário, foram realizados estudos, em sua maioria retrospectivos, e alguns prospectivos nos quais se introduziu levotiroxina nas gestantes com HSC no primeiro trimestre. Os resultados foram diversos, como no estudo *Cats,* que não demonstrou diferença de QI nas crianças tratadas quando comparadas às não tratadas.[46]

Aparentemente o fator determinante para melhora nas complicações fetais e maternas com o tratamento com levotiroxina é a presença dos ATPO. Quando positivo o ATPO, o tratamento demonstrou maior benefício.[13]

Com base nisso e pelo fato de o tratamento com levotiroxina ser seguro na gestação, as sociedades americanas, brasileira e europeia de tireoide recomendam o tratamento do HSC quando o TSH estiver maior que 4 mU/L (limite superior do método para referência da idade gestacional) ou entre 2,5 e 4 mU/L e o ATPO for positivo.[13,19,23] Segundo recomendações:

- TSH entre 4 e 10 mU/L com T4L dentro do limite de referência do trimestre: dose 1 mcg/kg/dia.
- TSH entre 2,5 e 4 mU/L com ATPO positivo: utilizar 50 mcg dose única diária.

Hipotireoidismo prévio à gestação

O valor de concentração de TSH pré-gestacional recomendado é até 2,5 mU/L; 50 a 80% das pacientes em tratamento com levotiroxina para hipotireoidismo diagnosticado previamente à gestação necessitarão de um incremento na dose da medicação.[45] O aumento depende da etiologia do hipotireoidismo, sendo mais intenso nas pacientes que não apresentam tecido tireoidiano funcionante (tireoidectomizadas ou submetidas a radioiodoterapia) quando comparadas ao grupo de pacientes com tireoidite de Hashimoto.

Alguns fatores influenciarão a magnitude do incremento da dose, por exemplo, o valor do TSH prévio à gestação. Pacientes com valores de TSH < 2,5 mU/L antes da gestação tiveram menor probabilidade de elevação do TSH acima da normalidade no primeiro trimestre.[1,10]

Alguns esquemas foram propostos para ajuste da dose da medicação, como mostra a Tabela 3.[45]

Já a American Thyroid Association, em seu *guideline* de 2017,[13] orienta que as pacientes em uso de levotiroxina aumentem por conta própria sua medicação em 25 a 30% assim que souberem da gestação, e isso pode ser facilmente conseguindo dobrando a dose habitual em 2 dias da semana. Deve-se fazer isso antes mesmo da primeira consulta pré-natal. Após a alteração da dose, dosar novamente o TSH em 4 semanas e seguir com ajustes, se necessário e almejando o alvo já comentado de 2,5 mU/L.

Ajuste da dose de levotiroxina no puerpério

Imediatamente após o parto, deve-se retornar à medicação para a dosagem pré-gestacional e dosar novamente o TSH em 6 semanas.[13]

Mais de 50% das mulheres com tireoidite de Hashimoto acabam necessitando de doses maiores que usavam previamente à gestação, muito provavelmente pela exacerbação da doença autoimune após o parto e, consequentemente, pela piora da função tireoidiana.[13,44]

Entretanto, para algumas pacientes para as quais a levotoroxina foi iniciada durante a gestação, e que utilizaram doses iguais ou inferiores a 50 mcg/dia, pode-se suspender a reposição hormonal e repetir novo TSH sérico em 6 semanas. Em casos em que a levotiroxina foi introduzida durante a gestação, e em que se utilizavam doses superiores a 50 mcg/dia, reduzir a dose em 25 a 50%, com posterior avaliação laboratorial.[13,44]

TRATAMENTO DO HIPERTIREOIDISMO

As pacientes com hipertireoidismo clínico ou manifesto devem ser tratadas dado o risco de desfechos desfavoráveis na gestação quando não tratado de forma adequada, como perda fetal, hipertensão gestacional, prematuridade, baixo peso ao nascimento, restrição de crescimento intrauterino, crise tireotóxica e insuficiência cardíaca congestiva materna.[47] Contudo, nas pacientes com hipertireoidismo subclínico e transitório, esses desfechos desfavoráveis não são frequentes, por isso não precisam de tratamento específico com drogas antitireoidianas. Devem, porém, receber tratamento de suporte com betabloqueadores. Para o diagnóstico mais preciso, o ideal é que as pacientes sejam acompanhadas em serviço de pré-natal de alto risco.[1,10,13]

As pacientes com hipertireoidismo subclínico e transitório devem ter sua função tireoidiana monitorada a cada 4 semanas. Naquelas com hipertireoidismo transitório, a normalização das dosagens hormonais ocorre por volta da 14ª à 18ª semana.[1]

Tratamento do hipertireoidismo clínico ou manifesto

O tratamento do hipertireoidismo durante a gestação deve ser feito utilizando o propiltiouracil (PTU) ou o metimazol (MMZ). Por seus efeitos colaterais e potencial teratogênico, eles devem ser utilizados na menor dose possível para o controle da tireotoxicose materna. As doses sugeridas variam de acordo com a concentração do T4L materno (*vide* Tabela 4). A droga de escolha até a 16ª semana é o PTU, por um risco menor de teratogenicidade que o MMZ. A troca para MMZ pode ocorrer após a 16ª semana, pois este apresenta menor risco de hepatotoxicidade em relação ao PTU. A equivalência de dose para essa troca é de 1:20, ou seja, 5 mg de MMZ para 100 mg de PTU. Para tratamentos iniciados após a 16ª semana, recomenda-se utilizar o MMZ.[13]

Tratamento do hipertireoidismo prévio à gestação

Recomenda-se que a mulher com diagnóstico de hipertireoidismo planejando engravidar seja alertada sobre os riscos teratogênicos das drogas antitireoidianas. Para considerar a concepção é desejável que a mulher esteja com estabilidade das concentrações hormonais há pelo menos 1 mês, em 2 dosagens consecutivas.[15,48]

Preferencialmente, em situações em que existe dificuldade de controle da doença com as drogas antitireoidianas, deve-se buscar opções de tratamento definitivo, a ablação com radioiodo ou a tireoidectomia antes do planejamento da gestação.[13]

Naquelas pacientes que iniciam a gestação em eutireoidismo com baixas doses de drogas antitireoidianas (MMZ entre 5 e 10 mg e PTU entre 100 e 200 mg) e

TABELA 4 Doses das drogas antitireoidianas, metimazol e propiltiouracil, sugeridas para início de tratamento em gestantes de acordo com a concentração do T4L

Número de vezes acima do limite superior de normalidade para o T4L	Metimazol (mg)	Propiltiouracil (mg)
Até 2 vezes	5-10	100-200
2-3 vezes	10-20	200-300
Acima de 3 vezes	20-30	400-600

T4L: fração livre do T4.
Fonte: adaptada de Maganha et al.[49]

que apresentam baixo risco de recorrência para doença de Graves (Tabela 5), deve-se considerar a suspensão das drogas antitireoidianas, com monitorização da função tireoidiana a cada 4 semanas.[13]

TABELA 5 Critérios para elevado risco de recorrência após suspensão de drogas antitireoidianas da doença de Graves

Critérios
Níveis elevados de TRAb
Uso de drogas antitireoidianas por menos de 6 meses
TSH suprimido mesmo em uso da medicação
Bócio volumoso
Oftalmopatia de Graves
Necessidade de doses superiores a 5-10 mg de metimazol ou 50-200 mg de propiltiouracil

TRAb: anticorpo antirreceptor de TSH; TSH: hormônio estimulador da tireoide.
Fonte: adaptada de Maganha et al.[49]

Em casos de alto risco para recorrência, deve-se manter PTU até a 16ª semana ou trocar por MMZ, conforme descrito anteriormente. Durante a gestação existe uma tendência a melhora no quadro de hipertireoidismo, com a redução da necessidade dos medicamentos, podendo levar até a sua suspensão.

Monitoramento do tratamento do hipertireoidismo na gestação, amamentação e puerpério

O objetivo do tratamento é manter uma concentração de T4L no limite superior da normalidade ou discretamente elevado, para evitar o excesso de drogas antitireoidianas, que podem ser transferidas para o feto.[1,10]

Monitoramento com TSH e T4L:

- A cada 2 a 4 semanas até a estabilização da dose da medicação.
- Acompanhamento a cada 4 semanas.

O TSH pode permanecer indetectável por várias semanas, mesmo com a normalização da concentração do T4L, em decorrência da ação do TRAb. Por isso, no início os ajustes do tratamento devem se basear mais nos valores de T4L, até o desbloqueio do TSH.[13]

Pacientes com doença de Graves devem dosar o TRAb no primeiro trimestre, mesmo que estejam com a doença compensada. Em concentrações elevadas (mais que 3x o valor superior de referência), nova medição deve ser feita entre a 18ª e a 22ª semana, momento no qual a tireoide fetal já está formada. Concentrações elevadas de TRAb levam ao monitoramento para bócio fetal e monitorização pelo risco aumentado de hipertireoidismo fetal e neonatal.[1,13]

Um cuidado especial deve ser tomado com o feto durante a gestação de uma paciente com hipertireoidismo. A avaliação da vitalidade fetal com Doppler e perfil biofísico fetal deve ser realizada a partir da 28ª semana, com avaliação seriada particularmente para sinais de restrição de crescimento intraútero.[50]

A amamentação é segura com doses de até 20 mg/dia de MMZ, preferencialmente, e 450 mg/dia de PTU. A medicação deve ser ingerida imediatamente após amamentar.[44]

No puerpério, duas condições podem causar tireotoxicose: a doença de Graves (diagnóstico inicial ou recidiva) e a tireoidite pós-parto. A tireoidite pós-parto atinge cerca de 15% das puérperas e acomete mais quem tem doença autoimune, seja da tireoide ou outras. Tipicamente, a tireoidite pós-parto tem 3 fases:[10]

1. Fase tóxica: com sinais e sintomas de tireotoxicose, TSH suprimido, T4L ele-

vado e anticorpos positivos (particularmente o ATPO).
2. Fase de hipotireoidismo.
3. Recuperação ou manutenção do hipotireoidismo.

Muitas vezes a distinção entre tireoidite e Graves pode ser difícil, e o TRAb pode ajudar, mas algumas vezes pode estar fracamente positivo na tireoidite pós-parto. Nesse caso, a ultrassonografia da tireoide com Doppler pode auxiliar, tendo fluxo aumentado na tireoide com doença de Graves.[10]

O tratamento da fase tóxica da tireoidite visa controlar o quadro clínico, com betabloqueador, preferencialmente com propranolol. Já a monitorização próxima dessas pacientes deve ser instituída, principalmente para monitorar um possível hipotireoidismo.[10]

RESUMO DAS RECOMENDAÇÕES (COM BASE NO DOCUMENTO FEBRASGO-SBEM 2022)[50]

- Estabelecer valores de referência para TSH e T4L população-específicos para gestantes. Na ausência deles, utilizar os valores de 0,1 a 4 mUI/L para o TSH e valores de bula do fabricante do *kit* para o T4L.
- Não é necessária a suplementação de iodo para mulheres que recebem levotiroxina.
- Em locais com condições técnicas e financeiras plenas, a triagem de doenças tireoidianas com TSH deve ser universal. Em locais onde não há condições financeiras e técnicas plenas, selecionar para avaliação gestantes com maior risco para o desenvolvimento do hipotireoidismo na gestação (*vide* Tabela 2).
- TSH inferior ou igual a 2,5 mUI/L – eutireoidismo –, repetir durante a gestação somente se houver suspeita clínica de alteração da função tireoidiana.
- TSH entre 2,5 e 4 mUI/L: solicitar ATPO. Caso positivo, tratar com levotiroxina 50 mcg/dia.
- TSH entre 4 e 10 mUI/L: solicitar T4L; se baixo, tratar com 2 mcg/kg/dia; caso T4L esteja dentro do limite de referência, tratar com 1 mcg/kg/dia.
- TSH acima de 10 mUI/L: tratar com 2 mcg/kg/dia.
- Mulheres com hipotireoidismo em tratamento que engravidam devem aumentar a dose da levotiroxina em 20 a 30% em relação à dose pré-gestacional e contatar seu médico imediatamente.
- Depois do parto, a dose de levotiroxina deve retornar àquela pré-gestacional, e os testes de função tireoidiana devem ser feitos com 6 semanas de puerpério.
- A meta do tratamento com a levotiroxina é um TSH ao redor de 2,5 mUI/L.
- Quando um TSH suprimido é detectado no primeiro trimestre da gestação, a paciente deve ser avaliada por meio de anamnese, exame físico e dosagem de T4L ou T4T. A dosagem do TRAb e a do T3T podem ajudar a esclarecer a etiologia da tireotoxicose.
- O manejo adequado da tireotoxicose gestacional transitória com hiperêmese inclui terapia de suporte, hidratação e hospitalização, quando necessário. Os antitireoidianos não são recomendados, mas os betabloqueadores podem ser utilizados.
- Gestantes com doença de Graves pré-gestacional, em eutireoidismo com dose baixa de MMZ (5 a 10 mg/dia) ou PTU (100-200 mg/dia), considerar a suspen-

são da medicação, com avaliação do TSH e T4L a cada 2 a 4 semanas.

- Gestantes que necessitam de doses maiores de antitireoidianos devem usar PTU até 16 semanas de idade gestacional.
- A dose de antitireoidianos na gravidez deve ser a menor possível para manter o TSH no limite superior do valor de referência para o trimestre.
- A avaliação fetal deve ser realizada em mulheres com hipertireoidismo descontrolado na segunda metade da gravidez. Naquelas com TRAb positivo mesmo com controle do hipertireoidismo, deve ser feita por um especialista em medicina materno-fetal, incluindo ultrassonografia para avaliação da frequência cardíaca fetal, crescimento, volume de líquido amniótico e presença de bócio fetal.

CONSIDERAÇÕES FINAIS

Diante de todos os avanços recentes no manejo das disfunções tireoidianas na gestação, a inclusão na última resolução da Febrasgo/SBEM de uma triagem mais universal é uma importante conquista após tantos estudos que acumularam conhecimentos sobre essas alterações na gestação. Com certeza, tal resolução levará a melhor cuidado da saúde materno-fetal, evitando complicações decorrentes das alterações tireoidianas nesse período tão importante.

REFERÊNCIAS BIBLIOGRÁFICAS

1. Lee SY, Pearce EN. Assessment and treatment of thyroid disorders in pregnancy and the postpartum period. Nat Rev Endocrinol. 2022;18(3):158-71.
2. Mandel SJ, Larsen PR, Seely EW, Brent GA. Increased need for thyroxine during pregnancy in women with primary hypothyroidism. N Engl J Med. 1990;323(2):91-6.
3. Alexander EK, Marqusee E, Lawrence J, Jarolim P, Fischer GA, Larsen PR. Timing and magnitude of increases in levothyroxine requirements during pregnancy in women with hypothyroidism. N Engl J Med. 2004;351(3):241-9.
4. Kester MH, Martinez de Mena R, Obregon MJ, Marinkovic D, Howatson A, Visser TJ, et al. Iodothyronine levels in the human developing brain: major regulatory roles of iodothyronine deiodinases in different areas. J Clin Endocrinol Metab. 2004;89(7):3117-28.
5. Monaghan AM, Mulhern MS, McSorley EM, Strain JJ, Dyer M, van Wijngaarden E, et al. Associations between maternal urinary iodine assessment, dietary iodine intakes and neurodevelopmental outcomes in the child: a systematic review. Thyroid Res. 2021;14(1):14.
6. Ferreira SM, Navarro AM, Magalhaes PK, Maciel LM. Iodine insufficiency in pregnant women from the State of Sao Paulo. Arq Bras Endocrinol Metabol. 2014;58(3):282-7.
7. Mioto VCB, Monteiro A, de Camargo RYA, Borel AR, Catarino RM, Kobayashi S, et al. High prevalence of iodine deficiency in pregnant women living in adequate iodine area. Endocr Connect. 2018;7(5):762-7.
8. Sant'Ana Leone de Souza L, de Oliveira Campos R, Dos Santos Alves V, Cerqueira TLO, da Silva TM, Teixeira LSG, et al. Hypertension and Salt-Restrictive Diet Promotes Low Urinary Iodine Concentration in High-Risk Pregnant Women: Results from a Cross-Sectional Study Conducted After Salt Iodination Reduction in Brazil. Biol Trace Elem Res. 2020;197(2):445-53.
9. Silva de Morais N, Ayres Saraiva D, Corcino C, Berbara T, Schtscherbyna A, Moreira K, et al. Consequences of iodine deficiency and excess in pregnancy and neonatal outcomes: a prospective cohort study in Rio de Janeiro, Brazil. Thyroid. 2020;30(12):1792-801.
10. Korevaar TIM, Medici M, Visser TJ, Peeters RP. Thyroid disease in pregnancy: new insights in diagnosis and clinical management. Nat Rev Endocrinol. 2017;13(10):610-22.
11. Medici M, Korevaar TI, Visser WE, Visser TJ, Peeters RP. Thyroid function in pregnancy: what is normal? Clin Chem. 2015;61(5):704-13.
12. Vieira JG, Kanashiro I, Tachibana TT, Ghiringhello MT, Hauache OM, Maciel RM. Free thyroxine values during pregnancy. Arq Bras Endocrinol Metabol. 2004;48(2):305-9.
13. Alexander EK, Pearce EN, Brent GA, Brown RS, Chen H, Dosiou C, et al. 2017 Guidelines of the American Thyroid Association for the diagnosis and manage-

ment of thyroid disease during pregnancy and the postpartum. Thyroid. 2017;27(3):315-89.

14. Mannisto T, Vaarasmaki M, Pouta A, Hartikainen AL, Ruokonen A, Surcel HM, et al. Thyroid dysfunction and autoantibodies during pregnancy as predictive factors of pregnancy complications and maternal morbidity in later life. J Clin Endocrinol Metab. 2010;95(3):1084-94.
15. Cooper DS, Laurberg P. Hyperthyroidism in pregnancy. Lancet Diabetes Endocrinol. 2013;1(3):238-49.
16. van den Boogaard E, Vissenberg R, Land JA, van Wely M, van der Post JA, Goddijn M, et al. Significance of (sub)clinical thyroid dysfunction and thyroid autoimmunity before conception and in early pregnancy: a systematic review. Hum Reprod Update. 2011;17(5):605-19.
17. Brown RS, Bellisario RL, Botero D, Fournier L, Abrams CA, Cowger ML, et al. Incidence of transient congenital hypothyroidism due to maternal thyrotropin receptor-blocking antibodies in over one million babies. J Clin Endocrinol Metab. 1996;81(3):1147-51.
18. Andersen SL, Olsen J, Laurberg P. Maternal thyroid disease in the Danish National Birth Cohort: prevalence and risk factors. Eur J Endocrinol. 2016;174(2):203-12.
19. Lazarus J, Brown RS, Daumerie C, Hubalewska-Dydejczyk A, Negro R, Vaidya B. 2014 European Thyroid Association guidelines for the management of subclinical hypothyroidism in pregnancy and in children. Eur Thyroid J. 2014;3(2):76-94.
20. Stagnaro-Green A, Abalovich M, Alexander E, Azizi F, Mestman J, Negro R, et al. Guidelines of the American Thyroid Association for the diagnosis and management of thyroid disease during pregnancy and postpartum. Thyroid. 2011;21(10):1081-125.
21. De Groot L, Abalovich M, Alexander EK, Amino N, Barbour L, Cobin RH, et al. Management of thyroid dysfunction during pregnancy and postpartum: an Endocrine Society clinical practice guideline. J Clin Endocrinol Metab. 2012;97(8):2543-65.
22. Dashe JS, Casey BM, Wells CE, McIntire DD, Byrd EW, Leveno KJ, et al. Thyroid-stimulating hormone in singleton and twin pregnancy: importance of gestational age-specific reference ranges. Obstet Gynecol. 2005;106(4):753-7.
23. Sgarbi JA, Teixeira PF, Maciel LM, Mazeto GM, Vaisman M, Montenegro Junior RM, et al. The Brazilian consensus for the clinical approach and treatment of subclinical hypothyroidism in adults: recommendations of the thyroid Department of the Brazilian Society of Endocrinology and Metabolism. Arq Bras Endocrinol Metabol. 2013;57(3):166-83.
24. Li C, Shan Z, Mao J, Wang W, Xie X, Zhou W, et al. Assessment of thyroid function during first-trimester pregnancy: what is the rational upper limit of serum TSH during the first trimester in Chinese pregnant women? J Clin Endocrinol Metab. 2014;99(1):73-9.
25. Medici M, de Rijke YB, Peeters RP, Visser W, de Muinck Keizer-Schrama SM, Jaddoe VV, et al. Maternal early pregnancy and newborn thyroid hormone parameters: the Generation R study. J Clin Endocrinol Metab. 2012;97(2):646-52.
26. Glinoer D, de Nayer P, Bourdoux P, Lemone M, Robyn C, van Steirteghem A, et al. Regulation of maternal thyroid during pregnancy. J Clin Endocrinol Metab. 1990;71(2):276-87.
27. Korevaar TI, Chaker L, Medici M, de Rijke YB, Jaddoe VW, Steegers EA, et al. Maternal total T4 during the first half of pregnancy: physiologic aspects and the risk of adverse outcomes in comparison with free T4. Clin Endocrinol (Oxf). 2016;85(5):757-63.
28. Oken E, Braverman LE, Platek D, Mitchell ML, Lee SL, Pearce EN. Neonatal thyroxine, maternal thyroid function, and child cognition. J Clin Endocrinol Metab. 2009;94(2):497-503.
29. Casey BM, Dashe JS, Wells CE, McIntire DD, Leveno KJ, Cunningham FG. Subclinical hyperthyroidism and pregnancy outcomes. Obstet Gynecol. 2006;107(2 Pt 1):337-41.
30. Korevaar TI, de Rijke YB, Chaker L, Medici M, Jaddoe VW, Steegers EA, et al. Stimulation of thyroid function by human chorionic gonadotropin during pregnancy: a risk factor for thyroid disease and a mechanism for known risk factors. Thyroid. 2017;27(3):440-50.
31. Pop V, Broeren M, Wiersinga W. The attitude toward hypothyroidism during early gestation: time for a change of mind? Thyroid. 2014;24(10):1541-6.
32. Lazarus JH, Bestwick JP, Channon S, Paradice R, Maina A, Rees R, et al. Antenatal thyroid screening and childhood cognitive function. N Engl J Med. 2012;366(6):493-501.
33. Bliddal S, Feldt-Rasmussen U, Boas M, Faber J, Juul A, Larsen T, et al. Gestational age-specific reference ranges from different laboratories misclassify pregnant women's thyroid status: comparison of two longitudinal prospective cohort studies. Eur J Endocrinol. 2014;170(2):329-39.
34. Mosso L, Martinez A, Rojas MP, Latorre G, Margozzini P, Lyng T, et al. Early pregnancy thyroid

hormone reference ranges in Chilean women: the influence of body mass index. Clin Endocrinol (Oxf). 2016;85(6):942-8.

35. Korevaar TI, Nieboer D, Bisschop PH, Goddijn M, Medici M, Chaker L, et al. Risk factors and a clinical prediction model for low maternal thyroid function during early pregnancy: two population-based prospective cohort studies. Clin Endocrinol (Oxf). 2016;85(6):902-9.
36. Haddow JE, McClain MR, Lambert-Messerlian G, Palomaki GE, Canick JA, Cleary-Goldman J, et al. Variability in thyroid-stimulating hormone suppression by human chorionic [corrected] gonadotropin during early pregnancy. J Clin Endocrinol Metab. 2008;93(9):3341-7.
37. Korevaar TI, Steegers EA, Pop VJ, Broeren MA, Chaker L, de Rijke YB, et al. Thyroid autoimmunity impairs the thyroidal response to human chorionic gonadotropin: two population-based prospective cohort studies. J Clin Endocrinol Metab. 2017;102(1):69-77.
38. Thung SF, Funai EF, Grobman WA. The cost-effectiveness of universal screening in pregnancy for subclinical hypothyroidism. Am J Obstet Gynecol. 2009;200(3):267 e1-7.
39. Dosiou C, Barnes J, Schwartz A, Negro R, Crapo L, Stagnaro-Green A. Cost-effectiveness of universal and risk-based screening for autoimmune thyroid disease in pregnant women. J Clin Endocrinol Metab. 2012;97(5):1536-46.
40. Glinoer D, Spencer CA. Serum TSH determinations in pregnancy: how, when and why? Nat Rev Endocrinol. 2010;6(9):526-9.
41. Lambert-Messerlian G, McClain M, Haddow JE, Palomaki GE, Canick JA, Cleary-Goldman J, et al. First- and second-trimester thyroid hormone reference data in pregnant women: a FaSTER (First- and Second-Trimester Evaluation of Risk for aneuploidy) Research Consortium study. Am J Obstet Gynecol. 2008;199(1):62 e1-6.
42. Taylor PN, Minassian C, Rehman A, Iqbal A, Draman MS, Hamilton W, et al. TSH levels and risk of miscarriage in women on long-term levothyroxine: a community-based study. J Clin Endocrinol Metab. 2014;99(10):3895-902.
43. Henrichs J, Ghassabian A, Peeters RP, Tiemeier H. Maternal hypothyroxinemia and effects on cognitive functioning in childhood: how and why? Clin Endocrinol (Oxf). 2013;79(2):152-62.
44. Ross DS. Hypothyroidism during pregancy: Clinical manifestations, diagnosis and treatment [Up to date]. 2022.
45. Kaplan MM. Assessment of thyroid function during pregnancy. Thyroid. 1992;2(1):57-61.
46. Hales C, Taylor PN, Channon S, Paradice R, McEwan K, Zhang L, et al. Controlled antenatal thyroid screening II: effect of treating maternal suboptimal thyroid function on child cognition. J Clin Endocrinol Metab. 2018;103(4):1583-91.
47. Millar LK, Wing DA, Leung AS, Koonings PP, Montoro MN, Mestman JH. Low birth weight and preeclampsia in pregnancies complicated by hyperthyroidism. Obstet Gynecol. 1994;84(6):946-9.
48. Andersen SL, Olsen J, Laurberg P. Antithyroid drug side effects in the population and in pregnancy. J Clin Endocrinol Metab. 2016;101(4):1606-14.
49. Maganha CA, Mattar R, Mesa Júnior CO, Marui S, Solha STG, Teixeira PFDS, et al. Screening, diagnosis and management of hyperthyroidism in pregnancy. Rev Bras Ginecol Obstet. 2022;44(8):806-18.
50. American College of Obstetricians and Gynecologists (Acog). thyroid disease in pregnancy: ACOG Practice Bulletin Summary, No. 223. Obstet Gynecol. 2020;135(6):1496-9.

40

Miastenia *gravis* e gestação de alto risco

Paulo Victor Sgobbi de Souza
Wladimir Bocca Vieira de Rezende Pinto
Igor Braga Farias
Acary Souza Bulle Oliveira

INTRODUÇÃO

As doenças neuromusculares representam amplo grupo em expansão de condições neurológicas adquiridas ou hereditárias, que podem originar comprometimento do neurônio motor inferior (neurônio motor alfa, no corno anterior da medula espinal), das raízes espinais, dos gânglios sensitivos, do nervo periférico (em seus componentes sensitivo, motor e/ou autonômico), da junção neuromuscular e do músculo estriado esquelético. Condições de base etiológica geneticamente determinada e adquiridas representam dentro desse grupo de condições atualmente mais de 1.500 entidades clínicas, sendo uma das mais comuns nesse cenário a miastenia *gravis* autoimune adquirida (MGAA).[1]

A MGAA representa doença autoimune que acomete a junção neuromuscular, devendo-se na maioria das vezes à ocorrência de anticorpos direcionados contra o receptor de acetilcolina (anti-AChR) ou uma de suas subunidades. A estrutura da junção neuromuscular é bastante complexa e envolve a dependência de boa funcionalidade de seus componentes pré-sinápticos, da lâmina basal e pós-sinápticos. A maioria dos casos de MGAA decorre de mecanismos autoimunes idiopáticos, existindo correlação em alguns casos com outras condições inflamatórias sistêmicas e neurológicas e associação com alguns grupos de antígenos leucocitários humanos (HLA).

Em uma parcela muito variável de casos, a MGAA pode decorrer de base paraneoplásica, sendo a associação com timoma a mais característica e típica, apesar de a associação com anti-AChR não ser frequente. Outros anticorpos relacionados à MGAA incluem como alvos as proteínas MuSK, agrina, LRP4, titina, o receptor de rianodina, o canal KCNA4 (Kv1.4), actina e miosina. A maioria das formas de MGAA de início precoce (antes dos 50 anos de idade) ocorre em mulheres, com perfil anti-AChR positivo e sem associação com timoma, destacadamente entre os 25 e os 35 anos de idade. Formas associadas ao anticorpo anti-MuSK habitualmente têm início um pouco mais tardio, apesar de 70% dos pacientes apresentarem sintomas antes dos 40 anos, especialmente as mulheres por volta dos 31 anos.[1,2]

O marco clínico sintomático característico da MGAA é a ocorrência de fraqueza muscular flutuante ao longo do dia, com padrão de fadiga muscular associada, e evidente piora vespertina, típica dessa condição clínica. Há associação da piora dos sintomas de fadiga e fraqueza após atividade física contínua ou repetitiva e durante episódios infecciosos agudos. Os principais fatores relacionados à exacerbação clínica na MGAA incluem infecções (especialmente de via aérea superior, mas potencialmente qualquer contexto infeccioso), estresse emocional, gestação (mais no primeiro trimestre), puerpério, má adesão às terapêuticas utilizadas (comumente em decorrência de efeitos adversos) e etiologias tóxico-medicamentosas (fator muito proeminente em pacientes com múltiplas comorbidades clínico-cirúrgicas e alto risco de drogas lesivas à junção neuromuscular). A descompensação clínica de outras condições imunomediadas associadas à MGAA também pode levar à exacerbação com frequência.[1]

Na dependência dos grupamentos musculares envolvidos, o quadro poderá ser mais localizado ou mais generalizado. A disfunção da musculatura inervada pelos núcleos motores de nervos cranianos do tronco encefálico pode originar sintomas e sinais variáveis, como diplopia, ptose palpebral (simétrica ou assimétrica, unilateral ou bilateral), oftalmoparesia, disfagia, hipofonia (com marcada disfonia com padrão de fala anasalada), fraqueza na elevação do palato (eventualmente associada ao clássico "sinal da cortina" ou "da gangorra") e diparesia facial. A ocorrência de pseudorretração palpebral contralateral à pálpebra com ptose palpebral representa fenômeno bastante característico.[1,3]

A disfunção da musculatura estriada esquelética apendicular proximal origina padrão clínico que mimetiza padrão de fraqueza visto em síndromes de cinturas (miopáticas ou neurogênicas) e pode se relacionar a fraqueza da musculatura axial paravertebral, destacadamente de extensores do pescoço, levando, em apresentações agudas e subagudas, eventualmente ao padrão *dropped-head syndrome* ("cabeça caída").[1,3]

A disfunção da musculatura ventilatória, observada mais comumente em formas generalizadas, é evidenciada por meio da presença de dispneia e de sinais e sintomas de hipoventilação, sem padrão de insuficiência respiratória aguda hipoxêmica, levando em casos mais graves à necessidade de suporte ventilatório não invasivo ou invasivo nas crises miastênicas.[3] Apesar de seu padrão clínico bastante característico, a maior parte dos pacientes com MGAA necessita entre 6 meses e 2 anos desde o início de seu primeiro sintoma neuromuscular até a definição diagnóstica.[1]

As duas principais classificações quanto às manifestações clínicas da MGAA incluem a de Osserman e Genkins (1971) e a da Myasthenia Gravis Foundation of America – MGFA (2000). Considerando a tendência a seu maior uso e compreensão do modelo de cuidados atuais utilizado para pacientes com MGAA na atualidade, neste capítulo será empregada a classificação da MGFA.

A classe I engloba a denominada forma ocular pura (restrita ou focal), compreendendo cerca de 17 a 20% dos indivíduos. As classes II, III e IV compreendem, respectivamente, as formas generalizadas leve (43% dos casos), moderada (14%) e grave (15%) da MGAA. As classes II, III e IV são subdivididas cada uma em A e B, sendo subdividida A as formas com predomínio apendicular e axial preponderante sobre o bulbar e subdividida B as formas com predomínio bulbar e/ou ventilatório. A classe V é reservada aos indivíduos que necessitam de intubação orotraqueal ou suporte ventilatório não invasivo/invasivo em vigência de crise miastênica.[4]

As condições clínicas mais comumente relacionadas à MGAA incluem:[1,3]

- Timomas (pelo menos 10 a 15% dos casos – cenário paraneoplásico).
- Anemia perniciosa (com deficiência de vitamina B12).
- Tireoidopatias (doença de Graves, tireoidite de Hashimoto).
- Doenças reumatológicas e outros cenários imunomediados, como artrite reumatoide, síndrome de Sjögren, lúpus eritematoso sistêmico (LES), síndrome poliglandular autoimune (incluindo adrenalite autoimune), vitiligo, diabetes *mellitus* (DM) insulinodependente, hepatites autoimunes, síndrome do anticorpo antifosfolípide (SAF), alopecia areata *totalis*, anemia hemolítica e púrpura trombocitopênica imunológica.
- Doença de Devic, espectro da neuromielite óptica.
- Comorbidades neuropsiquiátricas (destacando-se transtornos ansiosos e de humor).
- Muito mais raramente, dermatomiosite ou outras miopatias inflamatórias idiopáticas e miocardite fulminante por células gigantes.

Os principais diagnósticos diferenciais da MGAA incluem:[1,3]

- Miastenias congênitas ou síndromes miastênicas congênitas (formas monogênicas de defeitos primários de componentes da junção neuromuscular).
- Miopatias mitocondriais (especialmente nos fenótipos de predomínio ocular com ptose palpebral e oftalmoparesia).
- Miopatias congênitas (destacadamente miopatias centronuclear, com *cores* e nemalínica).
- Síndrome miastênica de Eaton-Lambert (marcadamente nas apresentações generalizadas da doença).
- Miopatias metabólicas com padrão fixo e progressivo, como glicogenoses (marcadamente na doença de Pompe e na doença de Cori-Forbes).
- Lipidoses musculares (acidúria glutárica tipo II, doença de acúmulo de lipídeo neutro com miopatia, deficiência da proteína trifuncional mitocondrial).

A investigação de tais pacientes com suspeita de MGAA deve incluir fundamentalmente a realização de exame de eletroneuromiografia de 4 membros e face com estimulação repetitiva e a dosagem plasmática de anticorpo antirreceptor de acetilcolina (anti-AChR) e nos casos negativos ou de alta suspeição de anticorpo anti-MuSK. Avaliação radiográfica detalhada do tórax (preferencialmente com tomografia computadorizada) também é recomendada na avaliação de possíveis casos de paraneoplasia por timoma. Não há disponibilidade na prática clínica dos demais subtipos de autoanticorpos previamente descritos, sendo a maioria destes reservada em avaliações em estudos clínicos.

Dada a complexidade fisiopatológica e o espectro clínico bastante amplo nesse grupo de pacientes, é fundamental que seja detalhadamente analisada a abordagem de cuidados e recomendações na assistência à paciente com MGAA durante a gestação e o puerpério.

BASES PARA PRÁTICA CLÍNICA, NÍVEIS DE EVIDÊNCIA E RECOMENDAÇÕES

A maior parte dos conhecimentos existentes em relação ao contexto gestacional e puerperal em pacientes com MGAA é proveniente de relatos de casos, séries de casos, revisões de literatura, recomendações e diretrizes de autores especializados na área de doenças neuromusculares ou em profissionais relacionados ao pré-natal de alto risco.

Complicações no pré-natal e cuidados ao feto e ao neonato

Apesar de até 15% das mulheres com MGAA apresentarem seus primeiros sintomas durante a gestação ou no puerpério, a gestação não representa isoladamente fator que modifique o curso clínico ou desfecho neuromuscular em pacientes com MGAA.[5] É esperado, contudo, que até 30 a 40% das gestantes com MGAA apresentem exacerbação clínica ou piora sintomática no primeiro trimestre gestacional e até 30% no período do puerpério. Processos infecciosos durante a gestação e o puerpério e medicamentos com potencial de lesão da junção neuromuscular podem contribuir significativamente para tais exacerbações.[2,6-8]

Alterações hormonais próprias da gestação e do puerpério favorecem a modificação do perfil de resposta imunomediada para predominante de resposta Th2 com preponderância de respostas por Th17/Th2 e por linfócitos T reguladores, originando os contextos de exacerbação miastênica gestacional.[9,10]

O colapso hormonal no puerpério, assim como o papel imunorregulatório da alfafetoproteína, que deixa de ocorrer ao final da gestação, justificam pelo menos em parte a piora sintomática puerperal.[11] Mulheres previamente timectomizadas tendem a apresentar menor taxa de exacerbações durante a gestação, e quando as apresentam habitualmente têm menor gravidade.[12]

O perfil clínico da MGAA observado em uma gestação não guarda relação necessariamente com a evolução em gestações posteriores.[7] A ocorrência, contudo, de crise miastênica durante a gestação é rara, mas pode ser prontamente utilizada a terapia habitual com imunoglobulina endovenosa ou plasmaférese. A maioria dos casos mais graves de MGAA antes da gestação permanece com perfil de gravidade semelhante durante a gestação.[2]

É bastante rara a observação de pacientes com MGAA que desenvolvam pré-eclâmpsia grave ou eclâmpsia nas etapas mais tardias da gestação. Deve ser elemento de especial preocupação a necessidade do uso do sulfato de magnésio, especialmente por via endovenosa, diante do alto risco de exacerbação ou de indução de crise miastênica em tais pacientes, sendo reservado o uso de tal terapêutica a casos de extrema gravidade e com ciência da necessidade posterior de ambiente de suporte intensivo. O uso de betabloqueadores e bloqueadores de canal de cálcio para controle pressórico também acarreta o risco de exacerbação miastênica.[13] Dessa forma, é considerado boa opção o uso de hidralazina endovenosa (ou de metildopa) em contextos de pré-eclâmpsia grave com pressão arterial sistólica acima de 160 mmHg e/ou diastólica acima de 110 mmHg.[5,14]

Em casos com necessidade de uso profilático de fármacos antiepilépticos ou em que estes sejam indicados, tanto levetiracetam quanto ácido valproico representam boas opções terapêuticas, enquanto em casos refratários ou de estado de mal epiléptico a fenitoína endovenosa pode ser utilizada, apesar de seu potencial de exacerbação sintomática miastênica.[5]

Complicações potenciais para o neonato e o lactente

A ocorrência de miastenia neonatal transitória em filhos de gestantes com MGAA anticorpo anti-AChR positivo não é infrequente e habitualmente é detectada nos primeiros dias pós-parto em cerca de 10% das gestações nesse cenário, podendo persistir sintomas até 8 a 16 semanas. É recomendado, assim, que neonatos de mães miastênicas permaneçam internados por pelo menos 48 horas em observação diante da possibilidade de sintomas transitórios. A utilização pelo neonato de inibidores da acetilcolinesterase é possível em casos que tragam demanda de terapêutica específica (hipotonia grave, dificuldade persistente de sucção, hipoventilação).

Existe raramente a possibilidade de complicações mais graves com hipocinesia fetal, marcada redução da movimentação fetal e ocorrência de artrogripose multiplex congênita em casos com ampla transferência transplacentária de autoanticorpos maternos direcionados contra a subunidade fetal do receptor de acetilcolina. Neonatos de mães previamente timectomizadas apresentam em geral menor taxa de complicações perinatais como a miastenia neonatal transitória.[2,5,12,15]

A ocorrência de rotura prematura das membranas ovulares e de trabalho de parto prematuro é mais comum em gestantes miastênicas do que na população geral.[2,16] existindo vários aspectos que se relacionam a esse cenário, como a própria descompensação da doença de base e a ocorrência de condições infecciosas com maior potencial de complicação, como no caso de infecções do trato urinário (cistites, pielonefrites) e de corioamnionite.[2,17] Dessa forma, os neonatos comumente exibem perfis clínicos comuns a outros cenários relacionados à prematuridade.[2]

Outras complicações potenciais bem reconhecidas se relacionam à maior frequência de perdas fetais ou de abortamento espontâneo de repetição em mães miastênicas, associando-se com frequência ao cenário de descompensação do quadro neuromuscular, à existência de outras condições imunomediadas e a questões de medicamentos com potencial teratogênico, especialmente em gestações não programadas ou diagnosticadas em vigência de uso de imunomoduladores com eventual teratogenicidade (em especial micofenolato de mofetila e metotrexato).[2] Contudo, está bem estabelecida a ausência de correlação entre a gravidade da MGAA durante a gestação e a ocorrência de complicações neonatais, uma vez que até mesmo gestantes assintomáticas da MGAA apresentaram desfechos de maior gravidade perinatal ao recém-nascido.[5,18]

Recomendações (Tabela 1)

- É considerada boa prática a consideração sempre de pacientes com MGAA terem o trabalho de parto em hospitais e serviços com disponibilidade de suporte intensivo neonatal, diante da possibilidade de potencial complicação precoce com miastenia neonatal transitória.[2,19]
- Isoladamente, a existência da MGAA não contraindica a ocorrência de gestação. Há por parte de mães com idade materna avançada (> 35 anos), com histórico de múltiplas internações em ambiente intensivo ou em uso de imunomoduladores, importantes ressalvas

TABELA 1 Aspectos clínicos na gestação de pacientes com MGAA e recomendações em condutas no manejo

Aspecto gestacional na MGAA	Condutas/manejo
Comorbidades clínicas autoimunes	Maior frequência do que na população geral; sempre realizar rastreio (especialmente tireoidites autoimunes).
Via de parto preferencial	Via de parto de indicação obstétrica; habitualmente parto normal; exceção aos casos de exacerbações graves ou crises miastênicas.
Maiores potenciais de teratogenicidade em casos de MGAA refratária ou de difícil controle	Anticorpos monoclonais (rituximabe, eculizumabe) e imunomoduladores (metotrexato, micofenolato de mofetila e ciclofosfamida) devem ser evitados na gestação ou utilizados até preferencialmente 3 meses antes da concepção.
Crises miastênicas durante a gestação ou o puerpério	Não há contraindicações ao uso de imunoglobulina endovenosa ou de plasmaférese neste cenário.
Gestantes com MGAA que apresentem eclampsia ou pré-eclâmpsia grave	Deve ser evitado o uso de sulfato de magnésio; uso preferencial por hidralazina endovenosa; no caso de fármaco antiepiléptico necessário (profilático ou terapêutico), preferência por levetiracetam ou ácido valproico; em estado de mal epiléptico, uso possível de fenitoína endovenosa; benzodiazepínicos com uso potencial.
Recomendações ao neonato	A ocorrência de miastenia *gravis* neonatal transitória deve ser sempre considerada, independentemente do *status* clínico materno; recomenda-se a permanência por pelo menos 48 horas em observação hospitalar; é recomendado o parto em serviços que possuam suporte intensivo neonatal e neurológico.
Aleitamento materno	Não é recomendado o aleitamento materno nos casos de reintrodução precoce de ciclofosfamida, metotrexate ou micofenolato de mofetila; mães durante crise miastênica também não devem amamentar.

MGAA: miastenia *gravis* autoimune adquirida.

quanto à decisão por uma gestação.[20] A maioria das pacientes com MGAA não apresenta complicações clínicas ou obstétricas graves durante o período gestacional. Existe recomendação formal ao uso padrão de suplementação de ácido fólico (400 mg por dia) antes e durante a gestação em tais pacientes.

- A via de parto é fundamentalmente de indicação obstétrica, devendo-se respeitar as condições materno-fetais, mas especialmente o *status* da MGAA materna quanto a exacerbações, crises miastênicas ou outras complicações periparto. Há estatisticamente alta frequência de indicação (17 a 27% dos casos habitualmente) de parto cesárea em tal população de pacientes, tanto de forma eletiva quanto emergencial.[5,16,19] A ocorrência de fadiga materna intensa durante o trabalho de parto deve ser considerada na decisão da via de parto utilizada, incluindo-se o uso de anestesia peridural no período em casos selecionados.[2,14]

- Recomenda-se cautela quanto ao uso de imunossupressores e imunomoduladores no período gestacional, contudo corticosteroides (prednisona, prednisolona) e a azatioprina representam opções com melhor perfil de segurança e menor potencial teratogênico. Prednisona, prednisolona e metilprednisolona podem ser utilizados, desde que na menor posologia com perfil de eficácia ao paciente, especialmente no primeiro trimestre, diante de maior risco para fenda palatina. Azatioprina se associa à maior ocorrência de baixo peso ao nascimento e a parto pré-termo, mas sem maiores taxas de teratogenicidade. Ciclosporina A e tacrolimo podem ser utilizados em casos associados à extrema necessidade em ajuste terapêutico de pacientes com maior gravidade clínica. Anticorpos monoclonais (rituximabe, eculizumabe) e imunomoduladores (metotrexato, micofenolato de mofetila e ciclofosfamida) devem ser evitados no contexto gestacional ou próximo ao período de concepção (preferencialmente 3 meses antes da concepção).[2,7]
- Não há contraindicações específicas ao uso da imunoglobulina endovenosa, à plasmaférese e ao uso da piridostigmina (uso contínuo, introdução ou ajustes no período gestacional). Exacerbações agudas graves ou crise miastênica durante o período gestacional podem ser tratadas com imunoglobulina endovenosa (0,4 g/kg por dia, por 5 dias consecutivos). Plasmaférese e mais raramente imunoadsorção são alternativas terapêuticas durante as crises miastênicas (Figura 1).
- O uso de infusões endovenosas de inibidores da acetilcolinesterase durante a gestação deve ser evitado, diante do risco de aumentar a taxa de contrações uterinas precoces. A realização de timectomia na gestação deve ser postergada para período pós-puerpério, diante do alto risco de formas graves de crise miastênica nesse cenário.[2,7]
- Gestantes com MGAA devem ser cuidadosamente acompanhadas no pré-natal quanto à possibilidade de desenvolvimento de comorbidades autoimunes sistêmicas, tais como tireoidopatias autoimunes (tireoidite de Hashimoto, doença de Graves), artrite reumatoide, DM tipo 1 (imunomediado) e LES.
- É recomendado o acompanhamento conjunto com médico neurologista (preferencialmente especialista em doenças neuromusculares), neonatologista, anestesiologista, e com equipe multidisciplinar durante o pré-natal, o parto e no puerpério.[19,21,22] É recomendado acompanhamento e suporte por equipe especialista em medicina fetal e em contexto de gestação de alto risco.[12]
- Nos contextos em que for optado no período do parto ou em complicações obstétricas por abordagem cirúrgica que necessite de anestesia geral, deve ser priorizado o uso de bloqueadores neuromusculares não despolarizantes (estabilizantes ou bloqueadores competitivos) sob monitorização da transmissão neuromuscular. Contudo, bloqueadores neuromusculares em geral devem ser evitados, assim como abordagens operatórias mais amplas.[2,12]
- O aleitamento materno não é considerado fonte de grande aporte de anticorpos anti-AChR ou anti-MuSK para o neonato. Apenas 2% dos níveis maternos séricos de IgG estão presentes no leite, sendo recomendado o aleitamento materno de rotina mesmo em neo-

natos com miastenia transitória e sendo proscrito o aleitamento nos casos de puérperas em vigência de crise miastênica ou exacerbação miastênica grave. O aleitamento materno deve ser evitado no contexto de puérperas com MGAA que tenham necessidade precocemente de reintrodução de terapêuticas com ciclofosfamida, metotrexate ou micofenolato de mofetila. Contudo, não há restrições ou contraindicações em relação ao aleitamento por conta do uso puerperal de piridostigmina, prednisona, prednisolona, azatioprina, ciclosporina, tacrolimo, rituximabe, imunoglobulina endovenosa ou de plasmaférese.[2]

CONSIDERAÇÕES FINAIS

A MGAA representa condição clínica neuromuscular imunomediada altamente desafiadora em seu manejo clínico ao médico neurologista. No contexto gestacional, o curso clínico da maioria das gestações não se modifica por conta da MGAA, apesar da possibilidade de intercorrências materno-fetais e ao neonato que podem ser em parte prevenidas ou prontamente tratadas. O acompanhamento durante o pré-natal com o médico neurologista, obstetra, anestesista e suporte multidisciplinar é mandatório e confere melhores possibilidades de evoluções favoráveis na gestação e no puerpério.

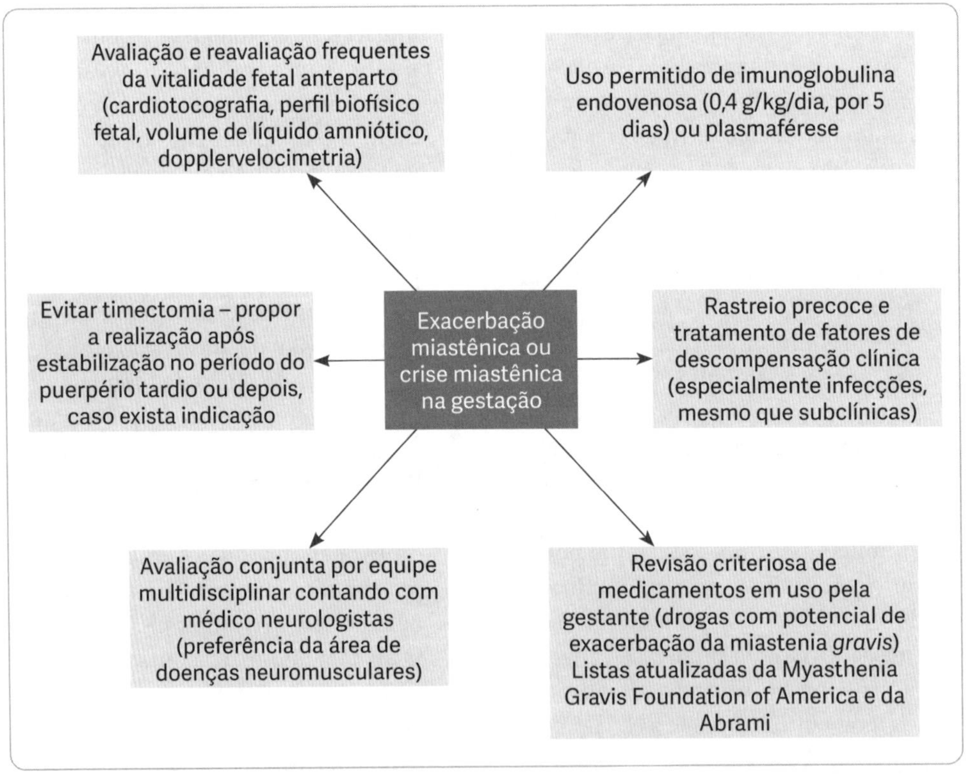

FIGURA 1 Cuidados necessários à gestante com MGAA apresentando exacerbação grave ou crise miastênica.

Abrami: Associação Brasileira de Miastenia; MGAA: miastenia *gravis* autoimune adquirida.

São frequentemente necessários ajustes terapêuticos nas medicações convencionais utilizadas no tratamento da MGAA, diante do potencial de teratogenicidade apresentado por alguns de tais fármacos.

REFERÊNCIAS BIBLIOGRÁFICAS

1. Dresser L, Wlodarski R, Rezania K, Soliven B. Myasthenia gravis: epidemiology, pathophysiology and clinical manifestations. J Clin Med. 2021;10:2235.
2. Gilhus NE. Myasthenia gravis can have consequences for pregnancy and the developing child. Front Neurol. 2020;11:554.
3. Ciafaloni E, Massey JM. Myasthenia gravis and pregnancy. Neurol Clin. 2004;22(4):771-82.
4. Trouth AJ, Dabi A, Solieman N, Kurukumbi M, Kalyanam J. Myasthenia gravis: a review. Autoimmune Dis. 2012;2012:874680.
5. Ducci RDP, Kay CSK, Fustes OJH, Werneck LC, Lorenzoni PJ, Scola RH. Myasthenia gravis during pregnancy: what care should be taken? Arq Neuropsiquiatr. 2021;79(7):624-9.
6. Batocchi AP, Majolini L, Evoli A, Lino MM, Minisci C, Tonali P. Course and treatment of myasthenia gravis during pregnancy. Neurology. 1999;52(3):447-52.
7. Guidon AC, Massey EW. Neuromuscular disorders in pregnancy. Neurol Clin. 2012;30:889-911.
8. Boldingh MI, Maniaol AH, Brunborg C, Weedon-Fekjaer H, Verschuuren JJGM, Tallaksen CME. Increased risk for clinical onset of myasthenia gravis during the postpartum period. Neurology. 2016;87(20):2139-45.
9. Piccinni MP, Lombardelli L, Logiodice F, Kullolli O, Parronchi P, Romagnani S. How pregnancy can affect autoimmune diseases progression? Clin Mol Allergy. 2016;14:11.
10. Edmundson C, Guidon AC. Neuromuscular disorders in pregnancy. Semin Neurol. 2017;37(6):643-52.
11. Roche P, Bouhour F. Myasthenia gravis and pregnancy. Rev Neurol (Paris). 2021;177(3):215-9.
12. Grover KM, Sripathi N. Myasthenia gravis and pregnancy. Muscle Nerve. 2020;62(6):664-72.
13. Narayanaswami P, Sanders DB, Wolfe G, Benatar M, Cea G, Evoli A, et al. International consensus guidance for management of myasthenia gravis: 2020 update. Neurology. 2021;96(3):114-22.
14. Je G, Ghasemi M. Myasthenia gravis and pregnancy. World J Obstet Gynecol. 2020;9(1):1-10.
15. Gilhus NE, Hong Y. Maternal myasthenia gravis represents a risk for the child through autoantibody transfer, immunosuppressive therapy and genetic influence. Eur J Neurol. 2018;25(12):1402-9.
16. Hoff JM, Daltveit AK, Gilhus NE. Myasthenia gravis: consequences for pregnancy, delivery, and the newborn. Neurology. 2003;61(10):1362-6.
17. Bansal R, Goyal MK, Modi M. Management of myasthenia gravis during pregnancy. Indian J Pharmacol. 2018;50(6):302-8.
18. Hoff JM, Daltveit AK, Gilhus NE. Asymptomatic myasthenia gravis influences pregnancy and birth. Eur J Neurol. 2004;11(8):559-62.
19. Norwood F, Dhanjal M, Hill M, James N, Jungbluth H, Kyle P, et al. Myasthenia in pregnancy: best practice guidelines from a U.K. multispecialty working group. J Neurol Neurosurg Psychiatry. 2014;85(5):538-43.
20. Ohlraun S, Hoffmann S, Klehmet J, Kohler S, Grittner U, Schneider A, et al. Impact of myasthenia gravis on family planning: how do women with myasthenia gravis devide and why? Muscle Nerve. 2015;52(3):371-9.
21. Hoff JM, Daltveit AK, Gilhus NE. Myasthenia gravis in pregnancy and birth: identifying risk factors, optimizing care. Eur J Neurol. 2007;14(1):38-43.
22. Nicholls-Dempsey L, Czuzoj-Shulman N, Abenhaim HA. Maternal and neonatal outcomes among pregnant women with myasthenia gravis. J Perinat Med. 2020;48(8):793-8.

41

Colestase gravídica

Antonio Eduardo Benedito Silva

INTRODUÇÃO

A colestase intra-hepática da gravidez (CIHG) é uma condição caracterizada por prurido e aumento dos níveis séricos de ácidos biliares. Geralmente, ocorre durante o final do segundo e terceiro trimestres da gravidez e tende a desaparecer após o parto.

A CIHG é a doença hepática mais comum associada à gravidez.[1] A incidência relatada varia amplamente em todo o mundo, com estimativas variando entre menos de 1 e 27,6%, sem causa clara para essa discrepância.[2,3] As diferenças geográficas podem refletir variações na suscetibilidade entre grupos étnicos, assim como diferenças na exposição a fatores ambientais.[4,5]

Na Europa, a incidência varia de 0,5 a 1,5%, sendo mais alta nos países escandinavos.[2] Os índios araucanos, no Chile, apresentam a maior incidência mundial, com 27,6%.[4] Em alguns países, como Suécia, Finlândia e Chile, a doença é mais comum durante o inverno.[2] A colestase gravídica também é mais frequente em gestações múltiplas, como gêmeos (20,9% *vs.* 4,7% em gestações únicas em mulheres chilenas)[6] e trigêmeos (43% *vs.* 14% em mulheres finlandesas).[7]

Outros fatores de risco incluem hepatite C crônica, histórico prévio de colestase intra-hepática e idade materna avançada.[8] Mulheres que tiveram CIHG têm maior probabilidade de apresentar o mesmo quadro em gestações subsequentes.

ETIOLOGIA

A etiologia da CIHG ainda não é bem compreendida, mas é provável que envolva uma combinação de suscetibilidade genética, fatores hormonais e ambientais.

Suscetibilidade genética

A base genética da CIHG é complexa. A suscetibilidade genética é evidenciada por casos familiares da doença, com risco aumentado em parentes de primeiro grau e em certos grupos étnicos. A recorrência da doença ocorre em cerca de 60 a 70% dos casos.[9]

O gene *ABCB4*, responsável pela codificação da proteína MDR3 (transportadora de fosfolípides canalicular), está envolvido principalmente em um subtipo familiar progressivo de colestase intra-hepática conhecido como PFIC3.[10]

Mutações heterozigotas nesse gene foram encontradas em uma família consanguínea, em que algumas mulheres apresentaram episódios de colestase durante a gravidez.[11,12] Posteriormente, várias mutações heterozigotas no gene *ABCB4* foram relatadas em pacientes com CIHG, com uma prevalência de cerca de 16% em uma coorte de grávidas com essa condição.[13]

Estrógeno e progesterona

A influência do estrógeno na fisiopatologia da CIHG é evidenciada por estudos clínicos:

- A colestase ocorre principalmente na segunda metade da gravidez, quando os níveis de estrógeno atingem seu pico.
- A CIHG é mais comum em gestações de gêmeos, que estão associadas a níveis mais elevados de estrógeno circulante em comparação com gestações únicas.
- O uso de anticoncepcionais orais também pode causar colestase.
- A CIHG foi relatada no início da gravidez após hiperestimulação ovariana, que resulta em níveis muito altos de estrógeno no sangue.[14,15]
- A colestase geralmente se resolve após o parto com a saída da placenta, uma das principais fontes de produção de estrógeno nos segundo e terceiro trimestres da gravidez.

Alterações no metabolismo da progesterona também podem r ter importância na patogênese da CIHG. Mulheres com predisposição genética e altos níveis de metabólitos da progesterona durante a gravidez podem sobrecarregar os transportadores hepáticos envolvidos na excreção biliar desses compostos.[16] No entanto, o risco de CIHG associado à administração exógena de progesterona durante a gravidez é desconhecido, pois estudos controlados por placebo não observaram um aumento na frequência de CIHG em mulheres que receberam suplementação de progesterona para prevenir parto prematuro.

Fatores ambientais

A variabilidade sazonal e geográfica da CIHG sugere que fatores ambientais possam modular a expressão da doença.[3] No entanto, não foram identificados fatores causais específicos. Algumas pesquisas sugeriram que níveis baixos de vitamina D pela falta de exposição solar, principalmente no inverno, pudessem desempenhar um papel.[8]

Doença hepática subjacente

Grávidas com CIHG podem apresentar uma doença hepática subjacente. Estudos populacionais mostraram associação entre CIHG e doenças hepáticas crônicas, tais como hepatite C e hepatopatia crônica secundária à esteato-hepatite não alcoólica.[17] Além disso, casos de fibrose hepática progressiva foram relatados em mulheres com uma forma familiar atípica de colestase intra-hepática recorrente durante a gravidez.[18] Esses achados sugerem que algumas mulheres que desenvolvem CIHG possam ter uma doença hepática subjacente que é reconhecida durante a gravidez, o que pode contribuir para o desenvolvimento da colestase.

QUADRO CLÍNICO

Características clínicas da CIHG incluem:

- Prurido: é o sintoma mais comum e geralmente precede outras manifestações clínicas. Varia de leve a grave e é mais intenso nas palmas das mãos e plantas dos pés. Algumas vezes é insuportável e pode interferir no sono e na qualidade de vida da gestante.
- Icterícia: é caracterizada pela coloração amarelada da pele e mucosas pelo acúmulo de bilirrubina e pode estar presente em uma proporção significativa de casos de CIHG. Habitualmente, ocorre algumas semanas após o início do prurido e é mais comum nos casos graves.

Características laboratoriais, de imagem e anatomopatológicas

- Aumento das enzimas hepáticas: as aminotransferases (AST e ALT) geralmente estão elevadas, embora raramente ultrapassem 2 vezes o limite superior normal. A fosfatase alcalina também pode estar pouco elevada, mas não é específico da CIHG dada a possibilidade de aumento em decorrência da isoenzima placentária. A gamaglutamiltransferase (GGT) pode estar normal ou pouco elevada, o que é incomum em outras colestases.
- Bilirrubinas: os níveis podem estar aumentados em alguns casos, principalmente a fração direta (conjugada).
- Tempo de protrombina (TP): geralmente é normal na CIHG, a menos que haja deficiência secundária de vitamina K por má absorção de gordura e esteatorreia.
- Ácidos biliares: o aumento dos níveis séricos, especialmente os ácidos cólico e quenodeoxicólico, é um achado característico da CIHG. A razão cólico/quenodeoxicólico costuma estar elevada em comparação com mulheres grávidas sem CIHG. No entanto, a obtenção dessa razão não melhora a sensibilidade diagnóstica, uma vez que a maioria das mulheres com elevação da razão também apresenta níveis elevados de ácidos biliares totais.[19]
- Ultrassonografia: não revela anormalidades nos ductos biliares ou no parênquima hepático em mulheres com CIHG.
- Anatomia patológica: a análise histológica do fragmento de fígado, obtido por biópsia hepática, mostra colestase (acúmulo de bile nos hepatócitos e nos canalículos biliares) sem inflamação.[20] Os *plugs* de bile são mais evidentes na zona 3 do fígado (próximos à veia centrolobular), enquanto a tríade portal geralmente não é afetada. Entretanto, a biópsia hepática é raramente necessária para o diagnóstico da CIHG.

O diagnóstico da CIHG baseia-se nos seguintes critérios:

- Prurido associado a níveis elevados de ácidos biliares séricos, aminotransferases elevadas, ou ambos.
- Exclusão de outras doenças que possam apresentar sintomas semelhantes.

O prurido pode ocorrer semanas antes do aumento dos níveis de ácidos biliares. Portanto, se os testes iniciais de ácidos biliares e aminotransferases estiverem normais, recomenda-se repeti-los semanalmente. Em alguns casos, níveis elevados podem nunca ser detectados.

Nos quadros graves, os níveis séricos de ácidos biliares são > 40 mcmol/L, e isso ocorre em aproximadamente 20% dos casos.[21] O nível sérico dos ácidos biliares para o diagnóstico da CIHG é de 10 mcmol/L. A acurácia diagnóstica nesses níveis não é bem definida, pois a maioria dos estudos não incluiu uma população consecutiva de gestantes com suspeita de CIHG. Em uma revisão sistemática de 11 estudos, a sensibilidade estimada para esse valor é de 0,91 (IC 95% 0,72-0,98) e a especificidade é de 0,93 (IC 95% 0,81-0,97).[22]

Os valores das aminotransferases não são afetados pela gravidez, assim os valores de referência para cada trimestre podem ser utilizados para determinar se os níveis estão elevados.

O diagnóstico diferencial da CIHG inclui outras condições que podem causar prurido e disfunção hepática durante a gravidez, como síndrome HELLP (hemólise, enzimas hepáticas elevadas, baixa contagem de plaqueta), pré-eclâmpsia, esteatose aguda da gravidez e dermatoses pruriginosas específicas ou não relacionadas à gravidez.

A CIHG apresenta riscos significativos de morbidade e mortalidade para o feto. Ácidos biliares maternos podem atravessar a placenta e se acumular no feto e no líquido amniótico, o que pode levar a várias complicações.

EFEITOS NO FETO

As principais complicações associadas ao acúmulo de ácidos biliares no feto incluem:[23]

- Aumento do risco de morte intrauterina: o risco aumenta com os níveis séricos de ácidos biliares, especialmente quando são ≥ 100 mcmol/L. Gestantes com esses níveis de ácidos biliares têm taxas significativamente maiores de natimortos em comparação com a taxa usual de natimortos. A frequência de natimortos nessas gestações aumenta com o avanço da idade gestacional.
- Presença de mecônio no líquido amniótico: o acúmulo de ácidos biliares pode levar à passagem de mecônio para o líquido amniótico.
- Parto prematuro (espontâneo ou iatrogênico): mulheres com CIHG têm maior risco de parto prematuro, tanto espontaneamente quanto por indicação médica.
- Síndrome do desconforto respiratório no neonato: a presença de bile nos pulmões pode estar associada à síndrome do desconforto respiratório no recém-nascido.

A fisiopatologia do óbito fetal na CIHG não é bem compreendida, mas pode estar relacionada a arritmias fetais,[23] vasoespasmo dos vasos de superfície placentária induzido pelos altos níveis de ácidos biliares e complicações coexistentes da gravidez, como diabetes gestacional e pré-eclâmpsia.[24]

O início precoce do prurido na gestação pode estar associado a maior risco de parto prematuro espontâneo, e os ácidos biliares podem afetar a expressão dos receptores de ocitocina no útero, o que poderia explicar o aumento dos casos de trabalho de parto prematuro espontâneo.

TRATAMENTO

O ácido ursodeoxílico (AUDC) é o tratamento de escolha para o prurido na CIHG. A dose recomendada é de 300 mg, 3 vezes ao dia (15 mg/kg/dia), até o momento do parto. No entanto, também é considerado adequado prescrever 300 mg, 2 vezes ao dia (10 mg/kg/dia).[21]

A maioria dos pacientes tolera bem a droga. O alívio do prurido é geralmente observado dentro de 1 a 2 semanas após o início do tratamento, e a melhora nos parâmetros bioquímicos é vista em 3 a 4 semanas. Se o prurido não for aliviado dentro de cerca de 2 semanas, a dose pode ser ajustada até atingir a dose máxima de 21 mg/kg/dia.

Metanálises anteriores a 2019 demonstraram a eficácia do AUDC na redução dos sintomas maternos e na melhora dos desfechos perinatais adversos. No entanto, esses estudos apresentaram limitações, como o número reduzido de pacientes e eventos adversos fetais, além da heterogeneidade nas populações estudadas e nos desfechos avaliados.[25,26]

Ensaio clínico randomizado recente (estudo *Pitches*), que incluiu 605 gestantes, comparou o AUDC (500 mg 2 vezes ao dia) com placebo no tratamento da CIHG. Esse estudo mostrou benefícios maternos, como melhora do prurido e da alanina aminotransferase (ALT), mas não houve melhora nos desfechos fetais/neonatais ao se comparar com o grupo que recebeu placebo.[27]

Metanálise atualizada, que incorporou os dados desse estudo, confirmou a falta de melhora significativa nos principais desfechos fetais/neonatais com o uso do AUDC em comparação com placebo ou outros tratamentos. Essa metanálise mostrou redução no nascimento prematuro total, mas a qualidade da evidência foi baixa.[28]

Há críticas a esses estudos: não é claro qual a aderência das pacientes à medicação e nem qual a duração do tratamento necessária para obter efeito benéfico. Portanto, ainda há algumas dúvidas em relação à eficácia dessa droga no tratamento da CIHG, especialmente em relação aos desfechos fetais/neonatais.

A monitorização laboratorial pré e pós-tratamento da CIHG envolve a avaliação das concentrações de ácidos biliares no soro materno. Recomenda-se a repetição desses exames semanalmente, sobretudo em casos em que as concentrações de ácidos biliares são ≥ 100 mcmol/L, pelo risco aumentado de natimorto.[29]

Não há necessidade de exames laboratoriais adicionais antes de iniciar o tratamento, além daqueles utilizados para diagnosticar a CIHG. No entanto, se uma paciente apresentar sintomas clínicos consistentes com CIHG, mas os níveis de ácidos biliares e aminotransferases forem normais, recomenda-se repetir os testes, uma vez que os sintomas clínicos possam ocorrer semanas antes das alterações laboratoriais.

Não se recomenda iniciar o tratamento com o AUDC a menos que haja evidências bioquímicas da CIHG. Se a droga for iniciada empiricamente, os níveis elevados de ácidos biliares e aminotransferases podem nunca ser detectados.

No pós-parto, os ácidos biliares e as aminotransferases devem ser reavaliados se a paciente permanecer sintomática.

Nos casos refratários ao tratamento com AUDC, podem ser consideradas outras drogas, como S-adenosilmetionina (SAMe), colestiramina e rifampicina. O SAMe é administrado intravenosamente, mas o tratamento prolongado pode ser inconveniente. A colestiramina é administrada por via oral, mas seu efeito sobre o prurido na CIHG é limitado. A rifampicina pode aliviar o prurido, mas tem efeitos adversos.

Na avaliação fetal pré-parto na CIHG, embora não haja evidências definitivas sobre o valor dos testes fetais para identificar aqueles em risco de morte fetal, é recomendado realizar avaliações obstétricas 2 vezes por semana. Lembrar que na CIHG a morte fetal intrauterina é considerada um evento repentino e não resultado de um processo vascular placentário crônico.

O momento do parto na CIHG é determinado com base nas concentrações de ácidos biliares durante a gravidez. Recomenda-se o parto precoce para reduzir o risco de morte fetal e iniciar a resolução da doença materna. As seguintes condutas são sugeridas com base nas concentrações de ácidos biliares:[23]

- Concentração total de ácido biliar durante a gravidez < 40 mcmol/L: parto entre a 37ª e a 38ª semana de gestação.
- Concentração total de ácido biliar durante a gravidez entre 40 e 99 mcmol/L: parto entre a 36ª e a 37ª semana de gestação.
- Concentração total de ácido biliar durante a gravidez ≥ 100 mcmol/L: parto na 36ª semana de gestação.

Em algumas situações, como o prurido insuportável e refratário à terapia, a piora da função hepática mesmo com o tratamento adequado, o histórico obstétrico de óbito fetal anterior em razão de CIHG, ou quando a paciente opta pelo parto eletivo antes das 36 semanas de gestação, o parto deve ser considerado, mesmo que as concentrações de ácidos biliares não estejam elevadas.

Em gestações além de 37 semanas, o parto é apropriado quando a paciente apresenta achados clínicos consistentes com CIHG, mesmo na ausência de concentrações elevadas de ácidos biliares. É importante ressaltar que o parto antes das 37 ou 36 semanas de gestação deve ser evitado na ausência de concentrações elevadas de ácidos biliares, e a decisão de realizar o parto nessas situações deve ser cuidadosamente ponderada e discutida com a paciente.

Corticosteroides podem ser prescritos no pré-natal para promover a maturação pulmonar fetal quando o parto pré-termo é necessário.

Em resumo, a conduta no momento do parto na CIHG é individualizada e baseada nas concentrações de ácidos biliares, achados clínicos, histórico obstétrico e preferências da paciente.

No momento do parto, é importante realizar o monitoramento fetal contínuo devido ao aumento da frequência de óbito fetal e de eventos asfixiais não fatais na CIHG.[30] Não há evidências de aumento do risco de hemorragia pós-parto quando a CIHG é tratada com AUDC, portanto não é necessário avaliar rotineiramente os parâmetros de coagulação ou prescrever vitamina K antes do parto. Em casos refratários, pode ser verificado o tempo de protrombina e administrada vitamina K se estiver prolongado.

No pós-parto, o prurido geralmente desaparece nos primeiros dias após o parto, juntamente com a normalização dos testes hepáticos e dos níveis de ácidos biliares.

A CIHG não é uma contraindicação para a amamentação, e o AUDC é descontinuado quando o trabalho de parto começa. Quantidades pequenas da droga podem ser encontradas no leite materno, mas não são esperados efeitos adversos significativos nos bebês.

Após o parto, se a paciente continuar sintomática e as anormalidades laboratoriais não retornarem ao normal, é recomendado encaminhá-la a um hepatologista para avaliação de possíveis doenças hepatobiliares subjacentes. Estudos sugerem que a CIHG possa estar associada ao desenvolvimento subsequente de várias condições, como litíase biliar, hepatite C, fibrose hepática, colestase familiar, câncer hepatobiliar, doença pancreática, doença imunomediada, doença cardiovascular, entre outras.[31]

PROGNÓSTICO

Recorrência em gravidezes subsequentes

A CIHG tende a recorrer em cerca de 60 a 70% das mulheres em gravidezes subsequentes. No entanto, a gravidade dos episódios recorrentes pode variar em comparação com a gravidez índice.

Contracepção

Qualquer método contraceptivo não hormonal pode ser utilizado por mulheres com histórico de CIHG.

Estrógeno-progesterona

O Centers for Disease Control and Prevention (CDC) norte-americano considera o uso de contraceptivos hormonais combinados aceitável em mulheres com histórico de CIHG, pois os benefícios superam os riscos. No entanto, em mulheres com histórico de colestase relacionada ao uso prévio de contraceptivos hormonais, métodos contraceptivos sem estrógeno são preferíveis devido ao risco aumentado de colestase recorrente.[32]

Progesterona em monoterapia

O CDC considera os contraceptivos contendo apenas progesterona uma opção aceitável para mulheres com histórico de CIHG ou colestase relacionada ao uso de contraceptivos contendo estrógeno e progesterona. O risco de colestase recorrente é baixo nesses casos.[32]

POPULAÇÕES ESPECIAIS

- Mulheres com sintomas de colestase durante a hiperestimulação ovariana para fertilização *in vitro* podem apresentar sintomas transitórios de colestase relacionados aos altos níveis de estrógeno utilizados. No entanto, há poucos dados disponíveis, e recomendações para mudanças nos protocolos de estimulação ovariana ainda não foram avaliadas.[13,14]
- A suplementação com progesterona geralmente é prescrita para mulheres com histórico de parto prematuro ou quando há presença de colo uterino curto na gravidez atual. Ainda não está claro se essa suplementação pode ser recomendada para mulheres com histórico de CIHG. A decisão é tomada em conjunto com a paciente, levando em consideração os riscos potenciais e os benefícios, incluindo o risco de novo parto prematuro na gravidez atual, a possibilidade de recorrência de um prematuro com ou sem o uso de progesterona e o risco de eventuais sequelas da CIHG.

CONSIDERAÇÕES FINAIS

Embora pouco frequente, a colestase gravídica é situação de intenso incômodo para a gestante e pode levar a agravos maternos e fetais. Seu reconhecimento e tratamento adequado, com encaminhamento dos casos para assistência pré-natal de alto risco e acompanhamento multidisciplinar, colaboram para diminuir as taxas de prematuridade e morbidade perinatal.

REFERÊNCIAS BIBLIOGRÁFICAS

1. Tran TT, Ahn J, Reau NS. ACG clinical guideline: liver disease and pregnancy. Am J Gastroenterol. 2016;111:176-94.
2. Geenes V, Williamson C. Intrahepatic cholestasis of pregancy. World J Gastroenterol. 2009;15:2049.
3. Bacq Y. Intrahepatic cholestasis of pregnancy. Clin Liver Dis. 1999;3:1.
4. Reyes H, Gonzalez MC, Ribalta J, Aburto H, Matus C, Schramm G, et al. Prevalence of intrahepatic cholestasis of pregnancy in Chile. Ann Intern Med. 1978;88(4):487-93.
5. Wikström Shemer E, Marschall HU, Ludvigsson JF, Stephansson O. Intrahepatic cholestasis of pregnancy and associated adverse pregnancy and fetal outcomes: a 12-year population-based cohort study. BJOG. 2013;120:717-23.

6. Gonzalez MC, Reyes H, Arrese M, Figueroa D, Lorca B, Andresen M, et al. Intrahepatic cholestasis of pregnancy in twin pregnancies. J Hepatol. 1989;9(1):84-90.
7. Savander M, Ropponen A, Avela K, Weerasekera N, Cormand B, Hirvioja M-L, et al. Genetic evidence of heterogeneity in intrahepatic cholestasis of pregnancy. Gut. 2003;52(7):1025-9.
8. Floreani A, Gervasi MT. New insights on intrahepatic cholestasis of pregnancy. Clin Liver Dis. 2016;20(1):177-89.
9. Pataia V, Dixon PH, Williamson C. Pregnancy and bile acid disorders. Am J Physiol Gastrointest Liver Physiol. 2017;313(1):G1-G6.
10. Jacquemin E, de Vree JM, Cresteil D, Sokal EM, Dumont M, Scheffer GL, et al. The wide spectrum of multidrug resistance 3 deficiency: from neonatal cholestasis to cirrhosis of adulthood. Gastroenterology. 2001;120(6):1448-58.
11. de Vree JM, Jacquemin E, Sturm E, Cresteil D, Bosma PJ, Aten J, et al. Mutations in the MDR3 gene cause progressive familial intrahepatic cholestasis. Proc Natl Acad Sci U S A. 1998;95(1):282-7.
12. Jacquemin E, Cresteil D, Manouvrier S, Boute O, Hadchouel M. Heterozygous non-sense mutation of the MDR3 gene in familial intrahepatic cholestasis of pregnancy. Lancet. 1999;353(9148):210-1.
13. Wånggren K, Sparre LS, Wramsby H. Severe jaundice in early IVF pregnancy. Eur J Obstet Gynecol Reprod Biol. 2004;112(2):228-9.
14. Mutlu MF, Aslan K, Guler I, Mutlur I, Erdem M, Bozkurt N, et al. Two cases of first onset intrahepatic cholestasis of pregnancy associated with moderate ovarian hyperstimulation syndrome after IVF treatment and review of the literature. J Obstet Gynaecol. 2017;37(5):547-9.
15. Abu-Hayyeh S, Ovadia C, Lieu T, Jensen DD, Chambers J, Hixon PH, et al. Prognostic and mechanistic potential of progesterone sulfates in intrahepatic cholestasis of pregnancy and pruritus gravidarum. Hepatology. 2016;63(4):1287-98.
16. Ropponen A, Sund R, Riikonen S, Ylikorkala O, Aittomaki K. Intrahepatic cholestasis of pregnancy as an indicator of liver and biliary diseases: a population-based study. Hepatology. 2006;43(4):723-8.
17. Leevy CB, Koneru B, Klein KM. Recurrent familial prolonged intrahepatic cholestasis of pregnancy associated with chronic liver disease. Gastroenterology. 1997;113(3):966-72.
18. Brites D, Rodrigues CM, Oliveira N, Cardoso M, Graça LM. Correction of maternal serum bile acid profile during ursodeoxycholic acid therapy in cholestasis of pregnancy. J Hepatol. 1998;28(1):91-8.
19. Rolfes DB, Ishak KG. Liver disease in pregnancy. Histopathology. 1986;10(6):555-70.
20. Bicocca MJ, Sperling JD, Chauhan SP. Intrahepatic cholestasis of pregnancy: review of six national and regional guidelines. Eur J Obstet Gynecol Reprod Biol. 2018;231:180-7.
21. Manzotti C, Casazza G, Stimac T, Nikolova D, Gluud C. Total serum bile acids or serum bile acid profile, or both, for the diagnosis of intrahepatic cholestasis of pregnancy. Cochrane Database Syst ver. 2019;7(7):CD012546.
22. Engelking LR, Dasher CA, Hirschowitz BI. Within--day fluctuations in serum bile-acid concentrations among normal control subjects and patients with hepatic disease. Am J Clin Pathol. 1980;73(2):196-201.
23. Ovadia C, Seed PT, Sklavounos A, Geenes V, Di Ilio C, Chambers J, et al. Association of adverse perinatal outcomes of intrahepatic cholestasis of pregnancy with biochemical markers: results of aggregate and individual patient data meta-analyses. Lancet. 2019;393(10174):899-909.
24. Williamson C, Miragoli M, Sheikh Abdul Kadir S, Abu-Hayyeh S, Papacleovoulou G, Geenes V, et al. Bile acid signaling in fetal tissue: implications for intrahepatic cholestasis of pregnancy. Dig Dis. 2011;29(1):58-61.
25. Bacq Y, Sentilhes L, Reyes HB, Glantz A, Kondrackienne J, Binder T, et al. Efficacy of ursodeoxycholic acid administration in patients with cholestasis of pregnancy: a meta-analysis. Gastroenterology. 2012(6):143:1492-501.
26. Kong X, Kong Y, Zhang F, Wang T, Yan J. Evaluating the effectiveness and safety of ursodeoxycholic acid in treatment of intrahepatic cholestasis of pregnancy: a meta-analysis (a prisma-compliant study). Medicine (Baltimore). 2016;95(40):e4949.
27. Chappell LC, Bell JL, Smith A, Linsell L, Juszczak E, Dixon PH, et al. Ursodeoxycholic acid versus placebo in women with intrahepatic cholestasis of pregnancy (Pitches): a randomised controlled trial. Lancet. 2019;394(10201):849-60.
28. Walker KF, Chappell LC, Hague WM, Middleton P, Thornton JG. Pharmacological interventions for treating intrahepatic cholestasis of pregnancy. Cochrane Database Sys ver. 2020;7(7):CD000493.
29. Halinger C. The problem of uncertain adherence to study interventions: what can we conclude? BJOC. 2021;128(6):1076.

30. Oztekin D, Aydal I, Oztekin O, Okcu S, Borecki R, Tinar S. Predictin fetal asphyxia in intrahepatic cholestasis of pregnancy. Arch Gynecol Obstet. 2009;26(6):623-9.
31. Wikström Shemer EA, Stephansson O, Thuresson M, Thorsell M, Ludvigsson JF, Marschall H-U. Intrahepatic cholestasis of pregnancy and cancer, immune-mediated and cardiovascular diseases: a population-based cohort study. J Hepatol. 2015;63(2):456-61.
32. Curtis KM, Turunen NK, Jatlaoui TC, Berry-Bibee E, Horton LG, Zapata LB, et al. U.S. Medical eligibility criteria for contraceptive use, 2016. MMWR Recomm Rep. 2016;65(4):1-66.
33. Sepulveda WH, Gonzalez C, Cruz MA, Rudolph MI. Vasoconstrictive effect of bile acids on isolated human placental chorionic vein. Eur J Obstet Gynecol Reprod Biol. 1991;42(3):211-5.

42

Esteatose aguda da gravidez

Antonio Eduardo Benedito Silva

INTRODUÇÃO

As hepatopatias próprias da gravidez incluem várias doenças distintas que ocorrem em diferentes fases do ciclo gravídico-puerperal. Entre elas, estão a esteatose aguda da gravidez (EAG), a disfunção hepática que ocorre na pré-eclâmpsia e a síndrome HELLP, caracterizada pela presença de hemólise, enzimas hepáticas elevadas e contagem de plaquetas baixas no sangue.

A EAG é uma complicação relativamente rara da gravidez, com uma incidência de aproximadamente 5 casos por 100 mil gestações.[1] Ocorre no final da gestação e pode resultar em complicações maternas e/ou fetais. Caracteriza-se por disfunção hepática aguda grave em decorrência da infiltração gordurosa do parênquima hepático, que pode evoluir com coagulopatia grave, distúrbios hidreletrolíticos e falência de múltiplos órgãos.

O reconhecimento precoce da doença e seu tratamento são essenciais, uma vez que a morbimortalidade é alta, tanto para a gestante como para o feto. Juntamente com o suporte clínico à mãe, a indução do parto é o único tratamento definitivo dessa condição.

EPIDEMIOLOGIA

A EAG é uma complicação rara da gravidez, e estima-se que afeta 1 entre 7 mil e 20 mil gestações.[2,3] Características maternas se associam a um risco potencialmente maior de desenvolvimento da EAG. A deficiência da enzima LCHAD (3-hidroxiacil CoA desidrogenase de cadeia longa) é a mais importante dessas condições de predisposição. Outros fatores de risco incluiriam:[4,5]

- EAG em gravidez anterior.
- Síndrome HELLP e pré-eclâmpsia.
- Múltiplas gestações.
- Feto masculino.
- Baixo índice de massa corporal (IMC) < 20 kg/m^2.

PATOGÊNESE

A patogênese da EAG não é clara, mas defeitos no metabolismo dos ácidos graxos (AG) durante a gravidez parecem exercer papel importante. AG livres normalmente estão aumentados na gravidez, particularmente na fase final, para o crescimento e o desenvolvimento fetoplacentário.

Se o metabolismo materno-fetal de AG livres está comprometido, produtos intermediários do metabolismo podem se acumular no sangue materno e nos hepatócitos, com efeitos deletérios aos hepatócitos maternos.[6,7]

Deficiência da enzima fetal LCHAD

Em aproximadamente 20% das vezes a EAG está associada à deficiência da (3-hidroxiacil-CoA desidrogenase de cadeias longas (LCHAD).[8] Essa enzima é uma das que estão envolvidas na oxidação dos AG; catalisa uma etapa da beta-oxidação dos AG mitocondriais na qual a 3-hidroxiacil-CoA é formada.

Nos fetos homozigotos para essa deficiência, a unidade fetoplacentária não pode realizar essa etapa, e, assim, níveis de produtos intermediários do metabolismo de AG aumentam e entram na circulação materna.[6] Como a mãe é heterozigota para a deficiência de LCHAD, ela tem capacidade diminuída de oxidar os AG, contribuindo assim para o acúmulo de metabólitos de AG de cadeia longa no sangue materno e nos hepatócitos, resultando em dano tóxico.

Porém, nem toda mutação que leva à deficiência de LCHAD resulta em EAG.[9] A mutação G1528C em homozigose, que altera o aminoácido 474 na proteína, formando glutamina em vez de ácido glutâmico (E474Q), parece ser o genótipo mais comumente associado ao desenvolvimento da EAG.[6,10] Os genótipos heterozigotos e selvagem não estão associados à EAG.[11]

A mutação G1528C também já foi associada ao desenvolvimento da síndrome HELLP[6,10,11] e à pré-eclâmpsia,[11] as quais compartilham várias características fenotípicas com a EAG.

ANAMNESE E EXAME FÍSICO

Mulheres grávidas com EAG iniciam o quadro no terceiro trimestre, geralmente entre 30 e 38 semanas de gestação.[12] Os sintomas mais comuns são náuseas, vômitos, anorexia e dor abdominal. Algumas grávidas apresentam hipertensão arterial e proteinúria, geralmente como consequência da concomitância com síndrome HELLP ou pré-eclâmpsia.

Insuficiência hepática aguda, caracterizada por icterícia, ascite, distúrbios de coagulação e confusão mental, desenvolve-se rapidamente e pode resultar em falência de múltiplos órgãos.

Ao exame físico, podem-se observar icterícia, dor abdominal e confusão mental. Habitualmente, os achados de exame físico ajudam pouco na definição etiológica.

DIAGNÓSTICO

Nas pacientes que apresentam esses achados clínicos na gravidez, o diagnóstico de EAG deve ser sempre suspeitado. Exames laboratoriais que devem ser realizados incluem hemograma completo com contagem de plaquetas, testes bioquímicos (aminotransferases) e de função hepática, creatinina e pesquisa de proteinúria.

As aminotransferases (AST e ALT) estão elevadas na maioria das pacientes com EAG. Outros exames laboratoriais alterados incluiriam bilirrubinas elevadas, hipoglicemia e plaquetas baixas. Amônia elevada e leucocitose podem também estar presentes.

Coagulopatia pode estar presente e se manifesta pelo tempo de protrombina (TP) prolongado ou INR aumentado e pelo nível sérico diminuído de fibrinogênio.

O exame ultrassonográfico do abdome superior pode não ser específico em relação ao fígado ou pode revelar infiltração gordurosa em alguns casos.[13]

A tomografia computorizada (TC) e a ressonância magnética (RM) podem também revelar infiltração gordurosa no fígado. A tomografia é contraindicada na gravidez em razão da potencial teratogenicidade associada à exposição à radiação.

A biópsia hepática geralmente não é necessária ou mesmo indicada. Em doentes com resultados clínicos e laboratoriais consistentes com EAG, a conduta terapêutica deve ser iniciada rapidamente, sem necessidade de confirmação diagnóstica pela análise histológica do fígado.

A biópsia hepática pode raramente ser necessária naqueles casos em que a função hepática não se normaliza após o parto, ou em fases precoces da EAG em que o diagnóstico não é estabelecido, pois, dependendo do resultado da biópsia, se confirmada a doença, haverá justificativa para a interrupção da gravidez com parto imediato. Naquelas que realizam o procedimento, observam-se alterações histológicas hepáticas consistentes com a presença de esteatose microvesicular. O citoplasma é espumoso, com gotículas de gordura rodeando os núcleos intracelularmente.[14]

Em grávidas que se apresentam com disfunção hepática, outras causas devem ser excluídas, tais como hepatites virais, disfunção hepática induzida por fármacos e intoxicação por acetaminofeno.

O diagnóstico presuntivo de EAG deve ser aventado em uma grávida com sintomas clínicos característicos e alterações laboratoriais significativas, após a exclusão de outras possíveis etiologias.

Os "critérios de Swansea" foram propostos e validados em uma grande coorte de gestantes no Reino Unido para o diagnóstico de EAG.[15] Compreendem sintomas clínicos e resultados laboratoriais. Quando foram aplicados a uma coorte de 24 gestantes com suspeita de doença hepática associada à gravidez e que realizaram biópsia hepática, a presença ≥ 6 pontos (variáveis anormais) apresentou valor preditivo positivo de 85% e valor preditivo negativo de 100% para o achado de esteatose microvesicular.[15]

Critérios de Swansea

Os critérios de Swansea incluem sintomas, exames laboratoriais e de imagem. Servem de modelo para diagnóstico de EAG, validado em uma coorte de estudo em local que apresentava incidência de 5 casos por 100 mil nascimentos.

Os critérios estão listados a seguir. O número de critérios necessários para o diagnóstico varia de 6 a 9 nos diferentes estudos e deve ser aplicado a gestantes que não apresentam síndrome HELLP ou pré-eclâmpsia, o que limita seu uso clínico.

Sinais e sintomas:

- Vômitos.
- Dor abdominal.
- Polidipsia/poliúria.
- Encefalopatia.

Alterações laboratoriais:

- Bilirrubinas elevadas (> 0,8 mg/dL).
- Hipoglicemia (glicemia < 72 mg/dL).
- Leucocitose (> 11.000 cel/mcL).
- Aminotransferases elevadas (ALT ou AST > 42 U/L).
- Amônia elevada (> 47 μmol/L)
- Hiperuricemia (> 5,7 mg/dL).

- Insuficiência renal aguda ou creatinina > 1,7 mg/dL.
- Coagulopatia ou TP > 14 segundos.

Alterações de imagem: presença de ascite ou aumento da ecogenicidade hepática na ultrassonografia.

Histologia: esteatose microvesicular na biópsia hepática.

Pode ser um desafio diferenciar a EAG da síndrome HELLP ou da pré-eclâmpsia grave. Recomenda-se que a decisão clínica não seja retardada enquanto se aguarda um diagnóstico definitivo.

Diagnósticos diferenciais

A EAG apresenta-se na maioria das vezes como um desafio diagnóstico, pois pode ser difícil diferenciá-la da síndrome HELLP e da pré-eclâmpsia grave em alguns casos, mas a conduta clínica é a mesma na maioria das vezes. Existe uma sobreposição significativa entre essas doenças, e na verdade podem coexistir no mesmo paciente.

Sinais de insuficiência hepática, tais como coagulopatia, coagulação intravascular disseminada e hipoglicemia, são mais consistentes com EAG ao se comparar com a síndrome HELLP ou com a pré-eclâmpsia. Os níveis séricos das aminotransferases e das bilirrubinas também são mais elevados na EAG.

TRATAMENTO

Tratamento clínico de suporte e antecipação do parto continuam a ser a melhor conduta terapêutica. Diretrizes internacionais sugeridas pelos especialistas do Colégio Americano de Gastroenterologia (AGA – American College of Gastroenterology) recomendam parto imediato na EAG. A conduta expectante não é recomendada (recomendação forte, porém com nível muito baixo de evidência).[8]

Os cuidados com a gestante incluem estabilização clínica e devem ser iniciados assim que o diagnóstico for suspeitado, com correção dos distúrbios hidreletrolíticos, monitorização dos níveis glicêmicos e controle das alterações da coagulação. São necessárias avaliações materna e fetal frequentes, incluindo monitorização contínua da frequência cardíaca fetal.

A via de parto vai depender da presença de descompensação fetal e/ou materna, e/ou da presença de outras contraindicações ao parto vaginal

A indução do trabalho de parto e o parto vaginal podem ser feitos se não houver contraindicações. No entanto, a cesárea deve ser realizada em muitos casos pela gravidade do quadro clínico materno e/ou fetal, ou evidente piora do quadro clínico.

Se for necessária a cesárea, podem ser necessárias transfusões de plaquetas, uma vez que as orientações atuais recomendam transfusões para níveis abaixo de 40 mil a 50 mil cels/mcL.[8]

O sulfato de magnésio deve ser administrado em gestações com tempo inferior a 32 semanas para prevenir a paralisia cerebral neonatal. Após o parto, a paciente necessitará de monitorização para hemorragia, hipoglicemia ou disfunção renal. Se a disfunção hepática não melhorar rapidamente após a gravidez, o transplante de fígado deve ser considerado, pois pode salvar a vida da gestante.[16,17]

O neonato de mãe com EAG deve ser submetido a testes moleculares para a deficiência de LCHAD, bem como a monitorização frequente de manifestações clínicas, incluindo hipoglicemia e esteatose hepática.

PROGNÓSTICO

Na maioria dos casos de EAG, a resolução completa do quadro clínico e a normalização da função hepática ocorrem dentro de 7 a 10 dias após o parto.[3]

As taxas de mortalidade materna diminuíram atualmente para menos de 5%, comparando com cifras de mais de 75% no passado.[18,19]

OUTRAS COMPLICAÇÕES

A EAG pode precipitar edema agudo de pulmão pela diminuição da pressão oncótica plasmática (hipoalbuminemia). A prevalência estimada é de 14% nas grávidas com EAG.[3]

A insuficiência hepática também pode se associar à pancreatite, coagulação intravascular disseminada e acidose metabólica, levando à deterioração materna ou fetal, que pode ser fatal. Assim, são necessários diagnósticos e partos imediatos após a estabilização materna.

ACONSELHAMENTO PARA FUTURAS GRAVIDEZES

As pacientes com EAG e seus filhos devem ser submetidos a testes para deficiência de LCHAD. Devem ser advertidas de que a EAG pode ocorrer em gravidezes subsequentes, mesmo que os testes para LCHAD sejam negativos. Portanto, as pacientes que planejam outra gravidez poderão se beneficiar de acompanhamento em ambulatórios de gestação de alto risco.

CONSIDERAÇÕES FINAIS

A EAG é uma complicação relativamente rara da gravidez que afeta as mulheres no terceiro trimestre da gravidez e apresenta como característica principal a esteatose microvesicular do fígado. Fatores predisponentes incluiriam deficiência de LCHAD, feto masculino, história da EAG prévia e múltiplas gestações.

EAG é um diagnóstico clínico, na presença de disfunção hepática após 20 semanas de gravidez com achados clínicos e laboratoriais compatíveis. Pode levar à rápida deterioração hepática, com coagulopatia, encefalopatia e hipoglicemia. Suporte clínico adequado e parto imediato são os alicerces do tratamento.

A maioria das pacientes se recupera completamente após o parto, e a função hepática volta ao normal em 7 a 10 dias. A mãe e o bebê afetados devem ser submetidos a testes moleculares para deficiência de LCHAD.

O diagnóstico e o manejo da EAG são complexos e devem envolver equipe multiprofissional. É uma emergência obstétrica que, se não tratada prontamente, pode levar à perda de duas vidas. A equipe multiprofissional deve incluir obstetra, hepatologista e intensivistas.

Além desses, como pode haver necessidade de uma cesárea em caráter de emergência, a equipe de anestesistas também precisa estar preparada. Enfermagem da unidade de terapia intensiva neonatal (UTIN) e de adultos devem ser informados da emergência. A monitorização da gestante e do feto são fundamentais para o desfecho desse quadro dramático.

O ideal é que a paciente esteja hemodinamicamente estável, hidratada e pronta para o parto. Os familiares devem ser avisados sobre a gravidade desse transtorno, e expectativas irreais não são recomendadas.

O banco de sangue deve ser notificado sobre a necessidade de reserva de plaquetas e outros hemoderivados, e os neonatologistas devem estar de prontidão. Não há espaço para conduta expectante nessas gestantes. Se a paciente estiver estável clinicamente, o parto vaginal pode ser realizado; caso contrário, recomenda-se uma cesárea.

Após o parto, a mãe deve ser monitorada em UTI com atenção especial para distúrbios da coagulação e hipoglicemia. O recém-nascido também deve receber atendimento em UTIN.

Assim, toda a equipe multiprofissional pode tratar adequadamente uma gestante com EAG e desfechos favoráveis poderão ser obtidos, tanto para a mãe quanto para o recém-nascido. Como o desfecho da EAG é sensível ao tempo na maioria das vezes, a abordagem multidisciplinar é fundamental para o sucesso do tratamento desses pacientes.

REFERÊNCIAS BIBLIOGRÁFICAS

1. Knight M, Nelson-Piercy C, Kurinczuk JJ, Spark P, Brocklehurst P; UK Obstetric surveillance system: a prospective national study of acute fatty liver of pregnancy in the UK. Gut. 2008;57(7):951-6.
2. Allen AM, Kim WR, Larson JJ, Rosedahl JK, Yawn BP, McKeon K, et al. The epidemiology of liver diseases unique to pregnancy in a US community: a population-based study. Clin Gastroenterol Hepatol. 2016;14(2):287-94.
3. Nelson DB, Yost NP, Cunningham FG. Acute fatty liver of pregnancy: clinical outcomes and expected duration of recovery. Am J Obstet Gynecol. 2013;209(5):456.e1-7.
4. Bacq Y. Liver diseases unique to pregnancy: a 2010 update. Clin Res Hepatol Gastroenterol. 2011;35(3):182-93.
5. Davidson KM, Simpson LL, Knox TA, D'Alton ME. Acute fatty liver of pregnancy in triplet gestation. Obstet Gynecol. 1998;91(5 Pt 2):806-8.
6. Ibdah JA, Bennett MJ, Rinaldo P, Zhao Y, Gibson B, Sims HF, et al. A fetal fatty-acid oxidation disorder as a cause of liver disease in pregnant women. N Engl J Med. 1999;340(22):1723-31.
7. Browning MF, Levy HL, Wilkins-Haug LE, Larson C, Shih VE. Fetal fatty oxidation defects and maternal liver disease in pregnancy. Obstet Gynecol. 2006;107:115.
8. Tran TT, Ahn J, Reau NS. ACG clinical guideline: liver disease and pregnancy. Am J Gastroenterol. 2016;111(2):176-94.
9. Bacq Y, Assor P, Gendrot C, Perrotin F, Scotto B, Andres C. Recurrent acute fatty liver of pregnancy. Gastroenterol Clin Biol. 2007;31:1135.
10. Yang Z, Yamada J, Zhao Y, Strauss AW, Ibdah JA. Prospective screening for pediatric mitochondrial trifunctional protein defects in pregnancies complicated by liver disease. JAMA. 2002;288(17):2163-6.
11. Yang Z, Zhao Y, Bennett MJ, Strauss AW, Ibdah JA. Fetal genotypes and pregnancy outcomes in 35 families with mitochondrial trifunctional protein mutations. Am J Obstet Gynecol. 2002;187:725.
12. Westbrook RH, Dusheiko G, Williamson C. Pregnancy and liver disease. J Hepatol. 2016;64(4):933-45.
13. Wei Q, Zhang L, Liu X. Clinical diagnosis and treatment of acute fatty liver of pregnancy: a literature review and 11 new cases. J Obstet Gynaecol Res. 2010;36(4):751-6.
14. Bacq Y. Acute fatty liver of pregnancy. Semin Perinatol. 1998;22(2):134-40.
15. Goel A, Ramakrishna B, Zachariah U, Ramachandran J, Eapen CE, Kurian G, et al. How accurate are the Swansea criteria to diagnose acute fatty liver of pregnancy in predicting hepatic microvesicular steatosis? Gut. 2011;60(1):138-9.
16. Ockner SA, Brunt EM, Cohn SM, Krul ES, Hanto DW, Peters MG. Fulminant hepatic failure caused by acute fatty liver of pregnancy treated by orthotopic liver transplantation. Hepatology. 1990;11(1):59-64.
17. Riely CA. Acute fatty liver of pregnancy. Semin Liver Dis. 1987;7(1):47-54.
18. Varner M, Rinderknecht NK. Acute fatty metamorphosis of pregnancy: a maternal mortality and literature review. J Reprod Med. 1980;24(4):177-80.
19. Hay JE. Liver disease in pregnancy. Hepatology. 2008;47(3):1067-76.

43

Neoplasias e gravidez

Roney Cesar Signorini Filho
Bruna Elias Parreira Lopes Ferraz
Michelle Samora de Almeida
Sue Yazaki Sun

INTRODUÇÃO

A maioria dos autores define como câncer na gravidez a neoplasia maligna que é diagnosticada no período da gestação ou até 1 ano após o parto.[1] Estima se que essa associação atinja anualmente 1 em cada mil gestações. Conhecer a real incidência do câncer na gravidez é um desafio, visto que os registros oncológicos e obstétricos na maioria dos países não são interligados. Alguns estudos têm demonstrado crescimento dessa incidência, o que pode ser explicado tanto pelo aumento do número de casos de câncer na população mundial quanto pelo fato de as mulheres, atualmente, postergarem a gestação.[2]

Por ser essa associação um evento raro, não há na literatura ensaios clínicos randomizados sobre o assunto. Os poucos estudos disponíveis são, em sua maioria, trabalhos retrospectivos, revisões sistemáticas ou relatos de casos. Em 2005, foi criado o International Network on Cancer, Infertility and Pregnancy (INCIP), com objetivo de realizar estudos em grande escala contribuindo para o avanço do tratamento oncológico na gravidez. Esse grupo registra os casos de câncer associados à gravidez e os resultados oncológicos, maternos, obstétricos e neonatais encontrados. Em 2010, publicaram estudo com 215 pacientes com câncer na gravidez[3] e em 2018[4] a primeira coorte retrospectiva, de pacientes tratadas no período de 1996 a 2016, incluindo 1.170 pacientes de 37 centros localizados em 16 países.[3,4]

Assim como na literatura internacional, há poucos trabalhos brasileiros sobre o tema. Em 2021 foi realizado um estudo retrospectivo na Escola Paulista de Medicina da Universidade Federal de São Paulo (EPM/Unifesp), sendo descrita uma série de 39 pacientes com câncer na gravidez em um período de 12 anos, atendidas no ambulatório da universidade.

BASES PARA A PRÁTICA CLÍNICA

A ordem de incidência dos tumores é variável, especialmente se compararmos países desenvolvidos com países em desenvolvimento. As neoplasias malignas mais encontradas durante a gestação em países desenvolvidos são o câncer de mama (39 a 46%), hematológicos (16 a 18%), colo uterino (8 a 13%) e melanoma (8%). Já nos países em desenvolvimento, a incidência de câncer do colo do útero é usualmente maior.[3,4] Na casuística da EPM/Unifesp, o câncer de mama também foi o mais frequente, com 35,9% dos casos, porém pareado com o câncer do colo do útero, com 33,4% dos casos. Somente em terceiro lugar apareceram os tumores hematológicos, com 15,4%.

Diagnóstico e tratamento

A investigação diante da suspeita de malignidade não deve ser retardada por causa da gestação.[5] O diagnóstico e o estadiamento das pacientes com câncer na gravidez devem seguir os mesmos princípios oncológicos preconizados para as não gestantes.[2,6]

Atualmente, a radiografia de tórax e a ultrassonografia são os exames de imagem recomendados para iniciar essa avaliação. Por meio deles, é possível mensurar o tamanho do tumor, a extensão da invasão local, metástases viscerais, peritoneal e o envolvimento linfonodal em qualquer trimestre da gravidez.[2,6] A radiografia com proteção abdominal é considerada segura porque expõe o feto a doses menores do que 0,1 mGy de radiação.

Vale destacar que a ultrassonografia (US) abdominal, além de depender da experiência do operador, sofre interferência do biotipo materno e do útero gravídico, o que pode limitar o estadiamento da neoplasia, por exemplo, na avaliação de linfonodos retroperitoneais.[2]

A ressonância magnética (RM) sem gadolínio pode ser realizada em casos em que a US foi considerada insuficiente. O uso de gadolínio deve ser evitado em qualquer idade gestacional, pois, apesar de não estar associado ao maior risco de anomalias congênitas, estudo recente mostrou aumento do risco de natimortalidade e morte neonatal, bem como aumento do risco de doenças reumatológicas na infância, como artrites, vasculites, lesões ósseas e dermatites.[5] O gadolínio também está associado à fibrose nefrogênica.[2,6]

Cintilografia óssea, tomografia computadorizada (TC) de abdome, tomografia por emissão de pósitrons (PET-CT), enemas de bário e urografia excretora devem ser evitados.[4] Contudo, em casos individualizados, a TC de abdome pode ser realizada, mas sempre evitada no primeiro trimestre de gravidez.[5] Nos casos suspeitos de câncer de mama, a mamografia também pode ser realizada, utilizando-se a proteção abdominal com o intuito de diminuir a exposição à radiação e aumentar a segurança para o feto.[7]

Quando realizados exames histopatológicos, o patologista deve ser informado do estado gravídico, pois o tecido sofre influências das alterações hiperproliferativas fisiológicas da gestação.[7]

A diretriz da European Society for Medical Oncology (ESMO) e da Society of Obstetricians and Gynaecologists of Canada (SOGC) recomendam que o tratamento oncológico seja precedido por ampla discussão multidisciplinar, envolvendo a equipe obstétrica, neonatal e oncológica, além da paciente e seus familiares. Deve-se considerar o tipo de neoplasia maligna, estadiamento, opções terapêuticas, riscos de cada modalidade de tratamento para a saúde da mãe e do feto, resultado oncológico esperado, possibilidade ou não de cura e a idade gestacional no momento do diagnóstico, considerando ainda o desejo de preservar a gravidez, a possibilidade de interrupção ou a espera pela maturidade fetal e antecipação do parto.[2]

Tratamento cirúrgico

Os procedimentos cirúrgicos durante a gravidez, diagnósticos ou terapêuticos, são considerados os mais seguros e menos controversos entre os tratamentos oncológicos. Isso se deve à vasta experiência com cirurgia na gravidez por razões não oncológicas.[8]

A cirurgia, quando necessária, pode ser realizada em todos os trimestres e não deve ser postergada, levando em consideração o risco de progressão da doença e o comprometimento do prognóstico materno. Atualmente, o Colégio Americano de Obstetras e Ginecologistas (ACOG) recomenda que procedimentos cirúrgicos sejam preferencialmente realizados no segundo trimestre de gravidez. Nessa fase, a organogênese fetal está completa e o tamanho do útero permite melhor abordagem, quando comparado às cirurgias no terceiro trimestre. Além disso, o risco de aborto espontâneo e trabalho de parto prematuro (TPP) é menor durante o segundo trimestre.[2-4,8,9]

Quando indicado procedimento cirúrgico no terceiro trimestre de gestação, em face do tipo de neoplasia e de seu estadiamento, deve ser discutido se é mais vantajoso adiantar o parto, induzindo a maturidade fetal, ou postergar o tratamento.[5]

Em razão da gestação, algumas modificações no manejo anestésico e cirúrgico são necessárias. A hipotensão materna, causada pela anestesia geral profunda, hipovolemia ou compressão da veia cava, pode diminuir o fluxo sanguíneo uterino e comprometer a vitalidade fetal. Assim, além da monitorização contínua, devem ser tomados cuidados para evitar a queda dos níveis pressóricos, como a inclinação da mesa cirúrgica para a esquerda em gestantes com mais de 20 semanas.[2]

Nenhuma droga anestésica mostrou risco aumentado de malformações congênitas em qualquer idade gestacional. A Food and Drug Administration (FDA) sugere minimizar o tempo sob anestesia geral, a dose e a concentração dos agentes anestésicos.[10]

Não existem ensaios clínicos randomizados que comparem a laparoscopia e laparotomia durante a gravidez. Para escolha da via de acesso é importante considerar a idade gestacional, o tipo de procedimento, o órgão de interesse e a experiência do cirurgião. A laparoscopia torna-se tecnicamente difícil após 26 a 28 semanas de idade gestacional em razão do útero gravídico, sendo preferível a laparotomia nesses casos.[2,11]

Para a escolha da laparoscopia durante a gravidez são recomendados quatro pré-requisitos básicos: cirurgião experiente, primeira punçao "aberta" (sem utilizar agulha de Veress), tempo máximo do procedimento entre 90 e 120 minutos e pneumoperitônio com pressão máxima de 10 a 13 mmHg. O primeiro trocanter deve estar posicionado de 3 a 4 cm acima do fundo do útero. Pode ser necessário, em algumas situações, realizar a punção no ponto de Palmer, localizado na linha hemiclavicular, 3 cm abaixo do rebordo costal esquerdo, sendo imprescindível esvaziar o estômago previamente através de sonda nasogástrica, minimizando risco de acidentes nessa localidade.[11]

Pelo risco de eventos tromboembólicos associados à gravidez, cirurgia, imobilização e diagnóstico de câncer, é recomendada a profilaxia com enoxaparina no pós-operatório, além de meias elásticas e compressor pneumático intermitente, quando disponíveis.[9,11]

Independentemente do tipo de cirurgia, o bem-estar fetal deve ser monitorado antes e após o procedimento. A paciente e seus familiares devem estar cientes dos riscos e da possibilidade de abortamento, óbito fetal e parto de emergência.[9]

Tocolíticos não devem ser usados de maneira profilática. Embora os dados sejam limitados, há consenso de que sejam indicados somente quando houver manipulação uterina excessiva ou sinais de TPP no período perioperatório.[9]

Tratamento radioterápico

O embrião e o feto humano em desenvolvimento são extremamente sensíveis à radioterapia. Os efeitos biológicos da radioterapia podem ser estocásticos e determinísticos, podendo causar a perda da gravidez, malformações, restrição de crescimento fetal (RCF) e defeitos neurocomportamentais.

Os efeitos determinísticos são caracterizados por uma associação de causa-efeito. Sua gravidade aumenta com a dose, mas existe uma dose-limite de segurança para que esse efeito não ocorra, uma dose absorvida abaixo de 100 mGy. Esses efeitos resultariam em dano celular fetal, malformações congênitas, aborto espontâneo, natimorto, retardo mental, RCF e TPP.[11,12]

Os efeitos estocásticos são probabilísticos, não há uma dose-limite de segurança (dose acima da qual o efeito apareça), embora o risco de aparecimento aumente linearmente com a dose administrada, a despeito da gravidade. Os efeitos estocásticos resultam da mutação celular fetal e são leucemias, outros tipos de tumores, síndromes mielodisplásicas e lesão tardia de tecidos normais.[11,12]

No período antes da implantação (1 a 14 dias da concepção), o efeito determinístico dominante da radioterapia é a morte precoce do blastocisto.

Durante a organogênese (2ª a 12ª semana), tem-se como maior risco a teratogenicidade, especialmente entre a quarta e a oitava semana, quando poderão ocorrer abortamentos ou malformações graves. É importante lembrar que o tecido cerebral ainda não está completamente formado após o final da fase de organogênese e, portanto, está suscetível às alterações causadas pela radioterapia mesmo em fases mais avançadas da gestação, especialmente entre a 8ª e a 15ª semana.[13]

No período de crescimento (12ª a 40ª semana) foi relatado RCF, microcefalia, lesões oculares, alterações comportamentais e cognitivas. A maioria dessas anomalias aparece em doses fetais superiores a 200 mGy, embora seja aconselhável evitar a exposição a doses superiores a 100 mGy, como citado anteriormente. As doses de radiação usadas na terapia do câncer estão na faixa de 30 a a70 Gy, 300 a 700 vezes maior do que a dose mínima necessária para as alterações no concepto.[12]

A dose fetal efetiva depende do campo de irradiação, dose-alvo, distância entre o feto e as bordas do campo, além do aparelho de radioterapia e do vazamento. Utilizando proteção adequada, o que resultaria em reduções de 58 a 71% na contaminação fetal, estima-se que, uma vez que a distância do campo seja maior do que 30 cm, a dose de radiação absorvida varie de 40 a 200 mGy.[7,14]

Pelo risco de dano fetal e à escassez de dados sobre a segurança da radioterapia, durante muito tempo ela foi contraindicada na gravidez. Atualmente ela pode ser considerada em alguns casos de tumores supradiafragmáticos, como câncer de cabeça e pescoço, linfomas e tumores cerebrais, tanto no primeiro quanto no início do segundo trimestre de gravidez.[7] Para tumores localizados na pelve, em pacientes com desejo de preservar a gestação, a radioterapia tem contraindicação absoluta.[2]

A radioterapia nas pacientes com câncer de mama não é considerada segura. O dilema acontece com a paciente diagnosticada no primeiro ou no início do segundo trimestre de gravidez e que possua indicação de quadrantectomia. A cirurgia mamária conservadora requer radioterapia adjuvante, o que atualmente é contraindicado na gravidez. O atraso da radioterapia até o pós-parto nessas pacientes está associado a maior chance de recidiva local. Contudo, se o diagnóstico ocorrer no fim do segundo trimestre ou início do terceiro trimestre, postergar a radioterapia até o pós-parto não impactou no prognóstico materno.[7]

O uso bem-sucedido da radioterapia na gravidez, particularmente no câncer de mama e no linfoma, foi relatado. Embora as séries sejam pequenas, os dados são consistentes e sugerem que a irradiação torácica, antes do terceiro trimestre e com proteção abdominal apropriada, não induz dano fetal. No entanto, ainda são poucos os trabalhos disponíveis sobre o acompanhamento a longo prazo dessas crianças expostas à radiação intraútero. Mesmo assim, a maioria das diretrizes sobre o manejo desses cânceres na gravidez ainda defendem tratamentos alternativos, como quimioterapia neoadjuvante, e orientam, sempre que possível, postergar a radioterapia para o pós-parto.

Tratamento quimioterápico

Da concepção à formação do somito (em média 8 a 14 dias da concepção), inicia-se o que chamado período *"all-or-none"*. O uso de quimioterápicos durante essa fase pode impedir a implantação adequada do blastocisto, levando a abortamento. No entanto, se a implantação acontecer, espera-se a sobrevivência intacta do concepto. Isso porque a presença de células totipotentes no embrioblasto permitirá o reparo celular e a recuperação de possíveis tecidos danificados. De maneira geral, nesse período, não são esperadas malformações congênitas a menos que a agressão persista além dele.[15]

Ainda durante o primeiro trimestre, a exposição às drogas antineoplásicas aumenta o risco de abortos espontâneos, óbito embrionário e malformações congênitas graves. O tipo de quimioterápico, o tempo de administração, a dose isolada e cumulativa da droga determinarão os efeitos teratogênicos. O período embrionário de maior vulnerabilidade ocorre entre 18 e 60 dias da concepção, quando ocorre a organogênese.[15] Alguns órgãos, como olhos, orelhas, dentes, palato, genitália, sistema hematopoiético e o sistema nervoso central, permanecem vulneráveis à quimioterapia por um período além de sua formação.[16]

Ultrapassada a oitava semana da concepção, os efeitos da quimioterapia vão diminuindo de acordo com o avançar da idade gestacional. As pacientes que receberam quimioterapia no primeiro trimestre de gravidez têm risco elevado de malformações congênitas fetais, podendo alcançar índices de até 17% na monoquimioterapia e 23% na poliquimioterapia.[17]

Quando a quimioterapia é indicada no segundo trimestre, a maioria dos estudos mostra segurança terapêutica de algumas classes de drogas quanto ao risco de malformações.[2] A taxa de teratogenicidade nas pacientes que receberam medicamentos antineoplásicos a partir do segundo trimestre da gestação é de 3%, semelhante à encontrada na população que não fez uso dessas substâncias.[16,17]

Apesar da segurança quanto a malformações, alguns estudos identificaram um número maior de complicações obstétricas e fetais em gestantes que realizaram quimioterapia durante a gravidez.[3,4] As complicações mais comuns foram baixo peso ao nascer (PIG), ruptura prematura das membranas ovulares (RPMO), RCF e TPP.[16] No entanto, outros estudos mostram que a frequência desses eventos adversos é semelhante à encontrada na população geral.

O trabalho de Haan et al.,[4] apesar de ser a maior coorte publicada até hoje sobre tratamento de câncer na gravidez, foi inconclusivo sobre a associação de quimioterapia com essas complicações. Encontrou-se uma possível associação entre o uso das platinas e o recém-nascidos pequenos para a idade gestacional.[4]

Na casuística da EPM/Unifesp, nenhuma das pacientes que receberam carboplatina apresentou recém-nascidos PIG, TPP ou RPMO. O único desfecho desfavorável dessa série de casos foi um óbito fetal com 29 semanas, sem causa aparente. Não se identificou suporte na literatura que associe a quimioterapia à mortalidade fetal.

Quando o diagnóstico de câncer é feito no terceiro trimestre, deve-se considerar retardar o início da quimioterapia ou antecipar o parto. A quimioterapia deve ser realizada até 35 semanas de gravidez para que se obtenha um intervalo de 3 semanas até o parto, evitando o período de maior toxicidade medular.[2]

A passagem dos quimioterápicos pela barreira placentária vai depender de alguns fatores, como lipossolubilidade, presença de proteína carreadora e peso molecular do agente antineoplásico.[15] Pelo baixo peso molecular da maioria dos agentes quimioterápicos, a passagem placentária parece ocorrer, no entanto ainda é incerta a concentração das drogas recebida pelos fetos. O estudo de Kölher (2015) mostrou que a concentração de cisplatina no cordão umbilical e de líquido amniótico foi, respectivamente, 23 a 65% e 11 a 42% da encontrada no sangue materno.[18]

As alterações fisiológicas da gravidez, tais como aumento do volume plasmático, aumento da filtração glomerular, levando a maior excreção renal, metabolização hepática elevada e diminuição da concentração de albumina, podem alterar a farmacocinética e a farmacodinâmica desses medicamentos. Dosagem semelhante à de não grávidas poderia levar a um tratamento abaixo do preconizado nas gestantes com câncer. No entanto, nenhum estudo abordou a eficácia dos regimes de tratamento empregados em grávidas, por isso não se recomendam doses diferentes de quimioterapia para as gestantes. Atualmente, o recomendado é utilizar dosagens baseadas no peso atual da paciente durante o pré-natal.[19]

Quanto às classes de agentes quimioterápicos, pode-se dizer que os agentes alquilantes como ciclofosfamida, dacarbazina, ifosfamida, mecloretamina e procarbazina estão entre os quimioterápicos comumente usados para o tratamento de uma variedade de cânceres na gravidez. Esses compostos atuam diretamente no DNA, impedindo que as células se reproduzam rapidamente. Seu uso durante a gravidez está associado a RCF e a pancitopenia neonatal.[15]

Os compostos de platina, como cisplatina e carboplatina, agem no DNA celular inibindo a replicação, transcrição e outras funções nucleares, impedindo a proliferação celular e o crescimento tumoral.

Os platínicos são considerados seguros a partir do segundo trimestre de gestação. A cisplatina, por ser a droga mais estudada até então, era recomendada como primeira linha no tratamento do câncer do colo do útero na gravidez.[20] Em 2014, Geijteman et al. relataram um caso isolado de perda auditiva severa após exposição intraútero à cisplatina.[21] Tempos depois, a publicação de um *trial* randomizado fase III mostrou a não inferioridade na sobrevida global das pacientes que receberam carboplatina associada ao paclitaxel em comparação ao esquema convencional de cisplatina com paclitaxel.[22] Com isso, a carboplatina passou a ser a droga de escolha, indicada nos *guidelines* de tratamento dos cânceres ginecológicos.[2] Além de ter se mostrado uma droga segura durante a gravidez, apresenta graus mais brandos de nefrotoxicidade, náuseas, vômitos e neuropatias quando comparada à cisplatina.

Estudo realizado na EPM/Unifesp recuperou 8 gestantes com câncer de colo de útero tratadas com carboplatina e paclitaxel, que não apresentaram efeitos colaterais e complicações significativas.

As antraciclinas compõem a classe de quimioterápicos mais usados no tratamento de tumores hematológicos e de mama, e dentre elas as mais usadas são a doxorrubicina e a daunorrubicina. Elas são drogas conhecidas por sua cardiotoxicidade. No entanto, Amant et al. (2015) mostraram toxicidade favorável quando utilizada a partir do segundo trimestre de gravidez e não encontraram evidências de malformação ou comprometimento de função cardíaca em crianças expostas a essa quimioterapia intraútero. No entanto, o uso no primeiro trimestre apresentou 11% de malformações fetais, assim como dose maior do que 70 mg/m^2 também se mostrou desfavorável.[23]

A classe dos antimetabólitos age como falsos substratos durante a síntese de DNA ou RNA, resultando em inibição do metabolismo celular. Essa classe é composta pelo metotrexato, 5-fluorouracil, aminopterina, citarabina, tioguanina e mercaptopurina. Os índices de malformações, com o uso desses antineoplásicos no primeiro trimestre, chegam a 30%.

Mediante o risco de teratogenicidade, o metotrexato não deve ser considerado como terapia de primeira linha e não deve ser usado em qualquer fase da gravidez. O 5-fluorouracil não é um dos agentes de primeira linha, mas não foi associado a risco aumentado de malformação a partir do segundo trimestre. As evidências são insuficientes para conclusões sobre a segurança da capecitabina, aminopterina, citarabina, tioguanina e mercaptopurina.[24]

Os antibióticos, outra classe de drogas antineoplásicas, interagem diretamente com o DNA celular. A bleomicina tem seu uso seguro no segundo e terceiro trimestres de gravidez, não estando associada a malformações.[24]

Os taxanos, drogas antimitóticas, inibem diretamente a mitose ou enzimas necessárias para a reprodução da célula. Eles incluem o paclitaxel e o docetaxel, geralmente empregados no tratamento do câncer de mama ou diante da contraindicação ao uso das antraciclinas. Os estudos mostram que o uso desses taxanos parece seguro a partir do segundo trimestre. Dentre eles, o paclitaxel semanal tem sido a medicação mais usada por permitir um acompanhamento mais próximo e por estar associado a um melhor perfil global de toxicidade. O docetaxel tem seu uso reservado para casos clinicamente urgentes, por haver poucos estudos sobre sua segurança.[2]

Estudos com a etoposide, vimblastina e vincristina são limitados, mas sugerem não haver risco aumentado de malformação, quando utilizados no segundo e terceiro trimestre. Alguns trabalhos demonstram certa toxicidade causada pelo etoposide, estando associado a risco relativamente alto de oligoâmnio, RCF e mielossupressão no recém-nascido.[1,16,25]

Quanto aos inibidores da tirosina quinase (ITK), apenas o imatinibe é seguro após o primeiro trimestre da gravidez. A maior casuística relatada até hoje sobre a exposição ao imatinibe durante gravidez foi o trabalho de Pye et al., (2008), que incluiu 180 gestantes com leucemia mieloide crônica. Todas as malformações congênitas relatadas foram associadas à exposição ao imatinibe no primeiro trimestre.[26]

Quanto aos anticorpos monoclonais, o rituximabe é um anticorpo contra células B no linfoma não Hodgkin (LNH). A experiência com esse anticorpo é limitada, porém sugere que seu uso pode ser considerado seguro durante o segundo e o terceiro trimestres. O trastuzumab atravessa a barreira placentária a partir do segundo trimestre e está associado a maior risco de oligoâmnio. Assim, em pacientes com câncer de mama HER-2-positiva, o trastuzumab deve ser adiado para o pós-parto.[27]

O uso de tamoxifeno durante a gravidez é contraindicado em qualquer trimestre, por ter sido associado à malformação fetal.[28]

RECOMENDAÇÕES

Câncer de mama

A incidência do câncer de mama vem aumentando nos últimos anos. Como prováveis fatores etiológicos, temos a maior exposição a agentes cancerígenos, obesidade e tabagismo. A menarca cada vez mais precoce e a primeira gestação postergada, por sua vez, propiciam um alargamento da janela de risco para câncer de mama, pela maior exposição ao estrogênio.[24]

Não se sabe ao certo se a gestação piora o prognóstico do carcinoma mamário, uma vez que os estudos são divergentes.[29]

As alterações neoplásicas da mama na gravidez podem se confundir com as fisiológicas (ingurgitamento mamário, hipertrofia do tecido glandular e presença de secreção mamilar), levando a um atraso médio de 1 a 2 meses para o diagnóstico de câncer. Esse atraso aumenta o risco de metástase linfonodal em 0,9%, o que reforça a hipótese do pior prognóstico diante da associação com a gravidez, já que o estadiamento no momento do diagnóstico seria mais tardio.[30]

Outro fator a ser considerado é que, assim como nas pacientes jovens em geral, os tumores de mama na gravidez são frequentemente receptores estrógeno e progesterona negativos e HER-2 positivo, sendo o tipo histológico predominante o carcinoma ductal invasivo. O mau prognóstico nesses casos seria mais atribuível à idade precoce da paciente do que a sua ocorrência na gravidez. Vale ressaltar que, nos casos de HER-2 positivos, o trastuzumab deve ser adiado para o pós-parto.[31]

O trabalho publicado por Azim et al. (2012) mostrou que o diagnóstico do câncer de mama na gravidez está associado a pior prognóstico mesmo após ajuste dos fatores como tipo histológico, estadiamento e receptores hormonais. Esse achado mostrou-se mais impactante quando o diagnóstico do carcinoma mamário aconteceu após a gravidez, quando eles encontraram diminuição da sobrevida livre de doença e pior sobrevida global.[29]

Durante as consultas de pré-natal, diante de qualquer alteração palpatória em exame físico mamário, deve-se iniciar a investigação imediata. Recomenda-se a propedêutica usual por meio da US e da mamografia com proteção abdominal, não havendo nenhuma contraindicação à realização desses exames. Em caso de suspeita de malignidade, é recomendada a biópsia percutânea por agulha grossa (*core biopsy*) para avaliar a histologia do tecido mamário, devendo ser o patologista informado sobre a condição gravídica. A realização da citologia por meio da aspiração com agulha fina não é recomendada, uma vez que as alterações hiperproliferativas fisiológicas na mama, causadas pelos hormônios, aumentam os índices de exame citológico falso positivo ou falso negativo.[7]

Diante do diagnóstico de câncer de mama na gestação, a paciente deve ser submetida a estadiamento por meio de radiografia de tórax com proteção abdominal e US de abdome total.[2] Logo após, deve ser considerado o mesmo tratamento oncológico utilizado para as pacientes não gravidas. Litton et al. (2010) mostraram que mulheres tratadas com regime padrão de quimioterapia (FAC) durante a gravidez apresentaram sobrevida livre de doença e sobrevida global semelhantes a não grávidas.[32] O ponto de maior controvérsia, atualmente, acontece sobre o tratamento radioterápico e que foi exposto anteriormente.

Câncer de colo de útero

No câncer do colo do útero, o tratamento recomendado depende do estadiamento clínico-radiológico da neoplasia (Tabela 1), idade gestacional e desejo de preservar a gravidez.

Casos com doença microscópica, usualmente oriundos de alterações citológicas em exame de rotina cervical (Papanicolaou), o estadiamento é realizado por meio da conização. Se IA1 sem invasão angiolinfática, a paciente é considerada tratada, não sendo necessária a realização de linfadenectomia pélvica, pois o risco de metástase linfonodal é menor que 1%.[2]

Se IA1 com invasão angiolinfática, é indicada a realização de linfadenectomia pélvica ou biópsia de linfonodo sentinela, assim como nos casos IA2. Embora alguns autores advoguem a complementação cirúrgica local com traquelectomia, a tendência é que se adote conduta expectante até o parto.[2]

Nos carcinomas microinvasores, ou seja, IA1 e IA2, não se considera oportuna a interrupção da gestação, evitando-se a própria conização ampla ou a traquelectomia, pelo risco de sangramento excessivo e abortamento. Quando indicados, devem preferencialmente ser realizados após a 12ª semana e a realização de US morfológico de primeiro trimestre.

Para os estadiamentos IB1, IB2 e IIA1, o tratamento das não grávidas é histerectomia radical associado à linfadenectomia pélvica (cirurgia de Wertheim-Meigs). Em pacientes que desejam preservar a gravidez, a RM de abdome e pelve é crucial para definir o correto estadiamento da doença, discriminando entre tratamento imediato com quimioterapia sistêmica ou espera vigilante. A RM sem gadolínio mostrou um bom resultado com alto valor preditivo para avaliar volume tumoral, infiltração parametrial e vaginal, metástases viscerais, peritoneais e linfonodais, mas neste último o padrão ouro seria a linfadenectomia.[1,20]

Quando indicado o estadiamento cirúrgico com linfadenectomia, deve ser realizado até 16 semanas, preferencialmente por laparoscopia, com segurança até 20 semanas de gestação, em razão do menor volume uterino e menor risco de perda fetal. Indicações racionais desse procedimento seriam indisponibilidade de RM, suspeita de linfonodomegalia e tipos histológicos de alto

TABELA 1 Estadiamento do câncer do colo do útero proposto pela FIGO em 2018

Estádio	Descrição (hachurados os itens modificados nesta classificação mais recente de 2018)		
0	Carcinoma *in situ* ou neoplasia intraepitelial grau III (NIC III)		
I	Tumor restrito ao colo sem extensão ao corpo uterino		
	IA	Tumor invasivo, diagnosticado somente por microscopia, com invasão estromal < 5 mm de profundidade	
		IA1	Invasão estromal < 3 mm
		IA2	Invasão estromal entre 3-5 mm (≥ 3 e < 5 mm)
	IB	Tumor clinicamente visível, limitado ao colo uterino, ou tumores pré-clínicos > estádio IA (incluindo invasão estromal ≥ 5 mm)	
		IB1	Tumor clinicamente visível < 2 cm em seu maior diâmetro
		IB2	Tumor clinicamente visível entre 2-4 cm (≥ 2 e < 4 cm)
		IB3	Tumor clinicamente visível ≥ 4 cm
II	Tumor ultrapassa o útero – não a parede pélvica ou terço inferior da vagina		
	IIA	Não há invasão parametrial (invasão vaginal exclusiva)	
		IIA1	Tumor clinicamente visível < 4 cm em seu maior diâmetro
		IIA2	Tumor clinicamente visível ≥ 4 cm em seu maior diâmetro
	IIB	Tumor com invasão parametrial proximal	
III	Tumor comprometendo o terço inferior da vagina, extensão à parede pélvica, causando hidronefrose/exclusão renal e/ou linfonodos		
	IIIA	Tumor invade terço inferior da vagina, sem extensão à parede pélvica	
	IIIB	Extensão à parede pélvica e/ou hidronefrose ou exclusão renal	
	IIIC	Linfonodos comprometidos	
		IIIC1	Linfonodos pélvicos comprometidos
		IIIC2	Linfonodos periaórticos comprometidos
IV	Tumor estende-se além da pelve ou invade a mucosa vesical ou retal		
	IVA	Invasão da mucosa da bexiga e/ou reto (biópsia obrigatória)	
	IVB	Metástases a distância (excluem-se linfonodos)	

Notas do novo estadiamento – FIGO 2018:

- Permite o uso de imagem (TC, RM e PET), quando disponível e a critério da instituição oncológica, e doença como complementação do estadiamento.
- IA: não se considera mais a extensão lateral da invasão (antigamente 7 mm).
- Invasão estromal microscópica ≥ 5 mm ou peça de conização com margem comprometida: estadiar como IB1.
- Invasão angiolinfática (ou linfovascular) não altera o estadiamento.
- Assim como no estadiamento anterior, na dúvida, "subestadiar".

FIGO: Federação Internacional de Ginecologia e Obstetrícia.

risco, como adenocarcinoma e carcinoma adenoescamoso.

Definindo-se, então, o estadiamento clínico-radiológico como IB1, IB2 ou IIA, respaldado ou não pela linfadenectomia, há três condutas possíveis: apenas acompanhamento, quimioterapia neoadjuvante durante o pré-natal (o que será apresentado a seguir) e interrupção da gestação.[2] A decisão deve ser individualizada e interdisciplinar, com a participação da obstetrícia, ginecologia oncológica e oncologia clínica, levando em consideração: o tempo entre a suspeita oncológica e o diagnóstico, a idade gestacional e o tempo restante para o parto, o tamanho da neoplasia, o tipo histológico, a disponibilidade de acompanhamento e a experiência da instituição.

Nesses estádios de doença invasora, considerados iniciais, a interrupção da gestação, classicamente conhecida como "histerectomia radical com útero cheio", é conduta de exceção nos diversos serviços oncológicos. A justificativa é que o tratamento cirúrgico imediato tem prognóstico semelhante àqueles postergados para o pós-parto, sem progressão do estadiamento, com média de 17 semanas de atraso.[2,18]

Optando-se pela manutenção da gestação, seja por acompanhamento clínico-radiológico ou realizando neoadjuvância, o tratamento cirúrgico definitivo deve ser realizado no puerpério. Como possibilidades, preconiza-se a "cesárea-histerectomia", ou seja, a histerectomia radical com linfadenectomia pélvica imediatamente após a histerorrafia ou no puerpério tardio, aproximadamente 4 a 6 semanas do parto. As condições clínicas da paciente e a perda sanguínea intraparto devem nortear essa decisão.

Em linhas gerais, estádios mais avançados, como IB3 e IIB, são elegíveis para quimioterapia neoadjuvante durante a gestação, na tentativa de condução até próximo do termo, e parto por via alta (cesárea). Ressalta-se que o objetivo da neoadjuvância no câncer do colo do útero é evitar a progressão da doença durante a gravidez, postergando assim o tratamento definitivo. Casos com evolução desfavorável, sem resposta ao tratamento sistêmico ou com progressão evidente, são candidatos à antecipação do parto.[2]

Partindo do estadiamento IB3 e IIB, realizado durante a gestação e independentemente da resposta à neoadjuvância, o tratamento recomendado é a radioterapia pélvica com quimioterapia sensibilizante, seguido de braquiterapia, em torno de 4 a 6 semanas de pós-parto.

Casos francamente avançados, como IIIA, IIIB, IVA (invasão de bexiga ou reto), IVB (metástase a distância) e os IIIC (metástases linfonodais altamente suspeitas pela RM ou conclusivas em linfadenectomia), são elegíveis para interrupção da gestação e tratamento radioquimioterápico imediatos. Como alternativa, indica-se a quimioterapia neoadjuvante durante a gravidez, como descrito anteriormente. Em ambos os casos, a decisão deve ser multiprofissional com participação ativa da paciente, cônjuge e familiares.[2]

O esquema quimioterápico mais utilizado é a cisplatina, associada ou não ao paclitaxel, com uma taxa de resposta local semelhante a casos de não gestantes.[2]

Na casuística da EPM/Unifesp, 7 pacientes realizaram quimioterapia neoadjuvante durante a gestação, esquema carboplatina e paclitaxel. Uma dessas pacientes apresentou estabilidade da doença (15%). Houve redução significativa das lesões nos outros 6 casos (85%), sendo 4 deles com no mínimo 50% de resposta e 2 com 25% de redução do volume tumoral. Nenhuma paciente que fez uso de tratamento sistêmico na gravidez apresentou progressão da neoplasia do colo do útero, tanto volumétrico quanto de estadiamento.

Câncer de ovário

A incidência do câncer de ovário na gestação é de aproximadamente 1:10.000.

Geralmente, o diagnóstico advém do achado incidental de imagens suspeitas na US obstétrica de rotina, realizada durante o pré-natal. A estimativa é uma imagem anexial a cada 600 a 1.500 gestações, no entanto apenas 1 a 3% dessas imagens serão malignas. Em torno de 70% dos cistos anexiais irão desaparecer com o avançar da gravidez.[33]

A própria US é utilizada para caracterizar essas imagens e determinar o risco de malignidade. A presença de cistos de paredes espessas, septações grosseiras ou projeções papilares, massas sólidas ou mistas, grande quantidade de líquido livre na pelve ou abdome (ascite), implantes peritoneais e massas que aumentem gradativamente, condizem com a suspeita de malignidade e sugerem abordagem cirúrgica. O Doppler colorido pode ser usado para melhorar a acurácia do exame na avaliação de áreas sólidas dessas formações anexiais. Em alguns casos, a RM pode auxiliar nesse detalhamento, com valor preditivo positivo de 93% para malignidade.[34]

As recomendações atuais são abordar cirurgicamente as massas maiores do que 10 cm ou se houver suspeita de malignidade, preferencialmente no segundo trimestre de gravidez.[34]

No câncer de ovário a cirurgia pode ser diagnóstica e terapêutica, fundamental para o correto estadiamento patológico-cirúrgico. O estadiamento da American Joint Committee on Cancer (AJCC) e o da Federação Internacional de Ginecologia e Obstetrícia (FIGO) são similares (Tabela 2).

A cirurgia nas pacientes não gestantes consiste em coleta de lavado peritoneal, histerectomia com salpingo-oferectomia bilateral, omentectomia infracólica, inventário de cavidade abdominal com biópsia de possíveis lesões suspeitas e linfadenectomia pélvica e periaórtica. Caso não sejam visualizados implantes, devem ser realizadas biópsias aleatórias do peritônio vesical, fundo de saco, goteiras parietocólicas e infradiafragmáticas.

Durante a gravidez, a realização da cirurgia completa implica a interrupção da gravidez. Diante do desejo de preservação, a conduta cirúrgica conservadora deve ser adotada, restringindo-se à salpingo-oferectomia unilateral (lado tumoral), omentectomia infracólica, linfadenectomia pélvica e periaórtica, a depender da idade gestacional e da experiência do cirurgião.[2]

A interrupção da gestação não deve ser realizada nos estádios avançados, quando não se aventa a possibilidade de citorredução completa. Nos estádios iniciais, por sua vez, é também arriscado basear a conduta radical de histerectomia em biópsia de congelação intraoperatória. Na prática, a cirurgia tem foco principal no diagnóstico, por meio da anexectomia uni ou bilateral, estadiamento peritoneal com lavado para citologia, omentectomia e biópsias múltiplas, além de amostragem linfonodal nos casos de alta suspeita de malignidade, preferencialmente embasada pela congelação.

Após essa abordagem cirúrgica inicial, já munida dos resultados anatomopatológicos e estadiamento mais assertivo, caberá à equipe multidisciplinar, em conjunto com a paciente, decidir a conduta complementar mais adequada, como quimioterapia adjuvante no pré-natal, complementação cirúrgica, o que pode envolver a perda gestacional, ou observação clínica apenas.

Há divergência na literatura quanto ao tipo histológico mais comum na gravidez. Fora da gestação, os carcinomas epiteliais de ovário geralmente são mais comuns do que os tumores de células germinativas. No entanto, em faixa etária mais jovem, os tumores germinativos costumam ser mais

TABELA 2 Estadiamento do câncer de ovário proposto pela FIGO em 2014

Estádio	Descrição (hachurados os itens modificados nesta classificação mais recente de 2014)		
I	Tumor limitado aos ovários		
	IA	Tumor limitado a um ovário, sem comprometimento de superfície externa	
	IB	Tumor limitado aos dois ovários, sem comprometimento de superfície externa	
	IC	Tumor em um ou dois ovários, com:	
		IC1	Rotura inadvertida ou inevitável de cápsula tumoral no intraoperatório
		IC2	Achado intraoperatório de rotura de cápsula tumoral (prévia)
		IC3	Ascite ou lavado peritoneal com presença de células malignas
II	Extensão neoplásica à cavidade pélvica		
	IIA	Extensão para útero e/ou tubas uterinas	
	IIB	Extensão para outros órgãos pélvicos	
III	Implante peritoneal extrapélvico ou metástase linfonodal (confirmados por biópsia)		
	IIIA	Implante microscópico extrapélvico ou metástase linfonodal	
		IIIA1	Metástase linfonodal retroperitoneal (LN+)
		IIIA1	Implante microscópico extrapélvico (com ou sem LN+)
	IIIB	Implante macroscópico extrapélvico < 2 cm (com ou sem LN+)	
	IIIC	Implante macroscópico extrapélvico > 2 cm (com ou sem LN+) Inclui cápsula hepática e esplênica sem comprometimento do parênquima.	
IV	Metástases a distância (excluindo metástase peritoneal)		
	IVA	Derrame pleural com presença de células malignas	
	IVB	Metástase em parênquima de vísceras abdominais (fígado, baço) Metástase para órgãos extra-abdominais (pulmão, cérebro, osso) Linfonodos supraclaviculares ou inguinais Metástase umbilical comprometendo pele	

FIGO: Federação Internacional de Ginecologia e Obstetrícia.

frequentes, com destaque para o disgerminoma.[34]

Na gravidez, 75% dos tumores são detectados em estágio inicial, ao contrário das não gestantes, nas quais a maioria dos tumores epiteliais já é diagnosticada em estádio III ou IV, sendo 58% com metástases a distância, 21% com linfonodos regionais comprometidos e apenas 16% com doença localizada.[25]

A indicação da quimioterapia adjuvante depende do tipo histológico, estadiamento e idade gestacional, seguindo os mesmos princípios das pacientes não grávidas.

Nas neoplasias epiteliais, o esquema proposto utiliza platina com taxano. O esquema mais utilizado atualmente é a carboplatina com paclitaxel com intervalo de 3 semanas. Nas neoplasias de células germinativas, o esquema clássico é feito pela combinação de bleomicina, etoposida e cisplatina (BEP) ou apenas etoposida com cisplatina (EP).[2,35]

Câncer hematológico

Nos cânceres hematológicos temos uma grande variedade de doenças e tratamentos quimioterápicos. O câncer hematológico mais comum na gravidez é o linfoma de Hodgkin (LH), e 3% dos pacientes são diagnosticados durante a gravidez. Apesar de a literatura evidenciar que o LH é o câncer hematológico mais comum na gestação, tanto na casuística da EPM/Unifesp quanto no trabalho de Nomura et al. (2011), a maioria das pacientes apresentava leucemia mieloide crônica (LMC), 66,7 e 56,3%, respectivamente.[36]

Pacientes diagnosticadas com LH e que precisem de tratamento imediato com quimioterapia devem fazer uso do esquema habitual: doxorrubicina, bleomicina, vimblastina e dacarbazine (ABVD) a partir do segundo trimestre, sem comprometimento fetal esperado.

Quando indicada radioterapia para o tratamento local do LH nas regiões cervical, axilar ou mediastinal no primeiro trimestre da gravidez, as doses absorvidas pelo embrião, mesmo com proteção abdominal, variam de 28 a 245 mGy. Já no segundo e terceiro trimestres, variam de 20 a 500 mGy, respectivamente. De maneira geral, a irradiação durante o terceiro trimestre deve ser evitada pela pequena distância entre o útero e os locais supradiafragmáticos irradiados.[37]

O linfoma não Hodgkin (LNH) de baixo grau é uma doença raramente diagnosticada na gravidez, pois tem maior incidência na população idosa. Se diagnosticado na gravidez, as pacientes são geralmente assintomáticas e não necessitam de tratamento imediato, exceto nos casos de LNH agressivo, quando se faz necessário iniciar terapêutica imediatamente. Ciclofosfamida, doxorrubicina, vincristina e prednisona (CHOP) é o regime quimioterápico padrão utilizado no LNH e continua a ser a primeira escolha em pacientes diagnosticadas durante a gravidez.[1,38]

Nos linfomas de célula B a administração de rituximabe demonstrou, em todos os estudos já realizados, a depleção de células B no recém-nascido. Mesmo assim, não é desencorajado o uso da medicação, pois isso poderia comprometer o prognóstico materno. A paciente deve ser informada de que essa abordagem pode influenciar a imunidade fetal temporariamente, com recuperação espontânea no período neonatal.[1,38]

A incidência global da LMC é de 1 a 2 casos para cada 100 mil habitantes/ano. A mediana de idade ao diagnóstico é de 55 a 60 anos, com menos de 10% dos casos em pacientes com menos de 20 anos. Assim, a incidência de LMC na gravidez é de 0,6 a 2 a cada 100 mil gestações.[39]

O tratamento clássico nas pacientes com leucemia mieloide e linfoide aguda é a daunorrubicina ou idarrubicina combinada com citarabina. Na gravidez, seu uso tem sido associado a morbidade fetal e mortalidade. Assim, o esquema proposto para gestantes é citarabina combinada com doxorrubicina. Na leucemia promieolocítica aguda o tratamento recomendado no segundo trimestre é doxorrubicina e ácido transretinoico (ATRA).[38]

A aprovação pelo FDA do uso dos inibidores da tirosina quinase (ITK) como primeira linha de tratamento levou a uma revolução no tratamento da LMC, transformando uma doença antes fatal em crônica. Estima-se que mesilato de imatinibe (MI) possa prolongar a fase crônica da LMC em

12 a 15 anos. Com isso, cada vez mais mulheres em fase crônica da doença manifestam o desejo de gestar.[38]

Estudos em animais e observacionais em humanos mostraram associações entre exposição ao ITK e perda gestacional, além de malformações congênitas. Por esse motivo, o tratamento recomendado durante a gravidez é o interferon-alfa. O uso dessa droga é considerado seguro mesmo durante o primeiro trimestre, uma vez que seu alto peso molecular não permite a passagem placentária.[48] A revisão sistemática realizada por Yazdani Brojeni et al. (2012), de 63 relatos de casos, mostrou que o interferon-alfa não aumentou significativamente o risco de malformação grave, aborto, natimorto ou parto prematuro acima do esperado para a população geral. Já o imatinibe, embora tenha sido usado com segurança no segundo e terceiro trimestres, os poucos estudos ainda não permitem indicar seu uso rotineiramente.[40]

Interrupção da gestação

Apesar de não haver diretrizes específicas sobre a interrupção da gravidez em gestantes com câncer, muitos trabalhos recomendam interromper a gravidez nas pacientes com menos de 20 a 22 semanas de idade gestacional, principalmente naquelas diagnosticadas ainda no primeiro trimestre e que necessitem de tratamento químio ou radioterápico imediatos.[2]

Apesar de o Código Penal brasileiro, no art. 128, desde 1940 permitir o abortamento quando não há outro meio de salvar a vida da gestante, ainda enfrentamos resistência por parte da equipe médica em indicar a interrupção da gestação. Um estudo nacional mostrou que apenas 1% dos abortos legais em nosso país são justificados pelo risco de morte da gestante. O desconhecimento ou interpretação errônea da lei leva à crença de que deveria haver risco iminente de morte materna.

De acordo com a Federação Brasileira das Associações de Ginecologia e Obstetrícia (Febrasgo/Comissão Nacional Especializada em Violência Sexual e Interrupção Gestacional Prevista em Lei) – Protocolo Ginecologia n. 69/2021 –, essa interpretação não é correta. A existência de doenças sistêmicas graves como lúpus eritematoso com dano renal grave, hipertensão arterial com comprometimento de órgãos-alvo, neoplasia maligna que requer tratamento cirúrgico, quimioterápico e/ou radioterapia são justificativas para a interrupção da gravidez.

Nessas situações, para que o abortamento seja realizado, não é preciso autorização judicial. Deve ser anexado em prontuário: dois laudos médicos, baseados em evidências científicas, incluindo pelo menos um especialista na doença em questão, que coloca em risco a vida da gestante. Os relatórios devem conter uma descrição detalhada do quadro clínico, diagnóstico e seu impacto na saúde dessa mulher.

O abortamento somente pode ser realizado com o consentimento da paciente, se maior de idade e capaz, ou de seu responsável legal. A paciente deve ainda ser orientada sobre as opções para a realização do procedimento: abortamento farmacológico, aspiração manual intrauterina (AMIU) ou dilatação e curetagem.

CONSIDERAÇÕES FINAIS

A associação câncer e gravidez é rara, contudo sua incidência vem crescendo nas últimas décadas.

O diagnóstico não deve ser postergado, sendo o ultrassom e a ressonância nuclear magnética os exames subsidiários mais recomendados, em detrimento da tomografia computadorizada, cujo uso é contraindicado no primeiro trimestre da gestação.

Biópsias dirigidas são irrestritas, como *core biopsy* na mama e em linfonodos superficiais, biópsia de colo, vagina e vulva através de colposcopia, além de exérese de lesões cutâneas. Biópsias guiadas por radiologia intervencionista em localizações profundas, como pulmão e mediastino, devem ser avaliadas caso a caso.

O manejo oncológico dependerá do sítio primário da neoplasia, estadiamento, idade gestacional e desejo materno de preservar ou não a gravidez.

A interrupção da gestação é uma opção factível, a depender dos pormenores já discutidos neste capítulo. No entanto, com o avanço dos tratamentos sistêmicos e a experiência acumulada nos diversos serviços, tem sido cada vez menos recomendada. Na EPM/Unifesp, é conduta de exceção.

REFERÊNCIAS BIBLIOGRÁFICAS

1. Zagouri F, Dimitrakakis C, Marinopoulos S, Tsigginou A, Dimopoulos M-A. Cancer in pregnancy: disentangling treatment modalities. ESMO Open. 2016 May 4;1(3):e000016.
2. Amant F, Berveiller P, Boere IA, Cardonick E, Fruscio R, Fumagalli M, et al. Gynecologic cancers in pregnancy: guidelines based on a third international consensus meeting. Ann Oncol. 2019;30(10):1601-12.
3. Van Calsteren K, Heyns L, De Smet F, Van Eycken L, Gziri MM, Van Gemert W, et al. Cancer during pregnancy: an analysis of 215 patients emphasizing the obstetrical and the neonatal outcomes. J Clin Oncol. 2010;28(4):683-9.
4. de Haan J, Verheecke M, Van Calsteren K, Van Calster B, Shmakov RG, Gziri MM, et al.; International Network on Cancer and Infertility Pregnancy (INCIP). Oncological management and obstetric and neonatal outcomes for women diagnosed with cancer during pregnancy: a 20-year international cohort study of 1170 patients. Lancet Oncol. 2018;19(3):337-46.
5. Eastwood-Wilshere N, Turner J, Oliveira N, Morton A. Cancer in pregnancy. Asia Pac J Clin Oncol. 2019;15(6):296-308.
6. Van Calsteren K, Amant F. Cancer during pregnancy. Acta Obstet Gynecol Scand. 2014;93(5):443-6.
7. Amant F, Deckers S, Van Calsteren K, Loibl S, Halaska M, Brepoels L, et al. Breast cancer in pregnancy: recommendations of an international consensus meeting. Eur J Cancer. 2010;46(18):3158-68.
8. Balinskaite V, Bottle A, Sodhi V, Rivers A, Bennett PR, Brett SJ. The risk of adverse pregnancy outcomes following nonobstetric surgery during pregnancy: estimates from a retrospective cohort study of 6.5 million pregnancies. Ann Surg. 2017;266(2):260-6.
9. American College of Obstetricians and Gynecologists (Acog). Acog Committee Opinion No. 775 Summary: Nonobstetric surgery during pregnancy. Obstet Gynecol. 2019;133(4):844-5.
10. Olutoye OA, Baker BW, Belfort MA, Belfort MA, Olutoye OO. Food and Drug Administration warning on anesthesia and brain development: implications for obstetric and fetal surgery. Am J Obstet Gynecol. 2018;218(1):98-102.
11. Cubillo A, Morales S, Goñi E, Matute F, Muñoz JL, Pérez-Díaz D, et al. Multidisciplinary consensus on cancer management during pregnancy. Clin Transl Oncol. 2021;23(6):1054-66.
12. Vandenbroucke T, Verheecke M, Fumagalli, Lok C, Amant F. Effects of cancer treatment during pregnancy on fetal and child development. Lancet Child Adolesc Health. 2017;1(4):302-10.
13. Streffer C, Shore R, Konermann G, Meadows A, Devi PU, Whiters JP, et al. Biological effects after prenatal irradiation (embryo and fetus): a report of the International Commission on Radiological Protection. Ann ICRP. 2003;33(1-2):5-206.
14. Owrangi AM, Roberts DA, Covington EL, Hayman JA, Masi KM, Lee C, et al. Revisiting fetal dose during radiation therapy: evaluating treatment techniques and a custom shield. J Appl Clin Med Phys. 2016;17(5):34-46.
15. Koren G. Fetal risks of maternal pharmacotherapy: identifying signals. Handb Exp Pharmacol. 2011;205:285-94.
16. Cardonick E, Iacobucci A. Use of chemotherapy during human pregnancy. Lancet Oncol. 2004;5(5):283-91.
17. Guinee VF, Olsson H, Möller T, Hess KR, Taylor SH, Fahey T, et al. Effect of pregnancy on prognosis for young women with breast cancer. Lancet. 1994;343(8913):1587-9.

18. Köhler C, Oppelt P, Favero G, Morgenstern B, Runnebaum I, Tsunoda A, et al. How much platinum passes the placental barrier? Analysis of platinum applications in 21 patients with cervical cancer during pregnancy. Am J Obstet Gynecol. 2015;213(2):206.e1-5.
19. Van Calsteren K, Verbesselt R, Ottevanger N, Halaska M, Heyns E, Van Bree R, et al. Pharmacokinetics of chemotherapeutic agents in pregnancy: a preclinical and clinical study. Acta Obstet Gynecol Scand. 2010;89(10):1338-45.
20. Amant F, Halaska MJ, Fumagalli M, Steffensen KD, Lok C, Van Calsteren K, et al. Esgo task force "Cancer in Pregnancy". Gynecologic cancers in pregnancy: guidelines of a second international consensus meeting. Int J Gynecol Cancer. 2014;24(3):394-403.
21. Geijteman ECT, Wensveen CWM, Duvekot JJ, van Zuylen L. A child with severe hearing loss associated with maternal cisplatin treatment during pregnancy. Obstet Gynecol. 2014;124(2 Pt 2 Suppl 1):454-6.
22. Kitagawa R, Katsumata N, Shibata T, Kamura T, Kasamatsu T, Nakanishi T, et al. Paclitaxel plus carboplatin versus paclitaxel plus cisplatin in metastatic or recurrent cervical cancer: the open-label randomized phase III trial JCOG0505. J Clin Oncol. 2015;33(19):2129-35.
23. Amant F, Vandenbroucke T, Verheecke M, Fumagalli M, Halaska MJ, Boere I, et al.; International Network on Cancer, Infertility, and Pregnancy (Incip). Pediatric outcome after maternal cancer diagnosed during pregnancy. N Engl J Med. 2015;373(19):1824-34.
24. Koren G, Carey N, Gagnon R, Maxwell C, Nulman I, Senikas V. Cancer chemotherapy and pregnancy. J Obstet Gynaecol Can. 2013;35(3):263-78.
25. Siegel RL, Miller KD, Fuchs HE, Jemal A. Cancer statistics, 2021. CA Cancer J Clin. 2021;71(1):7-33.
26. Pye SM, Cortes J, Ault P, Hatfield A, Kantarjian H, Pilot R, et al. The effects of imatinib on pregnancy outcome. Blood. 2008;111(12):5505-8.
27. Chakravarty EF, Murray ER, Kelman A, Farmer P. Pregnancy outcomes after maternal exposure to rituximab. Blood. 2011;117(5):1499-506.
28. Braems G, Denys H, De Wever O, Cocquyt V, Van den Broecke R. Use of tamoxifen before and during pregnancy. Oncologist. 2011;16(11):1547-51.
29. Azim HA Jr, Santoro L, Russell-Edu W, Pentheroudakis G, Pavlidis N, Peccatori FA. Prognosis of pregnancy-associated breast cancer: a meta-analysis of 30 studies. Cancer Treat Rev. 2012;38(7):834-42.
30. Amant F, Loibl S, Neven P, Van Calsteren K. Breast cancer in pregnancy. Lancet. 2012;379(9815):570-9.
31. Cardonick E, Dougherty R, Grana G, Gilmandyar D, Ghaffar S, Usmani A. Breast cancer during pregnancy: maternal and fetal outcomes. Cancer J. 2010;16(1):76-82.
32. Litton JK, Warneke CL, Hahn KM, Palla SL, Kuerer HM, Perkins GH, et al. Case control study of women treated with chemotherapy for breast cancer during pregnancy as compared with nonpregnant patients with breast cancer. Oncologist. 2013;18(4):369-76.
33. Morice P, Uzan C, Gouy S, Verschraegen C, Haie-Meder C. Gynaecological cancers in pregnancy. Lancet. 2012;379(9815):558-69.
34. Aggarwal P, Kehoe S. Ovarian tumours in pregnancy: a literature review. Eur J Obstet Gynecol Reprod Biol. 2011;155(2):119-24.
35. Boussios S, Moschetta M, Tatsi K, Tsiouris AK, Pavlidis N. A review on pregnancy complicated by ovarian epithelial and non-epithelial malignant tumors: diagnostic and therapeutic perspectives. J Adv Res. 2018;12:1-9.
36. Nomura RM, Igai AM, Faciroli NC, Aguiar IN, Zugaib M. Resultados maternos e perinatais em gestantes portadoras de leucemia [Maternal and perinatal outcomes in pregnant women with leukemia]. Rev Bras Ginecol Obstet. 2011;33(8):174-81.
37. Mazonakis M, Varveris H, Fasoulaki M, Damilakis J. Radiotherapy of Hodgkin's disease in early pregnancy: embryo dose measurements. Radiother Oncol. 2003;66(3):333-9.
38. Azim HA Jr, Pavlidis N, Peccatori FA. Treatment of the pregnant mother with cancer: a systematic review on the use of cytotoxic, endocrine, targeted agents and immunotherapy during pregnancy. Part II: Hematological tumors. Cancer Treat Rev. 2010;36(2):110-21.
39. Hochhaus A, Baccarani M, Silver RT, Schiffer C, Apperley JF, Cervantes F, et al. European LeukemiaNet 2020 recommendations for treating chronic myeloid leukemia. Leukemia. 2020;34(4):966-84.
40. Yazdani Brojeni P, Matok I, Garcia Bournissen F, Koren G. A systematic review of the fetal safety of interferon alpha. Reprod Toxicol. 2012;33(3):265-8.

44

Uso de fumo, álcool e drogas ilícitas na gravidez

Mary Uchiyama Nakamura
Luiz Kulay Junior

INTRODUÇÃO

A formação de um novo ser ocorre no momento do encontro do gameta masculino com o feminino. A partir daí, todo o processo de procriação acontece no interior do organismo feminino.

Para tanto, deve haver preparação antecipada da mulher visando à concepção.

Como fatores endógenos, existem as oscilações fisiológicas envolvendo a sincronização dos vários hormônios: estrógeno, progesterona, prostaglandinas, adrenalina, noradrenalina, dopamina, serotonina e outros tantos que regem a implantação e evolução da célula-ovo; somem-se a isso todas as modificações do organismo, sistemas e aparelhos.

Dentro desse conjunto, há o preparo psicológico para atender à aspiração máxima da mulher, a maternidade, um fator determinante para a boa evolução do concepto durante os períodos de nidação, embrionário e fetal.

É necessário ainda bom estado de saúde, a fim de dar suporte ao zigoto (célula única de 0,0058 g), para se transformar em um feto com 15 trilhões de células (3.000 g), após as 44 divisões celulares sucessivas durante 40 semanas. O peso corporal do concepto aumenta 27.500 vezes nas 4 primeiras semanas e 90 vezes durante o período fetal, e esse processo impressionante da natureza deve estar a salvo de qualquer interferência danosa interna ou externa pela velocidade em que ocorre, assegurando o nascimento de concepto hígido, tanto física quanto mentalmente sadio.

Entretanto, vive-se em um universo cercado de adversidades: poluição, má nutrição, instabilidade social, inclusive inflação, desemprego, evasão escolar, famílias desestruturadas, fatos que podem determinar alterações no processo reprodutivo. Tais intercorrências influem na condução da assistência pré-natal e podem promover condutas desregradas, instabilidade emocional e agressões físicas, levando o indivíduo a procurar apoio no consumo de drogas.

Atualmente, entre 15 e 64 anos, estima-se que 200 milhões de pessoas usem drogas ilícitas, sendo 25 milhões aproximadamente dependentes químicos. O Relatório Mundial de Drogas apresentou uma situação alarmante para o mundo ao anunciar que mais de 5% da população mundial usa algum tipo de droga ilícita, e que o número cresce a cada ano. Esse cenário tem se tornado um problema de saúde pública durante a gravidez, resultando em desafios médico-sociais em relação à saúde materno-infantil.[1]

Tavella et al.,[1] em sua revisão de literatura, apontaram ainda uma discrepância na prevalência de drogadição ao comparar os estudos baseados em entrevistas autorrelatadas (1,65%) com aqueles baseados em análises toxicológicas (12,28%). Acrescentaram ainda que as grávidas adolescentes apresentam prevalência elevada (5,16%).

As drogas lícitas, aceitas pela sociedade, como o fumo, o álcool e a cafeína, se usadas de modo abusivo, podem ser tão prejudiciais quanto as chamadas ilícitas, ilegais, como a maconha, a cocaína, a heroína e as demais anfetaminas. Acrescente-se a isso a frequente pluralidade do uso de drogas, que multiplica os efeitos adversos ao binômio materno-fetal. Com a gravidez, o metabolismo e consequentemente a toxicidade da droga podem ser modificados em função das alterações fisiológicas gestacionais do organismo materno.

MODIFICAÇÃO DO METABOLISMO DURANTE A GESTAÇÃO

As alterações fisiológicas durante a gravidez induzem a uma profunda modificação das propriedades farmacocinéticas de muitas drogas, alterando sua distribuição, absorção, metabolismo e excreção. Algumas dessas alterações são secundárias às alterações hormonais gestacionais. O aumento da água, gordura e volume plasmático, com consequente alteração circulatória, interfere na farmacodinâmica da droga.[2]

Alterações metabólicas hepáticas e intestinais

A redução na velocidade do esvaziamento gastrointestinal pode fazer o nível plasmático da droga (p. ex., opioide) se elevar. Também no sistema digestório, o efeito da droga pode ser alterado mais ainda com a função hepática modificada pela gravidez na metabolização enzimática.

Dada a importância do fígado em sua função detoxificante, esse órgão será enfatizado neste capítulo. O aumento do estrogênio durante a gravidez também eleva as concentrações séricas de colesterol, ceruloplasmina, globulinas, fibrinogênio e outros fatores de coagulação. A fosfatase alcalina, também produzida pela placenta, encontra-se elevada na gestante em até duas a quatro vezes em relação às não grávidas, portanto pode apresentar limitação em sua utilidade clínica quanto à avaliação da função hepática. Essa elevação dos hormônios sexuais interfere no metabolismo das drogas.

Dentre as enzimas metabolizadoras das drogas, o citocromo P450 representa a família das enzimas hepáticas oxidativas de maior importância na rota do metabolismo de diversas drogas (na fase I).[2] Cerca de 75% das drogas apresentam como rota de eliminação o metabolismo hepático. Ele é mediado por sistemas enzimáticos, pelos quais na fase I ocorre a reação de funcionalização, enquanto na fase II há catálise das conjugações.

O dano hepático decorrente da droga é pouco estudado durante a gravidez, embora impacte adversamente não só o organismo materno como também o fígado fetal, elevando sua mortalidade. Ele pode ocorrer de forma direta, dose-dependente; de forma idiossincrática, imprevisível; e de forma indireta, ao exacerbar a doença hepática preexistente. As comorbidades como má nutrição, obesidade, diabetes e doença hepática preexistente podem aumentar o risco durante a gravidez, assim como fatores relacionados com a própria droga, como a classe farmacológica, dose e polifarmácia. Outros fatores que podem contribuir para o dano hepático incluem o ritmo circadiano, a presença de infecção, o microbioma intestinal, o consumo de álcool, o tabagismo, poluentes ambientais e condições socioeconômicas.

Pelo risco de a própria droga levar a algum grau de hepatotoxicidade e pelo fato de algumas delas apresentarem risco maior durante a gravidez do que fora dela, as recomendações clínicas enfatizam a necessidade de detectar graus menores de comprometimento hepático, que não necessariamente manifestem sintomaticamente, mas os potenciais marcadores pela ocorrência na população geral de elevação de transaminases, bilirrubinas ou fatores de coagulação.[3]

Dessa forma, vale ressaltar a importância da hepatotoxicidade dessas drogas lícitas e ilícitas. O efeito hepatotóxico com falência hepática aguda das drogas ilícitas (*ecstasy*, anfetamina, cocaína, heroína, fenciclidina, ácido lisérgico dietilamida – LSD – e maconha) é pouco relatado em comparação com os relatos sobre os efeitos adversos neurológico, cardiovascular, renal, hematológico e musculoesquelético.

A cocaína pode proporcionar ruptura hepática provavelmente por sua potente propriedade vasoconstritora, levando ao vasoespasmo e à isquemia.

Com relação ao endocanabinoide, também tem mostrado elevação de enzimas hepáticas em 5 a 20% das usuárias, a depender da dose e do tempo de uso. Esse efeito tóxico, possivelmente de natureza colestática, parece estar associado com estresse oxidativo, metabolismo lipídico e enzimas metabolizadoras de drogas.[4]

Do ponto de vista da prática clínica obstétrica, vale ressaltar a síndrome hiperêmese canabinoide, que pode ser confundida com a hiperêmese gravídica, caso a gestante não relate seu vício da maconha. Geralmente, trata-se de quadro de difícil tratamento com antieméticos convencionais. Curiosamente, essas pacientes frequentemente reportam alívio dramático dos sintomas com banho (de aspersão ou imersão) ou compressa quente no hipocôndrio direito. O receptor transitório potencialmente vanilloid 1 responde ao estímulo térmico de calor (43 °C): esse sistema parece interagir com o sistema endocanabinoide. O estímulo desse receptor com o calor pode resultar na modulação de taquicininas, somatostatinas e adenilateciclase, ativando polipeptídeos, peptídeos relacionados com calcitonina, assim como a transmissão serotonérgica, colinérgica e histaminérgica.[5]

Entretanto, durante a gestação, a hipertermia requer cuidados, uma vez que há relatos de alteração metabólica embriofetal com risco para teratogênese sobretudo no sistema nervoso central (SNC), por isso se recomenda limitar o calor para não superior a 38 °C, por alguns minutos (pelo menos 20 minutos), constantemente nessa temperatura, evitando que haja resfriamento.

Além da ação hepatotóxica direta da droga, a saúde do fígado é influenciada pelo estresse oxidativo. Cada vez mais as mulheres adiam seu período reprodutivo nos dias atuais, não sendo mais raro encontrar grávidas na idade entre 35 e 40 anos. Essa tendência faz com que a gravidez ocorra em mulheres que já começam a desenvolver doenças crônicas como diabetes, hipertensão, aterosclerose e câncer. São doenças que constituem as maiores causas de morte globalmente, tornando as pacientes mais suscetíveis ao estresse oxidativo.

O estresse oxidativo é definido como um desequilíbrio entre os oxidantes e os antioxidantes, em que há maior atuação dos oxidantes, que potencialmente são mais danosos. Esses indivíduos necessitam de suplementação de antioxidantes para retardar, prevenir ou remover as lesões oxidativas, pois o fígado pode ser suscetível ao estresse e lesão oxidativos. Pelo importante papel desempenhado por ele nos processos metabólicos, não somente na detoxificação de xenobióticos, como também na síntese de lipoproteínas, hormônios, enzimas e no controle glicêmico, alguns estudos mostram os efeitos benéficos dos antioxidantes no estresse oxidativo hepático. Além disso, parece haver interação entre o estresse oxidativo e o psicológico, uma vez que a resposta de relaxamento após uma intervenção educacional cognitiva razão/emoção melhora alguns processos moleculares de estresse oxidativo.[6]

Entenda-se a definição do estresse psicológico como um nível de demanda que excede a capacidade adaptativa do organismo, resultando em alterações psicológicas e/ou biológicas que colocam em risco a saúde. A sobrecarga ocorre quando as consequências fisiológicas da resposta neuroendócrina, incluindo maior liberação de cortisol, catecolaminas e citocinas, ultrapassam o limite do mecanismo homeostático e se tornam desequilibradas, pois o corpo só é capaz de suportar esse estado sem efeito negativo por um tempo limitado. Um desequilíbrio decorrente do estresse crônico ou do estresse agudo repetitivo resulta em mudanças nos genes moduladores do processo inflamatório e do estresse oxidativo, cujos efeitos podem ser reversíveis por meio do tratamento.[7]

O estresse psicossocial também altera vários parâmetros fisiológicos, resultando em múltiplas desordens, particularmente comprometendo o sistema imune, por meio do qual pode comprometer o fígado. O estresse e o glicocorticoide controlam o consumo alimentar e gasto calórico por meio de peptídeos estimuladores do apetite no hipotálamo. Ao ser ativado o eixo hipotálamo-hipófise-adrenal, fatores hormonais e imunológicos (TNF-alfa e Nrf2) também interferem na função hepática, já comprometida.[8]

Ainda dentro do tema estresse oxidativo, a microbiota intestinal tem sido estudada como importante fator de hepatoproteção. O fígado está em íntima associação com o intestino, anatômica e funcionalmente, por meio do sistema venoso portal hepático.[9]

A composição da microbiota intestinal e de seus metabólitos podem desempenhar um papel-chave na interação do eixo intestino-fígado, como supressão do estresse oxidativo, inibição da inflamação e bloqueio na deposição de gordura hepática. O fígado e a microbiota intestinal estão envolvidos na integração de fatores genéticos, dietéticos e ambientais.

A flora intestinal na doença hepática está principalmente associada com o álcool. Os peptídeos microbiológicos induzidos pelo álcool aumentam o nível de mediadores pró-inflamatórios no fígado, interconectados com a barreira epitelial, com a camada da membrana mucosa e com o microbioma intestinal. No desenvolvimento da patogênese hepática, o álcool age diretamente no parênquima hepático para iniciar as funções alteradas da barreira intestinal, alteração da microbiota que contribui fortemente para a patogênese da doença hepática.[10]

Função placentária

Ao considerar a função da placenta mediante toda a exposição a drogas durante a gestação, deve-se ter em mente que, apesar de ser um órgão transitório, a placenta é essencial na comunicação da mãe com o feto. Durante a gravidez, a placenta é vulnerável a várias condições intrínsecas e extrínsecas que podem resultar em risco aumentado de desordem no neurodesenvolvimento fetal e em morte. A placenta controla a secreção neuroendócrina no cérebro como um processo adaptativo para salvaguardar o feto de programas adversos, para otimizar o desenvolvimento fetal e outras mudanças fisiológicas necessárias para o sucesso reprodutivo. Desse ponto de vista, é importante ressaltar a interação cérebro-placenta.

As expressões gênicas mitocondriais na placenta estão significantemente associadas com o estresse psicológico materno durante a gravidez e com o papel do envelhecimento cerebral. Sua função neuroendócrina ajuda a mãe a preparar, acomodar e proporcionar o cuidado para com o feto contra o estresse, reduzindo a resposta do eixo hipotálamo-hipófise-adrenal ao fator de estresse agudo. Entretanto, a regulação placentária de substâncias como cortisol e serotonina influencia o processo do neurodesenvolvimento do feto.

A passagem transplacentária das drogas para o compartimento fetal pode ocorrer sem obedecer a essa barreira placentária. É o que ocorre com as drogas não polares lipossolúveis com baixo peso molecular sem estarem ligadas às proteínas. Com tais propriedades, essas drogas atravessam fácil e rapidamente a barreira placentária. O álcool é um exemplo. A placenta expressa uma variedade de enzimas metabolizadoras de xenobióticos, mas pode também catalisar a formação de metabólitos reativos que são tóxicos para o feto.

O álcool e a nicotina podem produzir deficiências graves no desenvolvimento cerebral. A nicotina se fixa nos receptores de acetilcolina nicotínica, ligantes dos canais de íon, que desempenham um importante papel no desenvolvimento do sistema nervoso fetal. O tabagismo, além de proporcionar baixo peso ao nascer, prematuridade e teratogênese, com níveis muito maiores de nicotina no cérebro fetal do que no materno, pode comprometer a arquitetura e a química cerebral. Já o álcool é um depressor que bloqueia a atividade do receptor N-metil-D-aspartato e aumenta a atividade gabaérgica.

A síndrome alcoólica fetal (déficit no crescimento, dismorfose craniofacial e lesões do SNC) apresenta também desordem mental/psiquiátrica. A placenta produz serotonina, que desempenha um papel importante no desenvolvimento cerebral fetal. Ainda não se sabe a implicação exata dessa interação abuso de drogas e produto placentário, ambos potencialmente influenciadores na formação cerebral do feto. Usuária de opioide pode ter seu feto acometido (restrição de crescimento, descolamento prematuro de placenta, prematuridade, oligoâmnio, óbito) e risco de síndrome de abstinência neonatal, cuja fisiopatologia claramente mostra a importância do papel da placenta na proteção do cérebro fetal.[11]

A seguir, essas substâncias serão apreciadas de maneira individualizada.

DROGAS LÍCITAS

São consideradas drogas lícitas, socialmente aceitas em nosso meio: tabaco, álcool e cafeína. Sua utilização durante o ciclo gravídico-puerperal merece sérias ponderações.

São drogas não terapêuticas, de uso comum, todas legais e livremente disponíveis.

Tabaco

Conforme a Organização Mundial da Saúde (OMS), 40 milhões de pessoas morrem no mundo em decorrência do tabagismo. O número de mulheres que fumam é imenso e esse hábito prossegue durante a gravidez, apesar de ser prejudicial tanto para elas mesmas quanto para os respectivos conceptos.[12]

O cigarro tem mais de 4 mil componentes, sendo os mais nocivos, pela ordem: nicotina, monóxido de carbono, cianeto e hidrocarbonetos policíclicos aromáticos como o alcatrão, considerado carcinogênico. Um cigarro comum geralmente contém 800 mg de tabaco e 9 a 17 mg de nicotina, dependendo da qualidade da planta.

O cigarro, uma vez aceso, pode ser (1) consumido, isto é, fumado e tragado, ou (2) simplesmente queimado. Quando consumido ou tragado, a fumaça passa pelo cigarro, é filtrada nos pulmões e exalada a 950 °C; é a fumaça central.

Quando provém da queima do cigarro a 350 °C, 85% se dispersa no meio ambiente com todos os elementos farmacologicamente ativos. Dez por cento desses compostos integram a fase particulada da fumaça, por exemplo, nicotina e alcatrão, enquanto 90% englobam monóxido de carbono, dióxido de carbono, cianetos, aldeídos e outros produtos orgânicos. É essa fumaça que atinge as gestantes expostas a ambiente de fumantes, as chamadas gestantes fumantes passivas; elas são atingidas em 1% de todos os efeitos danosos do tabagismo.

Nicotina

É alcaloide e constitui 0,5 a 3,5 mg de cada cigarro; a vida média no plasma é 40 minutos. No camundongo, após 10 minutos, o nível de nicotina que atinge o sistema nervoso central é de 15 a 30 ng/1 mL de plasma. A nicotina estimula os receptores nicotínicos colinérgicos do sistema nervoso central para liberar a dopamina. Através da fumaça, atua nos gânglios simpáticos e parassimpáticos, liberando adrenalina e noradrenalina, assim como na medula adrenal, promovendo efeitos cardiovasculares.

O consumo de cigarros eletrônicos está associado ao risco de baixo peso, parto prematuro e maior índice de natimortalidade. Animais de experimentação expostos a esse artefato, que contém nicotina pura, demonstraram alteração no metabolismo do DNA e defeitos congênitos, cardio e pneumopatias.[13]

Monóxido de carbono

Absorvido pelas vias áreas superiores, atinge o sangue materno. Aí, em razão de sua maior afinidade com a hemoglobina, desloca o oxigênio, formando carboxiemoglogina, que, por sua vez, resulta em redução do transporte de nutrientes e de oxigênio. Aliado a esses fatos, seu efeito vasoconstrictor provoca elevação dos índices de hipertensão arterial, abortamento espontâneo e descolamento prematuro de placenta, em razão das alterações dos níveis de prostaglandinas E_2.

No compartimento fetal, em decorrência da maior acidose do sangue do concepto, o teor de carboxiemoglogina é bem maior do que no organismo materno (10 a 15%), com redução ainda maior de oxigenação e transporte de nutrientes, como também pela ação de prostaglandinas que atuam no cordão umbilical, promovendo crescimento intrauterino restrito e prematuridade. Esse estado de hipóxia crônica também interfere na cadeia de respiração celular e em processos de modulação imunológica que podem ocasionar lesões no miocárdio e no SNC, complicações cardíacas e sequelas cognitivas.[14] A Sociedade Brasileira de Pediatria (SBP) contraindica a amamentação para mães fumantes.

Os hidrocarbonetos policíclicos aromáticos, cujo principal representante é o alcatrão, contêm hidrocarbonetos cancerígenos, assim como promotores tumorais, que participam também dessa enorme ceifa de vidas entre os fumantes. Podem interferir em várias reações enzimáticas e nos sistemas de transporte para o organismo fetal, mas são pouco estudados na gravidez.

Cianeto

O cianeto tem presença forte no aparelho reprodutor feminino, podendo alterar funções ovarianas e alterando células tanto da granulosa quanto da tuba uterina. Há menção a sua influência no trofoblasto durante as fases iniciais e a sua capacidade proliferativa e invasiva. Pode interferir no metabolismo da vitamina B12 e também na citocromoxidase, enzima respiratória intracelular. Tal fato pode determinar hipóxia tecidual, em razão do baixo teor de ácido tiociânico no tabaco. Também é pouco estudado durante a gravidez.[15]

Redução do consumo

Em se tratando do binômio tabaco-gravidez, sendo difícil a exclusão do hábito, deve-se tentar reduzir o consumo para níveis menos prejudiciais, 6 a 10 cigarros por dia. Deve ser lembrado que o conjunto de fatores danosos presentes no tabaco determina períodos de bradi e taquicardia, com diminuição dos movimentos do concepto, em decorrência da hipóxia.

Os recém-nascidos de mães fumantes apresentam elevada taxa de síndrome de morte súbita infantil. Além disso, pesquisadores da Unicamp encontraram níveis baixos de adiponectina no cordão umbilical de recém-nascidos prematuros expostos ao tabaco durante a gestação. Esse hormônio tem propriedades anti-inflamatórias e antiteratogênicas importantes na prevenção de doenças respiratórias e coronarianas. Quanto ao aleitamento materno, conforme relatado, a SBP contraindica.

Álcool etílico

O etanol é produto secundário natural dos açúcares fermentados, sendo utilizado como sedativo. Pode-se dizer que é substância psicoativa das mais antigas, pois há várias centenas de séculos o binômio álcool-gravidez já era notório. Na Bíblia, havia recomendação para afastar a gestante do vinho (Juízes 13:7).

O consumo excessivo de álcool é um problema de saúde mundial, que leva a doença cujo achado anatomopatológico se encontra na doença hepática alcoólica. Esta se manifesta com inflamação e lesão ou fibrose progressiva, produzindo três maiores classes, embora raramente se apresente em uma forma pura: a forma gordurosa, a hepatite alcoólica e a cirrose. A esteatose está presente na maioria dos consumidores crônicos do álcool. Um percentual menor progride para a hepatite alcoólica, precursora da cirrose, quando a mortalidade pode atingir mais de 65% em 5 anos.

Noventa por cento do álcool ingerido é metabolizado no fígado, 5 a 10% pelos pulmões e rins. O álcool é reconhecidamente hepatotóxico, e seu metabólito, o acetaldeído, pode ser responsável por efeitos adversos como hipotensão, taquicardia, rubor facial e vômito.

Para estimar o consumo de álcool, está compreendido que 12 onças líquidas de cerveja (cerca de 348 mL), 4 de vinho (cerca de 116 mL) ou 1,5 de destilados (43,5 mL) contêm aproximadamente 14 g ou 0,6 onças líquidas (cerca de 17,4 mL) de álcool puro. Com base nisso, o limite para o desenvolvimento de doença hepática associada ao álcool em homens está no consumo de menos do que 60 a 80 g/dia de álcool por 10 anos, enquanto em mulheres está no consumo de 20 a 40 g por dia de álcool. Isso mostra que as mulheres são mais suscetíveis à patogênese da doença hepática alcoólica.

A toxicidade hepática é mostrada com a elevação do fator de necrose tumoral alfa (TNF-alfa) e das espécies reativas de oxigênio (EROs): o processo patogênico se inicia na produção de proteína-aldeído pelo hepatócito, vindo a seguir a atividade imunológica, a peroxidação de lípides e a liberação de citocinas (processo inflamatório e de estresse oxidativo).[10]

A disbiose intestinal frequentemente ocorre depois da exposição ao álcool. O consumo alcoólico, especialmente no indivíduo compulsivo, pode causar apoptose do enterócito, contribuindo para o endotoxemia por vazamento intestinal e induzindo à inflamação hepática.[9]

Seus efeitos estão presentes, de forma geral, também em outros órgãos. No organismo materno, pode causar lesões cerebrais, desnutrição crônica e toxicidade em nível celular, efeitos sobre o metabolismo lipídico e de carboidratos, síntese de proteínas, atuar na função plaquetária e das prostaglandinas;[15] degeneração do córtex, cerebelo, neuropatias periféricas, vasoconstrição generalizada, hipertensão arterial. Satisfaz as necessidades calóricas, mas reduz o aporte de nutrientes, vitaminas, lipídios, carboidratos e ácidos graxos, ocasionando desnutrição.

Há relatos de aumento de taxa de abortamentos espontâneos e de prolongamento da gestação, pela inibição da ocitocina. O etanol foi utilizado nos anos 1960 e 1970 como inibidor do trabalho de parto prematuro. Seus efeitos, entretanto, sobre os recém-nascidos foram nulos.

Ultrapassa a chamada barreira placentária e atinge o concepto em qualquer período do desenvolvimento. Enquanto o nível de ingestão de álcool pode estar correlacionado ao risco de parto prematuro, não há uma relação exata de dose/resposta entre a quantidade de álcool consumido durante o período pré-natal e a extensão do dano causado (teratogênese, abortamento, inabilidade intelectual, microencefalia e doença cardíaca congênita, conhecidos como doença espectral alcoólica fetal) pelo álcool na criança. Assim, as recomendações pré-natais são de completa abstinência alcoólica durante a gravidez.[10]

Alguns autores afirmam que os efeitos sobre o feto são proporcionais ao consumo materno. Ingestão leve, com dois aperitivos por dia, pode influir no ganho de peso. Doses maiores que 150 mL podem ocasionar o distúrbio espectral alcóolico fetal (DEAF), restrito ao desenvolvimento do sistema nervoso, determinando deficiência intelectual de função executiva e de atenção, deficiência de raciocínio, de memória visual, de linguagem e de funções motoras. Tal fato pode ocorrer em 38,69/1.000 nascidos vivos.[16]

Porém, quando o etanol é ingerido de maneira crônica e em doses elevadas, caso das gestantes chamadas alcoólatras crônicas, pode ocorrer em 1,25 a cada mil nascidos vivos a síndrome alcoólica fetal (SAF).

Síndrome alcoólica fetal[17]

- Craniofacial:
  - Olhos: fendas palpebrais curtas, ptose, estrabismo, pregas epicantais, miopia, microftalmia, blefarofimose.
  - Ouvido: forma pobre da concha, rotação posterior, disfunção da trompa de Eustáquio.
  - Nariz: curto.
  - Boca: retrognatia no primeiro ano de vida, micrognatia ou prognatia relativa na adolescência, má oclusão classe III, pobre alinhamento dental, maxilar hipoplástico.
- SNC:
  - Intelectual: retardo mental brando a moderado.
  - Neurológico: microcefalia e coordenação pobre, além de hipotonia.
  - Comportamental: irritabilidade no primeiro ano de vida.
- Crescimento:
  - Pré-natal: afeta mais o comprimento do corpo que o peso.
  - Pós-natal: compromete o comprimento, peso, circunferência da cabeça e diminuição desproporcional do tecido adiposo.
- Cardíaco: sopros, defeito do septo atrial, defeito do septo ventricular, anormalidade dos grandes vasos, tetralogia de Fallot.
- Renogenital: hipoplasia labial, hipospadia, defeitos renais.
- Cutâneos: hemangiomas, hirsutismo na infância.
- Esqueléticos: pregas palmares anormais, tórax escavado, restrição do movimento articular, hipoplasia de unhas, sinostose radioulnar, peito carinato, apêndice xifoide bífido, anomalia de Klippel-Feil, escoliose.
- Muscular: hérnia diafragmática, hérnia umbilical ou inguinal, diástase de retos.

Streissguth et al. (1980)[18] fizeram acompanhamento de 11 crianças portadoras de SAF. Duas faleceram e 1 se evadiu, 4 apresentaram baixo grau de desenvolvimento mental e crescimento deficiente, enquanto as outras 4 eram portadoras de dismorfismo. Porém, todas elas, as 8 crianças, tinham atraso no aumento da circunferência craniana.

Na Etiópia, usuárias contumazes de álcool tiveram incidência duas vezes maior de defeitos congênitos, nove vezes mais recém-nascidos de baixo peso e 1,9 vez maior de partos prematuros.[19]

O verdadeiro mecanismo da formação da SAF ainda não foi elucidado, bem como não foi possível estabelecer correlação precisa entre a quantidade ingerida e sua incidência. O organismo humano é ímpar no que diz respeito a sua constituição e ao metabolismo dos produtos ingeridos e aspirados; da mesma forma, é exposto a inúmeros poluentes que devem ser degradados.

Estima-se que 40 mg de etanol/100 mL de plasma possa ser responsável por efeitos liminares, 150 mg/100 mL por intoxicação e mais que 500 mg/100 mL por morte, respeitando as condições intrínsecas e individuais.

O fator paterno na participação da SAF, muito estudado, ainda é polêmico e inconclusivo.

Uma ocorrência usual deve ser aqui mencionada: o uso concomitante de drogas, sejam elas lícitas ou ilícitas, o que ocorre com muita frequência entre as gestantes usuárias abusivas.

No que diz respeito à tríade tabaco-álcool-gravidez, embora seus limites de periculosidade não possam ser definidos, deve-se levar em conta a somatória das intercorrências adversas ocasionadas por cada uma das drogas, embora lícitas, tanto sobre a gravidez quanto sobre o concepto, o que resulta em maiores agravos.

A SBP contraindica a amamentação.

Cafeína

Um estimulante do SNC, a cafeína é 1,3,7 trimetilxantina e se assemelha à teofilina e teobromina. Está presente como estimulante no chá, café, cacau e plantas do gênero cola, em refrigerantes com sabor de cola, como também em medicamentos comuns para resfriados e analgésicos, em geral na dose de 200 mg.

Seus efeitos são semelhantes aos da estimulação dos beta-adrenorreceptores, isto é, excitação do SNC, relaxamento da musculatura lisa, aumento da frequência e débito cardíaco, da secreção gástrica e diurese, por inibição da fosfodiesterase, com acúmulo intracelular e de AMP-cíclico, influindo no desenvolvimento fetal.[15]

Sob o ponto de vista prático, o conteúdo de cafeína em uma xícara de 200 Ml de café é de 75 a 150 mg, na forma de infusão; no café instantâneo, 30 a 80 mg; no chá, 40 a 50 mg; nas bebidas com sabor cola, 20 a 40 mg, e no chocolate, 2 a 40 mg.

Quantidades moderadas não apresentam maiores consequências para o feto, como abortamentos espontâneos, malformações congênitas, prematuridade e baixo peso ao nascer, conforme foi amplamente demonstrado.

Doses mais elevadas, porém, foram relacionadas com maior número de abortamentos espontâneos. Altas doses de cafeína associadas ao fumo aumentam o risco do recém-nascido de baixo peso quando comparado ao tabaco isoladamente.[15]

DROGAS ILÍCITAS

Maconha

Esse alucinógeno é a droga ilícita mais consumida pelas mulheres durante o período reprodutivo (3 a 16%). Maconha é o nome das folhas e flores secas preparadas como uma mistura para fumo, a partir da *Cannabis sativa*. O principal ingrediente psicoativo é o delta-9-tetra-hidrocanabidiol (THC).

Haxixe é a resina extraída da planta, cuja concentração de THC é duas vezes maior.

Na década de 1960, um cigarro de maconha tinha 5 a 10% de THC; atualmente, um baseado feito da subespécie contém 20 a 30%.

O uso crônico da droga produz esquizofrenia e distúrbios do humor.[15] Tem como efeitos centrais prejuízo da memória a curto prazo, assim como de coordenação motora, catalepsia, hipotermia e analgesia; como efeitos periféricos, taquicardia, vasodilatação da conjuntiva, broncodilatação e redução da pressão intraocular.

O uso da droga durante a gravidez foi, durante muitos anos, tido como determinante tanto de prolongamento do período gestacional quanto o oposto, parto prematuro, e responsável pelo aumento do tempo de duração do trabalho de parto.[15]

Atualmente, essas assertivas são polêmicas, nada foi comprovado. Assim como também nada foi provado com relação à alteração dos níveis dos hormônios gonadotrófico coriônico, lactogênio placentário, progesterona, estradiol e estriol, enunciada anos atrás.[12]

O haxixe, por sua vez, pode provocar duas vezes mais a ocorrência de parto prematuro.[20]

A maconha e haxixe ultrapassam a barreira placentária, conforme estudos realizados no termo.[12]

A presença de carboxiemoglobina na circulação fetal é cinco vezes maior entre as usuárias de maconha quando comparadas com tabagistas.[12]

Foi relatada maior incidência da presença de mecônio no líquido amniótico de fetos expostos à maconha no termo da gestação.[12]

Com relação ao feto, não há evidências da presença de baixo peso entre os recém-nascidos de mães consumidoras da droga em estudos de metanálises.[12]

Montenegro e Rezende Filho,[20] no entanto, relatam que, quando a *spice*, maconha sintética, é consumida no período pré-gestacional e durante as primeiras 4 semanas de gravidez, há maior risco de anencefalia. Alterações cognitivas e do comportamento emocional são mais frequentes em crianças cujas mães fizeram uso abusivo da maconha entre 18 e 22 semanas de gestação.

Outro estudo envolveu crianças expostas à maconha no terceiro trimestre. Avaliadas aos 10 anos de idade, apresentavam hiperatividade, aumento de impulsividade, falta de atenção e aumento da delinquência.[12]

A maconha pode potencializar os efeitos do álcool e favorecer a incidência de defeito do septo intraventricular dos fetos atingidos pela associação de drogas.

Têm sido relatadas esporadicamente malformações pela associação da maconha com outras drogas, como LSD, maconha, doxilamina (57 BR), como extrofia de bexiga, epispadia e hérnia inguinal bilateral, e persistência do ducto arterioso.

Mais recentemente, entre usuárias, foram relatados recém-nascidos com baixo peso e redução do volume craniano com diminuição de substância branca no córtex cerebral.[21]

A SBP contraindica a amamentação.

Anfetaminas

Aminas simpatomiméticas que estimulam o SNC, atuam liberando monoamina oxidases (MAO) nas terminações nervosas do cérebro e reduzem ou abolem as respostas dos tecidos à estimulação nervosa simpática; porém, não afetam os efeitos da noradrenalina circulante.

Essa classe de substâncias abriga várias drogas ilícitas, como cocaína, metilxantinas, LSD e *ecstasy* (MMDA – metilenodioximetanfetaminas).

São prescritas na clínica como moderadores de apetite, podendo provocar broncodilatação, hipertensão arterial por vasoconstrição periférica, taquicardia e inibição da motilidade intestinal.

Quando consumidas abusivamente promovem, além do exposto, aumento da atividade motora, euforia, excitação e anorexia; com consumo prolongado, pode determinar comportamento psicotomimético e estereotipado.

O uso por indicações médicas parece não interferir no binômio materno-fetal, porém as pesquisas devem prosseguir. Em contrapartida, o uso abusivo é prejudicial ao organismo materno, aumentando a incidência de pré-eclâmpsia, parto prematuro e elevação da taxa tanto de morbidade quanto de mortalidade.[22]

Foi observada elevação do índice de prematuridade e crescimento intrauterino restrito; os recém-nascidos não apresentaram elevação das taxas de malformações quando comparados com controle. Os poucos casos descritos de danos cerebrais parecem ser por consequência da vasoconstrição. A incidência de síndrome de privação também demonstrou ser rara.[12]

Recentemente, as anfetaminas foram associadas à redução do volume do tálamo, núcleo caudado direito e esquerdo, provocando prejuízo do comportamento afetivo em crianças de mais idade.[23]

Anfetaminas foram detectadas na urina de lactentes, e a SBP contraindica a amamentação.

Cocaína

Substância simpatomimética, é psicoativa e estimula o uso de repetição, promovendo importantes alterações cerebrais, efeitos anestésico e vasoconstritor, hipertensão e taquicardia. O hidrocloreto de cocaína é um pó branco, inodoro, cristalino e solúvel em água. É proveniente da coca, *Erythroxylon coca*, planta nativa da Bolívia e do Peru.

A cocaína, assim como o *crack* e a merla, atuam de modo desastroso, impedindo a recaptação de norepinefrina no nervo terminal e produzindo vasoconstrição periférica e da placenta.[15] Para o organismo materno isso determina taquicardia, hipertensão (crise hipertensiva confundida com pré-eclâmpsia), abortamento espontâneo, prematuridade pelo aumento das contrações uterinas (25%), descolamento prematuro de placenta e rotura prematura das membranas ovulares (20%).

Para o lado do concepto, anoxia, sofrimento fetal, mecônio no líquido amniótico (29%), restrição de crescimento intrauterino, movimentação fetal excessiva, graves danos para seu SNC e, finalmente, óbito tardio.

O problema principal na avaliação desses efeitos é o fato de que a maioria das gestantes estudadas era consumidora de outras drogas. Após a realização atualizada de metanálise, constatou-se que muitos desses efeitos podem ser causados igualmente por inúmeras outras substâncias. Conforme os autores, com alguma segurança somente rotura prematura de membranas e parto prematuro podem estatisticamente estar relacionados com o uso de cocaína e seus derivados comerciais com maior intensidade. A estimativa é que incida 3,6 vezes mais entre as usuárias de *crack* do que entre o grupo controle.

A placenta, por sua vez, poderia atuar como moderadora na quantidade das drogas que podem atingir o compartilhamento fetal. A atividade do sistema enzimático está reduzida no organismo materno, levando a maior acúmulo e a potencial toxicidade em razão da metabolização e da eliminação mais lentas, somadas à hipóxia presente.[12]

O feto, por sua vez, em razão da vasoconstrição dos vasos uterinos e do próprio cordão umbilical, por causa da hipóxia, pode ter amadurecimento dos pulmões duas vezes maior do que os não expostos.

Há relatos de malformações do sistema urinário, coração, membros e face, demonstrando o efeito teratogênico da droga. Deve ser ainda levado em conta baixo peso e acidentes cerebrovasculares decorrentes do sofrimento fetal, o que determina mortalidade perinatal elevada.

Os filhos de mães praticantes de uso abusivo demonstraram anormalidade de comportamento neurofisiológico, deficiência cognitiva e de desenvolvimento neuromotor nos 2 primeiros anos. Atraso no aprendizado escolar entre os chamados *crack-babies* são sinais frequentes.

Estudo com ressonância magnética revelou que o cérebro das adolescentes expostas à cocaína no período pré-natal mostrou conectividade parietal negativa ao sistema corticolímbico. Também, o escore de compulsão a alimentos favoritos tem relação inversa com tal conectividade.[24]

Aos 14 ou 16 anos de idade os jovens apresentam diminuição de resistência, dificuldade na resolução de problemas, principalmente emocionais, e reestruturação cognitiva,[25] possivelmente por estímulos amigdalianos.[26]

A cocaína é encontrada no leite materno, e a SBP contraindica a amamentação.

Ácido lisérgico dietilamida (LSD)

Derivado do ácido lisérgico, droga psicotomimética, poderoso alucinógeno, é agonista nos tecidos da 5-hidroxitriptamina, esta reguladora de funções fisiológicas como sono, despertar, humor, apetite, alucinações e efeitos comportamentais.

É metabolizado no fígado entre 8 e 12 horas. O LSD causa relaxamento, bem-estar semelhante ao etanol, porém sem agressividade.[15]

Portadores de instabilidade, quando expostos à droga, podem apresentar transtornos graves como reação psicótica ou grave depressão, geralmente quando há associação com outras drogas ilícitas; é comum estar associado com anfetaminas.

No organismo materno pode ocasionar taquicardia, hipertensão arterial e hipertermia com sudorese.

Não há estudos sobre ultrapassagem da placenta. Seu peso molecular, porém, é baixo, 323, suficiente para atingir o compartimento fetal.[12]

Entre gestantes consumidoras exclusivamente de LSD, não foram referidas alterações no índice de abortamentos espontâneos ou malformações congênitas. Tais fatos ocorrem quando há adição de outras drogas, lícitas ou ilícitas, o que engloba a grande maioria dos casos.

Não há referências sobre passagem para o leite materno; com o baixo peso molecular, espera-se que tal fato aconteça, como seus efeitos psicotomiméticos, que ocorrem ainda em baixas concentrações. Não há estudos que relatem *follow-up* de crianças a longo prazo. Essa é uma área que ainda necessita ser mais bem pesquisada. A SBP contraindica a amamentação.

Ecstasy

É uma anfetamina e, como tal, estimulante do SNC. Essa droga sintética tem propriedades similares às da metanfetamina e do alucinógeno mescalina. Atua no cérebro, controlando duas substâncias: a dopamina e a serotonina, combinação que deixa as pessoas eufóricas, confiantes, sociáveis e com mais disposição física. Tem sido associada a eventos conhecidos como *raves*.

Atualmente tem expandido seu raio de ação em vários outros ambientes, sendo comercializado sob a forma de comprimidos ou cápsulas e também em pó. Além da sensação de bem-estar, pode ocasionar paranoia, taquicardia, hipertensão arterial, sudorese abundante e até mesmo desidratação decorrente de hipertermia, assim como provocar náuseas e ranger de dentes.

Grandes quantidades de *ecstasy* (3 ou mais comprimidos) podem determinar secura na boca, alucinações, psicose, perda do autocontrole, insônia e mesmo perda temporária da visão; porém, é preciso dizer que a *overdose* pode ser atingida a partir da ingestão de apenas um único comprimido.

Não há relatos sobre efeitos deletérios sobre a gravidez até o momento.

Em razão do baixo peso molecular (179), a exemplo de outras anfetaminas, deve ultrapassar a placenta e atingir o compartimento fetal.[12] Estudos experimentais não revelaram malformações entre as crias expostas à droga isoladamente. Porém, não é o que se observa na prática, pois o *ecstasy* não é consumido de forma controlada e frequentemente está associado às mais variadas substâncias.

Como visto, LSD e maconha não são teratogênicos, mas álcool e cocaína são conhecidos por apresentarem essa condição, além de serem agentes intoxicantes fetais, como relatado anteriormente.

O *ecstasy* prejudica a função motora em crianças previamente expostas. No rato, promove deficiência locomotora que pode estar relacionada com diminuição de serotonina no hipocampo. *In vitro*, é citotóxico em altas doses.[27]

A SBP contraindica a amamentação.

Heroína

Alcaloide do ópio, assim como a morfina e a codeína, é narcótico agonista com ação seletiva para o córtex cerebral, sendo pouco consumida no Brasil. Frequentemente está adulterada por adição de lactose, glicose, manitol, quinino, anfetaminas, estricnina ou contaminada por bactérias, vírus ou fungos.

Em geral, as usuárias são portadoras de infecções sexualmente transmissíveis (IST) e hepatites. Em 60 a 90% das consumidoras ocorrem alterações menstruais, portanto elas são, teoricamente, inférteis. Quando engravidam, porém, necessitam de acompanhamento médico e psicológico adequado.

Durante a gestação, a ultrapassagem pela placenta é extremamente prejudicial para o concepto. Porém, durante a gravidez chama a atenção a ocorrência da privação da droga, que pode provocar irritabilidade uterina, determinando abortamento, parto prematuro e até mesmo óbito intrauterino por aspiração de mecônio, dependendo da ocasião em que ocorra o uso da droga. O período ideal para a suspensão da heroína é 14 a 28 semanas quando deverá ser substituída por metadona.

Os recém-nascidos apresentam baixo peso ao nascer, com maturidade hepática acelerada, baixa incidência de membrana hialina, índice de Apgar normal e fetos pequenos para a idade gestacional. Com a privação da heroína, aproximadamente 85% desses recém-nascidos apresentam, no espaço de 48 horas até 6 dias após o parto, hiperatividade, dificuldade respiratória, febre, diarreia, secreções mucosas, sudorese, convulsões, bocejos e arranhaduras nas faces.[12] Danos cromossômicos foram elevados quando o índice de Apgar foi 6 ou menos.[12]

A longo prazo as crianças apresentam redução de peso e de estatura, déficit de desenvolvimento, distúrbios de comportamento, deficiência de percepção e da capacidade organizacional.[28]

A SBP contraindica a amamentação.

Substâncias inalantes

Altamente tóxicas para os sistemas nervosos central e periférico, são solventes orgânicos, nitritos voláteis e o óxido nitroso, butano, propano, aerossóis. Incluem produtos de limpeza, solventes, tintas, esmaltes e aerossóis, entre outros.

O uso de solventes industriais ocorre principalmente entre jovens de 10 a 18 anos. Entre os produtos mais utilizados está a "cola de sapateiro", solvente à base de tolueno, principal substância nesses produtos. As substâncias são inaladas em garrafas, panos molhados, sacos plásticos, e as usuárias produtos podem ter várias complicações, como lesões cerebrais, hepáticas, renais, na medula óssea, nos pulmões, assim como arritmias cardíacas e até mesmo óbito.

Fetos de usuárias apresentam dismorfismos no SNC. Observa-se também maior índice de mortalidade materna e fetal, com achados frequentes de hipopotassemia, hipomagnesemia, hipofosfatemia e redução do bicabornato sérico, ocasionando acidose tubular renal. Foi relatado também aumento do número de casos de placenta prévia, restrição de crescimento e microcefalia fetal e na infância, e defeitos faciais, semelhantes aos portadores da SAF.

Estudo comparativo do desenvolvimento neurotóxico da SAF mostrou que alterações nos astrócitos apresentam ação potencialmente comum para alguns dos efeitos causados no SNC pela fenilcetonúria materna e embriopatia causada pelo tolueno.[29]

Quanto à amamentação não há estudos, porém, pelo montante de efeitos adversos imposto aos fetos, deve ser contraindicada.

CONSIDERAÇÕES FINAIS

Na impossibilidade de abstinência total dessas drogas durante a gestação, recomenda-se ao menos que a gestante busque se resguardar contra o estresse psicológico e dos alimentos pouco saudáveis, ambos danosos ao fígado. Pelo importante papel do fígado no organismo humano, como metabolismo, secreção, depósito, detoxificação endógena (metabólitos – sucata) e exógena (compostos tóxicos), esse órgão necessita ser constantemente protegido. Para tanto, entre as drogas que podem ser efetivas para o estímulo de sua função, regeneração hepatocelular ou proteção, os pesquisadores têm-se debruçado nos estudos benéficos das plantas medicinais com ação antioxidante, biologicamente ativos chamados fitoquímicos. No que diz respeito à hepatoproteção, destacam-se os fenóis, cumarinas, *lignans*, óleos essenciais, monoterpenos, glicosídeos, alcaloides, carotenoides, flavonoides (naringin e naringenin), ácidos orgânicos, xantinas, dentre outros.

As frutas (cítricos, frutas vermelhas, uva), ervas (camomila, cardo-mariano, chicória, gingko biloba, açafrão da terra), óleo de linhaça, óleo de peixe, pré/probióticos e mel/própolis parecem ter tais propriedades hepatoprotetoras.[30]

REFERÊNCIAS BIBLIOGRÁFICAS

1. Tavella RA, de Abreu VOM, Muccillo-Baisch AL, da Silva Júnior FMR. Prevalence of illicit drug use during pregnancy: a global perspective. An Acad Bras Cienc. 2020;92(4):e20200302.
2. Costantine MM. Physiologic and pharmacokinetic changes in pregnancy. Front Pharmacol. 2014;5:65.
3. Kamath P, Kamath A, Ullal SD. Liver injury associated with drug intake during pregnancy. World J Hepatol. 2021;13(7):747-62.
4. Laura E, Ewing LE, Skinner CM, Quick CM, Kennon-McGill S, McGill MR, et al. Hepatotoxicity of a cannabidiol-rich cannabis extract in the mouse model. Molecules. 2019(24):1694;2-17.
5. Richards JR, Lapoint JM, Burillo-Putze G. Cannabinoid hyperemesis syndrome: potential mechanisms for the benefit of capsaicin and hot water hydrotherapy in treatment. Clin Toxicol (Phila). 2018;56(1):15-24.
6. Dal Lin C, Brugnolo L, Marinova M, Plebani M, Iliceto S, Tona F, et al. Toward a unified view of cognitive and biochemical activity: meditation and linguistic self-reconstructing may lead to inflammation and oxidative stress improvement. Entropy (Basel). 2020;22(8):818.
7. McEwen BS. Stressed or stressed out: what is the difference? J Psychiatry Neurosci. 2005;30(5):315-8.
8. Ishtiaq SM, Khan JA, Arshad MI. Psychosocial-stress, liver regeneration and weight gain: a conspicuous pathophysiological triad. Cell Physiol Biochem. 2018;46(1):1-8.
9. Meng X, Li S, Li Y, Gan RY, Li HB. Gut Microbiota's relationship with liver disease and role in hepatoprotection by dietary natural products and probiotics. Nutrients. 2018;10(10):1457
10. Subramaniyan V, Chakravarthi S, Jegasothy R, Seng WY, Fuloria NK, Fuloria S, et al. Alcohol-associated

liver disease: a review on its pathophysiology, diagnosis and drug therapy. Toxicol Rep. 2021;8:376-85.
11. Behura SK, Dhakal P, Kelleher AM, Balboula A, Patterson A, Spencer TE. The brain-placental axis: therapeutic and pharmacological relevancy to pregnancy. Pharmacol Res. 2019;149:104468.
12. Briggs GG, Freeman RK, Yaffe SJ. Drugs in pregnancy and lactation. 10.ed. Wolters Kluwer, 2015.
13. Cardenas VM, Fichbach LA, Chowhury P. The use of eletronic nicotine delivery systems during pregnancy and the reproductive outcomes: a systematic review of the literature. Tob Induc Dis. 2019;17:52.
14. Eichhorn L, Thudium M, Jüttner B. The diagnosis and treatment of carbon monoxide poisoning Dtsh Arztbl/Int. 2018;115(51-52):863-70.
15. Rang HP, Dale MM, Ritter SM. Dependência e uso abusivo de drogas. In: Rang HP, Dale MM, Ritter SM. Farmacologia. 6.ed. Rio de Janeiro: Guanabara Koogan; 2007.
16. Mesquita MA, Segre CAM. Frequência dos efeitos do álcool no feto e padrão de consumo de bebidas alcóolicas pelas gestantes de maternidade pública da cidade de São Paulo. Rev Bras Crescimento e Desenvolvimento Humano. 2009;19(1):63-7.
17. Jones KL, Smith DW, Ulleland CN, Streissguth P. Patterns of malformation in offspring of chronic alcoholic women. Lancet. 1973;1:1267-71.
18. Streissguth AP, Landsman-Dwyer S, Martin JC, Smith DW. Teratogenic effects of alcohol in humans and laboratory animals. Science. 1980;209:353-61.
19. Bayih WA, Belay DM, Ayalew MY, Tassew MA, Chanie ES, Feleke DG, et al. The effect of substance use during pregnancy: a systematic review and meta-analisys. Heliyon. 2021;7(4):e06740.
20. Montenegro CAB, Rezende-Filho J. Rezende obstetrícia. 12.ed. Rio de Janeiro: Guanabara Koogan; 2013.
21. Paul Se, Hatoum AS, Fine JD, Johnson EC, Hansen I, Karcher NR, et al. Association between prenatal Cannabis exposures and childhood outcomes: results from the ABCD study. JAMA Psiquiatry. 2021;78(1):64-76.
22. Admon LK, Bart G, Kozhimmannil KB, Richardson CR, Dalton VK, Winkelman TNA. Amphetamine and opioid: affect births: incidence outcomes and costs. United States, 2004-2015. Am J Public Health. 2019;109(1):148-54.
23. Warton FL, Meintjes EM, Wartib CMR, Molteno CD, Wintermark P, Jacobson JL, et al. Prenatal methamphetamine exposure is associated with reduced subcortical volumes in the neonates., Neuroxoticol Teratol. 2018;65:51-9.
24. Zakiniaeiz Y, Yip SW, Balodis IM, Lacadie CM, Scheinost D, Constable RT, et al. Altered functional connectivity to stressful stimuli in prenatally cicaube-exposed adolescents. Drug Alcohol Depend. 2017;180:129-36.
25. Min MO, Minnes S, Kim JK, Yoon M, Singer LT. Association of prenatal cocaine exposure, childhood maltreatment and responses to stress in adolescence. Drug Alcohol Depend. 2017;177:93-100.
26. Li Z, Lei K, Coles CD, Lynch ME, Hu X. Longitudinal changes of amygdala functional connecivity in adolescents prenatally exposed to cocaine. Drug Alcohol Dpend. 2019;200:50-8.
27. Barenys M, Reverte I, Masjosthusmann S, Gomez-Catalan J, Fritsche E. Developmental neurotoxicity of MDMA: a systematic literature review summarized in a putative adverse outcome pathway. Neurotoxicology. 2020;78:209-41.
28. Wilson GS, McCreary K, Kean J, Baxter JC. The development of preschool children of heroin addicted mothers: a controlled study. Pediatrics. 1979;63:135-41.
29. Costa LG, Juizetti M, Burry M, Oberdoerster J. Developmental neurotoxicity: do similar phenotypes indicate a common mode of action? A comparison of fetal alcohol syndrome, toluene embryopaty and maternal phenyiketonuria. Toxicol Lett. 2002;127:197-205.
30. Madrigal-Santillán E, Madrigal-Bujaidar E, Álvarez-González I, Sumaya-Martínez MT, Gutiérrez-Salinas J, Bautista M, et al. Review of natural products with hepatoprotective effects. World J Gastroenterol. 2014;20(40):14787-804.

45

Sífilis e gravidez

Évelyn Traina
Adauto Castelo Filho
Jorge Figueiredo Senise

INTRODUÇÃO

Inicialmente, a sífilis foi reconhecida na Europa, no final do século XV. Seu agente causador, o *Treponema pallidum*, só foi identificado quatro séculos mais tarde, em 1905.[1] O *T. pallidum* é uma bactéria do grupo das espiroquetas que tem 10 a 13 mícrons de comprimento por apenas 0,15 mícron de largura, sendo visível apenas por microscopia de campo escuro. Apresenta movimentos rotativos de vaivém, característicos do microrganismo e considerados suficientes para diagnóstico. É transmitida principalmente por via sexual e causa uma infecção sistêmica, crônica, curável e exclusiva do ser humano.

Na gestação, o treponema pode atravessar a placenta e causar sérios agravos ao feto. A sífilis em gestante e a sífilis congênita aumentaram de forma importante da última década no Brasil e no mundo.[2] As estratégias para diagnóstico e tratamento da sífilis no pré-natal são de fundamental importância para mitigar esse importante problema de saúde pública. A precocidade do diagnóstico e do tratamento é fundamental para o bom prognóstico neonatal, e a sífilis congênita é bom indicador da qualidade de assistência pré-natal.

O Brasil, como muitos outros países, apresenta reemergência da doença. Assim, os profissionais de saúde devem estar atentos às manifestações clínicas e à interpretação dos testes diagnósticos disponíveis.

EPIDEMIOLOGIA

A sífilis é uma doença de notificação compulsória. A obrigatoriedade da notificação da sífilis congênita, da sífilis em gestante e da sífilis adquirida no adulto data respectivamente de 1986, 2005 e 2010.[3]

Em 2020, no Brasil, foram notificados 115.371 casos de sífilis adquirida, 61.441 casos de sífilis em gestante (taxa de detecção 21,6 casos/mil nascidos vivos) e 22.065 casos de sífilis congênita (7,7 casos/mil nascidos vivos), com 186 óbitos por sífilis congênita.[3]

A correta identificação e o tratamento adequado das gestantes portadoras de sífilis são fundamentais para evitar a transmissão vertical da sífilis e todos os agravos advindos da doença.

QUADRO CLÍNICO

A transmissão da sífilis acontece por meio de contato direto com uma lesão contendo treponemas. A aquisição por transfusão de sangue é rara em razão do rastreamento em bancos de sangue e da baixa capacidade do treponema para sobreviver às condições de estocagem do sangue. O treponema pode iniciar a infecção em qualquer local de inoculação, portanto qualquer tecido pode abrigar a lesão primária e a doença pode ser transmitida pelo beijo ou pelo toque em lesões de pele. A transmissibilidade é maior nas fases primária e secundária da doença, diminuindo com o tempo. Não há vacina para sífilis, de modo que a pessoa pode se infectar várias vezes ao longo da vida.[4]

A doença se caracteriza por fases sintomáticas entremeadas por períodos assintomáticos, as chamadas latências, e é classificada de acordo com o tempo de evolução e manifestações clínicas:

- Sífilis primária: é definida pelo cancro duro, uma úlcera única, indolor, com bordos regulares e endurecidos e fundo limpo. O cancro aparece no local de inoculação dos treponemas após um período de incubação que varia de 10 a 90 dias, com uma média de 3 semanas. É acompanhado de linfadenopatia inguinal e desaparece em 3 a 8 semanas, independentemente de tratamento.[5]
- Sífilis secundária: em média entre 6 semanas e 6 meses após a cicatrização do cancro. As lesões são variadas, mas costumam seguir uma cronologia própria. Mais comumente aparece uma lesão macular eritematosa no tronco e raiz dos membros, progredindo para lesões papulosas eritemato-acastanhadas, comuns nos genitais, mas que podem atingir todo o tegumento. Posteriormente, é possível identificar condilomas planos em mucosas, lesões úmidas e vegetantes, alopecia e madarose. Pode haver sintomas gerais como febre baixa, mal-estar, cefaleia e adinamia. O secundarismo também melhora espontaneamente, independentemente de tratamento. Toda lesão de pele de etiologia desconhecida deve ser investigada para sífilis.[6]
- Sífilis latente: definida por períodos assintomáticos. É classificada em recente e tardia conforme tenha até 1 ano ou mais de duração.
- Sífilis terciária: ocorre em cerca de 15 a 25% das pessoas não tratadas, após um período que varia de 2 a 40 anos do início da infecção. É caracterizada por lesão tecidual, sendo comum o acometimento dos sistemas nervoso e cardiovascular. As lesões podem causar incapacidade e óbito.

TRANSMISSÃO VERTICAL

Em gestantes com sífilis, o *T. pallidum* alcança rapidamente a placenta e atinge o feto. A transmissão vertical pode acontecer a partir da nona ou décima semana de gestação em qualquer fase da doença materna, sendo mais provável nas fases iniciais da infecção. As taxas de transmissão vertical variam de 10% na latência tardia até 40 a 50% nas sífilis recente.[7]

As manifestações da sífilis congênita dependem da idade gestacional, da fase da sífilis materna, do tratamento materno e da resposta imunológica do feto. As anormalidades fetais resultam da resposta imunológica do feto ao treponema, por isso são mais robustas após a 20ª semana. A sífilis na gestação pode levar a óbito fetal, restrição de crescimento intrauterino, abortamento, nascimento prematuro, infecção congênita (hepatomegalia, ascite, hidropsia, anemia fetal) e óbito neonatal. A infecção congênita é reportada em 1 a 2% das gestantes adequadamente tratadas contra 70 a 100% dos casos não tratados.[8]

RASTREAMENTO E DIAGNÓSTICO

O rastreamento da sífilis é obrigatório para todas as gestantes, em pelo menos três momentos: início do pré-natal, início do terceiro trimestre e admissão para parto ou para assistência ao abortamento. Considerar um teste por trimestre ou repetição a intervalos mais frequentes a depender a exposição ao risco.

A correta avaliação diagnóstica de sífilis depende de uma correlação entre quadro clínico, histórico de infeções passadas, investigação de exposição recente e resultados de testes laboratoriais.

Os testes disponíveis para sífilis se dividem em duas categorias: exames diretos e testes imunológicos.

Exames diretos

Os exames diretos se baseiam na pesquisa do treponema nas lesões de sífilis primária ou secundária. São eles: microscopia de campo escuro, microscopia de material corado, imunofluorescência direta e *nucleic acid amplification test* (NAAT). A microscopia de campo escuro é o exame de escolha, em virtude de seu desempenho e facilidade. Ainda assim, requer técnicos treinados para sua execução. Os demais testes acabam tendo pouca utilidade na prática clínica.[9]

Testes imunológicos

São os mais utilizados na prática clínica e se baseiam na pesquisa da anticorpos no sangue total, soro ou plasma. Podem ser treponêmicos ou não treponêmicos.

- Testes treponêmicos: são os primeiros a se tornarem reagentes, em média 10 dias após a infecção. Detectam imunoglobulinas IgG e IgM específicas contra o treponema. Para o diagnóstico de sífilis somente são recomendados testes que detectam anticorpos totais, isso porque a produção de IgM acontece tanto na primeira resposta imune pós-infecção como na latência e na doença tardia. São eles:
  1. *Fluorescent Treponemal Antibody Absortion* (FTA-Abs): usa a metodologia de imunofluorescência indireta; é um dos primeiros a se tornarem positivos, sendo um teste com boa sensibilidade.
  2. Testes imunoenzimáticos e suas derivações: Elisa, CMIA e Clia. Têm como vantagem a automação e a possibilidade de testagem em larga escala.
  3. Teste de hemaglutinação: *Treponema Pallidum Hemaglutination Assay* (TPHA) e *Treponema Pallidum Particle Agglutination Assay* (TTPA).
  4. Testes rápidos: testes que utilizam a imunocromatografia de fluxo lateral ou de duplo percurso, tendo como grande vantagem o resultado rápido e a execução que dispensa a estrutura laboratorial.

Os testes treponêmicos não titulam e permanecem positivos por toda a vida na maioria das pessoas, independentemente do tratamento.[10] De modo geral, são mais sensíveis, porém não são úteis para controle de tratamento. Resultados falso-reagentes são raros, mas podem ocorrer no caso de portadores de doença de Lyme ou em pessoas com idade avançada.[11] Resultados falso-negativos também são improváveis, mas uma situação possível acontece no efeito *hook*, ou "gancho", situação em que a negatividade do teste acontece pela perda de equilíbrio na concentração antígeno-anticorpo. É similar ao chamado efeito prozona nos testes treponêmicos, sendo este último mais frequente. Vale lembrar também que os testes treponêmicos permanecerão positivos na maioria das pessoas adequadamente tratadas.

- Testes não treponêmicos: são testes de baixo custo e têm como grande vantagem apresentarem resultados semiquantitativos, sendo possível a titulação da amostra. Detectam anticorpos IgG e IgM anticardiolipina, não específicos contra o *T. pallidum*. A cardiolipina é liberada pelas células humanas danificadas em decorrência da sífilis, e também pelo treponema durante sua destruição no organismo.[12] São eles:
  - *Venereal Disease Research Laboratory* (VDRL): baseia-se no uso de uma solução antigênica contendo cardiolipina, lecitina e colesterol.
  - *Rapid Plasma Reagin* (RPR) ou *Toluidine Red Unheated Serum Test* (Trust): são modificações do VDRL que visam aumentar a estabilidade da solução antigênica.

A titulação dos anticorpos é obtida por meio de diluições seriadas, e o resultado descrito será o valor da última diluição que apresentar reatividade no teste. Os passos são geralmente executados com fator de diluição 2.[6]

Os resultados falso-reagentes podem ocorrer em pessoas com colagenoses, doenças autoimunes, após imunizações, infarto do miocárdio, em algumas doenças infecciosas febris (como malária, varicela, hepatite e sarampo), na gravidez, no uso de drogas injetáveis, hanseníase, em pessoas vivendo com vírus da imunodeficiência (HIV) e em pessoas com idade avançada.[13] Na maioria das vezes os títulos são baixos, mas vale ressaltar que qualquer título de teste não treponêmico deve ser investigado como suspeita de sífilis, em qualquer ponto de corte.[6]

Resultados falso-não reagentes podem ocorrer no efeito prozona, que decorre da relação desproporcional entre as quantidades de antígeno e anticorpo. Resultados falso-negativos também aparecem na sífilis recente e excepcionalmente na latência tardia.[13]

A combinação de testes sequenciais é chamada de fluxograma e tem por objetivo aumentar o valor preditivo positivo de um teste diagnóstico inicial. A escolha do fluxograma dependerá da finalidade do teste, da infraestrutura de cada local e da disponibilidade do teste rápido. É importante que o profissional de saúde especifique o motivo do teste, se diagnóstico, se confirmação após teste rápido reagente ou se controle de tratamento.[6,7]

A recomendação atual, considerando as sensibilidades dos testes diagnósticos, é começar o fluxograma por um teste treponêmico, preferencialmente o teste rápido[6] (Figura 1). Após a realização do primeiro teste treponêmico, complementa-se com um teste não treponêmico (Tabela 1). Caso haja divergência entre os dois testes, realiza-se um terceiro teste treponêmico por metodologia diferente do primeiro.

TABELA 1 Possíveis interpretações e condutas diante dos resultados dos testes treponêmicos e não treponêmicos

1º teste + 2º teste (complementar)		Possíveis interpretações	Conduta
Treponêmico reagente	Não treponêmico reagente	Diagnóstico de sífilis	Tratar e monitorar tratamento.
Treponêmico reagente	Não treponêmico não reagente	Realizar 3º teste treponêmico. ▪ Negativo: não é sífilis. ▪ Positivo: sífilis.	Se mantiver suspeita clínica em gestante: tratar.
Treponêmico	Não treponêmico reagente	Diagnóstico de sífilis	Tratar e monitorar tratamento
Não treponêmico reagente	Treponêmico não reagente	Se < 1:4: provável falso + Se > 1:4: 3º teste treponêmico: define diagnóstico.	Se 3º teste treponêmico reagente: tratamento e acompanhamento.
Não treponêmico não reagente Treponêmico não reagente	Não realizado	Ausência de infecção ou janela imunológica	Repetir em 30 dias se suspeita diagnóstica. Se gestante com suspeita clínica: tratar.

Fonte: adaptada de Brasil.[10]

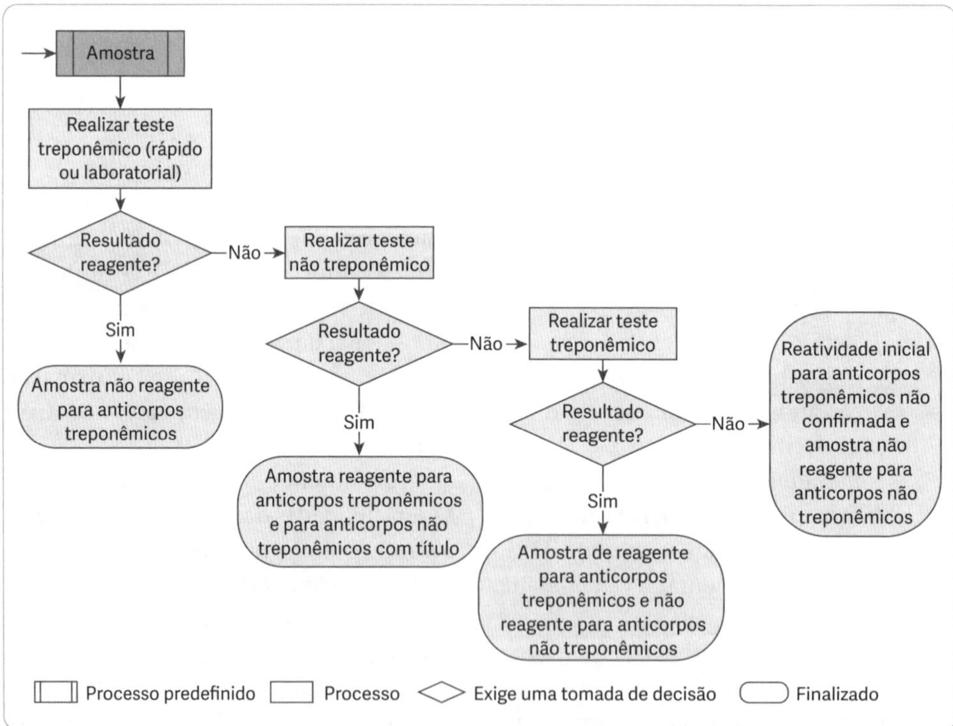

FIGURA 1 Diagnóstico laboratorial da sífilis.
Fonte: Brasil.[9]

TRATAMENTO

A penicilina benzatina é o fármaco de escolha, sendo o único medicamento recomendado na gestação. Não há evidência de resistência do treponema à penicilina. Em algumas situações o tratamento é recomendado mesmo com apenas um teste reagente, como em gestantes, pacientes com chance de perda de acompanhamento, vítimas de violência sexual, pacientes vulneráveis e em pessoas com sinais e sintomas de sífilis primária ou secundária.[7] Isso, no entanto, não exclui a necessidade de realização de teste não treponêmico para titulação inicial e acompanhamento.

Os esquemas terapêuticos para o tratamento de sífilis em gestante são:[10]

- Sífilis primária, secundária e latente recente: penicilina benzatina, 2.400.000 UI, (1.200.000 UI em cada glúteo), via intramuscular. Repetir a mesma dose em 7 dias (recomendação do estado de São Paulo). Alguns *experts* recomendam essa dose adicional pela possibilidade de concentração inadequada por conta da hemodiluição na gestação.
- Sífilis latente tardia e sífilis terciária: penicilina benzatina, 7.200.000 UI, via intramuscular. Aplicar 2.400.000 UI (1.200.000 UI em cada glúteo) a cada 7 dias, por 3 semanas consecutivas. Respeitar intervalo de 7 dias entre as doses.

A penicilina pode ser aplicada com segurança na Unidade Básica de Saúde. É importante orientar a gestante e a parceria sexual da importância do tratamento e acompanhamento, bem como da documentação do tratamento. O pré-natalista deve documentar no cartão de pré-natal os chamados "3D": droga, dose e data da medicação. Outras considerações importantes: colher teste não treponêmico idealmente no início do tratamento e respeitar o intervalo de 7 dias entres as doses.

A parceria sexual deve, idealmente, ser convocada a comparecer ao serviço de saúde para investigação diagnóstica, tratamento e acompanhamento adequados. Está recomendado o tratamento presuntivo da parceria sexual com penicilina benzatina na dose de 2.400.000 UI. Se parceria testada e com resultado positivo, o tratamento e acompanhamento devem seguir as recomendações para manejo da sífilis adquirida no adulto. Todas as parcerias sexuais devem ser testadas, uma vez que um terço delas desenvolverá sífilis em até 30 dias da exposição.

A alergia à penicilina é evento incomum, sendo a anafilaxia ainda mais rara, acometendo apenas 0,01 a 0,05% dos indivíduos expostos. Situações como edema, dor local, náuseas, prurido e mal-estar não configuram alergia. A maioria dos casos identificados como alergia não constitui reação verdadeira. Algumas perguntas simples que podem auxiliar na anamnese incluem detalhes da reação, motivo da medicação, data, evolução do quadro e repetição do evento. Casos que permaneçam como suspeitos para alergia devem ser encaminhados para teste de alergia; se positivo, realizar dessensibilização e finalização do tratamento com penicilina.[7] Na gestação, tratamentos não penicilínicos serão considerados inadequados e o feto será considerado portador de sífilis congênita.

O tratamento da sífilis pode desencadear a reação de Jarish-Herxheimer, evento que ocorre nas primeiras 24 horas após a administração da penicilina, em especial nas fases primária ou secundária da doença. Caracteriza-se por febre, mialgia, *rash* cutâneo, mal-estar geral e hipotensão. É decorrente da morte dos treponemas, tem resolução espontânea em 24 a 48 horas e não é contraindicação à administração da medicação. Deve ser tratado com analgésicos e antipiréticos. Na gestação, pode desencadear trabalho de parto prematuro, devendo-se adotar as medidas habituais de inibição, se necessário. Lembrar de orientar e alertar as pacientes sobre a possibilidade da reação.

ACOMPANHAMENTO

Após o tratamento, as gestantes devem ser acompanhadas com teste não treponêmico mensal, preferencialmente o mesmo teste usado no diagnóstico, por 12 meses. Quanto mais precoce for o diagnóstico e o tratamento, mais pronunciada será a queda.[7]

De acordo com o Protocolo Clínico e Diretrizes Terapêuticas para Prevenção de Transmissão Vertical de HIV, sífilis e hepatites virais, considera-se resposta terapêutica adequada se:[7]

- Diminuição da titulação do teste não treponêmico em 2 diluições em 3 meses, ou 4 diluições em 6 meses.
- Diminuição da titulação em 2 diluições em 6 meses para sífilis recente e em 12 meses para sífilis tardia.

O acompanhamento mensal tem como objetivos avaliar não apenas a resposta, mas também possível reinfecção. Algumas vezes é difícil diferenciar reinfecção, cicatriz sorológica ou reativação da doença. Vale ressaltar que não há resistência documentada do treponema contra a penicilina. Se documentado tratamento correto e na ausência de sinais e sintomas, quedas mais lentas da titulação podem acontecer, e deve-se evitar novos tratamentos desnecessários. Há grande variação entre a velocidade de declínio dos títulos, que pode ser influenciada por vários fatores, como o estágio da sífilis, coinfecção por HIV e a titulação inicial. Variações de uma diluição também não têm significado clínico. O retratamento deve ser considerado na presença de sinais ou sintomas, se elevação de duas diluições em qualquer momento do acompanhamento (provável reinfecção) ou se não houver queda de duas diluições em até 6 meses para sífilis recente ou 12 meses para sífilis tardia.[7]

Pacientes adequadamente tratados, com documentação de acompanhamento sorológico, podem ficar com testes treponêmicos reagentes e testes não treponêmicos em títulos baixos, o que configura cicatriz sorológica. Casos de testes positivos sem documentação de tratamento e acompanhamento prévios, mesmo com não treponêmicos em títulos baixos, deverão ser conduzidos como sífilis ativa e tratados de acordo com a fase da doença.

No caso de ausência de queda dos títulos, investigar sintomas neurológicos e oftalmológicos, como paralisia, demência, epilepsia, psicose, confusão mental, e considerar investigação de neurolues por punção liquórica.

REFERÊNCIAS BIBLIOGRÁFICAS

1. Harper KN, Zuckerman MK, Harper ML, Kingston JD, Armelagos GJ. The origin and antiquity of syphilis revisited: an appraisal of Old World pre-Columbian evidence for treponemal infection. Am J Phys Anthropol. 2011;146(Suppl 53):99-133.
2. Brasil. Ministério da Saúde. Secretaria de Vigilância em Saúde. Biblioteca Virtual em Saúde. Boletim Epidemiológico. Disponível em: https://www.gov.br/saude/pt-br/centrais-de-conteudo/publicacoes/boletins/epidemiologicos/especiais/2023/boletim-epidemiologico-de-sifilis-numero-especial-out.2023. (Acesso em: fev. 2024.)

3. Brasil. Ministério da Saúde. Secretaria de Vigilância em Saúde. Biblioteca Virtual em Saúde. Boletim Epidemiológico.
4. McIntosh EDG. Development of vaccines against the sexually transmitted infections gonorrhoea, syphilis, Chlamydia, herpes simplex virus, human immunodeficiency virus and Zika virus. Ther Adv Vaccines Immunother. 2020:8:2515135520923887.
5. Brasil. Ministério da Saúde. Protocolo clínico e diretrizes terapêuticas para atenção integral às pessoas com infecções sexualmente transmissíveis (IST). 2020. Disponível em: www.aids.gov.br. (Acesso em: fev. 2024.)
6. Brasil. Ministério da Saúde. Diagnóstico da sífilis [Internet]. Disponível em: www.aids.gov.br. (Acesso em: fev. 2024.)
7. Brasil. Ministério da Saúde. Protocolo clínico e diretrizes terapêuticas para atenção integral às pessoas com infecções sexualmente transmissíveis (IST). 2022. Disponível em: https://www.gov.br/aids/pt-br/central-de-conteudo/pcdts/2022/ist/pcdt-ist-2022_isbn-1.pdf/view. (Acesso em: fev. 2024.)
8. Blencowe H, Cousens S, Kamb M, Berman S, Lawn JE. Lives Saved Tool supplement detection and treatment of syphilis in pregnancy to reduce syphilis related stillbirths and neonatal mortality. BMC Public Health. 2011;11(Suppl 3).
9. Brasil. Ministério da Saúde. Secretaria de Vigilância em Saúde. Departamento de Doenças de Condições Crônicas e Infecções Sexualmente Transmissíveis. Diagnóstico da sífilis [Internet]. Disponível em: www.aids.gov.br. (Acesso em: fev. 2024.)
10. Brasil. Ministério da Saúde. Protocolos clínicos e diretrizes terapêuticas (PCDTs) 2022. Disponível em: https://www.gov.br/aids/pt-br/central-de-conteudo/pcdts. (Acesso em: mar. 2024.)
11. Ghanem KG, Ram S, Rice PA. The modern epidemic of syphilis. N Engl J Med. 2020;382(9):845-54.
12. Luo Y, Xie Y, Xiao Y. Laboratory Diagnostic tools for syphilis: current status and future prospects. Front Cell Infect Microbiol. 2021;10.
13. Janier M, Unemo M, Dupin N, Tiplica GS, Potočnik M, Patel R. 2020 European guideline on the management of syphilis. J Eur Acad Dermatol Venereol. 2021;35(3):574-88.

46

HIV e gestação

Adauto Castelo Filho
Évelyn Traina
Alan Roberto Hatanaka
Jorge Figueiredo Senise

INTRODUÇÃO

De acordo com o relatório de 2021 do Programa Conjunto das Nações Unidas sobre HIV/aids (UNAIDS), havia no mundo 37,7 milhões de pessoas vivendo com o vírus da imunodeficiência humana (HIV). As mulheres representavam mais da metade (19,3 milhões) desse total, que também conta com 1,7 milhão de crianças com menos de 15 anos.[1]

De 2007 até junho de 2021, foram notificados no Sistema de Informação de Agravos de Notificação (Sinan) 381.793 casos de infecção pelo HIV no Brasil, sendo 165.247 (43,3%) na região Sudeste, 75.618 (19,8%) na região Nordeste, 75.165 (19,7%) na região Sul, 36.218 (9,5%) na região Norte e 29.545 (7,7%) na região Centro-Oeste. Nesse período, foi notificado no Sinan um total de 266.360 (69,8%) casos em homens e 115.333 (30,2%) em mulheres. A razão de sexos para o ano de 2020 foi de 2,8 (M:F), ou seja, 28 homens para cada 10 mulheres.

Entre 2000 e junho de 2021, foram notificadas 141.025 gestantes infectadas com HIV. Destas, 37,4% eram residentes da região Sudeste, seguida pelas regiões Sul (29,5%), Nordeste (18,3%), Norte (8,9%) e Centro-Oeste (5,9%).[2]

No período de 2010 a 2020, houve aumento de 30,3% na taxa de detecção de HIV em gestantes, 2,1 para 2,7 casos por mil nascidos vivos. Esse aumento pode ser explicado, em parte, pela ampliação do diagnóstico no pré-natal e a melhoria da vigilância na prevenção da transmissão vertical do HIV. Em toda a série histórica, a região Sul apresentou as maiores taxas de detecção de HIV em gestantes no país, 5,2 casos por mil nascidos vivos, quase duas vezes superior à taxa nacional.[3]

TRANSMISSÃO MATERNO-FETAL DO HIV

Sem tratamento, as gestantes infectadas pelo HIV transmitirão a infecção para seus filhos em 25 a 50% dos casos. Com relação ao momento da transmissão, 75% ocorrem no período periparto e 25% intraútero. A amamentação aumenta o risco de transmissão em 14 a 29%.

A primeira tentativa de interferir na transmissão materno-fetal do HIV pelo tratamento antirretroviral foi feita pelo Pediatric Aids Clinical Trial Group, protocolo 076 (PACTG 076). Esse estudo duplo cego randomizado comparou, em 363 mulheres grávidas infectadas pelo HIV, zidovudina e placebo, a partir da 14ª semana de gestação, com redução de 67,5% no grupo que usou zidovudina.[4]

Estudos subsequentes identificaram os fatores de risco para a transmissão vertical do HIV, como trabalho de parto prolongado, ruptura das membranas amnióticas por mais de 4 horas, carga viral periparto detectável, corioamnionite histológica e prematuridade.[5] A concomitância de infecção por sífilis, toxoplasmose aguda, citomegalovirose aguda ou uso de drogas ilícitas aumenta o risco de transmissão intrauterina, que ocorre predominantemente no terceiro trimestre.[6]

Contudo, a análise multivariada, incluindo todos esses fatores, evidenciou que o mais importante preditor de transmissão vertical é a carga viral no momento do parto.[5] Estudo realizado em mulheres grávidas infectadas pelo HIV, com ou sem zidovudina monoterapia (AZT), observou ausência de transmissão com cargas virais abaixo de 1.000 cópias/mL. Acima desse valor, quanto maior a carga viral no momento do parto, maior o risco de transmissão materno-fetal do HIV.[7]

Entretanto, estudo retrospectivo, conduzido na Inglaterra e na Irlanda entre 2000 e 2006, analisou mulheres grávidas e observou que a taxa de transmissão materno-fetal do HIV variou de 0,1% entre aquelas com carga viral periparto < 50 cópias/mL a 1,2% nas mulheres com cargas virais entre 51 e 999 cópias/mL.[8]

O conceito de "não detectável igual a não transmissível" estabelecido para designar que pessoas com carga viral menor que 50 cópias/mL há mais de 6 meses não transmitem HIV por via sexual parece ser importante também para transmissão vertical do HIV. Estudo francês apresentado na Conference on Retroviruses and Opportunistic Infection (CROI) 2022 observou 0% de transmissão vertical em 5.482 mulheres que engravidaram com carga viral menor que 50 cópias/mL e em 2.358 gestantes que indetectaram no primeiro trimestre e se mantiveram assim durante a gestação.[9] Dessa forma, além de carga viral indetectável, o tempo de indetecção parece ser um fator adicional na redução do risco de transmissão vertical do HIV.

TRATAMENTO ANTIRRETROVIRAL DA GESTANTE INFECTADA PELO HIV

Toda gestante infectada pelo HIV deve receber tratamento antirretroviral efetivo (TARV), independentemente de sua situação imunológica ou virológica, incluindo as seguidoras de elite, que consiste na associação de dois inibidores de núcleos(t)ídeos mais um inibidor de integrase ou protease ou não análogo de nucleosídeo.[10]

A dupla de análogos de nucleosídeos recomendada na última atualização do Ministério da Saúde do Brasil (2022) é tenofovir com lamivudina. Em caso de toxicidade ou contraindicação ao tenofovir, pode-se utilizar zidovudina. O abacavir está restrito às situações de toxicidade ao tenofovir e zidovudina.[11]

Tenofovir é classificado como categoria B pela Food and Drug Administration (FDA) dos EUA. No registro norte-americano de uso de antirretrovirais na gestação (*Antirretroviral Pregnancy Registry* – APR), a prevalência de defeitos congênitos relacionados à exposição ao tenofovir no primeiro trimestre foi de 2,47% (IC 95%: 2,04-2,96) em comparação com 2,72% na população geral norte-americana, de acordo com o Centers for Disease Control and Prevention (CDC).[12] A relação entre a concentração de tenofovir no sangue do cordão umbilical e no sangue materno foi de 0,60 a 0,99%, evidenciando boa passagem placentária.

Não obstante, um estudo multicêntrico, randomizado, controlado, realizado em 9 países comparou gestantes com tenofovir disoproxil fumarato 300 mg (TDF)/entricitabina 200 mg/dolutegravir 50 mg com tenofovir alafenamide fumarato 25 mg (TAF)/entricitabina 200 mg/dolutegravir 50 mg e tenofovir disoproxil fumarato 300 mg entricitabina 200 mg/efavirenz 600 mg. A proporção de desfechos adversos da gestação (prematuridade, pequeno para a idade gestacional ou aborto espontâneo) foi menor com dolutegravir/TAF (24%) em comparação a dolutegravir/TDF (33%), com diferença estimada de 8,8% (p = 0,043). Essa proporção se manteve maior também no grupo EFV/TDF (33%) em relação a dolutegravir/TAF (p = 0,047). Entretanto, a ocorrência de eventos adversos grau 3 ou maior não diferiu entre os três grupos. A mortalidade neonatal foi significantemente maior no grupo efavirenz/TDF (5%) em comparação ao dolutegravir/TAF (1%; p = 0,019) ou dolutegravir/TDF (2%; p = 0,050).[13]

Uso de efavirenz na gestação

Na Recomendação brasileira atual (2022), efavirenz ficou restrito às situações em que inibidor de integrase ou de protease não possam ser usados.[11] Essa decisão decorre de relatos de alterações cognitivas em crianças expostas ao fármaco, além de outras complicações. Estudos em ratas observaram toxicidade direta do EFV e seu metabólito (8-hidroxi-EFV) em células do sistema nervoso central (SNC). Vários mecanismos foram aventados para justificar essas alterações, incluindo lesão mitocondrial, citotoxicidade endoplasmática e oxidativa. Outro estudo sugere retardo de desenvolvimento neurológico e alterações persistentes no córtex motor de ratos expostos intraútero ao EFV.[14-16]

Estudo comparando 126 crianças expostas intraútero ao EFV com 367 crianças não expostas sugeriu que crianças expostas podem ter maior risco de déficit neurológico e emocional que crianças não expostas.[17] Ainda, outro estudo, realizado com 3.055 crianças expostas ao HIV, mas não infectadas, nos EUA e em Porto Rico, com mediana de acompanhamento de 5,1 anos, mostrou que a exposição intraútero ao EFV está associada a um risco 2,56 (IC 95% 1,22--5,37) vezes maior de desenvolvimento de microcefalia.[18]

O impacto do uso de efavirenz na gestação também foi avaliado em relação às gestantes. O estudo realizado por Jones et al. na África do Sul sugeriu que o uso de EFV na gestação foi fator preditor de ideação suicida em mulheres no período de 12 meses pós-parto.[19]

Com base nas evidências citadas acima e das alternativas terapêuticas com maior segurança e eficácia em gestantes, não se justifica mais o uso de EFV em mulheres que querem engravidar ou durante a gestação.

Inibidores de integrase

Na Recomendação do Ministério da Saúde de 2022 para tratamento de gestantes infectadas pelo HIV, dolutegravir é a terceira droga a ser usada em combinação com os análogos de núcleos(t)ídeos. Como drogas alternativas, podem ser usadas raltegravir ou os inibidores de protease, atazanavir/r e darunavir/r.[11]

Raltegravir

No Brasil, raltegravir foi o primeiro inibidor de integrase a ser liberado para pacientes com resistência a outros antirretrovirais. Em gestantes, seu uso foi indicado em esquemas de resgate ou naquelas com carga viral detectável no terceiro trimestre da gestação.[20,21]

Raltegravir passa pela barreira placentária de forma eficiente. Um estudo avaliou mulheres que usaram raltegravir no fim da gestação para medir a passagem placentária e a concentração no recém-nascido até 3 horas após o parto. Segundo os resultados desse estudo, foi observada excelente passagem placentária, com concentrações de 7 a 9,5 vezes maior nos neonatos que nas amostras pareadas das mães. O autor discute a possibilidade de elevadas concentrações nos recém-nascidos estarem relacionadas à imaturidade fetal da via metabólica do raltegravir por meio do sistema enzimático UGT1A1.[22]

Estudos em animais não mostraram evidência de teratogenicidade. Em ratos expostos a doses três vezes maiores que a utilizada em humanos observou-se aumento na incidência de costela supranumerária nos fetos, não ocorrendo com doses menores.[23]

Avaliação farmacocinética de raltegravir 400 mg, 2 vezes ao dia, em gestantes observou redução da concentração sérica, porém mantendo níveis terapêuticos adequados. Portanto, raltegravir não deve ser usado em dose única.[12]

Um ensaio clínico randomizado envolvendo 19 centros na Argentina, Brasil, África do Sul, Tanzânia, Tailândia e EUA comparou raltegravir (400 mg, 2 vezes ao dia) com efavirenz (600 mg à noite) em associação com lamivudina e zidovudina para o tratamento antirretroviral de gestantes sem histórico de tratamento prévio. Raltegravir reduziu mais rapidamente a carga viral no período periparto. O tratamento iniciado com 20 semanas de gestação resultou em taxas semelhantes de carga viral periparto indetectável. Porém, quando o tratamento era iniciado a partir de 28 semanas, a taxa de indetecção foi significantemente maior com raltegravir (93% *vs.* 71%; p = 0,0001), reduzindo o risco de transmissão materno-fetal do HIV.[24]

Estudo realizado no Reino Unido e na Irlanda não encontrou aumento de malformações congênitas ou alterações do tubo neural após a exposição ao raltegravir e elvitegravir em 908 mulheres, na concepção, no primeiro trimestre da gestação e no segundo e terceiro. Resultados similares foram observados nos estudos *The Merck adverse event review and reporting system* (*Marrs*) (n = 325), *UK/Ireland NSHPC* (n = 222) e *French cohorts* (EPF) (n = 218).[25]

Dolutegravir

Dolutegravir apresenta passagem pela barreira placentária de forma significativa. Apesar de pequena redução na concentração plasmática em gestantes, os níveis séricos obtidos são adequados com a dose habitual de 50 mg/dia. O fármaco é classificado pela FDA como categoria B em gestantes, isto é, sem teratogenicidade em animais.[12]

Estudo realizado em Botsuana, que comparou dolutegravir com efavirenz iniciados durante a gestação, não mostrou diferença em relação a eventos adversos materno-fetais.[26] Posteriormente, quando foram incluídas mulheres que engravidaram em uso de dolutegravir, notou-se o aparecimento de malformações decorrentes de alterações do fechamento do tubo neural nos recém-nascidos expostos. O tubo neural se fecha em torno de 42 dias de gestação ou após 28 dias de evolução fetal, sendo, portanto, o risco maior para as mulheres que engravidam em uso dessa medicação, pois é incomum a procura de pré-natal nas primeiras 6 semanas.

Inicialmente, essa alteração foi observada em 0,94%, o que significava mais de 9 vezes o risco daquelas sem nenhuma exposição. Posteriormente, com o aumento do número de mulheres expostas ao dolutegravir na concepção, essa taxa caiu para 0,30%, e a última atualização publicada em 2021, incluindo 5.860 gestantes, observou defeito de tubo neural em 0,15% dos recém-nascidos de mães com dolutegravir, comparado com 0,1% com esquemas sem dolutegravir. Essa diferença não é estatisticamente significante.[27]

Em 19 países europeus, entre 1991 e 2011, a prevalência de defeitos de tubo neural em todos os nascidos vivos foi de 0,091%, estável durante todo o período avaliado. Prevalência semelhante, de 0,092% (95.213/104 milhões de nascimentos), foi observada em 28 países europeus, no período de 1998 a 2017. Nos EUA, a prevalência de defeitos do tubo neural é de 0,07%, após a política de fortificação com ácido fólico. Na África do Sul, a prevalência é de 0,098%.

Um estudo realizado na França não encontrou aumento de malformações congênitas ou alterações do tubo neural após a exposição aos inibidores de integrase (dolutegravir, raltegravir e elvitegravir) em mulheres, na concepção, no primeiro, no segundo e no terceiro trimestres da gestação. A taxa de malformações em recém-nascidos de mulheres expostas na concepção não diferiu significantemente em relação aos outros grupos de exposição. Não houve defeito de tubo neural entre as crianças expostas aos inibidores de integrase na concepção.

Segundo relato do The Antiretroviral Pregnancy Registry dos EUA (1º de janeiro de 1989 a 31 janeiro de 2022), das 649 mulheres expostas ao dolutegravir na concepção, 441 ao raltegravir, 413 ao elvitegravir e 182 ao bictegravir, houve apenas 1 caso de defeito no tubo neural com exposição ao dolutegravir, o que confere uma taxa de 0,15% (1/649).[23]

Estudo realizado no Brasil avaliou a ocorrência de defeitos do tubo neural em 382 mulheres expostas ao dolutegravir e 1.086 ao efavirenz ou raltegravir, entre a concepção e até 8 semanas de gestação. Nenhum caso de defeito de tubo neural foi observado.

No Brasil, atualmente, dolutegravir é recomendado para mulheres em qualquer idade gestacional ou com intenção de engravidar.[11]

Inibidores da protease

Atazanavir/ritonavir é o inibidor de protease mais utilizado em gestantes infectadas pelo HIV. Atualmente, é considerado alternativa aos inibidores de integrase, raltegravir e dolutegravir. Sua passagem pela barreira placentária é de aproximadamente 10%, e o risco fetal mais estudado é o aumento da bilirrubina indireta causado pela inibição da enzima UGT1A1, que pode acarretar hiperbilirrubinemia no recém-nascido e, consequentemente, kernicterus. Entretanto, nenhum estudo demonstrou aumento significativo de bilirrubina nos recém-nascidos expostos ao atazanavir/r.

Até 31 de janeiro de 2022, haviam sido registradas 36 malformações em 1.464 nascidos vivos (2,46%) de gestantes expostas ao atazanavir/r no primeiro trimestre, notificadas ao APR. Essa taxa foi semelhante àquela observada em crianças nascidas de mães não infectadas pelo HIV (2,72%).

De acordo com a última recomendação brasileira para tratamento antirretroviral na gestação (2022), atazanavir/r é opção em mulheres que apresentem contraindicação ao dolutegravir.

O outro inibidor de protease recomendado como alternativa ao dolutegravir é o darunavir/ritonavir, classificado como categoria C pela FDA, ou seja, deve ser usado em gestantes se os benefícios forem maiores que os riscos. Não há estudos bem controlados conduzidos em gestantes. Estudos em animais não mostraram embriotoxicidade ou teratogenicidade em camundongos, ratos e coelhos. A concentração sérica do darunavir/r apresenta-se reduzida na gravidez, principalmente no segundo e no terceiro trimestre, quando se observa redução de 26% da área sob a curva. Portanto, deve sempre ser usado na dose de 600/100 mg, 2 vezes ao dia, durante a gestação. Darunavir/r apresenta mínima passagem pela barreira placentária.

ZIDOVUDINA NO PARTO

O uso da zidovudina (AZT) por via intravenosa (IV) por até 4 horas antes do parto tem como finalidade intensificar a profilaxia pré e pós-exposição do feto, no período de maior risco de contato do sangue materno com o feto. Essa conduta foi proposta pelo PACTG 076, publicado em 1994, que usava apenas AZT para tratamento das gestantes infectadas pelo HIV.[4] Entretanto, desde 2008 a recomendação britânica e, atualmente, a norte-americana e a brasileira sugerem que gestantes em uso de tratamento antirretroviral potente (*Haart*) e carga viral de HIV abaixo de 50 cópias/mL na 36ª semana de gestação não necessitam de profilaxia periparto com AZT.[10,28]

Estudo francês que analisou aproximadamente 12 mil gestantes infectadas pelo HIV que usaram ou não AZT IV periparto observou que aquelas que tinham carga viral de HIV acima de 1.000 cópias/mL tiveram redução significativa da transmissão mãe para filho (TMF) com o uso da AZT.[29] Entretanto, em gestantes com carga viral de HIV abaixo de 400 cópias/mL, AZT, IV, não se associou com redução de TMF.

A recomendação brasileira atual (2022), não recomenda AZT endovenoso em gestantes que apresentem carga viral de HIV indetectável após 34 semanas de gestação e que estejam em TARV com boa adesão.[11]

VIA DE PARTO

O parto cesáreo foi importante ferramenta na redução da transmissão vertical do HIV. Cesariana eletiva, por si só, reduz em 50% a TMF do HIV em gestantes em uso de AZT monoterapia.[30] Atualmente existem divergências na magnitude de carga viral indicativa de parto cesárea eletiva ou via obstétrica. As recomendações brasileira e norte-americana indicam cesariana eletiva em mulheres com carga viral acima de 1.000 cópias/mL, enquanto na britânica o corte é 400 cópias/mL.[10,28,31]

Entretanto, a recomendação atual da Sociedade Europeia de Aids indica cesárea eletiva em gestantes com carga viral, entre 34 e 36 semanas, acima de 50 cópias/mL.[32] Na Escola Paulista de Medicina da Universidade Federal de São Paulo (EPM/Unifesp), também se utiliza esse ponto de corte para decisão da via de parto.

REFERÊNCIAS BIBLIOGRÁFICAS

1. UNAIDS. World Aids Day 2023. 2023. Disponível em: https://www.unaids.org/en/2023-world-aids-day. Acesso em: abril de 2024.
2. Brasil. Ministério da Saúde. Secretaria de Vigilância em Saúde. Boletim Epidemiológico HIV/Aids 2021.

Brasília, DF, 2021. Disponível em: https://www.gov.br/saude/pt-br/centrais-de-conteudo/publicacoes/boletins/boletins-epidemiologicos/especiais/2021/boletim-epidemiologico-especial-hiv-aids-2021.pdf/view. Acesso em: fev. 2024.

3. Brasil. Ministério da Saúde. Secretaria de Vigilância em Saúde. Boletim Epidemiológico HIV/aids 2020. v.1. p.68. Disponível em: https://www.gov.br. Acesso em: fev. 2024.
4. Edward CM, Rhoda SS, Richard G, Pavel K, Gwendolyn S, Mary Jo S, et al. Reduction of maternal--infant transmission of human immunodeficiency virus type 1 with zidovudine treatment. N Engl J Med. 1994; 331:1173-80.
5. Mofenson LM, Lambert JS, Stiehm ER, Bethel J, Meyer WA, Whitehouse J, et al. Risk factors for perinatal transmission of human immunodeficiency virus type 1 in women treated with zidovudine. Pediatric Aids Clinical Trials Group Study 185 Team. N Engl J Med. 1999;341(6):385-93.
6. Senise JF, Palacios R, Tanno ZN, Lunardi L, Waghabi GR, Vaz MJR, et al. HIV-1 viremia during the first 28 weeks of pregnancy is not associated with mother-to-child transmission. Braz J Infect Dis. 2006;10(4):259-63.
7. Garcia PM, Kalish LA, Pitt J, Minkoff H, Quinn TC, Burchett SK, et al. Maternal levels of plasma human immunodeficiency virus type 1 RNA and the risk of perinatal transmission. Women and Infants Transmission Study Group. N Engl J Med. 1999;341(6):394-402.
8. Townsend CL, Cortina-Borja M, Peckham CS, de Ruiter A, Lyall H, Tookey PA. Low rates of mother--to-child transmission of HIV following effective pregnancy interventions in the United Kingdom and Ireland, 2000-2006. Aids. 2008;22(8):973-81.
9. Sibiude J, Le Chenadec J, Mandelbrot L, Hoctin A, Dollfus C, Faye A, et al; for the A-ESG. Perinatal HIV-1 transmission in France: U=U for mothers on art from conception. CROI 2022.
10. Panel on Antiretroviral Guidelines for Adults N-. Guidelines for the use of antiretroviral agents in adults and adolescents with HIV developed by the DHHS Panel on Antiretroviral Guidelines for Adults and Adolescents-A Working Group of the Office of Aids Research Advisory Council (Oarac). 2022.
11. Brasil: Ministério da Saúde. Nota Informativa n. 1/2022-CGIST/DCCI/SVS/MS. Dispõe sobre as recomendações do uso de dolutegravir em gestantes independentemente da idade gestacional e mulheres vivendo com HIV em idade fértil, com intenção de engravidar. 2022;1(0024996343):1-7. Disponível em: http://azt.aids.gov.br. Disponível em: fev. 2024.
12. Registry TAP. The Antiretroviral Pregnancy Registry. 2021. Disponível em: http://www.apregistry.com/forms/interim_report.pdf. Acesso em: 5 ago. 2023.
13. Lockman S, Brummel SS, Ziemba L, Stranix-Chibanda L, McCarthy K, Coletti A, et al. Efficacy and safety of dolutegravir with emtricitabine and tenofovir alafenamide fumarate or tenofovir disoproxil fumarate, and efavirenz, emtricitabine, and tenofovir disoproxil fumarate HIV antiretroviral therapy regimens started in pregnancy (Impaact 2). Lancet. 2021;397(10281):1276-92.
14. De Benedetto I, Trunfio M, Guastamacchia G, Bonora S, Calcagno A. A review of the potential mechanisms of neuronal toxicity associated with antiretroviral drugs. J Neurovirol. 2020;26(5):642-51.
15. Brown LAM, Jin J, Ferrell D, Sadic E, Obregon D, Smith AJ, et al. Efavirenz promotes β-secretase expression and increased Aβ1-40,42 via oxidative stress and reduced microglial phagocytosis: Implications for HIV Associated Neurocognitive Disorders (Hand). PLoS One. 2014;9(4):1-9.
16. Purnell PR, Fox HS. Efavirenz induces neuronal autophagy and mitochondrial alterations. J Pharmacol Exp Ther. 2014;351(2):250-8.
17. Cassidy AR, Williams PL, Leidner J, Mayondi G, Ajibola G, Makhema J, et al. In utero efavirenz exposure and neurodevelopmental outcomes in HIV-exposed uninfected children in Botswana. Pediatr Infect Dis J. 2019;38(8):828-34.
18. Williams PL, Yildirim C, Chadwick EG, Van Dyke RB, Smith R, Correia KF, et al. Association of maternal antiretroviral use with microcephaly in children who are HIV-exposed but uninfected (Smartt): a prospective cohort study. Lancet HIV. 2020;7(1):e49-58.
19. Jones DL, Rodriguez VJ, Alcaide ML, Weiss SM, Peltzer K. The use of efavirenz during pregnancy is associated with suicidal ideation in postpartum women in rural South Africa. Aids Behav. 2019;23(1):126-31.
20. Rahangdale L, Cates J, Potter J, Badell ML, Seidman D, Miller ES, et al. Integrase inhibitors in late pregnancy and rapid HIV viral load reduction presented orally at the Society for Maternal-Fetal Medicine Conference, Atlanta, GA, February 1-6, 2016. Am J Obstet Gynecol. 2016;214(3):385.e1-385.e7.
21. Pinnetti C, Baroncelli S, Villani P, Fantoni M, Tozzi V, de Luca A, et al. Rapid HIV-RNA decline following addition of raltegravir and tenofovir to ongoing highly active antiretroviral therapy in a

woman presenting with high-level HIV viraemia at week 38 of pregnancy. J Antimicrob Chemother. 2010;65(9):2050-2.

22. Mckeown DA, Rosenvinge M, Donaghy S, Sharland M, Holt DW, Cormack I, et al. High neonatal concentrations of raltegravir following transplacental transfer in HIV-1 positive pregnant women. AIDS. 2010;24(15):2416-8.
23. Registry AP. The Antiretroviral Pregnancy Registry Interim Report. v.61. 2022. Disponível em: http://www.apregistry.com/forms/interim_report.pdf. Acesso em: 5 ago. 2023.
24. João EC, Morrison RL, Shapiro DE, Chakhtoura N, Gouvèa MIS, de Lourdes B Teixeira M, et al. Raltegravir versus efavirenz in antiretroviral-naive pregnant women living with HIV (NICHD P1081): an open-label, randomised, controlled, phase 4 trial. Lancet HIV. 2020;7(5):e322-31.
25. Rasi V, Cortina-Borja M, Peters H, Sconza R, Thorne C. Brief report: Surveillance of congenital anomalies after exposure to raltegravir or elvitegravir during pregnancy in the United Kingdom and Ireland, 2008-2018. J Acquir Immune Defic Syndr. 2019;80(3):264-8.
26. Zash R, Jacobson DL, Diseko M, Mayondi G, Mmalane M, Essex M, et al. Comparative safety of dolutegravir-based or efavirenz-based antiretroviral treatment started during pregnancy in Botswana: an observational study. Lancet Glob Heal. 2018;6(7):e804-10.
27. Zash R, Holmes LB, Diseko M, Jacobson DL, Mayondi G, Mabuta J, et al. Update on neural tube defects with antiretoviral exposure in the Tsepamo study, Botswana. IAS 2021 abstract 2562. 2021. Disponível em: https://theprogramme.ias2021.org/Abstract/Abstract/2562. Acesso em: 5 ago. 2023.
28. Bhiva. Bhiva guidelines for the management of HIV in pregnancy and postpartum 2018 (2020 third interim update). 2020;2018:1-110. Disponível em: https://www.bhiva.org/pregnancy-guidelines. Acesso em: 5 ago. 2023.
29. Briand N, Warszawski J, Mandelbrot L, Dollfus C, Pannier E, Cravello L, et al. Is intrapartum intravenous zidovudine for prevention of mother-to--child HIV-1 transmission still useful in the combination antiretroviral therapy era? Clin Infect Dis. 2013;57(6):903-14.
30. International Perinatal HIV Group, Andiman W, Bryson Y, de Martino M, Fowler M, Harris D, et al. The mode of delivery and the risk of vertical transmission of human immunodeficiency virus type 1:a meta-analysis of 15 prospective cohort studies. N Engl J Med. 1999;340(13):977-87.
31. Brasil. Ministério da Saúde. Atualização de TARV na Gestação. v.11. Brasília, DF, 27 de março de 2020.
32. Society EAC. v. 59. European Aids Clinical Society. October 2021. Available in: https://www.eacsociety.org/media/final2021eacsguidelinesv11.0_oct2021.pdf. Acesso em: fev. 2024.

47

Toxoplasmose na gestação

Alan Roberto Hatanaka
Adauto Castelo Filho
Jorge Figueiredo Senise

INTRODUÇÃO

A toxoplasmose é uma zoonose causada pelo *Toxoplasma gondii*, um parasita intracelular obrigatório, tendo o gato como hospedeiro definitivo. Essa infecção merece atenção especial se ocorrida no período gravídico-puerperal, quando o parasita pode transpor a barreira materno-fetal e ocasionar graves sequelas no recém-nato.

A infecção fetal pode ocorrer quando a mulher imunocompetente, suscetível, apresenta infecção aguda durante a gestação, na reativação do toxoplasma em gestantes imunocomprometidas e, mais raramente, em casos de reinfecção por cepas geneticamente diferentes daquela causadora da infecção prévia.

A epidemiologia da infecção depende de determinantes diversos como a soroprevalência local, fatores socioeconômicos, hábitos alimentares e o genótipo do parasita.

A soropositividade da toxoplasmose no Brasil varia entre 34 e 76%,[1,2] e nos EUA de 10 a 15%.[3,4] Ressalta-se também a heterogeneidade do genótipo do parasita. No Brasil, os genótipos mais prevalentes são os chamados atípicos, caracteristicamente mais agressivos, enquanto na Europa predominam os tipos 2 e 3, menos disruptivos ao feto. Por conseguinte, a toxoplasmose congênita no Brasil é mais teratogênica que na Europa,[5,6] apresentando formas graves cinco vezes mais frequentes.[5,7] Esses achados são de especial relevância no desenvolvimento de protocolos de rastreamento e terapêutica no pré-natal de gestantes brasileiras.

A incidência de toxoplasmose congênita é de cerca de 0,3 em mil nascidos vivos, correspondendo globalmente a 190.100 casos por ano (IC 95%: 179.300-206.300), concentrado principalmente em países da América do Sul e Oriente Médio.[3,8]

O risco de transmissão materno-fetal aumenta com a idade gestacional do momento da infecção materna, passando de cerca de 1% no período periconcepcional a 15% no primeiro trimestre, 44% no segundo e 71% no final do terceiro trimestre.[8] Entretanto, o risco de sequelas neurológicas fetais graves (SNG) diminui com o aumento da idade gestacional: 60 a 80% no primeiro trimestre e 30 a 50% no segundo trimestre.

A ocorrência de SNG no terceiro trimestre é muito rara.[5,8,9] Em contrapartida, o acometimento ocular é mais frequente (cerca de 30% com acompanhamento de 10 anos), mantendo o risco independentemente da idade gestacional da infecção materna. Essa manifestação ocular pode não estar presente ao nascer e ser diagnosticada na idade adulta, mas o risco de cegueira é baixo.[7]

Embora 85% dos neonatos com toxoplasmose congênita sejam assintomáticos, entre os sintomáticos as manifestações oftalmológicas são as mais prevalentes, correspondendo a cerca de 70% das afecções: retinocoroidite, atrofia do nervo óptico, microftalmia, paralisia ocular, catarata e estrabismo.[8]

As alterações neurológicas podem ser extremamente graves, como microcefalia, ventriculomegalia, surdez neurossensorial, encefalomalácia, porencefalia e calcificações cerebrais. Embora menos comuns, as alterações sistêmicas também podem estar presentes, como hepatoesplenomegalia, trombocitopenia, oligo ou polidrâmnio e hidropsia com derrame pericárdico. Estas duas últimas condições são secundárias à insuficiência cardíaca resultante da invasão do parasita no miocárdio. Ademais, a toxoplasmose na gestação pode ocasionar óbito fetal, óbito neonatal (1 a 2%) natimortalidade e prematuridade, principalmente tardia.[8,9]

DIAGNÓSTICO CLÍNICO

Cerca de 80 a 90% das pacientes que adquirem toxoplasmose na gestação são assintomáticas. No restante, o quadro cínico predominante consiste em febre alta, mialgia e linfadenomegalia generalizada. Pode ter apresentação clínica semelhante à da síndrome da mononucleose, com linfocitose e presença de linfócitos atípicos. Esse quadro geralmente é autolimitado, porém alguns casos podem apresentar complicações graves como pneumonite intersticial e miocardite. Os pacientes com infecção aguda pelo *Toxoplasma gondii* apresentam elevação de transaminases em 90% dos casos, devido ao comprometimento hepático, sem manifestação clínica de hepatite.

Portanto, o diagnóstico de toxoplasmose na gestação deverá, necessariamente, basear-se em triagem laboratorial frequente das pacientes suscetíveis para possibilitar intervenção precoce. Ao contrário de triagem mensal durante todo o pré-natal realizada na França, o *Manual de gestação de alto risco* do Ministério da Saúde do Brasil de 2022 recomenda repetir a sorologia das gestantes suscetíveis somente no início de cada trimestre. A instituição de triagem mensal na França reduziu a transmissão materno-fetal de 29,5% no período de 1987 a 1991 para 23,9% em 1992 a 1995 ($p = 0,018$), e o diagnóstico de crianças com sinais clínicos de toxoplasmose caiu de 10,95% para 4% de 1996 a 2008 ($p < 0,001$).[10] O diagnóstico precoce e o pronto início do tratamento antiparasitário são essenciais na redução da transmissão vertical e do dano fetal, diretamente relacionado com a magnitude da parasitemia.

Diagnóstico laboratorial da infecção materna

Na prática clínica, o diagnóstico de toxoplasmose se baseia na interpretação correta da pesquisa de anticorpos específicos da classe IgM e IgG, complementada pela determinação do teste de avidez de IgG. O intuito maior é determinar se a infecção materna ocorreu antes ou durante a gestação. Cerca de 7 a 10 dias após a infecção ocorre aumento isolado de IgM, seguido do aumento de IgG após cerca de 2 semanas. O pico de IgM ocorre por volta de 4 a 6 semanas, quando declinará lentamente a seguir. Níveis muitos baixos de IgM podem persistir por tempo variável. IgG atinge seu nível máximo em 12 a 14 semanas, persistindo elevado indefinidamente.

Teste com alta avidez de IgG (> 60%) sugere infecção com mais de 12 a 16 semanas, e valores de avidez < 30% sugerem infecção aguda (há menos de 3 meses). Entretanto, esse teste deve ser interpretado com ressalvas durante a gestação, uma vez que pode permanecer baixo por até 6 meses.[11-13] A repetição da sorologia inicial após 7 a 10 dias permite estabelecer com maior segurança a dinâmica dos títulos de IgM e IgG, em caso de dúvida sobre o momento da infecção. Resultados de IgM com índices baixos na presença de IgG não reagente podem indicar falsa positividade ou infecção muito inicial, conforme ilustrado na Figura 1.

TRATAMENTO DE TOXOPLASMOSE NA GESTAÇÃO

Os objetivos do tratamento durante a gestação são prevenir a infecção fetal e, mais frequentemente, reduzir o dano fetal de uma infecção já ocorrida por ocasião do diagnóstico, durante a fase de parasitemia na gestante. Essa fase se caracteriza pela proliferação de taquizoitas do *T. gondii*, forma infectante da placenta e subsequentemente do feto, durante período médio de 14 a 28 dias após a infeção materna. Subsequente à resposta de anticorpos, há queda progressiva da parasitemia e transformação do taqui-

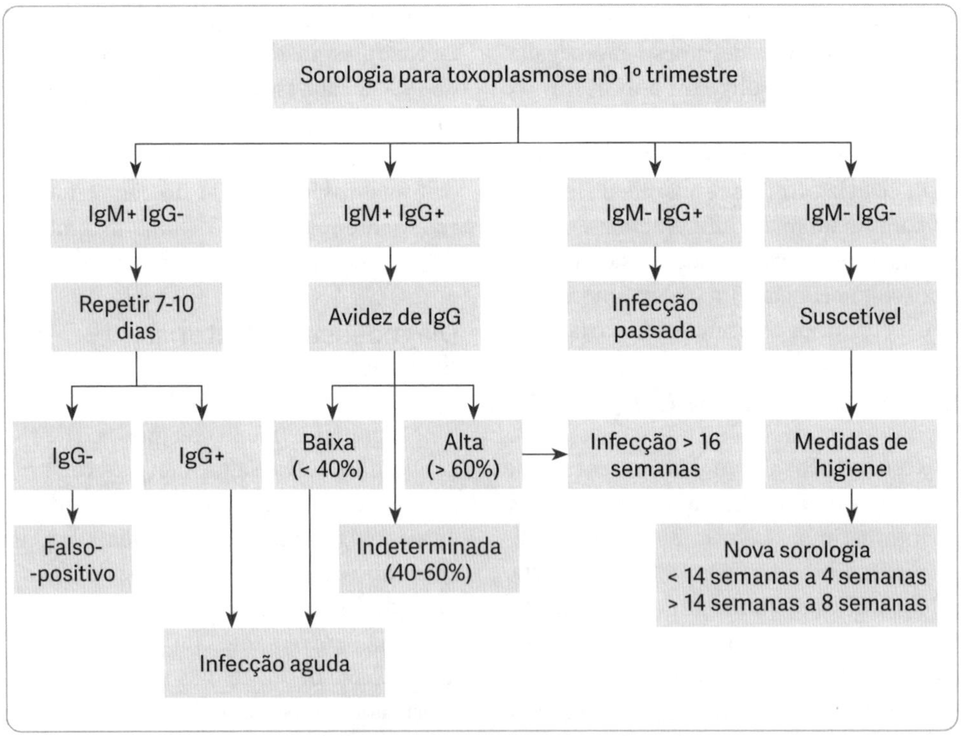

FIGURA 1 Diagnóstico laboratorial de toxoplasmose.

zoita em bradizoita, que permanecerão na forma de cistos tissulares localizados predominantemente no sistema nervoso central, músculos cardíaco e esquelético.

Ao contrário da dinâmica da infecção materna, no feto o tempo de permanência da forma taquizoita lesando o nervoso central é muito prolongado, em decorrência de fenômeno conhecido com privilégio imunológico. Portanto, retardo no início do tratamento da infecção fetal pode ocasionar dano neurológico grave, a menos que drogas com boa passagem transplacentária, como a combinação de sulfadiazina e pirimetamina, sejam administradas precocemente.

Todas as drogas antitoxoplasma atualmente disponíveis têm ação somente contra taquizoitas. O diagnóstico precoce da infecção durante a parasitemia só será possível com triagem sorológica mensal durante o pré-natal. Drogas que não atravessam a barreira placentária, como a espiramicina, não terão ação na infecção fetal já ocorrida.

Os estudos que avaliaram a efetividade de tratamentos anti-*T. gondii* na redução da transmissão e do dano fetal apresentam vieses importantes que comprometem sua validade. A metanálise *Syrocot,* de 2007, sugeria menor transmissão materno-fetal com o tratamento profilático iniciado nas primeiras 3 semanas após a soroconversão, em comparação com início após 8 semanas.[5]

Vários outros estudos não randomizados corroboraram maior efetividade na redução do dano fetal com tratamento iniciado precocemente após a soroconversão. Estudo retrospectivo alemão de 2012 avaliou 685 gestantes com toxoplasmose. Setenta por cento dos filhos de mães tratadas após 8 ou mais semanas da soroconversão apresentaram manifestações clínicas de toxoplasmose congênita, em comparação com 19% daquelas tratadas com menos de 4 semanas (p = 0,005).[14] Entretanto, pela natureza retrospectiva dos estudos até então realizados, os autores concluem indicando fortemente a necessidade de realização de ensaios clínicos randomizados, prospectivos.

O primeiro e único ensaio randomizado prospectivo foi o estudo francês conduzido por Mandelbrot et al. publicado em 2018,[15] comparando os esquemas baseados em espiramicina (1 g 8/8 horas) e a combinação de sulfadiazina (1 g 8/8 horas), pirimetamina (50 mg/dia) e ácido folínico (P-S), na redução da transmissão e do dano neurológico fetal. Foram incluídas 143 gestantes com mais de 18 anos, com soroconversão na gestação e idade gestacional ≥ 14 semanas no início do tratamento. O desfecho do estudo foi PCR positivo para *T. gondii* na amniocentese realizada com mais de 18 semanas de gestação e pelo menos 4 semanas da data estimada da infecção primária ou diagnóstico de toxoplasmose congênita pós-natal. O tamanho amostral planejado não pôde ser atingido por falta de apoio financeiro no decorrer do estudo, quando haviam sido randomizadas somente 70 e 73 gestantes, respectivamente, para espiramicina e P-S.

Toxoplasmose congênita foi estabelecida em 30 crianças: 18/60 (30%) com espiramicina e 12/65 (18,5%) com P-S (p = 0,147). A taxa de transmissão materno-fetal foi 33,3 (OR: 0,03; IC 95% 0-1,63) vezes menor com P-S quando iniciado com menos de 3 semanas. Esses achados, apesar de sem significância estatística pelo pequeno tamanho amostral, sugerem que iniciar tratamento com P-S tão precocemente quanto possível é preferível à espiramicina. Entretanto, alterações ultrassonográficas cerebrais no recém-nascido de mães tratadas com espiramicina foram verificadas em 8,6% e em nenhum cujas mães haviam recebido P-S (p = 0,012).

Quão precocemente P-S pode ser iniciado na gestação é um tema controverso. Os resultados do estudo randomizado sugerem considerar o início de P-S com 14 semanas. Entretanto, a recomendação brasileira de 2022 ainda indica a idade gestacional de 16 semanas, conforme ilustrado na Figura 2.

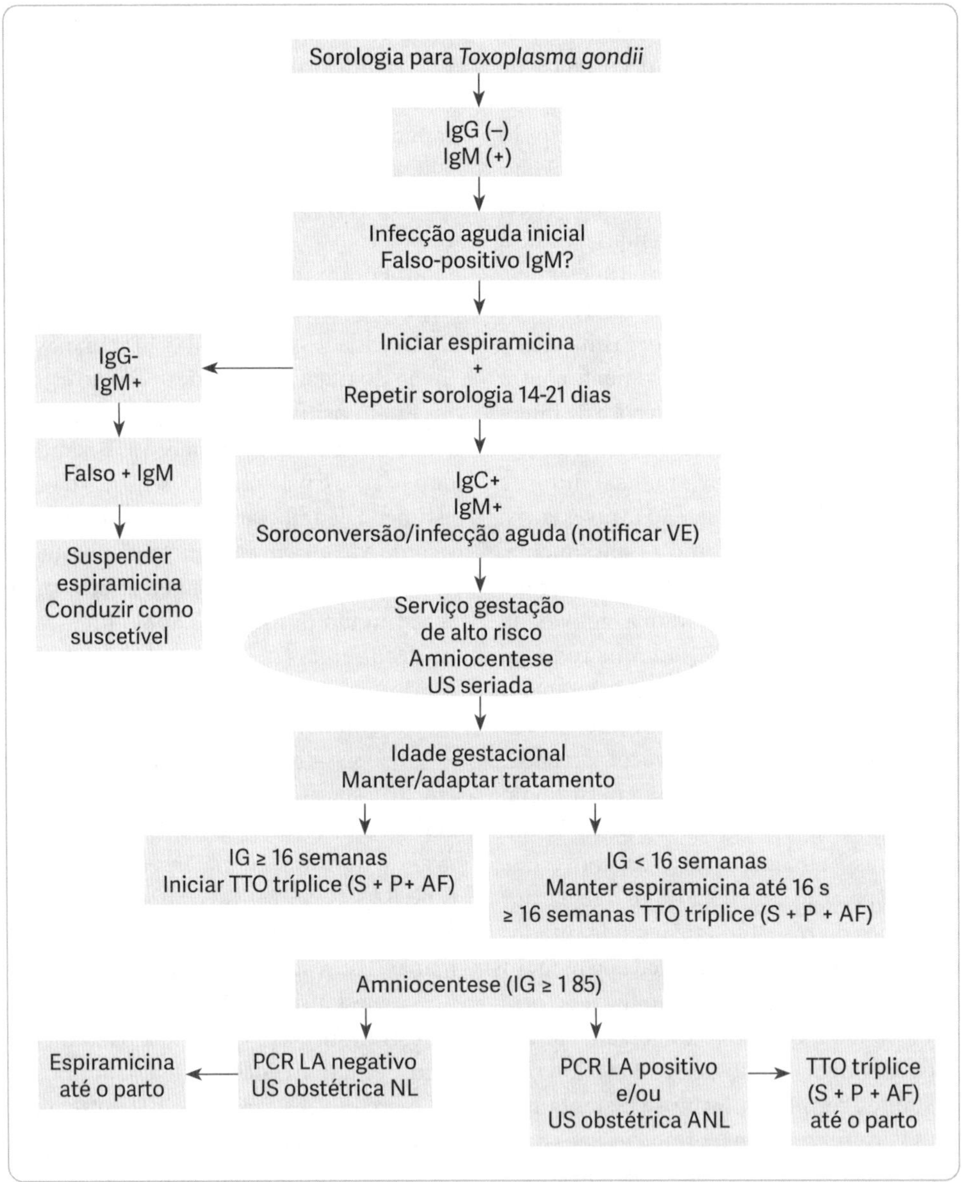

FIGURA 2 Tratamento da toxoplasmose diagnosticada na gestante.

AF: ácido folínico; ANL: anormal; IG: idade gestacional; NL: normal; P: pirimetamina; S: sulfadiazina; TTO: tratamento; US: ultrassonografia; VE: vigilância epidemiológica.
Fonte: Brasil.[17]

Espera-se que o Ministério da Saúde revise a idade gestacional para início de P-S para 14 semanas, como já adotada na França.

Apesar de a qualidade da assistência à saúde variar enormemente no Brasil, a recomendação atual sugere amniocentese em todos os casos de toxoplasmose com idade gestacional abaixo de 30 semanas para definição de conduta. Como a maioria das amniocenteses será realizada após algumas semanas de tratamento com espiramicina ou P-S, aumenta a chance de resultado falso negativo do PCR no líquido amniótico para diagnóstico da infecção fetal.

Estudo envolvendo 74 gestantes com toxoplasmose em tratamento e 442 sem toxoplasmose encontrou 45,7% de falso-negativos para diagnóstico de toxoplasmose congênita, possivelmente em razão da baixa carga parasitária no líquido amniótico ou quando a passagem transplacentária do parasita ocorrer após a amniocentese.[18] Portanto, parece inadequado definir conduta terapêutica com base no resultado de PCR. Em um exemplo hipotético de uma gestante que iniciou tratamento com S-P com 16 semanas e realizou amniocentese com PCR falso negativo com 19 semanas de idade gestacional, a recomendação brasileira orienta trocar S-P por espiramicina. Uma vez que espiramicina não tem passagem transplacentária, o feto seria insuficientemente tratado e teria maior risco de dano neurológico. Na ausência de amniocentese diagnóstica, deve-se garantir um tempo mínimo de S-P (4 a 8 semanas) e basear a necessidade de manter essa terapêutica até o parto na dependência do resultado da ultrassonografia (US) obstétrica: se US normal, interromper S-P e manter espiramicina até o parto, para prevenir reativação de cistos placentários; se US anormal, manter S-P até o parto.

Efeitos colaterais da medicação

Pirimetamina não deve ser administrada no primeiro trimestre em virtude do risco de defeito no fechamento do tubo neural. O uso de ácido folínico parece reduzir essa chance.[8] Nenhuma alteração hematológica grave ou morbidade fetal/neonatal foi demonstrada com o uso de sulfa na gestação.

Estudo de 2016 comparou a ocorrência de malformação em 8.127 crianças nascidas de mães expostas a sulfametoxazol-trimetoprima no primeiro trimestre, com 9.056 de mães expostas à penicilina/cefalosporina e 6.990 de não expostas. Não se observou diferença na taxa de malformação entre crianças expostas à sulfa-trimetoprima (2,90%) e expostas à penicilina/cefalosporina (2,87%) ($p = 0,78$). Entretanto, houve diferença quando comparado com crianças não expostas (2,28%) ($p = 0,012$ e 0,20).[19]

Os maiores efeitos colaterais do tratamento com S-P são reações alérgicas e depressão medular, sendo contraindicado na deficiência de G6PD.

ORIENTAÇÃO PARA PREVENÇÃO DE TOXOPLASMOSE EM GESTANTES SUSCETÍVEIS

- Não comer carne crua ou malpassada.
- Beber água filtrada ou fervida sempre.
- Usar luvas para manipular alimentos e carnes cruas.
- Não usar a mesma faca para cortar carnes, vegetais e frutas.
- Evitar a ingestão de verduras cruas e frutas rasteiras (p. ex., morango).
- Evitar contato com gatos e com tudo que possa estar contaminado com suas fezes.
- Alimentar gatos domésticos com rações comerciais.

- Fazer limpeza diária com água fervente do recipiente em que os gatos depositam suas fezes.
- Usar luvas na necessidade de manusear a terra ou jardim.

RECOMENDAÇÕES PARA ALEITAMENTO

Não há contraindicação para amamentação.

REFERÊNCIAS BIBLIOGRÁFICAS

1. Neto EC, Anele E, Rubim R, Brites A, Schulte J, Becker D, et al. High prevalence of congenital toxoplasmosis in Brazil estimated in a 3-year prospective neonatal screening study. Int J Epidemiol. 2000;29(5):941-7.
2. Dubey JP, Lago EG, Gennari SM, Su C, Jones JL. Toxoplasmosis in humans and animals in Brazil: high prevalence, high burden of disease, and epidemiology. Parasitology. 2012;139:1375-424.
3. Montoya JG. Systematic screening and treatment of toxoplasmosis during pregnancy: is the glass half full or half empty? Am J Obstet Gynecol. 2018;219(4):315-9.
4. Rico-Torres CP, Vargas-Villavicencio JA, Correa D. Is Toxoplasma gondii type related to clinical outcome in human congenital infection? Systematic and critical review. Eur J Clin Microbiol Infect Dis. 2016;35(7):1079-88.
5. Syrocot (Systematic review on congenital toxoplasmosis) study group. Thiébaut R, Leproust S, Chêne G, Gilbert R. Effectiveness of prenatal treatment for congenital toxoplasmosis: a meta-analysis of individual patients' data. Lancet. 2007;369(9556):115-22.
6. Dubey JP, Murata FHA, Cerqueira-Cézar CK, Kwok OCH, Villena I. Congenital toxoplasmosis in humans: an update of worldwide rate of congenital infections. Parasitology. 2021;148(12):1406-16.
7. Wallon M, Garweg JG, Abrahamowicz M, Cornu C, Vinault S, Quantin C, et al. Ophthalmic outcomes of congenital toxoplasmosis followed until adolescence. Pediatrics. 2014;133(3):e601-8.
8. Brasil. Ministério da Saúde. Toxoplasmose. In: Parente RCM, Braga Neto AR (eds.). Manual de gestação de alto risco. Brasília, DF, 2022. p.239-53.
9. Ahmed M, Sood A, Gupta J. Toxoplasmosis in pregnancy. Eur J Obstet Gynecol Reprod Biol [Internet]. 2020;255:44-50.
10. Wallon M, Peyron F, Cornu C, Vinault S, Abrahamowicz M, Kopp CB, et al. Congenital toxoplasma infection: monthly prenatal screening decreases transmission rate and improves clinical outcome at age 3 years. Clin Infect Dis. 2013;56:1223-31.
11. Robert-Gangneux F, Dardé M. Epidemiology of and diagnostic strategies for toxoplasmosis. Clin Microbiol Rev. 2012;25(2);264-96
12. Meroni V, Gento F, Tinelli C, Lazarini P, Bollani L, Stronati N, et al. Spiramycin treatment of toxoplasma gondii infection in pregnant women impairs the production and the avidity maturation of T. gondii: specific immunoglobulin G antibodies. Clin Vaccine Immunol. 2009;16(10):1517-20.
13. Montoya J, Heather B, Huffman H, Remington J. Evaluation of the immunoglobulin G avidity test for diagnosis of toxoplasmic lymphadenopathy. Clin Microbiol. 2004;42(10):4627-31.
14. Hotop A, Hlobil H, Gross U. Efficacy of rapid treatment initiation following primary Toxoplasma gondii infection during pregnancy. Clin Infect Dis. 2012;54(11):1545-52.
15. Mandelbrot L, Kieffer F, Sitta R, Laurichesse-Delmas H, Winer N, Mesnard L, et al. Prenatal therapy with pyrimethamine + sulfadiazine vs spiramycin to reduce placental transmission of toxoplasmosis: a multicenter, randomized trial. Am J Obstet Gynecol. 2018;219(4):386.e1-386.e9.
16. Filisetti D, Year H, Villardi O, Escande B, Wafo E, Houfflin-Debarge V, et al. Contribution of neonatal amniotic fluid testing to diagnosis of congenital toxoplasmosis. J Clin Microbiol. 2015;53(5):1719-21.
17. Brasil. Ministério da Saúde. Nota Técnica n. 14/2020 – COSMU/CGCM/DAPES/SAPS/MS. Ofício n. 43/2020/CG2V/DEIDT/SVS/MS.
18. Mandelbrot F, Kieffer M, Wallon N, Winer N, Massardier J, Picone O, et al. Toxoplasmose pendant la grossesse: proposition actuelle de prise en charge pratique. Gynecol Obstet Fertil Senol. 2021;49(10):782-91.
19. Hansen C, Andrade S, Freiman H, Dublin S, Haffenreffer K, et al. Trimethoprim-sulfonamide use during the first trimester of pregnancy and the risk of congenital anomalies. Pharmacoepidemiol Drug Saf. 2016;25(2):170-8.

48

Citomegalovírus na gestação

Alan Roberto Hatanaka
David Baptista da Silva Pares
Jurandir Piassi Passos

INTRODUÇÃO

O herpes-vírus tipo 5, conhecido como citomegalovírus, tem grande importância no período gravídico-puerperal por sua capacidade de causar disrupções fetais.[1] O período de incubação pode variar de 28 a 60 dias, com média de 40 dias, e a transmissibilidade permanece possível por até 2 anos após a primeira infecção. Existem quatro subtipos principais (gB1, gB2, gB3 e gB4).[2] Após a infecção, o vírus permanece latente em células mononucleares e pode ser reativado em situações de imunodepressão. É importante destacar que o ser humano é o único reservatório conhecido do citomegalovírus.[2-4]

Estudos realizados na Europa e na América do Norte sugerem que a primoinfecção ocorra em 0,7 a 2% das gestantes, mas em mulheres com filhos em idade escolar essa porcentagem pode aumentar para 5,9%.[2,3] Nessas regiões, a prevalência de soropositividade está em torno de 60 a 70%, ou seja, 30 a 40% da população estaria suscetível à doença.[5] No Brasil, em populações de classe econômica elevada, a soroprevalência de IgG reagente parece variar de 70 a 84%, enquanto em populações mais pobres a incidência pode chegar a mais de 90%.[6]

A transmissão vertical do citomegalovírus pode ocorrer por via transplacentária, secreções durante o parto e na amamentação. A infecção durante a gestação pode levar a aborto e malformações fetais, pois o vírus tem tropismo pelo sistema nervoso central.[2] A soroconversão no primeiro trimestre pode gerar sequelas neurológicas em 8 a 13% dos neonatos, enquanto infecções no segundo e terceiro trimestres não estão associadas a sequelas neurológicas graves.[7] Infecções não primárias geram uma taxa de transmissão de cerca de 1,4%, e a detecção de reativações ou infecções por cepas distintas na ausência de malformação fetal é esporádica e difícil.[8]

QUADRO CLÍNICO[2]

- Assintomático na maioria das vezes.
- Febre, calafrios, sudorese, exantema, dor articular, linfoadenopatia, anorexia, cansaço, mal-estar, leucocitose e presença de linfócitos atípicos no hemograma.

- Grupo de risco: gestantes com filhos em idade escolar, babás, professoras infantis e profissionais de saúde.

EXAMES SUBSIDIÁRIOS (FIGURA 1)[9]

- A sorologia para o citomegalovírus deve ser realizada antes de 14 semanas para aquelas com IgG não reagente ou desconhecido.
- Repetir o exame após 4 a 6 semanas se IgG e IgM não reagentes < 14 semanas, e se ainda estiver com menos de 20 semanas gestacionais.
- Considera-se que soroconversões com mais de 20 semanas não estejam associadas a disrupções fetais.
- Infecção aguda é definida como: IgM e IgG reagentes, idealmente com documentação de suscetibilidade prévia.
- O teste de avidez para IgG pode ser incluído no pedido de sorologia, condicionado à reatividade simultânea da IgM e da IgG.
- IgM reagente e a IgG não reagente: nova coleta deve ser feita entre 7 e 10 dias. Caso a IgG permaneça não reagente, considerar falso positivo para citomegalovírus (investigar infecções por parvo-

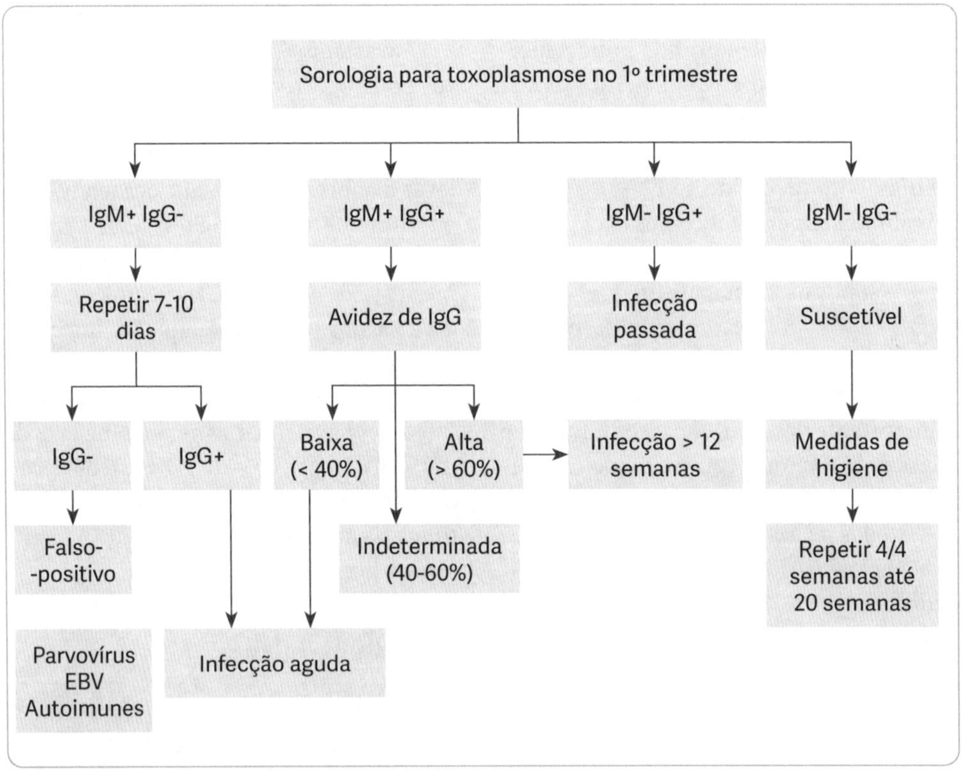

FIGURA 1 Conduta para rastreamento da citomegalovirose na gestação.

CMV: citomegalovírus; EBV: vírus Epstein-Barr.
Fonte: Brasil.[9]

vírus, Epstein-Barr e doenças autoimunes).

- Teste de avidez para IgG:
  - Avidez alta (> 60%): sugere que a infecção ocorreu há mais de 12 semanas.
  - Avidez baixa (< 40%): sugere infecção há menos de 12 semanas.
  - Avidez indeterminada (entre 40 e 60%): não há indicação temporal da infecção.

CONDUTA

Profilaxia em gestantes suscetíveis[9]

A profilaxia em gestantes suscetíveis (IgG e IgM não reagentes) reduz a taxa de transmissão vertical em 86%[1] e consiste em:

- Considerar que crianças < 3 anos tenham citomegalovírus na urina e na saliva.
- Lavar as mãos com sabão e água quente após qualquer cuidado com a criança.
- Não compartilhar talheres e copos, toalhas, lençóis, travesseiros.
- Evitar dormir na mesma cama.
- Lavar as roupas separadamente.
- Uso de máscara em caso de infecção confirmada.

Gestantes com infecção confirmada < 20 semanas[9]

Estudo randomizado e duplo cego de Shahar-Nissan K et al.[10] comparou o uso de valaciclovir em altas doses (8 g/dia) com placebo em gestantes que apresentaram soroconversão no primeiro trimestre. O uso de valaciclovir mostra-se eficaz na redução da transmissão vertical do citomegalovírus (11% *vs.* 30%, *odds ratio* 0,29, IC 95% 0,09-0,90, p = 0,027), entretanto apresenta elevado custo e não está disponível na rede do Sistema Único de Saúde (SUS) até o momento da confecção desta obra.

- Valaciclovir 2 g (4 comprimidos de 500 mg) via oral de 6 em 6 horas a partir da confirmação diagnóstica até 21 semanas.
- Controlar função renal e hepática a cada 4 semanas (hemograma, creatinina, ureia, transaminase oxalacética – TGO –, transaminase glutâmico-pirúvica – TGP –, bilirrubinas totais e frações).
- Se disponível no serviço, recomenda-se realizar amniocentese para PCR de líquido amniótico pelo menos após 7 semanas da estimativa da infecção e apenas após 21 semanas (critério utilizado por Shahar-Nissan K et al.[10]).
- Ultrassonografia morfológica com dopplervelocimetria colorida e ultrassonografia transvaginal para avaliação morfológica do colo após 20 semanas de gestação
- Se disponível, recomenda-se a realização de neurossonografia fetal, por profissional capacitado, por via vaginal em fetos em apresentação cefálica.
- Ecocardiografia fetal com Doppler colorido após 20 semanas de gestação.

Gestantes com infecção confirmada ≥ 20 semanas[9]

O tratamento não é recomendado, pois não existem evidências científicas robustas, até o momento, que demonstrem que o tratamento com valacilovir ou globulina hiperimune possa reduzir a chance de infecções congênitas.[11]

A única evidência sobre o tratamento nessa condição advém de estudo de coorte histórica,[3] portanto com nível de evidência B2B, que carece de confirmação por estudos randomizados (cuja obtenção de pacientes que aceitem a possibilidade de utilizar o placebo vem sendo escassa), ou de reprodutibilidade populacional, devendo ser considerada apenas em protocolos de pesquisa.

Neste trabalho, o tratamento com valaciclovir 2 g de 6 em 6 horas em pacientes com soroconversão e PCR de líquido amniótico positivo após 21 semanas reduziu o número de recém-nascidos infectados de 82 para 43% ($p < 0,05$). Os critérios de inclusão são:

- Pelo menos uma alteração ultrassonográfica extracerebral (restrição de crescimento fetal, volume de líquido amniótico anormal, ascite ou derrame pleural, edema de pele, hidropsia, placentomegalia > 40 mm, intestino hiperecogênico, hepatomegalia > 40 mm, esplenomegalia > 30 mm, calcificações hepáticas) E/OU
- Alterações cerebrais (ventriculomegalia moderada > 15 mm, calcificações cerebrais, traves intraventriculares e vasculopatia de vasos lentículo-estriados) E/OU
- Achados laboratoriais fetais na cordocentese sugestivos de infecção fetal generalizada (viremia > 3.000 cópias/mL, plaquetas < 100.000 mm^3).

AMAMENTAÇÃO[9,12]

- A infecção aguda por citomegalovírus em lactantes pode ser transmissível através da amamentação.
- Não amamentar recém-nascido com idade gestacional menor que 32 semanas ou peso menor ou igual a 1,5 kg. Ofertar preferencialmente leite materno pasteurizado e, na ausência deste, fórmula artificial.
- No recém-nascido de termo, deve-se recomendar a amamentação, mas a paciente deve ser informada de que pode haver doença sintomática no recém-nato.

CONSIDERAÇÕES FINAIS

A infecção por citomegalovírus tem particular importância na gestação por gerar graves disrupções fetais quando ocorre no período periconcepcional até 20 semanas de gravidez.

Deve ser considerada prioridade do ponto de vista de saúde pública, pois o tratamento com valaciclovir antes de 20 semanas parece reduzir a chance de transmissão vertical.

REFERÊNCIAS BIBLIOGRÁFICAS

1. Revello MG, Tibaldi C, Masuelli G, Frisina V, Sacchi A, Furione M, et al. Prevention of primary cytomegalovirus infection in pregnancy. EBioMedicine [Internet]. 2015;2(9):1205-10.
2. Bonalumi S, Trapanese A, Santamaria A, D'Emidio L, Mobili L. Cytomegalovirus infection in pregnancy: review of the literature. J Prenat Med. 2011;5(1):1-8.
3. Leruez-Ville M, Ville Y. Fetal cytomegalovirus infection. Best Pract Res Clin Obstet Gynaecol. 2017;38(C):97-107.
4. Leruez-Ville M, Ghout I, Bussières PDL, Stirnemann MDPDJ, Magny MDJF, Couderc MDS, et al. In utero treatment of congenital cytomegalovirus infection with valacyclovir in a multicentre, open-label, phase II study. Am J Obstet Gynecol. 2016;1-49.
5. Nigro G, Adler SP. Cytomegalovirus infections during pregnancy. Curr Opin Obstet Gynecol. 2011;23(2):123-8.
6. Almeida LN, Azevedo RS, Amaku M, Massad E. Cytomegalovirus seroepidemiology in an urban community of São Paulo, Brazil. Rev Saude Publica. 2001;35(2):124-9.
7. Enders G, Daiminger A, Bäder U, Exler S, Enders M. Intrauterine transmission and clinical outcome of 248 pregnancies with primary cytomegalovirus infection in relation to gestational age. J Clin Vir [Internet]. 2011;52(3):244-6.

8. Manicklal S, Emery VC, Lazzarotto T, Boppana SB, Gupta RK. The "silent" global burden of congenital cytomegalovirus. Clin Microbiol Rev. 2013;26(1):86-102.
9. Brasil. Ministério da Saúde. Manual de gestação de alto risco. Brasília, DF, 2022. p.254-8.
10. Shahar-Nissan K, Pardo J, Peled O, Krause I, Bilavsky E, Wiznitzer A, et al. Valaciclovir to prevent vertical transmission of cytomegalovirus after maternal primary infection during pregnancy: a randomised, double-blind, placebo-controlled trial. The Lancet. 2020;396(10253):779-85.
11. Kagan KO, Enders M, Schampera MS, Baeumel E, Hoopmann M, Geipel A, et al. Prevention of maternal-fetal transmission of cytomegalovirus after primary maternal infection in the first trimester by biweekly hyperimmunoglobulin administration. Ultrasound Obstet Gynecol. 2019;53(3):383-9.
12. Bardanzellu F, Fanos V, Reali A. Human breast milk-acquired cytomegalovirus infection: certainties, doubts and perspectives. Curr Pediatr Rev. 2019;15(1):30-41.

49

Manejo de herpes simples genital durante a gestação

Fernanda Kesselring Tso

INTRODUÇÃO

A infecção herpética neonatal é rara, com incidência global estimada de 10,3/100 mil nascidos vivos, podendo variar não somente com a região, mas também de acordo com classe socioeconômica, cultural e étnica. Manifesta-se de três maneiras: doença ocular cutaneomucosa, doença do sistema nervoso central e doença disseminada, com alta taxa de mortalidade.[1]

Os herpes simples vírus (HSV) tipos I e II são vírus DNA pertencentes à família *Herpesviridae humano*, capazes de acometer tanto as regiões orofaciais como as genitais. Estima-se que cerca de um quinto das mulheres sexualmente ativas sejam portadoras do HSV II. Atualmente, há um percentual crescente de infecções genitais causadas pelo tipo I, principalmente em populações jovens.[1-3]

Cerca de dois terços das pessoas portadoras são assintomáticas, o que explica o fato de que a maioria das mães de recém-nascidos com herpes neonatal não tenha apresentado histórico de lesões genitais prévias.[3,4]

Um estudo com gestantes americanas estimou soroprevalência de HSV em 59,3% do tipo I, 21,1% do tipo II e 15% de ambos. A probabilidade de soroconversão durante a gestação varia entre 1 e 5%, podendo chegar a 20% em casais sorodiscordantes, sendo, portanto, necessário proceder ao rastreamento e ao diagnóstico na gestante.[1] Os principais fatores para aquisição de HSV genital são: parceria com história de HSV, nova parceria e presença de outra infecção sexualmente transmissível (IST).[3]

Anticorpos específicos são produzidos a partir de 12 semanas após o contágio e permanecem por longos períodos. Esse dado ajudará a compreender mais adiante os motivos pelos quais os riscos de transmissão vertical variam tanto a depender do momento da infecção durante a gestação.[1,3]

Academicamente, classificam-se os episódios de infecções genitais por HSV como:

- Episódio primário: ocorre quando não há anticorpos contra ambos os HSV – I e II. Além de as lesões genitais durarem entre 2 e 3 semanas, pode haver febre, cefaleia, mialgia e fotofobia associadas.

O acometimento do colo uterino é frequente e se traduz por corrimento abundante (Figura 1).[1,5]

- Primeiro episódio não primário: já existem anticorpos específicos contra um determinado tipo de HSV, e a infecção ocorre pelo outro tipo de HSV (Figura 2).[1]
- Recorrente: a infecção crônica latente pode ser assintomática ou sintomática, com reativações periódicas com lesões bem localizadas, e duração de 5 a 7 dias (Figura 3).[1,5]

A manifestação clínica pode ser mais ou menos exuberante de acordo com o tipo de episódio. Inicialmente, aparece prurido local, seguido por vesículas que exulceram e coalescem, formando úlceras extremamente dolorosas, acompanhadas de linfadenopatia locorregional não supurativa.[1,2]

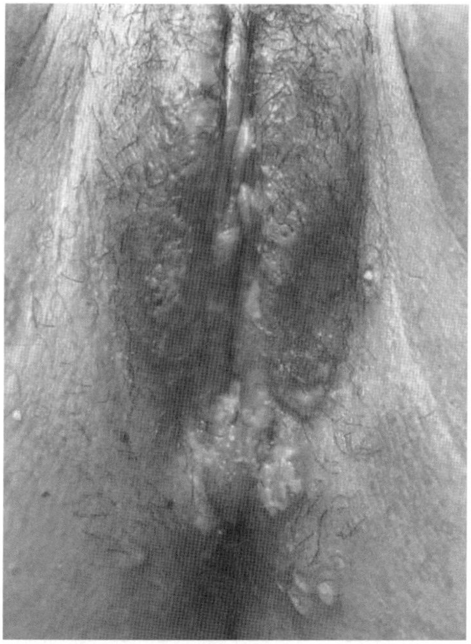

FIGURA 1 Episódio primário.
(Ver imagem colorida no miniatlas ao final do livro.)

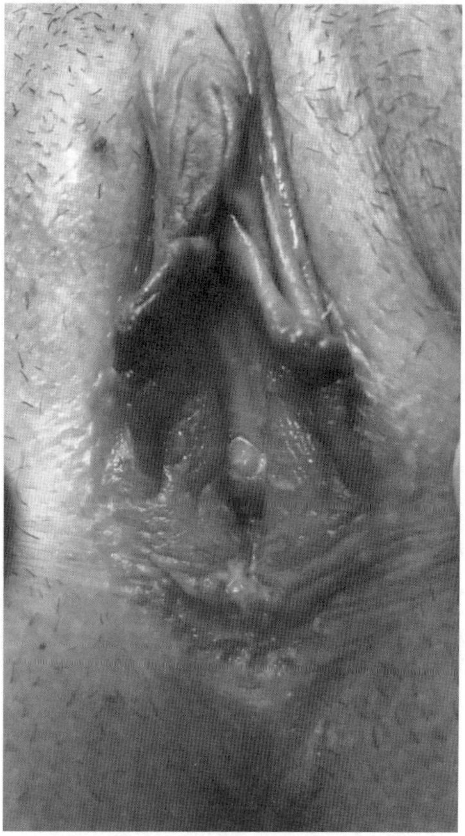

FIGURA 2 Episódio não primário.
(Ver imagem colorida no miniatlas ao final do livro.)

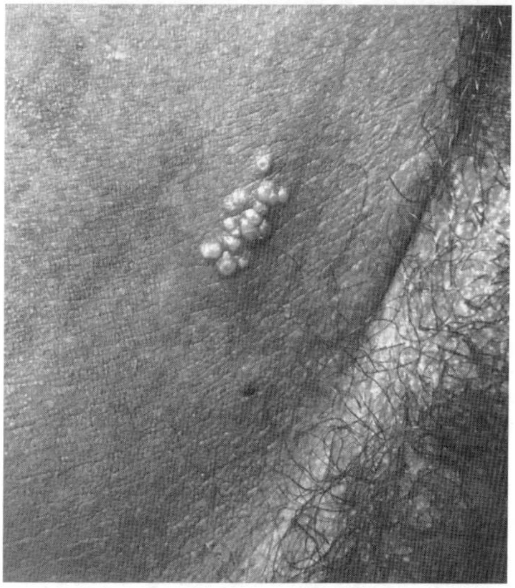

FIGURA 3 Episódio recorrente.
(Ver imagem colorida no miniatlas ao final do livro.)

Mulheres que adquirem a infecção durante o ciclo gravídico puerperal têm maior probabilidade de desenvolver complicações como retenção urinária e até mesmo doença disseminada (meningite, hepatite, pneumonite, encefalite), com mortalidade entre 50 e 80%.[1]

DIAGNÓSTICO

A anamnese e o exame físico juntos apresentam sensibilidade limitada a 40%, porém 99% de especificidade e falsos-positivos de 20%. Diante desses números, sempre que possível, deve-se confirmar a infecção por meio de exames laboratoriais durante a gestação.[1]

Existem exames laboratoriais que identificam o vírus (virológicos) e outros que identificam anticorpos (sorológicos). Ambos devem ser preferencialmente tipo-específicos para diagnóstico e manejo adequados durante a gestação e o trabalho de parto.[1,3,6]

Exames para identificação viral: material coletado diretamente da lesão

- PCR: considerado hoje padrão-ouro, apresenta resultados mais rápidos e tem sido mais amplamente utilizado. Sensibilidade e especificidade de 95%.[1,2,7]
- Cultura: sensibilidade de 70% e especificidade de 100%, porém trabalhoso e com resultado mais demorado.[1]

Exames para identificação de anticorpos contra herpes simples vírus

As sorologias mais recomendadas para definir o tipo de episódio são as tipo-específicas (B).[7] Várias técnicas podem ser utilizadas, como *Western blot* e Elisa. IgG contra HSV 1 e 2 leva entre 2 e 12 semanas para se desenvolver após o início do quadro clínico e permanece positivo pelo resto da vida.[3]

O exame coletado na janela imunológica pode resultar em falso-negativo. As indicações para realização de sorologia IgG são: episódios recorrentes com exames virológicos negativos, diagnóstico clínico de herpes genital sem confirmação laboratorial e parceria de portadores de infecção por HSV genital. O IgM pode ser negativo durante o episódio primário e positivo durante as recorrências, portanto seu uso não é recomendado.[1,2,4]

Há controvérsias na literatura sobre a custo-efetividade do rastreamento sorológico universal para HSV II durante a gestação e não há um consenso.[3,8-10]

Como interpretar os resultados de exames laboratoriais

- Testes virológico positivo e sorológico negativo (IgG): episódio primário.[7]
- Testes virológico e sorológico (IgG) positivos para o mesmo tipo viral: episódio recorrente.[7]
- Testes virológico e sorológico (IgG) positivos, porém para tipos virais diferentes: episódio não primário.[7]

TRANSMISSÃO VERTICAL

A transmissão da mãe para o concepto ocorre intraútero em 5% dos casos, podendo ocasionar abortamento precoce e malformações congênitas. Já a transmissão periparto é a mais comum (85% dos casos) quando o feto é exposto ao canal vaginal com alta carga viral. Não há excreção do HSV no leite materno, mas a contaminação do re-

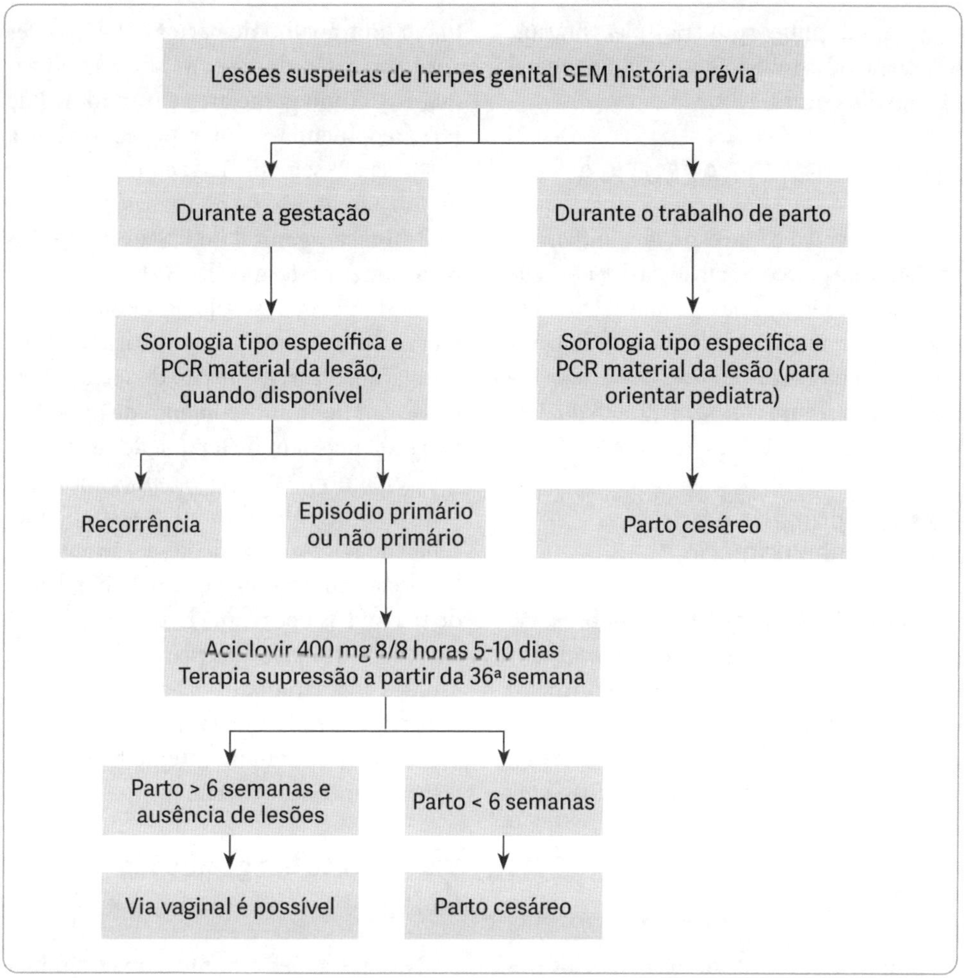

FIGURA 4 Assistência com e sem disponibilidade de exames laboratoriais.
Fonte: adaptada de Sénata et al.[7]

cém-nascido pode ocorrer por lesões ativas orolabiais de adultos.[1]

A infecção congênita resulta de viremia transitória, que ocorre principalmente no episódio primário durante o primeiro trimestre, quando há passagem viral transplacentária. Nos episódios recorrentes essa situação é rara, pois há passagem de IgG materno protetor para o feto. A manifestação típica do herpes congênito é a associação de alterações cutaneomucosas, neurológicas e oftálmicas.[1]

Nos casos em que o episódio primário ocorre durante o terceiro trimestre, há maior probabilidade de transmissão vertical periparto (30 a 50%) pois não há tempo hábil suficiente para produção e passagem de anticorpos específicos da mãe para o feto.[5,8] Estima-se o risco de transmissão em episódios não primários durante o terceiro trimestre entre 20 e 30%.[1,8]

Nos casos em que a gestante apresenta episódios recorrentes, como já houve a passagem de anticorpos transplacentários, o risco de transmissão e infecção neonatal é estimado entre 1 e 3%.[1,4,8]

ABORDAGEM TERAPÊUTICA

Além da medicação específica antiviral, é fundamental promover alívio da dor para que a higiene da região seja adequada, evitando infecções secundárias sobrepostas. Entre as drogas inibidoras de replicação, o aciclovir é considerado seguro para ser utilizado durante a gestação em qualquer trimestre.[1,4,7]

Episódio primário e primeiro episódio não primário

Aciclovir 400 mg de 8 em 8 horas, via oral, por 5 a 7 dias seguidos, pelo esquema de supressão, quando ocorrer no primeiro ou segundo trimestres.[2] Já nos casos em que o episódio ocorrer no terceiro trimestre, manter o aciclovir com a mesma posologia até o parto.[1]

Episódios recorrentes

Somente em casos de recorrências frequentes e/ou sintomas graves e/ou risco de prematuridade, recomenda-se aciclovir 400 mg, a cada 8 horas, por 5 dias, seguido pela terapia de supressão. Episódios esporádicos oligossintomáticos devem ser manejados somente com analgésicos.[1,3]

Terapia de supressão a partir da 36ª semana

Recomendada para todas as gestantes que apresentaram episódios de HSV genital durante a gestação, independentemente do trimestre. O esquema indicado é o aciclovir na dose de 400 mg, a cada 8 horas, até o início do trabalho de parto. Em gestações com alto risco de trabalho de parto prematuro, como gemelares e portadoras de HIV, recomenda-se a terapia supressiva a partir da 32ª semana. Essa conduta visa diminuir a indicação de cesarianas, pois reduz a eliminação genital de HSV e episódios recorrentes no termo (Ib, B).[4,11]

Gestantes com sorologias positivas, porém completamente assintomáticas durante a gestação, ou seja, que não desenvolveram lesões em nenhum momento da gravidez, não se beneficiam de terapia de supressão.

Cerca de 14% das gestantes com episódios recorrentes durante a gestação não submetidas a esquema de supressão apresentam lesões clínicas no momento do trabalho de parto. Essa porcentagem sobe para 36 nos casos de episódios primários. Alguns estudos estimaram que 0,2 a 0,4% de todas as parturientes apresentam descarga genital viral, independentemente de história de lesões herpéticas na vida.

Via de parto em gestações de termo

Nas gestações em que o episódio primário ou primeiro episódio não primário ocorreu antes da 28ª semana e não há evidência de lesões no momento do início do trabalho de parto no termo, a via vaginal está mantida.[1] Já naquelas gestações em que o episódio primário ou primeiro episódio não primário ocorreu no terceiro trimestre, tanto na presença como na ausência de lesões ativas, a cesariana está indicada (Ib, B). Mesmo nos casos em que a rotura de membranas já tenha ocorrido há mais de 4 horas, a via alta demonstrou benefícios.[1,4] Deve-se coletar material para confirmação diagnóstica por PCR para orientar a conduta com o recém-nascido.

Na presença de lesões ativas herpéticas por episódio primário ou não primário, a administração endovenosa de aciclovir na dose de 5 mg/kg de peso, a cada 8 horas, está indicada quando o parto é iminente e não há tempo para a realização de cesárea. Deve-se evitar qualquer procedimento fetal invasivo intraparto.

Na vigência de lesões ativas por episódio recorrente, há divergência entre protocolos norte-americanos (American College of Obstetrics and Gynecologists – ACOG e Center of Diseases Control – CDC), que recomendam a cesárea, e europeu (European Guidelines for the Management of Genital Herpes 2017), que, em razão do baixo risco de transmissão (3%), considera a possibilidade de manutenção da via baixa. Os riscos devem ser expostos à parturiente, e a escolha final da via de parto deve ser feita em comum acordo entre equipe e paciente.[3,4]

Mulheres que apresentaram episódios recorrentes durante a gestação mas que no início do trabalho de parto não apresentam lesões ativas, após exame físico minucioso, não têm indicação de via alta, uma vez que o risco de transmissão é baixo.[1,4]

Não se recomenda o rastreamento rotineiro com testes virológicos no início do trabalho de parto, tanto em mulheres com história de recorrência quanto naquelas que se mostraram suscetíveis sorologicamente no início do acompanhamento pré-natal.[1,4]

Parturientes com lesões herpéticas ativas extragenitais devem seguir conduta obstétrica.[1]

Vias de parto e conduta em trabalho de parto prematuro e rotura prematura das membranas

Ainda não há consenso sobre as melhores práticas nesse cenário. A condução obstétrica vai depender basicamente de dois fatores: da idade gestacional e do tipo de episódio de HSV genital. A conduta deve ser discutida entre a equipe multidisciplinar (obstetra e pediatra) e a paciente.[1]

Conduta expectante parece ser benéfica entre a 28ª e a 34ª semana, com os riscos da prematuridade superando os riscos da transmissão vertical. Em episódios primários e primeiros episódios não primários administra-se aciclovir endovenoso 5 mg/kg, a cada 8 horas, por 5 dias com o objetivo de encurtar a duração das lesões. Se o trabalho de parto acontecer em intervalo menor do que 6 semanas, a via alta será a recomendada. Em idades gestacionais superiores a 34 semanas, sugere-se a cesárea imediata.[1]

O HSV pode por si só desencadear trabalho de parto prematuro aumentando a concentração de citocinas pró-inflamatórias cervicais.[12] Alguns autores demonstraram risco menor de trabalho de parto prematuro em gestantes portadoras da HSV II genital que receberam aciclovir em esquema de supressão desde a 28ª semana quando comparadas com aquelas que receberam somente a partir da 36ª semana. Ainda não há nível de evidência que suporte tal mudança no esquema.[13]

ABORDAGEM AO RECÉM-NASCIDO

Em todos os casos a equipe obstétrica deve comunicar à pediátrica a possibilidade de ter ocorrido a transmissão. Adota-se conduta expectante com observação rigorosa nos casos de nascidos por cesárea de mães com episódio primário no terceiro trimestre e por parto vaginal de mães com episódios recorrentes.[1]

Conduta ativa com administração empírica de aciclovir endovenoso nos recém-

-nascidos por parto vaginal de mães com episódio primário há menos de 6 semanas antes do nascimento.[1]

CONSIDERAÇÕES FINAIS

Questionar ativamente sobre história de úlceras genitais durante o pré-natal; sempre que disponíveis, solicitar exames laboratoriais específicos.

Quando a gestante negar antecedentes e/ou os exames laboratoriais mostrarem suscetibilidade, perguntar sobre história de HSV genital da parceria atual.

Recomendar abstinência sexual no terceiro trimestre quando a parceria tiver história de HSV, tanto genital quanto orolabial.

Exame físico com busca ativa de úlceras genitais durante o terceiro trimestre e no início do trabalho de parto.

Prescrever esquema de supressão sempre que indicado.

REFERÊNCIAS BIBLIOGRÁFICAS

1. Hammad WAB, Konje JC. Herpes simplex virus infection in pregnancy: an update. EJOGRB. 2021;259:38-45.
2. Wasserheit J, Schünemann H, Garcia P. WHO guidelines for the treatment of genital herpes simplex virus. 2016. Disponível em: https://apps.who.int/iris/bitstream/handle/10665/250693/9789241549875-eng.pdf. Acesso em: 5 ago. 2023.
3. Workowski KA, Bachmann LH, Chan PA, Johnston CM, Muzny CA, Park I, et al. Genital herpes. MMWR Recomm Rep. 2021;70(4):29-36
4. Patel R, Kennedy OJ, Clarke E, Geretti A, Nilsen A, Lautenschlager S, et al. European guidelines for the management of genital herpes. Int J STD Aids. 2017;28(14):1366-79.
5. Brasil. Ministério da Saúde. Secretaria de Vigilância em Saúde. Departamento de Doenças de Condições Crônicas e Infecções Sexualmente Transmissíveis. Protocolo clínico e diretrizes terapêuticas para atenção integral às pessoas com infecções sexualmente transmissíveis (IST). Brasília, DF: Ministério da Saúde; 2020. p.142-4.
6. Grove MK, Ramus RM. Genital herpes in pregnancy. Medscape. 2017. Disponível em: https://emedicine.medscape.com/article/274874-overview. Acesso em: 5 ago. 2023.
7. Sénata MV, Anselemb O, Piconec O, Renesmed L, Sananèse N, Vauloup-Fellousf C, et al. Prevention and management of genital herpes simplex infection during pregnancy and delivery: guidelines from the French College of Gynaecologists and Obstetricians (CNGOF), EJOGRB. 2018;224:93-101.
8. Chatroux IC, Hersh AR, Caughey AB. Herpes simplex virus serotyping in pregnant women with a history of genital herpes and an outbreak in the third trimester of pregnancy a cost-effectiveness analysis. Obstet Gynecol. 2021;137:63-71.
9. Karita HCS, Moss NJ, Laschansky E, Drolette L, Amalia S. Magaret AS, et al. Invasive obstetric procedures and cesarean sections in women with known herpes simplex virus status during pregnancy. 2017 Open Forum Infectious Diseases, 4(4).
10. Feltner C, Grodensky C, Ebel C, Cook Middleton J, Harris RP, Ashok M, et al. Serological screening for genital herpes: an evidence review for the U.S. Preventive Services Task Force. Evidence Synthesis No. 149. AHRQ Publication No. 15-05223-EF-1. Rockville, MD: Agency for Healthcare Research and Quality, 2016.
11. Pinninti SG, David W, Kimberlin DW. Neonatal herpes simplex virus infections. Seminars in Perinatology. 2018;42:168-75.
12. McGee D, Smith A, Poncil S, Patterson A, Bernstein AI, Racicot K. Cervical HSV-2 infection causes cervical remodeling and increases risk for ascending infection and preterm birth. PLoS One. 2017;12(11):e0188645.
13. Nakubulwa S, Kaye DK, Bwanga F, Tumwesigye NM, Nakku-Joloba E, Mirembe F. Effect of suppressive acyclovir administered to HSV-2 positive mothers from week 28 to 36 weeks of pregnancy on adverse obstetric outcomes: a double-blind randomised placebo-controlled trial. Reprod Health. 2017;14:31.

50

Hepatites na gestação

Vanessa Souza Santos Truda
Paulo Roberto Abrão Ferreira

INTRODUÇÃO

Quando a doença hepatobiliar se apresenta durante a gravidez, a etiologia pode não estar relacionada à gravidez (p. ex., hepatite viral aguda) ou ser específica da gravidez (p. ex., colestase intra-hepática da gravidez, síndrome HELLP, fígado gorduroso agudo da gravidez, hiperêmese gravídica). Além disso, as alterações fisiológicas da gravidez podem aumentar o risco ou piorar a gravidade de algumas doenças hepatobiliares que também ocorrem em mulheres não grávidas (p. ex., colelitíase).

A hepatite viral aguda pode complicar a gravidez. Embora a vacinação possa prevenir a infecção aguda pelo vírus da hepatite A (HAV) e pelo vírus da hepatite B (HBV), um grande grupo de mulheres não vacinadas e não imunes em todo o mundo permanece em risco de desenvolver essas doenças durante a gravidez. As vacinas contra hepatites A e B são consideradas seguras para administrar a mulheres grávidas com ou sem risco aumentado de exposição a esses vírus.

HEPATITE A

A infecção pelo vírus da hepatite A (HAV) é causa comum de hepatite viral aguda na população em geral; no entanto, raramente é relatado na gravidez. Seu diagnóstico pode ser realizado se a sorologia anti-HAV IgM for reagente. O curso da infecção por HAV durante a gravidez é geralmente semelhante ao de pacientes não grávidas, embora complicações maternas e fetais tenham sido relatadas. A doença tende a ser mais grave com o aumento da idade em todas as pacientes, e a doença grave durante o terceiro trimestre pode estar associada a um risco aumentado de trabalho de parto prematuro. O tratamento para mulheres grávidas com infecção aguda por HAV é de suporte (p. ex., repouso, manutenção da ingestão oral), e a infecção geralmente é autolimitada.

Complicações gestacionais podem ocorrer com infecção aguda por HAV. Em uma revisão de quase 80 mil gestações, foram detectados 13 casos de HAV agudo durante o segundo e terceiro trimestre. Destas, 69%

desenvolveram complicações gestacionais, incluindo contrações prematuras, separação da placenta, ruptura prematura das membranas e sangramento vaginal. Oito pacientes desenvolveram trabalho de parto prematuro em uma mediana de 34 semanas de idade gestacional. Apesar dessas ocorrências, todas as crianças tiveram resultados favoráveis. Em outro estudo, incluindo mais de 16 mil partos, foram identificadas 12 infecções agudas por HAV, e as complicações incluíram dois casos de hepatite colestática e um caso de trabalho de parto prematuro. A transmissão perinatal e intrauterina do vírus é rara.

HEPATITE B

A infecção aguda pelo vírus da hepatite B (HBV) durante a gravidez não foi associada ao aumento da mortalidade materna ou fetal ou à teratogenicidade. A infecção pelo HBV durante a gravidez apresenta problemas de manejo únicos tanto para a mãe quanto para o feto. Estes incluem os efeitos do HBV na saúde materna e fetal, os efeitos da gravidez no curso da infecção pelo HBV, o tratamento do HBV durante a gravidez e a prevenção da transmissão de mãe para filho.

Para grávidas, recomenda-se a triagem universal para infecção pelo HBV. A primeira vez que uma pessoa é rastreada, ela deve ser testada para HBsAg, anti-HBc total e anti-HBs. Para gestações subsequentes, apenas HBsAg é suficiente (Tabela 1). Idealmente, a triagem deve ser realizada na primeira consulta pré-natal, o mais precocemente possível. O teste de HBsAg deve ser repetido no final da gravidez em mulheres sem evidência de infecção ou imunidade se elas estiverem em alto risco de infecção por HBV. O monitoramento seriado deve ser realizado durante a gravidez quanto à perda do antígeno de superfície da hepatite B (HBsAg). Se o HBsAg permanecer positivo ou o DNA do HBV for detectável, os recém-nascidos devem receber imunoglobulina para hepatite B além da primeira dose da vacina contra hepatite B no nascimento para diminuir o risco de transmissão vertical.

A infecção aguda por HBV durante a gravidez geralmente não é grave e não está associada ao aumento da mortalidade ou teratogenicidade. O tratamento é principalmente de suporte, mas, se ocorrerem

TABELA 1 Interpretação dos resultados sorológicos para hepatite B

Condição de caso	HBsAg	Anti--HBc total	Anti--HBc IgM	HBeAg	Anti--HBe	Anti--HBs
Suscetível/sem contato prévio com HBV	–	–	–	–	–	–
Hepatite B aguda	+	+	+	±	±	–
Hepatite B crônica	+	+	–	±	±	–
Hepatite B curada	–	+	–	–	±	+*
Imunizado por vacinação	–	–	–	–	–	+

HBV: vírus da hepatite B.
* Em alguns casos de hepatite B curada, o anti-HBs não é detectado por estar em baixos títulos, não sendo necessário vacinar.[16]
Fonte: DATHI/SVS/MS.

evidência de insuficiência hepática aguda (sintomas de gravidade, icterícia intensa, RNI > 1,5, encefalopatia, ascite, dentre outros), indica-se o uso de tenofovir disoproxil fumarato (TDF). Esse é o único antiviral permitido para uso na gestação e amamentação. Em contrapartida, o HBV agudo tem sido associado à transmissão de mãe para filho, pelas altas cargas virais. Se a mãe permanecer positiva para o HBsAg ou tiver um HBV DNA detectável, a criança deve receber imunoglobulina para hepatite B (HBIG) além da vacinação de rotina contra hepatite B. A terapia antiviral para a mãe também pode ser indicada para reduzir o risco de transmissão (Figura 1).

Geralmente, a gravidez é bem tolerada por mulheres com hepatite B crônica que não apresentam doença hepática avançada. No entanto, as mães HBsAg-positivas devem ser monitoradas de perto durante a gravidez e no período pós-parto (principalmente nos primeiros 3 meses), uma vez que essas mulheres correm o risco de desenvolver exacerbação da hepatite por elevada resposta inflamatória.

Para mães com HBV crônico, o impacto da infecção por HBV em recém-nascidos não está bem definido e os dados são conflitantes. No entanto, as mulheres com cirrose correm risco significativo de complicações perinatais e resultados maternos e fetais ruins, incluindo restrição de crescimento intrauterino, infecção intrauterina, parto prematuro e morte fetal intrauterina.

A taxa de infecção entre os nascidos de mães HBsAg-positivas que não recebem nenhuma forma de profilaxia neonatal chega a 90%. No entanto, administrar HBIG e vacina contra hepatite B (em sítios de aplicação diferentes) a recém-nascidos até 12 horas após o parto pode reduzir a transmissão em pelo menos 95%. O esquema vacinal da criança deve ser completado com doses no segundo, quarto e sexto meses de vida. Os fatores de risco mais importantes para a transmissão intraútero (último trimestre), apesar da profilaxia, parecem ser antígeno positivo da hepatite B (HBeAg) na mãe e alta carga viral materna de HBV (> 200 mil UI/mL).

Além da imunização passivo-ativa de recém-nascidos, a terapia antiviral para a mãe pode reduzir o risco de transmissão de mãe para filho. A importância da terapia antiviral aumenta com o aumento da carga viral. Para as mães que ainda não estão em tratamento, testa-se o nível de DNA do HBV antes de 24 a 28 semanas (Figura 1), para avaliar a necessidade de TDF.

Para gestantes com carga viral de HBV > 2 x 105 unidades internacionais/mL (> 106 cópias/mL), recomenda-se terapia antiviral. Inicia-se a terapia antiviral em 24 a 28 semanas de gestação. Os autores do capítulo preferem fumarato de tenofovir disoproxil fumarato (TDF), pois parece seguro na gravidez e o risco de resistência ao medicamento é baixo. As pacientes devem ser monitoradas quanto a exacerbações da hepatite se a terapia antiviral for descontinuada após o parto. Essa descontinuação ocorrerá se não houver indicação de manter o tratamento da infecção crônica e deverá ser monitorada por especialista experiente.

Não há evidências concretas dos benefícios da realização de cesariana como medida preventiva da transmissão vertical de hepatite B, sendo esse um tema ainda controverso na literatura. Esse procedimento não deve ser realizado como única indicação para prevenção de transmissão vertical do vírus da hepatite B.

Recém-nascidos que receberam HBIG e a primeira dose da vacina contra hepatite B ao nascer podem ser amamentados. É

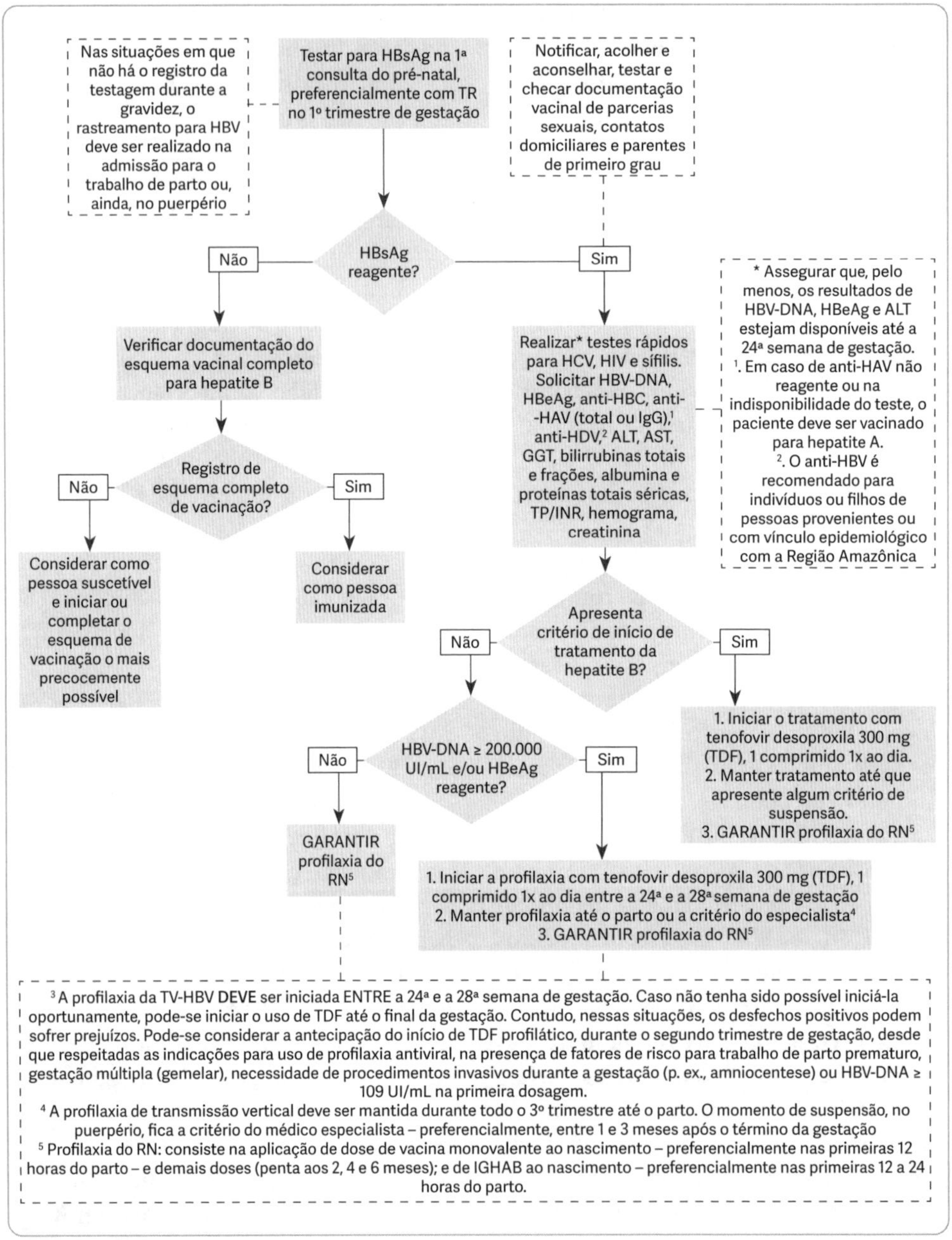

FIGURA 1 Rastreamento e critérios para estabelecer a profilaxia da transmissão vertical do HBV.

HAV: vírus da hepatite A; HBsAg: antígeno de superfície da hepatite B; HBV: vírus da hepatite B; HCV: vírus da hepatite C; RN: recém-nascido.
Fonte: adaptado de Brasil.[1]

importante que essas crianças completem o esquema de vacinação. Caso a mãe necessite manter o TDF durante a amamentação, não há restrições, pois se trata de um antiviral seguro para isso.

HEPATITE C

A hepatite C é um importante problema de saúde pública mundial, apresentando uma prevalência global estimada de 2,5%, com as mulheres representando cerca de um terço dos casos.

É causada por um vírus de RNA da família *Flaviviridae,* com diferentes genótipos que variam quanto à distribuição geográfica e à evolução clínica. A transmissão ocorre fundamentalmente por via parenteral, através do contato com sangue contaminado, mas também pode ocorrer pelo contato sexual ou por transmissão vertical.

O período de incubação do vírus C varia de 30 a 60 dias. Apresenta um amplo espectro de expressões clínicas, podendo ocasionar doença hepática aguda ou crônica, manifestando-se desde uma forma autolimitada até grave e fatal. De maneira geral, 75% dos adultos infectados evoluem de forma assintomática. A taxa de cronificação é alta, podendo a chegar entre 50 e 80%. Cerca de 20% dos casos crônicos evoluem para cirrose, e cerca 20% dos portadores de cirrose evoluem para carcinoma hepatocelular.

Quando comparadas à população geral, as gestantes infectadas com o vírus da hepatite C (HCV) apresentam risco vinte vezes maior de desenvolver colestase intra-hepática. Observa-se também, nessa população, maior risco de piores desfechos maternos e neonatais, como aumento do risco de diabetes gestacional, pré-eclâmpsia, hemorragia pré-parto, restrição do crescimento uterino e parto pré-termo.

O rastreio diagnóstico da hepatite C é feito por meio de imunoensaios ou testes rápidos que detectam anticorpos anti-HCV. No caso de teste reagente, para a confirmação da infecção ativa, é necessário realizar os testes moleculares que detectam o ácido nucleico do HCV.

Desde 2020, o Ministério da Saúde passou a recomendar a pesquisa de HCV em todas as gestantes que iniciarem o acompanhamento pré-natal. Tal recomendação tem por objetivo identificar precocemente as portadoras do vírus e encaminhar mãe e recém-nascido para os serviços de referência, além de evitar situações de risco aumentado de transmissão vertical, como procedimentos invasivos.

Como não há dados que confirmem a segurança e eficácia dos antivirais utilizados no tratamento da hepatite C durante a gestação, essas medicações não são indicadas. Assim, recomenda-se que todas as mulheres em idade fértil que estejam em tratamento sejam submetidas a teste de gravidez com periodicidade e que utilizem contracepção de barreira. Após o tratamento, deve-se evitar a gestação nos próximos 6 meses. Caso a gestação seja confirmada durante o tratamento, os antivirais devem ser suspensos de forma imediata.

A transmissão vertical pode ocorrer em até 5% dos casos a depender de fatores geográficos, da gravidade da doença materna, da carga viral da HCV, da presença de coinfecção com HIV ou da presença de monócitos infectados pelo HCV no sangue periférico. Dentre os fatores de risco apresentados, a viremia materna e a coinfecção com o HIV parecem ter maior impacto na transmissão materno-fetal.

Não há evidências que recomendem a via de parto preferencial, seguindo-se a recomendação obstétrica. Orienta-se apenas que sejam evitados procedimentos invasivos e que o tempo de ruptura de membranas não seja maior que 6 horas.

O aleitamento materno não foi associado ao aumento do risco de transmissão vertical. No entanto, sugere-se a abstenção da amamentação em casos que haja lesões mamilares com sangramento.

HEPATITE E

A hepatite E é uma das causas de hepatite viral aguda, apesar de ser pouco diagnosticada. A maioria dos casos concentra-se em locais com condições sanitárias ruins. A Organização Mundial da Saúde (OMS) estima que ocorram mais de 20 milhões de novas infecções anualmente, sendo mais de 3 milhões de casos de hepatite aguda.

É causada por um vírus de RNA da família *Hepeviridae*. A transmissão pode ocorrer através do contato com alimentos e água contaminados, de transfusões sanguíneas e de transmissão vertical.

O período de incubação varia de 15 a 60 dias. Na maioria dos casos, apresenta-se de forma assintomática ou clinicamente branda e autolimitada. No entanto, alguns pacientes podem complicar com insuficiência hepática aguda, hepatite colestática ou quadros crônicos.

As gestantes infectadas com hepatite E também podem apresentar quadros leves e subclínicos, com resolução espontânea em até 4 semanas. Porém, o risco de desenvolver hepatite fulminante é maior. A taxa de mortalidade também é mais elevada quando comparada à população geral, podendo chegar a até 15 a 25%.

Com relação às complicações materno-fetais, observou-se aumento do risco de trabalho de parto prematuro, ruptura prematura das membranas e hemorragia pós-parto. Os dados referentes à transmissão vertical são limitados. Algumas séries de casos sugerem a possibilidade de transmissão materno-fetal com alta morbimortalidade perinatal.

O diagnóstico é feito pela detecção do RNA viral no sangue ou nas fezes. Também é possível realizar a pesquisa de anticorpos. A presença de anti-HEV IgM aparece na doença aguda e pode manter-se reagente por meses. O anti-HEV IgG pode permanecer positivo por anos, ficando muitas vezes difícil diferenciar uma doença ativa de um contato curado.

Não existe nenhuma orientação formal para triagem de hepatite E durante o pré-natal. Os testes laboratoriais devem ser solicitados diante da suspenção clínica, que deve se basear na exclusão diagnóstica de outras hepatites virais, do vírus Epstein-Barr e de citomegalovírus.

Não é recomendado nenhum tratamento específico para hepatite E durante a gravidez. O tratamento baseia-se em medidas de suporte e acompanhamento ambulatorial. A hospitalização é reservada aos casos graves.

A via de parto segue as recomendações obstétricas, e não há contraindicação ao aleitamento materno.

OUTROS VÍRUS

Alguns vírus responsáveis por infecção sistêmica primária associada a quadros de hepatite durante a gravidez merecem atenção. É o caso do vírus Epstein-Barr, adenovírus e citomegalovírus. Os quadros de hepatite por esses agentes, na maioria das vezes, manifestam-se de forma branda e autolimitada, sendo tratadas apenas com medidas de suporte. No entanto, o diagnóstico etiológico tem importância pelo risco de transmissão materno-fetal e possíveis danos para o feto.

Nesse contexto, merece destaque também o vírus do herpes simples. Apesar de ser uma condição rara durante a gravidez, a hepatite por herpes-vírus pode ser grave, com alta taxa de mortalidade materna e fetal. Normalmente, as pacientes apresentam febre e sintomas respiratórios, associados a alterações de aminotransferases séricas e no tempo de protrombina. Geralmente, as pacientes são anictéricas. Assim, a hepatite por herpes simples vírus deve ser considerada em gestantes com febre e hepatite anictérica. As erupções vesiculares são incomuns, mas, quando presentes, sugerem o diagnóstico. Este pode ser obtido por testes sorológicos ou cultura do líquido vesicular. Em razão da gravidade, o tratamento com o aciclovir é recomendado diante da suspensão clínica.

REFERÊNCIAS BIBLIOGRÁFICAS

1. Brasil. Ministério da Saúde. Diagnóstico das hepatites virais. 2018. Disponível em: http://antigo.aids.gov.br/pt-br/noticias/manual-tecnico-para-o-diagnostico-das-hepatites-virais-e-atualizado. Acesso em: 15 fev. 2024.
2. Brasil. Ministério da Saúde. Protocolo clínico e diretrizes terapêuticas para prevenção da transmissão vertical de HIV, sífilis e hepatites virais. Brasília, DF: Ministério da Saúde; 2019. Disponível em: https://bvsms.saude.gov.br/bvs/publicacoes/protocolo_clinico_hiv_sifilis_hepatites.pdf. Acesso em: 15 fev. 2024.
3. Chilaka VN, Konje JC. Viral hepatitis in pregnancy. Eur J Obstet Gynecol Reprod Biol. 2021;256:287-96.
4. Cho GJ, Kim YB, Kim SM, Hong HR, Kim JH, Seal H-J, et al. Hepatitis A virus infection during pregnancy in Korea: hepatitis A infection on pregnant women. Obstet Gynecol Sci. 2013;56(6):368-74
5. Elinav E, Ben-Dov IZ, Shapira Y, Daudi N, Adler R, Shouval D, et al. Acute hepatitis A infection in pregnancy is associated with high rates of gestational complications and preterm labor. Gastroenterology. 2006;130(4):1129-34.
6. Groom HC, Irving SA, Koppolu P, Smith N, Vazquez-Benitez G, Kharbanda EO, et al. Uptake and safety of hepatitis B vaccination during pregnancy: A Vaccine Safety Datalink study. Vaccine. 2018;36(41): 6111-6.
7. Groom HC, Smith N, Irving SA, Koppolu P, Vazquez-Benitez G, Kharbanda EO, et al. Uptake and safety of hepatitis A vaccination during pregnancy: a Vaccine Safety Datalink study. Vaccine. 2019;37(44):6648-55.
8. Magawa S, Tanaka H, Furuhashi F, Maki S, Nii M, Toriyabe K, et al. A literature review of herpes simplex virus hepatitis in pregnancy. J Matern Fetal Neonatal Med. 2020;33(10):1774-9.
9. Selander B, Bläckberg J, Widell A, Johansson PJ. No evidence of intrauterine transmission of hepatitis A virus from a mother to a premature infant. Acta Paediatr 2009;98(10):1603-6.
10. Seto MT, Cheung KW, Hung IFN. Management of viral hepatitis A, C, D and E in pregnancy. Best Pract Res Clin Obstet Gynaecol. 2020;68:44-53.
11. Sookoian S. Liver disease during pregnancy: acute viral hepatitis. Ann Hepatol 2006;5(3):231-6.
12. Tong MJ, el-Farra NS, Grew MI. Clinical manifestations of hepatitis A: recent experience in a community teaching hospital. J Infect Dis 1995;171(Suppl 1):S15-8.
13. Tran TT, Ahn J, Reau NS. ACG Clinical guideline: liver disease and pregnancy. Am J Gastroenterol. 2016;111(2):176-94.
14. Willner IR, Uhl MD, Howard SC, Williams EQ, Waters B. Serious hepatitis A: an analysis of patients hospitalized during an urban epidemic in the United States. Ann Intern Med. 1998;128(2):111-4.
15. World Health Organization (WHO). Hepatitis C. Disponível em: https:// www.who.int/news-room/fact-sheets/detail/hepatitis-c. Acesso em: 15 fev. 2024.

51

Infecção pelo papilomavírus humano e gestação

Neila Maria de Góis Speck
Fernanda Kesselring Tso
Marair Gracio Sartori

INTRODUÇÃO

Gestação e doenças do trato genital inferior constituem um binômio frequente nos consultórios obstétricos. Dentre elas, a infecção pelo papilomavírus humano (HPV), em razão das condições hormonais e imunológicas da gestação, favorece o aparecimento de lesões clínicas ou subclínicas. A mulher pode desencadear infecções preexistentes, sem manifestações anteriores, e, pela baixa imunológica, podem aparecer lesões condilomatosas ou mesmo alterações intraepiteliais no trato genital inferior.

O aparecimento das lesões, ou mesmo a simples positividade do vírus em testes moleculares, levam a angústia, pela possibilidade da transmissão vertical. Além disso, questionamentos surgem em relação à via de parto para tentar diminuir a taxa de contaminação do recém-nascido.

A infecção pelo HPV é a mais frequente das viroses do trato genital na grávida. É importante adotar condutas conservadoras quando diagnosticada, desde que possível, para que não ocorram iatrogenias com risco de abortamento ou parto prematuro.

Como o pré-natal é um momento oportunístico para realizar o rastreamento do câncer do colo uterino, não é infrequente encontrarmos alterações no exame citopatológico cervicovaginal (Papanicolaou). Nessas situações, deve-se ter cautela, pois o exame de colposcopia torna-se mais difícil na interpretação das imagens, além de a biópsia não ser indicada pelo maior risco de sangramento, exceto quando houver suspeita de neoplasia invasora.

FORMAS DE INFECÇÃO DO HPV

Classificam-se as infecções por HPV em três tipos:

1. Latente: identifica-se o DNA-HPV por técnicas de biologia molecular, mas não há alterações morfológicas celulares. A citologia cervicovaginal e a colposcopia são normais. Atualmente se aceita a teoria de que a imunidade celular é capaz de manter a infecção com baixíssima carga viral, indetectável aos testes biomoleculares. Em situações com queda importante da imunidade ocorre aumento da carga viral, sendo possível identificar o DNA viral.[1]

2. Subclínica: as alterações morfológicas estão presentes, mas não são visíveis a olho nu. Há necessidade de exames subsidiários para identificação das lesões, como a colpocitologia oncótica cervicovaginal, e a genitoscopia, com biópsia dirigida e estudo anatomopatológico.
3. Clínica: presença de lesões macroscópicas – condilomas acuminados. O diagnóstico é feito por meio do exame físico.

HISTÓRIA NATURAL DA INFECÇÃO PELO HPV

A infecção pelo HPV acomete principalmente adultas jovens no início da atividade sexual, mas pode ocorrer durante toda a vida. A maioria das infecções é adquirida sexualmente, e o número de parcerias e práticas sexuais relaciona-se diretamente com risco de aquisição viral. Estima-se que mais de 80% de mulheres e homens sexualmente ativos são infectados por HPV em algum momento da vida.[2] Cerca de 50% das infecções por HPV clareiam em 6 meses e 90% em um prazo de 24 meses. Tanto a resposta imunológica inata quanto a adaptativa estão envolvidas na resolução desta infecção.[3]

Durante a fase produtiva de infecção pelo HPV, ocorrem anormalidades nas células escamosas classificadas como de baixo grau. Essa situação é geralmente transitória e regride espontaneamente entre 12 e 24 meses.[4,5] Infecções persistentes têm potencial de causar lesões escamosas intraepiteliais que podem se tornar de alto grau e finalmente doença invasora após anos de evolução não diagnosticada e tratada.

Os principais fatores que determinam a persistência da infecção pelo HPV são o tipo e a carga viral no momento do diagnóstico. O tipo 16 está envolvido em cerca de 50% dos casos dc câncer de colo, enquanto o 18 em 20% e os outros tipos oncogênicos em conjunto no restante dos casos.[6]

Há controvérsia na literatura sobre a influência da idade no clareamento da infecção. A presença de mais de um tipo de HPV é mais frequente nas mulheres jovens e não tem relação com persistência viral mais longa. Fatores como imunossupressão, tabagismo e uso prolongado de anticoncepcionais hormonais dificultam o clareamento e levam a risco maior de infecção persistente.[3]

Recentes estudos demonstraram também que a flora vaginal dominada pelos lactobacilos tem ação protetora enquanto a disbiose desse microbioma favorece a persistência do HPV, inclusive durante a gestação.[7,8]

As mulheres incapazes de eliminar a infecção pelo HPV no trato genital inferior correspondem à minoria da população e representam aquelas sob maior risco de lesões precursoras de câncer cervical. Entre 6 e 26,7 % das mulheres infectadas por HPV de alto risco oncogênico desenvolverão lesão cervical de alto grau – NIC 3 em um período de 12 anos.[9]

Já os condilomas acuminados são causados principalmente pelos tipos 6 e 11, são muito infectantes e apresentam maior prevalência na população jovem, entre 17 e 35 anos. Cerca de 65% dos contactuantes desenvolvem a infecção, com período de incubação variando entre 3 semanas e 8 meses. Em média há clareamento viral após 6 meses do tratamento das lesões clínicas. Mesmo com a eliminação das lesões, as recidivas podem acontecer em até 30% dos casos. Sem tratamento, ocorre regressão espontânea do quadro clínico em cerca de 30% das pacientes em um prazo de 4 meses.[6]

MUDANÇAS DO TRATO GENITAL INFERIOR NA GESTAÇÃO

O colo gravídico é globalmente modificado em dimensão e coloração. A hipertrofia, aumento volumétrico do colo, é um fenômeno progressivo com a evolução da gestação, podendo dobrar ou até quase triplicar suas dimensões no termo. Ocorre aumento quantitativo dos constituintes cervicais e do suprimento sanguíneo, grande edema estromal, responsável pela diferente consistência do colo, e hipervascularização, com aumento do número e calibre dos vasos, ectasia e algumas vezes aspecto angiomatoso.[10]

O epitélio escamoso do trato genital sofrerá atividade nas células basais e proliferação das células da camada intermediária. O epitélio cilíndrico do canal, por sua vez, terá hipertrofia, hiperplasia e metaplasia. Haverá congestão vascular no estroma.[11]

As alterações fisiológicas observadas no colo uterino são:

- *Gapping* – abertura do orifício externo sem exposição da mucosa endocervical.
- Eversão – exposição do epitélio colunar endocervical para o ambiente vaginal (Figura 1).
- Metaplasia escamosa – consequente à eversão, pelo pH vaginal ácido.
- *Coming back* – retorno do tecido glandular para o canal endocervical.

No exame ginecológico e na colposcopia, identifica-se muco abundante e denso pelo efeito progestagênico, além de congestão e cianose das mucosas e edema de paredes vaginais, o que muitas vezes dificulta a visualização do colo uterino. Ainda pode ocorrer sangramento fácil por vascularização superficial evidente e intensa iodo-captação, pois o citoplasma celular encontra-se rico em glicogênio.

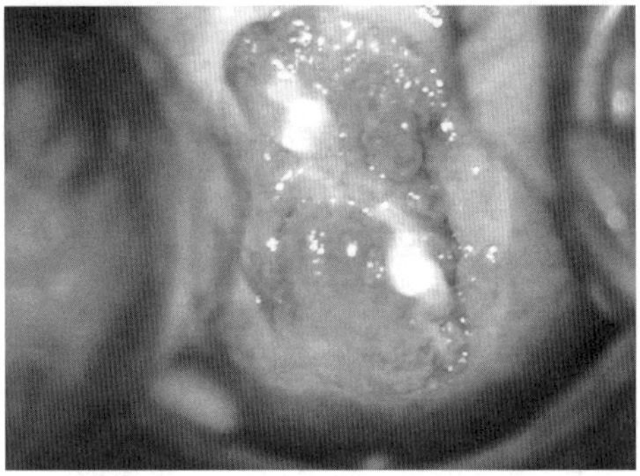

FIGURA 1 Colo gravídico com ectopia moderada, fenômeno de eversão e *gapping*, muco turvo, coloração arroxeada.
Fonte: acervo pessoal de Neila Speck.
(Ver imagem colorida no miniatlas ao final do livro.)

As alterações colposcópicas mais evidentes são:

- Ectopias, que são exuberantes, congestas e sangrantes, em que as papilas do epitélio glandular são hipertróficas, edemaciadas (Figura 2).
- Zonas de transformação normais nas quais os orifícios glandulares se tornam pseudoespessados e os cistos de retenção são volumosos.

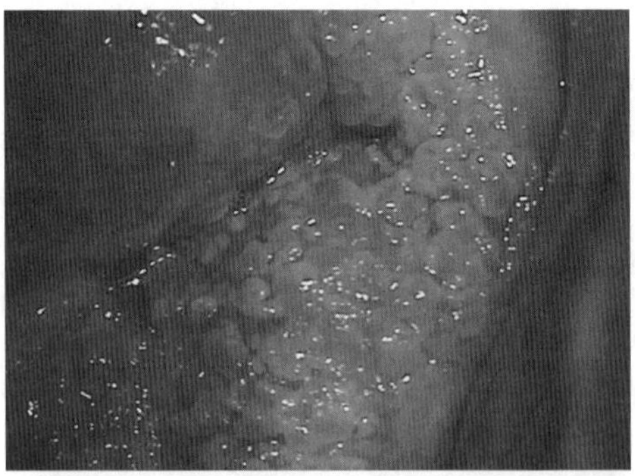

FIGURA 2 Ectopia com papilas endocervicais hipertróficas em gestante de 20 semanas.
Fonte: acervo pessoal de Neila Speck.
(Ver imagem colorida no miniatlas ao final do livro.)

- Pólipos, que em geral são congestos e sangrantes.
- Zonas de transformação anormais, que são acentuadas. À histologia, é costumeiro o achado de benignidade, não traduzindo a intensidade da lesão colposcópica. Regridem após o parto.;
- Deciduose: é fenômeno estromal na região perijuncional, ocorrendo em 30% das grávidas, em torno da 12ª semana, e não se modifica no decorrer da gestação. Desaparece no puerpério.[12]

Diante desses achados colposcópicos, indica-se a avaliação após o parto, em condições de estabilidade hormonal e redução da embebição gravídica.

Mulheres com alterações citológicas e encaminhadas à colposcopia, sem achado sugestivo de invasão, são orientadas a refazer os exames após 60 a 90 dias do parto. O risco de progressão de uma lesão intraepitelial durante a gestação é mínimo, portanto a postergação de definição diagnóstica e tratamento para o puerpério é a melhor conduta a ser adotada.[13]

HPV NA GESTANTE

O binômio HPV e gestação constitui situação de conflitos e angústias por parte da paciente e do próprio obstetra que a acompanha. Várias são as dúvidas a respeito da transmissibilidade, das complicações para o feto e da conduta.

Existem questionamentos sobre a real incidência da infecção pelo HPV entre gestantes, com maior tendência de prevalência quando comparadas às não grávidas. A gestação agiria como facilitadora no aparecimento, crescimento e recidivas de lesões preexistentes do HPV. Nas mulheres infectadas há maior ocorrência de complicações obstétricas, como abortamento, ruptura prematura de membranas, prematuridade, corioamnionite, decorrentes de condições associadas ao HPV e não dele propriamente, sendo essencial o tratamento de outras infecções presentes durante o pré-natal.[10]

Em revisão sistemática e metanálise com 28 estudos elegíveis, os autores encontraram maior prevalência de infecção na gestante, de 16,82% quando comparada às não grávidas, que foi de 12,25%; os achados são discutidos e decorrentes da baixa imunológica, com queda das células de defesa *natural killer* e linfócitos T-*helper* e aumento da replicação viral pelo estímulo esteroidogênico. A infecção pelo HPV 16 foi a mais frequente. A razão de probabilidade (OR) foi de 1,42 da infecção na gestação, principalmente em mulheres abaixo de 25 anos.[14]

Em outra revisão sistemática da literatura, avaliando a infecção pelo HPV e a fertilidade do casal, alguns aspectos foram pesquisados: a qualidade do sêmen, o efeito da infecção na fertilização *in vitro* e o efeito da infecção com o desfecho obstétrico. A conclusão é que o HPV induz à apoptose das células espermáticas, alterando a qualidade do sêmen na contagem celular, apoptose de células embriônicas, abortamentos e rotura prematura de membranas.[15]

Xiong et al. (2018), em revisão sistemática e metanálise, pesquisando a infecção pelo HPV e risco de abortamento, parto prematuro e desfechos de gestações por reprodução assistida, avaliaram 18 estudos; 8 deles não encontraram associação da infecção com abortamento espontâneo, mas uma análise a parte encontrou associação com determinados genótipos de HPV com abortamentos espontâneos, bem como infecção por HPV de alto risco e parto prematuro. Não houve associação entre a média de gestações por reprodução assistida nem abortamentos dessas gestações, relacionados com a infecção pelo HPV.[16]

Alguns estudos em cultura de tecido têm demonstrado que no trofoblasto o HPV 16 executa seu ciclo completo de vida, aumentando o risco de abortamento. No estudo de Liu et al., mulheres com dois ou mais abortos tiveram maior prevalência de infecção pelo HPV do que as mulheres sem aborto ou que tinham no máximo um. Porém, mais estudos são necessários para comprovar esse fato, bem como o risco de anormalidades genéticas fetais.[14]

Achados de DNA-HPV no vilo corial de mulheres que se submeteram a interrupção da gravidez comprovam o risco de infecção mesmo em fases iniciais da gestação. No estudo de Bruno et al. encontrou-se 16,6% de positividade do HPV em vilo corial de abortamentos provocados. Em abortamentos espontâneos é citada a presença de DNA-HPV em 4 a 70% nas placentas, e em abortamentos provocados está presente em 20 a 24%. O modo como o HPV infecta a placenta permanece desconhecido, porém a teoria ascendente de contaminação vaginal é a mais viável. Outra explicação seria a veiculação pelo espermatozoide contaminado, ou mesmo por via hematogênica, teoria esta que não é bem suportada pelo fato de o HPV não se disseminar através do sangue.[17]

Em revisão da literatura realizada por Ribalta et al. (2001), os autores concluíram que o risco de transmissão perinatal da infecção pelo HPV é baixo, variando de 1,5 a 2,8%, e que a forma condilomatosa é a de maior risco de contaminação fetal, com possibilidade futura de manifestação da papilomatose respiratória recorrente. A comprovação de presença do DNA viral em secreção nasofaríngea do recém-nato constitui-se de contaminação e não de infecção, com negativação após 6 a 8 semanas do parto. Não há consenso de manifestação neoplásica na infância por contaminação pelo HPV de alto risco, e as ocorrências de malformações não encontram subsídio para correlacionar com a infecção viral.

Condiloma acuminado e gestação

O condiloma acuminado, provocado pelos HPV 6 e 11 em 90% das vezes, manifesta-se clinicamente por verrugas genitais, preferencialmente na região vulvar, podendo ocorrer também em colo e vagina, forma esta de manifestação mais frequente em baixa imunológica (Figuras 3 e 4). O diagnóstico na gestante é clínico, não sendo necessária biópsia. Na gravidez pode ocorrer crescimento considerável, e a conduta é a mesma adotada para não grávidas, exceto os tratamentos medicamentosos como 5-fluorouracil, podofilina, podofilotoxina e imiquimode, que são contraindicados. Em geral os tratamentos físicos são os preferidos.[18]

Diante do diagnóstico na gestação a termo, a via de parto recomendada é aquela de escolha obstétrica, só sendo indicada via alta por conta da lesão caso ela seja muito volumosa, obstruindo via de parto, ou pelo risco de laceração. Nas lesões maiores também há maior risco de contaminação fetal, não apenas pela passagem do bebê pelo canal de parto, mas também por via ascendente e membranas íntegras.

Alterações subclínicas do HPV e gestação

A gestação, por conta das consultas de pré-natal, representa oportunidade para realização de exames preventivos do câncer de colo uterino. O exame de Papanicolaou,

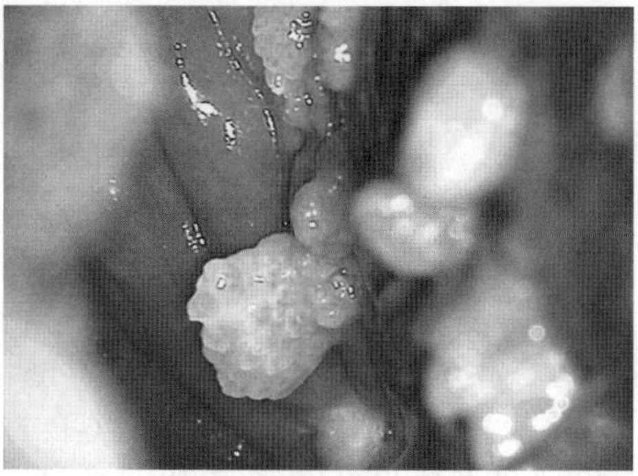

FIGURA 3 Condilomatose vaginal e introito em gestante de 14 semanas.
Fonte: acervo pessoal de Neila Speck.
(Ver imagem colorida no miniatlas ao final do livro.)

ou citologia oncótica cervicovaginal, o mais utilizado no rastreamento, quando alterado, tem indicações distintas de conduta de acordo com o grau de atipia.

Em geral, nas alterações citológicas encontradas na gestação, a maioria terá regressão espontânea após o parto.

Diante do achado citológico de gravidade menor, como atipia de células escamosas de significado indeterminado (ASCUS) e lesão de baixo grau, a recomendação é a mesma da não grávida, com repetição do exame em 6 a 12 meses, a depender da idade, e sempre no período puerperal, após 90 dias do parto. Não se recomenda a colposcopia pelo baixo risco da lesão, e pela própria dificuldade do exame durante o período gestacional. Nos achados citológicos de lesão de alto grau, recomenda-se a colposcopia, mas a biópsia é reservada diante do achado suspeito de câncer. O risco de progressão da lesão é mínimo, portanto, a avaliação com 90 dias após o parto é a escolha, existindo potencial chance de regressão. Não há recomendação de conização ou excisão da zona de transformação pela possibilidade de perdas prematuras e sangramentos excessivos.[13]

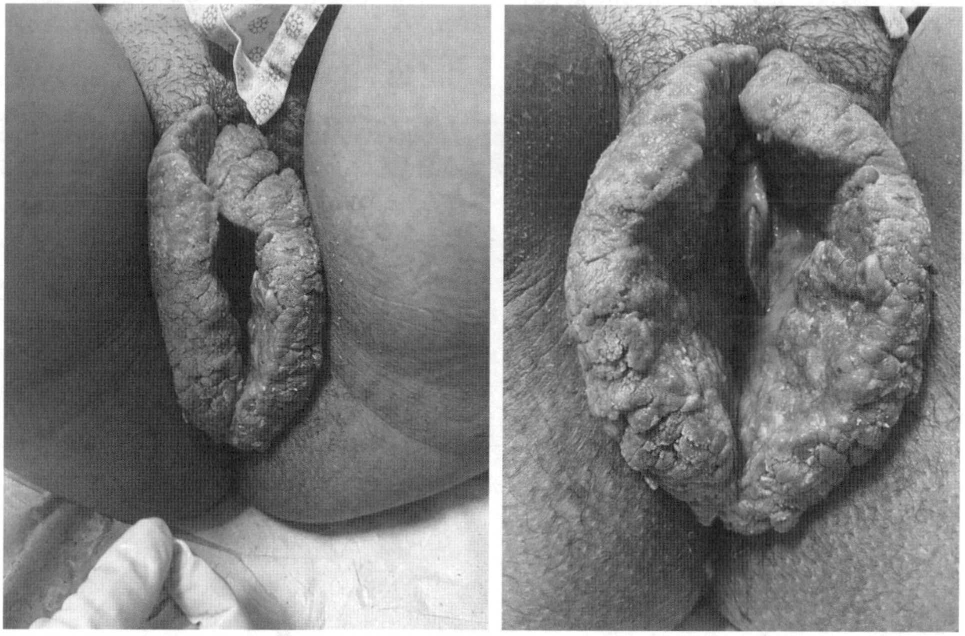

FIGURA 4 Condiloma gigante vulvar em gestante de 27 semanas.
Fonte: acervo pessoal de Madalena Campos.

Em um estudo com 80 gestantes portadoras de alterações citológicas de baixo e alto grau, o fator de risco para persistência ou progressão foi idade superior a 25 anos, infecção pelo HPV 16 e lesão de alto grau. A persistência ocorreu em 63,8%, e a progressão de lesão de baixo para alto grau em 3,7%, sendo considerada baixa. Na avaliação dos casos não houve nenhuma progressão para carcinoma, concluindo os autores que a preservação com reavaliação no pós-parto é segura.[19]

Nas alterações citológicas sugestivas de invasão e/ou nos achados colposcópicos sugestivos de câncer, a biópsia é recomendada, e medidas hemostáticas devem ser adotadas na área biopsiada, pelo maior risco de sangramento. O uso de percloreto férrico é medida eficaz para controle de sangramento, e o tamponamento eventualmente é necessário. Confirmando a invasão estromal pelo estudo histopatológico, a mulher deverá ser encaminhada para tratamento oncológico, e a conduta dependerá da idade gestacional e do estadiamento clínico.[13]

TRANSMISSÃO VERTICAL

Assim como outras infecções do trato genital inferior, a maior parte dos casos de transmissão vertical do HPV ocorre durante a passagem fetal pelo canal de parto.

Chatzistamatiou K et al. relataram em metanálise publicada em 2016 que a cesárea reduz em 46% o risco de transmissão perinatal do HPV, 28,2% no parto vaginal contra 14,9% na via alta, com risco relativo de 0,515. A cesárea, porém, não elimina tal risco, e a via de parto é a obstétrica, salvo em algumas situações, conforme descrito anteriormente. A identificação de DNA-HPV no líquido amniótico, na placenta e nas membranas indica possível transmissão intraútero, resultante de infecção ascendente, transplacentária e menos provável hematogênica.[20]

A concordância entre os tipos virais encontrados nas parturientes e respectivos recém-nascidos varia entre 0,2 e 73%, com média de 40%. A identificação de DNA-HPV após o parto por apenas 2 a 4 dias indica contaminação passiva. Pequena porcentagem das contaminações torna-se persistente; a maioria delas permanece assintomática, com clareamento após o terceiro ano de vida. Quando sintomáticas, podem cursar com verrugas na pele e na região genital e, em alguns casos, a papilomatose laríngea descrita a seguir.[6]

PAPILOMA DE LARINGE: HISTÓRIA NATURAL

A primeira publicação citando a participação do HPV na gênese do papiloma de laringe foi em 1956 por Hajek, e o autor citou a presença de verrugas genitais na mãe do recém-nato acometido. Ao longo dos anos, identificou-se a presença de condilomas genitais em mais de 50% de mães que tiveram seus filhos com papilomatose laríngea, correlacionado a doença com transmissão perinatal ou no parto do HPV. Os múltiplos estudos têm demonstrado que a mais provável rota de transmissão do HPV na papilomatose respiratória recorrente da mãe para o recém-nato é durante o parto.[21]

A papilomatose de laringe recorrente pode ser juvenil ou adulta a depender da idade de manifestação, se antes ou após os 12 anos. A prevalência é variável, em torno de 1 a 4 por 100 mil na população pediátrica. Em geral o quadro se inicia em torno dos 2 a 4 anos de idade, com sintoma de disfonia. As manifestações mais precoces têm maior risco de progressão. Os tipos de

HPV responsáveis são o 6 e 11 na maioria dos casos, e as infecções pelo HPV 11 tendem a ser mais graves.[22]

A doença é caracterizada pela presença de lesão exofítica, verrucosa, na porção alta das vias aéreas que tende a recorrer e disseminar para o trato respiratório (Figuras 5 e 6). É doença benigna, que tem significante morbidade, e raramente mortalidade, pela obstrução das vias aéreas. A evolução da doença é variável, desde a regressão espontânea até formas agressivas com necessidade de múltiplas intervenções para desobstrução das vias aéreas.[22]

A melhor forma de prevenção da papilomatose laríngea está na vacinação contra o HPV, com a vacina quadrivalente ou nonavalente. Países que implantaram a vacinação de forma efetiva, como a Austrália, já demonstram decréscimo significativo na taxa dessa doença. Houve redução do ano de 2012, de 0,16 caso por 100 mil para 0,02 por 100 mil, no ano de 2016. Os casos que ocorreram foram em mães não vacinadas.[23]

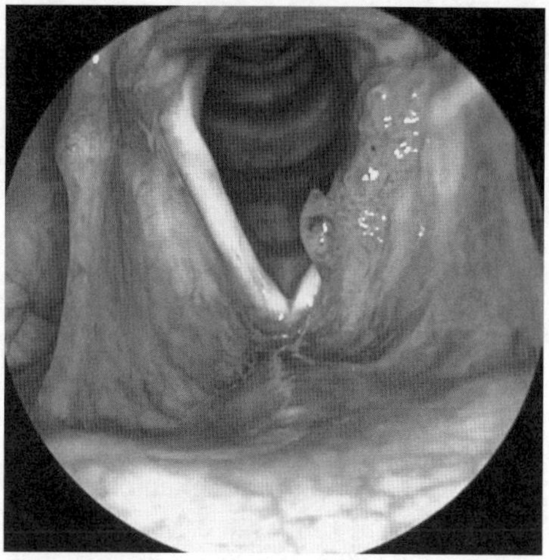

FIGURA 5 Papiloma de supraglote – prega vestibular esquerda.

Fonte: acervo pessoal de Romualdo Thiago Suzano (serviço de Otorrinolaringologia do Instituto de Assistência Médica ao Servidor Público Estadual – IAMSPE).
(Ver imagem colorida no miniatlas ao final do livro.)

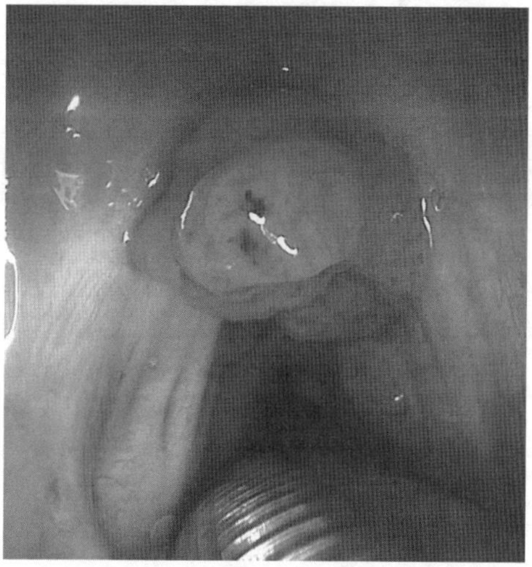

FIGURA 6 Papilomatose laríngea recorrente – transoperatório.

Fonte: acervo pessoal de Romualdo Thiago Suzano (serviço de Otorrinolaringologia do Instituto de Assistência Médica ao Servidor Público Estadual – Iamspe).
(Ver imagem colorida no miniatlas ao final do livro.)

COMO CONDUZIR INFECÇÃO PELO HPV NA GESTAÇÃO

O acompanhamento pré-natal, como mencionado anteriormente, representa ótima oportunidade de incluir a mulher no programa de rastreamento das lesões pré e invasoras do colo, principalmente no Brasil, onde o esquema é oportunista e não organizado. Estima-se que durante a gestação, 1,3 a 2,7 em cada mil mulheres apresentarão algum grau de atipia escamosa cervical.

As lesões intraepiteliais de baixo grau devem ser conduzidas de maneira expectante. É importante ressaltar que a maioria das lesões intraepiteliais de alto grau de colo diagnosticadas durante a gestação regride após o parto e raramente evolui para câncer.

O acompanhamento deve ser realizado com citologia e colposcopia a cada 12 semanas, e sua abordagem deve ser postergada para o pós-parto.[24]

A conduta ativa das infecções pelo HPV durante a gestação está reservada apenas nas situações descritas adiante.

As indicações de tratamento de condilomas durante a gestação são estresse emocional e estético da paciente e alívio de possíveis sintomas associados como prurido, dor, queimação, sangramento. Estudos demonstraram remissão espontânea em até 40% das lesões. Não há evidências de que o tratamento de condilomas vaginais e vulvares durante a gestação diminua a taxa de transmissão vertical.

Não há consenso de superioridade de um tipo de tratamento de infecções clínicas pelo HPV durante o ciclo gravídico-puerperal, tampouco em relação à idade gestacional em que deve ser instituído.[6]

Assim como nas mulheres não gestantes, a escolha da abordagem deve ser baseada no tamanho, na localização, na extensão, nos recursos financeiros e finalmente na preferência da paciente e experiência do médico assistente.

Os métodos destrutivos são os mais utilizados, uma vez que podofilina, podofilotoxina e 5-fluorouracil são proscritos durante a gestação. A falta de estudos em relação à segurança do uso do imiquimode no ciclo gravídico puerperal limita sua utilização e não é recomendada pelo Ministério da Saúde no Brasil e pelo Centers of Disease Control (CDC) nos EUA.[25,26]

O ácido tricloacético 80% e a crioterapia são seguros, largamente utilizados com tendência a maior eficácia e menor recidiva no terceiro trimestre. Podem ser aplicados em qualquer idade gestacional, principalmente nas lesões papulares, bem delimitadas e pequenas. Costumam ser bem tolerados com poucos efeitos colaterais locais como dor, eritema e exulceração. As aplicações devem ser a cada 7 a 10 dias e continuadas se houver boa resposta após 3 sessões. Na ausência de melhora, deve-se considerar outra modalidade de tratamento.[26]

O *laser* de CO_2 tem as vantagens de tratar todas as lesões de uma única vez e apresentar melhor resultado estético. Pode ser utilizado com forma de ablação de lesões pontuais papulares e daquelas maiores sésseis de grande extensão. As lesões pediculadas podem ser removidas, utilizando-se o raio bem focalizado para corte. Demanda geralmente anestesia local. Apresenta baixo efeito hemostático e deve ser usado com cautela em lesões muito vascularizadas. Efeitos colaterais locais são também dor e ardência, geralmente bem tolerados, com reepitelização completa após cerca de 3 semanas. Demanda treinamento especializado do médico e tem alto custo.[6]

O tratamento cirúrgico excisional associado à eletrocirurgia também é eficaz em uma única sessão, com efeitos colaterais locais similares ao *laser* de CO_2, porém com menores custos e necessidade de treinamento do assistente. Promove mais fibrose e retração pelo alto efeito térmico, com reepitelização mais demorada.

A via de parto é obstétrica, exceto em situações em que lesões condilomatosas representem tumor prévio no trajeto do parto vaginal.

CONSIDERAÇÕES FINAIS

A infecção pelo HPV apresenta alta prevalência na população jovem, porém o binômio HPV e gestação não representa maior risco do que na mulher não grávida. As lesões podem ter aumento pela condição de imunossupressão transitória do ciclo gravídico, e tendem a melhorar após o parto. A gestação representa um momento oportunístico de rastreamento do câncer de colo, em decorrência do pré-natal, mas em geral as lesões intraepiteliais não são tratadas, e nova análise deve ser feita no puerpério.

O risco de contaminação do feto é pequeno, tendo este total capacidade imunológica para combater a infecção. Casos raros de papilomatose laríngea em geral estão associados a histórico de verrugas na mãe.

A prevenção primária com vacinação é a melhor estratégia para evitar a infecção pelo HPV.

REFERÊNCIAS BIBLIOGRÁFICAS

1. Maglennon GA, McIntosh PB, Doorbar J. Immunosuppression facilitates the reactivation of latent papillomavirus infections. J Virol. 2014;88(1):710e6
2. Chesson HW, Dunne EF, Hariri S, Markowitz LE. The estimated lifetime probability of acquiring human papillomavirus in the United States. Sex Transm Dis. 2014;41:660-4.
3. Sanjose S, Brotons M, Miguel Pavon MA. The natural history of human papilomavírus infection. Best Practice & Research Clinical Obstetrics and Gynaecology. 2018;47.
4. Schifman M, Wentzensen N, Wacholder S, Kinney W, Gage JC, Castle PE. Human papillomavirus testing in the prevention of cervical cancer. J Natl Cancer Inst. 2011;103(5):368-83.
5. Gravitt PE, Winer RL. Natural history of HPV infection across the lifespan: role of viral latency. Viruses. 2017;9(10):267.
6. Chilaka VN, Navti OB, Beloushi MA, Ahmed B, Konje JC. Human papillomavirus (HPV) in pregnancy: an update. Eur J Obstet Gynecol Reprod Biol. 2021;264:340-8.
7. Brotman RM, Shardell MD, Gajer P, Tracy JK, Zenilman JM, Ravel J, et al. Interplay between the temporal dynamics of the vaginal microbiota and human papillomavirus detection. J Infect Dis. 2014;210(11):1723e33.
8. Kero K, Rautava J, Syrjanen K, Grenman S, Syrjänen S. Association of asymptomatic bacterial vaginosis with persistence of female genital human papillomavirus infection. Eur J Clin Microbiol Infect Dis. 2017;36(11):2215-9.
9. Kjaer SK, Frederiksen K, Munk C, Iftner T. Longterm absolute risk of cervical intraepithelial neoplasia grade 3 or worse following human papillomavirus infection: role of persistence. J Natl Cancer Inst. 2010;102(19):1478-88.
10. Campaner AB, Speck NMG. Particularidade da infecção pelo HPV durante infância e adolescência, gestação e puerpério e climatério. In: Campaner AB, Focchi F, Neves MA, Speck NMG. Melhores práticas em patologia do trato genital inferior e colposcopia. v.2. São Paulo: Manole; 2019. p.121-40.
11. Quintana S. A infecção HPV na gestação. 2018. Disponível em: https://www.febrasgo.org.br/pt/noticias/item/325-a-infeccao-hpv-na-gestacaofecção. Acesso em: 5 ago. 2023.
12. Ribalta JCL, Speck NMG, Focchi J, Baracat EC. Papilomavirus humano: qual o risco de transmissão para o feto? Qual a conduta com a gestante? Femina. 2002;30(4):243-8.
13. Brasil. Instituto Nacional de Câncer (Inca). Ministério da Saúde. Diretrizes brasileiras para o rastreamento do câncer do colo do útero. Rio de Janeiro: Inca; 2011.
14. Liu Y, You H, Chiriva-Internati M, Korourian S, Lowery CL, Carey MJ, et al. Display of complete life cycle of human papillomavirus type 16 in cultured placental trophoblasts. Virology. 2001;290(1):99-105.
15. Souho T, Benlemilh M, Bennani B. Human papilomavírus infection and fertility alteration: a systematic review. PloS One. 2015;10(5):1-9.
16. Xiong YQ, Mo Y, Luo QM, Huo ST, He WQ, Chen Q. The risk of human papilomavírus infection for spontaneous abortion, spontaneous preterm birth, and pregnancy rate of assisted reproductive technologies: a systematic review and meta-analysis. Gynecol Obstet Invest. 2018;83:417-27.
17. MT, Caruso S, Bica F, Arcidiacono G, Boemi S. Evidence for HPV DNA in the placenta of women who resorted to elective abortion. BMC Pregn Childb. 2021;21(485):2-6.
18. Mayeaux EJJ, Dunton C. Modern management of external genital warts. J Low Gen Tract Dis. 2008;12(3):185-92.
19. Cubo-Abert M, Centeno-Mediavilla C, Franco-Zabala P, Merced-Vázquez C, Castellví J, García A, et al. Risk factors for progression or persistence of squamous intraepithelial lesions diagnosed during pregnancy. J Low Gen Tract Dis. 2012;16(1):34-8.
20. Chatzistamatiou K, Sotiriadis A, Agorastos T. Effect of mode of delivery on vertical human papillomavirus

transmission: a meta-analysis. J Obstet Gynaecol (Lahore). 2016;36(1):10-4.

21. Hajek ZF. Contribution to the etiology of laryngeal papilloma in children. J Laryngol Otol. 1956;70:166-8.
22. Larson DA, Derkay CS. Epidemiology of recurrent respiratory papillomatosis. Aut J Compil. 2010;118:450-4.
23. Novakovic D, Cheng ATL, Zurynski Y, Booy R, Walker PJ, Berkowitz R, et al. A prospective study of the incidence of juvenile onset recurrent respiratory papillomatosis after implementation of a national HPV vaccination program. J Infect Dis. 2018;217:208-12.
24. Grimm D, Lang I, Prieske K, Jaeger A, Müller V, Kuerti S, et al. Course of cervical intraepithelial neoplasia diagnosed during pregnancy. Archives of Gynecology and Obstetrics. 2020.
25. Workowski KA, Bolan GA. Sexually transmitted diseases treatment guidelines, 2021. US Department of Health and Human Services/Centers for Disease Control and Prevention MMWR. 2021;70(4).
26. Brasil. Ministério da Saúde. Secretaria de Vigilância em Saúde. Departamento de Doenças de Condições Crônicas e Infecções Sexualmente Transmissíveis. Protocolo clínico e diretrizes terapêuticas para atenção integral às pessoas com infecções sexualmente transmissíveis (IST). Brasília, DF: Ministério da Saúde; 2020.

52

Mioma e gravidez

Roney Cesar Signorini Filho

INTRODUÇÃO

Leiomioma uterino, também denominado na literatura fibroma do útero, é o tumor mais comum do aparelho reprodutor feminino, com incidência aproximada de 70% na idade reprodutiva. É mais prevalente na população negra quando comparado à raça caucasiana. Não obstante, também se apresenta com sintomatologia mais exuberante, maior volume, quantidade de nódulos e em faixa etária mais jovem nos afrodescendentes.[1]

Fora do ciclo gravídico-puerperal, os sintomas mais prevalentes são compressão de estruturas pélvicas, como polaciúria e obstipação, dor em peso e alterações menstruais hemorrágicas. Embora menos frequentes, podem estar relacionados a dispareunia de profundidade e infertilidade.[2]

BASES PARA A PRÁTICA CLÍNICA

De acordo com a Federação Internacional de Ginecologia e Obstetrícia (FIGO), os leiomiomas uterinos são classificados de acordo com sua localização na parede uterina:[1]

- Tipo 0: submucoso intracavitário pediculado.
- Tipo 1: submucoso com < 50% de componente intramural.
- Tipo 2: submucoso com > 50% de componente intramural.
- Tipo 3: 100% intramural, porém com contato endometrial.
- Tipo 4: intramural puro, sem contato endometrial.
- Tipo 5: subseroso com > 50% de componente intramural.
- Tipo 6: subseroso com < 50% de componente intramural.
- Tipo 7: subseroso pediculado.
- Tipo 8: cervicais e parasitas.

A incidência do leiomioma durante a gravidez é de 2,7 a 10,7%. Essas pacientes podem possuir diagnóstico pré-gestacional ou apresentar achado incidental de mioma em rotina de pré-natal, durante o ultrassom obstétrico inicial ou exame físico obstétrico.

Na maioria das vezes, a leiomiomatose não interferirá no prognóstico da gestação, contudo, em raros casos, levará a complicações obstétricas como abortamento, óbito fetal, restrição de crescimento, prematuridade, apresentação anômala, obstrução do canal de parto, placenta prévia, descolamento prematuro de placenta, retenção placentária e hemorragia pós-parto.[2-8]

DIAGNÓSTICO

O exame de eleição é o ultrassom abdominal, com alta acurácia e praticidade, podendo ser realizado simultaneamente à avaliação obstétrica rotineira.[9]

Dependendo da posição do leiomioma, como corporais subserosos, podem ser identificados por meio da palpação uterina. Miomas ístmicos abaúlam fórnices vaginais, sendo eventualmente detectados ao toque vaginal, bem como miomas cervicais ou paridos, estes últimos com incidência rara (< 1%). Nos nódulos intramurais de grande volume, o sinal clínico mais relevante é a desproporção entre altura uterina e idade gestacional, excetuando erro de data.[5]

A maioria dos leiomiomas (60%) possui crescimento volumétrico entre o primeiro e o segundo trimestre da gestação, porém essa possibilidade não se relaciona a seu tamanho inicial. Miomas istmocervicais têm maior probabilidade de se desenvolver quando comparados aos de outras localidades. Já no terceiro trimestre há estabilização de suas características morfológicas, incluindo seu diâmetro médio.[4,10]

A fisiopatogenia desse comportamento ainda não foi totalmente estabelecida. Sabe-se que os hormônios sexuais como estrogênio e progesterona desempenham papel fundamental no processo de crescimento, mas não apenas, uma vez que o pico de seus níveis séricos ocorra justamente no terceiro trimestre. Evidências recentes apontam o hCG como um dos principais responsáveis pelo estímulo dos leiomiomas nas fases iniciais da gestação, assim como o aumento do fluxo arterial sanguíneo.[10]

RECOMENDAÇÕES

Conduta expectante

Na esmagadora maioria dos casos, a conduta é expectante na gravidez. Mesmo a monitorização do volume dos leiomioma, no decorrer do pré-natal, é desnecessária nas pacientes assintomáticas.[5,9] Nódulos de grande volume merecem atenção especial pelo risco eventual de degeneração, o que dificilmente ocorreria sem correlação clínica exuberante.

Portadoras de leiomiomas devem ser cautelosamente orientadas quanto à possibilidade de abortamento precoce, para o qual não há conduta profilática conhecida. Nos miomas submucosos, as principais causas seriam alteração do fluxo endometrial e inflamação local.[3]

Sabe-se também da associação com prematuridade (20%), mas cada caso deve ser avaliado e discutido individualmente, evitando supervalorização do diagnóstico e estresse desnecessário. Um dos mecanismos envolvidos tanto na prematuridade quanto no abortamento é a degeneração dos nódulos de mioma e a consequente liberação de citocinas e prostaglandinas.[9]

Após o primeiro trimestre, uma das prioridades é investigar detalhadamente o sítio placentário, excluir placenta de inserção baixa, com ênfase nas implantações próximas a leiomiomas submucosos, na busca de acretismo ou áreas de descolamento.

No momento da realização do ultrassom morfológico de segundo trimestre, apesar de não consensual, recomenda-se a aferição do comprimento do colo do útero por via transvaginal com objetivo de predizer prematuridade.[5]

Já no terceiro trimestre, a avaliação do crescimento fetal torna-se o ponto crucial da assistência, principalmente nos casos de leiomiomas retroplacentários. Próximo ao termo, considera-se um importante instrumento para programar a via de parto, lembrando que a presença de nódulos miomatosos na proximidade do segmento uterino pode funcionar como fator obstrutivo à insinuação fetal.

Conduta cirúrgica

A miomectomia raramente é realizada durante a gestação, pelo risco de sangramento incoercível, perda gestacional e histerectomia. Quando indicada, deve ser preferencialmente executada no segundo trimestre, após a 12ª semana, não excedendo a 20ª até a 22ª semana, salvo em situações de emergência.[5,11]

As condições racionais para miomectomia na gestação são:[6,7,12]

- Dor incontrolável, refratária a analgesia com opioides.
- Hidronefrose, sobretudo quando bilateral, com perda da função renal.
- Imagem compatível com degeneração, associada à dor crônica.
- Imagem sugerindo malignidade (suspeita de degeneração sarcomatosa).
- Compressão de veia cava inferior, associada ou não a trombose.
- Compressão de vias biliares, com colestase clínica ou laboratorial.

Partindo do pressuposto de que a abordagem cirúrgica dos miomas durante a gestação é conduta extremamente individualizada, na Escola Paulista de Medicina tem-se recomendado, sempre que possível, a avaliação pré-operatória com ressonância magnética (RM). O objetivo do exame é esmiuçar a quantidade e as características dos nódulos, como volume, localização, espessura do manto miometrial interno e externo e, sobretudo, sua relação com o saco gestacional e a implantação placentária.

A via de acesso preferencial é a laparotômica por incisão mediana, o que garantiria pleno campo operatório em qualquer fase da gestação, independentemente da localização ou do tamanho do mioma. Destacam-se com essa técnica algumas vantagens, como melhor acesso a incisões uterinas posteriores, maior velocidade da sutura e menor perda sanguínea. Outro aspecto fundamental seria a percepção tátil do cirurgião durante a enucleação dos nódulos, na avaliação da espessura miometrial e a proximidade da cavidade âmnica (Figura 1).[11]

A técnica laparoscópica seria exequível nos casos de leiomiomas subserosos pediculados e de menor volume, a depender da experiência do cirurgião, com ressalvas. Primeiramente, o tempo do pneumoperitôneo e sua pressão devem ser os menores possíveis (10 mmHg), embora não haja na literatura um limite bem estabelecido. O útero deve ser minimamente rechaçado, o que dificultaria o acesso a nódulos posteriores, por exemplo. Por fim, a retirada dos espécimes necessitará de incisão laparotômica ou de morcelamento, técnica proscrita em alguns serviços mesmo nas pacientes não gestantes.[12,13]

Uma contraindicação relativa da miomectomia na gestação é a proximidade com o endométrio, principalmente se o nódulo for retroplacentário. Nesses casos, como descrito anteriormente, a RM pode ser útil na avaliação exata do leiomiomas e de sua ressecabilidade em relação ao córion (Figura 2).

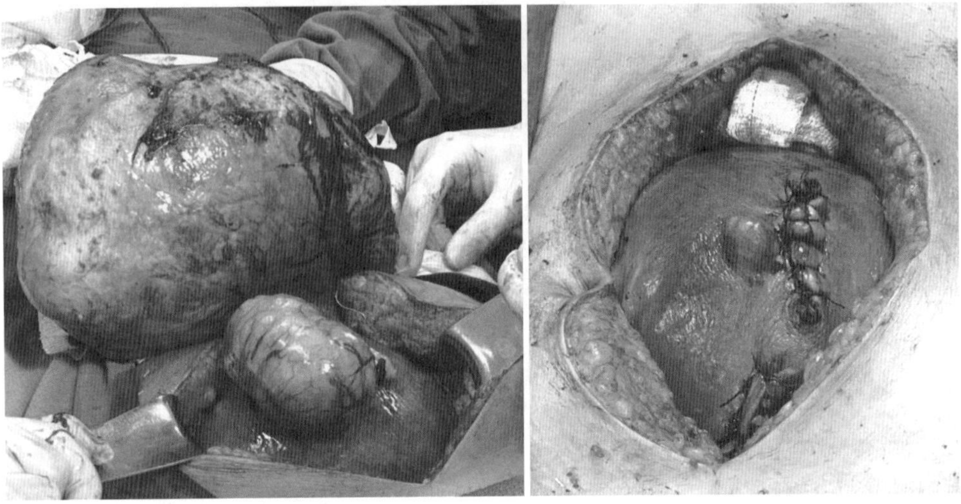

FIGURA 1 Miomectomia realizada na 24ª semana de gestação em decorrência de degeneração. Destaque para dois miomas subserosos – um pediculado de grande volume, outro séssil –, aspecto pré- e pós-ressecção.

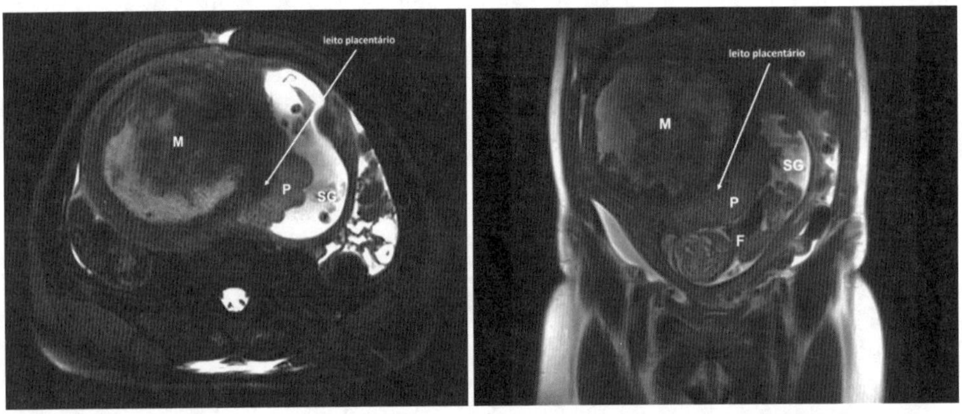

FIGURA 2 Leiomioma degenerado intramural, localizado em leito placentário, tendo-se optado por conduta conservadora na gestação. Ressonância magnética realizada com 18 semanas, cortes axial e coronal em T2, destaque para a interface uteroplacentária apontada pela seta. Paciente submeteu-se a cesárea eletiva com 39 semanas e miomectomia no puerpério tardio.

M: mioma; P: placenta; SG: saco gestacional.

A incidência de cesárea e apresentação anômala fetal nas gestantes com leiomiomatose uterina é 2,5 vezes maior. As principais causas descritas são: obstrução mecânica ou tumor prévio, disfunção contrátil, complicações placentárias, como inserção baixa e descolamento prematuro, lembrando ainda das pacientes submetidas à miomectomia prévia, um consenso na literatura.[14]

A abertura abdominal clássica ainda é a Pfannenstiel, contudo técnicas como Cherney, Maylard ou mesmo incisões medianas podem ser consideradas. A histerotomia preferencial é a segmentar transversa, distando no mínimo 2 cm de eventuais nódulos ístmicos. Como alternativa, incisões uterinas corporais longitudinais ou fúndicas podem facilitar o acesso ao feto, evitando-se margear os fibromas.

A abordagem dos leiomiomas durante o parto cesáreo é conduta de exceção. Contudo, diversas séries de casos são descritas na literatura, e, apesar do baixo nível de evidência, sugere-se ser procedimento de baixa morbidade com queda de hemoglobina estimada em 1 g/dL, mas com tempo cirúrgico e dias de internação sem diferença significativa. Ressalta-se que a extração fetal deve sempre anteceder a abordagem dos nódulos.

Situações consideradas plausíveis para miomectomia na cesárea:[2,5,8,9,15]

- Nódulos subserosos pediculados, sobretudo de grande volume.
- Miomas com aspecto degenerado em pacientes sintomáticas.
- Dificuldade em realizar histerorrafia dada a presença de nódulos ístmicos na linha de sutura.

Ressalta-se que, mesmo nesses casos, a miomectomia pode ser atribuída a eventuais insucessos, como maior perda sanguínea, instabilidade hemodinâmica, hemotransfusão, atonia uterina, histerectomia e reoperações. A despeito de revisões sistemáticas indicarem desfechos perioperatórios semelhantes, quando indicada, deve ser realizada por equipe experiente em cirurgia ginecológica e preferencialmente com consentimento prévio da paciente.[2,9]

Técnicas de hemostasia pélvica avançada, como ligadura das artérias uterinas, clampeamento intermitente ou definitivo das artérias hipogástricas e torniquete uterino, podem ser utilizadas nas situações de emergência, objetivando a preservação da matriz uterina.

Algumas contraindicações para a miomectomia durante parto cesáreo seriam: coagulopatia conhecida, como na pré-eclâmpsia grave, miomas localizados em topografia de vasos uterinos, para cervical ou projetando-se para o ligamento largo e na presença de miomas múltiplos.[2,8]

O uso de uterotônicos adicionais como ergometrina e misoprostol, além de ácido tranexâmico, pode ser útil na prevenção da hemorragia pós-parto na conduta ativa de miomectomia ou mesmo na conservadora, evitando atonia uterina.[2,8]

A maior parte dos leiomiomas parece regredir no puerpério imediato, mas com média de apenas 0,5 mm, como se, na prática, houvesse sua estabilização. Alguns estudos apontam regressão acima de 50% do volume dos nódulos após 3 a 6 meses do parto.[4,9]

CONSIDERAÇÕES FINAIS

Apesar da alta prevalência dos miomas uterinos na gestação, a conduta durante o pré-natal, antecedendo o parto, é expectante na quase totalidade dos casos.

Miomectomia durante a gravidez é conduta de exceção, mas pode ser indicada nos casos de dor refratária a tratamento clínico, compressão de estruturas abdominais, como hidronefrose, colestase e trombose de grandes vasos, ou ainda suspeita de malignidade.

Sempre que possível, o parto deve ser realizado por via baixa. Na eventualidade de cesariana, por causas obstétricas, apresentação anônima ou obstrução do canal de parto, o mioma não deve ser abordado rotineiramente.

São condições aceitáveis para miomectomia durante a cesárea: nódulos subserosos pediculados, miomas de aspecto degenerado e aqueles localizados em sítio de histerotomia, o que dificultaria ou impossibilitaria uma histerorrafia de qualidade.

Mesmo nos casos de conduta conservadora, incluindo parto normal, são ainda complicações possíveis: degeneração de leiomiomas, infecção secundária associada, atonia uterina e hemorragia pós-parto. Isto posto, independentemente do tratamento adotado, a paciente deve estar ciente do risco de histerectomia.

REFERÊNCIAS BIBLIOGRÁFICAS

1. Practice Committee of the American Society for Reproductive Medicine. Electronic address: ASRM@asrm.org; Practice Committee of the American Society for Reproductive Medicine. Removal of myomas in asymptomatic patients to improve fertility and/or reduce miscarriage rate: a guideline. Fertil Steril. 2017;108(3):416-25.
2. Pergialiotis V, Sinanidis I, Louloudis IE, Vichos T, Perrea DN, Doumouchtsis SK. Perioperative Complications of cesarean delivery myomectomy: a meta-analysis. Obstet Gynecol. 2017;130(6):1295-303.
3. Saleh HS, Mowafy HE, Hameid AAAE, Sherif HE, Mahfouz EM. Does uterine fibroid adversely affect obstetric outcome of pregnancy? Biomed Res Int. 2018;2018:8367068.
4. Vitagliano A, Noventa M, Di Spiezio Sardo A, Saccone G, Gizzo S, Borgato S, et al. Uterine fibroid size modifications during pregnancy and puerperium: evidence from the first systematic review of literature. Arch Gynecol Obstet. 2018;297(4):823-35.
5. Milazzo GN, Catalano A, Badia V, Mallozzi M, Caserta D. Myoma and myomectomy: poor evidence concern in pregnancy. J Obstet Gynaecol Res. 2017;43(12):1789-804.
6. Vitale SG, Padula F, Gulino FA. Management of uterine fibroids in pregnancy: recent trends. Curr Opin Obstet Gynecol. 2015;27(6):432-7.
7. Domenici L, Di Donato V, Gasparri ML, Lecce F, Caccetta J, Panici PB. Laparotomic myomectomy in the 16th week of pregnancy: a case report. Case Rep Obstet Gynecol. 2014;2014:154347.
8. Song D, Zhang W, Chames MC, Guo J. Myomectomy during cesarean delivery. Int J Gynaecol Obstet. 2013;121(3):208-13.
9. Sparić R, Malvasi A, Kadija S, Babović I, Nejković L, Tinelli A. Cesarean myomectomy trends and controversies: an appraisal. J Matern Fetal Neonatal Med. 2017;30(9):1114-23.
10. Chill HH, Karavani G, Rachmani T, Dior U, Tadmor O, Shushan A. Growth pattern of uterine leiomyoma along pregnancy. BMC Womens Health. 2019;19(1):100.
11. Ribeiro CP, Nakamura ADDK, França TM, Focchi GRA, Signorini Filho RC,Kuster GB, et al. Giant myoma associated with uterine prolapse during the second trimester of twin pregnancy: case report. Obstet Gynecol Int J. 2021;12(4):249-51.
12. Macciò A, Madeddu C, Kotsonis P, Caffiero A, Desogus A, Pietrangeli M, et al. Three cases of laparoscopic myomectomy performed during pregnancy for pedunculated uterine myomas. Arch Gynecol Obstet. 2012;286(5):1209-14.
13. Saccardi C, Visentin S, Noventa M, Cosmi E, Litta P, Gizzo S. Uncertainties about laparoscopic myomectomy during pregnancy: A lack of evidence or an inherited misconception? A critical literature review starting from a peculiar case. Minim Invasive Ther Allied Technol. 2015;24(4):189-94.
14. Jenabi E, Khazaei S. The effect of uterine leiomyoma on the risk of malpresentation and cesarean: a meta-analysis. J Matern Fetal Neonatal Med. 2018;31(1):87-92.
15. Incebiyik A, Hilali NG, Camuzcuoglu A, Vural M, Camuzcuoglu H. Myomectomy during caesarean: a retrospective evaluation of 16 cases. Arch Gynecol Obstet. 2014;289(3):569-73.

53 Apendicite e gravidez

Diego Adão
Parisina Carvalho

INTRODUÇÃO

Abdome agudo é uma síndrome caracterizada por quadro de dor abdominal de início agudo, acompanhada de sinais de alarme (p. ex., febre, peritonite, náuseas e vômitos, parada da eliminação de flatos e fezes, entre outros), com potencial necessidade de resolução cirúrgica.[1] Sua importância se dá pela elevada incidência, correspondendo a até 10% das queixas dos serviços de emergência, e pelo risco elevado de mortalidade (até 9,2%) caso o diagnóstico e o tratamento não sejam realizados dentro de tempo hábil.[2]

A sepse de foco abdominal está presente em diversos pacientes com o diagnóstico sindrômico de abdome agudo, o que só enfatiza a elevada incidência e necessidade de reconhecimento e intervenção precoces.[3]

A apendicite aguda é a principal causa de abdome agudo (do tipo inflamatório), além de também ser a principal doença cirúrgica dos serviços de emergência e a principal cirurgia de urgência de causa não obstétrica em gestantes.[4] Acomete indivíduos de todas as idades (7% da população; 8,6% em homens e 6,7% em mulheres), porém apresenta maior incidência entre crianças e adultos jovens (10 aos 30 anos), com ligeiro predomínio no sexo masculino. Nos extremos da vida, antes dos 5 e acima dos 50 anos, é pouco observada.

A incidência anual média é de 1/1.000 habitantes, e a mortalidade geral é menor que 1%, mas pode chegar a 3% nos casos de perfuração, atingindo 15% quando a perfuração ocorre em pacientes idosos. Em gestantes, a mortalidade fetal é de 3 a 5% nos casos de apendicite não perfurada e de 20 a 25% em casos perfurados, com mortalidade materna de 4%.[5]

ANATOMIA E FISIOPATOGENIA

O apêndice vermiforme é uma estrutura tubular, em fundo cego, localizada na base do ceco em região de fossa ilíaca direita, na confluência das tênias e lateralmente ao íleo terminal. Mede 9 cm de comprimento em média, podendo sua ponta localizar-se: retrocecal (74%), pélvico (21%), infracecal (3,5%) ou peri-ileal (1,5%). Embora classicamente se descreva uma ascensão cranial do apêndice com o avançar da gestação, em decorrência do crescimento uterino, esse fenômeno ocorre em apenas 20% das gestantes, estando o apêndice em topografia típica (fossa ilíaca direita) em 80% das vezes.[6]

Acredita-se que a obstrução da luz apendicular (apendicolitos, hiperplasia linfoide, corpo estranho, endometriose, parasitas ou tumores) favoreça a distensão da luz do apêndice e a proliferação bacteriana; porém, em diversos pacientes não há nenhum fenômeno obstrutivo evidente. A bacteriologia da apendicite aguda deriva da flora colônica, e as principais bactérias são *Bacterioides fragilis* (Gram-negativo, anaeróbio), *Escherichia coli* (Gram-negativo, anaeróbio) e *Streptococcus viridans* (Gram-positivo, anaeróbio).[1]

HISTÓRIA NATURAL E CLASSIFICAÇÃO

Classicamente, acreditava-se que a apendicite aguda tinha a seguinte história natural: obstrução, hipertensão, isquemia e perfuração. Contudo, hoje se sabe que essa sequência de eventos não é inexorável, e existem duas apresentações independentes da apendicite aguda. Em 80% dos casos os pacientes chegam ao serviço de emergência sem sinais de perfuração, e assim permanecem, independentemente do tempo entre o diagnóstico e a cirurgia. Em 20%, os pacientes já chegam com sinais incipientes ou evidentes de perfuração, mesmo com apenas 24 horas do início dos sintomas. Ou seja, o paciente que perfura já abre o quadro com a perfuração, e a intervenção cirúrgica atrasada não acarreta necessariamente a perfuração do apêndice.[7]

Em mulheres grávidas, a rotura do apêndice ocorre com maior frequência, especialmente no terceiro trimestre.[8,9]

Dessa forma, divide-se hoje a apendicite em não complicada e complicada (abscesso, necrose ou perfuração). A classificação de Gomes modificada (2015) detalha essas fases em graus:[10]

- Não complicado:
  - Grau 0. Normal.
  - Grau 1. Edema e hiperemia, com ou sem fibrina.
- Complicado:
  - Grau 2A. Necrose segmentar.
  - Grau 2B. Necrose da base.
  - Grau 3A. Flegmão (tumor inflamatório).
  - Grau 3B. Abscesso < 5 cm sem pneumoperitônio.
  - Grau 3C. Abscesso ≥ 5 cm sem pneumoperitônio.
  - Grau 4. Peritonite difusa, com ou sem pneumoperitônio.

QUADRO CLÍNICO

O quadro clínico de apendicite aguda apresenta-se como uma síndrome de abdome agudo inflamatório, com dor abdominal localizada em fossa ilíaca direita. Os sinais inespecíficos são de resposta inflamatória sistêmica (SIRS) e sepse nos casos mais graves.

A manifestação clínica clássica da apendicite aguda inicia-se com quadro de anorexia e/ou hiporexia (sensibilidade 68%, especificidade 36%), seguida de dor abdominal, náuseas (sensibilidade 58%, especificidade 37%) e eventualmente vômitos (sensibilidade 51%, especificidade 45%). A dor típica caracteriza-se por, inicialmente, localizar-se na região periumbilical (ativação dos neurônios do peritônio visceral do intestino primitivo médio) e ser inespecífica. Progressivamente, ao longo de algumas horas, a dor torna-se forte e localizada no quadrante inferior direito do abdome (ativação dos neurônios do peritônio parietal da região). Esse padrão de sobreposição de uma dor tipo somática em fossa ilíaca direita a uma dor tipo visceral periumbilical (padrão dito "migratório") está presente em até 50% dos casos, sendo essa prevalência menor nos extremos de idade e gestantes.

Vale destacar que o relato de a dor abdominal anteceder os vômitos tem sensibilidade de 100% e especificidade de 64%. Nos casos de apendicite perfurada, a dor passará a acometer todo o andar inferior do abdome e, posteriormente, ser difusa, com sinais de sepse (p. ex., mal estado geral, rebaixamento do nível de consciência). Não se deve procurar um padrão específico de localização ou tipo de dor. A apendicite aguda já foi chamada nos livros clássicos de "o mímico". Logo, para toda dor abdominal em pronto-socorro, a apendicite aguda é um diagnóstico possível.[11]

A diarreia pode fazer parte do quadro em decorrência da irritação do reto por abcesso secundário à perfuração do apêndice, principalmente nos casos em que a extremidade do apêndice se encontra na escavação retouterina ou retovesical. Porém, é evento raro.

Ao exame físico, em casos não complicados, o paciente apresenta-se em regular estado geral e com dor à palpação do quadrante inferior direito do abdome (sensibilidade 84%, especificidade 90%). Podem-se identificar fácies toxemiada, taquicardia, febre (sensibilidade 67%, especificidade 79%) e peritonite nos graus mais avançadas da doença. Em gestantes, com o avançar da gestação, esses achados perdem acurácia pela dificuldade de palpação abdominal e possível mudança de posição do apêndice em 20% das gestantes.[12]

Alguns sinais semiológicos clássicos foram descritos, porém sua grande maioria sem acurácia diagnóstica. O sinal de peritonite em região de fossa ilíaca direita à descompressão brusca (sinal de Blumberg) é um dos poucos ainda utilizados, apresentando acurácia modesta (sensibilidade 63%, especificidade 69%). Portanto, não se deve confiar em sinais propedêuticos clássicos, isoladamente, para incluir ou afastar a hipótese de apendicite aguda.[13]

Nas pacientes do gênero feminino, o exame ginecológico é fundamental para o diagnóstico diferencial das doenças pélvicas.

EXAMES COMPLEMENTARES

O hemograma completo pode exibir leucocitose com desvio à esquerda. Contudo, a leucocitose associada à gestação pode mascarar esse achado.[14] A dosagem sequencial do leucograma é útil na evolução do quadro, especialmente nos casos em tratamento não operatório.

A dosagem da proteína C-reativa (PCR) auxilia na identificação de casos graves e na evolução clínica, sendo o corte de 150 mg/L o marcador de gravidade.

Exames gerais, como gasometria arterial com perfil metabólico, dosagem de eletrólitos, função renal, entre outros, servem para avaliação de casos mais graves e condução da sepse.

A radiografia abdome em três posições, apesar de muito utilizada no passado, atualmente é pouco requisitada, pois os possíveis sinais encontrados não têm acurácia elevada, sendo mais destinada ao diagnóstico diferencial (pneumoperitônio ou obstrução intestinal). São achados classicamente descritos da radiografia de abdome na apendicite aguda: apendicolito (mais específico), alça sentinela, distensão do delgado, escoliose antálgica e apagamento do psoas à direita.

A ultrassonografia (US) de quadrante inferior direito de abdome, por ser de baixo custo e não invasiva, é o método de escolha, principalmente em mulheres (diferenciais de causas ginecológicas) e gestantes.[11] A identificação do apêndice (estrutura tubuliforme em fundo cego) com diâmetro maior que 6 mm, líquido periapendicular, coleções, apendicolito, alças paréticas próximas e incompressibilidade do apêndice, são sinais sugestivos de apendicite aguda à US.

Falsos-negativos são encontrados quando o apêndice se encontra em posição retrocecal; e falsos positivos, na inflamação de outras estruturas adjacentes, como em casos de salpingite, tiflite, endometriose e doença inflamatória intestinal. A US deve ser o primeiro exame de imagem a ser solicitado na suspeita de apendicite aguda, porém sua negatividade não tem acurácia para afastar o diagnóstico, devendo-se proceder com outros exames. Foi observado que acurácia da US para apendicite aguda na gravidez apresentou-se com sensibilidade de 67 a 100% e especificidade de 83 a 96%.[15] Essa variação tem correlação com as diferentes idades gestacionais e índice de massa corporal (IMC) das pacientes.

A tomografia computadorizada (TC) de abdome e pelve com contraste venoso é o método não invasivo com maior sensibilidade (95%) e especificidade (94%). Achados possíveis são o apêndice distendido com mais de 7 mm, espessamento circunferencial da parede, borramento da gordura periapendicular, edema, líquido livre peritoneal, flegmão ou abscesso periapendicular. A utilização da TC não deve ser rotineira, pois expõe o paciente à radiação e contraste, além dos custos do exame.[11] A dose de radiação de uma tomografia de abdome é inferior a 50 mGy, sendo negativo em caso de dúvida diagnóstica, principalmente nas fases mais avançadas da gestação.

A ressonância magnética (RM) de abdome com contraste venoso apresenta sensibilidade e especificidade semelhantes à TC. Seu uso é bem indicado na suspeita clínica com US negativo e na gestação.[11]

Em resumo, em pacientes gestantes, o primeiro exame de escolha é a US, seguida pela RM. Vale lembrar que as maiores taxas de não visualização do apêndice se dão após o terceiro trimestre.

ESCORES DE RISCO E DIAGNÓSTICO

Não existe nenhum critério diagnóstico (isolado ou em grupo) com acurácia suficiente para apendicite aguda. Portanto, o diagnóstico de apendicite aguda não é clínico.

Em pacientes jovens do sexo masculino, sem comorbidades, e com dor típica e exame físico característico, a taxa de falsos positivos pode chegar a 10%. Na atualidade, não se aceita mais 10% de laparotomias não terapêuticas (valor tolerável < 3%). Quando se considera o grupo das gestantes, em que tanto o falso-positivo quanto o negativo são deletérios à paciente e ao feto, não existe espaço para discussão do diagnóstico clínico de apendicite aguda, devendo exames de imagem ser realizados em todas as pacientes.

O diagnóstico diferencial da apendicite aguda inclui algumas doenças que são suspeitadas de acordo com o momento da gestação. Além dos sintomas relacionados à própria gestação, a possibilidade de gravidez ectópica deve ser excluída em qualquer mulher com teste de gravidez positivo e dor no quadrante inferior direito do abdome. No início da gestação, também se deve suspeitar da síndrome do ligamento redondo, que é uma causa comum de dor leve no quadrante inferior direito, mas que não está associada a outros sintomas. Outro diagnóstico diferencial importante é a pielonefrite, que é mais comum em mulheres grávidas do que em mulheres não grávidas.

Na segunda metade da gravidez, a pré-eclâmpsia e a síndrome HELLP (hemólise, testes de função hepática elevados, plaquetas baixas) podem estar associadas a náuseas/vômitos e dor abdominal; mas, em contraste com a apendicite aguda, a dor geralmente é no quadrante superior direito ou epigástrio, geralmente há presença de hipertensão arterial, enquanto febre e leucocitose não são comuns. O descolamento da placenta e a ruptura uterina, por sua vez, estão associados à dor abdominal em baixo-ventre, que pode ser na linha média ou lateral. Diferentemente da apendicite, os dois diagnósticos costumam estar associados a sangramento vaginal e anormalidades da frequência cardíaca fetal.

Na tentativa de facilitar esse raciocínio, existem os escores de risco. Os escores mais tradicionais são o de Alvarado e o AIR (*appendicitis inflamatory response*). O escore de Alvarado pode apresentar pontuação mais elevada em gestantes em razão da leucocitose fisiológica da gestação e da maior frequência de náuseas e vômitos, especialmente durante o primeiro trimestre.[16]

O escore mais atual e acurado é o AAS (*Adult Appendicitis Score*), apresentado na Tabela 1:[17]

- AAS ≤ 10: baixo risco.
- AAS 10-15: moderado risco.
- AAS ≥ 16: alto risco.

A *performance* de acurácia dos escores de risco para apendicite aguda mostrou-se maior quando o escore tem baixa pontuação. Escores com pontuações altas podem estar presentes em outras doenças abdominais, de modo que o alto risco serve apenas para reforçar a necessidade de prosseguir na investigação com exames de imagem (Figura 1).

TABELA 1 Escore da apendicite em adultos (AAS)

Sinais e sintomas	Escore
Dor em fossa ilíaca direita	2
Mudança de localização da dor	2
Sensibilidade em fossa ilíaca direita	
Mulheres 16-49 anos	1
Todos os outros pacientes	3
Reação de defesa	
Média	2
Moderada ou grave	4
Testes laboratoriais	
Leucócitos (x 109)	
▪ ≥ 7,2 e < 10,9	1
▪ ≥ 10,9 e < 14,0	2
▪ ≥ 14,0	3
Proporção de neutrófilos (%)	
≥ 62 e < 75	2
≥ 75 e < 83	3
≥ 83	4
PCR: proteína C-reativa (mg/L), sintomas < 24 h	
≥ 4 e < 11	2
> 11 e < 25	3
≥ 25 e > 83	5
≥ 83	1
PCR: proteína C-reativa (mg/L), sintomas > 24 h	
≥ 12 e < 53	2
≥ 53 e < 152	2
≥ 152	1

- Escore ≤ 10 baixo risco de apendicite.
- Escore 11-15 risco intermediário de apendicite.
- Escore ≥ 16 risco alto de apendicite.

AAS: *Adult Appendicitis Score.*

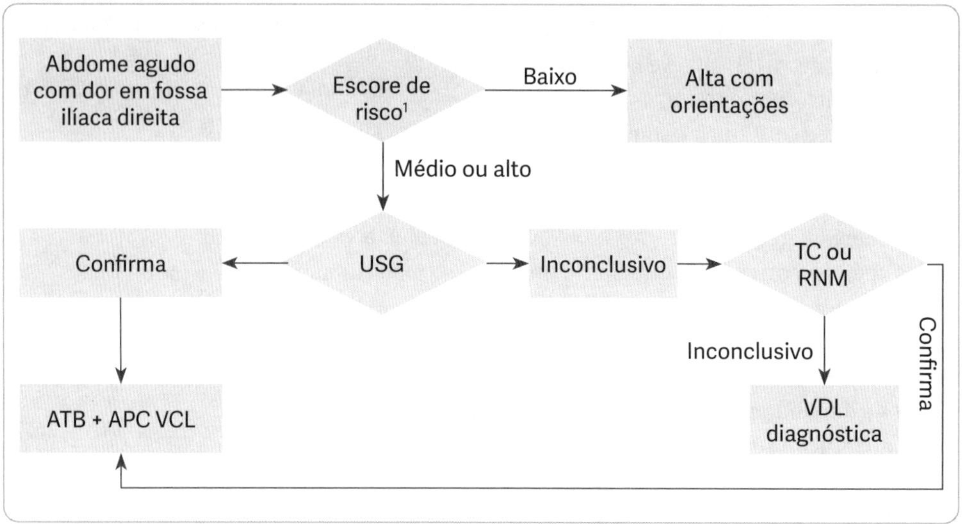

FIGURA 1 Diagnóstico e conduta de apendicite na gravidez

APC VDL: apendicectomia videolaparoscópica; ATB: antibiótico; USG: ultrassonografia.

[1] AAS (*Adult Appendicitis Score*): ≤ 10 baixo risco, 10-15 moderado risco, 16 alto risco.

TRATAMENTO

Tratamento geral

Em todos os casos de apendicite aguda, a etapa inicial do tratamento deve envolver o manejo da infecção e/ou sepse, com reposição volêmica, antibioticoterapia e compensação clínica quando necessários. Os antibióticos mais frequentemente utilizados são as cefalosporinas de terceira geração (ceftriaxona) associados à cobertura de anaeróbios (metronidazol). As fluorquinolonas e os carbapenêmicos são evitados em pacientes grávidas pela potencial toxicidade fetal.

O jejum é introduzido por inúmeros motivos, como minimizar a náusea e os vômitos da própria doença e diminuir o risco de broncoaspiração na indução anestésica, principalmente em gestantes que têm redução no tempo de esvaziamento gástrico. Reserva-se a sondagem nasogástrica para os pacientes com íleo e distensão abdominal importante, que acarretam vômitos recorrentes. A analgesia é essencial e não interfere no diagnóstico, uma vez que minimiza a resposta metabólica ao estresse infeccioso, diminui a taquicardia e melhora o conforto pré-operatório.

Tratamento específico

Feito o tratamento clínico inicial, parte-se para a decisão sobre o controle cirúrgico do foco infeccioso abdominal, segundo o consenso de Jerusalém 2020.[11] O tratamento não operatório em pacientes elegíveis está associado a maior risco de abortamento, parto prematuro e complicações materno-fetais.[18] Portanto, sempre que possível, deve-se realizar a apendicectomia na gestante. A via preferencial é a laparoscópica, sendo o início do terceiro trimestre o melhor período gestacional. Existem poucos estudos sobre tratamento não operatório ("antibiótico primeiro") em gestantes, sendo as taxas de falha e recorrência de 15 e 12%, respectivamente.[19,20]

Na cirurgia por videolaparoscopia são sugeridas modificações da técnica durante a gravidez, que incluem leve posicionamento lateral esquerdo da paciente durante a segunda metade da gravidez, uso da técnica aberta de Hasson e limitação da pressão intra-abdominal para valores menores que 12 mmHg.[21] As diretrizes da Society of American Gastrointestinal and Endoscopic Surgeons (SAGES) recomendam pressões de insuflação de 10 a 12 mmHg e que a posição do primeiro portal seja adaptada para a altura do fundo do útero.[22]

Nos pacientes que não toleram o pneumoperitônio em decorrência de comorbidades pulmonares e cardíacas, opta-se pela cirurgia aberta. Mais comumente, utiliza-se a incisão de McBurney para casos não complicados e a longitudinal mediana infraumbilical para casos complicados. O tratamento do coto apendicular deve ser realizado com ligadura simples, clipagem ou grampeamento, sem invaginação (a confecção da bolsa para invaginar aumenta o tempo de íleo pós-operatório e não reduz a taxa de fístula de coto). Não se deve drenar a cavidade, mesmo em casos complicados.

Em apendicite aguda sem complicação, opta-se por cefalotina 4 g/dia ou cefazolina 3 g/dia em regime profilático (durante o intraoperatório). A antibioticoterapia pós-operatória usada em apendicite aguda complicada é feita com ceftriaxona 2 g/dia associado ao metronidazol 1,5 g/dia, por 4 dias no total. Não é necessário estender o tempo de tratamento para além de 5 dias.

Casos específicos

Na grande maioria dos casos, os exames de imagem conseguem identificar o apêndice e concluir se este está normal ou inflamado. Porém, em casos em que os exames de imagem sejam inconclusivos (não se identifica o apêndice ou se encontram sinais incipientes de inflamação), deve-se proceder à videolaparoscopia diagnóstica. Caso não se encontre nenhuma outra causa que justifique a dor no inventário da cavidade, deve-se proceder à remoção do apêndice (uma vez que pode existir um processo inflamatório que o olho do cirurgião não é capaz de identificar). Contudo, vale ressaltar que não se deve proceder à remoção do apêndice em outras cirurgias sem sintomas compatíveis com apendicite (a chamada "apendicectomia de oportunidade").

Caso o paciente se apresente com uma coleção purulenta bloqueada em fossa ilíaca direita, sem peritonite, o que se denomina "apendicite pseudotumoral ou hiperplásica", a melhor conduta é a drenagem da coleção guiada por exame de imagem, a fim de evitar uma cirurgia complicada com risco de colectomia. A decisão de "apendicectomia de intervalo" (após a resolução do processo infeccioso e da coleção) deve ser discutida caso a caso, inclusive com a possibilidade de realizar colonoscopia para excluir neoplasia.

EVOLUÇÃO

A evolução pós-operatória, na maioria dos pacientes, é satisfatória. A dieta leve deve ser introduzida precocemente, com exceção dos pacientes com sinais de íleo adinâmico prolongado, que demandam progressão mais gradual. A alta hospitalar costuma ocorrer no primeiro dia de pós-operatório, de acordo com a evolução clínica do paciente. Ou seja, depois de realizada a cirurgia, na maioria dos casos não complicados, o paciente recebe dieta leve assim que estiver consciente e desperto, já no pós-operatório imediato, e alta no primeiro dia de pós-operatório.

Dentre as complicações pós-operatórias, a mais frequente e inicial é a infecção de ferida operatória (FO), com incidência de até 6% (1% para abscessos intra-abdominais e 5% para infecção da ferida). A incidência de infecção é menor em casos de doença não complicada e na utilização da via laparoscópica. Essa se manifesta por volta do terceiro ao quinto dia, caracterizando-se por edema, hiperemia, deiscência e saída de secreção purulenta pela FO. Pode ser tratada com cuidados locais (expressões frequentes, curativo e limpeza), além da manutenção de antibioticoterapia.

O exame anatomopatológico da peça deve ser avaliado em regime ambulatorial, uma vez que em torno de 0,5% das vezes se observa uma neoplasia maligna incidental.

As orientações de reconhecimento de sinais de alarme domiciliar remetem à principal complicação: infecção de FO, superficial e profunda. Portanto, febre, dor abdominal e náuseas devem levar o paciente a procurar novamente serviço médico.

REFERÊNCIAS BIBLIOGRÁFICAS

1. Sartelli M, Coccolini F, Kluger Y, Agastra E, Abu-Zidan FM, Abbas AES, et al. WSES/GAIS/SIS-E/WSIS/AAST global clinical pathways for patients with intra-abdominal infections. World J Emerg Surg. 2021;16(1):49.
2. Sartelli M, Weber DG, Ruppé E, Bassetti M, Wright BJ, Ansaloni L, et al. Antimicrobials: a global alliance for optimizing their rational use in intra-abdominal infections (Agora). World J Emerg Surg. 2016;11:33.
3. Theilen L, Mellnick V, Shanks A, Tuuli MG, Odibo AO, Macones GA, et al. Acute appendicitis in pregnancy: predictive clinical factors and pregnancy outcomes. Amer J Perinatol. 2016;34:523-8.
4. Sartelli M, Chichom-Mefire A, Labricciosa FM, Harcastle T, Abu-Zidan FM, Adesunkanmi AK, et al. The management of intra-abdominal infections from a global perspective: 2017 WSES guidelines for management of intra-abdominal infections. World J Emerg Surg. 2017;12:29.
5. Kilpatrick CC, Monga M. Approach to the acute abdomen in pregnancy. Obstet Gynecol Clin North Am. 2007;34(3):389-402.
6. Ishaq A, Khan MJH, Pishori T, Soomro R, Khan S. Location of appendix in pregnancy: does it change? Clin Exp Gastroenterol. 2018;11:281-7.
7. Temple CL, Huchcroft SA, Temple WJ. The natural history of appendicitis in adults: a prospective study. Ann Surg. 1995;221(3):278-81.
8. Bickell NA, Aufses AH Jr, Rojas M, Bodian C. How time affects the risk of rupture in appendicitis. J Am Coll Surg. 2006;202:401.
9. Weingold AB. Appendicitis in pregnancy. Clin Obstet Gynecol. 1983;26:801.
10. Gomes CA, Sartelli M, Di Saverio S, Ansaloni L, Catena F, Coccolini F, et al. Acute appendicitis: proposal of a new comprehensive grading system based on clinical, imaging and laparoscopic findings. World J Emerg Surg. 2015;10:60.
11. Di Saverio S, Podda M, De Simone B, Ceresoli M, Augustin G, Gori A, et al. Diagnosis and treatment of acute appendicitis: 2020 update of the WSES Jerusalem guidelines. World J Emerg Surg. 2020;15(1):27.
12. Andersen B, Nielsen TF. Appendicitis in pregnancy: diagnosis, management and complications. Acta Obstet Gynecol Scand. 1999;78:758-62.
13. Appendicitis, Adult. In: Simel DL, Rennie D (eds.). The rational clinical examination: evidence-based clinical diagnosis. McGraw Hill, 2009. Disponível em: em: https://jamaevidence.mhmedical.com/content.aspx?bookid=845&sectionid=61357450. Acesso em: 5 ago. 2023.
14. Maslovitz S, Gutman G, Lessing JB, Kupferminc MJ, Gamzu R. The significance of clinical signs and blood indices for the diagnosis of appendicitis during pregnancy. Gynecol Obstet Invest. 2003;56:188-91.
15. Williams R, Shaw J. Ultrasound scanning in the diagnosis of acute appendicitis in pregnancy. Emerg Med J. 2007;24:359.
16. Tatli F, Yucel Y, Gozeneli O, Dirican A, Uzunkoy A, Yalçn HC, et al. The Alvarado Score is accurate in pregnancy: a retrospective case-control study. Eur J Trauma Emerg Surg. 2019;45:411-6.
17. Sammalkorpi HE, Mentula P, Leppäniemi A. A new adult appendicitis score improves diagnostic accuracy of acute appendicitis: a prospective study. BMC Gastroenterol. 2014;14:114.
18. Lee SH, Lee JY, Choi YY, Lee JG. Laparoscopic appendectomy versus open appendectomy for suspected

appendicitis during pregnancy: a systematic review and updated meta-analysis. BMC Surg. 2019;19:41.

19. Joo JI, Park H-C, Kim MJ, Lee BH. Outcomes of antibiotic therapy for uncomplicated appendicitis in pregnancy. Am J Med. 2017;130:1467-9.
20. Carstens A-K, Fensby L, Penninga L. Nonoperative treatment of appendicitis during pregnancy in a remote area. AJP Rep. 2018;08:e37-8.
21. Al-Fozan H, Tulandi T. Safety and risks of laparoscopy in pregnancy. Curr Opin Obstet Gynecol 2002;14:375.
22. Guidelines Committee of the Society of American Gastrointestinal and Endoscopic Surgeons, Yumi H. Guidelines for diagnosis, treatment, and use of laparoscopy for surgical problems during pregnancy: this statement was reviewed and approved by the Board of Governors of the Society of American Gastrointestinal and Endoscopic Surgeons (Sages), September 2007. It was prepared by the Sages Guidelines Committee. Surg Endosc. 2008;22:849.

54

Colecistite e gravidez

Diego Adão
Parisina Carvalho

INTRODUÇÃO

Abdome agudo é uma síndrome caracterizada por quadro de dor abdominal de início agudo, acompanhada de sinais de alarme (p. ex., febre, peritonite, náuseas e vômitos, parada da eliminação de flatos e fezes, entre outros), com potencial necessidade de resolução cirúrgica.[1] Sua importância se dá:

- Pela elevada incidência, correspondendo a até 10% das queixas dos serviços de emergência.
- Pelo risco elevado de mortalidade (até 9,2%) caso o diagnóstico e o tratamento não sejam realizados dentro de tempo hábil.[2]

A sepse de foco abdominal está presente em diversos pacientes com o diagnóstico sindrômico de abdome agudo, o que só enfatiza a elevada incidência e necessidade de reconhecimento e intervenção precoces.[3]

Definida pela inflamação aguda da vesícula biliar, a colecistite aguda é a segunda maior causa de abdome agudo (18,5%, estando atrás apenas da apendicite aguda) e a principal complicação da colecistopatia crônica calculosa (15%).[4] Entre 90 e 95% das vezes, a colecistite aguda é ocasionada por cálculos que obstruem diretamente o ducto cístico ou impactam na porção infundibular da vesícula biliar, gerando um processo isquêmico e inflamatório (colecistite aguda litiásica). A proliferação bacteriana se dá em 45 a 50% dos pacientes (bactibilia), sendo mais frequentemente encontradas *Escherichia coli* (31 a 44%), *Klebsiella* spp. (9 a 20%) e *Enterococcus* spp. (3 a 34%).[5]

A colecistite aguda tem incidência elevada em populações nas quais a incidência da litíase biliar também é elevada, sendo mais frequente no gênero feminino (3:1) e na quinta e na sexta décadas de vida. Em gestantes, a incidência de colecistite aguda é de 1 caso para cada 1.600 a 10 mil gestações. Corresponde à segunda emergência abdominal de causa não obstétrica em mulheres grávidas, perdendo apenas para a apendicite aguda.[6] A mortalidade é inferior a 1%.

FISIOPATOLOGIA

A colecistopatia crônica calculosa (CCC) caracteriza-se pela presença de cristais (lama biliar e/ou cálculo) na vesícula biliar (colecistolitíase). Estima-se que 10 a 15% da população geral seja acometida por cálculos biliares. A chance de um paciente com CCC evoluir para alguma complicação é de 1 a 3% ao ano, totalizando um risco de 40% ao longo da vida.[5]

Os cálculos biliares são mais comuns em gestantes em comparação com pacientes não gestantes. Durante a gravidez, níveis aumentados de hormônios, como estrogênio e progesterona, induzem uma variedade de mudanças fisiológicas que promovem a formação de cálculos biliares. O estrogênio aumenta a secreção de colesterol e a progesterona reduz a secreção de ácido biliar, causando uma supersaturação do colesterol da bile. Uma superprodução relativa de ácidos biliares hidrofóbicos reduz a capacidade da bile de solubilizar o colesterol. A progesterona também retarda o esvaziamento da vesícula biliar, o que promove ainda mais a formação de cálculos, causando estase biliar. Essas mudanças se normalizam 1 a 2 meses após o parto.[7-9]

QUADRO CLÍNICO

O quadro clínico de colecistite aguda apresenta-se como uma síndrome de abdome agudo inflamatório, com dor abdominal localizada em andar superior, predominantemente em hemiabdome direito (hipocôndrio direito). Os sinais inespecíficos são de resposta inflamatória sistêmica (SIRS) e sepse nos casos mais graves.

O sintoma mais comum de colecistite aguda é dor abdominal localizada em epigástrio ou hipocôndrio direito (72-93% dos casos), seguido de náuseas e vômitos (31 a 83%) e febre (10 a 31%). O local de maior intensidade dolorosa situa-se no ponto de Murphy (também conhecido como ponto cístico), determinado pelo encontro da linha do rebordo costal direito com a borda lateral do músculo reto abdominal.[10]

A irradiação da dor para a região lombar ipsilateral pode ocorrer, mas levanta a dúvida diagnóstica para afecções renais e ureterais. Menos frequente é dor referida no ombro direito (sinal de Lafont), que está presente nos casos de irritação diafragmática (nervo frênico) por líquido inflamatório ou abscesso.

Sintomas colestáticos (icterícia, colúria e acolia fecal), quando presentes, podem indicar perfuração de vesícula biliar, disfunção orgânica, processo inflamatório local intenso, obstrução concomitante da via biliar principal por cálculos (coledocolitíase) ou compressão extrínseca do colédoco/hepático comum por processo inflamatório local ou volumoso cálculo infundibular (síndrome de Mirizzi).[5]

Ao exame físico abdominal, a dor predomina à palpação do hipocôndrio direito (sensibilidade 81%, especificidade 67%). Em alguns casos (48 a 62%), observa-se o sinal de Murphy, caracterizado pela pausa inspiratória à palpação do ponto cístico (sensibilidade 50 a 65%, especificidade 79 a 96%). O sinal de Murphy, embora classicamente discutido, tem baixa acurácia, portanto sua ausência não tem sensibilidade suficiente para excluir o diagnóstico de colecistite aguda. Com o avançar da gestação, principalmente após o terceiro trimestre, a avalição do sinal de Murphy torna-se ainda mais prejudicada, diminuindo a acurácia da manobra propedêutica. Dessa forma, a dor em hipocôndrio direito deve ser o achado mais relevante no diagnóstico da colecistite aguda, sem a necessidade da positividade da manobra inspiratória do Murphy.[10]

Defesa muscular está presente em aproximadamente 30 a 58% dos casos. A palpação de plastrão no hipocôndrio direito é encontrada em 14 a 25% e sugere bloqueio do omento maior e do cólon transverso contra a vesícula, que pode corresponder a perfuração bloqueada. Em casos de perfuração livre, que é evento raro, a dor se difunde por todo o abdome, gerando dúvida quanto ao diagnóstico diferencial com outros quadros inflamatórios ou perfurativos.

Vale lembrar que dores no hipocôndrio direito, em pacientes com fatores de risco para doença coronariana, podem corresponder a infarto agudo do miocárdio (equivalente isquêmico), ou ainda doenças pulmonares e descompensação de insuficiência cardíaca direita (congestão hepática). Na segunda metade da gravidez, a pré-eclâmpsia e a síndrome HELLP (hemólise, testes de função hepática elevados, plaquetas baixas) podem estar associadas a náuseas/vômitos e dor abdominal, geralmente no quadrante superior direito ou epigástrio, acompanhada de hipertensão arterial, enquanto febre e leucocitose não são comuns.

EXAMES COMPLEMENTARES

Exames laboratoriais

O hemograma completo pode exibir leucocitose com desvio à esquerda. Contudo, a leucocitose associada à gestação pode mascarar esse achado. A dosagem sequencial do leucograma é útil na evolução do quadro, especialmente nos casos em tratamento não operatório.

A dosagem da proteína C-reativa (PCR) auxilia na identificação de casos graves e na evolução clínica, sendo o corte de 150 mg/L o marcador de gravidade.

As enzimas canaliculares (fosfatase alcalina [FA] e gamaglutamiltransferase [GGT]) e as bilirrubinas são úteis na avaliação da obstrução da via biliar principal, principalmente quando muito aumentadas (acima de 200 U/L). Porém, discreta elevação pode ser vista na colecistite aguda isolada, sem coledocolitíase.[5] As transaminases podem estar um pouco elevadas no quadro de colecistite (até 200 U/L), em decorrência do processo inflamatório no parênquima hepático adjacente à vesícula biliar. As enzimas pancreáticas, amilase e lipase, têm valor na diferenciação da dor epigástrica por pancreatite aguda, podendo a amilase estar discretamente elevada na colecistite aguda sem pancreatite (abaixo de 3 vezes o limite superior da normalidade).

Dessa forma, o principal achado laboratorial na colecistite aguda é o aumento das enzimas canaliculares FA e GGT. O aumento de bilirrubinas e amilase pode ocorrer, em valores discretos, devendo levantar a suspeita de obstrução de via biliar (coledocolitíase) e de pancreatite aguda.

A análise da urina pode ajudar a diferenciar as afecções urinárias, com achados de leucocitúria e hematúria na ureterolitíase à direita, lembrando sempre que um dos diagnósticos diferenciais de dor em hipocôndrio direto são as afecções renais ipsilaterais.

Exames gerais, como gasometria arterial com perfil metabólico, dosagem de eletrólitos, função renal, entre outros, servem para avaliação de casos mais graves e condução da sepse.

Exames de imagem

Radiografia simples de abdome anteroposterior não tem acurácia adequada para doenças biliares, portanto não deve ser solicitada.

A ultrassonografia (US) de fígado e vias biliares é exame de escolha na emergência por ser rápido, sensível (81%), específico

(83%), barato e sem radiação, embora seja operador-dependente.[5] Entre os sinais ultrassonográficos sugestivos de colecistite aguda estão: distensão da vesícula biliar (> 10 x 4 cm), cálculo impactado no infundíbulo (não é achado obrigatório), espessamento da parede vesicular (> 4 a 5 mm), coleções ou líquido livre perivesicular, Murphy ultrassonográfico (sensibilidade 63 a 86%, especificidade 35 a 93%) e delaminação da parede da vesícula biliar (sensibilidade 32% e especificidade 100%). A US pode identificar ainda os cálculos na vesícula biliar ou na via biliar principal, dilatação das vias biliares, aerobilia e perfuração. Deve-se entender que, diante da suspeita clínica, a US não tem acurácia suficiente para excluir a colecistite aguda por sua sensibilidade relativamente baixa; deve-se continuar a investigação com outros exames.

A cintilografia de abdome superior com Disida não é utilizada na imensa maioria dos serviços de emergência. Porém, é o exame de maior acurácia diagnóstica (padrão-ouro), com sensibilidade de 96% e especificidade de 90%. É considerado positivo quando a vesícula nao apresenta contraste em seu interior após 60 minutos da injeção. Atualmente está indicado em casos específicos em que a US foi negativa. Não há espaço para esse exame na gestação.

A tomografia computadorizada (TC) de abdome com contraste venoso apresenta sensibilidade de 94% e especificidade de 59%. Entre os principais achados estão: hiperdistensão vesicular (41%), espessamento parietal (59%), borramento da gordura perivesicular (52%), líquido livre perivesicular (31%), edema subseroso (31%) e bile hiperatenuante (24%). Outros achados descritos são realce do parênquima hepático perivesicular na fase arterial e portal, gás no interior da vesícula (em casos de colecistite enfisematosa, com o cuidado de não confundir com o gás presente no interior dos cálculos biliares) e abscessos. Não deve ser considerada como primeiro exame para avaliação da colecistite aguda; no entanto, tem valor em casos em que há dúvida diagnóstica ou suspeita de complicação local. A dose de radiação de uma tomografia de abdome é inferior a 50 mGy, sendo segura em caso de dúvida diagnóstica, principalmente em fases mais avançadas da gestação.

A ressonância magnética (RM) de abdome com contraste venoso apresenta sensibilidade de 85% e especificidade de 81%. Seu uso é bem indicado, principalmente na suspeita clínica com US negativa e gestação, ou na investigação de coledocolitíase em casos com colestase associada.

CRITÉRIOS DIAGNÓSTICOS

Utilizam-se os critérios diagnósticos do *Tokyo guidelines* 2018 (TG18) para colecistite aguda.[11] São três domínios avaliados (A, B e C):

- Domínio A. Sinais locais de inflamação:
  - A1. Sinal de Murphy.
  - A2. Dor ou plastrão palpável em hipocôndrio direito.
- Domínio B. Sinais sistêmicos de inflamação:
  - B1. Febre (T axilar > 37,2ºC).
  - B2. Aumento da PCR (> 10 mg/dL).
  - B3. Leucocitose (> 10.000/mm^3).
- Domínio C. Imagem:
  - C1. Achados de US, TC ou RM sugestivos de colecistite aguda.

A colecistite aguda é dita suspeita na presença de 2 critérios (1 item de A + 1 item de B). A colecistite aguda é dita de certeza na presença de 3 critérios (1 item de A + 1 item de B + critério C).

CLASSIFICAÇÃO DA GRAVIDADE

Terminada a avaliação diagnóstica, todos os pacientes devem ser estratificados de acordo com os critérios de gravidade do TG18.[11] São três os graus de gravidade (I, II e III); quanto maior, mais grave. Cerca de 39 a 68% dos casos são grau I, 25 a 59% grau II, e 1 a 6% grau III.

Define-se cada grau pelos seguintes critérios:

- Grau I (leve): sem disfunção orgânica e sem fatores de risco.
- Grau II (moderada): sem disfunção orgânica, porém com a presença de 1 ou mais fatores de risco (leucócitos > 18.000/mm^3, plastrão palpável em hipocôndrio direito, duração dos sintomas > 72 horas, complicação local [gangrena, enfisema ou perfuração de vesícula biliar, abscesso perivesicular ou hepático, peritonite biliar]).
- Grau III (grave): presença de qualquer disfunção orgânica – cardiovascular (hipotensão com necessidade de droga vasoativa), neurológica (rebaixamento do nível de consciência), respiratória (relação $PaO_2/FiO_2 < 300$), renal (oligúria ou creatinina sérica > 2 mg/dL), hepática (RNI > 1,5) e hematológica (plaquetas < 100.000/mm^3). A colecistite aguda grau III é sinônimo de sepse abdominal.

TRATAMENTO

Tratamento geral

Em todos os casos de colecistite aguda, a etapa inicial do tratamento deve envolver o manejo da infecção e/ou sepse, com reposição volêmica, antibioticoterapia e compensação clínica quando necessários. Os antibióticos mais frequentemente utilizados são as cefalosporinas de terceira geração (ceftriaxone) associados à cobertura de anaeróbios (metronidazol, principalmente nos pacientes com antecedente de anastomose bileodigestiva ou colecistite aguda graus II e III). Deve-se estender a cobertura para *Pseudomonas* em pacientes com colecistite aguda grau III e fatores de risco para a exposição.[12] As fluorquinolonas e os carbapenêmicos são evitados em pacientes grávidas pela potencial toxicidade fetal.

O jejum é introduzido por inúmeros motivos, como minimizar a náusea e os vômitos da própria doença e diminuir o risco de broncoaspiração na indução anestésica, principalmete em gestantes que têm redução no tempo de esvaziamento gástrico. Deve-se reservar a sondagem nasogástrica para os pacientes com íleo e distensão abdominal importante, que acarretam vômitos recorrentes. A analgesia é essencial e não interfere no diagnóstico, uma vez que minimiza a resposta metabólica ao estresse infeccioso, diminui a taquicardia e melhora o conforto pré-operatório.

Tratamento específico

Feito o tratamento clínico inicial, parte-se para a decisão sobre o controle cirúrgico do foco infeccioso abdominal,[13] segundo a gravidade determinada pelo TG18 (Figura 1). O tratamento não operatório em pacientes elegíveis está associado a maior risco de abortamento, parto prematuro e complicações materno-fetais. Portanto, sempre que possível, deve-se realizar a colecistectomia na gestante. A via preferencial é a laparoscópica.

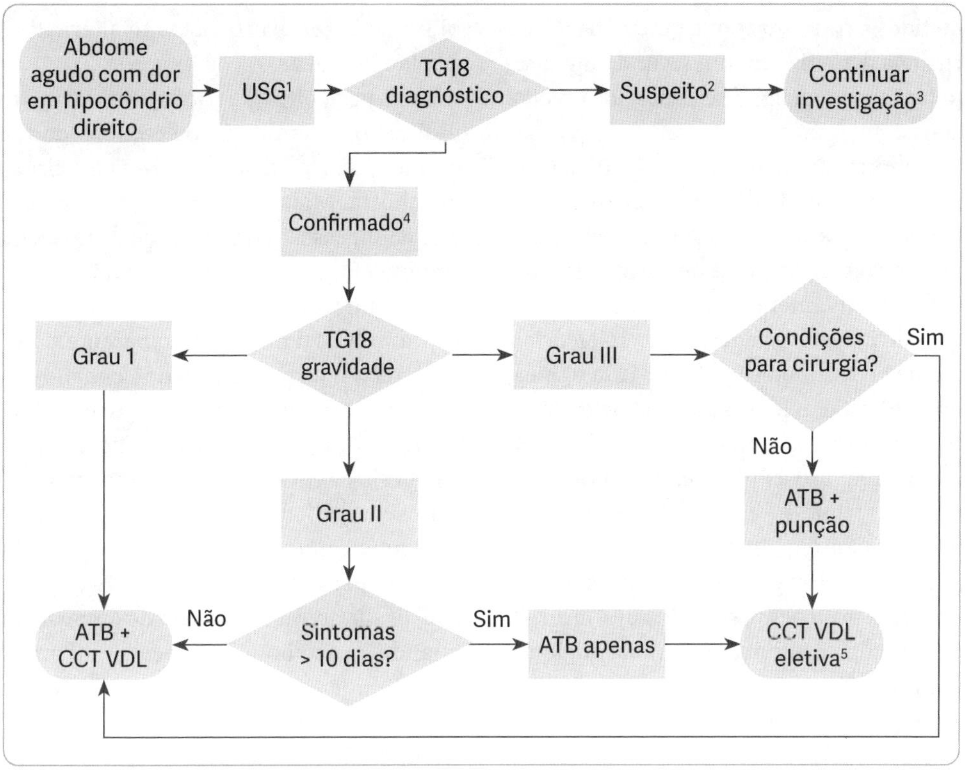

FIGURA 1 Diagnóstico e conduta na colecistite na gravidez.

ATB: antibiótico; CCT VDL: colecistectomia videolaparoscópica; TG18: *Tokyo guidelines* 2018; US: ultrassonografia; 1. ultrassonografia de fígado e vias biliares; 2. suspeito se 2 de 3 critérios do TG18; 3. repetir US ou solicitar ressonância; 4. confirmado se 3 de 3 critérios do TG18; 5. Após 6 semanas no mínimo.

Em pacientes grau I, o tratamento de primeira linha é a colecistectomia videolaparoscópica dentro de 72 horas da internação.[14-16] O tratamento clínico pode ser considerado como conduta alternativa quando a cirurgia não for viável, levando em conta as comorbidades de base.

Em pacientes grau II, deve-se avaliar o tempo de duração dos sintomas. Em casos grau II com < 10 dias de sintomas, deve-se realizar a colecistectomia videolaparoscópica. Em casos de grau II com > 10 dias de sintomas, deve-se realizar a cirurgia em centro de referência para doenças biliares, ou realizar o tratamento clínico exclusivo, que deve ser em regime hospitalar por pelo menos 48 horas para avaliar o sucesso do tratamento não operatório (a cirurgia definitiva será realizada de forma eletiva após pelo menos 6 semanas, idealmente após o puerpério). Pacientes com sinais de complicação (abscesso, perfuração, peritonite, gangrena ou colecistite enfisematosa) ou imunodeprimidos (diabetes, síndrome da imunodeficiência adquirida [Aids], uso de imunossupressores) devem receber tratamento cirúrgico de emergência em centros de referência, idealmente.

Em pacientes grau III, deve-se avaliar o risco cirúrgico. Pacientes de baixo risco devem ser submetidos à cirurgia, enquanto os de alto risco operatório devem ser submetidos à colecistostomia percutânea, com cirurgia definitiva em um segundo momento (após pelo menos 6 semanas, idealmente após o puerpério).

Tradicionalmente, a via videolaparoscópica foi evitada durante o primeiro e o terceiro trimestres para minimizar o risco de aborto espontâneo e de parto prematuro, respectivamente.[17] A colecistectomia, quando indicada, era realizada preferencialmente no segundo trimestre.[18] Essa prática, no entanto, não foi baseada em evidências. A literatura contemporânea apoia que a cirurgia laparoscópica realizada durante qualquer trimestre é segura para a paciente e o feto. Consequentemente, as principais sociedades cirúrgicas e obstétricas mudaram suas posições para endossar a cirurgia laparoscópica necessária durante qualquer trimestre.

Algumas modificações nas técnicas-padrão para colecistectomia laparoscópica são necessárias quando a paciente está grávida. A paciente deve ser colocada ligeiramente inclinada para a esquerda, permitindo que o útero se afaste da veia cava. A técnica aberta (Hasson) é preferível para obter acesso inicial ao abdome. Uma alternativa durante os estágios finais da gravidez é o acesso subcostal.[19] Os trocartes são geralmente colocados nos locais habituais, embora, à medida que o útero aumenta no terceiro trimestre, pode ser vantajoso epigástrica para o quadrante superior esquerdo para fornecer uma perspectiva maior.

A colangiografia intraoperatória deve ser considerada se a anatomia biliar não estiver clara ou se houver possibilidade de cálculos no ducto biliar comum. A exposição à radiação para o feto não é significativa se protegido por um avental de chumbo.[19] Se disponível, o US intraoperatória do ducto biliar pode ser realizada como alternativa à colangiografia.

Nos pacientes que não toleram o pneumoperitônio em razão de comorbidades pulmonares e cardíacas, opta-se pela cirurgia aberta. Mais comumente, utiliza-se a incisão subcostal direita (incisão de Kocher), embora outros acessos menos comuns também sejam viáveis, como a incisão mediana supraumbilical ou a incisão paramediana pararretal interna (incisão de Lennander).

O tratamento clínico exclusivo, não operatório, consiste em antibioticoterapia, analgesia e reavaliações sequenciais, com suporte ventilatório e hemodinâmico, na dependência do comprometimento sistêmico do paciente. A colecistectomia eletiva é realizada após um período de 6 semanas, quando da melhora do processo inflamatório, o que reduz o risco de lesão iatrogênica da via biliar. Durante o tratamento clínico, se houver falha deste e piora clínica do paciente, deve-se lançar mão de algum procedimento invasivo para drenagem da vesícula biliar, como a punção ou a drenagem percutânea (colecistostomia).

EVOLUÇÃO

Normalmente, os pacientes apresentam boa evolução após a intervenção cirúrgica, com remissão completa dos sintomas. Apresenta taxa de mortalidade < 1% nos casos leves, chegando a 6% nos casos graves.

Depois de realizada a cirurgia, na maioria dos casos não complicados, o paciente recebe dieta leve assim que estiver consciente e desperto, já no pós-operatório imediato, e alta no primeiro dia de pós-operatório. Antibióticos devem ser mantidos por até 5 dias em casos graus II e III. Exceção se faz aos casos grau I, sem complicação local, em que se deve manter apenas a antibioticoprofilaxia intraoperatória.

Dentre as complicações pós-operatórias, a mais frequente e inicial é a infecção de ferida operatória (FO), que se manifesta por volta do terceiro ao quinto dia, caracterizando-se por edema, hiperemia, deiscência e saída de secreção purulenta pela FO. Pode ser tratada com cuidados locais (expressões frequentes, curativo e limpeza), além da manutenção de antibioticoterapia. A fístula biliar é outra complicação, menos frequente, que ocorre entre o quinto e o sétimo dia de pós-operatório.

Nos casos de tratamento clínico exclusivo, a taxa de recorrência de colecistite aguda é de 22 a 47%, sendo maior ainda nos pacientes submetidos à colecistostomia. Os pacientes devem ficar em observação até melhora clínica, com normalização das provas inflamatórias, aceitação de dieta e resolução significativa da dor abdominal.

O exame anatomopatológico da peça deve ser checado em regime ambulatorial, uma vez que em torno de 1% das vezes observa-se neoplasia maligna incidental. Tal incidência parece ser maior em pacientes acima de 65 anos, mulheres asiáticas ou afrodescendentes, com fosfatase alcalina > 120 UI/L e em que houve necessidade de conversão da cirurgia.

REFERÊNCIAS BIBLIOGRÁFICAS

1. Sartelli M, Coccolini F, Kluger Y, Agastra E, Abu-Zidan FM, Abbas AES, et al. WSES/GAIS/SIS-E/WSIS/AAST global clinical pathways for patients with intra-abdominal infections. World J Emerg Surg. 2021;16(1):49.
2. Kilpatrick CC, Monga M. Approach to the acute abdomen in pregnancy. Obstet Gynecol Clin North Am. 2007;34(3):389-402.
3. Sartelli M, Weber DG, Ruppé E, Bassetti M, Wright BJ, Ansaloni L, et al. Antimicrobials: a global alliance for optimizing their rational use in intra-abdominal infections (Agora). World J Emerg Surg. 2016;11:33.
4. Sartelli M, Chichom-Mefire A, Labricciosa FM, Hardcastle T, Abu-Zidan FM, Adesunkanmi AK, et al. The management of intra-abdominal infections from a global perspective: 2017 WSES guidelines for management of intra-abdominal infections. World J Emerg Surg. 2017;12:29.
5. Pisano M, Allievi N, Gurusamy K, Borsellino G, Ciambanassi S, Boerna D, et al. 2020 World Society of Emergency Surgery updated guidelines for the diagnosis and treatment of acute calculus cholecystitis. World J Emerg Surg. 2020;15(1):61.
6. Tsimoyiannis EC, Antoniou NC, Tsaboulas C, Papanikolaou. Cholelithiasis during pregnancy and lactation: prospective study. Eur J Surg. 1994;160(11):627-31.
7. Everson GT. Pregnancy and gallstones. Hepatology. 1993;17:159.
8. Everson GT. Gastrointestinal motility in pregnancy. Gastroenterol Clin North Am. 1992;21:751.
9. Kern F Jr, Everson GT, DeMark B, Showalter R, Erfling W, Braverman DZ, et al. Biliary lipids, bile acids, and gallbladder function in the human female: effects of pregnancy and the ovulatory cycle. J Clin Invest. 1981;68:1229.
10. Acute cholecystitis. In: Simel DL, Rennie D (eds.). The rational clinical examination: evidence-based clinical diagnosis. McGraw Hill; 2009. Disponível em: https://jamaevidence.mhmedical.com/content.aspx?bookid=845&sectionid=61357499. Acesso em: 7 ago. 2023.
11. Yokoe M, Hata J, Takada T, Strasberg SM, Asbun HJ, Wakabayashi G, et al. Tokyo guidelines 2018: diagnostic criteria and severity grading of acute cholecystitis (with videos). J Hepatobiliary Pancreat Sci. 2018;25(1):41-54.
12. Gomi H, Solomkin JS, Schlossberg D, Okamoto K, Takada T, Strasberg SM, et al. Tokyo guidelines 2018: antimicrobial therapy for acute cholangitis and cholecystitis. J Hepatobiliary Pancreat Sci. 2018;25(1):3-16.
13. Mayumi T, Okamoto K, Takada T, Strasberg SM, Solomkin JS, Schlossberg D, et al. Tokyo guidelines 2018: management bundles for acute cholangitis and cholecystitis. J Hepatobiliary Pancreat Sci. 2018;25(1):96-100.
14. Sedaghat N, Cao AM, Eslick GD, Cox MR. Laparoscopic versus open cholecystectomy in pregnancy: a systematic review and meta-analysis. Surg Endosc. 2017;31(2):673-9.

15. Shigemi D, Aso S, Matsui H, Fushimi K, Yasunaga H. Safety of Laparoscopic Surgery for Benign Diseases during Pregnancy: A Nationwide Retrospective Cohort Study. J Minim Invasive Gynecol. 2019;26(3):501-6.
16. Ball E, Waters N, Cooper NTC, Talati C, Mallick R, Rabas S, et al. Evidence-based guideline on laparoscopy in pregnancy. Facts Views Vis Obgyn. 2019;11(1):5-25.
17. Ball E, Waters N, Cooper N, Talati C, Mallick R, Rabas S, et al. Evidence-based guideline on laparoscopy in pregnancy: commissioned by the British Society for Gynaecological Endoscopy (BSGE), endorsed by the Royal College of Obstetricians & Gynaecologists (RCOG). Facts Views Vis Obgyn. 2019;11:5.
18. American College of Obstetricians and Gynecologists (Acog). Acog Committee Opinion No. 775: Nonobstetric surgery during pregnancy. Obstet Gynecol. 2019;133:e285.
19. Society of American Gastrointestinal Endoscopic Surgeons (Sages). Guidelines for laparoscopic surgery during pregnancy. Los Angeles, 2017. Disponível em: http://www.sages.org/publications/guidelines/guidelines-for-diagnosis-treatment-and-use-of-laparoscopy-for-surgical-problems-during-pregnancy/. Acesso em: 7 ago. 2023.

55

Gravidez na adolescência

Cristina Aparecida Falbo Guazzelli
Flavia Godoy Amed

INTRODUÇÃO

Considera-se adolescência, segundo a Organização Mundial da Saúde (OMS), o período de 10 a 19 anos de idade. A adolescência é compreendida como o momento de vida a partir do qual surgem as características sexuais secundárias e se desenvolvem processos psicológicos, padrões de identificação que evoluem da fase infantil para a adulta.[1]

Uma gravidez nessa fase de vida interfere na evolução social, econômica e emocional, trazendo repercussões não apenas para a garota, mas para a família e a sociedade. Na América Latina e Caribe, as adolescentes representam cerca de 18% da população total; no Brasil, estima-se que 15% da população tem entre 10 e 19 anos.[2,3]

A OMS estima que anualmente no mundo cerca de 16 milhões de adolescentes se tornam mães, e a maioria vive em países de baixa e média renda.[4] A América Latina apresenta a segunda maior taxa de gravidez na adolescência, tendo sido identificado que 38% das mulheres da região engravidam antes dos 20 anos.[5]

A maioria das gestações na adolescência ocorre em jovens de 18 e 19 anos, pois essa faixa etária apresenta maior número de garotas sexualmente ativas. No Brasil, nas últimas décadas, houve redução nos índices de gravidez na adolescência, acompanhando a tendência observada nos países da América do Sul. Dados de 2018 apontam taxa de 54/1.000 adolescentes, reduzindo para 48/1.000 no ano de 2019, entre as adolescentes de 15 a 19 anos. A Região Norte brasileira é a que apresenta a maior taxa e foi a que menos reduziu nestas duas últimas décadas (2000/2019).[3,6]

Os fatores de risco mais relatados são baixa escolaridade, início de vida sexual precoce (idade inferior a 15 anos na primeira relação sexual), ausência de companheiro, antecedente materno de gravidez na adolescência e falta de acesso a métodos anticoncepcionais. Também devem ser incluídos a violência, abuso sexual, valores culturais e algumas normas de gênero que perpetuam as relações desiguais. A ausência de planos futuros deve ser valorizada, assim como a presença de baixa autoestima, o uso abusivo de álcool e drogas, o desconhecimento da sexualidade e o uso inadequado de métodos anticoncepcionais.

Esses fatores influenciam os eventos reprodutivos adversos e devem ser levados em consideração pelos programas de saúde pública durante a elaboração de estratégias de prevenção da gravidez na adolescência.[4]

Trabalhos mostram que a taxa de fecundidade é inversamente proporcional ao nível de escolaridade. A presença de gravidez durante a adolescência diminui significativamente a chance de conclusão do ensino médio, sendo uma causa importante de abandono ou de interrupção dos estudos. Esse fato contribui para comprometer a educação e o alcance de melhores postos de trabalho, constituindo um meio de manutenção do ciclo de baixa escolaridade e pobreza.

No entanto, aquelas que permanecem na escola após o parto são menos propensas a ter uma gravidez de repetição em curto intervalo de tempo. Dessa forma, o encorajamento para a garota completar sua escolaridade deve ser estimulado.

PRÉ-NATAL

A gravidez na adolescência pode ser considerada de alto risco, principalmente entre as meninas com menos de 15 anos.[7,8]

Muitas adolescentes apresentam diagnóstico tardio da gravidez, o que ocasiona um início atrasado de acesso ao pré-natal, comumente no segundo trimestre. Esse pode ser um fator de agravo na presença de algumas complicações materno-fetais que poderiam ser evitadas.

Alguns cuidados devem ser realizados pela presença de maiores taxas de prematuridade e baixo peso de recém-nascidos,[7-11] devendo-se atentar a sinais e sintomas de parto prematuro e de alteração de crescimento fetal que não seguem os valores esperados.

Nessa faixa etária, é frequente a presença de alterações nutricionais (sobrepeso ou obesidade) e de alimentação inadequada, que compromete o desenvolvimento e o crescimento fetal. A gestação e a adolescência são dois períodos de grandes transformações metabólicas que se sobrepõem.[7,8]

O acompanhamento e a orientação para um bom ganho de peso, com a ingesta de nutrientes adequados associada a suplementação de ferro, ácido fólico e cálcio, podem evitar ou reduzir algumas intercorrências.

Outra preocupação é o maior uso de tabaco, álcool e drogas recreativas. A literatura também relata níveis mais elevados de estresse emocional associado a violência, abandono do parceiro e vivência em ambientes domésticos instáveis e inseguros.[12] Dessa forma, alguns cuidados são mais específicos para essa faixa etária, como o aconselhamento sobre alimentação adequada, uso de tabaco, álcool e drogas.

Temas frequentes entre as adolescentes são a vulnerabilidade psicológica, o rastreamento de infecções sexualmente transmissíveis (IST) e questões pós-parto, como amamentação, contracepção e retorno à escola. A abordagem multidisciplinar com psicóloga, enfermeira e assistente social ajuda a obter melhor adesão aos cuidados pré-natais com resultados adequados para mãe e filho.

Informações sobre a evolução da gravidez, anticoncepção, sinais do trabalho de parto e a preparação para o parto devem ser transmitidas em linguagem simples.

COMPLICAÇÕES MATERNAS E FETAIS

O parto e as complicações da gravidez são as principais causas de hospitalização e morte entre as mulheres adolescentes em países em desenvolvimento. Anemia, pré-eclâmpsia e hemorragia pós-parto podem ocorrer em proporções maiores do que as observadas em gestantes adultas.[7]

A literatura em geral descreve um aumento de complicações em todo o período gestacional, sendo as mais frequentemente citadas as relacionadas ao recém-nascido, como prematuridade, baixo peso e maiores índices de mortalidade neonatal.[7] A gravidez na adolescência está associada à maior mortalidade infantil, principalmente por estar relacionada a uma complexa interação de fatores determinantes. Estudos referem aumento de risco de óbito fetal e pós-natal.[9] Ressalta-se que grande parte desses óbitos poderia ser evitada e que as principais falhas estão na qualidade do pré-natal, parto e acompanhamento neonatal.

As gestações que ocorrem nas adolescentes precoces (menores de 16 anos) são as que apresentam pior resultado perinatal, principalmente naquelas que incidem nos primeiros 2 anos após a menarca. Quanto mais jovem a paciente, maior o risco de morbimortalidade materna e fetal, pela maior incidência de baixo peso fetal e de parto prematuro.[8]

Até o momento, não se sabe com clareza se essas alterações são devidas à imaturidade biológica ou à associação de fatores sociodemográficos como raça, menor escolaridade, ausência de parceiro, baixo nível econômico e tabagismo.[9]

As intercorrências maternas mais observadas são abortamento, rotura prematura das membranas, doença hipertensiva e infecção do trato urinário.[7-11] Outra preocupação entre as adolescentes é o maior risco de anemia, pois elas se encontram em um período de desenvolvimento e seu corpo compete com a nutrição fetal, causando uma queda das reservas de ferro e outros nutrientes. A presença de anemia predispõe a intercorrências como parto prematuro e baixo peso do recém-nascido.

Essas complicações podem estar relacionadas a um pré-natal inadequado, com início tardio e baixo número de consultas, o que posterga e dificulta o diagnóstico, impedindo um cuidado precoce. Mas não devem ser consideradas a única causa para os resultados adversos nessa população.

Estudos realizados em países em desenvolvimento mostraram maior incidência de baixo peso (< 2.500 g) entre os recém-nascidos de mães adolescentes, sendo mais frequente entre as menores de 15 anos. Também é descrita maior ocorrência de restrição de crescimento intrauterino (abaixo do percentil 10 do peso ao nascer para a idade gestacional) para gestantes nessa faixa etária.[6-10]

Um fator que contribui para essa evolução, com impacto significativo no peso dos fetos, é a maior utilização de tabaco, álcool e de substâncias ilícitas.[11-13] O aconselhamento precisa ser constante, e a participação em programas para apoio e auxílio deve ser enfatizada.

A prevenção secundária contra o uso dessas substâncias e contra o abuso e a violência doméstica pode ser feita por meio de assistência multiprofissional com interação entre assistente social, enfermagem, psicóloga e psiquiatra.

VIOLÊNCIA SEXUAL, EMOCIONAL E FÍSICA

A violência contra as adolescentes é uma questão importante e frequente, na maioria das vezes praticada por pessoas de sua estreita relação, como familiares e parceiros. A violência física destaca-se por ser um fenômeno complexo, de etiologia multicausal e de difícil controle.[7,9]

Uma das principais dificuldades para a prevenção desse tipo de ocorrência é a subnotificação. As adolescentes e principalmente suas mães tentam esconder o fato, elaborando outras respostas para justificar as marcas corporais deixadas pelas agressões. A maioria dos episódios acontece no momento da revelação da gravidez para a família, quando a relação com o pai da adolescente em geral fica dificultada. Nessa ocasião, muitas vezes ocorrem rejeição, espancamentos, agressões psicológicas e a indução ao abortamento. Esses fatos podem gerar implicações psíquicas, como também agravar a desestruturação pessoal, familiar, o abandono da criança e a maior oferta para adoção.

PARTO

A escolha da via de parto é obstétrica, e a maioria das adolescentes não apresenta intercorrências em sua evolução.

Atenção especial deve ser dada às gestantes menores de 15 anos, nas quais a incidência de desproporção cefalopélvica e distocia óssea é maior.

PÓS-PARTO

No atendimento pós-parto, três assuntos requerem atenção especial: amamentação, depressão e anticoncepção.[14-17]

As mães adolescentes são menos propensas a amamentar quando comparadas às mulheres mais velhas. As gestantes devem ser estimuladas e informadas sobre os benefícios da amamentação.

A prevalência de depressão entre puérperas adolescentes é significativamente maior quando comparadas às adultas. Um rastreamento para essa intercorrência é recomendado.[16]

A anticoncepção deve ser oferecida desde o pré-natal, dando preferência a métodos de longa ação, como o dispositivo intrauterino (DIU) e o implante, que podem ser inseridos imediatamente após o parto.[14,15]

Atenção especial deve ser direcionada à reincidência de gravidez nas adolescentes, cuja prevalência é alarmante no Brasil. A literatura relata que, na ausência de acompanhamento pós-parto, a reincidência ocorre em torno de 20 a 30% no primeiro ano, 50% no segundo ano e até 61% cinco anos após a primeira gravidez.

As gestações sucessivas em adolescentes parecem decorrer de inúmeros fatores que podem fazer parte de seu contexto de vida, como condições socioeconômicas desfavoráveis, início precoce da atividade sexual, baixa adesão aos métodos contraceptivos, viver em união estável e abandono dos estudos.

CONSIDERAÇÕES FINAIS

A gravidez na adolescência tem impactos sociais e econômicos, sendo considerada um problema de saúde pública.

Acarreta principalmente comprometimento no desenvolvimento socioeconômico da garota. Sua prevenção necessita ser estimulada e reforçada com o uso de anticoncepção, principalmente de métodos de longa ação.

REFERÊNCIAS BIBLIOGRÁFICAS

1. World Health Organization (WHO). Young people's health: a challenge for society. Report of a WHO

Study Group on Young People and Health for All. Technical Report Series 731. Geneva: WHO; 1986.
2. Organización Mundial de la Salud (OMS); Organización Panamericana de la Salud (Opas). Perfil de los adolescentes y jóvenes de la Región de las Américas. Disponível em: https://www3.paho.org/informe-salud-adolescente-2018/part-one-a-profile-of-adolescents-and-youth-in-the-americas.html. Acesso em: 7 ago. 2023.
3. Instituto Brasileiro de Geografia e Estatística (IBGE). Projeções da População. Disponível em: https://www.ibge.gov.br/estatisticas/sociais/populacao/9109-projecao-da-populacao.html?=&t=resultados. Acesso em: 7 ago. 2023.
4. Organización Mundial de la Salud (OMS). El embarazo en la adolescencia. Disponible en: https://www.who.int/es/news-room/fact-sheets/detail/adolescent-pregnancy. Disponível em: 7 ago. 2023.
5. Organización Panamericana de la Salud (Opas). Informe final sobre los Objetivos de Desarrollo del Milenio relacionados con la salud en la Región de las Américas. Washington, DC: Opas; 2017. p.106.
6. Brasil. Ministério da Saúde. Secretaria de Vigilância em Saúde. Departamento de Análise da Situação de Saúde (MS/SVS/DASIS). Sistema de Informações sobre Nascidos Vivos – Sinasc. Disponível em: http://tabnet.datasus.gov.br/cgi/deftohtm.exe?sinasc/cnv/nvuf.def. Acesso em: 7 ago. 2023.
7. Kirbas A, Gulerman HC, Daglar K. Pregnancy in adolescence: is it an obstetrical risk? J Pediatr Adolesc Gynecol. 2016;29(04):367-71.
8. Rocha RCL, Souza E, Soares EP, Nogueira ES, Chambô Filho A, Guazzelli CAF. Prematurity and low birth weight among Brazilian adolescents and young adults. J Pediatr Adolesc Gynecol. 2010;23(3):142-5.
9. Hacker M, Firk C, Konrad K, Paschke K, Neulen J, Herpertz-Dahlmann B, et al. Pregnancy complications, substance abuse, and prenatal care predict birthweight in adolescent mothers. Arch Public Health. 2021;29;79(1):137.
10. Azevedo WF, Diniz MB, Fonseca ES, Azevedo LM, Evangelista CB. Complications in adolescent pregnancy: systematic review of the literature. Einstein (Sao Paulo Brazil). 2015;13(4):618-26.
11. Berlin I, Golmard JL, Jacob N, Tanguy ML, Heishman SJ. Cigarette smoking during pregnancy: do complete abstinence and low level cigarette smoking have similar impact on birth weight? Nicotine Tobacco Research: Official Journal of the Society for Research on Nicotine Tobacco. 2017;19(5):518-24.
12. Strandberg-Larsen K, Poulsen G, Bech BH, Chatzi L, Cordier S, Dale MTG, et al. Association of light--to-moderate alcohol drinking in pregnancy with preterm birth and birth weight: elucidating bias by pooling data from nine European cohorts. Eur J Epidemiol. 2017;32(9):751-64.
13. Wong SPW, Twynstra J, Gilliland JA, Cook JL, Seabrook JA. Risk factors and birth outcomes associated with teenage pregnancy: a canadian sample. J Pediatr Adolesc Gynecol. 2020;33(2):153-9.
14. Baldwin MK, Edelman AB. The effect of long-acting reversible contraception on rapid repeat pregnancy in adolescents: a review. J Adolesc Health. 2013;52:S47-53.
15. Bellizzi S, Palestra F, Pichierri G. Adolescent women with unintended pregnancy in low- and middle-income countries: reasons for discontinuation of contraception. J Pediatr Adolesc Gynecol. 2020;33(2):144-8.
16. Anderson CA, Connolly JP. Predicting posttraumatic stress and depression symptoms among adolescents in the extended postpartum period. Heliyon. 2018;27;4(11):e00965.
17. Leftwich HK, Alves MV. Adolescent pregnancy. Pediatr Clin North Am. 2017;64(2):381-8.

56

Gravidez após fertilização *in vitro*

Julio Elito Junior

INTRODUÇÃO

A incidência de casais inférteis é da ordem de 1 em cada 6 casais.[1,2] A taxa de nascidos vivos pós-técnicas de reprodução assistida é de aproximadamente 1 a 2%.[3] Esses dados revelam que parcela considerável da população irá realizar acompanhamento da gestação após tratamento da infertilidade.

Nos últimos anos, houve mudança no comportamento reprodutivo. Muitas mulheres postergaram a maternidade em favor da vida profissional. Ao adiar a maternidade, algumas doenças ginecológicas podem surgir, como endometriose, salpingites, miomas e diminuição da reserva ovariana. A piora na qualidade seminal pode ocorrer pelo alcoolismo, tabagismo e por fatores ambientais.

Diversos riscos maternos e perinatais podem acontecer quando se compara a gestação fruto da reprodução assistida com ua gravidez espontânea.

Os riscos maternos já se iniciam com o processo da fertilização *in vitro* (FIV), relacionados com a estimulação ovariana e a manipulação dos gametas *in vitro*. Além disso, alguns problemas da paciente, como idade materna avançada, obesidade e problemas de saúde prévios à concepção (p. ex., hipertensão arterial e diabetes), podem aumentar os riscos durante a gestação.

No primeiro trimestre, aumenta o risco de abortamento, gravidez ectópica e síndrome do hiperestímulo ovariano. No segundo e no terceiro trimestres, há complicações relacionadas a gestação múltipla, pré-eclâmpsia, diabetes gestacional, inserção baixa da placenta e descolamento prematuro da placenta. Na assistência ao parto, pode haver maior incidência de parto operatório e hemorragia no pós-parto.

Em relação aos riscos perinatais, podem ocorrer aumento da prematuridade, baixo peso ao nascimento, restrição do crescimento uterino, anomalias congênitas, cromossomopatias e mortalidade perinatal.

ASSISTÊNCIA PRÉ-NATAL

Na primeira consulta de pré-natal após o tratamento de reprodução assistida, o obstetra receberá uma gestante feliz, mas muito ansiosa. A consulta deve seguir os padrões rotineiros. O pré-natal inicia no primeiro trimestre, e deve ser solicitada ultrassonografia transvaginal (USTV) para avaliar a localização do saco gestacional (tópico ou ectópico); caso a gestação seja tópica, para avaliar se esta é viável ou inviável e avaliar o número de sacos gestacionais.

Os casos em que a gonadotrofina coriônica humana (beta-hCG) é positiva e a USTV não consegue identificar a localização da gestação, ou seja, em que não se visibiliza saco gestacional na cavidade uterina nem massa anexial, definem-se como gravidez de localização desconhecida. Nessas situações, deve-se associar, na investigação, os valores quantitativos da beta-hCG, cujo valor discriminatório é 3.500 mUI/mL – com valores superiores a esse, a gestação intrauterina deveria ser confirmada por USTV.[4]

A ausência de imagem de gestação tópica com valores da beta-hCG acima da zona discriminatória é indicativa de gestação anormal. Contudo, se os valores iniciais da beta-hCG forem inferiores aos da zona discriminatória e a USTV não visualizar gravidez tópica ou ectópica, é necessária a dosagem seriada da beta-hCG. Os valores da beta-hCG tendem a aumentar a cada 48 horas na gravidez tópica viável.

Na primeira consulta de pré-natal, a gestante apresenta a relação de medicamentos que foram prescritos pela equipe de reprodução humana. Dentre as medicações destaca-se a progesterona micronizada na dose de 600 mcg por dia, e sua manutenção deve ser feita até 12ª semana. Outro medicamento é o estradiol, que deve ser suspenso diante da confirmação da gravidez. Muitos medicamentos são utilizados de forma empírica em pacientes com falhas de implantação e sem evidências científicas. Nessas condições, deve-se usar o bom senso e suspender os medicamentos que possam trazer efeitos colaterais e riscos desnecessários para a gestante.

ABORTAMENTO

Em relação ao abortamento, sua incidência é maior tanto na inseminação intrauterina (29%) como na FIV (32,6%) quando comparadas a uma gravidez espontânea (12%).[5] Isso decorre da idade materna avançada, que leva a maior risco de cromossomopatias. Anomalias uterinas, trombofilias e outras doenças podem ser causas de perdas gestacionais.

Na idade materna avançada com falhas de implantação e abortamentos, uma alternativa seria a ovodoação, com melhora significativa dos resultados perinatais. Essa alternativa deve ser discutida com a paciente de prognóstico mais reservado, sempre respeitando sua decisão.

Um dos setores que cresceram na reprodução assistida foi o diagnóstico genético pré-implantacional (PGD), que pode ser realizado pelo FISH (alterações cromossômicas), a-CGH – *microarray* – *comparative genomic hybridization*, NGS (*next generation sequencing*) e PCR (mudanças estruturais do gene). Algumas doenças hereditárias, como a hemofilia (doença ligada ao sexo), podem ser evitadas por meio dessas técnicas.

Estudos comparando o abortamento espontâneo em pacientes submetidas ao diagnóstico genético pré-implantacional com aquelas que não foram submetidas encontraram em pacientes acima de 40 anos taxa de abortamento de 22,2% (PGD) × 40,6% (não PGD).[5]

GRAVIDEZ ECTÓPICA

O primeiro caso de gestação após FIV ocorreu em 1975 e foi uma gravidez tubária.[6] Apesar do insucesso, os pesquisadores ficaram motivados e continuaram tentando até que em 1978 nasceu a primeira criança fruto da reprodução assistida. A incidência de gravidez ectópica é de 1,3 a 2% (espontânea) e de 2 a 5% (pós-FIV).[7] Vale ressaltar que a incidência de gravidez heterotópica é extremamente rara, de 1:4.000 a 5.000 gravidezes quando ocorre de forma espontânea, no entanto pode chegar a 0,5 a 1% nas pacientes submetidas à FIV.[7]

Pacientes com sintomas sugestivos de gravidez ectópica, como atraso menstrual, sangramento genital e/ou dor abdominal, devem ser submetidas a exames subsidiários. Nesses casos, o diagnóstico precisa ser complementado com beta-hCG, USTV e, excepcionalmente, curetagem (CTG) uterina, realizada com o objetivo de verificar a presença da reação de Arias-Stella ou descartar o diagnóstico mediante a presença de restos ovulares. Na USTV primeiramente analisar a cavidade uterina, com o intuito de descartar uma gravidez tópica pela visibilização do saco gestacional ou de restos ovulares. A USTV consegue visualizar o saco gestacional intrauterino com 5 semanas de atraso menstrual. Posteriormente, devem ser avaliados os ovários, procurando identificar o corpo lúteo. Por fim, o exame consiste em analisar a presença de massa anexial extraovariana, que deve ser caracterizada conforme seu aspecto (hematossalpinge, anel tubário e embrião vivo). É frequente o achado de líquido livre na cavidade peritoneal.

Os casos em que o beta-hCG é positivo e a USTV não consegue identificar a localização da gestação, ou seja, não se visibiliza saco gestacional na cavidade uterina nem massa anexial, definem-se como gravidez de localização desconhecida. Nessas situações, devem-se associar, na investigação, os valores quantitativos do beta-hCG, cujo valor discriminatório é 3.500 mUI/mL – ou seja, com valores superiores a este, a gestação intrauterina deveria ser confirmada à USTV. A ausência de imagem de gestação tópica com valores da beta-hCG acima da zona discriminatória é indicativa de gestação anormal.[3] Contudo, se os valores iniciais da beta-hCG forem inferiores aos da zona discriminatória e a USTV não visualizar gravidez tópica ou ectópica, é necessária a dosagem seriada da beta-hCG.

Os valores da beta-hCG tendem a aumentar a cada 48 horas na gravidez tópica viável; o ritmo de evolução é o aumento de 49% quando o beta-hCG é inferior a 1.500 mUI/mL, aumento de 40% quando o beta-hCG está entre 1.500 e 3.000 mUI/mL e aumento de 33% quando o beta-hCG é superior a 3.000 mUI/mL.[7]

A ausência de saco gestacional tópico com beta-hCG acima da zona discriminatória, ou com curva de evolução anormal, ou títulos em declínio, sugere uma gravidez inviável; na maioria dos casos, a USTV consegue distinguir a gravidez ectópica de um abortamento.

O diagnóstico da gravidez ectópica tem sido realizado de forma mais precoce com métodos não invasivos e com mais opções terapêuticas. Dentre elas, destaca-se a cirurgia, que pode ser a salpingectomia ou a salpingostomia por via laparotômica ou laparoscópica; e o tratamento clínico, que pode ser feito pela conduta expectante ou pelo tratamento medicamentoso com metotrexato.[8]

SÍNDROME DA HIPERESTIMULAÇÃO OVARIANA

A síndrome da hiperestimulação ovariana (SHO) pode ser precoce (3 a 7 dias após hCG) ou tardia (12 a 17 dias após a administração do hCG – induzida pelo hCG endógeno do trofoblasto quando a paciente engravida).[9]

Para evitar a SHO, a melhor estratégia é a prevenção. Pacientes de risco como síndrome dos ovários policísticos (SOP), indução da ovulação com múltiplos folículos e estradiol no dia do hCG com títulos elevados devem ser valorizados para minimizar os riscos da SHO. Uma vez que esta se instalou, a conduta é a punção da ascite por USTV, o emprego da cabergolina (inibe o fator de crescimento endotelial vascular – VEGF) e a internação hospitalar.

Nos casos de SHO, pode-se observar aumento da incidência de gravidez múltipla, abortamento (29,8%), prematuridade (44%), baixo peso (62,1%), pré-eclâmpsia (13,2%), diabetes gestacional (5,9%), placenta prévia (4,4%) e cesárea (44,1%).[5]

GESTAÇÃO MÚLTIPLA

A gemelaridade tem incidência em torno de 1:80 partos. Cerca de um terço de todos os gêmeos são monozigóticos (MZ), representando 1:250 partos. Os dizigóticos (DZ) estão presentes em dois terços dos casos e têm sua incidência aumentada nos últimos anos em razão da evolução tecnológica pelas técnicas de reprodução assistida.

A incidência de gravidez gemelar dobrou nos últimos anos, e a da trigemelar aumentou 7 vezes. No Brasil, em 1979, a incidência era de 10,4 casos em 1.000 nascidos vivos; em 2007, esse número passou para 17,2/1.000.[10]

Para evitar casos de gravidez gemelar de múltipla ordem, o Conselho Federal de Medicina (CFM) publicou a Resolução n. 1.957/2010, que orienta o número máximo de embriões a serem transferidos para a receptora.[11] Em relação ao número de embriões a serem transferidos, são feitas as seguintes determinações:

- Mulheres com até 35 anos: até 2 embriões.
- Mulheres entre 36 e 39 anos: até 3 embriões.
- Mulheres com 40 anos ou mais: até 4 embriões.

Em caso de gravidez múltipla decorrente do uso de técnicas de reprodução assistida, é proibida a utilização de procedimentos que visem à redução embrionária.

Alguns estudos têm demonstrado que a transferência de um único embrião pode ter resultados melhores em termos de implantação do que 2 ou 3 embriões. Foi observado que a taxa de implantação em mulheres com menos de 35 anos é de 43% com embrião único, 27% com 2 embriões e 20% com 3 embriões.[12] Dessa forma, o número de embriões transferidos deve ser uma decisão criteriosa, com a orientação da equipe de reprodução humana juntamente com o casal.

É importante o casal conhecer os riscos da gestação múltipla, pois esta ocorre em 1 a 3% dos nascidos vivos. Deve-se ter especial atenção na esfera obstétrica em razão de suas peculiaridades, uma vez que eleva o risco de praticamente todas as doenças do pré-natal. Representa cerca de 15% dos casos de prematuridade extrema (inferior a 32 semanas), 25% dos recém-nascidos com peso abaixo de 1.500 g e, ainda, eleva em 7 vezes o risco de óbito antes do primeiro ano de vida.[13]

Entre o leque de repercussões na gestação, elevam-se em 3 vezes os casos de abortamento, hiperêmese, anemia, infecção urinária, depressão, em 2 a 3 vezes o risco de pré-eclâmpsia, descolamento de placenta, hemorragia pós-parto, restrição de crescimento fetal e infecção puerperal. A frequência aumentada de amniorrexe prematura e prematuridade promove sequelas neurológicas, psíquicas e físicas que irão determinar o futuro dos fetos.

Em virtude desses fatos, a gestação gemelar é dita de alto risco, por isso o obstetra deve estar amplamente atualizado para conduzir o pré-natal desafiador e permitir a obtenção dos melhores resultados possíveis para o binômio materno-fetal.

RISCOS PERINATAIS

Metanálise comparando a gestação única concebida por reprodução assistida com a espontânea demonstrou aumento da prematuridade (71%), prematuridade extrema (112%), baixo peso ao nascimento (61%), restrição do crescimento (35%), anomalias congênitas (37%) e mortalidade perinatal (64%).[5]

As anomalias congênitas podem ocorrer em 30 a 40% dos casos. Alguns autores observaram que o risco pode dobrar pós-FIV. As principais anomalias congênitas observadas são: gastrointestinais, cardiovasculares (defeitos do septo), musculoesqueléticas, lábio leporino, atresia de esôfago e anorretais.

Nos casos de infertilidade masculina, atenção especial para o aumento de cromossomopatias. Os homens azoospérmicos apresentam 13,7% de alteração no cariótipo (microdeleção Y). Nos casos de oligozoospermia pode ocorrer a translocação equilibrada e robertsoniana. Por isso, deve ser solicitado na investigação do casal o cariótipo de rotina nos casos de oligozoospermia, teratozoospermia e fibrose cística.

Algumas síndromes genéticas raras têm sido observadas com mais frequência nas crianças concebidas por reprodução assistida, como síndrome de Beckwith-Wiedemann, síndrome de Angelman e síndrome de Silver-Russell.

Pelo risco aumentado de cromossomopatias, a investigação pode começar no diagnóstico genético pré-implantacional, com técnicas como PGD, CGH e NGS. Durante a gestação, a investigação pode ser feita pelo teste pré-natal para pesquisa de aneuploidias fetais no sangue materno (NIPT). A US morfológica do primeiro trimestre irá determinar o cálculo do risco. Caso o risco seja aumentado, pode ser indicado realizar exames invasivos como a biópsia de vilo corial e a amniocentese.

A mortalidade perinatal está aumentada principalmente em razão da prematuridade. Para a predição de prematuridade é importante a realização da USTV na época da US morfológica do segundo trimestre entre 20 e 24 semanas para identificar as medidas do colo uterino, que devem ser superiores a 25 mm.

RISCOS MATERNOS

Os riscos maternos nas gestações após tratamento de reprodução assistida são diversos. Destacam-se: inserção baixa da placenta (271%), descolamento prematuro da placenta (83%), pré-eclâmpsia (30%), diabetes gestacional (31%), sangramento na segunda metade (111%), polidrâmnio (74%), oligoâmnio (114%), maior incidência de parto operatório (58%) e hemorragia no pós-parto (29%).[5]

A inserção baixa da placenta tem risco aumentado de ocorrer após reprodução assistida quando comparada com uma gravidez espontânea. As possíveis causas são a transferência dos embriões na porção mais baixa da cavidade uterina, contração uterina na fase secretória precoce e quando o trofoblasto adere à parede uterina pela sua face interna.

Na pré-eclâmpsia, o risco aumenta em razão de formação anormal do córion no embrião *in vitro*, placentação anormal, idade materna avançada, paridade por ser primigesta e gestação múltipla. Nas pacientes com reserva ovariana diminuída que optam pela ovodoação aumentam as chances da pré-eclâmpsia. Nesses casos, deve-se individualizar a situação e indicar o uso da aspirina e do cálcio quando necessário.

No descolamento prematuro da placenta o risco aumenta pós-reprodução assistida. As principais causas são a pré-eclâmpsia e a placentação anormal.

O parto operatório ocorre com frequência aumentada após reprodução assistida quando comparado com uma gestação espontânea. As principais indicações são gestação múltipla, inserção baixa de placenta, descolamento prematuro da placenta, entre outras causas.

Na assistência ao parto, o obstetra pode se deparar com hemorragia pós-parto decorrente de placenta prévia, acretismo placentário e atonia uterina.

Diante desses desafios, as pacientes precisam de suporte da psicoterapia, que pode se iniciar na pré-concepção, em razão de expectativas e frustrações do tratamento de reprodução assistida, ou durante o pré-natal, por apresentarem ansiedade e conflitos, como nos casos de ovodoação.

CONSIDERAÇÕES FINAIS

A reprodução assistida aumenta os riscos maternos e fetais. Para o desfecho favorável, é muito importante a assistência pré-natal especializada.

REFERÊNCIAS BIBLIOGRÁFICAS

1. World Health Organization (WHO). International Statistical Classification of Diseases and Related Health Problems 10th Revision. Geneva: WHO; 2019.
2. Cox CM, Thoma ME, Tchangalova N, Mburu G, Bornstein MJ, Johnson CL, et al. Infertility prevalence and the methods of estimation from 1990 to 2021: a systematic review and meta-analysis. Hum Reprod Open. 2022;4:hoac051.
3. Inhorn MC, Patrizio P. Infertility around the globe: new thinking on gender, reproductive technologies and global movements in the 21st century. Hum Reprod Update. 2015;21:411-26.
4. Desai D, Lu J, Wyness SP, Greene DN, Olson KN, Wiley CL, et al. Human chorionic gonadotropin discriminatory zone in ectopic pregnancy: does assay harmonization matter? Fertil Steril. 2014 Jun;101(6):1671-4.
5. Qin J, Liu X, Sheng X, Wang H, Gao S. Assisted reproductive technology and the risk of pregnancy-related complications and adverse pregnancy outcomes in singleton pregnancies: a meta-analysis of cohort studies. Fertil Steril. 2016 Jan;105(1):73-85.
6. Steptoe PC, Edwards RG. Reimplantation of a human embryo with subsequent tubal pregnancy. Lancet. 1976 Apr 24;1(7965):880-2.
7. Cecchino GN, Araujo Júnior E, Elito Júnior J. Methotrexate for ectopic pregnancy: when and how. Arch Gynecol Obstet. 2014 Sep;290(3):417-23.
8. Elito J Jr, Montenegro NA, Soares RC, Camano L. Unruptured ectopic pregnancy: diagnosis and treatment: state of art. Rev Bras Ginecol Obstet. 2008;30(3):149-59.
9. Carizza C, Abdelmassih V, Abdelmassih S, Ravizzini P, Salgueiro L, Salgueiro PT, et al. Cabergoline reduces the early onset of ovarian hyperstimulation syndrome: a prospective randomized study. Reprod Biomed Online. 2008 Dec;17(6):751-5.
10. Brasil. Datasus. Disponível em: http://tabnet.datasus.gov.br/cgi/tabcgi.exe?sinasc/cnv/nvuf.def. Acesso em: 7 ago. 2023.
11. Conselho Federal de Medicina (CFM). Resolução n. 1.957/2010. Adota as normas éticas para a utilização das técnicas de reprodução assistida, como dispositivo deontológico a ser seguido pelos médicos. Publicada no DOU de 6 de janeiro de 2011, Seção I, p.79.
12. Styer AK, Wright DL, Wolkovich AM, Veiga C, Toth TL. Single-blastocyst transfer decreases twin gestation without affecting pregnancy outcome. Fertility and Sterility. 2008;89:1702-8.
13. Elito Junior J, Santana EFM, Nardini GC. Monochorionic twin pregnancy: potencial risks and perinatal outcomes. In: Darwish A (ed.). Contemporary gynecologic practice. 67.ed. IntechOpen; 2014. p.203-34.

57

Procedimentos invasivos diagnósticos

Guilherme Antonio Rago Lobo
David Baptista da Silva Pares
Jurandir Piassi Passos

INTRODUÇÃO

Historicamente, a invasão da câmara âmnica remonta ao século XIX, quando autores como Prochownick, Von Schatz e Lambl, em 1877, e Schatz, na década de 1890, relataram a coleta de líquido amniótico no terceiro trimestre gestacional. Hinkel, em 1919, descreveu a utilização da amniocentese para o tratamento do polidrâmnio. Estudo da cavidade âmnica com a utilização de contraste radiopaco foi feito por Menezes et al. em 1930.

Esses relatos e estudos iniciais propiciaram, a partir do acesso à anteriormente inviolável cavidade amniótica, enorme avanço da propedêutica antenatal e da terapêutica intrauterina. Pode-se destacar a análise da curva de absorção espectral, desenvolvida por Liley, em 1961, para o acompanhamento de fetos acometidos por aloimunização Rh e o primeiro estudo genético, por Fuchs e Riis, em 1956, quando determinaram o sexo fetal por meio da pesquisa do corpúsculo de Barr.

A divulgação dessa possibilidade de avaliação genética fetal abriu as portas para novas pesquisas na área da genética, e, em 1966, Steele e Breg relataram o sucesso do cultivo de células fetais obtidas por amniocentese e a possibilidade de obtenção do cariótipo. Em 1968, tiveram-se os primeiros relatos do diagnóstico de trissomia 21, feito por Nadler, e, em 1972, o diagnóstico de erro inato do metabolismo, por Milunsky e Littlefield. Nesse mesmo ano, Brock e Sutcliffe correlacionaram altos níveis de alfafetoproteína com defeitos abertos do tubo neural.

A publicação do artigo "Papel da amniocentese no diagnóstico intraútero de defeitos genéticos", em 1970, de Nadler e Gerbie, impulsionou o crescimento dos laboratórios genéticos especializados no estudo de anormalidades cromossômicas, defeitos do tubo neural, erros inatos do metabolismo, condições ligadas ao cromossomo X e avaliação da maturidade pulmonar fetal, por meio do estudo da relação lecitina/esfingomielina, descrita por Gluck em 1971.

Esses procedimentos, que, até aquele momento, eram realizados sem a orientação da ecografia, passaram a ser associados às imagens ultrassonográficas. Primeiramente com ultrassonografia (US) estática, capaz de identificar o maior bolsão e a melhor localização para a realização da punção, mudando, no final da década de 1970, para os transdutores em tempo real, descritos por Birnholz.

A técnica de punção com a agulha presa a uma guia no transdutor abdominal, inicialmente utilizada, mostrou-se inadequada para os procedimentos obstétricos. Por essa razão, foi trocada pela técnica da "mão livre", relatada por Romero em 1985, e utilizada até os dias de hoje. Nessa técnica, o mesmo operador manipula o transdutor e a agulha, facilitando o procedimento e a coleta do material a ser analisado.

Somado ao desenvolvimento da técnica de coleta do líquido amniótico, cabe destacar a evolução das agulhas utilizadas nos procedimentos e o aumento de sua ecorrefringência de maneira a facilitar sua visualização durante todo o processo de coleta do material.[1]

Ao longo dos anos, outras técnicas de coleta, análise e tratamento fetal intraútero foram sendo apresentadas, além da amniocentese. Elas serão descritas a seguir, situando sua utilização no momento atual da prática clínica.

BIÓPSIA DE VILO CORIAL

A biópsia de vilo corial (BVC) constitui a coleta de material do córion frondoso gestacional, que expressa o mesmo material genético do feto. Permite o estudo citogenético, bioquímico ou molecular e análise do DNA fetal.

O Colégio Americano de Ginecologia e Obstetrícia (ACOG) preconiza o acesso a esse exame àquelas pacientes que desejem a avaliação genética de seu concepto, independentemente da idade ou risco. O exame é, entretanto, particularmente indicado nos casos de idade materna avançada (35 anos ou mais), filho anterior com cromossomopatia ou doença genética e diante de translocação balanceada ou outro distúrbio estrutural cromossômico em um dos genitores.[2]

Como todo procedimento invasivo, alguns cuidados e contraindicações devem ser observados. Dentre eles, tem-se o risco de aloimunização e de transmissão vertical de algumas doenças, como o vírus da imunodeficiência humana (HIV) e as hepatites B e C, por exemplo.[3]

Outra questão que deve ser levada em consideração é a possibilidade da ocorrência de mosaicismo placentário, também chamado de "mosaicismo placentário confinado", em que áreas da placenta contêm genótipo diferente do fetal, podendo levar a erro diagnóstico. Segundo Alfirevic et al.,[4] a biópsia de vilo corial, em comparação à amniocentese, tem 2,3 *versus* 0,4 por cento, respectivamente (RR 5,7, IC 95% 1,9-16,2) de diagnóstico equivocado em decorrência dessa alteração placentária. O autor salienta ainda que esse mosaicismo pode levar a comprometimento da função placentária e culminar com aborto espontâneo, restrição de crescimento fetal e morte fetal ou natimorto.[5] O mosaicismo é identificado em 1 a 2% das amostras de BVC, mas confirmado no feto em apenas 11 a 13% desses casos.

O mosaicismo placentário é classificado em 3 tipos. No tipo 1, as células do mosaico estão confinadas ao citotrofoblasto; no tipo 2, as células do mosaico estão confinadas ao estroma das vilosidades mesodérmicas; e no tipo 3, as células do mosaico envolvem tanto o citotrofoblasto quanto as vilosidades mesodérmicas.

O mosaicismo placentário tipo 1 é o mais comum, raramente envolve uma anomalia fetal verdadeira e geralmente está associado a um bom resultado da gravidez. Os mosaicismos placentários dos tipos 2 e 3 são mais associados à anomalia cromossômica verdadeira, mas a probabilidade de o feto ser afetado varia em função do cromossomo envolvido. A aneuploidia dos cromossomos 13, 18, 21 ou sexuais está quase sempre associada a feto citogeneticamente anormal, enquanto a aneuploidia dos cromossomos 2, 3, 7 ou 8 está geralmente associada a um feto euploide. Mosaicismo placentário tipo 2 ou 3, especialmente envolvendo cromossomo 16 ou tetraploidia, tem sido associado a alto risco de restrição de crescimento fetal e óbito. O mosaicismo de qualquer cromossomo pode estar associado a dissomia uniparental, mas isso é clinicamente importante apenas para os cromossomos com regiões genéticas impressas.[6,7]

A BVC pode ser realizada, de acordo com a literatura, a partir de 11 semanas de gestação, uma vez que o risco de alterações estruturais fetais, tal como hipogênese oromandibular, amputação de membros, entre outras complicações, é elevada. O procedimento é contraindicado antes de 9 semanas.[8]

Preparo da paciente

Exame ultrassonográfico deve preceder o procedimento para determinar o número de fetos e corionicidade (no caso de gêmeos), documentar a viabilidade fetal e rastrear anomalias estruturais fetais, bem como a localização placentária. A bexiga materna deve estar preferencialmente vazia.

Técnica

A biópsia coriônica pode ser realizada por via transabdominal (TA-BVC) ou transcervical (TC-BVC). A primeira via é a preferencial, pois está associada a menores riscos de complicações, como sangramento, infecção e abortamento, além de maior sucesso na coleta de material placentário e menor contaminação por células de origem materna.[9] A técnica da coleta pela via transabdominal é realizada com a paciente em decúbito dorsal. A placenta é localizada por US transabdominal e o abdome inferior do paciente é preparado com solução antisséptica. Após a antissepsia do abdome materno e a realização de anestesia local com xilocaína sem vasoconstritor, a agulha, de calibre 19 ou 20, é introduzida sob acompanhamento ultrassonográfico em tempo real, até a placenta. Ao atingir a área a ser biopsiada, retira-se o mandril da agulha, conecta-se uma seringa de 20 mL, já contendo 5 mL de meio de cultura, e traciona-se o êmbolo para produzir força aspirativa. Inicia-se então um movimento de vaivém com a agulha no leito placentário até que se obtenha quantidade satisfatória de material. A pressão negativa é mantida até a retirada total da agulha do abdome materno.

O material colhido é enviado para cultura e após o crescimento celular são analisadas cerca de 20 células e todos os 46 cromossomos (se não houver anormalidade numérica) nelas contidos, de modo que ao final dessa análise tenham sido examinados cerca de 920 cromossomos fetais. Só após o resultado final da análise é que o casal será comunicado e, diante da existência de alteração, informado da gravidade e possibilidades de condutas perante o caso.

Esse processo permite a identificação de aproximadamente 300 síndromes ligadas às anomalias estruturais.[10]

AMNIOCENTESE

A amniocentese tem sido utilizada para o diagnóstico pré-natal de intercorrências na gestação desde 1967. Apesar do uso rotineiro, em passado recente, no manejo de gestações acometidas pela incompatibilidade Rh e na pesquisa da maturidade fetal, encontra como principal indicação, nos dias atuais, o estudo do cariótipo fetal em gestantes com idade materna avançada, história pregressa de malformação ou triagem positiva nos exames de *screening*, como o teste triplo.[11]

Inicialmente eram aspirados 25 a 30 mL de líquido amniótico para realização desses estudos. Hoje em dia são colhidos apenas 20 mL, volume que pode ser ampliado quando há necessidade de pesquisa concomitante, por exemplo, teste de paternidade, avaliação da maturidade pulmonar, controle de casos de isoimunização Rh e pesquisa de infecções congênitas por meio da técnica de PCR.[12]

A amniocentese é realizada por via transabdominal. Apresenta risco de perda gestacional da ordem de 0,5%, comparável ao da BVC, e a necessidade de nova punção em cerca de 1:400 procedimentos em média. A técnica consiste na antissepsia do abdome materno e, por meio de US em tempo real, localização do maior bolsão de líquido amniótico. Faz-se anestesia local no abdome materno e, então, a agulha é introduzida até que se alcance o espaço de interesse. Depois da coleta do volume planejado, a vitalidade fetal deve ser assegurada, após a qual o procedimento é encerrado.[13]

É realizada a partir da 16ª semana de gestação até o final da gravidez, estando, contudo, restrita até a 20ª-22ª semana, entretanto, quando for indicada para estudo do cariótipo fetal, já que há limitação do crescimento celular nessa fase.

CORDOCENTESE

A coleta de amostra de sangue fetal, mais frequentemente denominada cordocentese, pode ser obtida de três formas: por meio da punção do cordão umbilical (cordocentese), da veia hepática ou, em raros casos, diretamente do coração fetal. Além de servir como fonte de diagnóstico para alterações genéticas ou outras afecções fetais, a cordocentese, como será mencionada a coleta de sangue fetal a partir daqui, tem papel importante no diagnóstico e tratamento quando a BVC e a amniocentese não forem eficazes, por exemplo, infusão de medicamentos ou derivados sanguíneos para tratamento de arritmias cardíacas, anemia fetal, por aloimunização Rh ou infecção viral, entre outras.[14]

Deve ser salientado que a coleta de sangue traz mais riscos de complicações do que a BVC e a amniocentese, sendo esperado por volta de 3% de complicações contra 0,5 a 1%.[15]

A técnica para coleta do sangue fetal deve considerar a possibilidade de complicações que levem à necessidade de interrupção da gestação de forma abrupta. Dessa forma, alguns autores sugerem o uso profilático de corticoide para maturação pulmonar fetal quando diante de fetos viáveis e, preferencialmente, em sala cirúrgica, garantindo rapidez diante da necessidade de realizar o parto.

Como nos outros procedimentos invasivos, após análise inicial do bem-estar fetal e localização placentária, faz-se a antissepsia da parede abdominal e a colocação de campos estéreis. Nos casos de placentas de localização anterior, o melhor local de punção é a inserção do cordão umbilical junto à placenta, pois é fixo e não há necessidade de utilizar drogas bloqueadoras musculares. O risco maior desse tipo de abordagem é a contaminação por sangue materno, o que pode levar a erros de interpretação diagnóstica.[14]

Se a punção for realizada em alça livre do cordão umbilical, na veia umbilical ou cardíaca, deve-se realizar a curarização fetal, a fim de impedir que a movimentação fetal leve ao deslocamento da agulha e à perda da punção ou aumente os riscos de acidentes, como hematoma de cordão, e a necessidade de interrupção da gestação.

Como nos outros procedimentos, utilizam-se agulhas de 20 ou 22 G, dando preferência às de comprimento maior para punções de alças livres, hepáticas ou cardíacas. A coleta é feita, normalmente, por meio da técnica de "mão livre" e o sangue é coletado em seringa previamente preparada com ácido etilenodiamino tetra-acético (EDTA). Se um procedimento mais demorado for esperado, como em coleta de sangue e infusão de medicamentos, opta-se pela colocação de uma extensão de conexão entre a agulha de punção e a seringa, para evitar a perda ou acidente de punção.

Após a coleta da amostra de sangue, é interessante a realização de teste para a confirmação de que se trata de sangue fetal e não materno. Pode-se realizar um teste por meio da análise do volume globular hemático, visto que as células fetais têm volume maior do que as maternas, mas, na impossibilidade dessa avaliação, pode ser realizado o teste de Kleihauer-Betke, no qual apenas 0,5% de contaminação do sangue materno pode ser detectado, que se baseia em diferentes suscetibilidades da hemoglobina fetal e adulta à eluição ácida.[16]

Cabe salientar que, em casos de gestações múltiplas, esses procedimentos podem ser realizados de forma única, ou seja, a coleta de uma só amostra quando a gestação é monocoriônica e coleta de cada um dos fetos quando se tratar de gestação dicoriônica. Nos casos de dúvida em relação à corionicidade da gestação, o ideal é que seja considerada a dicoriônica, com uma amostra de cada feto colhida.[17]

CONSIDERAÇÕES FINAIS

Embora existam diversas técnicas para o diagnóstico e a possibilidade de tratamentos de afecções fetais intraútero, algumas vezes encontram-se situações em que não é possível o tratamento fetal, e o avançar da gravidez pode levar a riscos para a vida materna. A interrupção da gestação[18] é um assunto muito sensível e controverso, com implicações éticas, legais e culturais significativas.

Ainda mais sensível e controversa é a realização do feticídio, procedimento no qual uma droga é injetada na circulação fetal ou mesmo intracardíacos, para que se obtenha o óbito e, com isso, o processo de indução para a interrupção da gestação seja facilitado.

As leis e as regulamentações relacionadas à interrupção médica da gravidez variam em diferentes países e estados, e pode haver restrições legais específicas. De qualquer forma, é fundamental que as famílias que enfrentam essa situação tenham acesso a aconselhamento genético, psicológico e o apoio a mais que for necessário para que compreendam os riscos e benefícios envolvidos nesse procedimento, para que possam tomar uma decisão que não conflite com seus valores pessoais e crenças religiosas.

É importante ressaltar que todos esses procedimentos invasivos devem ser realizados por profissionais de saúde qualificados, que possam fornecer informações precisas, apoio emocional e orientação adequada para ajudar as famílias a tomarem a melhor decisão diante da necessidade de realização de qualquer um desses procedimentos.

REFERÊNCIAS BIBLIOGRÁFICAS

1. Woo J. A short history of amniocentesis, fetoscopy, and chorionic villus sampling. Disponível em: https://www.ob-ultrasound.net/amniocentesis.html. Acesso em: 7 ago. 2023.
2. American College of Obstetricians and Gynecologists (Acog). Acog Practice Bulletin No. 88, December 2007. Invasive prenatal testing for aneuploidy. Obstet Gynecol. 2007;110:1459.
3. Moise KJ Jr, Carpenter RJ Jr. Increased severity of fetal hemolytic disease with knownrhesus alloimmunization after first-trimester transcervical chorionic villus biopsy. FetalDiagn Ther. 1990;5:76.
4. Alfirevic Z, Navaratnam K, Mujezinovic F. Amniocentesis and chorionic villus samplingfor prenatal diagnosis. Cochrane Database Syst Rev. 2017;9:CD003252.
5. Taylor TH, Gitlin SA, Patrick JL, Crain JL, Wilson JM, Griffin DK. The origin, mechanisms, incidence and clinical consequences of chromosomal mosaicism in humans. Hum Reprod Update. 2014;18/26.
6. Kalousek DK, Vekemans M. Confined placental mosaicism. J Med Genet. 1996;33:529.
7. Wilkins-Haug L, Quade B, Morton CC. Confined placental mosaicism as a risk factor among newborns with fetal growth restriction. Prenat Diagn. 2006;26:428.
8. Firth H. Chorion villus sampling and limb deficiency: cause or coincidence? Prenat Diagn. 1997;17:1313.
9. Brambati B, Terzian E, Tognoni G. Randomized clinical trial of transabdominal versus transcervical chorionic villus sampling methods. Prenat Diagn. 1991;11:285.
10. Young C, von Dadelszen P, Alfirevic Z. Instruments for chorionic villus sampling forprenatal diagnosis. Cochrane Database Syst Rev. 2013;CD000114.
11. American College of Obstetricians and Gynecologists' Committee on Practice Bulletins — Obstetrics, Committee on Genetics, Society for Maternal-Fetal Medicine. Practice Bulletin No. 162: Prenatal diagnostic testing for genetic disorders. Obstet Gynecol. 2016;127:e108.
12. Gosden CM. Amniotic fluid cell types and culture. Br Med Bull.1983;39:348.
13. Athanasiadis AP, Pantazis K, Goulis DG, Chatzigeorgiou K, Vaitsi V, Assimakopoulos E, et al. Comparison between 20G and 22G needle for second trimester amniocentesis in terms of technical aspects and short-term complications. Prenat Diagn. 2009;29:761.
14. Society for Maternal-Fetal Medicine (SMFM), Berry SM, Stone J, et al. Fetal bloodsampling. Am J Obstet Gynecol. 2013;209:170.
15. Tanvisut R, Wanapirak C, Piyamongkol W, Sirichotiyakul S, Tongprasert F, Srisupundit K, et al. Cordocentesis-associated fetal loss andrisk factors: single-center experience with 6650 cases. Ultrasound Obstet Gynecol. 2020;56:664.
16. Forestier F, Cox WL, Daffos F, Rainaut M. The assessment of fetal blood samples. Am JObstet Gynecol. 1988; 158:1184.
17. Newnham J, Phillips J, Stock R. Intrauterine intravascular transfusion for fetal haemoytic anaemia: The Western Australian experience. Med J Aust. 1992;157(10):660-5.
18. Weisz B, Rodeck CH. Invasive diagnostic procedures in twin pregnancies. Prenat Diagn. 2005;25:751.

58

Terapêutica fetal medicamentosa

Antonio Fernandes Moron
David Baptista da Silva Pares
Eduardo Felix Martins Santana

INTRODUÇÃO

O tratamento medicamentoso com foco em determinadas anormalidades fetais teve início na década de 1970. Utilizam-se a via transplacentária, com a administração materna do fármaco, a via intravascular, na qual o medicamento atinge o feto por meio da cordocentese, ou ainda a via intra-amniótica, na qual o medicamento diretamente é infundido na cavidade amniótica por meio de amniocentese.

Entre os acometimentos fetais que demandam tratamento clínico, serão abordados neste capítulo aqueles de origem cardíaca e os de natureza metabólica, como a hiperplasia adrenal congênita e o hiper e o hipotireoidismos fetais.

TERAPÊUTICA FETAL NAS ARRITMIAS CARDÍACAS

O sistema de condução do coração fetal está funcionalmente estabelecido por volta da 16ª semana gestacional e exibe ritmo e frequência regulares entre 110 e 160 batimentos por minuto (bpm). As arritmias fetais são definidas por desvios desses parâmetros. Eles complicam de 1 a 2% das gestações e têm o potencial de comprometer a saúde fetal.[1]

As taquicardias fetais, definidas pela frequência cardíaca fetal (FCF) acima de 160 bpm, demandam cuidados precoces, em razão do risco de deterioração da função cardíaca fetal e evolução para hidropsia.

Cerca de 5 a 10% dos fetos com taquiarritmia apresentam como gênese uma doença cardíaca congênita. Nesse contexto, há aumento na incidência de anomalia de Ebstein e outras causas que cursam com um alargamento da região atrial (canal atrioventricular, síndrome do coração esquerdo hipoplásico, tumores intracardíacos).[2]

Taquicardia supraventricular

A taquicardia supraventricular (TSV) é a taquicardia fetal mais comum, sendo responsável por até 90% dos casos. O mecanismo mais comum é uma taquicardia reentrante, sendo o tipo mais frequente a atrioventricular. Acredita-se que seja iniciado por um complexo atrial prematuro (CAP) espontâneo em tempo crítico e terminado por um bloqueio espontâneo. O

CAP causa condução anterógrada retardada por meio do nó atrioventricular com condução retrógrada subsequente por meio da conexão acessória, iniciando assim a taquicardia recíproca ortodrômica.[3]

A TSV é caracterizada por uma frequência cardíaca regular que normalmente está entre 220 e 260 bpm, mas que raramente chega a 300 bpm. Essa frequência pode ser mantida por horas ou dias, mas em geral é intermitente.[4]

Os sinais ecocardiográficos precoces de comprometimento hemodinâmico incluem aumento biatrial e regurgitação da válvula atrioventricular. A seguir, a evolução estabelece cardiomegalia e diminuição da função sistólica, resultando em hidropisia fetal não imune.

É descrita uma taxa de mortalidade de fetos hidrópicos com TVS superior a 50%. Algumas séries individuais relatam que a terapia materna resulta em cardioversão em 65 a 95% dos casos dentro de 48 horas a 1 semana após o início da terapia. Por meio de uma terapia eficaz e de conversão para ritmo sinusal ou de taquicardia atrial não sustentada baixa, as taxas de mortalidade são bastante reduzidas. No entanto, apesar da terapia medicamentosa, há o risco de óbito fetal ocasional. Nos casos de falha terapêutica, a resolução com o parto associa elevação na morbidade e na mortalidade de fetos e neonatos prematuros hidrópicos.[5]

O tratamento dos fetos com TVS visa não necessariamente interromper a TVS, mas diminuir a frequência cardíaca, com suficiência para permitir um débito cardíaco adequado. Mesmo se o ritmo anormal persistir, uma frequência cardíaca mais lenta pode prevenir, retardar o desenvolvimento de hidropisia ou, ainda, permitir a resolução dessa condição.[5]

Assim, é recomendado o acompanhamento conjunto com um médico cardiologista pediátrico. As opções de manejo nesses casos incluem apenas observação, realização do parto e conduta no período pós-natal, terapia intrauterina pela ministração materna de fármacos e terapia intrauterina com infusão fetal direta.

Sabe-se que a idade gestacional influencia a decisão na abordagem em relação à terapia transplacentária. Acima de 37 semanas raramente há um motivo para buscar terapia medicamentosa transplacentária, e o foco é escolher um hospital adequado e equipe médica preparada, com boas opções para o tratamento da taquicardia. Entre 30 e 36 semanas, em razão da morbidade associada ao parto prematuro, é razoável o uso da terapia medicamentosa transplacentária. Nessa esfera, há o risco de desenvolvimento da síndrome em espelho e de pré-eclâmpsia, que podem representar a indicação de uma resolução. Já abaixo de 30 semanas há maior motivação para buscar a terapia transplacentária. Quando esta falha, uma abordagem sequencial da terapia parece ter melhor taxa de sucesso.[6]

Taquicardia supraventricular com frequência entre 200 e 220 bpm e sem hidropsia

Sabe-se que a FCF de 200 a 220 bpm têm baixa probabilidade de causar repercussão hemodinâmica e não deve demandar intervenção imediata ou hospitalização. Se a função cardíaca está preservada e o bem-estar fetal está mantido, o feto é acompanhado com verificações frequentes da frequência cardíaca e função ventricular, que normalmente incluem avaliação semanal pelo cardiologista pediátrico, além de duas verificações semanais da FCF pelo obstetra.[7]

Para essa frequência cardíaca os equipamentos de monitoramento fetal, como a cardiotocografia e o perfil biofísico fetal, podem fornecer dados úteis. Ademais, a realização do mobilograma diário eleva a segurança no acompanhamento de pacientes não internadas.

Taquicardia supraventricular com frequência persistente acima de 220 bpm e sem hidropsia

Nessa modalidade o cardiologista fetal, avaliam-se a função cardíaca fetal, a anatomia e o mecanismo da TSV. Na vigência de anomalias estruturais, o manejo pós-natal e o prognóstico precisam ser levados em consideração ao decidir sobre o momento do parto e/ou a intensidade da terapia materna.[7]

A avaliação materna deve incluir uma boa anamnese, sobretudo cardíaca, histórico de medicação, a realização de um eletrocardiograma, pressão arterial e testes laboratoriais (eletrólitos, função renal e hepática, proteína na urina e contagem de plaquetas).

Com frequências acima 220 bpm há a probabilidade de progressão para hidropisia, mas isso depende mais da duração da TSV do que da frequência. Se confirmada a TSV pelo cardiologista, a paciente deve ser internada para monitoramento do FCF por 24 horas, avaliando por quanto tempo o feto se encontra taquicárdico.[8]

Nos casos em que a TSV se encontra presente em mais de 50% do tempo, o tratamento materno normalmente é iniciado. Ainda que o feto não evidencie a hidropisia, o risco de desenvolvê-la é significativo e o efeito terapêutico é mais rápido e eficiente antes da instalação hidrópica.[8]

Nos casos em que a TSV permanece entre 25 e 50% do tempo, é recomendada a determinação de FCF 2 vezes por semana e avaliação ultrassonográfica semanal para monitorar o eventual surgimento da hidropisia fetal. Se o quadro se mantiver estável, a vigilância pode ser reduzida.

Nas TSV presentes em menos de 25% do tempo, recomendam-se a determinação semanal de FCF e avaliação ultrassonográfica semanal. A TSV com essa frequência não justifica intervenção. O quadro mantendo-se estável, a vigilância pode ser reduzida.

Taquicardia supraventricular (qualquer frequência) com hidropsia

O tratamento deve ser prontamente iniciado quando é observada a hidropsia fetal, independentemente do tempo em TSV. Acima da 37ª semana gestacional, pode ser realizada a ministração de um fármaco (flecainida, sotalol ou digoxina) por 48 a 72 horas, com a dosagem otimista, para que se atinjam níveis fetais circulatórios. Se essa tentativa de diminuir o FCF for ineficaz, deve-se prosseguir com a ministração de outros fármacos.

Abaixo da 37ª semana, a terapia materna deve ser iniciada. Como a associação entre a hidropsia e a prematuridade eleva substancialmente a morbimortalidade, é recomendado o tratamento materno em oposição ao parto seguido de terapia neonatal.[9]

Escolha do fármaco

A terapia transplacentária é a base do tratamento, salvo contraindicações maternas. Os medicamentos podem interromper a TSV e diferem entre si quanto aos efeitos colaterais e à capacidade de atravessar a barreira placentária. A dosagem escolhida dos medicamentos é empírica e depende de fatores maternos e fetais. Porém, a literatura mostra que o sucesso da terapia é reduzido nos casos de hidropsia constatada. Até o momento, não há estudos que demonstrem que um medicamento tem mais sucesso do que outro, porém deve-se relevar a experiência do cardiologista que presta assistência ao caso.[10]

A digoxina (1 a 2 mg em 18 a 24 horas) historicamente é a droga de primeira linha, embora estudos mais recentes contestem essa recomendação. Por ser muito segura, de rápida absorção oral e de fácil monitoramento dos níveis séricos, acredita-se ser boa terapia de primeira linha para o feto não hidrópico com TSV autoterminada ou sustentada.

Jaeggy E et al. demonstraram que a interrupção do *flutter* atrial/TSV antes do nascimento ocorreu em 51% dos fetos tratados com digoxina em primeira linha terapêutica. A terapia fetal direta (intramuscular ou intraperitoneal) é viável, embora raramente usada.[11]

Nesse acompanhamento, se a condição fetal não melhorar ou piorar apesar dos níveis adequados de digoxina materna (1 a 2 ng/mL), outros medicamentos devem ser considerados. Não há diretrizes claras sobre o tempo de espera antes de transitar para uma terapia de segunda linha. Na verdade, quanto mais comprometido o feto, maior a probabilidade de um segundo medicamento se não houver melhora em 48 a 72 horas.

Flecainida (250 a 300 mg por dia), sotalol (80 mg 3 vezes ao dia) e amiodarona (12 a 13 g em 1 semana) são terapias de segunda linha já descritas. Como não há estudos randomizados, não existem evidências consistentes que apontem um medicamento ou combinação de medicamentos em detrimento de outro. Todos os tratamentos parecem ser seguros para a mãe, embora o monitoramento cuidadoso da toxicidade materna seja importante.[12,13]

Flutter atrial

O *flutter* atrial é menos comum que a TSV e tem maior frequência no terceiro trimestre gestacional. Sabe-se que cerca de 20% dos fetos afetados também terão TSV. Ele é caracterizado por frequências atriais regulares extremamente rápidas (400 a 500 bpm) com uma frequência ventricular mais lenta, mas regular.[14]

Normalmente, ocorre bloqueio atrioventricular 2:1, 3:1 ou 4:1, produzindo uma frequência ventricular que pode ser taquicárdica, mas também pode estar dentro da faixa de normalidade. No exame ecocardiográfico, pode ser observada a dilatação atrial, sobretudo nos casos de *flutter* sustentado. O *flutter* atrial com bloqueio 3:1 ou 4:1 pode não ser reconhecido na avaliação habitual da FCF, pois a frequência ventricular pode ser normal. Vale lembrar que nesses casos a frequência ventricular geralmente é fixa e não se altera com a atividade fetal. Assim, a ausência de variação da FCF com o movimento fetal pode ser justificada por um *flutter* atrial.[15]

O *flutter* atrial pode ser tratado com digoxina para diminuir a taxa de resposta ventricular ou com flecainida, sotalol ou amiodarona, conforme as doses supracitadas, para restaurar o ritmo sinusal normal.[16,17]

Bloqueio atrioventricular

Os casos de bloqueio atrioventricular do segundo grau podem sinalizar que o sistema de condução atrioventricular está danificado. O sangue materno deve ser coletado para detecção de anticorpos anti-Ro/SSA e anti-La/SSB. Esse achado pode progredir para o bloqueio atrioventricular total, no qual ocorre dissociação completa das frequências atrial e ventricular pela ausência de condução atrioventricular. A frequência atrial é normalmente normal, e a frequência ventricular está entre 50 e 80 bpm, mas pode ser menor ou maior.[18]

Quando um feto com o coração estruturalmente normal é diagnosticado com bloqueio cardíaco, devem ser pesquisados, no sangue materno, os anticorpos anti-Ro/SSA e anti-La/SSB. Acredita-se que o anti-Ro induza a miocardite fetal e destruição das fibras condutoras no coração fetal. Esse bloqueio cardíaco é raramente observado antes de 18 semanas ou após 28 semanas. A exposição do coração fetal a esses anticorpos está relacionada ao desenvolvimento de fibroelastose endocárdica e, mais raramente, cardiomiopatia dilatada. Intervenções intrauterinas foram descritas historicamente, como o uso de simpatomiméticos e dexametasona, mas o planejamento do parto parece ter melhores resultados em termos de segurança.[19]

HIPERPLASIA CONGÊNITA DE SUPRARRENAL

Com incidência próxima de 1:15.000 nascidos vivos, a hiperplasia adrenal congênita (HAC) é uma doença autossômica recessiva que pode ser tratada ainda na vida intrauterina.[20]

A grande maioria dos pacientes com HAC apresenta a mutação do gene *CPY21A2*, responsável pela formação proteica da enzima 21-hidroxilase, sendo essa a responsável pela conversão de 17-hidroxiprogesterona em 11-desoxicortisol, precursor do cortisol, e de progesterona em 11-desoxicorticosterona, precursor da aldosterona.[20]

Classicamente, a elevação de hormônio androgênico circulante promove ambiguidade genital em graus variáveis. Cerca de um quarto dos acometidos exibem produção normal de aldosterona e têm apenas a virilização da genitália. Os outros 75% dos acometidos, além da virilização da genitália, apresentam deficiência de aldosterona, configurando a forma "perdedora de sal". Há, em alguns casos, a possibilidade de baixa exposição aos hormônios androgênicos circulantes, atenuando assim o quadro clínico.[21]

O tratamento da HAC na gestação tem como meta a redução da virilização genital em fetos do sexo feminino, a redução do impacto emocional de toda a família envolvida e a redução de procedimentos cirúrgicos para reconstrução genital.

A literatura recomenda como fármaco efetivo a dexametasona, uma vez que esta pode atravessar a barreira hematoplacentária e atuar na circulação de fetos femininos, causando a supressão de hormônio adrenocorticotrófico (ACTH), e reduzindo a circulação de hormônios androgênicos virilizantes.[21]

Recomenda-se o tratamento de casais com histórico de HAC em gestação prévia, uma vez que o risco de recorrência é de 25%. Assim, deve-se iniciar precocemente o uso da dexametasona, visto que a diferenciação genital tem seu início a partir da sexta semana gestacional. A dose recomendada é de 20 mcg/kg/dia (máximo de 1,5 mg/dia), baseada no peso materno, tomada em 3 doses.[22]

Nesse contexto é recomendada a realização do exame de sexagem fetal, amplamente possível no repertório laboratorial, a partir da oitava semana gestacional. Constatando-se feto do sexo masculino, o tratamento pré-natal torna-se desnecessário.[23]

DOENÇAS TIREOIDIANAS FETAIS

A função tireoidiana fetal tem inúmeras tarefas no desenvolvimento, sendo a mais importante delas o desenvolvimento do sistema nervoso central. Assim, os distúrbios tireoidianos no feto podem representar retardo mental grave.[24]

Com a captação de iodo pela tireoide fetal a partir da 12ª semana, a função da glândula vai ser tornando progressivamente competente até que sua função está, ao final da gravidez, completa.[25]

O hipotireoidismo fetal pode ser observado em pacientes com hipertireoidismo que utilizam propiltiouracil e metimazol. Esses fármacos apresentam considerado risco na gravidez (risco D). Assim, quando indicados, devem ser utilizados em dosagem mínima necessária. A propiltiouracil (50 mg 2 a 3 vezes por dia) é preferível no primeiro trimestre pelo menor potencial teratogênico, uma vez que o tiamazol (5 a 10 mg por dia) pode causar defeitos como atresia esofágica, onfalocele, aplasia cútis, entre outros. Fetos com bócio dismorfogenético, doença autossômica recessiva, também podem expressar quadro de hipotireoidismo.[26]

A causa mais frequente de hipertireoidismo fetal é a doença de Graves materna, cerca de 85% dos casos observados. Os anticorpos *TRAb* maternos, antirreceptores TSH, atingem a tireoide fetal diretamente ao passarem pela barreira placentária.[27]

Gestantes com doenças tireoidianas devem realizar acompanhamento ultrassonográfico mensal. Entre as alterações possíveis de detecção, pode-se observar elevação do volume tireoidiano fetal com compressão esofágica e instalação de polidrâmnio. Arritmias cardíacas fetais, restrição de crescimento, hiperatividade e maturação óssea precoce foram descritas na literatura. Casos mais graves podem evoluir para colapso hemodinâmico fetal, hidropsia e até mesmo óbito.[28]

No tratamento do hipotireoidismo fetal deve-se em primeira instância interromper ou reduzir a medicação materna, vislumbrado o aumento volumétrico da tireoide fetal. A terapêutica intrauterina consiste na ministração intra-amniótica de levotiroxina, para que haja deglutição fetal subsequente. Recomenda-se dose entre 250 e 500 mcg, com intervalo em torno de 7 a 10 dias. Nos fetos com obstrução esofágica pelo tamanho da tireoide, é realizada infusão intramuscular ou intravascular fetal. Esses procedimentos envolvem riscos próprios da terapêutica fetal invasiva.[29]

Em fetos com redução do volume tireoidiano na ultrassonografia, sob a suspeita do hipertireoidismo, pode ser realizada a ministração materna de propiltiouracila ou tiamazol conforme as doses supracitadas. No entanto, é necessária a monitorização periódica da glândula fetal pelo risco de hipotireoidismo secundário.[30]

REFERÊNCIAS BIBLIOGRÁFICAS

1. Macones GA, Hankins GD, Spong CY, Hauth J, Moore T. The 2008 National Institute of Child Health and Human Development workshop report on electronic fetal monitoring: update on definitions, interpretation, and research guidelines. Obstet Gynecol. 2008;112:661.
2. Yuan SM, Xu ZY. Fetal arrhythmias: prenatal evaluation and intrauterine therapeutics. Ital J Pediatr. 2020;46(1):21.
3. van Engelen AD, Weijtens O, Brenner JI, Kleinman CS, Copel JA, Stoutenbeek P, et al. Management outcome and follow-up of fetal tachycardia. J Am Coll Cardiol. 1994;24:1371.
4. Wakai RT, Strasburger JF, Li Z, Deal J, Gotteiner NL. Magnetocardiographic rhythm patterns at initiation and termination of fetal supraventricular tachycardia. Circulation. 2003;107:307.
5. Simpson LL. Fetal supraventricular tachycardias: diagnosis and management. Semin Perinatol. 2000;24:360.

6. Maeno Y, Hirose A, Kanbe T, Hori D. Fetal arrhythmia: prenatal diagnosis and perinatal management. J Obstet Gynaecol Res. 2009 Aug;35(4):623-9.
7. Zoeller BB. Treatment of fetal supraventricular tachycardia. Curr Treat Options Cardiovasc Med. 2017;19(1):7.
8. Hill GD, Kovach JR, Saudek DE, Singh AK, Wehrheim K, Frommelt MA. Transplacental treatment of fetal tachycardia: a systematic review and meta-analysis. Prenat Diagn. 2017;37(11):1076-83.
9. van den Heuvel F, Bink-Boelkens MT, du Marchie Sarvaas GJ, Berger RM. Drug management of fetal tachyarrhythmias: are we ready for a systematic and evidence-based approach? Pacing Clin Electrophysiol. 2008;31(Suppl 1):S54.
10. Veduta A, Panaitescu AM, Ciobanu AM, Neculcea D, Popescu MR, Peltecu G, et al. Treatment of fetal arrhythmias. J Clin Med. 2021 Jun 6;10(11):2510.
11. Jaeggi E, Tulzer G. Pharmacological and interventional fetal cardiovascular treatment. In: Anderson RH, Baker EJ, Redington A, et al. (eds.). Paediatric cardiology. 3.ed. Philadelphia: Elsevier; 2009. p.199.
12. Jaeggi ET, Carvalho JS, De Groot E, Api O, Clur SA, Rammeloo L, et al. Comparison of transplacental treatment of fetal supraventricular tachyarrhythmias with digoxin, flecainide, and sotalol: results of a nonrandomized multicenter study. Circulation. 2011 Oct 18;124(16):1747-54.
13. Strasburger JF, Cuneo BF, Michon MM, Gotteiner NL, Deal BJ, McGregor SN, et al. Amiodarone therapy for drug-refractory fetal tachycardia. Circulation. 2004;109:375.
14. Moodley S, Sanatani S, Potts JE, Sandor GG. Postnatal outcome in patients with fetal tachycardia. Pediatr Cardiol. 2013;34:81.
15. Texter KM, Kertesz NJ, Friedman RA, Fenrich AL Jr. Atrial flutter in infants. J Am Coll Cardiol. 2006;48:1040.
16. Krapp M, Kohl T, Simpson JM, Sharland GK, Katalinic A, Gembruch U. Review of diagnosis, treatment, and outcome of fetal atrial flutter compared with supraventricular tachycardia. Heart. 2003;89:913.
17. Lisowski LA, Verheijen PM, Benatar AA, Soyeur DJ, Stoutenbeek P, Brenner JI, et al. Atrial flutter in the perinatal age group: diagnosis, management and outcome. J Am Coll Cardiol. 2000;35:771.
18. Izmirly PM, Saxena A, Kim MY, Wang D, Sahl SK , Llanos C. Maternal and fetal factors associated with mortality and morbidity in a multi-racial/ethnic registry of anti-SSA/Ro-associated cardiac neonatal lupus. Circulation. 2011;124:1927.
19. Nield LE, Silverman ED, Taylor GP, Smallhorn F, Mullen JBM, Silverman NH, et al. Maternal anti-Ro and anti-La antibody-associated endocardial fibroelastosis. Circulation. 2002;105:843.
20. Reisch N. Pregnancy in congenital adrenal hyperplasia. Endocrinol Metab Clin North Am. 2019;48(3):619-41.
21. Merke DP, Auchus RJ. Congenital adrenal hyperplasia due to 21-hydroxylase deficiency. N Engl J Med. 2020;383(13):1248-61.
22. Carlson AD, Obeid JS, Kanellopoulou N, Wilson RC, New MI. Congenital adrenal hyperplasia: update on prenatal diagnosis and treatment. J Steroid Biochem Mol Biol. 1999;69(1-6):19-29.
23. Miller WL. Congenital Adrenal hyperplasia: time to replace 17OHP with 21-deoxycortisol. Horm Res Paediatr. 2019;91(6):416-20.
24. Moog NK, Entringer S, Heim C, Wadhwa PD, Kathmann N, Buss C. Influence of maternal thyroid hormones during gestation on fetal brain development. Neuroscience. 2017;342:68-100.
25. Sterrett M. Maternal and fetal thyroid physiology. Clin Obstet Gynecol. 2019;62(2):302-7.
26. Eng L, Lam L. Thyroid function during the fetal and neonatal periods. Neoreviews. 2020;21(1):e30-e36.
27. Illouz F, Luton D, Polak M, Besançon A, Bournaud C. Graves' disease and pregnancy. Ann Endocrinol (Paris). 2018;79(6):636-46.
28. Korevaar TIM, Medici M, Visser TJ, Peeters RP. Thyroid disease in pregnancy: new insights in diagnosis and clinical management. Nat Rev Endocrinol. 2017;13(10):610-22.
29. Huget-Penner S, Feig DS. Maternal thyroid disease and its effects on the fetus and perinatal outcomes. Prenat Diagn. 2020 Aug;40(9):1077-84.
30. Moleti M, Di Mauro M, Sturniolo G, Russo M, Vermiglio F. Hyperthyroidism in the pregnant woman: maternal and fetal aspects. J Clin Transl Endocrinol. 2019;16:100190.

59

Avaliação fetal na gestação de alto risco

Jaqueline Brandão Mazzola
Jorge Francisco Kuhn dos Santos

INTRODUÇÃO

O pressuposto inicial para que haja condições para o feto ter bom desenvolvimento e boa vitalidade nas situações de alto risco é o controle das comorbidades maternas. Há uma lista grande de condições maternas que podem estar presentes previamente à gestação e que se agravam com ela, ou condições que se desenvolvem pelo estado gravídico. Assim, reforça-se que seria ideal introduzir na prática clínica a discussão com todas as pacientes, especialmente as que já têm alguma condição patológica de base, sobre a importância da avaliação pré-concepcional do casal, aumentando as chances de sucesso da posterior programada gestação. Com o planejamento da gestação há melhor condição de desfecho adequado do binômio materno-fetal.

A avaliação fetal na gestação de alto risco visa evitar ao máximo a morbimortalidade perinatal. Contextualizando o assunto para a realidade brasileira, dados publicados em 2019 relatam que a taxa de mortalidade fetal no nosso país foi de 9,5 por 1.000 nascimentos em 2015[1] e que a grande maioria dos casos aconteceu entre a 28ª e a 36ª semana de gestação. Essa faixa de idade gestacional apresenta viabilidade fetal na grande maioria das maternidades e provavelmente haveria benefício de um acompanhamento pré-natal e de vitalidade fetal individualizados, tentando evitar resultados perinatais adversos.

O objetivo do capítulo é apresentar uma visão geral dos testes mais utilizados para controle da vitalidade fetal. Os testes têm como comum objetivo tentar rastrear os fetos com maior chance de desfecho perinatal desfavorável para que se individualize o acompanhamento e a programação de resolução, reduzindo o risco de óbito fetal. Uma publicação de 2021 do Colégio Americano de Obstetrícia e Ginecologia (ACOG)[2] listou condições com incidência de óbito fetal maior que 0,8/1.000 gestações e que estejam associadas a risco relativo de óbito fetal maior que 2, quando comparadas com gestações sem essa condição. Além disso, também sugeriu qual seria a frequência de reavaliações da vitalidade fetal. Cabe lembrar aqui que são sugestões e que cada caso deve ser individualizado com o histórico clínico e obstétrico da paciente (dados disponíveis nas Figuras 1 a 6).

Condição		Quando iniciar?		Qual frequência?
RCF com dopplervelocimetria normal	⇨	No diagnóstico	⇨	Semanal
Consultar o Capítulo 12, "Restrição de crescimento fetal", para completo cenário de acompanhamento quando há alterações dopplervelocimétricas. O risco de óbito fetal aumenta com a idade gestacional e é inversamente proporcional ao percentil do peso.				
Gestação gemelar sem complicações	⇨	Dicoriônica: 36 semanas Monocoriônica: 32 semanas	⇨	Semanal
Consultar capítulo de gestação gemelar para completo cenário de acompanhamento específico de cada tipo de gestação gemelar. Risco de óbito fetal é diretamente proporcional à idade gestacional.				
Diminuição da movimentação fetal	⇨	No diagnóstico	⇨	Avaliação única
Considerar o contexto materno e fetal e a recorrência dos episódios de diminuição da movimentação fetal para individualizar o acompanhamento.				
Aneuploidias e anomalias fetais	⇨	Individualizar	⇨	Individualizar
Considerar prognóstico fetal e como as alterações fetais podem interferir nas variáveis avaliadas nos testes de vitalidade.				

FIGURA 1 Sugestão de acompanhamento de vitalidade fetal baseado em causas fetais.

RCF: restrição de crescimento fetal.
Fonte: adaptada de ACOG.[2]

Condição		Quando iniciar?		Qual frequência?
HAC bem controlada	⇨	32 semanas	⇨	Semanal
Taxa de óbito fetal: 6-25/1.000 gestações acometidas.				
HAC descontrolada e associada com outras comorbidades	⇨	No diagnóstico[(a,b)]	⇨	Individualizar
Taxa de óbito fetal na HAC com PE sobreposta aumenta 4x em relação à anterior.				
HG ou PE sem sinais de gravidade	⇨	No diagnóstico[(a,b)]	⇨	2 x/semana
Taxa de óbito fetal: 12-29/1.000 gestações acometidas.				
HG ou PE com sinais de gravidade	⇨	No diagnóstico[(a,b)]	⇨	Diariamente

FIGURA 2 Sugestão de acompanhamento da vitalidade fetal baseado em distúrbios hipertensivos maternos.

HG: hipertensão gestacional; HAC: hipertensão arterial crônica; PE: pré-eclâmpsia.
Taxa de óbito fetal: 9-21/1.000 gestações acometidas. ([a]) Considerar início na viabilidade fetal de cada serviço. ([b]) Considerar acompanhamento específico a depender de condições associadas, como a restrição de crescimento fetal.
Fonte: adaptada de ACOG.[2]

Condição		Quando iniciar?		Qual frequência?
Óbito fetal prévio ≥ 32 semanas	⇨	32 semanas	⇨	Semanal ou 2 x/semana
Pode-se considerar iniciar com a idade gestacional de 1-2 semanas antes da idade gestacional em que ocorreu óbito fetal prévio. Taxas de recorrência podem variar, a depender da causa do óbito fetal.				
Óbito fetal prévio < 32 semanas	⇨	Individualizar[a]	⇨	Individualizar
A depender das condições materno-fetais associadas a esse histórico. Óbitos fetais precoces têm relação com anomalias fetais e descompensação de doença de base.				
RCF prévia com parto na prematuridade	⇨	32 semanas	⇨	Semanal
Risco de óbito fetal na gestação atual é inversamente proporcional à idade gestacional do parto prévio.				
PE prévia com parto na prematuridade	⇨	32 semanas	⇨	Semanal
Risco de óbito fetal na gestação atual 11/1.000 gestações acometidas				
Termo tardio	⇨	41 semanas	⇨	Semanal ou 2 x/semana
Apenas gestações de baixo risco devem atingir o termo tardio. Na maioria dos serviços do Brasil, a avaliação da vitalidade fetal inicia com 40 semanas e o parto é induzido com 41 semanas.				

FIGURA 3 Sugestão de acompanhamento da vitalidade fetal baseado em características obstétricas.

PE: pré-eclâmpsia; RCF: restrição de crescimento fetal. ([a]) Considerar início na viabilidade fetal de cada serviço.
Fonte: adaptada de ACOG.[2]

Condição		Quando iniciar?		Qual frequência?
Diabetes gestacional controlada	⇨	32 semanas	⇨	Semanal ou 2 x/semana
Frequência individualizada a depender de comorbidades associadas, necessidade de tratamento medicamentoso.				
Diabetes gestacional descontrolada	⇨	32 semanas	⇨	2 x/semana
Considerar internação hospitalar a depender da gravidade do descontrole.				
Diabetes pré-gestacional	⇨	32 semanas	⇨	2 x/semana
Considerar início antes a depender do controle glicêmico. Taxa de óbito fetal: 13,9/1.000 gestações acometidas.				
LES sem complicações	⇨	32 semanas	⇨	Semanal
Taxa de óbito fetal em pacientes lúpicas: 40-150/1.000 gestações acometidas.				
LES com complicações	⇨	No diagnóstico[a]	⇨	Individualizado
Complicações mais frequentes: atividade da doença na gestação, presença de anticorpos antifosfolípides com perda fetal anterior, presença de anticorpos anti-RO e anti-La ou trombose.				
SAAF	⇨	32 semanas	⇨	2 x/semana
Individualizar início antes, a depender do histórico obstétrico, número de anticorpos positivos e complicações da gestação atual.				
Doença renal (creatinina > 1,4 mg/dL)	⇨	32 semanas	⇨	Semanal ou 2 x/semana
Taxa de óbito fetal: 15-200/1.000 gestações acometidas.				
Desordens da tireoide	⇨	Individualizar[a]	⇨	Individualizar
Hipertireoidismo e hipotireoidismo descontrolado aumentam a chance basal de óbito fetal em 10 e 12%, respectivamente.				
Colestase	⇨	No diagnóstico[a]	⇨	Semanal ou 2 x/semana
Taxa de óbito fetal estimada: 12-20/gestações acometidas. Correlação positiva quanto maior forem os níveis de bilirrubina total. Um mecanismo de óbito provável: arritmia cardíaca súbita.				

FIGURA 4 Sugestão de acompanhamento de vitalidade fetal baseado em outras comorbidades maternas

LES: lúpus eritematoso sistêmico; SAAF: síndrome dos anticorpos antifosfolípides. ([a]) Considerar início na viabilidade fetal de cada serviço.
Fonte: adaptado de ACOG.[2]

<table>
<tr><th>Condição</th><th>Quando iniciar?</th><th>Qual frequência?</th></tr>
<tr><td>Gestação por FIV</td><td>⇨ 36 semanas</td><td>⇨ Semanal</td></tr>
<tr><td colspan="3">Taxa de óbito fetal: 11,8/1.000 gestações (mesmo quando corrigida por idade materna, paridade e gemelaridade).</td></tr>
<tr><td>Ingestão frequente de álcool</td><td>⇨ 36 semanas</td><td>⇨ Semanal</td></tr>
<tr><td colspan="3">Taxa de óbito fetal considerando frequência de ingesta ≥ 5 doses na semana: 12,4/1.000 gestações.</td></tr>
<tr><td>Abuso de substâncias (lícitas e ilícitas)</td><td>⇨ Individualizar[a]</td><td>⇨ Individualizar</td></tr>
<tr><td colspan="3">Tabagismo aumenta chance de óbito fetal em até 9%, se consumo até 9 cigarros por dia, e esse valor aumenta expressivamente no consumo de 10 cigarros ou mais/dia (aumento de 52% no risco relativo).</td></tr>
<tr><td>IMC pré gestacional 35,0-39,9 kg/m²</td><td>⇨ 37 semanas</td><td>⇨ Semanal</td></tr>
<tr><td colspan="3">Razão de risco de óbito fetal nessa condição: 2,00.</td></tr>
<tr><td>IMC pré-gestacional ≥ 40 kg/m²</td><td>⇨ 34 semanas</td><td>⇨ Semanal</td></tr>
<tr><td colspan="3">Razão de risco de óbito fetal nessa condição: 2,48. Se IMC > 50, esse valor é ainda maior: 3,16.</td></tr>
<tr><td>Idade materna ≥ 35 anos</td><td>⇨ Individualizar[a]</td><td>⇨ Individualizar</td></tr>
<tr><td colspan="3">Considerar outros fatores de risco associados nessas gestantes para decisão sobre acompanhamento da vitalidade. Há aumento do risco relativo de óbito fetal de 1,28 nas idades gestacionais entre 35 e 40 anos e de 1,79 se idade gestacional ≥ 40 anos, quando comparadas com idade materna abaixo de 35 anos.</td></tr>
</table>

FIGURA 5 Sugestão de acompanhamento da vitalidade fetal baseado em características maternas.

FIV: fertilização *in vitro;* IMC: índice de massa corporal. ([a]) Considerar início na viabilidade fetal de cada serviço.
Fonte: ACOG.[2]

Condição		Quando iniciar?		Qual frequência?
DPP crônico	⇨	No diagnóstico[a]	⇨	Semanal ou 2 x/semana
Considerar internação hospitalar.				
Vasa prévia	⇨	Individualizar	⇨	Individualizar
Considerar internação hospitalar a partir de 34 semanas e parto com 37 semanas.				
Inserção velamentosa de cordão	⇨	36 semanas	⇨	Semanal
Risco relativo de óbito fetal: 4,80.				
Artéria umbilical única	⇨	36 semanas	⇨	Semanal
Risco relativo de óbito fetal: 4,50. Taxa de óbito fetal: 12/1.000 gestações acometidas.				
Oligoâmnio isolado	⇨	No diagnóstico[a]	⇨	Semanal ou 2 x/semana
Definido como ausência de pelo menos 1 bolsão vertical de 2 cm. Considerar excluir bolsa rota e, a depender da idade gestacional, a resolução da gestação.				
Polidrâmnio moderado a grave	⇨	32 semanas	⇨	Semanal ou 2 x/semana
Definido como presença de 1 bolsão vertical de pelo menos 12 cm ou índice de líquido amniótico ≥ 30 cm. Considerar excluir quadro de diabetes materno e de malformação fetal.				

FIGURA 6 Sugestão de acompanhamento de vitalidade fetal baseado em achados ultrassonográficos.

DPP: descolamento prematuro de placenta. ([a]) Considerar início na viabilidade fetal de cada serviço.
Fonte: ACOG.[2]

Quando possível, recomenda-se associação e a complementação dos métodos de avaliação da vitalidade fetal, uma vez que há chances de teste falso-positivo e que a resolução da gestação na prematuridade (abaixo de 37 semanas e especialmente abaixo de 34 semanas) agrega riscos perinatais e de desenvolvimento ao longo da vida desse recém-nascido.

Um teste normal de vitalidade fetal nas gestações de alto risco também não exclui totalmente o risco de desfecho desfavorável, especialmente em condições agudas como sangramentos vaginais na inserção baixa da placenta, descontrole glicêmico agudo em pacientes diabéticas e descolamento de placenta em pico pressórico de pacientes hipertensas. Somado a isso, há condições em que não se sabe qual foi o mecanismo responsável pelo óbito fetal e em que é incerta a avaliação da vitalidade fetal visando evitá-lo.

TESTES COM BASE EM ALTERAÇÕES BIOFÍSICAS DO FETO

Testes que usam como base as variáveis biofísicas fetais (frequência cardíaca, movimentos corpóreos, movimentos respiratórios, tônus e líquido amniótico) buscam rastrear fetos em risco de desfecho desfavorável secundário a uma hipoxemia intrauterina.

Entretanto, a hipoxemia fetal não é o único fator que influencia tais variáveis; perante um teste de vitalidade fetal alterado, sempre há necessidade de reavaliar o caso na busca de outros fatores que possam estar relacionados com resultado, tais como idade gestacional, ciclo sono-vigília fetal, medicações, tabagismo, anomalias ou doenças fetais.[3,4] Um resultado falso-positivo pode ocasionar a resolução da gestação no período da prematuridade e/ou operação cesariana desnecessária.

A corticoprofilaxia para maturação pulmonar, amplamente utilizada no contexto de gestações de alto risco, não deve ser esquecida durante a interpretação do exame de vitalidade fetal, porque pode alterar a atividade fetal por um período de até 4 dias após sua administração. A alteração mais relatada é a diminuição da variabilidade na cardiotocografia (CTG) anteparto;[5] podem também ser observadas diminuição da movimentação corpórea e dos movimentos respiratórios do feto.

A influência do jejum nas variáveis biofísicas fetais ainda não é bem assertiva na literatura pela ausência de estudos de boa qualidade. Uma metanálise de 2012 não encontrou benefício na administração de glicose por qualquer via na tentativa de diminuir a incidência de padrões não reativos na CTG anteparto.[6] Apesar disso, como essa intervenção é de baixo risco, a maioria dos serviços orienta as gestantes a estarem bem alimentadas para a realização dos testes biofísicos de vitalidade fetal.

A frequência cardíaca fetal é influenciada ao longo da gestação pelo sistema nervoso autonômico simpático e parassimpático. Considerando gestações de fetos com rastreamento morfológico sem alterações, especialmente em relação a alterações do sistema nervoso central, a maturação desses sistemas ao longo da gestação determina os parâmetros de normalidade esperados. Há diminuição do nível da linha de base da frequência cardíaca fetal basal para valores de 110 a 160 batimentos por minuto (mediado pelo sistema nervoso parassimpático). Há também aumento da frequência, da duração e da amplitude das acelerações transitórias com a movimentação fetal (mediado pelo sistema nervoso simpático), sendo que 50% dos fetos as apresentam com 24 semanas e 95% com 30 semanas.

A atividade do sistema nervoso autonômico é mediada por barorreceptores e quimiorreceptores dos vasos sanguíneos (sensíveis às variações fetais da pressão arterial e de oxigênio na circulação), pelo ciclo sono-vigília do feto e pelo volume sanguíneo circulante.

Como exemplos desse mecanismo, temos as desacelerações tardias causadas pela hipoxemia transitória induzidas pelas contrações uterinas e as desacelerações variáveis causadas pela compressão do cordão umbilical. Na primeira situação, a estimulação dos quimiorreceptores nas carótidas e no arco aórtico pela queda da pO_2 aumenta o estímulo do sistema simpático, causando vasoconstrição em órgãos não nobres e privilegiando cérebro, coração e adrenais. A vasoconstrição periférica eleva a pressão sanguínea fetal, que por sua vez estimula os barorreceptores na carótida e no arco aórtico e, em razão do reflexo vagal mediado pelo parassimpático, causa redução reflexa da frequência cardíaca fetal um pouco depois do início da contração.

Na segunda situação, a redução do fluxo na veia umbilical (que tem parede mais facilmente colabável do que a da artéria umbilical) gera hipovolemia fetal, ocasionando uma aceleração-ombro inicial na frequência cardíaca fetal; com a posterior compressão arterial umbilical, há aumento da pressão sanguínea fetal, o que causa um estímulo vagal com a consequente queda abrupta da frequência cardíaca fetal até que a compressão do cordão passe.

TESTES COM BASE EM ALTERAÇÕES DA DOPPLERVELOCIMETRIA OBSTÉTRICA

As alterações dopplervelocimétricas precedem as alterações no perfil biofísico fetal nas gestações complicadas por algum grau de insuficiência placentária. Normalmente ocorrem na associação com algum grau de vasculopatia materna (como em pacientes com hipertensão arterial crônica ou induzida pela gestação e naquelas gestantes diabéticas pré-gestacionais) e nos fetos com suspeita de restrição de crescimento sem associação com alterações morfológicas ou com infecção.

O exame deve ser feito por profissional que tenha o conhecimento adequado da técnica para que o resultado seja o mais preciso possível considerando outras variáveis que possam interferir na avaliação. As alterações da dopplervelocimetria devem ser individualizadas, por exemplo, nos fetos com malformações, que podem ter padrão errático e não refletir necessariamente o grau de hipoxemia. Uma dopplervelocimetria fetal pode estar normal também em fetos com vitalidade alterada por mecanismos outros que a hipoxemia fetal.

BASES PARA A PRÁTICA CLÍNICA, NÍVEIS DE EVIDÊNCIA E RECOMENDAÇÕES

A maioria das recomendações baseia-se em consensos ou opiniões de especialistas, porque há dificuldades éticas e logísticas em estudos prospectivos randomizados e controlados durante o período gestacional. As metanálises também são grande fonte de informação em relação aos métodos de vitalidade fetal, mas, pela própria metodologia, seus resultados não são definitivos e merecem posteriores estudos mais adequados, se factíveis, para confirmarem seus resultados.

Deve-se iniciar o monitoramento do bem-estar fetal quando há benefício na resolução da gestação, ou seja, quando há viabilidade neonatal adequada, o que pode variar a depender do local em que a paciente esteja inserida e idealmente deve ser discutido com os pais sobre riscos neonatais e maternos em resoluções nos extremos de viabilidade.[7] A decisão em relação à resolução da gestação nessa situação deve ser bem orientada aos genitores, preferencialmente em conjunto com a equipe de neonatologia sobre as limitações em relação ao peso fetal ao nascimento e às malformações fetais associadas, quando estiverem presentes, que podem limitar a sobrevivência extrauterina. O futuro obstétrico da paciente pode também ser comprometido por complicações durante um parto cesáreo nesse contexto, muitas vezes com necessidade de incisões uterinas longitudinais e suas possíveis intercorrências durante o parto atual e para as próximas gestações.

Contagem diária dos movimentos fetais ou mobilograma

É o método mais antigo e de menor custo para avaliar a vitalidade fetal, dependendo apenas da compreensão da paciente na metodologia e em sua percepção da movimentação fetal. É descrita na literatura uma taxa de natimortalidade de 13/1.000 episódios de movimentação fetal diminuída.[8]

No Departamento de Obstetrícia da Escola Paulista de Medicina da Universidade Federal de São Paulo (EPM-Unifesp), optou-se por orientar o mobilograma de acordo com publicação nacional:[8] as pacientes são orientadas a contar durante 1 hora por dia a movimentação fetal em posição sentada e com uma mão sobre o abdome, sendo que a percepção de 6 ou mais movimentos fetais em 1 hora seria método semelhante à CTG anteparto para a avaliação do bem-estar fetal.

Há diferentes descrições para orientação da contagem de movimentos fetais na literatura. Outra abordagem seria solicitar que as gestantes se deitassem em decúbito lateral e contassem os movimentos fetais nessa posição. A presença de 10 movimentos fetais em 2 horas seria um padrão tranquilizador, muito embora o tempo médio para que isso ocorra fosse de 20 minutos (± 18 minutos).[9]

Para a avaliação mais individualizada, há metodologia que orienta inicialmente que as gestantes contem os movimentos fetais 3 vezes na semana, estabelecendo o padrão basal daquele feto. Nas avaliações posteriores, o resultado do teste era considerado normal quando o número de movimentações fosse igual ou maior do que o previamente achado na contagem basal.[10]

Em 2017, um estudo abordou a percepção da movimentação fetal em casos de óbito fetal e encontrou significativa redução nas 2 semanas anteriores ao óbito (RR 14,1 IC 95% 7,27-27,45). Outro fato apontado nessa publicação é que as pacientes que evoluíram para óbito fetal eram menos frequentemente orientadas para observação da movimentação fetal durante o acompanhamento pré-natal (OR 0,55 IC 95% 0,36-0,86).[11]

Ressalta-se que, independentemente do método, valores inferiores à referência escolhida podem ter outras causas que não condições fetais desfavoráveis, como a pouca sensibilidade da mãe à movimentação. Quando o resultado do teste resulta em movimentação fetal abaixo da esperada, a paciente deve ser orientada a procurar serviço de saúde de referência para avaliação adicional da vitalidade com outros métodos. E, se os testes complementares de vitalidade fetal forem tranquilizadores, não há obrigatoriedade de acompanhamento com testes adicionais de controle posteriores.[12]

Para determinar se o uso da contagem de movimentos do feto tem impacto na redução da natimortalidade, há necessidade de mais estudos prospectivos controlados, uma vez que há uma grande metanálise que, além de concluir que não há benefícios, mostrou que houve maior incidência de parto pré-termo, de indução de parto e de operação cesariana no grupo que realizou o mobilograma.[13]

Cardiotocografia anteparto

Teste sem sobrecarga

A avaliação da vitalidade fetal antes de 32 semanas, especialmente com a CTG, deve ser realizada com cautela, uma vez que um padrão reativo clássico pode não estar presente em fetos sem distúrbios de oxigenação. Idealmente, não deve ser realizada antes de 26 semanas, porém esse limite não é fixo e, dependendo das condições de unidade de terapia intensiva (UTI) neonatal no local em que a propedêutica é aplicada, pode ser empregada antes desse período, especialmente se a CTG computadorizada estiver disponível.

A duração mínima de um exame de CTG tradicional é de 20 minutos, mesmo se já houver parâmetros que a classifiquem como padrão reativo (2 acelerações transitórias); caso haja avaliação do líquido amniótico disponível na mesma ocasião em que foi feita, pode ser encerrada antes de 20 minutos de traçado, se houver 2 acelerações.[14,15]

São seis os parâmetros analisados no traçado de um teste sem sobrecarga (TSS):

1. Contrações uterinas.
2. Movimentação fetal.
3. Nível da linha de base da frequência cardíaca fetal (FCF).
4. Variabilidade da linha de base da FCF.
5. Acelerações transitórias.
6. Desacelerações.

Os parâmetros para a avaliação da CTG anteparto são os mesmos para a avaliação intraparto, contudo a classificação em categorias é reservada apenas para o trabalho de parto e estão descritos na Tabela 1.

O principal parâmetro avaliado no TSS, que classifica o feto como reativo ou não reativo, é a presença de duas ou mais acelerações, sejam elas espontâneas ou após estímulo, em 20 minutos. A reatividade da FCF é bom marcador da função autonômica fetal, e a presença de acelerações significa que essa função está preservada e que, portanto, não há indícios de acidose e de depressão neurológica secundária.

Para caracterizar uma aceleração transitória (AT), é importante saber a idade gestacional correta. Nas gestações com 32 semanas ou mais, para que a AT seja considerada adequada, é necessário o incremento de pelo menos 15 batimentos por minuto e uma duração de pelo menos 15 segundos. Já nas gestações abaixo de 32 semanas, basta que a AT tenha uma amplitude de pelo menos 10 batimentos por minuto e uma duração de pelo menos 10 segundos.[15] O TSS é considerado reativo quando há duas ou mais acelerações transitórias em 20 minutos de traçado, e não reativo perante a ausência ou apenas uma AT.[16,17]

Quando o TSS reativo exibe desaceleração tardia, há aumento da chance de desacelerações no intraparto e aumento da taxa de parto operatório; a conduta nesses casos deve ser individualizada.

No TSS também podem acontecer em até 50% dos traçados desacelerações variáveis por episódios transitórios de compressão do cordão umbilical, a depender também da posição materna. Se elas tiverem curta duração (menos de 30 segundos) e não forem recorrentes (< 3 episódios em 20 minutos), não há associação com comprometimento da vitalidade fetal e não há necessidade de conduta obstétrica resolutiva. Recomenda-se avaliação do líquido amniótico nessa situação.

Na presença de qualquer tipo de desaceleração no anteparto com TSS reativo, recomenda-se reavaliar o caso em busca de algum fator de risco que possa ter sido ignorado e realizar um exame físico obstétrico cuidadoso. O prolongamento ou repetição do traçado deve ser considerado juntamente com a avaliação da contratilidade uterina à palpação. Idealmente, deve-se utilizar propedêutica complementar para a avaliação de crescimento e vitalidade fetal com a ultrassonografia obstétrica com dopplervelocimetria, na qual também pode ser possível avaliar se há presença de al-

TABELA 1 Descrição de parâmetros avaliados na cardiotocografia[18,19]

Parâmetro	Interpretação
FCF basal (nível da linha de base da FCF)	Normal: 110-160 bpm Taquicardia: > 160 bpm Bradicardia: < 110 bpm
FCF é avaliada em período de 10 minutos no traçado, que não necessitam ser consecutivos, excluindo-se os períodos de aceleração, desaceleração e variabilidade acentuada.	
Amplitude da variabilidade da linha de base da FCF	Ausente: indetectável Mínima: < 5 bpm Moderada: 6-25 bpm Acentuada: > 25 bpm
Esse parâmetro deve ser avaliado em período de 10 minutos no traçado, que não necessitam ser consecutivos, excluindo os períodos de aceleração e desaceleração.	
Acelerações transitórias	IG < 32 semanas: incremento de pelo menos 10 bpm e duração do evento de pelo menos 10 segundos. IG ≥ 32 semanas: incremento de pelo menos 15 bpm e duração do evento de pelo menos 15 segundos.
Para a CTG anteparto ser considerada reativa, devem estar presentes pelo menos 2 acelerações no período de 20 minutos. Reforça-se que esse parâmetro não precisa estar presente no período intraparto.	
Desaceleração variável	Queda abrupta da FCF, podendo ou não estar associada a contração uterina, e que deve ser de no mínimo 15 bpm e duração mínima de pelo menos 15 segundos.
Quando houver identificação de desaceleração, a primeira avaliação deve ser feita observando o tempo que decorre de seu início até a FCF mínima na desaceleração (nadir da desaceleração). A queda abrupta é caracterizada quando esse tempo for menor que 30 segundos.	
Desaceleração tardia	Queda gradual da FCF associada à contração uterina, na qual o nadir da desaceleração ocorre após o ápice da contração, fato descrito como decalagem.
Queda gradual é caracterizada quando o tempo que decorre do início da desaceleração até a FCF mínima for ≥ 30 segundos. Essa desaceleração pode estar presente no anteparto em fetos com baixa reserva de oxigenação, nos quais mesmo o estresse causado por uma simples contração de treinamento é suficiente para causar alterações na oxigenação fetal.	
Desaceleração precoce	Queda gradual da FCF associada à contração uterina, na qual o nadir da desaceleração ocorre concomitantemente com o ápice da contração
Em virtude do mecanismo fisiológico dessa desaceleração (resposta à compressão do polo cefálico pela contração), ela é encontrada apenas no trabalho de parto mais evoluído, não sendo encontrada na CTG anteparto. No período anteparto, as desacelerações variáveis são confundidas com as precoces quando as variáveis coincidem com o pico da contração.	
Desaceleração prolongada	Queda abrupta ou gradual da FCF de pelo menos 15 bpm com duração ≥ 2 minutos e < 10 minutos.
Quando a duração é ≥ 10 minutos, é caracterizada mudança do nível da linha de base da FCF.	
Padrão sinusoidal	Padrão ondulante e monótono da FCF, com variabilidade ausente, frequência de 3-5 ciclos por minuto e duração ≥ 20 minutos
Padrão terminal raro, encontrado em casos de anemia fetal grave, e menos frequente na atualidade em virtude da diminuição da incidência de aloimunização pelo fator Rh, mas que pode estar presente em outras doenças que causam anemia significativa, como na infecção pelo parvovírus B19.	

bpm: batimentos por minuto; CTG: cardiotocografia; FCF: frequência cardíaca fetal; IG: idade gestacional.
Fonte: Macones;[16] Macones et al.[17]

gum tipo de arritmia fetal não previamente diagnosticada.

Presente a desaceleração prolongada no TSS (reativo ou não reativo), pensar em causas maternas que habitualmente geram esses traçados: descolamento prematuro da placenta, hipertonia uterina, prolapso de cordão umbilical, hipoxemia materna, redução abrupta do débito cardíaco materno.

Um TSS com resultado não reativo pode ser um falso-positivo, especialmente na prematuridade, pela imaturidade do sistema nervoso autonômico. Em gestações de 24 a 28 semanas, um TSS não reativo em um feto saudável pode estar presente em 50% dos traçados,[20] e esse mesmo resultado pode ser encontrado em 15% dos fetos saudáveis com idade gestacional de 28 a 31 semanas.[19]

Nos TSS não reativos e sem desacelerações, pode-se prolongar o traçado para uma duração total de 40 minutos. Pode-se também reavaliar o caso em busca de outras causas já citadas que podem influenciar na frequência cardíaca fetal; o sono fetal é a causa mais comum de falso-positivo.

Outra opção é aguardar 30 minutos e repetir o teste, já que habitualmente o tempo de sono quieto fetal pode variar de 40 a 53 minutos. A indução de acelerações com estímulo vibratório pode ser considerada, e há aparelhos específicos para esse fim. O estímulo deve ser realizado por até 2 segundos e se necessário pode-se repetir por até 3 vezes antes do aumento da duração do estímulo para 3 segundos. Complementar a avaliação com outro teste como o perfil biofísico fetal ou o teste de tolerância às contrações (TTC) é excelente opção, já que os testes anteparto têm chances baixas de falso-negativo. Assim, com um único teste alterado e na sequência realizando outro teste normal há uma minimização do risco de resolução da gestação baseado em um teste falso-positivo.

Estimulação fetal com luz transabdominal por 10 segundos necessita de mais estudos sobre sua efetividade e segurança. A mudança do decúbito materno habitualmente só reflete mudança do traçado caso a posição inicial seja desfavorável. O TSS não deve ser realizado com a gestante em decúbito dorsal horizontal, podendo ser feito com a paciente sentada, semissentada (elevação de pelo menos 30 graus) ou em decúbito lateral.

Apesar de haver só um estudo avaliando a capacidade de estímulo musical aumentar a movimentação fetal, a frequência de acelerações e a variabilidade da linha de base, essa é uma intervenção não invasiva e de baixo custo.

Intervenções que não têm evidência para melhora dos traçados anteparto devem sem desencorajadas, como hidratação endovenosa, manipulação fetal transabdominal e administração endovenosa de soro glicosado, tendo esta última potencial de piorar a acidose fetal nos fetos verdadeiramente comprometidos.[6,21]

Uma revisão sistemática de 2015, envolvendo 6 ensaios clínicos randomizados (total de 2.105 pacientes incluídas), avaliou se houve diferença estatística no desfecho perinatal utilizando a CTG anteparto quando comparada com a não realização desta ou quando ela era realizada, mas não revelada ao médico assistente. A conclusão é que não há clara evidência de que a CTG anteparto melhore o desfecho perinatal.[22] Outras publicações também não demonstraram evidência de melhor prognóstico em relação ao óbito fetal e ao dano neurológico com o uso da CTG anteparto.[7,23]

O teste tem alto valor preditivo negativo: 99,8% de ausência de desfecho desfavorável em 1 semana, desde que não haja alterações das condições basais maternas; portanto, diante de um exame normal, há baixo risco de comprometimento fetal.

Teste de tolerância às contrações

Consiste em obter um traçado cardiotocográfico que contenha pelo menos 3 contrações uterinas, com duração de 40 a 60 segundos, em um período de 10 minutos. As contrações podem ser espontaneamente obtidas, por estímulo papilar mamário ou com administração de ocitocina exógena. O teste só deve ser realizado nas pacientes sem contraindicação ao parto vaginal.

Os mesmos parâmetros que são avaliados no TSS também são considerados no TTC. O TTC é considerado negativo quando não exibe desacelerações tardias, o que demonstra um feto com reserva adequada; TTC positivo é aquele em que há desacelerações tardias em mais de 50% das contrações.[24]

O TTC não é rotineiramente aplicado na avaliação anteparto da vitalidade fetal na maternidade vinculada ao Departamento de Obstetrícia da EPM-Unifesp.

O TSS é o mais utilizado, é de execução mais simples, em menos tempo e com menos desconforto à paciente, entretanto pode ter uma taxa de falso-negativo discretamente maior que a do TTC. O TTC também tem alto valor preditivo negativo (99,9%), ou seja, ausência de desfecho desfavorável em 1 semana, desde que não haja alterações das condições basais maternas.

Tanto o TSS como o TTC não apresentam clara evidência científica em evitar desfecho fetal adverso quando alterados, porém é prática comum e sabe-se que até o presente momento as evidências são circunstanciais e as indicações por convenções presentes de longa data. Não há evidência de alta qualidade que prove o benefício da CTG anteparto, isto é, estudos randomizados controlados e cegos. A grande maioria dos melhores estudos é antiga, da década de 1980, e desde então houve grande evolução na assistência perinatal, podendo esses mesmos estudos ter resultados diferentes no atual cenário de cuidado ao recém-nascido.

Cardiotocografia fetal anteparto computadorizada

Tal dispositivo não está amplamente disponível nas maternidades brasileiras, sendo praticamente inacessível no contexto de saúde pública brasileira. As vantagens em relação ao método tradicional seriam:

- Diminuir a variação entre os examinadores de um mesmo traçado.
- Melhorar a avaliação dos traçados em feto prematuros, especialmente abaixo de 32 semanas.
- Diminuir o tempo de estudo, já que uma primeira interpretação é feita nos primeiros 10 minutos de traçado e se alcançados todos os parâmetros o exame é automaticamente finalizado.

Após esse período, há reavaliação a cada 2 minutos e o exame é finalizado quando presentes parâmetros de normalidade ou após 60 minutos de avaliação.

Além dos parâmetros comuns à CTG anteparto tradicional, outros dois parâmetros são avaliados: variação de longo prazo e variação de curto prazo (mais conhecida pelo termo em inglês *short term variation* – STV), sendo este último parâmetro valioso e não aferido na CTG convencional.

A variação de curto prazo é descrita como as micro-oscilações da frequência cardíaca fetal basal, e não é possível realizar essa análise sem método computadorizado, pois não é percebida visualmente. Para obtenção dessa medida, cada minuto é dividido em 16 períodos de 3,75 segundos; períodos de desaceleração são descartados nessa análise. Em cada período, é obtida a média do intervalo de pulso, que é expressa em milissegundos. A STV então é calculada pela diferença das médias de um período para outro.

Sua importância é mais estudada na avaliação do estado ácido-básico fetal em fetos prematuros, nos quais as acelerações transitórias no anteparto podem ser de difícil percepção ou estar ausentes, a depender da idade gestacional. Esse parâmetro tem moderada relação, quando alterado, com a presença de acidemia fetal,[25] e poderia ser interessante em locais em que não haja equipe de ultrassonografia treinada na avaliação do ducto venoso. Os valores de referência com melhor acurácia ainda não estão bem definidos na literatura.

A Associação de Obstetrícia e Ginecologia do Estado de São Paulo (Sogesp), em 2018, disponibilizou a publicação *Recomendações da resolução da gravidez na restrição de crescimento fetal* e usou como referência o valor da STV menor que 3,5 milissegundos como preditor de acidemia fetal; nesse caso, recomendou o parto, caso o feto se encontre na viabilidade.[26]

PERFIL BIOFÍSICO FETAL

A descrição inicial do perfil biofísico fetal (PBF) envolveu 4 características avaliadas à ultrassonografia associada à avaliação da CTG anteparto, somando 5 parâmetros, descritos na Tabela 2. Esse teste pode ser útil para agregar subsídios para conduta expectante nas gestações de alto risco, especialmente na prematuridade, já que um teste normal é altamente preditivo de um bom estado fetal, desde que condições basais maternas sejam mantidas.

TABELA 2 Parâmetros e descrição do perfil biofísico fetal

Parâmetro	Descrição
Cardiografia anteparto (TSS)	Padrão reativo
Movimentos respiratórios fetais	Presença de pelo menos 1 episódio de movimentos respiratórios rítmicos de pelo menos 30 segundos em 30 minutos.
Movimentação fetal	3 ou mais movimentos corpóreos ou de membros em 30 minutos.
Tônus fetal	Pelo menos 1 episódio de extensão de extremidades fetais ou abertura e flexão da mão.
Líquido amniótico	Presença de pelo menos 1 bolsão vertical maior que 2 cm que tenha pelo menos 1 cm em seu eixo horizontal.

TSS: teste sem sobrecarga.

Cada parâmetro recebe uma nota (0 ou 2) e o resultado varia de 0 a 10, sendo sempre um número par.[27] A Tabela 3 resume os resultados que podem ser obtidos e sua interpretação.

O valor preditivo do PBF, incluída ou não a CTG, é o mesmo, desde que todos os parâmetros ultrassonográficos estejam presentes e adequados. A possibilidade da não realização da CTG caso todos os parâmetros ultrassonográficos estejam normais já havia sido descrita em 1987[27] e reafirmada em 2018.[28]

TABELA 3 Interpretação do resultado do perfil biofísico fetal

Resultado	Interpretação	Conduta
8/10 ou 10/10 (incluindo ponto do líquido amniótico)	Normal	Acompanhamento de vitalidade seriado conforme indicação materno-fetal.
6/10 (incluindo ponto do líquido amniótico)	Suspeito	Correlacionar com a clínica, complementar com outro teste e reavaliar em 24 horas. Considerar resolução, se gestação a termo associada ao contexto materno-fetal.
6/10 ou 8/10 com oligoâmnio (sem ponto do líquido amniótico)	Anormal	Correlacionar com a clínica, complementar com outro teste e reavaliar precocemente. Considerar resolução se gestação a termo.
≤ 4	Anormal	Alto risco de comprometimento da vitalidade fetal. Considerar resolução, mesmo na prematuridade, a depender do contexto materno-fetal.

Perfil biofísico fetal modificado

Nesta modalidade de avaliação, são considerados apenas a CTG e o líquido amniótico e ambos necessitam estar normais para que o teste seja considerado normal. Caso haja suspeita em pelo menos um dos testes, o PBF completo deve ser realizado e pode-se considerar a associação com outros testes. A taxa de óbito fetal em 1 semana após teste normal é a mesma quando realizado PBF completo: 0,8/1.000 testes realizados.[29]

A proposta do PBF modificado busca facilitar a realização do teste e diminuir o tempo necessário para a conclusão de um perfil biofísico clássico, já que alguns parâmetros ultrassonográficos devem ser observados por até 30 minutos. Além disso, a avaliação do líquido amniótico à ultrassonografia é de mais simples realização aos examinadores não experientes do que os outros parâmetros.

A avaliação do líquido amniótico pode refletir indiretamente a disfunção placentária crônica, já que é sabido que, em contextos de hipoxemia fetal, há vasoconstrição periférica para preservação de órgãos nobres (coração, cérebro e glândulas adrenais), vasoconstrição das artérias renais, diminuição da perfusão renal e consequentemente menor volume urinário. Assim, esse parâmetro normal seria indicativo de uma boa oxigenação do sistema nervoso central, o que refletiria nos demais parâmetros ultrassonográficos caracterizados no PBF.

DOPPLERVELOCIMETRIA FETAL

A avaliação dopplervelocimétrica do território fetal é um método não invasivo útil especialmente nos casos em que há possibilidade de evolução para algum grau de insuficiência placentária, e a principal representante dessa situação é a restrição de crescimento fetal.

As alterações dopplervelocimétricas precedem as alterações no perfil biofísico fetal nos casos de insuficiência placentária, e os resultados da dopplervelocimetria nos guiam para programar mais adequadamente o acompanhamento e a resolução dessas gestações nas melhores condições fetais e com a menor prematuridade possível.

Habitualmente, usa-se a artéria umbilical como triagem inicial para anormalidades dopplervelocimétricas; entretanto, sabe-se que a artéria cerebral média é um bom preditor da oxigenação em casos de restrição de crescimento tardia (aquela diagnosticada a partir de 32 semanas exatas), em que, mesmo sem alterações tão intensas na artéria umbilical, o feto pode estar em risco de hipoxemia.

CONSIDERAÇÕES FINAIS

Os testes de avaliação da vitalidade fetal, apesar de controversos, são amplamente utilizados na prática diária em situação de alto risco materno-fetal. O examinador e o obstetra assistente devem considerar o caso como um todo na interpretação dos resultados, e a associação de testes de vitalidade diminui a chance de falso-positivo e de intervenção desnecessária.

Existem outras situações que colocam o feto em risco, e que não são resultados da hipoxemia fetal, como o descontrole glicêmico materno, além de haver situações na literatura em que o mecanismo do óbito fetal não é totalmente compreendido. Assim, um teste normal não exclui evolução para desfecho fetal desfavorável, e sinais de alarme específico de cada condição devem ser reforçados com a gestante visando a um melhor prognóstico fetal.

REFERÊNCIAS BIBLIOGRÁFICAS

1. Barros PDS, Aquino ÉC, Rovery MS. Mortalidade fetal e os desafios para a atenção à saúde da mulher no Brasil. Rev Saude Publica. 2019;53(12):1-10.
2. American College of Obstetricians and Gynecologists (Acog), Committee on Obstetric Practice. Society for Materno-Fetal Medicine. Indications for Outpatient Antenatal Fetal Surveillance: ACOG Committee Opinion, No. 828. Obstet and Gynecology. 2021;137:p.e177-97.
3. Graça LM, Cardoso CG, Clode N, Calhaz-Jorge C. Acute effects of maternal cigarette smoking on fetal heart rate and fetal body movements felt by the mother. J Perinat Med. 1991;19(5):385-90.
4. Manning FA. Fetal biophysical profile: a critical appraisal. Clin Obstet Gynecol. 2002;45(4):975-85.
5. Verdurmen KMJ, Renckens J, van Laar JOEH, Oei SG. The influence of corticosteroids on fetal heart rate variability: a systematic review of the literature. Obstet Gynecol Surv. 2013;68(12):811-24.
6. Tan KH, Sabapathy A. Maternal glucose administration for facilitating tests of fetal wellbeing. Cochrane Database Syst Rev. 2012;2012(9):CD003397.
7. American College of Obstetricians and Gynecologists (ACOG). Antepartum fetal surveillance: ACOG Practice Bulletin, No. 229. Obstet Gynecol. 20121;137.6:e116-e127.
8. Pereira BG, Faúndes A, Parpinelli MA, Silva JCG. O papel da percepção materna de movimentos fetais na avaliação da vitalidade fetal. Rev Ginecol Obstet Bras. 1988; p.92-7.
9. Moore TR, Piacquadio K. A prospective evaluation of fetal movement screening to reduce the incidence of antepartum fetal death. Am J Obstet Gynecol. 1989;160:1075-80.
10. Neldam S. Fetal movements as an indicator of fetal well-being. Dan Med Bull. 1983;30(4):274-8.
11. Heazell AEP, Warland J, Stacey T, Coomarasamy C, Budd J, Mitchell EA, et al. Stillbirth is associated with perceived alterations in fetal activity: findings from an international case control study. BMC Pregnancy Childbirth. 2017;17(1):1-11.
12. Ahn MO, Phelan JP, Smith CV, Jacobs N, Rutherford SE. Antepartum fetal surveillance in the patient with decreased fetal movement. Am J Obstet Gynecol. 1987;157(4):860-4.
13. Bellussi F, Po' G, Livi A, Saccone G, De Vivo V, Oliver EA, et al. Fetal movement counting and perinatal mortality: a systematic review and meta-analysis. Obstet Gynecol. 2020;135(2):453-62.
14. Trierweiler MW, Freeman RK, James J. Baseline fetal heart rate characteristics as an indicator of fetal status during the antepartum period. Am J Obstet Gynecol. 1976;125(5):618-23.
15. National Institute of Child Health and Human Development Research Planning Workshop. Electronic fetal heart rate monitoring: research guidelines for interpretation. Am J Obstet Gynecol. 1997;26.6:635-40.
16. Evertson LR, Gauthier RJ, Schifrin BS, Paul RH. Antepartum fetal heart rate testing: I. Evolution of the nonstress test. Am J Obstet Gynecol. 1979;133.1:29-33.
17. Mans H, Consultant F, Obstetrician NC. A randomized controlled trial of non-stress antepartum cardiotocography. Br J Obstet Gynaecol. 1982;89(6):427-33.

18. Macones GA. Intrapartum fetal heart rate monitoring: nomenclature, interpretation, and general management principles. Am J Obstet Gynecol. 2009;114.1:192-202.
19. Macones GA, Hankins GDV, Hauth J. The 2008 National Institute of Child Health and Human Development Workshop report on electronic fetal monitoring: update on definitions, interpretation, and research guidelines. J Obstet Gynecol Neonatal Nurs. 2008;37(5):510-5.
20. Bishop EH. Fetal acceleration test. Am J Obstet Gynecol. 1981;141(8):905-9.
21. Philipson EH, Kalhan SC, Riha MM, Pimentel R. Effects of maternal glucose infusion on fetal acid-base status in human pregnancy. Am J Obstet Gynecol. 1987;157(4):866-73.
22. Grivell RM, Alfirevic Z, Gyte GML, Devane D. Antenatal cardiotocography for fetal assessment. Cochrane Database Syst Rev. 2015;2015(9):1-39.
23. Miller DA. Nonstress test and contraction stress test. UpToDate. 2022.
24. Ray M, Freeman R, Pine S, Hesselgesser R. Clinical experience with the oxytocin challenge test. Am J Obstet Gynecol. 1972;114.1:1-9.
25. Kapaya H, Jacques R, Rahaim N, Anumba D. Does short-term variation in fetal heart rate predict fetal acidaemia? A systematic review and meta-analysis. J Matern Fetal Neonatal Med. 2016;29.24:4070-7.
26. Baschat AA. Planning management and delivery of the growth-restricted fetus. Best Pract Res Clin Obstet Gynaecol. 2018;49:53-65.
27. Manning FA, Morrison I, Lange IR, Harman CR, Chamberlain PFC. Fetal biophysical profile scoring: selective use of the nonstress test. Am J Obstet Gynecol. 1987;156(3):709-12.
28. Zafman KB, Bruck E, Rebarber A, Saltzman DH, Fox NS. Antenatal testing for women with preexisting medical conditions using only the ultrasonographic portion of the biophysical profile. Obstet Gynecol. 2018;132(4):1033-9.
29. Miller DA, Rabello YA, Paul RH. The modified biophysical profile: antepartum testing in the 1990s. Am J Obstet Gynecol. 1996;174(3):812-7.

60

Câncer do colo uterino e gravidez

Roney Cesar Signorini Filho
Carla Bianca Lozano Conz
Maria Cecilia Santos da Silva

INTRODUÇÃO

O câncer do colo uterino é uma doença do trato genital inferior, que tem como principal fator etiológico a infecção pelo papilomavírus humano (HPV) em seus subtipos oncogênicos, destacando-se o HPV 16 e 18, encontrados em cerca de 70% dos casos.[1]

É a neoplasia maligna mais diagnosticada na gestação, ao lado do câncer de mama, período no qual a mulher procura mais frequentemente atendimento médico. Vale lembrar que o rastreamento cervical faz parte da rotina pré-natal, sendo que a estimativa de carcinoma invasivo pode chegar a 15 casos por 10 mil gestações.[1,2]

As gestantes têm risco de apresentar câncer do colo do útero ou suas lesões precursoras idêntico às não gestantes. A faixa etária de detecção é variável, incluindo os extremos reprodutivos, porém a incidência é maior em mulheres entre 30 e 39 anos, segundo a Organização Mundial da Saúde (OMS).[3] O tipo histológico mais comum é o escamoso, também denominado carcinoma espinocelular (CEC), em cerca de 80% dos casos.[4]

BASES PARA A PRÁTICA CLÍNICA

Lesões pré-invasivas

A infecção genital pelo HPV é muito comum. Na maioria das vezes, não promove lesões permanentes, desaparecendo espontaneamente entre 6 e 24 meses após a contaminação. Em contrapartida, existe persistência/latência da infecção em pequena parcela desse público, fator de risco preponderante para o desenvolvimento de câncer cervicouterino.

O rastreamento sugerido pelo Ministério da Saúde (MS) e pelo Instituto Nacional do Câncer (INCA) é o teste de Papanicolau ou citologia do colo do útero. Ao colher a amostra nas primeiras consultas do pré-natal, é importante valorizar queixas de corrimento vaginal com odor, sangramento pós-intercurso sexual e dor em baixo ventre. O exame especular detalhado permite a avaliação do colo e das paredes vaginais e a identificação de eventuais lesões macroscópicas.[2]

A citologia em meio líquido permite ainda a pesquisa dos subtipos do HPV, por meio dos testes biomoleculares, como a captura híbrida e o PCR, detectando a presença do DNA viral mesmo nas infecções latentes. Vale destacar que esse método não é disponível na maioria das unidades do serviço público brasileiro e a conduta deve se basear exclusivamente no resultado da citologia convencional.

Doença invasiva

Uma vez que se defina doença invasiva, o obstetra não deve postergar o correto estadiamento da neoplasia, seguindo os mesmos princípios oncológicos preconizados para as pacientes não gestantes, por meio de exame físico detalhado com colposcopia, toque vaginal e toque retal.[5,6]

Para todos os casos, indica-se também ressonância magnética (RM) de pelve e abdome superior, com intuito de esmiuçar o real tamanho da lesão, comprometimento de paramétrios laterais, bexiga e reto, bem como a presença de linfonodos suspeitos. Apesar da RM ser considerada segura na gravidez, o uso do gadolínio deve ser evitado em qualquer idade gestacional.[5-7]

Logo a seguir, em conjunto com a paciente, a equipe interdisciplinar composta por obstetra, ginecologista oncológico e oncologista, deve optar pela preservação ou não da gestação, verificando o risco de evolução da doença e o prognóstico materno-fetal.

O tratamento mais adequado se baseia no estadiamento clínico-radiológico, na idade gestacional, no desejo materno em manter a gestação e na experiência da instituição.[8]

Interrupção da gestação

Muitas gestantes manifestam preocupação com o impacto do tratamento na gravidez, a necessidade de interrupção antes do termo e seu futuro reprodutivo, principalmente aquelas que não têm prole constituída.

A interrupção da gestação, quando há risco de morte materna, por exemplo, o câncer, é prevista por lei (art. 128, do Código Penal Brasileiro) e corroborada pelo MS (Portaria GM/MS 1.508). No entanto, alguns requisitos devem ser observados:

- Relatório de uma junta médica, sendo um dos profissionais "especialista no assunto", justificando a interrupção. Na EPM-Unifesp, preconiza-se a participação do obstetra pré-natalista, ginecologista oncológico e oncologista clínico.
- Termo de Consentimento Livre e Esclarecido assinado pela paciente ou responsável.
- Avaliação e acompanhamento psicológico.

Não há necessidade de autorização judicial, boletim de ocorrência ou comunicação ao Conselho Regional de Medicina.[8]

Contudo, na experiência da Escola Paulista de Medicina, a interrupção da gestação é conduta incomum, seja pelo desejo da paciente em preservar o concepto, bem como pela idade gestacional avançada no momento em que a avaliação oncológica se inicia.

RECOMENDAÇÕES

Lesões microscópicas (pacientes oriundas do rastreamento cervical uterino)

As gestantes com resultados citológicos alterados são acompanhadas como as não gestantes.[9] Recomenda-se que as pacientes que apresentam achados menos intensos como ASC-US (células escamosas atípicas de significado indeterminado) ou LIEBG (lesão intraepitelial de baixo grau) sejam acompanhadas com citologia de controle, segundo a faixa etária:[9]

- ASC-US < 25 anos: repetir citologia em 3 anos.
- ASC-US entre 25 e 29 anos: repetir em 1 ano.
- ASC-US > 30 anos: repetir em 6 meses.
- LIEBG < 25 anos: repetir em 3 anos.
- LIEBG > 25 anos: repetir em 6 meses.

Ressalta-se que o rastreamento cervical não é recomendado rotineiramente antes dos 25 anos de idade, motivo pelo qual a nova citologia deve ser colhida apenas após 3 anos (ou aos 25 anos).[9] Portanto, gestantes com ASC-US até 29 anos e LIEBG até 24 anos só realizarão controle no puerpério tardio, conforme a recomendação de intervalos supracitados.

Já aquelas com ASC-US após 30 anos e LIEBG após 25 anos deveriam repetir a coleta durante o pré-natal. Porém, muitas vezes, o intervalo de 6 meses coincidirá com o período do parto, tornando a coleta pouco prática ou até mesmo inviável. Além das condições não ideais (colo dilatado e desviado, friabilidade, excesso de conteúdo mucoide, útero reativo e doloroso) e do resultado citológico não ser imediato, a via de parto e a conduta dificilmente serão influenciadas nesse momento.

Exceção às pacientes imunossuprimidas, que devem ser encaminhadas para colposcopia já no primeiro resultado alterado e em qualquer fase gestacional.

Achados como LIEAG (lesão intraepitelial de alto grau), ASC-H (células escamosas atípicas de significado indeterminado, não podendo excluir LIEAG) ou AGC (células glandulares atípicas), independentemente da idade, são passíveis de colposcopia imediata, assim como as que apresentam suspeita de CEC ou adenocarcinoma.

Durante o exame colposcópico, a realização de biópsia é irrestrita. Porém, mediante o risco de sangramento, inerente ao colo gravídico, recomenda-se biopsiar apenas lesões com suspeita de lesão invasiva.[9]

Em alguns casos, a conização diagnóstica é necessária. É um procedimento que pode resultar em sangramento intenso, encurtamento do colo uterino e abortamento. No caso de conização clássica, recomenda-se a realização de cerclagem no mesmo ato operatório.[8]

Como alternativa, em casos de histologia escamosa, lesões totalmente visíveis e próximas da junção escamocolunar, preconiza-se a ressecção com alça diatérmica ou cirurgia de alta frequência (CAF), procedimento mais conservador e de menor risco gestacional.[10] Essa técnica é contraindicada nos adenocarcinomas, quando a retirada do canal endocervical é determinante no diagnóstico.

Tanto a conização clássica como o cone-CAF devem ser realizados preferencialmente após a fase embrionária, entre 12 e 16 semanas de gestação. Não é proibitivo ainda no 1º trimestre, mas o risco de perda gestacional é maior. Em contrapartida, esses procedimentos devem ser evitados após a 20ª semana e proscritos no 3º trimestre.

Como indicações irrefutáveis, citam-se as biópsias conclusivas para CEC ou adenocarcinoma invasivos ou microinvasivos. NIC3 e adenocarcinoma *in situ*, com citologia sugestiva de carcinoma invasor ou colposcopia apresentando achados sugestivos de doença invasiva, também são candidatos à conização cervical. Nos períodos mais avançados da gravidez, é preferível cogitar a antecipação do parto após a maturidade fetal, com tratamento definitivo apenas no puerpério.

Lesões macroscópicas (visíveis a olho nu)

Sintomas sugestivos e que devem ser valorizados: sangramento genital imotivado, sinusorragia (pós-coital), corrimento de odor fétido e hidrorreia. Na vigência dessas queixas, o exame físico ginecológico detalhado é imperativo. Deve-se realizar:

1. Exame especular cuidadoso, para avaliação do colo uterino e das paredes vaginais.
2. Na presença de tumor macroscópico, a coleta de citologia é dispensável.
3. Toda lesão suspeita deve ser prontamente biopsiada, de preferência com auxílio do colposcópio, mas não condicionada ao mesmo.
4. Ter sempre a mão soluções hemostáticas (p. ex., percloreto férrico) e tampão vaginal, na eventualidade de sangramento abundante.
5. Mensurar tamanho da lesão (até 2 cm, entre 2 e 4 cm, maior do que 4 cm).
6. Avaliar comprometimento de fórnices vaginais e se atinge ou não 1/3 inferior.
7. Toque vaginal bidigital para conferência do tamanho da lesão, comprometimento de fórnices vaginais, avaliando ainda mobilidade cervical uterina.
8. Toque retal unidigital para avaliar paramétrios laterais e mucosa retal.
9. Palpação de cadeias linfonodais inguinais, axilares e cervicais.
10. Definir o estadiamento clínico, baseado no exame físico.

A seguir, devem ser solicitados exames laboratoriais, ênfase no hemograma e função renal, além de RM de abdome e pelve. Os achados de imagem, também denominado estadiamento radiológico, serão confrontados com os dados do exame físico. Considerando a sensibilidade e a especificidade do método de imagem em questão, técnica empregada (p. ex., uso de gel vaginal é obrigatório), qualidade da imagem, alterações anatômicas decorrentes do período gestacional, embebição gravídica, cabe ao ginecologista o parecer final sobre o correto estadiamento da neoplasia (Tabela 1), o que norteará a conduta interdisciplinar.[11]

Tratamento

Pacientes submetidas à conização, previamente à gestação ou no 1º e 2º trimestres:

- IA1 (sem invasão angiolinfática): a paciente é considerada tratada, com risco de metástase linfonodal menor do que 1%.[5]
- IA1 (com invasão angiolinfática): é indicada a realização de linfadenectomia pélvica ou biópsia de linfonodo sentinela, assim como nos casos IA2. Alguns autores advogam a complementação cirúrgica local com traquelectomia, mas a tendência é que se adote conduta expectante até o parto.[5]

Nos carcinomas microinvasores, ou seja, IA1 e IA2, não se considera oportuna a interrupção da gestação, evitando-se a própria conização ampla ou a traquelectomia, pelo risco de sangramento excessivo e abortamento.

- IB1, IB2 e IIA1: o tratamento-padrão é a histerectomia radical com útero cheio, associado à linfadenectomia pélvica (cirurgia de Wertheim-Meigs).[5]

TABELA 1 Estadiamento do câncer do colo do útero proposto pela FIGO em 2018[11]

Estadio	Descrição		
0	Carcinoma *in situ* ou neoplasia intraepitelial grau III (NIC III)		
I	Tumor restrito ao colo sem extensão ao corpo uterino		
	IA	Tumor invasivo, diagnosticado somente por microscopia, com invasão estromal < 5 mm de profundidade	
		IA1	Invasão estromal < 3 mm
		IA2	Invasão estromal entre 3 e 5 mm (≥ 3 mm e < 5 mm)
	IB	Tumor clinicamente visível, limitado ao colo uterino ou tumores pré-clínicos > estadio IA (incluindo invasão estromal ≥ 5 mm)	
		IB1	Tumor clinicamente visível < 2 cm em seu maior diâmetro
		IB2	Tumor clinicamente visível entre 2 e 4 cm (≥ 2 cm e < 4 cm)
		IB3	Tumor clinicamente visível ≥ 4 cm
II	Tumor ultrapassa o útero – não a parede pélvica ou terço inferior da vagina		
	IIA	Não há invasão parametrial (invasão vaginal exclusiva)	
		IIA1	Tumor clinicamente visível < 4 cm em seu maior diâmetro
		IIA2	Tumor clinicamente visível ≥ 4 cm em seu maior diâmetro
	IIB	Tumor com invasão parametrial proximal	
III	Tumor comprometendo o terço inferior da vagina, extensão à parede pélvica, causando hidronefrose/exclusão renal e/ou linfonodos		
	IIIA	Tumor invade terço inferior da vagina, sem extensão à parede pélvica	
	IIIB	Extensão à parede pélvica e/ou hidronefrose ou exclusão renal	
	IIIC	Linfonodos comprometidos	
		IIIC1	Linfonodos pélvicos comprometidos
		IIIC2	Linfonodos periaórticos comprometidos
IV	Tumor estende-se além da pelve ou invade a mucosa vesical ou retal		
	IVA	Invasão da mucosa da bexiga e/ou reto (biópsia obrigatória)	
	IVB	Metástases a distância (excluem-se linfonodos)	

Notas do Novo Estadiamento – FIGO 2018:

- Permite o uso de imagem (TC, RM e PET), quando disponíveis e a critério da instituição oncológica, e doença como complementação do estadiamento.
- IA: não se considera mais a extensão lateral da invasão (antigamente 7 mm).
- Invasão estromal microscópica ≥ 5 mm ou peça de conização com margem comprometida: estadiar como IB1.
- Invasão angiolinfática (ou linfovascular) não altera o estadiamento.
- Assim como no estadiamento anterior, na dúvida, "subestadiar".

- IB1, IB2 e IIA1 (com desejo de preservação): acompanhamento apenas ou quimioterapia durante o pré-natal (intuito "neoadjuvante").[5]

Inicialmente, destaca-se que a preservação da gestação na neoplasia francamente invasiva é conduta de exceção. Contudo, nos estadios iniciais (IB1, IB2 e IIA1), a interrupção ou aborto legal não é conduta unânime nos diversos serviços oncológicos. Isso porque algumas séries demonstraram que o tratamento cirúrgico imediato (histerectomia radical com útero cheio) possui prognóstico semelhante aos que foram postergados para o pós-parto, sem progressão do estadiamento e com média de 17 semanas de atraso.[5,12]

Como frisado anteriormente, a RM é crucial na discriminação entre quimioterapia sistêmica imediata ou espera vigilante. A ressonância magnética sem gadolínio mostrou bom resultado com alto valor preditivo para avaliar metástases linfonodais, mas o padrão-ouro é a linfadenectomia.[13,14]

Quando indicado o estadiamento cirúrgico com linfadenectomia, deve ser realizado até 16 semanas, preferencialmente por laparoscopia, com segurança até 20 semanas de gestação. Indicações racionais desse procedimento seriam indisponibilidade de RM, suspeita de linfonodomegalia e tipos histológicos de alto risco, como adenocarcinoma e carcinoma adenoescamoso.

Definindo-se, então, o estadiamento clínico-radiológico como IB1, IB2 ou IIA, respaldado ou não pela linfadenectomia, há três condutas possíveis:

1. IB1: acompanhamento apenas (RM a cada 8-12 semanas).
2. IB2 e IIA: quimioterapia neoadjuvante durante o pré-natal.
3. Interrupção da gestação – histerectomia radical com útero cheio.[5]

A decisão deve ser individualizada e interdisciplinar, levando-se em consideração: tempo transcorrido para o diagnóstico, tempo restante para o parto, tamanho da neoplasia (< 2 cm ou > 2 cm), tipo histológico e disponibilidade de seguimento.

Optando-se pela manutenção da gestação, seja por acompanhamento clínico-radiológico ou realizando tratamento sistêmico com quimioterapia, o tratamento cirúrgico definitivo deve ser realizado no puerpério. Norteado pelas condições clínicas da paciente e pela perda sanguínea intraparto, as possibilidades são:

1. *Cesarean-radical-histerectomy*, ou seja, a histerectomia radical com linfadenectomia pélvica imediatamente após a histerorrafia.
2. Wertheim-Meigs no puerpério tardio, aproximadamente 4 a 6 semanas do parto.
   - IB3 e IIB: são elegíveis para quimioterapia neoadjuvante durante a gestação, condução até próximo do termo e parto por via alta (cesárea).[5]

Ressalta-se que a radioterapia pélvica (tratamento-padrão nesses estadios) é totalmente contraindicada na gravidez. Em contrapartida, o objetivo da neoadjuvância no câncer do colo do útero é evitar a progressão da doença, postergando assim o tratamento definitivo para o pós-parto. Portanto, novamente, a melhor conduta oncológica seria a interrupção da gestação para o tratamento definitivo com radioterapia e quimioterapia sensibilizante. Partindo do pressuposto que se apresentam em fases mais iniciais da doença, a decisão da paciente costuma caminhar na linha mais conservadora.

Casos com evolução desfavorável, sem resposta ao tratamento sistêmico ou com progressão evidente, são candidatos à antecipação do parto.[5]

O tratamento recomendado é a radioterapia pélvica com quimioterapia sensibilizante, seguido de braquiterapia, em torno de 4 a 6 semanas após o parto.

- IIIA, IIIB, IVA (invasão de bexiga ou reto), IVB (metástase a distância) e nos IIIC (metástases linfonodais altamente suspeitas pela RM ou conclusivas em linfadenectomia) são elegíveis para interrupção da gestação e tratamento radioquimioterápico imediatos, por se tratar de casos francamente avançados.

Como alternativa, indica-se a quimioterapia neoadjuvante durante a gravidez.[5]

O esquema quimioterápico mais utilizado é a cisplatina, associada ou não ao paclitaxel, com taxa de resposta local variável, independentemente do estadiamento e do tipo histológico, semelhante a casos de não gestantes.[5,12,15]

CONSIDERAÇÕES FINAIS

A realização rotineira do exame citológico e a valorização de qualquer sintoma ginecológico são fundamentais para a detecção precoce do câncer cervical uterino.

É de suma importância que o serviço disponha de equipe oncológica interdisciplinar e recursos diagnósticos acessíveis, como estrutura em doença do trato genital inferior (colposcópio, material para biópsia ambulatorial, cirurgia de alta frequência, hemostáticos), acesso a centro cirúrgico e RM.

Excetuando-se pacientes com carcinoma microinvasivo, sempre deve ser oferecida a possibilidade de interrupção da gestação, por se tratar da conduta oncológica mais adequada. Em contrapartida, essa opção é infrequente na esfera pública, seja pela peregrinação e lentidão do referenciamento, como pela própria opção materna.

Procedimentos como histerectomia com útero cheio, nos estadios iniciais, abortamento e "minicesárea" nos estadios avançados – casos com tumor de grande volume, que inviabilizariam a cervicodilatação e expulsão fetal – são cada vez menos observados nos serviços oncológicos.

Havendo desejo pela manutenção da gravidez, as opções de tratamento são variadas. Dentre os procedimentos mais realizados, sem contar a conização diagnóstica, estão a linfadenectomia pélvica laparoscópica (para rastreamento de metástase) e a *cesarean-radical-hysterectomy*.

A quimioterapia neoadjuvante é amplamente utilizada, com segurança para o concepto, mas com resposta extremamente variável em relação ao tumor primário. O objetivo seria postergar o tratamento para o puerpério, sem que houvesse progressão da doença durante o pré-natal.

A equipe assistente deve garantir o acompanhamento mais adequado e individualizado, esclarecimento de dúvidas e, principalmente, acolhimento para a gestante e sua família.

REFERÊNCIAS BIBLIOGRÁFICAS

1. Brasil. Ministério da Saúde. Instituto Nacional de Câncer. Estimativa 2018.
2. Brasil. Assistência pré-natal: manual técnico. 3.ed. Brasília: Ministério da Saúde; 2000.
3. World Health Organization (WHO). Guide to cancer early diagnosis. Geneva: World Health Organization; 2017. Disponível em: https://www.who.int/publications/i/item/9789241511940. Acesso em: 14 mar. 2024.)
4. Nicolau SM, Signorini Filho RC. Câncer do colo do útero. In: Moron AF, Camano L, Kulay Júnior L. Obstetrícia. Barueri: Manole; 2011. p.647-57.
5. Amant F, Berveiller P, Boere Cardonick E, Fruscio R, Fumagalli M, et al. Gynecologic cancers in pregnancy: guidelines based on a third international consensus meeting. Ann Oncol. 2019;30(10):1601-12.
6. Van Calsteren K, Amant F. Cancer during pregnancy. Acta Obstet Gynecol Scand. 2014;93(5):443-6.

7. Eastwood-Wilshere N, Turner J, Oliveira N, Morton A. Cancer in pregnancy. Asia Pac J Clin Oncol. 2019;15(6):296-308.
8. Febrasgo. Câncer de mama e de colo do útero durante a gestação – Protocolos FEBRASGO – Obstetrícia no 11/2021.
9. Brasil. Diretrizes Brasileiras para o Rastreamento do Câncer do Colo do Útero. 2.ed. Ministério da Saúde, Instituto Nacional de Câncer José Alencar Gomes da Silva (INCA). 2016.
10. Boldrini NAT, Rossi KKC, Sassine TOT, Borges Filho HZ, Frizera HC. Câncer do Colo do Útero e Gravidez. Femina. 2019;47(1):55-60.
11. Bhatla N, Berek JS, Fredes MC, Denny LA, Grenman S, Karunaratne K, et al. Revised FIGO staging for carcinoma of the cervix uteri. Int J Gynecol Obstet. 2019;145(1): 129-35.
12. Köhler C, Oppelt P, Favero G,Morgenstern B, Runnebaum I, Tsunoda A, et al. How much platinum passes the placental barrier? Analysis of platinum applications in 21 patients with cervical cancer during pregnancy. Am J Obstet Gynecol. 2015;213(2):206. e1-5.
13. Zagouri F, Dimitrakakis C, Marinopoulos S, Tsigginou A, Dimopoulos M-A. Cancer in pregnancy: disentangling treatment modalities. ESMO Open. 2016;1(3):e000016.
14. Amant F, Halaska MJ, Fumagalli M, Steffensen KD, Lok C, Van Calsteren K; ESGO task force 'Cancer in Pregnancy'. Gynecologic cancers in pregnancy: guidelines of a second international consensus meeting. Int J Gynecol Cancer. 2014;24(3):394-403.
15. Kitagawa R, Katsumata N, Shibata T, Kamura T, Kasamatsu T, Nakanishi T, et al. Paclitaxel plus carboplatin versus paclitaxel plus cisplatin in metastatic or recurrent cervical cancer: The Open-Label Randomized Phase III Trial JCOG0505. J Clin Oncol. 2015;33(19):2129-35.

61

Anticoncepção após gestação de alto risco

Cristina Aparecida Falbo Guazzelli
Tatiana Emy Nishimoto Kawanami Hamamoto

INTRODUÇÃO

A orientação e a escolha de método contraceptivo para puérperas que foram consideradas de risco, pela presença de alguma intercorrência clínica/cirúrgica durante a gravidez, requerem atenção especial. Alguns fatores médicos são exclusivos desse período, por exemplo, maior risco de fenômenos tromboembólicos e aleitamento.

Durante a gravidez e no pós-parto, há aumento de motivação para utilização de métodos contraceptivos, sendo considerado bom momento para informações e aconselhamento.[1,2] As preferências da mulher e os riscos e benefícios de várias opções contraceptivas devem ser idealmente discutidos durante o pré-natal para que a gestante tenha tempo suficiente para considerar a escolha mais adequada.

No pré-natal, com a realização de várias consultas, há oportunidade de explicar, oferecer e elucidar dúvidas sobre os diversos métodos disponíveis. Esse momento favorece o relacionamento médico-paciente e o questionamento sobre as necessidades individuais de anticoncepção. Há tempo para refletir a respeito da escolha do melhor método contraceptivo ou daquele que mais agrade a mulher.[1,2]

O aconselhamento envolve a compreensão dos desejos da paciente em relação à gravidez futura, suas preferências e as características dos próprios métodos anticoncepcionais. Considerações médicas adicionais incluem o momento do início do anticoncepcional após o parto, comorbidades médicas e o estado de amamentação. A orientação médica influencia diretamente na decisão sobre o uso e no tipo de contracepção que será utilizada.[2,3]

BASES PARA PRÁTICA CLÍNICA

Atualmente, a programação da gestação é de fundamental importância, pois, com o intuito de diminuir a incidência de defeitos do tubo neural no concepto, a mulher deve ser orientada sobre a suplementação de ácido fólico, iniciando aproximadamente 3meses antes de suspender o método contraceptivo e mantendo o esquema até 12 semanas de gestação. A dose preconizada, para os casos de baixo risco para a prevenção dessa malformação é de 0,4 a 0,8 mgpor dia e de 4 mg diários para aquelas de risco maior (p. ex., com antecedente de anencefalia, usuárias de anticonvulsivantes).

Para mulheres com alguma intercorrência clínica, deve ser dada orientação cuidadosa em relação ao risco materno e fetal, principalmente as que estão em vigência de tratamento. Uma próxima gravidez deve ser preferencialmente programada para períodos em que a patologia esteja estável e controlada. Em algumas situações, há necessidade de alterar a terapêutica para que as influências sobre a gestação e o concepto sejam minimizadas.[3]

A indicação do método contraceptivo deve ser baseada no equilíbrio do risco potencial de seu uso *versus* o de uma gravidez não planejada. Isso necessariamente envolve a avaliação da natureza e gravidade da condição médica preexistente, as preferências pessoais, os objetivos reprodutivos, a eficácia, aceitabilidade e disponibilidade do método.

Uma preocupação médica é a ocorrência de nova gravidez em curto espaço de tempo, que não só traz mais complicações materno-fetais como também apresenta repercussão social e econômica. Até o momento, não há um conceito-padrão sobre esse período, mas vários estudos têm mostrado que um bom intervalo interpartal é aquele de 18 a 23 meses ou mais. Gestações que ocorrem em intervalos menores que 18 meses apresentam maior risco de morbimortalidade perinatal e neonatal, associado a restrição de crescimento, parto prematuro e recém-nascido de baixo peso.[4-7]

MÉTODOS CONTRACEPTIVOS

Os métodos contraceptivos podem ser classificados em transitórios (não hormonais e hormonais) e definitivos (laqueadura). Os métodos transitórios podem ser de longa (implante e dispositivos intrauterinos) ou curta ação (orais e injetáveis hormonais combinados ou só com progestagênio).[8]

Em mulheres que apresentam alguma doença clínica ou cirúrgica, com risco de piora na gravidez, métodos de alta eficácia devem ser escolhidos. Dessa forma, a preferência deve ser pelos métodos de longa ação, representados pelo implante e dispositivos intrauterinos. Além destes também podem ser utilizados os outros métodos hormonais só com progestagênio.

A escolha deverá obedecer à indicação e à preferência da paciente.[8]

QUAL MÉTODO PODE SER UTILIZADO?

Critérios de elegibilidade para uso dos métodos anticoncepcionais

A Organização Mundial da Saúde (OMS) norteia a indicação de critérios clínicos de elegibilidade para uso de métodos contraceptivos, por meio da classificação em 4 categorias, estabelecendo a conveniência ou restrição ao uso de um determinado anticoncepcional[4] (Tabela 1).

A indicação do método contraceptivo tem como referência a doença preexistente, os fatores característicos desse período (maior risco de fenômenos tromboembólicos) e a interferência no aleitamento.[8]

Decisões sobre contracepção para mulheres com condições médicas coexistentes precisam ser bem avaliadas. A presença de, por exemplo, hipertensão arterial, doença cardíaca isquêmica, doença cardíaca valvar, diabetes e acidente vascular cerebral é exemplo de condições associadas ao aumento do risco de resultados adversos no contexto de uma gravidez não planejada. Outra preocupação são os medicamentos utilizados,

TABELA 1 Categorias dos critérios de elegibilidade médica para uso de métodos anticoncepcionais

Categorias	Critérios
1	O método pode ser usado sem restrição.
2	O método pode ser usado com restrições; são situações nas quais as vantagens em usar o método superam os riscos. Nessa categoria, o método não é a primeira escolha e, quando usado, deve ser acompanhado com cautela.
3	Os riscos decorrentes de seu uso superam os benefícios, sendo necessário acompanhamento rigoroso da usuária.
4	O método não deve ser usado, pois apresenta risco inaceitável.

Fonte: WHO.[8]

principalmente em doenças crônicas, que podem ser teratogênicos ou causar redução na eficácia de contracepção hormonal, em razão da interação medicamentosa.[8-10]

Os métodos disponíveis somente com progestagênio incluem os orais (desogestrel, drospirenona), os injetáveis trimestrais (acetato de medroxiprogesterona), o implante (etonogestrel) e o dispositivo intrauterino hormonal (levonorgestrel). Podem ser usados na grande maioria dos casos, pois apresentam poucas restrições.[8,9]

Os profissionais devem reconhecer que as formas eficazes de contracepção não hormonal, como o dispositivo intrauterino (DIU) de cobre ou a esterilização, continuam sendo escolhas seguras para muitas mulheres com condições médicas.[8,9]

Quando iniciar a anticoncepção após o parto

Nas mulheres que não estão amamentando, o retorno da ovulação frequentemente ocorre cerca de 6 semanas após o parto, mas pode ser mais precoce (em torno de 25 dias), especialmente em mulheres mais jovens.[11,12] Estudos documentam que infelizmente uma porcentagem variável de mulheres não retorna à consulta pós-parto (65 a 90%).[11-13] Além disso, uma proporção significativa de mulheres (51%) retoma a atividade sexual antes da visita pós-parto de 6 semanas.[13,14]

Nas lactantes, o retorno à fertilidade é impreciso. Aproximadamente 20% das mulheres irão ovular em até 6 meses do parto e cerca de 64% delas podem demorar de 10 a 12 meses.[11,12]

O início da anticoncepção depende da escolha do método que será utilizado. Para algumas mulheres a informação e a introdução do método pode ser imediata nas primeiras 48 horas após o parto. Essas orientações podem ser feitas para os métodos com progestagênio isolado (via oral, implante e dispositivo hormonal), DIU e barreira (preservativo masculino).[8,9]

A utilização de métodos hormonais combinados deve ser evitada pelo aumento de risco de fenômenos tromboembólicos.

Para pacientes que não estão amamentando e não apresentam fatores de risco, esse método pode ser utilizado após 3 semanas do parto. Na presença de fatores de risco para tromboembolismo, seu início deverá ser somente após 6 semanas do parto.

Nas puérperas que estão amamentando, sua introdução deverá ser após 6 meses do parto.[8,9]

MÉTODOS DE LONGA AÇÃO

Os métodos de longa ação são o implante e os DIU hormonais e não hormonais.

Dispositivo intrauterino

A maioria das mulheres poderá usar esse método, independentemente da faixa etária (inclusive adolescentes) ou da paridade, se irão ou não amamentar.[8,9]

A inserção do DIU no pós-parto imediato ainda não é uma prática comum em nosso meio, portanto o aconselhamento sobre esse método pode ser oferecido se a paciente fizer alguma visita à maternidade, ao pronto atendimento ou enquanto aguarda caso esteja no início de trabalho de parto. O método também pode ser oferecido no centro obstétrico logo após a internação.

Além disso, há necessidade da expressão de desejo da paciente de utilizar esse método anticoncepcional após a orientação, e o consentimento informado deverá ser assinado.

As pacientes necessitam ser avaliadas em dois momentos distintos, o primeiro durante a gravidez ou no início do trabalho de parto e, posteriormente, no período que antecede a inserção.[8,15-17]

Inicialmente, as contraindicações são as mesmas observadas nas mulheres não grávidas, e incluem alterações na cavidade uterina (útero bicorno, septado, miomas) e presença de infecções sexualmente transmissíveis (sífilis, gonorreia ou clamídia) que podem ser tratadas durante a gravidez. O dispositivo intrauterino de cobre também não deverá ser utilizado por mulheres que referem alto fluxo menstrual, com dismenorreia, anemia (Hb < 8 g/dL), trombocitopenia ou com diagnóstico de câncer de colo uterino[15] (Tabela 2).

TABELA 2 Contraindicações do uso de dispositivo intrauterino

Categoria 4 – Critérios de elegibilidade médica para uso de dispositivo intrauterino
▪ Cavidade uterina anormal (mioma submucoso, malformações uterinas, septo)
▪ Cervicite purulenta atual, gonorreia/clamídia
▪ Câncer de trato genital (colo uterino/endométrio)
▪ Doença inflamatória pélvica aguda
▪ Doença trofoblástica maligna
▪ Tuberculose pélvica

Fonte: WHO.[8]

Devem ser excluídas as mulheres que apresentam categoria 4 dos critérios de elegibilidade médica pela OMS[8] (Tabela 2).

Uma segunda triagem deverá ser feita momentos antes da inserção do método, e tem como objetivo garantir que durante toda a evolução do trabalho de parto e do nascimento não ocorreu nenhuma alteração clínica que contraindique o método. Especificamente após a dequitação, a puérpera deve ser avaliada quanto a: rotura de membranas há mais de 18 horas (maior risco de infecção), presença de corioamnionite, endometrite, infecção puerperal, quanto ao sangramento intenso (maior chance de expulsão), atonia uterina, trauma genital extenso ou retenção placentária exigindo sua remoção manual ou cirúrgica[15] (Tabela 3).

Algumas informações são importantes e necessitam ser realizadas antes da alta. A paciente deverá ser instruída sobre os possíveis efeitos colaterais, complicações e sinais de alerta em relação ao método contraceptivo. Deve ser orientada para reconhecer sinais de expulsão do DIU e retornar para reinserção ou uso de método contraceptivo alternativo.

TABELA 3 Rastreamento para uso de dispositivo intrauterino durante o trabalho de parto

Segundo rastreamento – avaliação durante o trabalho de parto que contraindica o uso do dispositivo intrauterino
▪ Hemoglobina < 8 g/dL
▪ Rotura das membranas ovulares durante mais de 18 horas antes do parto
▪ Presença de febre (temperatura superior a 37,8 °C) durante o trabalho de parto e/ou presença de conteúdo vaginal fétido
▪ Presença de atonia uterina pós-dequitação com hemorragia
▪ Retenção placentária exigindo sua remoção manual ou cirúrgica

A maioria das expulsões ocorre nos primeiros 3 meses após a inserção. A puérpera também deve ser informada de que dentro de algumas semanas os fios do DIU podem se exteriorizar e que serão aparados em um retorno. Ela não deve puxar ou cortar o fio, apenas introduzi-lo novamente na vagina.[16]

Implante de etonogestrel

O implante de etonogestrel poderá ser colocado em algum momento no pós-parto (na sala de parto, na enfermaria, no pré-natal). As contraindicações são câncer de mama e gravidez.[8]

A técnica de inserção é a mesma utilizada habitualmente.

É considerado método prático, fácil e de alta eficácia. Esse método não interfere no aleitamento nem no desenvolvimento da criança, mesmo quando inserido antes da apojadura.[8,9,18] Em estudos comparativos com usuárias de DIU de cobre, não foram observadas alterações na quantidade ou na qualidade do leite (Tabela 4).[19]

TABELA 4 Orientações importantes

Avaliações de condições médicas existentes, incluindo aquelas que se desenvolveram durante a gravidez, devem ser feitas, pois podem afetar ou alterar a elegibilidade médica para o uso de contraceptivos. Nível de evidência D
As mulheres devem ser informadas de que o dispositivo intrauterino e o implante de etonogestrel podem ser inseridos imediatamente após o parto. Nível de evidência C
A inserção do implante de etonogestrel logo após o parto é conveniente e prática. Está associada a alta taxa de continuidade. Nível de evidência B
A inserção do dispositivo intrauterino logo após o parto vaginal ou cesárea é conveniente e prática. Está associada a alta taxa de continuidade. Nível de evidência B

Fonte: FSRH.[9]

ANTICONCEPÇÃO HORMONAL DE CURTA AÇÃO

Os anticoncepcionais hormonais são métodos fáceis e práticos, sendo dessa forma os mais utilizados e preferidos, mas, no puerpério e durante o aleitamento, alguns cuidados devem ser tomados em relação a seu uso.

O método contraceptivo hormonal é classificado de acordo com sua composição: pode ser combinado, quando contém progestagênio associado ao estrogênio, ou somente com progestagênios.

Método contraceptivo apenas com progestagênio (oral, injetável trimestral)

Estes métodos têm poucas contraindicações, podendo ser utilizados na maioria das condições clínicas. Além disso, podem ser empregados durante o aleitamento, sem afetar o crescimento e o desenvolvimento do recém-nascido; não alteram o volume do leite produzido nem a concentração de proteínas, lipídios e lactose. Devem ser os métodos preferidos quando a opção desejada pela puérpera for a contracepção hormonal. A excreção desses hormônios pelo leite é pequena, correspondendo a menos de 1% da dose materna.[8,9,16]

- Minipílula (35 mcg de norestisterona ou 3 mcg de levonorgestrel): pode ser mantida até 6 meses ou até a paciente sangrar, geralmente coincidindo com o início da complementação alimentar da criança.[8,9]
- Anticoncepcional hormonal oral contendo doses maiores de progestogênio (75 mcg de desogestrel ou drospirenona 3 mg): apresenta maior eficácia (semelhante a dos anticoncepcionais hormonais combinados) em relação às minipílulas, podendo ser mantido mesmo após o término da lactação. Estudos recentes não observaram alterações na composição ou na quantidade do leite materno; dessa forma, podem ser iniciados imediatamente após o parto em mulheres que estão ou não amamentando.[8,9]
- Injetável trimestral de acetato de medroxiprogesterona (150 mg), via intramuscular, deve ser iniciado após 6 semanas do parto, pelo risco teórico da dificuldade da metabolização desse hormônio pelo fígado do recém-nascido.[8,16]

Método hormonal combinado (oral, injetável, transdérmico ou vaginal)

Durante a gravidez e principalmente no puerpério, ocorrem alterações hematológicas, como aumento de fatores de coagulação e de fibrinogênio, com decréscimo de anticoagulantes naturais, levando a maior risco de fenômenos tromboembólicos. Algumas mulheres apresentam aumento adicional no risco por terem idade maior que 35 anos ou hábito de fumar. Dessa forma, os contraceptivos hormonais combinados não devem ser utilizados nas primeiras semanas após o parto, pois aumentam a chance de complicações tromboembólicas.[8,9,20]

Com relação ao aleitamento, alguns estudos relataram que, quando iniciados antes de 6 semanas pós-parto, mostraram redução do ganho de peso dos recém-nascidos. Sua utilização quando iniciada após esse período não mostrou efeitos negativos na saúde infantil. Não há estudos com os outros contraceptivos hormonais combinados.[19-21]

ESTERILIZAÇÃO

Por serem considerados métodos definitivos, tanto a vasectomia como a ligadura tubária devem ser resultantes de decisão consciente e amadurecida do casal, tomada, de preferência, fora da gestação ou em seu início, e não no momento do parto. As condições do recém-nascido devem ser levadas sempre em consideração.

No Brasil, a esterilização cirúrgica está regulamentada por meio da Lei n. 14.443/2022, em vigor desde março de 2023, que trata do planejamento familiar, a qual estabelece os critérios e as condições obrigatórias para sua execução.

As gestantes deverão receber informações claras e adequadas sobre a esterilização feminina conjuntamente com todos os outros métodos de planejamento familiar que poderão ser utilizados. É função do médico auxiliar a mulher a refletir cuidadosamente sobre sua decisão.

MÉTODO DE AMENORREIA DA LACTAÇÃO (LAM)

No puerpério e durante todo o processo de amamentação, é importante oferecer contracepção segura e adequada, sem interferir no desenvolvimento da criança e estimulando ao máximo o aleitamento materno. Os benefícios do aleitamento materno são sobejamente conhecidos, há muito tempo, tanto na consolidação do vínculo afetivo e psicológico entre mãe e filho quanto na redução da morbidade e mortalidade neonatal.

O aleitamento materno apresenta efeito contraceptivo e tem valor no espaçamento do intervalo interpartal, principalmente em países em desenvolvimento, como o Brasil. Durante a lactação, ocorre elevação dos níveis de prolactina, responsáveis pela inibição da secreção de hormônios hipotalâmicos, que interferem no eixo hipotálamo-hipófise-ovário. A efetividade desse método depende da intensidade e da frequência das mamadas. Para ser eficiente, necessita ser exclusivo (quando o aleitamento é a única fonte de alimento para o recém-nascido), a mulher deve estar em amenorreia e com menos de 6 meses do pós-parto. Alguns fatores podem facilitar o retorno da fertilidade, como a redução da frequência ou a parada das mamadas, a introdução de suplementos (chá, suco de frutas, alimentos sólidos), a separação do bebê (retorno ao trabalho), ansiedade ou estresse.[8,9]

Mulheres que se utilizam desse método devem ser orientadas de que sua eficácia diminui quando o número de mamadas decresce, a menstruação retorna ou após 6 meses do parto.[8]

MÉTODOS DE BARREIRA

Evitam a gravidez, impedindo a ascensão dos espermatozoides ao trato genital superior. Atuam por meio de obstáculos mecânicos ou físicos e são divididos em masculino (preservativo masculino ou *condom*) e feminino (preservativo feminino e diafragma) e os espermaticidas. São métodos considerados de eficácia regular. Todas essas opções podem ser utilizadas durante a amamentação.[8,9]

Algumas orientações sobre o uso desses métodos devem ser dadas de forma específica para as mulheres no puerpério e durante o aleitamento. O epitélio vaginal da puérpera está atrófico com lubrificação diminuída; assim, é recomendável o emprego dos métodos de barreira associado a lubrificantes. A eficácia desses métodos depende de seu uso correto, sendo importante que a mulher esteja consciente da necessidade de colocá-lo em todas as relações sexuais, respeitando as instruções de uso.

- Preservativo masculino: dar preferência aos lubrificados ou associá-los ao emprego de espermicidas, contornando dessa forma a diminuição de lubrificação vaginal e aumentando sua eficácia. Para obter boa eficácia, é necessário que seja usado de forma correta e seja colocado antes de qualquer contato genital e em todas as relações.[8,9,16]
- Preservativo feminino: as características de uso são semelhantes às encontradas fora do puerpério. Necessita ser colocado antes de qualquer contato genital; durante a penetração, é preciso se certificar de que o pênis se encontra dentro do dispositivo. Oferece proteção contra infecções sexualmente transmissíveis (IST) e tem como vantagem, em relação ao preservativo masculino, proporcionar cobertura dos genitais externos.[8,9]
- Diafragma: iniciar o uso após 6 semanas do parto, quando já ocorreu toda a

involução uterina, pois sua eficácia depende da medida correta do tamanho, com adequada localização anatômica no canal vaginal. Em casos nos quais a puérpera já era usuária de diafragma, impõe-se nova medida.[8,9,16,21]

- Espermicidas: formam uma barreira química ao acesso dos espermatozoides ao trato reprodutivo feminino. Não há relatos de alterações no aleitamento ou de efeitos colaterais para o lactente.[8,9]

ANTICONCEPÇÃO DE EMERGÊNCIA

Todas as mulheres que desejam evitar a gravidez devem ser informadas sobre a anticoncepção de emergência, e quando e como utilizá-la. Este método se utiliza de progestagênio isolado (levonorgestrel), que não tem contraindicação para esse período. Deve ser utilizado o mais próximo possível da relação suspeita, até 5 dias depois.[8,9,16]

CONSIDERAÇÕES FINAIS

A orientação adequada quanto aos métodos contraceptivos disponíveis deve sempre ser realizada durante a janela de oportunidade que se abre durante a gestação, parto e puerpério, em especial nos casos de gestações de alto risco. Para tanto, é fundamental que se conheça todos os tipos de métodos e seus critérios de elegibilidade.

É preciso encorajar as pacientes a utilizar métodos de longa ação, evitando-se assim gestações não planejadas, muitas vezes não desejadas e que comprometem ainda mais a saúde por vezes já prejudicada dessas mulheres por outras comorbidades importantes.

REFERÊNCIAS BIBLIOGRÁFICAS

1. Pimentel J, Ansari U, Omer K, Gidado Y, Baba MC, Andersson N, et al. Factors associated with short birth interval in low- and middle-income countries: a systematic review. BMC Pregnancy Childbirth. 2020;20(1):156.
2. Abdulkadir Z, Grema BA, Michael GC, Omeiza SY. Effect of antenatal couple counselling on postpartum uptake of contraception among antenatal clients and their spouses attending antenatal clinic of a Northern Nigeria tertiary hospital: a randomized controlled trial. West Afr J Med. 2020;37(6):695-702.
3. Dehlendorf C, Grumbach K, Schmittdiel JA, Steinauer J. Shared decision making in contraceptive counseling. Contraception 2017; 95:452.
4. Molitoris, K Barclay, Kolk M. When and where birth spacing matters for child survival: an international comparison using the DHS. Demography. 2019;56:1349-70.
5. Abate MG, Angaw DA, Shaweno T. Proximate determinants of infant mortality in Ethiopia, 2016 Ethiopian demographic and health surveys: results from a survival analysis. Arch Public Health. 2020;78:4.
6. World Health Organization (WHO). Report of a WHO Technical Consultation on Birth Spacing. Geneva: WHO; June 13-15, 2005.
7. Ahrens KA, Nelson H, Stidd RL, Moskoski S, Hutcheon JA. Short interpregnancy intervals and adverse perinatal outcomes in high-resource settings: na updated systematic review. Paediatr Perinat Epidemiol. 2019;33:O25.
8. World Health Organization (WHO). Medical eligibility criteria for contraceptive use. 5.ed. Geneva: WHO; 2015.
9. Faculty of Sexual & Reproductive Healthcare (FSRH). Contraception after pregnancy. 2020. Disponível em: https://www.fsrh.org/documents/contraception-after-pregnancy-guideline-january-2017/. Acesso em: 11 ago. 2023.
10. American College of Obstetricians and Gynecologists (ACOG). Practice Bulletin No. 206: Use of hormonal contraception in women with coexisting medical conditions. Obstet Gynecol. 2019;133(2):e128-e150.
11. Jackson E, Glasier A. Return of ovulation and menses in postpartum nonlactating women: a systematic review. Obstet Gynecol. 2011;117(3):657-62.

12. Lewis PR, Brown JB, Renfree MB, Short RV. The resumption of ovulation and menstruation in a well-nourished population of women breastfeeding for an extended period of time. Fertil Steril. 1991;55(3):529-36.
13. Sonalkar S, Hunter T, Gurney EP, McAllister A, Schreiber CA. A decision analysis model of 1-year effectiveness of intended postplacental compared with intended delayed postpartum intrauterine device insertion. Obstet Gynecol. 2018;132:1211.
14. Rogers RG, Borders N, Leeman LM, Albers LL. Does spontaneous genital tract trauma impact postpartum sexual function? J Midwifery Womens Health. 2009;54:98.
15. Prager SW, McCoy EE. Immediate postpartum intrauterine contraception insertion. Obstet Gynecol Clin North Am. 2015;42(4):569-82.
16. Curtis KM, Tepper NK, Jatlaoui TC, Berry-Bibee E, Horton LG, Zapata LB, et al. U.S. medical eligibility criteria for contraceptive use, 2016. MMWR Recomm Rep 2016;65(RR-3):1–104 (Level III).
17. Champaloux SW, Tepper NK, Curtis KM, Zapata LB, Whiteman MK, Marchbanks PA, et al. Contraceptive use among women with medical conditions in a nationwide privately insured population. Obstet Gynecol. 2015;126:1151-9 (Level II-3).
18. Braga GC, Ferriolli E, Quintana SM, Ferriani RA, Pfrimer K, Vieira CS. Immediate postpartum initiation of etonogestrel-releasing implant: a randomized controlled trial on breastfeeding impact. Contraception. 2015;92(6):536-42.
19. Phillips SJ, Tepper NK, Kapp N, Nanda K, Temmerman M, Curtis KM. Progestogen-only contraceptive use among breastfeeding women: a systematic review. Contraception. 2016;94:226.
20. Tepper NK, Phillips SJ, Kapp N, Gaffield ME, Curtis KM. Combined hormonal contraceptive use among breastfeeding women: an updated systematic review. Contraception. 2016;94(3):262-74.
21. Centers for Disease Control and Prevention (CDC). Update to CDC's U.S. Medical eligibility criteria for contraceptive use, 2010: revised recommendations for the use of contraceptive methods during the post-partum period. MMWR Morb Mortal Wkly Rep. 2011;60(26):878-83.

62

Insuficiência istmocervical

Rosiane Mattar
Évelyn Traina
Tatiana Emy Nishimoto Kawanami Hamamoto

INTRODUÇÃO

A insuficiência istmocervical (IIC), conhecida internacionalmente como incompetência cervical (*cervical incompetence*) é a entidade clínica que determina a falência do sistema oclusivo da matriz uterina, impossibilitando-a de manter-se adequadamente fechada para conter o concepto até o final da gestação. Ela foi descrita por Palmer e Lacomme em 1948, mas ficou internacionalmente conhecida por meio da comunicação de Lash e Lash, em 1950.[1]

Ela é causa de perdas gestacionais recorrentes na forma de abortos tardios ou partos prematuros, frequentemente acompanhados de morbimortalidade neonatal devidas à prematuridade extrema. Em razão da recorrência das perdas gestacionais em um momento em que já se reconhece o concepto pelos movimentos ou exame ultrassonográfico, causa sentimentos de tristeza e frustração à paciente, sua família e aos profissionais de saúde.

Sua frequência varia de acordo com os critérios adotados para o diagnóstico, mas na literatura varia de 0,5 a 2,1%.

ETIOPATOGENIA

Não se conhece totalmente a fisiopatologia da IIC, mas acredita-se que pode estar relacionada com fatores anatômicos e alterações do colágeno.

Ela pode ser primária ou secundária, correspondendo às formas congênita e traumática. A forma congênita ou idiopática seria decorrente da fraqueza estrutural do colo, e algumas vezes pode estar associada a outras malformações uterinas como útero septado, bicorno, unicorno ou didelfo, e a defeitos do colágeno, como na síndrome de Marfan e na síndrome de Ehlers-Danlos. A forma traumática é a secundária a procedimentos cirúrgicos como dilatação intempestiva do colo uterino, curetagem, aplicação de fórceps na ausência de cervicodilatação completa ou tratamento para neoplasia do colo uterino por conização e cirurgia de alta frequência (CAF).[2]

FISIOPATOLOGIA

O aumento da pressão intrauterina ocasionado pelo desenvolvimento do saco gestacional resulta em pressão progressivamente maior a nível da região istmocervical que, associada a esfíncter uterino deficiente, característico da doença, determina cervicodilatação precoce, que vai ocasionar falta de apoio às membranas que prolabam pelo canal cervical, exposição destas ao ambiente vaginal, com risco de processo inflamatório/infeccioso local e início de contratilidade uterina por mecanismo reflexo, com liberação de citocinas. Esses fatores associados ou isoladamente determinam o início do trabalho de parto ou de aborto tardio[1] (Figura 1).

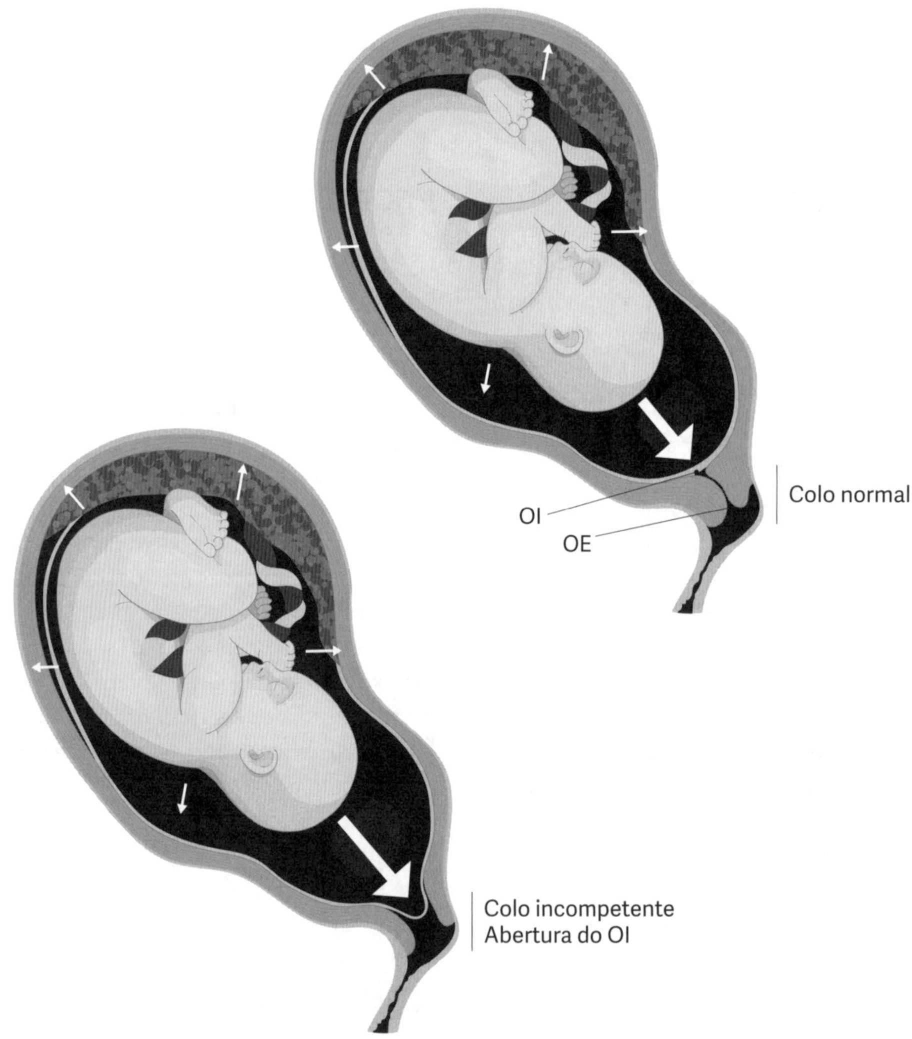

FIGURA 1 Esquema da fisiopatologia da cervicodilatação na IIC.
IIC: insuficiência istmocervical.

QUADRO CLÍNICO

A história típica da IIC compreende pacientes com perdas gestacionais recorrentes, que ocorrem sempre no mesmo período da gravidez e que se iniciam por cervicodilatação. Esta geralmente não é percebida, pois ocorre sem que haja contrações uterinas, dor ou sangramento. Assim, muitas vezes, o primeiro sintoma percebido pela paciente é a rotura das membranas. O trabalho de parto ou aborto tardio costuma ser rápido, pouco doloroso, com sangramento discreto. O concepto nasce vivo, sem malformações e sofre os agravos da prematuridade, inclusive com altos índices de neomortalidade. Eventualmente o diagnóstico da dilatação cervical é feito em consulta médica pelo exame especular, sem que tenha havido queixas da gestante.

DIAGNÓSTICO

O diagnóstico da IIC é fundamentalmente clínico e se baseia na história característica das perdas anteriores. A anamnese deve incluir detalhes sobre como as perdas gestacionais aconteceram: idade gestacional, tempo de sintomas, intensidade da dor, condição das membranas, presença de contrações e condição do concepto ao nascimento.

Para pacientes com três ou mais perdas gestacionais sugestivas, fecha-se o diagnóstico de IIC pelos antecedentes obstétricos.[3] Mas, em situações em que a história é muito sugestiva, mesmo sem esse numero de perdas, a tendência é estabelecer o tratamento como sendo IIC. Nos casos em que a história é sugestiva mas não totalmente característica, sugere-se o acompanhamento do colo por ultrassonografia transvaginal (USTV) seriado e, se ele mostrar encurtamento de seu comprimento, indicar-se-á o tratamento.

Havendo condição, e apesar de não ser conclusiva ou totalmente patognomônica, a avaliação com exames de imagem ou estudo da dilatação cervical deve ser realizada no intervalo intergestacional. Indica-se a histerossalpingografia (HSG), o estudo da morfologia cervical pela ressonância magnética[4] e a prova da vela 8, fora da gestação.

A prova da vela 8 consiste em tentar passar a vela de Hegar número 8 pelo canal cervical na segunda fase do ciclo menstrual. Se houver a passagem fácil da vela 8 e com pouca dor, considera-se a prova positiva para confirmar o diagnóstico de IIC (Figura 2).

A HSG tem por objetivo avaliar a largura do canal cervical e, principalmente, descartar malformação congênita associada (Figura 3). A ressonância mostra hipossinal e perda de definição da zona estromal periendocervical.

Caso a paciente não tenha vindo no intervalo interpartal, chegando já grávida ao serviço obstétrico, o diagnóstico pode ser feito pelo exame físico em paciente com cervicodilatação ou protrusão de membranas na ausência de contrações e trabalho de parto (Figura 4).

Em exame de USTV, a suspeita da patologia pode ser feita quando houver a observação da membrana e líquido amnióticos entrando pelo canal cervical, constituindo a imagem em dedo de luva ou demostrando a dilatação do canal, com as membranas ocupando a vagina e formando a imagem em ampulheta, e ainda quando o comprimento

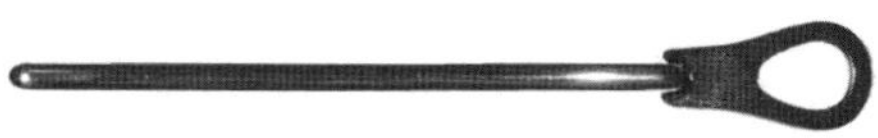

FIGURA 2 Vela 8 para uso na prova da vela.

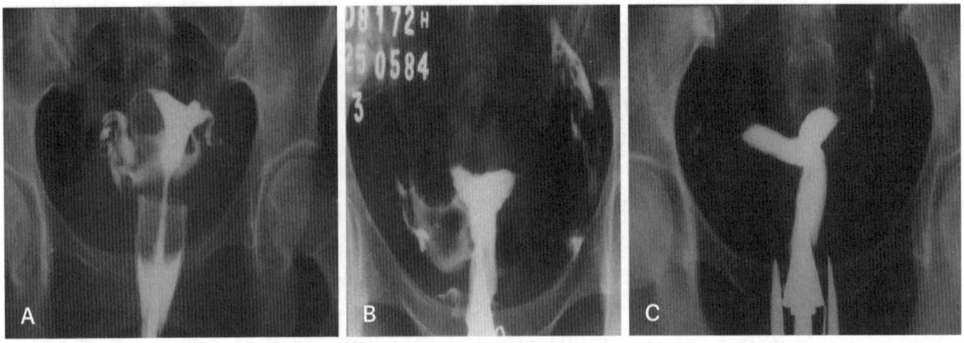

FIGURA 3 A: HSG mostrando canal istmocervical normal com estreitamento na região istmocervical. B: HSG mostrando canal istmocervical alargado na IIC. C: HSG mostrando canal istmocervical alargado na IIC em útero com malformação.
IIC: insuficiência istmocervical.

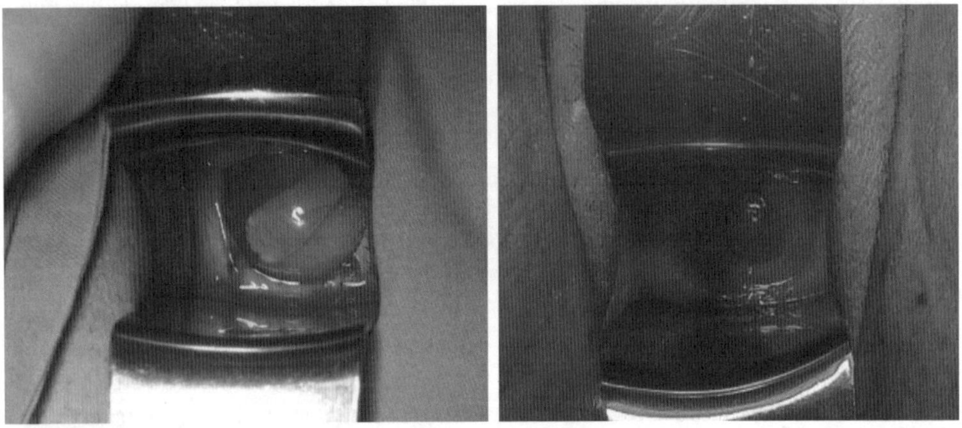

FIGURA 4 Casos de cervicodilatação no segundo trimestre da gravidez, em paciente com IIC.
HSG: histerossalpingografia; IIC: insuficiência istmocervical.
(Ver imagem colorida no miniatlas ao final do livro.)

cervical se mostra encurtado, abaixo de 2,5 cm, se houver antecedente de prematuridade prévia[5] (Figura 5).

Para gestantes com antecedente de prematuridade, sem história típica de IIC e sem causa definida, recomenda-se o seguimento transvaginal do comprimento do colo da 14ª até a 26ª semana de gravidez. Se o colo mostra encurtamento, com comprimento abaixo de 25 mm, indica-se a cerclagem. Esse US pode ser acompanhado de pressão no fundo uterino para observar se ela precipita a abertura do canal cervical. Pacientes com fatores de risco, como malformação uterina ou antecedente de cirurgia do colo do útero, devem ser submetidas ao mesmo protocolo.

TRATAMENTO

O tratamento da IIC se faz pela cerclagem, termo francês que significa sutura em bolsa, que tem por objetivo reforçar a cérvi-

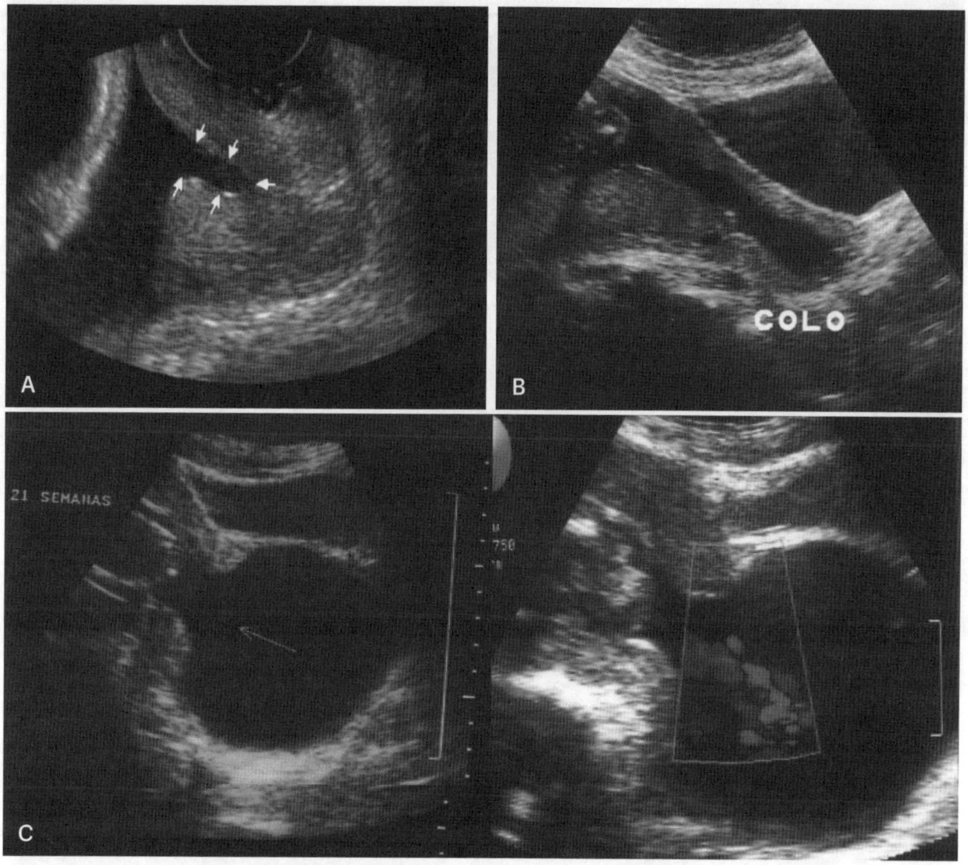

FIGURA 5 Imagens ultrassonográficas de dilatação cervical por IIC. A: colo com afunilamento do canal cervical por IIC. B: imagem em dedo de luva por prolabamento das membranas em cervicodilatação por IIC. C: imagem em ampulheta por protrusão das membranas em cervicodilatação por IIC.
IIC: insuficiência istmocervical.
(Ver imagem colorida no miniatlas ao final do livro.)

ce por meio de sutura, diminuindo, consequentemente, a exposição das membranas.

Devem ser submetidas à cerclagem pacientes com:

- História clássica e critérios de diagnóstico clínico.
- História de prematuridade prévia sem história típica de IIC, ou presença de cone prévio e encurtamento de colo na US.
- Cervicodilatação ao exame físico sem a presença de contrações uterinas.[1]

A cerclagem é geralmente realizada por via vaginal. O objetivo do procedimento é reforçar o colo na altura do orifício cervical interno. Consiste, portanto, em uma sutura em bolsa na transição da mucosa cervicovaginal, evitando-se às 3 e às 9 horas. Existem diversas técnicas de cerclagem descritas na literatura, mas todas representam variações das duas técnicas mais comuns, que são as descritas por McDonald e Shirodkar, sendo esta última tecnicamente mais difícil porque inclui dissecção da área paravesical, enquanto na técnica de McDonald faz-se apenas a sutura em bolsa por via transmucosa.

Uma opção é utilizar a técnica de McDonald modificada por Pontes, que descreve a realização de outra sutura, cerca de 0,5 cm abaixo da primeira. Devem-se utilizar agulha de grande calibre e fio inabsorvível. A sutura em bolsa deve ser feita com fios inabsorvíveis espessos, sendo os mais usados o prolene 2 e o ethibond 2. Deve-se dar vários nós e manter as pontas longas (Figura 6). Nenhuma das técnicas se mostrou superior, e a mais utilizada é a de McDonald.[3]

Quando eletiva, deve ser realizada entre 12 e 16 semanas de gestação. Antes do procedimento, indica-se US para avaliação do bem-estar e da morfologia fetal. Infecções vaginais devem ser descartadas pelo exame especular, citologia cervicovaginal e pesquisa de agente infeccioso, quando indicado. É preciso tratar eventuais infec-

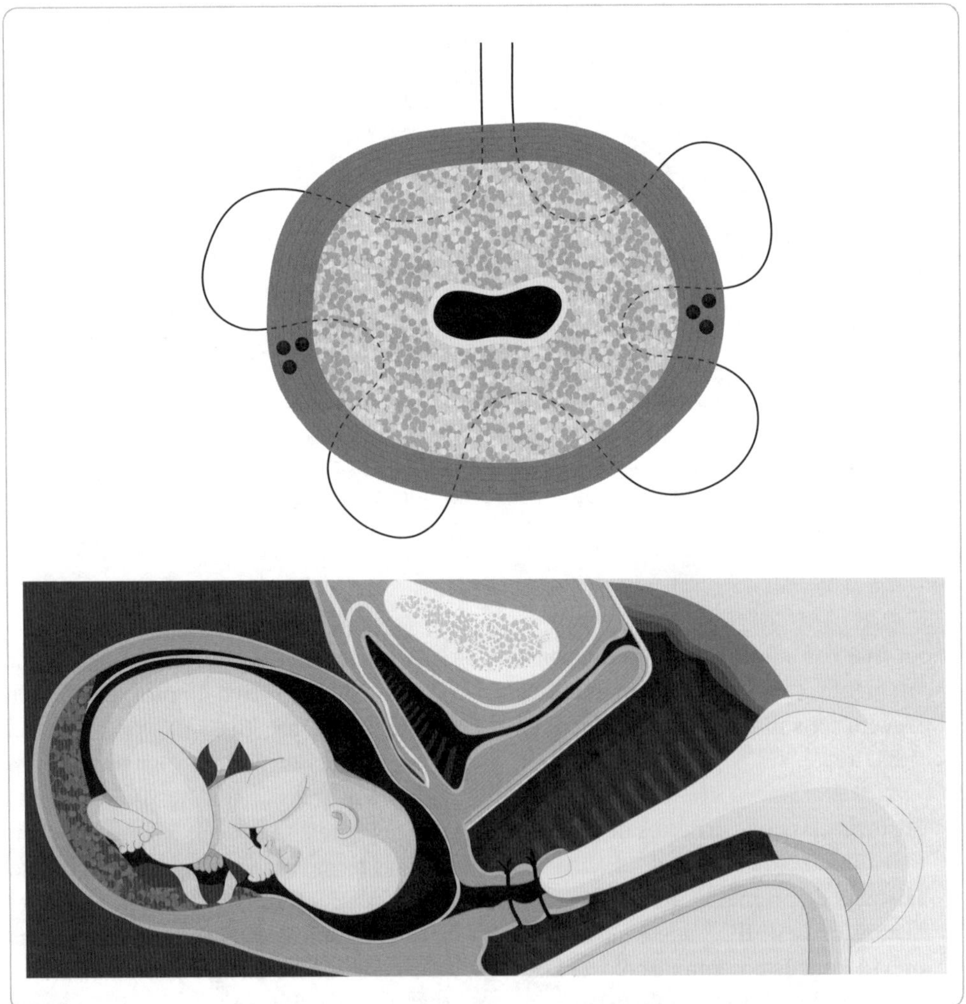

FIGURA 6 Técnica de McDonald e McDonald modificada por Pontes com duas suturas.

ções com antecedência. A cirurgia deve ser realizada após bloqueio raquidiano com a paciente em posição de Trendelemburg, e a bexiga deve estar vazia. Não é necessário administrar antibióticos nem uterolíticos. Não há indicação de realizar imunoprofilaxia anti-Rh para mulheres Rh negativo, e a alta deve ser precoce, com prescrição de analgésicos. Não há indicação de repouso absoluto (Figura 7).

A indicação da progesterona nesses casos é controversa, não tendo sido demonstrado seu uso em casos de IIC com diagnóstico criterioso, mas seu uso pode ser discutido com a paciente.

A cerclagem denominada de urgência, ou de resgate,[3] indicada por encurtamento do colo ou alteração ao exame físico, pode ser realizada até 26 semanas. Geralmente, está associada a maior risco materno-fetal. Antes do procedimento, é necessário descartar trabalho de parto, sangramento e infecção. Em alguns casos de cerclagem de emergência, quando as membranas prolabaram e estão ocupando a vagina, pode ser necessária a realização de amniodrenagem na posição de Trendelenburg, ou a introdução das membranas na cavidade uterina com uso de sonda de Folley ou chumaço de gaze embebido em soro fisiológico para que se consiga fazer a sutura em bolsa.[6]

Existem condições para que a cerclagem de emergência possa ser realizada: feto vivo e normal, idade gestacional máxima de 26 semanas, ausência de contrações e sangramento, membranas íntegras e sem sinais de corioamnionite e colo com dilatação menor que 4 cm e sem esvaecimento pronunciado. Nesses casos o índice de sucesso torna-se muito menor e geralmente se consegue postergar o parto somente em algumas semanas, na média cerca de 8 semanas (Figura 8).

Recentemente, foi descrito caso de colo curto em que a paciente não aceitou a cerclagem, foi medicada com antibiótico e se observou aumento do comprimento cervical, mas essa é exceção e não se pode afirmar que a infecção seja a causa da IIC.[7]

COMPLICAÇÕES DA CERCLAGEM

Apesar de a cerclagem ser procedimento relativamente simples, há risco de compli-

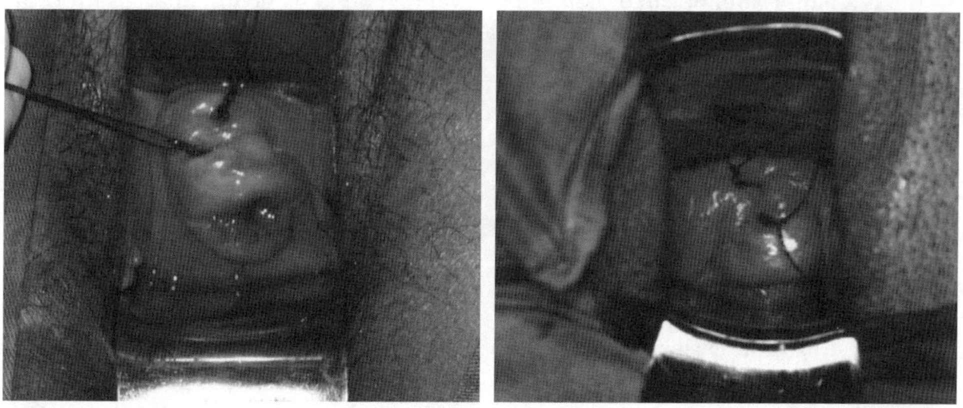

FIGURA 7 Imagens de cerclagem à McDonald com duas suturas com fio Prolene 2, mantendo pontas longas dos fios.
(Ver imagem colorida no miniatlas ao final do livro.)

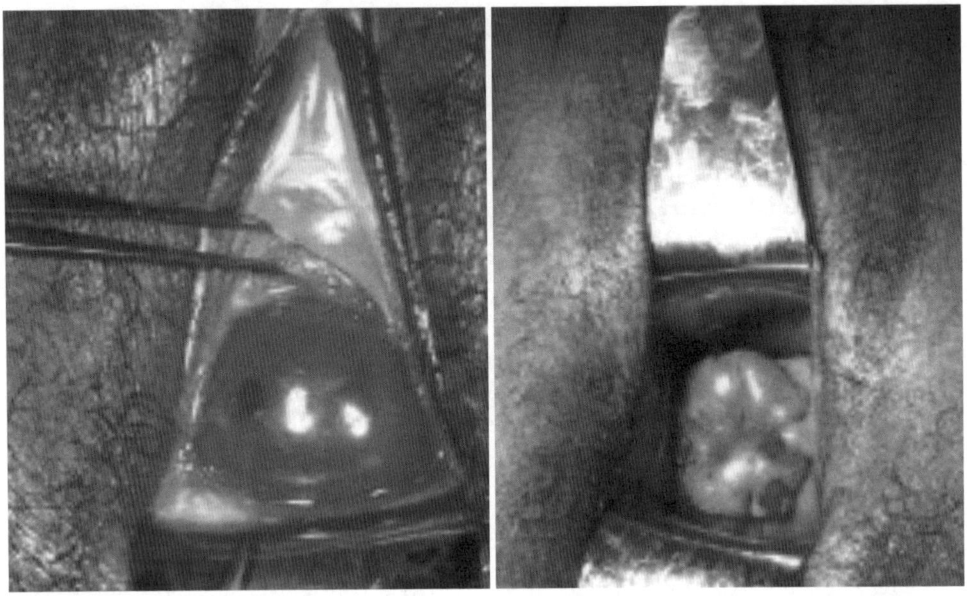

FIGURA 8 Caso de cerclagem de emergência realizada com 23 semanas de gestação. (Ver imagem colorida no miniatlas ao final do livro.)

cações que podem ocorrer durante e após a cerclagem e, que são mais frequentes quando já existe cervicodilatação no momento do procedimento e quando ele é realizado mais tardiamente. Incluem:

- Rotura prematura pré-termo das membranas.
- Infecção intra-amniótica/corioamnionite/septicemia materna.
- Migração da sutura.
- Rotura uterina ou laceração do colo se a paciente entrar em trabalho de parto.
- Fístulas.
- Hemorragia.

Quando ocorre rotura prematura das membranas, a conduta deve ser individualizada, mas, se não houver sinais de infecção e a idade gestacional for inferior a 32 semanas, pode ser realizada corticoterapia para maturação pulmonar antes da retirada dos fios da cerclagem. Em caso de trabalho de parto prematuro, os fios devem ser imediatamente retirados, por risco de laceração do colo.

A cerclagem abdominal é realizada por laparotomia (descrita por Benson e Durfee) ou laparoscopia[8,9] e cursa, obviamente, com maior morbidade. Deve, portanto, ser evitada, ficando restrita aos casos em que não há condições anatômicas para cerclagem vaginal ou falha de um ou mais procedimentos vaginais anteriores.

RETIRADA DOS PONTOS DA CERCLAGEM E PARTO NA IIC

Os fios da cerclagem devem ser retirados ambulatorialmente, no termo da gestação, com 37 a 38 semanas, ou imediatamente em caso de trabalho de parto.

A via de parto deve ser obstétrica. Se a paciente tiver indicação de via alta, a retirada dos fios pode ser feita após a cesariana com a paciente ainda anestesiada. No caso de complicações obstétricas, a retirada deve ser antecipada, e, se houver rotura prematura pré-termo de membranas, é necessário avaliar trabalho de parto e infecção. Nessa situação, deve-se adiar a retirada dos fios apenas para corticoterapia.

No caso de cerclagem abdominal, a sutura não deve ser retirada e o parto por via abdominal deverá ser realizado imediatamente se houver desencadeamento de trabalho de parto, pois existe risco importante de lesão uterina e hemorrágica, ou no termo da gestação. Mesmo na cesárea, não se indica a retirada da fita.

Nos casos em que for realizada a cerclagem por via abdominal, caso ocorra um abortamento tardio, a conduta deve ser individualizada e pode existir necessidade de uma cesariana para retirada de feto inviável. Por isso, esse tipo de cerclagem deve ser conduta de exceção. Além disso, o risco de hemorragia é maior nesse tipo de cerclagem, além de maiores riscos cirúrgicos por envolver abertura da cavidade abdominal.[10]

Não existem estudos que comprovem a eficácia e a validade da cerclagem pré-gestação, considerada definitiva. Se for realizada, existe risco de abortamento ou parto pré-termo por outras razões, e, com a sutura locada, haverá risco de morbidade materna.

CONSIDERAÇÕES FINAIS

Quando bem indicada, o índice de filhos vivos em casa atinge a taxa de 90%. Entretanto, embora nos trabalhos comparando as mesmas pacientes antes e após a indicação da cerclagem o índice de filhos vivos seja maior com a cerclagem, ainda hoje não existe consenso sobre sua validade e eficácia. Assim, é muito importante afastar as outras causas de prematuridade.

REFERÊNCIAS BIBLIOGRÁFICAS

1. American College of Obstetricians and Gynecologists (Acog). Practice Bulletin No.142: Cerclage for the management of cervical insufficiency. [No authors listed] Obstet Gynecol. 2014;123(2 Pt 1):372-9.
2. Carvalho MHB, Quintana SM, Passini Jr R, Mattar R, Souza E. Cerclagem na incompetência cervical. In: Dores GB, Sá MFS. Recomendações Sogesp. Sogesp, 2017. p.81-93.
3. Shennan A, Story L, Jacobsson B, Grobman WA; Figo Working Group for Preterm Birth. Figo good practice recommendations on cervical cerclage for prevention of preterm birth. Int J Gynaecol Obstet. 2021;155(1):19-22.
4. Habib VV, Araujo Júnior E, Sun SY, Júnior DF, Mattar R, Szejnfeld J, et al. Early indicators of cervical insufficiency assessed using magnetic resonance imaging of the cervix during pregnancy J Matern Fetal Neonatal Med 2015;28(6):626-31.
5. Brown JA, Pearson AW, Veillon EW, Rust AO, Chauhan SP, Magann EF, et al. History or ultrasound-based cerclage placement and adverse perinatal outcomes. J Reprod Med. 2011;56(9-10): 385-92.
6. Cockwell HA, Smith GN. Cervical incompetence and the role of emergency cerclage. J Obstet Gynaecol Can. 2005;27(2):123-9.
7. Oh KJ, Romero R, Park JY, Lee J, Conde-Agudelo A, Hong JS, et al. Evidence that antibiotic administration is effective in the treatment of a subset of patients with intra-amniotic infection/inflammation presenting with cervical insufficiency. Am J Obstet Gynecol. 2019;221(2):140.
8. Shennan A, Chandiramani M, Bennett P, David AL, Girling J, Ridout A, et al. Mavric: a multi- center randomized controlled trial of transabdominal vs transvaginal cervical cerclage. Am J Obstet Gynecol. 2020;222(3):261.e1-261.e9.
9. Clark NV, Einarsson JI. Laparoscopic abdominal cerclage: a highly effective option for refractory cervical insufficiency. Fertil Steril. 2020;113(4):717-22.
10. Wolfe L, DePasquale S, Adair CD, Torres C, Stallings S, Briery C, et al. Robotic-assisted laparoscopic placement of transabdominal cerclage during pregnancy. Am J Perinatol. 2008;25(10):653-5.
11. Brown R, Gagnon R, Delisle MF. Cervical insufficiency and cervical cerclage practice guideline. J Obstet Gynaecol Can. 2019;41(2):233-47.

63

Preparo da gestante de alto risco para a amamentação

Kelly Pereira Coca
Bárbara Tideman Sartorio Camargo
Sue Yazaki Sun

INTRODUÇÃO

O aleitamento materno é a melhor forma de alimentar uma criança, recomendado de forma exclusiva até 6 meses e continuado, com a alimentação complementar saudável, até 2 anos ou mais.[1] Os benefícios do aleitamento materno são bem conhecidos e amplamente divulgados na literatura, tanto para a criança quanto para a mulher.[2]

Quase todas as mulheres são biologicamente capazes de amamentar. As razões para a não amamentação permeiam desde questões estruturais, como o contexto sociocultural, cenários dos serviços de saúde e apoio familiar, quanto às condições individuais.[2,3]

A prática da amamentação também pode ser impactada por complicações advindas da gestação, parto e pós-parto imediato, repercutindo em seu início e manutenção.[4-6] Dentre as dificuldades no estabelecimento da amamentação relacionadas à saúde da mulher, podem ser citadas: diabetes *mellitus*,[7] obesidade,[8] doença hipertensiva,[9] uso de drogas como o tabaco,[10] entre outras.[11]

As diversas barreiras para o início e a continuidade da amamentação estão relacionadas, na maioria das vezes, às complicações de uma gestação de risco, a citar: parto cesariana,[12] separação mãe-filho[13] e atraso na apojadura.[14,15] Além disso, as condições de nascimento da criança, como a prematuridade, a restrição de crescimento intrauterino e o desequilíbrio glicêmico,[16] também impactam negativamente na prática da amamentação.[17]

O preparo para a amamentação tem foco na orientação da mulher e sua família quanto à importância da alimentação do filho recém-nascido e na discussão acerca das principais barreiras para a prática da amamentação nas diferentes condições de saúde e risco gestacional.[18]

Compreender a importância da lactação e do leite humano, assim como conhecer os fatores que influenciam tanto o início quanto a continuidade da amamentação é fundamental. Identificar os riscos associados ao desmame precoce e ao atraso na lactação é primordial para garantir postura preventiva. Antecipar potenciais complicações na prática da amamentação, associando expectativas e desejos familiares com o suporte de equipe multiprofissional, capacita o obstetra a atenuar os impactos advindos da gestação de risco. Essa abordagem contribui significativamente para a proteção efetiva e oportuna da amamentação.[18]

BASES PARA A PRÁTICA CLÍNICA

Preparo para amamentação durante o pré-natal da gestante de alto risco

Durante o cuidado pré-natal de gestação de alto risco, o profissional discute com a mulher e familiares o desejo de amamentar, limites e possibilidades.[18] Constitui boa prática a anamnese detalhada, com foco nos aspectos socioculturais, vivências e expectativas, repercussões da gestação de risco para a lactogênese e para a criança[19] (Tabela 1).

Além disso, a avaliação detalhada das mamas e o acompanhamento de seu desenvolvimento durante a gestação contribuirão para a identificação de possíveis alterações (Tabela 2).

Orientações gerais e específicas na gestação

Diante do desejo da mulher de amamentar, recomendações acerca do preparo para a amamentação, de acordo com as condições clínicas materno-fetais, podem ser realizadas para proteger e incentivar a prática do aleitamento materno (Tabela 3).

Orientações gerais e específicas no período pós-parto

O suporte para a amamentação e a manutenção da lactação no período pós-parto de mulheres que vivenciaram uma gestação de risco tem foco na oferta de orientações práticas e eficazes para proteger do desmame precoce, resolução dos principais problemas para amamentar e apoio psicossocial.[11]

Constituem iniciativas para a promoção da amamentação o contato pele a pele imediato após o nascimento (quando possível), a prática do alojamento conjunto e a atenção puerperal em consultas individuais, com profissionais especializados, em intervalos adaptados às necessidades e dificuldades apresentadas.[31]

As intervenções iniciais envolvem oferecer aconselhamento e apoio à mulher que amamenta. O aconselhamento em amamentação inclui a utilização de duas habilidades:

TABELA 1 Anamnese da gestante de alto risco para o preparo para a amamentação

Anamnese	
Domínio	**Ações**
Aspectos socioculturais[19]	Identificar questões sociais e culturais como medos, crenças e mitos que possam influenciar na prática do aleitamento materno.
Vivências e expectativas[19]	▪ Explorar a experiência anterior com a amamentação da gestante e de familiares de convívio próximo, se positiva ou negativa. ▪ Conhecer o que a mulher e o(a) parceiro(a) planejam para a amamentação e expectativas.
Repercussões da gestação de risco na lactação[7,9]	Verificar intercorrências que possam atrasar, dificultar ou impedir a amamentação: restrição de crescimento intrauterino, hipertensão, obesidade, diabetes *mellitus*, infecções, entre outros.
Repercussões da gestação de risco para a saúde da criança[12,17]	Discutir limitações e desafios para a amamentação precoce como nos casos de: restrição de crescimento intrauterino, risco de prematuridade, sofrimento fetal, infecções, gestação múltipla, entre outros.

TABELA 2 Exame físico das mamas para o preparo da gestante para a amamentação

Exame físico das mamas[20]	
Domínio	**Ações**
Características das mamas	▪ Avaliar presença das duas mamas, volume e simetria mamária. ▪ Presença de mama acessória.
Características do complexo mamilo-areolar	Avaliar pigmentação da região mamilo-areolar.
	Avaliar elasticidade areolar.
	▪ Avaliar o tipo de mamilo segundo a classificação: protruso (eutrófico, hipotrófico ou hipertrófico), semiprotruso, pseudoinvertido e invertido. ▪ Identificar subtipo de mamilo invertido em: grau I (mamilo com fibrose mínima e facilmente puxado manualmente), grau II (mamilo pode ser manualmente puxado, mas não mantém sua protrusão, retraindo-se de volta à aréola) e grau III (mamilo possui fibrose grave e há menos tecido suave abaixo do mamilo, quase não pode ser puxado manualmente).[21]
Cirurgia mamária	▪ Identificar história de retirada de nódulo, quadrante e/ou mastectomia: local e presença de cicatriz em região ampolar. ▪ Identificar presença de cirurgia redutora e ou mastopexia: tempo e volume retirado. ▪ História de implante mamário: tempo, volume e/ou local de implantação.

TABELA 3 Recomendações de preparo para a amamentação de acordo com as condições clínicas materno-fetais

Condições clínicas materno-fetais	Recomendações
Obesidade[22,23]	▪ Discutir a importância da amamentação para os filhos de mães obesas (proteção a médio e longo prazos) e a contribuição para a redução do peso materno pré-gestacional. ▪ Orientar a possibilidade de atraso da apojadura (acima de 72 horas pós-parto). ▪ Orientar o uso de apoio/suporte para as mamas durante a mamada em razão das mamas volumosas. ▪ Sugerir posições para amamentar que favoreçam a visualização da mama e a pega correta da criança, como a posição invertida e/ou sentada, a depender do volume mamário.
Diabetes *mellitus* ou gestacional[24,25]	▪ Discutir a importância da amamentação para os filhos de mães com diabetes *mellitus*. ▪ Discutir as vantagens e desvantagens da extração de colostro na gestação a partir de 36 semanas 2 x/dia por 5 minutos em cada mama. ▪ Estimular a mamada na primeira hora pós-parto, se possível, para minimizar o risco de hipoglicemia neonatal. ▪ Orientar mamadas frequentes e extração láctea de colostro, o que pode contribuir para reduzir os riscos de hipoglicemia neonatal e exposição à fórmula infantil.

(continua)

TABELA 3 Recomendações de preparo para a amamentações de acordo com as condições clínicas materno-fetais (*continuação*)

Condições clínicas materno-fetais	Recomendações
Hipertensão na gestação[26]	▪ Discutir a importância e benefícios da amamentação para a mulher hipertensa (proteção a longo prazo). ▪ Discutir os efeitos de medicações hipertensivas e a hipo/hipergalactia.
Parto cesariana[27]	▪ Facilitar o aleitamento materno na primeira hora de vida, se condições de saúde da mulher e da criança possibilitarem. ▪ Sugerir posição invertida ou lateralizada para amamentar, de modo a diminuir o desconforto abdominal pela pressão sobre a incisão cirúrgica.
Gemelaridade[28]	▪ Orientar a possibilidade de extração de leite materno, se houver necessidade de complementação. ▪ Sugerir a amamentação dos dois filhos simultaneamente, em diferentes posições, por exemplo, a invertida. ▪ Identificar a rede de apoio para atender às necessidades de repouso e conforto da mulher, pela demanda de cuidados dos filhos.
Prematuridade[29]	▪ Orientar sobre a possibilidade de atraso no início da amamentação diretamente nas mamas, de acordo com a idade gestacional de nascimento e as condições de saúde da criança. ▪ Informar a possibilidade de atraso da apojadura (acima de 72 horas pós-parto). ▪ Orientar a importância de estímulo das mamas e início da extração láctea em até 6 horas após o parto. ▪ Orientar a importância da extração láctea frequente para a manutenção da lactação e oferta do leite materno extraído para a criança.
Uso de medicações[30]	▪ Discutir e considerar as possíveis limitações do aleitamento materno. ▪ Adequar a terapêutica medicamentosa, dentro das possibilidades, para fármacos seguros durante a lactação. ▪ Ajustar os horários das medicações, de forma a evitar picos de ação do fármaco no leite materno durante a mamada.

ouvir e aprender; e desenvolver a confiança e dar apoio. Quanto ao apoio à mulher que amamenta, a recomendação é que seja prático e objetivo (Tabela 4).

Identificar as dificuldades relacionadas à técnica da mamada é um dos principais cuidados para evitar problemas como dor e lesão na região mamilo-areolar, especialmente entre as primíparas. Para avaliação da efetividade da mamada e adequação de posicionamento e pega, tanto da mulher quanto da criança, instrumentos podem ser utilizados para guiar a prática.[38] Dentre eles, o Breast-Feed Form[32] pode ser citado, uma vez que aborda parâmetros objetivos de avaliação (Tabela 5).

TABELA 4 Aconselhamento e recomendações gerais para a mulher que amamenta

Aconselhamento em amamentação: habilidades[32]	
Ouvir e aprender	**Desenvolver a confiança e dar apoio**
▪ Usar comunicação não verbal útil: remover barreiras que possam interferir na comunicação, conversar no mesmo nível que a mulher, usar expressões e gestos que demonstrem interesse e toque apropriado. ▪ Dedicar tempo, expressar empatia e evitar palavras de julgamento; fazer perguntas abertas, que possibilitem o detalhamento da informação pela mulher.	▪ Respeitar o que a puérpera pensa e sente. ▪ Reconhecer e elogiar o que a puérpera estiver fazendo certo. ▪ Dar ajuda prática e adequada para o contexto. ▪ Usar linguagem simples e sugestões, não ordens.
Recomendações gerais[32]	
▪ Perguntar à puérpera como ela está se sentindo em relação à amamentação/lactação. ▪ Observar a puérpera amamentando e oferecer ajuda, se necessário. ▪ Discutir a importância da amamentação em livre demanda e o revezamento das mamas. ▪ Orientar a hidratação da região mamilo-areolar com leite materno antes e após cada mamada. ▪ Sugerir uso de sutiã de algodão que ofereça boa sustentação para as mamas e recomendar seu uso por 24 horas. ▪ Desestimular uso de mamadeiras e chupetas. ▪ Identificar a rede de apoio da mulher e orientar as pessoas para o cuidado com a mulher e as tarefas do dia a dia. ▪ Indicar um profissional consultor em lactação em casos em que as dificuldades e queixas persistem.	
Recomendações específicas	
Ingurgitamento mamário[33]	▪ Indicar um sutiã adequado e justo para controle da produção. ▪ Orientar a realização da massagem delicada das mamadas. ▪ Reforçar a importância do teste de flexibilidade areolar, esvaziando a região mamilo-areolar se necessário, antes de cada mamada. ▪ Indicar a massagem das mamas após as mamadas até o ponto de conforto, e retirar o leite se presença de dor. ▪ Considerar a prescrição de medicações para conforto, se necessário.
Dor/lesão mamilar[34,35]	▪ Reforçar correto posicionamento e pega da criança da mama, especialmente nos casos de lesões precoces. ▪ Sugerir a amamentação na mama menos lesionada/dolorida e mudança de posição para amamentar. ▪ Sugerir hidratar os mamilos lesionados com leite materno. ▪ Verificar a necessidade de curativo de cobertura primária com emoliente lanolina anidra purificada nas lesões tipo crosta/seca. ▪ Discutir os benefícios da fotobiomodulação com *laser* de baixa potência para estímulo da reparação tecidual.[36] ▪ Verificar a presença de contaminação, colonização e/ou e biofilme para lesões persistentes (inicia na primeira semana e persiste por 2 ou mais semanas) (Figura 1). ▪ Tratar a presença de fungos e/ou infeções bacterianas nas lesões tardias, associando cuidados gerais com utensílios usados na amamentação.

(continua)

TABELA 4 Aconselhamento e recomendações gerais para a mulher que amamenta (*continuação*)

Aconselhamento em amamentação: habilidades[32]	
Recomendações específicas	
Baixa produção láctea[37]	▪ Identificar a causa da baixa produção láctea, se real ou percebida. ▪ Discutir as queixas relacionadas à baixa produção, se condizentes com as condições das mamas/estabilidade da produção. ▪ Incentivar o aleitamento materno exclusivo livre demanda nas duas mamas. ▪ Informar os riscos do uso de fórmulas e bicos artificiais (como chupetas e mamadeiras) para hipogalactia. ▪ Incentivar o repouso adequado. ▪ Discutir a possibilidade de estímulo mamário com bomba extratora após as mamadas.

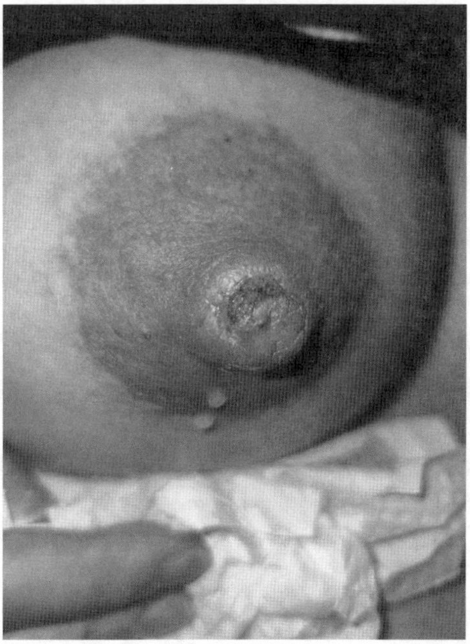

FIGURA 1 Lesão mamilar com presença de contaminação, colonização e/ou biofilme.
(Ver imagem colorida no miniatlas ao final do livro.)

TABELA 5 Instrumento de avaliação de mamada *Breast-Feed Form*[32]

Breast-Feed Form		
Características	**Comportamentos favoráveis**	**Comportamentos indicativos de dificuldades**
Posição do corpo da mãe	Mãe relaxada e confortável	Mãe com ombros tensos e inclinada sobre a criança
Posição materna e da criança	Corpo e cabeça da criança tocando a mama	Corpo da criança distante corpo materno
Posição do corpo da criança	Cabeça e corpo da criança alinhados	Cabeça e pescoço da criança desalinhados
Queixo da criança	Queixo da criança tocando a mama	Queixo da criança não toca a mama
Boca da criança	Boca bem aberta	Boca quase fechada
Lábio da criança	Lábio inferior projeta-se para fora	Lábio inferior virado para dentro
Ritmo da sucção da criança	Sucção lenta e profunda com períodos de atividade e pausa	Sucções rápidas com estalidos

Fonte: adaptada de WHO.[32]

CONSIDERAÇÕES FINAIS

A prática da amamentação beneficia a mulher que amamenta, a criança, a família e a sociedade como um todo. Diversos momentos figuram como oportunidades de apoio e incentivo do aleitamento materno: nas consultas pré-natal, no momento do parto, na prática do alojamento conjunto e nas consultas de retorno no pós-parto. Ações de saúde visando a promoção, proteção e apoio à amamentação podem ser organizados em um modelo de cuidado, conforme proposto na Figura 2.

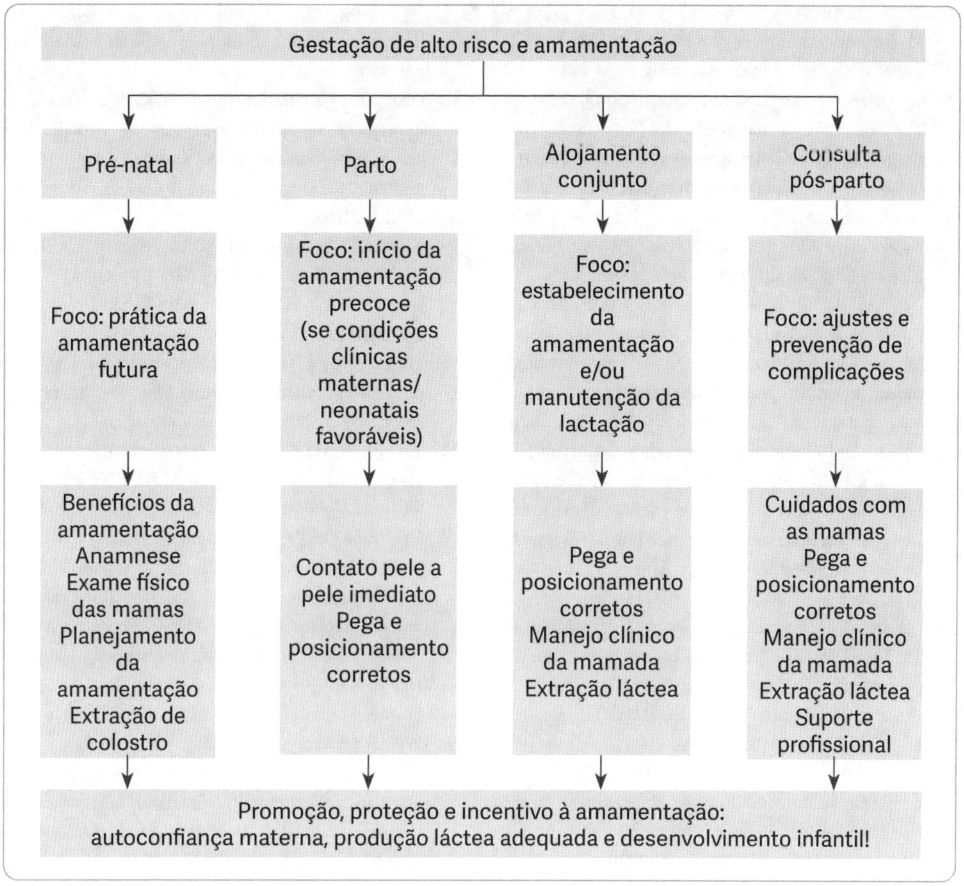
Gestação de alto risco e amamentação
Pré-natal
Parto
Alojamento conjunto
Consulta pós-parto
Foco: prática da amamentação futura
Foco: início da amamentação precoce (se condições clínicas maternas/ neonatais favoráveis)
Foco: estabelecimento da amamentação e/ou manutenção da lactação
Foco: ajustes e prevenção de complicações
Benefícios da amamentação
Anamnese
Exame físico das mamas
Planejamento da amamentação
Extração de colostro
Contato pele a pele imediato
Pega e posicionamento corretos
Pega e posicionamento corretos
Manejo clínico da mamada
Extração láctea
Cuidados com as mamas
Pega e posicionamento corretos
Manejo clínico da mamada
Extração láctea
Suporte profissional
Promoção, proteção e incentivo à amamentação:
autoconfiança materna, produção láctea adequada e desenvolvimento infantil!

FIGURA 2 Fluxograma de cuidado.

REFERÊNCIAS BIBLIOGRÁFICAS

1. World Health Organization (WHO). Guideline: protecting, promoting and supporting breastfeeding in facilities providing maternity and newborn services. 2017. Geneva: WHO; 2017.
2. Rollins NC, Bhandari N, Hajeebhoy N, Horton S, Lutter CK, Martines JC, et al. Why invest, and what it will take to improve breastfeeding practices? Lancet. 2016;387(10017):491-504.
3. Victora CG, Bahl R, Barros AJ, Franca GV, Horton S, Krasevec J, et al. Breastfeeding in the 21st century: epidemiology, mechanisms, and lifelong effect. Lancet. 2016;387(10017):475-90.
4. Reynolds R, Kingsland M, Daly J, Licata M, Tully B, Doherty E, et al. Breastfeeding practices and associations with pregnancy, maternal and infant characteristics in Australia: a cross-sectional study. International Breastfeeding Journal. 2023;18(1):8.
5. Scime NV, Metcalfe A, Nettel-Aguirre A, Tough SC, Chaput KH. Association of postpartum medication practices with early breastfeeding cessation among mothers with chronic conditions: a prospective cohort study. Acta Obstetricia et Gynecologica Scandinavica. 2023;102(4):420-9.
6. Silva MDB, de Oliveira RdVC, da Silveira Barroso Alves D, Melo ECP. Predicting risk of early discontinuation of exclusive breastfeeding at a Brazilian referral hospital for high-risk neonates and infants: a decision-tree analysis. International Breastfeeding Journal. 2021;16(1):2.
7. Nguyen PTH, Pham NM, Chu KT, Van Duong D, Van Do D. Gestational diabetes and breastfeeding outcomes: a systematic review. Asia Pac J Public Health. 2019;31(3):183-98.

8. Keyes M, Andrews C, Midya V, Carrasco P, Guxens M, Jimeno-Romero A, et al. Mediators of the association between maternal body mass index and breastfeeding duration in 3 international cohorts. The American Journal of Clinical Nutrition. 2023.
9. Burgess A, Eichelman E, Rhodes B. Lactation Patterns in women with hypertensive disorders of pregnancy: an analysis of Illinois 2012-2015 Pregnancy Risk Assessment Monitoring System (PRAMS) Data. Matern Child Health J. 2021;25(4):666-75.
10. Hoyt AT, Wilkinson AV, Langlois PH, Galeener CA, Ranjit N, Dabelea DM, et al. Prenatal exposure to tobacco and childhood cognition and behavior: effect modification by maternal folate intake and breastfeeding duration. Child Psychiatry Hum Dev. 2023.
11. Yas A, Abdollahi M, Khadivzadeh T, Karimi FZ. Investigating the effect of supportive interventions on initiation of breastfeeding, exclusive breastfeeding, and continuation of breastfeeding in adolescent mothers: a systematic review and meta-analysis. Breastfeed Med. 2023;18(3):198-211.
12. Hobbs AJ, Mannion CA, McDonald SW, Brockway M, Tough SC. The impact of caesarean section on breastfeeding initiation, duration and difficulties in the first four months postpartum. BMC Pregnancy and Childbirth. 2016;16(1):90.
13. Paksoy Erbaydar N, Erbaydar T. Relationship between caesarean section and breastfeeding: evidence from the 2013 Turkey demographic and health survey. BMC Pregnancy and Childbirth. 2020;20(1):55.
14. Demirci J, Schmella M, Glasser M, Bodnar L, Himes KP. Delayed lactogenesis II and potential utility of antenatal milk expression in women developing late-onset preeclampsia: a case series. BMC Pregnancy Childbirth. 2018;18(1):68.
15. Kozhimannil KB, Jou J, Attanasio LB, Joarnt LK, McGovern P. Medically complex pregnancies and early breastfeeding behaviors: a retrospective analysis. PLoS One. 2014;9(8):e104820.
16. Wang L-Y, Wang L-Y, Wang Y-L, Ho C-H. Early neonatal hypoglycemia in term and late preterm small for gestational age newborns. Pediatrics & Neonatology. 2023.
17. Goyal NK, Attanasio LB, Kozhimannil KB. Hospital care and early breastfeeding outcomes among late preterm, early-term, and term infants. Birth. 2014;41(4):330-8.
18. Gynecologists TACoOn, Breastfeeding Expert Work Group, Hanley LE, Mass S. The physician's role in human milk feeding. American College of Obstetricians nd Gynecologists; 2023. Disponível em: https://www.acog.org/education-and-events/publications/the-physicians-role-in-human-milk-feeding. Acesso em: 11 ago. 2023.
19. Chang YS, Beake S, Kam J, Lok KY, Bick D. Views and experiences of women, peer supporters and healthcare professionals on breastfeeding peer support: a systematic review of qualitative studies. Midwifery. 2022;108:103299.
20. Mitchell KB, Johnson HM. 16 - Breast conditions in the breastfeeding mother. In: Lawrence RA, Lawrence RM (eds.). Breastfeeding (Ninth Edition). Philadelphia: Elsevier; 2022. p.572-93.
21. Han S, Hong YG. The inverted nipple: its grading and surgical correction. Plast Reconstr Surg. 1999;104(2):389-95; discussion 96-7.
22. Fair FJ, Ford GL, Soltani H. Interventions for supporting the initiation and continuation of breastfeeding among women who are overweight or obese. Cochrane Database of Systematic Reviews. 2019(9).
23. Perez MR, de Castro LS, Chang YS, Sañudo A, Marcacine KO, Amir LH, et al. Breastfeeding practices and problems among obese women compared with nonobese women in a Brazilian hospital. Womens Health Rep (New Rochelle). 2021;2(1):219-26.
24. Forster DA, Moorhead AM, Jacobs SE, Davis PG, Walker SP, McEgan KM, et al. Advising women with diabetes in pregnancy to express breastmilk in late pregnancy (Diabetes and antenatal milk expressing [Dame]): a multicentre, unblinded, randomised controlled trial. Lancet. 2017;389(10085):2204-13.
25. Sobik S, Crimmins M, Hand M, Blake L, Andres A. Education and experiences of antenatal breast milk expression: a systematic review. Breastfeed Med. 2023;18(2):107-15.
26. Rameez RM, Sadana D, Kaur S, Ahmed T, Patel J, Khan MS, et al. Association of maternal lactation with diabetes and hypertension: a systematic review and meta-analysis. JAMA Network Open. 2019;2(10):e1913401-e.
27. Prior E, Santhakumaran S, Gale C, Philipps LH, Modi N, Hyde MJ. Breastfeeding after cesarean delivery: a systematic review and meta-analysis of world literature. Am J Clin Nutr. 2012;95(5):1113-35.
28. Whitford HM, Wallis SK, Dowswell T, West HM, Renfrew MJ. Breastfeeding education and support for women with twins or higher order multiples. Cochrane Database Syst Rev. 2017;2(2):Cd012003.
29. World Health Organization (WHO). WHO recommendations for care of the preterm or low birth weight infant. Geneva: WHO; 2022. Report No.: 978-92-4-005826-2 Contract No.: English.

30. Rowe H, Baker T, Hale TW. Maternal medication, drug use, and breastfeeding. Child Adolesc Psychiatr Clin N Am. 2015;24(1):1-20.
31. Yonemoto N, Nagai S, Mori R. Schedules for home visits in the early postpartum period. Cochrane Database of Systematic Reviews. 2021(7).
32. World Health Organization (WHO). Counselling for maternal and newborn health care: a handbook for building skills. Geneva: WHO; 2013.
33. Zakarija-Grkovic I, Stewart F. Treatments for breast engorgement during lactation. Cochrane Database of Systematic Reviews. 2020(9).
34. Coca KP, Amir LH, Alves M, Barbieri M, Marcacine KO, de Vilhena Abrão ACF. Measurement tools and intensity of nipple pain among women with or without damaged nipples: a quantitative systematic review. J Adv Nurs. 2019;75(6):1162-72.
35. Amir LH, Baeza C, Charlamb JR, Jones W. Identifying the cause of breast and nipple pain during lactation. Bmj. 2021;374:n1628.
36. Coca KP, Marcacine KO, Gamba MA, Correa L, Aranha AC, Abrao AC. Efficacy of low-level laser therapy in relieving nipple pain in breastfeeding women: a triple-blind, randomized, controlled trial. Pain Manag Nurs. 2016;17(4):281-9.
37. Huang Y, Liu Y, Yu XY, Zeng TY. The rates and factors of perceived insufficient milk supply: a systematic review. Matern Child Nutr. 2022;18(1):e13255.
38. Sartorio BT, Coca KP, Marcacine KO, Abuchaim É SV, Abrão A. Breastfeeding assessment instruments and their use in clinical practice. Rev Gaucha Enferm. 2017;38(1):e64675.

Índice remissivo

A

B

C

D

E

F

G

H

I

J

K

L

M

N

O

P

Q

R

S

T

U

V

W

Y

Z

Atlas colorido

CAPÍTULO 1 – SÍNDROMES HEMORRÁGICAS DA PRIMEIRA METADE DA GESTAÇÃO: ABORTAMENTO

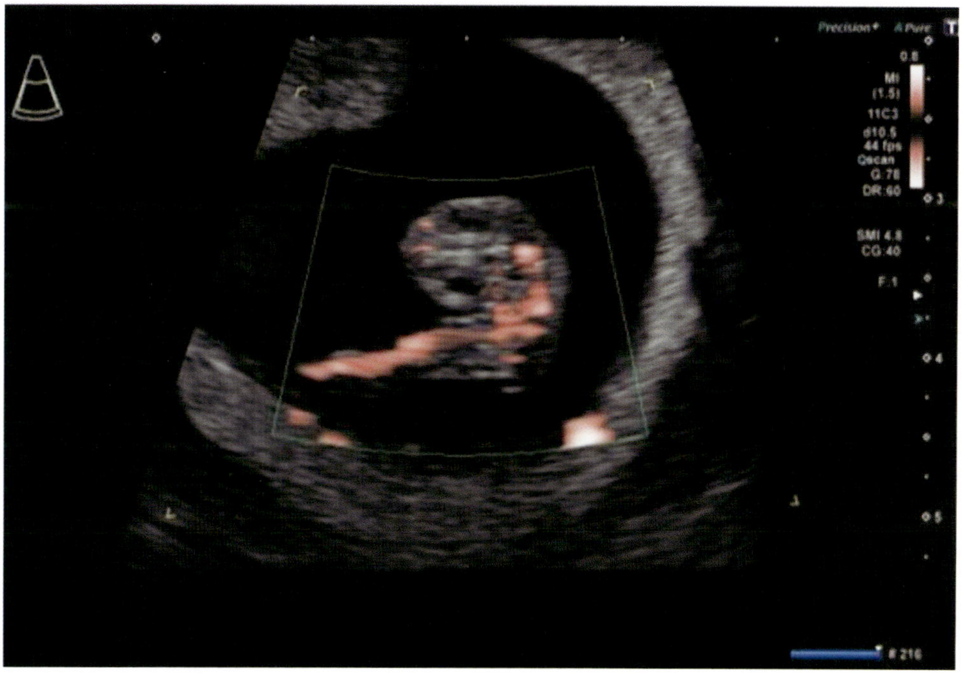

FIGURA 3 Gestação de 7 semanas e 3 dias, CCN de 12 mm e presença de batimentos cardíacos demonstrada pelo estudo Doppler colorido.

CCN: comprimento cabeça-nádega.

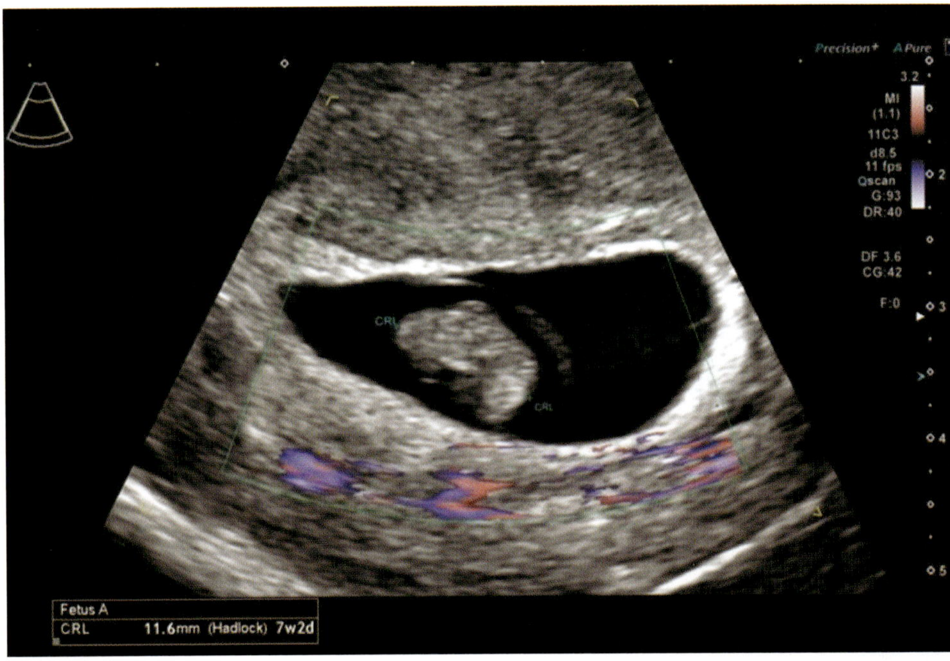

FIGURA 4 Gestação de 7 semanas e 2 dias, CCN de 11,6 mm e ausência de batimentos cardíacos demonstrada pelo estudo Doppler colorido (óbito embrionário – gravidez não evolutiva).
CCN: comprimento cabeça-nádega.

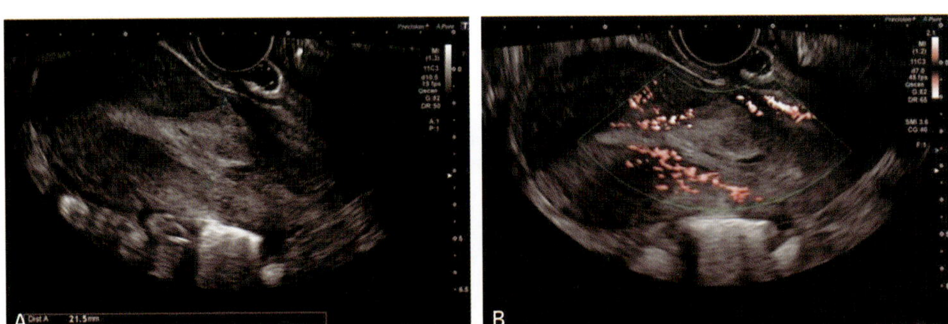

FIGURA 5 Presença de material amorfo e heterogêneo ocupando a cavidade uterina, compatível com restos ovulares (abortamento incompleto). A: estudo ultrassonográfico ao modo B. B: complementação com estudo Doppler colorido.
CCN: comprimento cabeça-nádega.

CAPÍTULO 5 – SÍNDROMES HEMORRÁGICAS DA SEGUNDA METADE DA GESTAÇÃO: PLACENTA PRÉVIA E VASA PRÉVIA

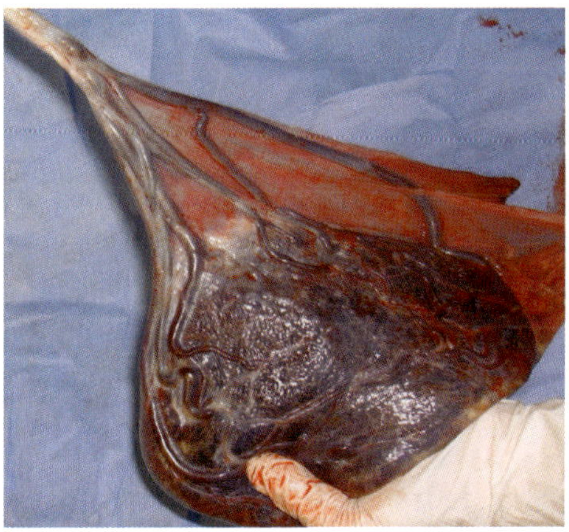

FIGURA 1 Vasa prévia, relacionada à inserção velamentosa do cordão, destacado na seta.

Fonte: imagem cedida pela Dra. Sue Yazaki Sun.

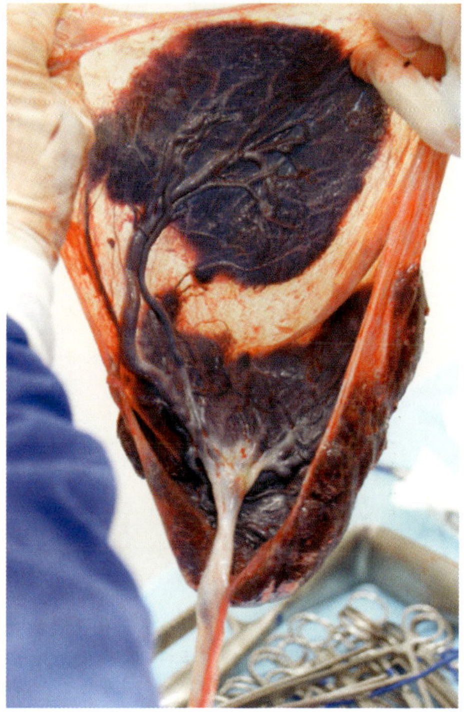

FIGURA 2 Vasa prévia, relacionada à placenta bilobada.

Fonte: imagem cedida pela Dra. Sue Yazaki Sun.

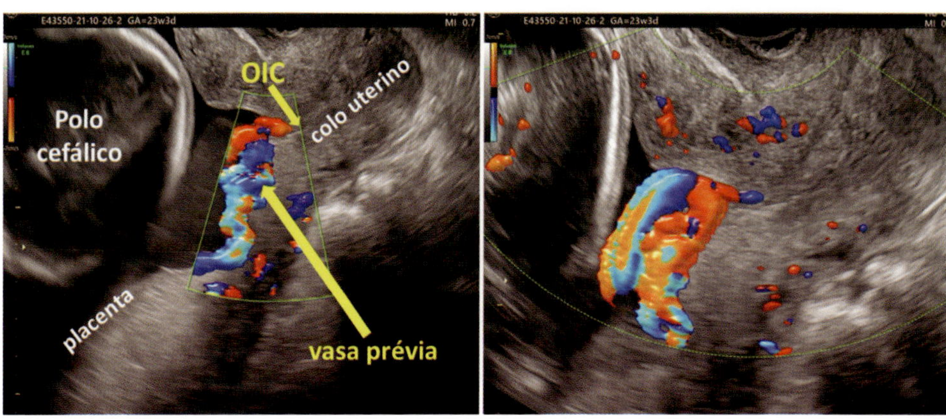

FIGURA 4 Ultrassonografia obstétrica com Doppler realizada na 23ª semana de gestação, presença de vasa prévia recobrindo orifício interno do colo uterino (OIC), relacionada à inserção velamentosa do cordão.

Fonte: imagem cedida pelo Dr. Alan Roberto Hatanaka.

CAPÍTULO 7 – SÍNDROMES HEMORRÁGICAS DA SEGUNDA METADE DA GESTAÇÃO: ESPECTRO DO ACRETISMO PLACENTÁRIO

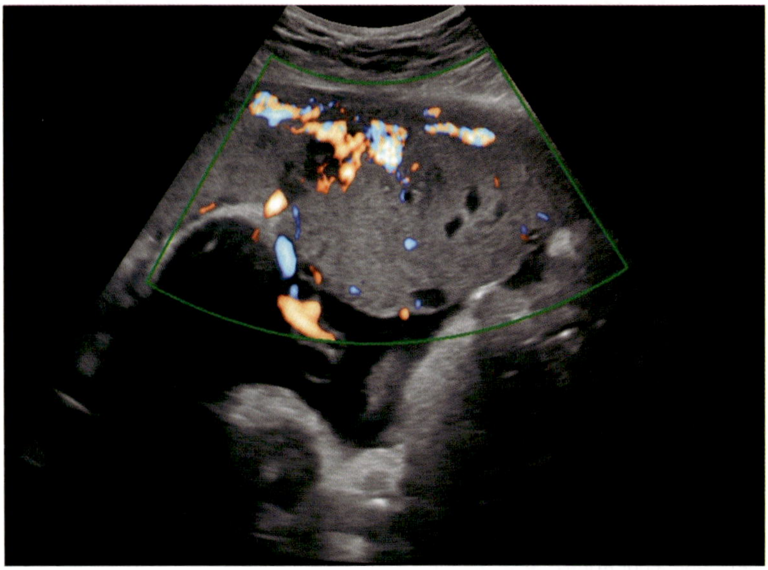

FIGURA 1 Lacunas placentárias com presença de fluxo turbulento em seu interior.
Fonte: imagem cedida por Roney Cesar Signorini Filho.

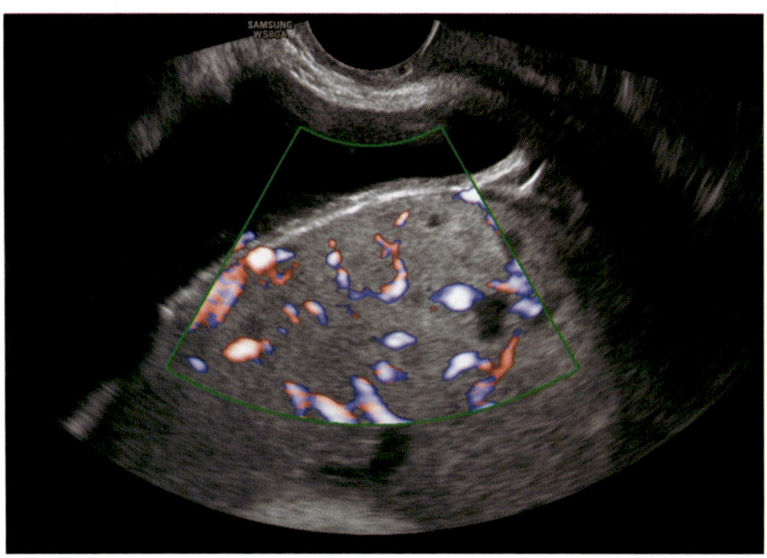

FIGURA 2 Perda da interface uteroplacentária.
Fonte: imagem cedida por Roney Cesar Signorini Filho.

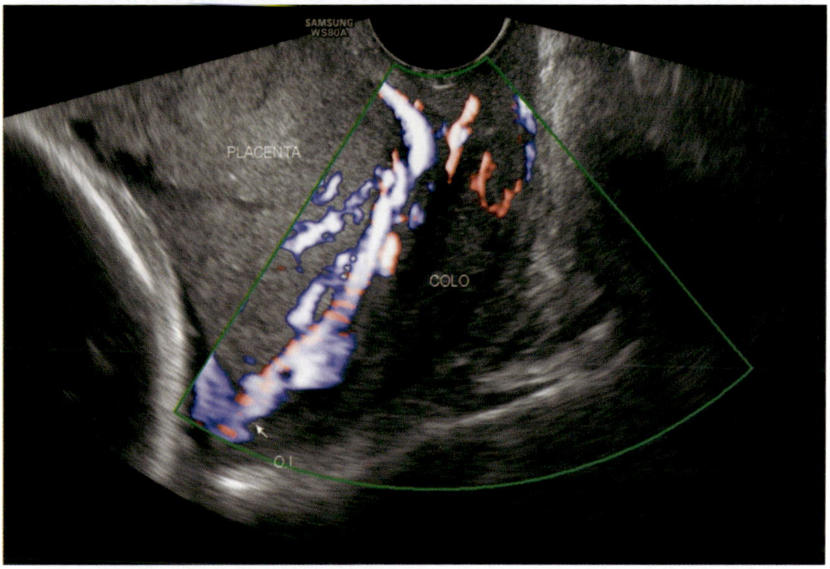

FIGURA 4 Hipervascularização retroplacentária.
Fonte: imagem cedida por Roney Cesar Signorini Filho.

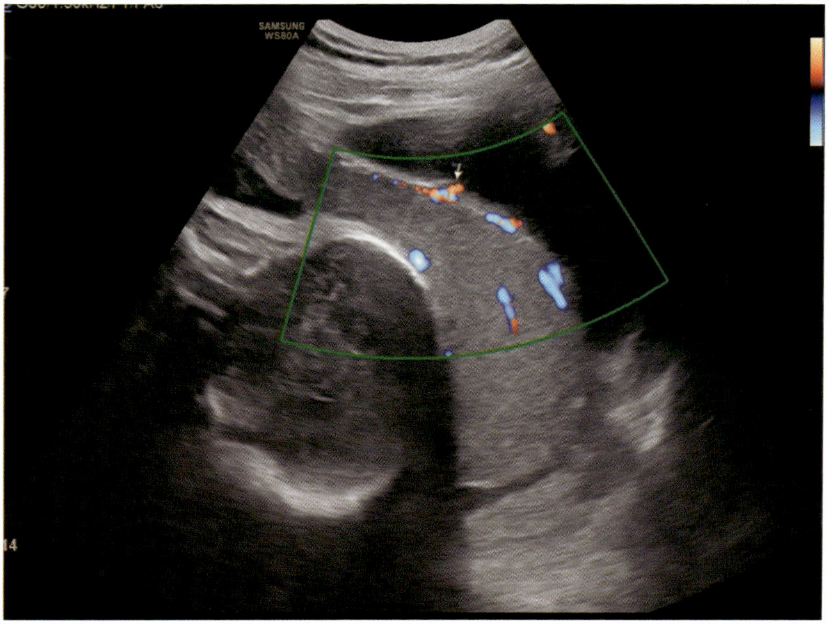

FIGURA 5 *Bridge vessel* – vaso adentrando o lúmen vesical.
Fonte: imagem cedida por Roney Cesar Signorini Filho.

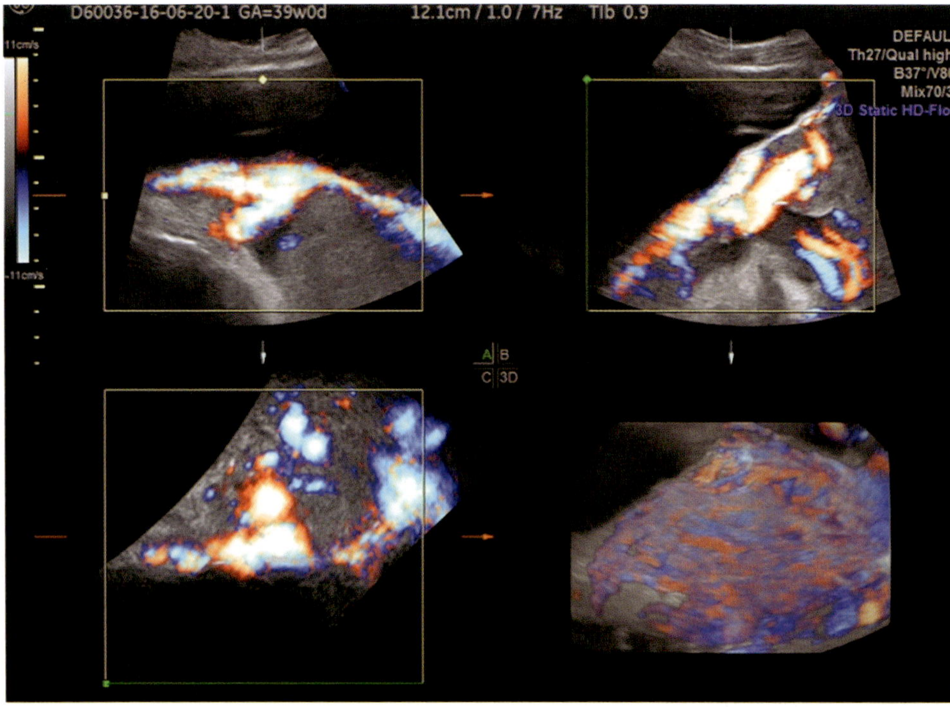

FIGURA 6 Utilização da tecnologia 3D na avaliação da vascularização em caso de incretismo.
Fonte: imagem cedida por Roney Cesar Signorini Filho.

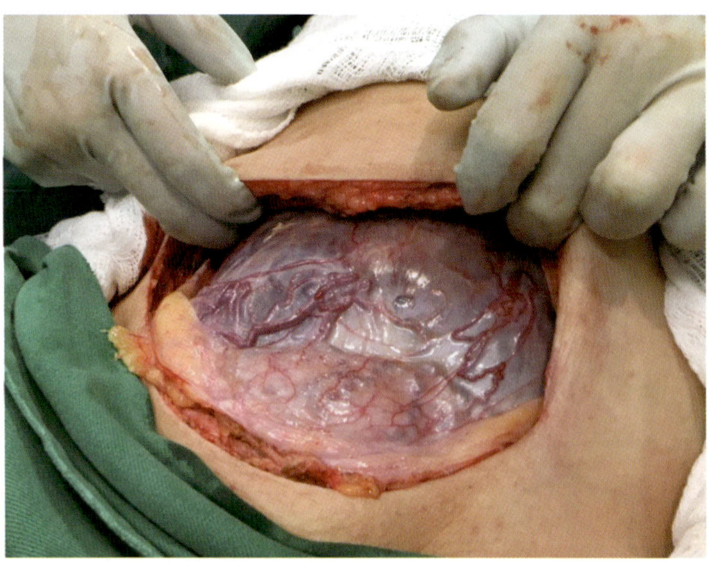

FIGURA 8 Abertura da parede abdominal à Cherney, na suspeita pré-operatória de acretismo placentário segmentar extenso.
Fonte: imagem cedida por Roney Cesar Signorini Filho.

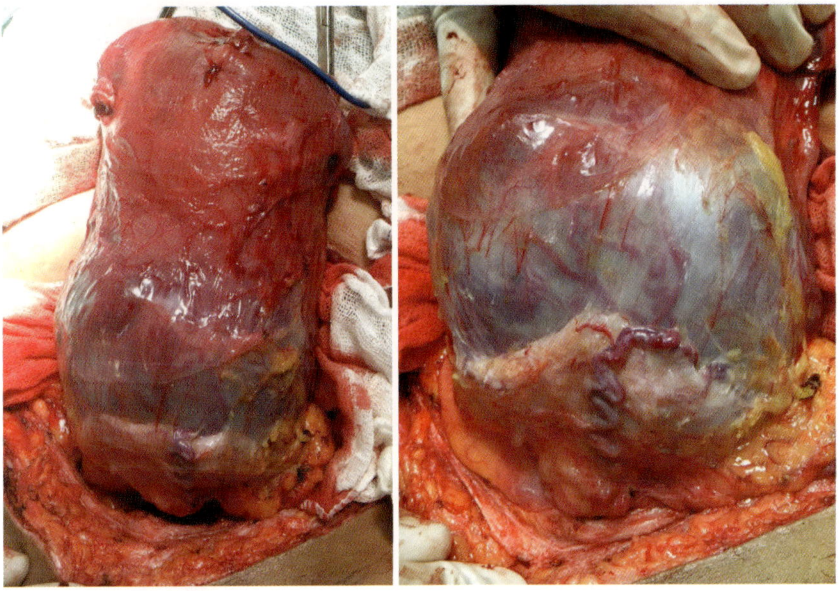

FIGURA 9 Achado intraoperatório irrefutável de acretismo placentário, com "útero em ampulheta" e "bexiga suspensa".

Fonte: imagens cedidas por Roney Cesar Signorini Filho.

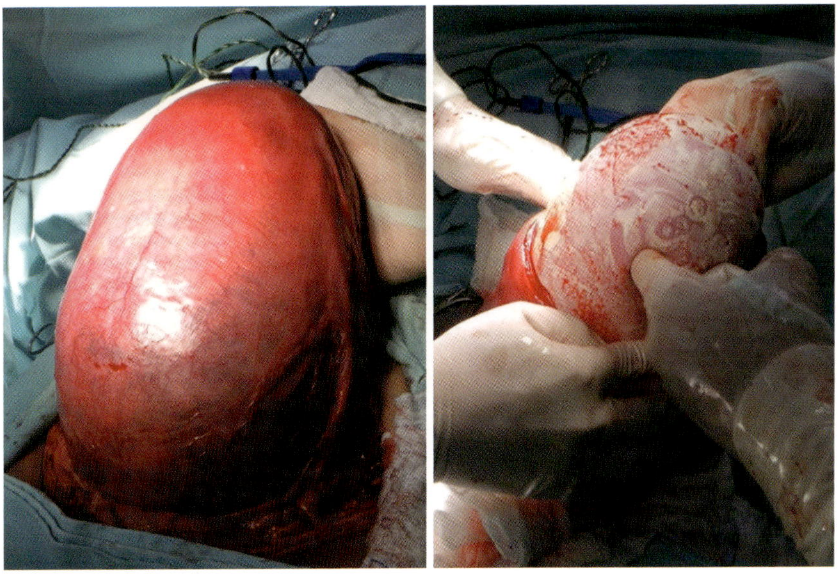

FIGURA 10 Extração fetal por histerotomia fúndica, após luxação uterina.

Fonte: imagens cedidas por Roney Cesar Signorini Filho.

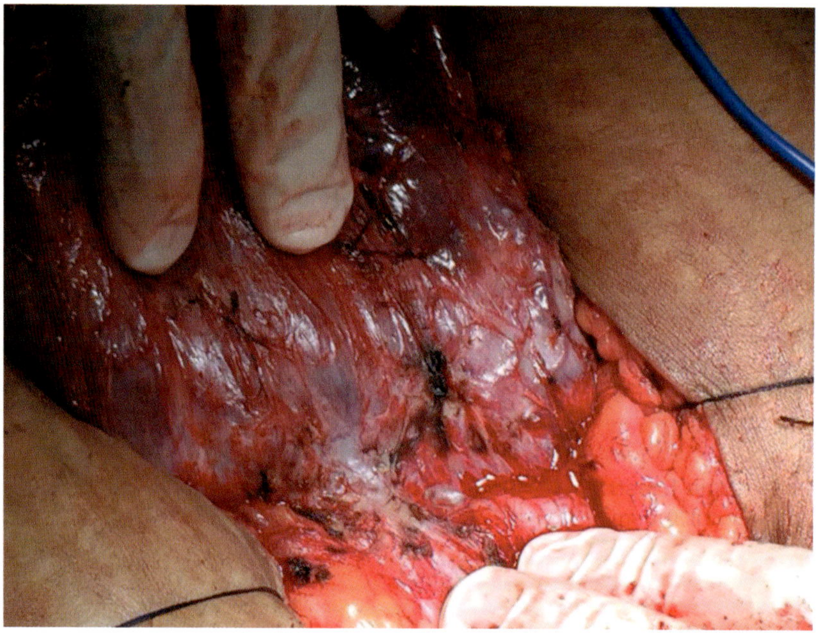

FIGURA 11 Rebaixamento vesical com identificação de rica vascularização no plano vesicuterino.

Fonte: imagem cedida por Roney Cesar Signorini Filho.

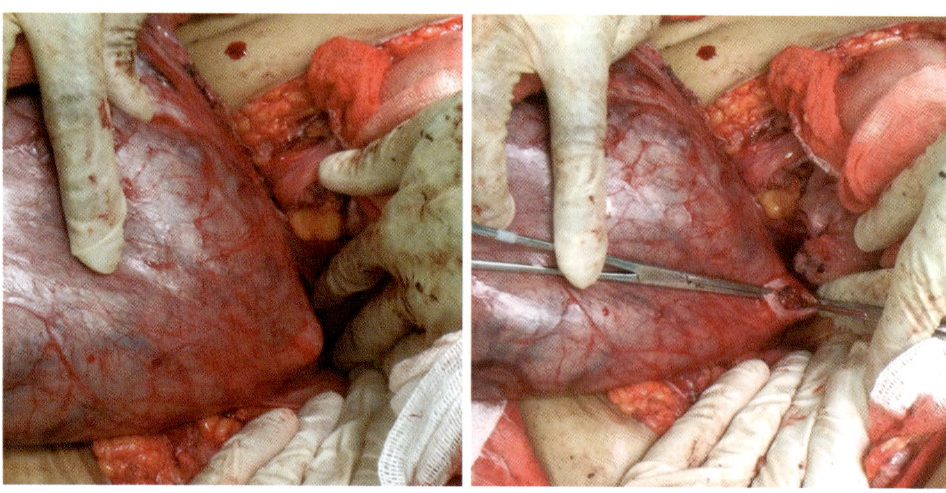

FIGURA 12 Abertura do fórnice posterior da vagina com auxílio de De Lee. Nesse momento, o cirurgião já deve ter realizado as ligaduras arteriais uterinas e o rebaixamento vesical.

Fonte: imagens cedidas por Roney Cesar Signorini Filho.

CAPÍTULO 12 – RESTRIÇÃO DE CRESCIMENTO FETAL

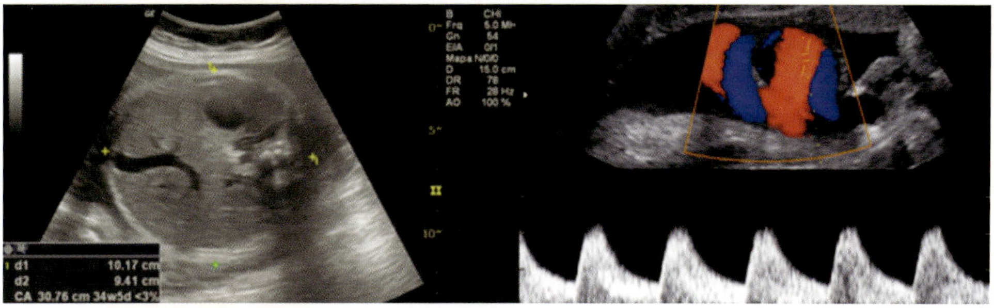

FIGURA 2 Estágio 1: restrição do crescimento fetal (na figura: circunferência abdominal abaixo do percentil 3), com dopplervelocimetria normal (na figura: dopplervelocimetria normal das AU).

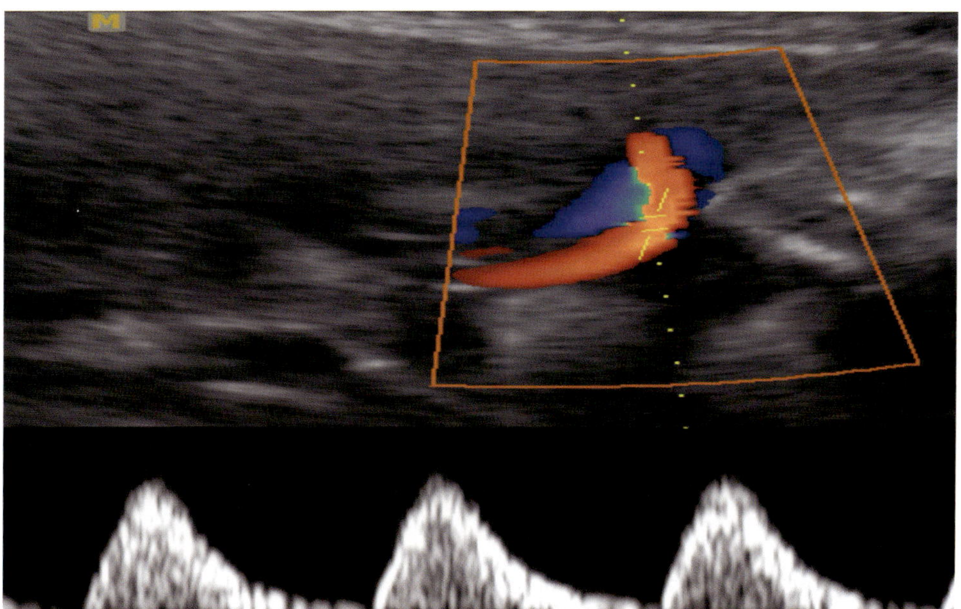

FIGURA 3 Estágio 2: Dopplervelocimetria da artéria umbilical com aumento de resistência.

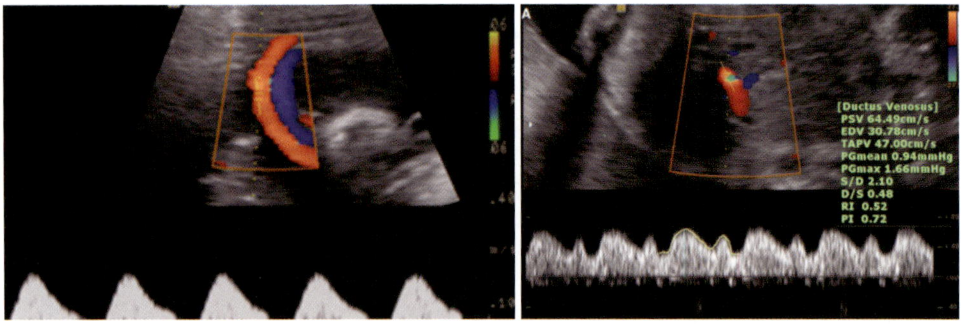

FIGURA 4 Estágio 3: diástole zero na artéria umbilical com Doppler do ducto venoso normal.

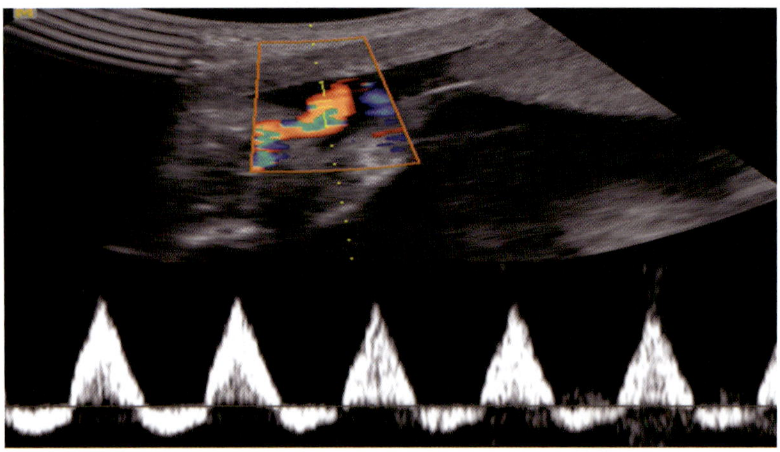

FIGURA 5 Estágio 4: Doppler da artéria umbilical com diástole reversa.

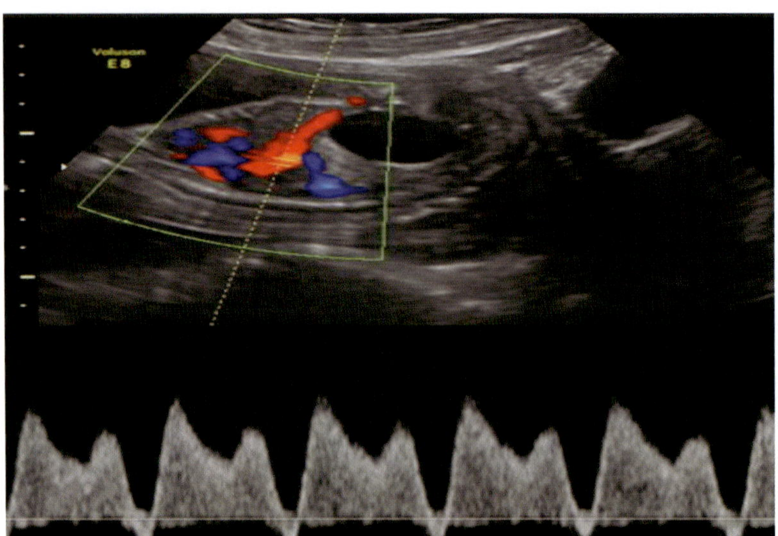

FIGURA 6 Estágio 5: Doppler do ducto venoso reverso.

CAPÍTULO 14 – POLIDRÂMNIO E OLIGOÂMNIO

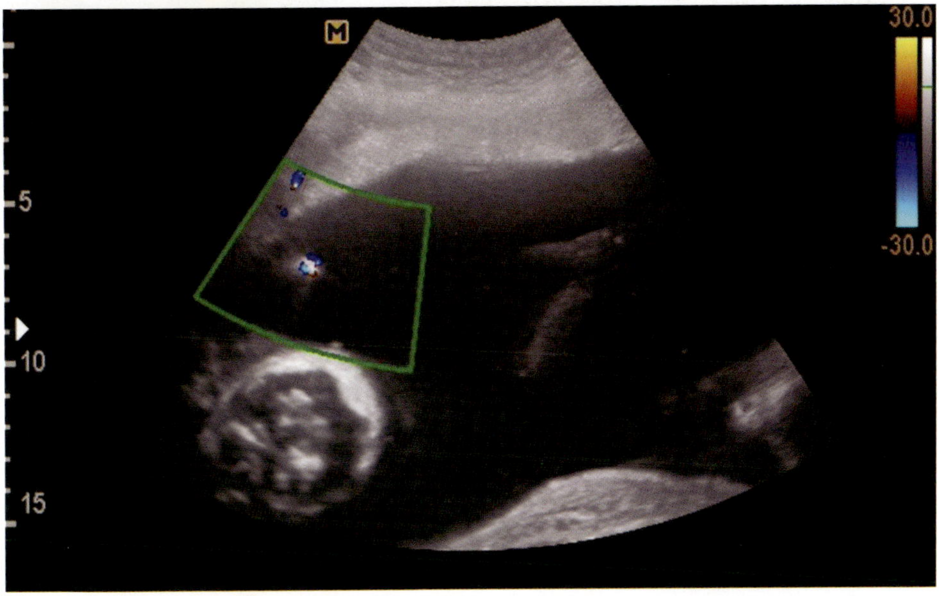

FIGURA 6 Imagem ultrassonográfica demonstrando agulha no interior da cavidade amniótica em procedimento de amniodrenagem em caso de polidrâmnio grave.

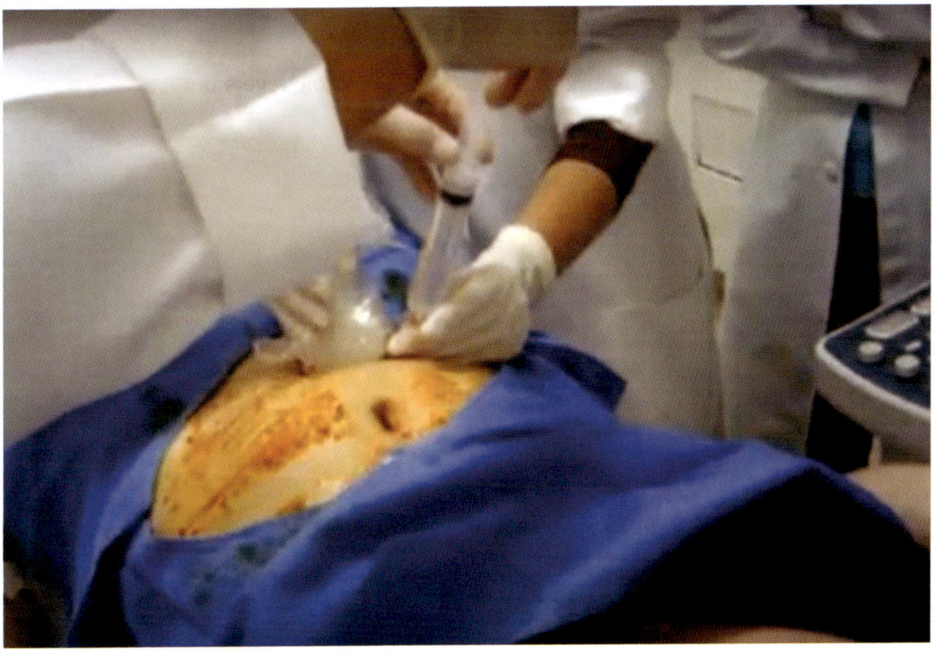

FIGURA 7 Imagem demonstrando aspiração de LA com seringa em amniodrenagem.
LA: líquido amniótico.

CAPÍTULO 49 – MANEJO DE HERPES SIMPLES GENITAL DURANTE A GESTAÇÃO

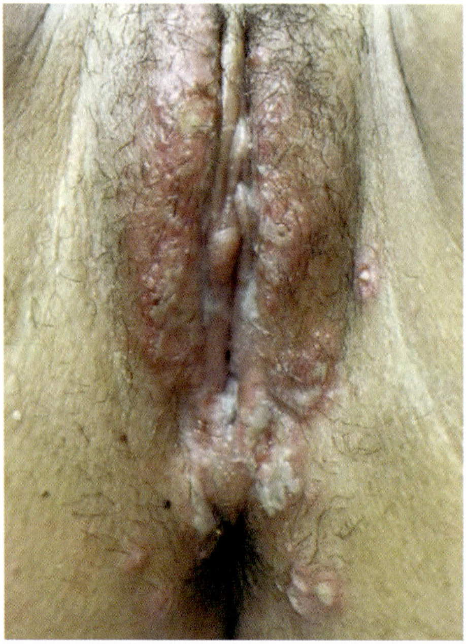

FIGURA 1 Episódio primário.

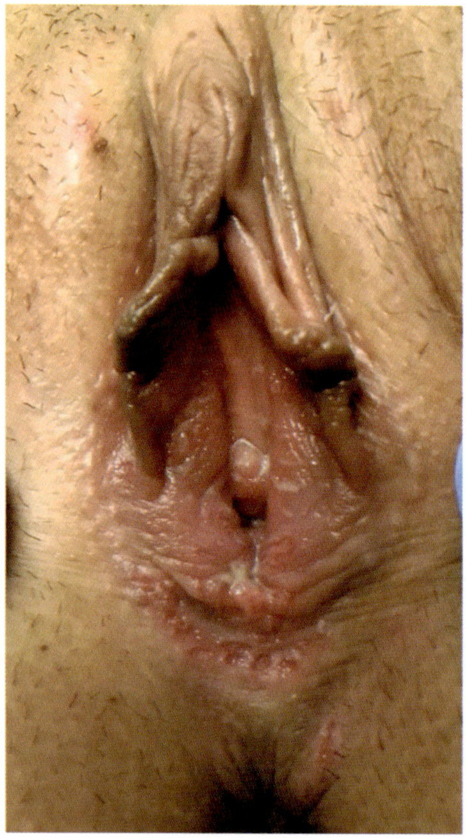

FIGURA 2 Episódio não primário.

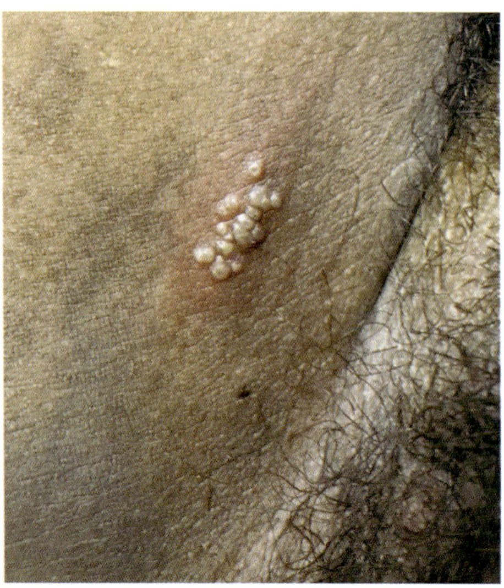

FIGURA 3 Episódio recorrente.

CAPÍTULO 51 – INFECÇÃO PELO PAPILOMAVÍRUS HUMANO E GESTAÇÃO

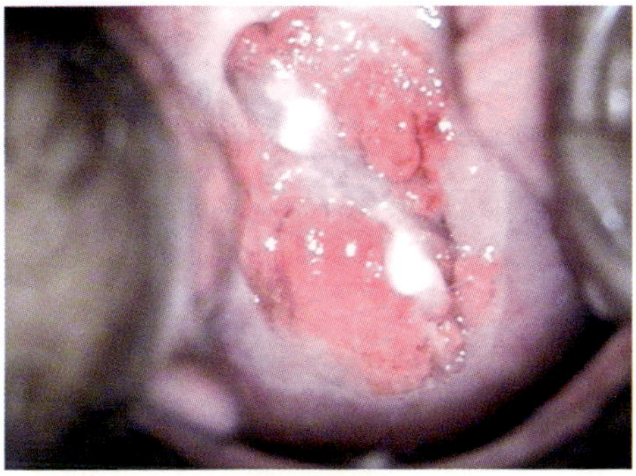

FIGURA 1 Colo gravídico com ectopia moderada, fenômeno de eversão e *gapping*, muco turvo, coloração arroxeada.

Fonte: acervo pessoal de Neila Speck.

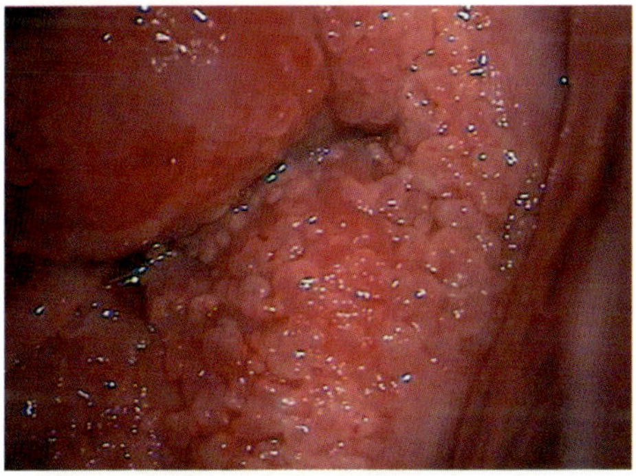

FIGURA 2 Ectopia com papilas endocervicais hipertróficas em gestante de 20 semanas.

Fonte: acervo pessoal de Neila Speck.

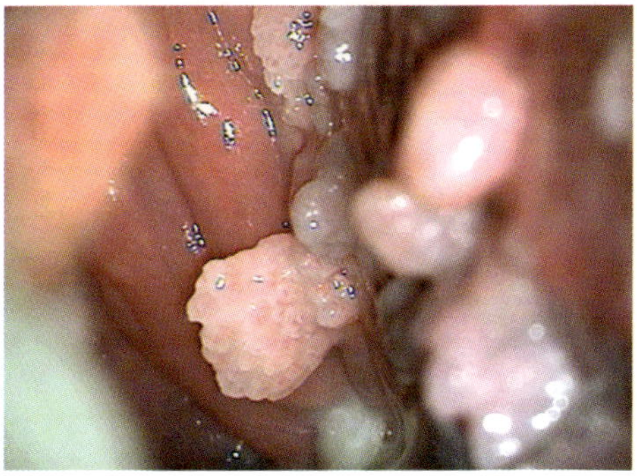

FIGURA 3 Condilomatose vaginal e introito em gestante de 14 semanas.

Fonte: acervo pessoal de Neila Speck.

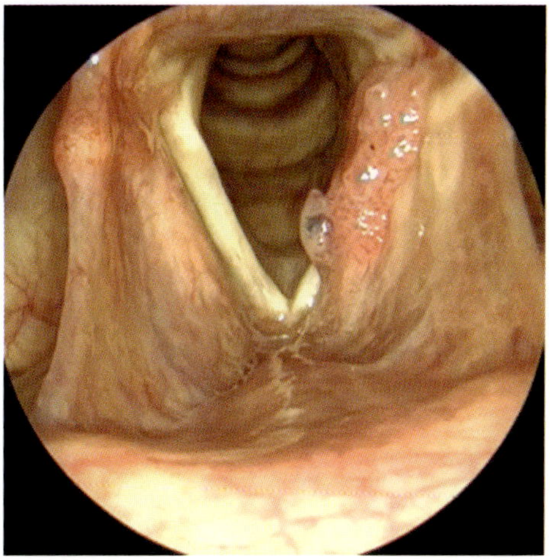

FIGURA 5 Papiloma de supraglote – prega vestibular esquerda.

Fonte: acervo pessoal de Romualdo Thiago Suzano (serviço de Otorrinolaringologia do Instituto de Assistência Médica ao Servidor Público Estadual – IAMSPE).

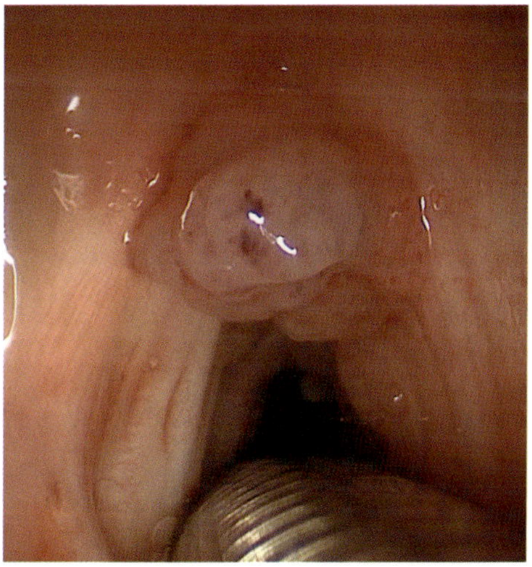

FIGURA 6 Papilomatose laríngea recorrente – transoperatório.

Fonte: acervo pessoal de Romualdo Thiago Suzano (serviço de Otorrinolaringologia do Instituto de Assistência Médica ao Servidor Público Estadual – Iamspe).

CAPÍTULO 62 – INSUFICIÊNCIA ISTMOCERVICAL

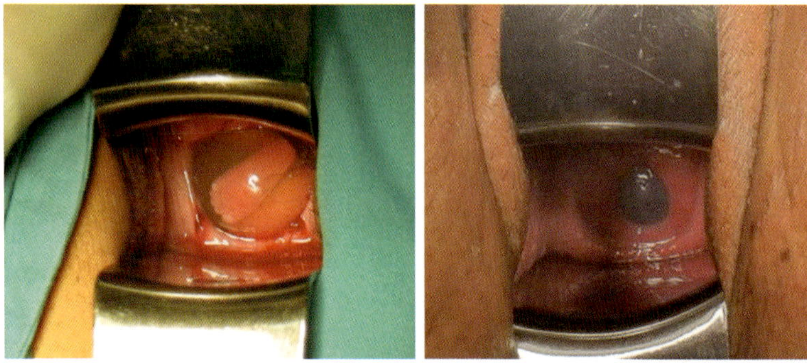

FIGURA 4 Casos de cervicodilatação no segundo trimestre da gravidez, em paciente com IIC.
HSG: histerossalpingografia; IIC: insuficiência istmocervical.

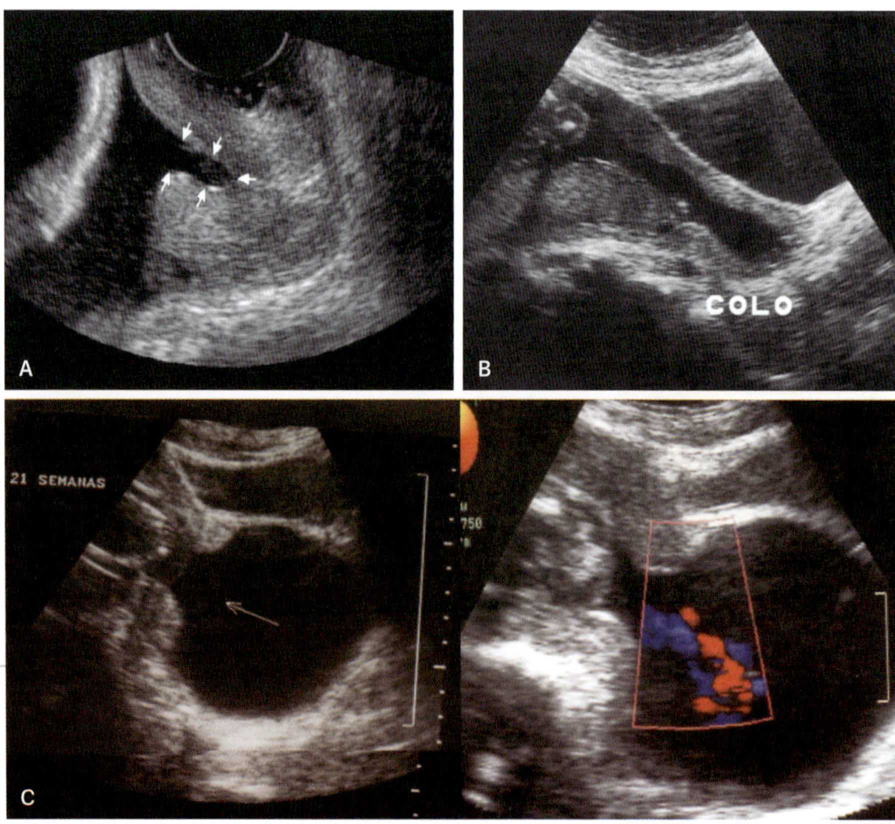

FIGURA 5 Imagens ultrassonográficas de dilatação cervical por IIC. A: colo com afunilamento do canal cervical por IIC. B: imagem em dedo de luva por prolabamento das membranas em cervicodilatação por IIC. C: imagem em ampulheta por protrusão das membranas em cervicodilatação por IIC.
IIC: insuficiência istmocervical.

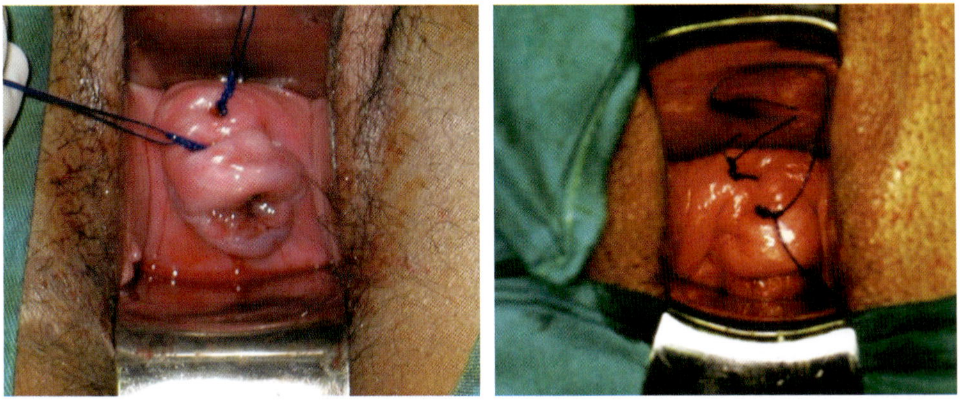

FIGURA 7 Imagens de cerclagem à McDonald com duas suturas com fio Prolene 2, mantendo pontas longas dos fios.

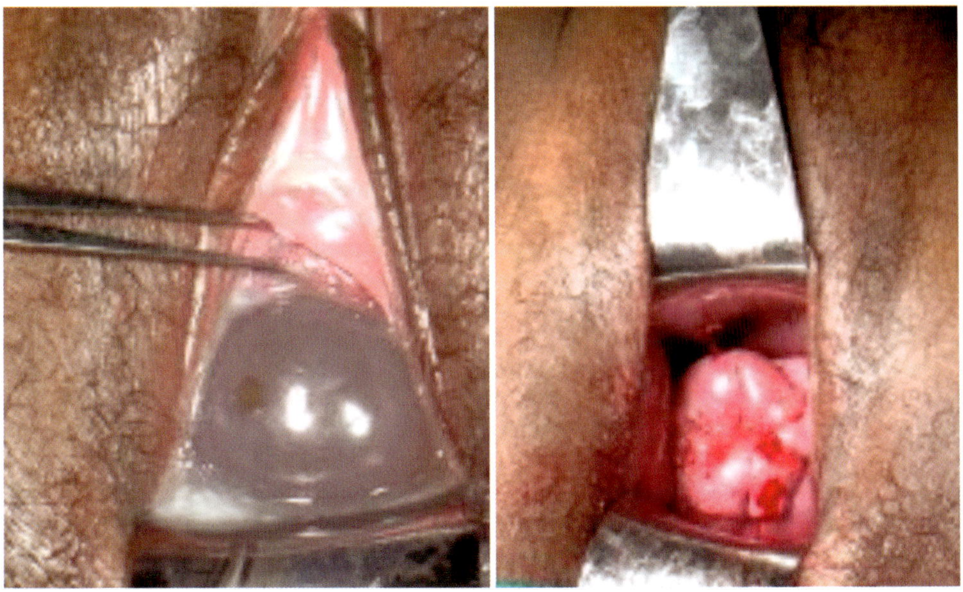

FIGURA 8 Caso de cerclagem de emergência realizada com 23 semanas de gestação.

CAPÍTULO 63 – PREPARO DA GESTANTE DE ALTO RISCO PARA A AMAMENTAÇÃO

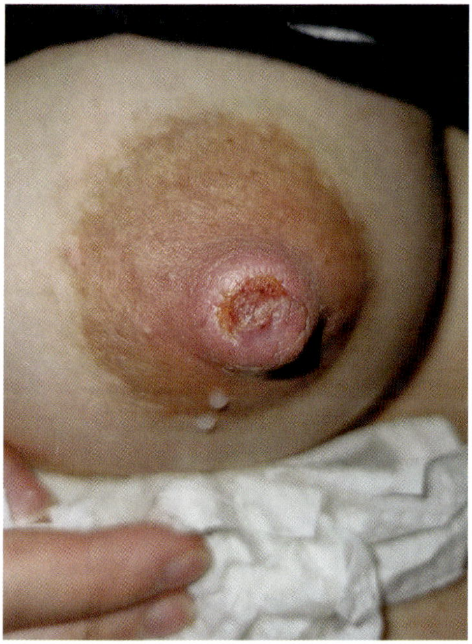

FIGURA 1 Lesão mamilar com presença de contaminação, colonização e/ou biofilme.